传染病辨证体系规范化实践

聂 广　李秀惠　田一梅　编著

人民卫生出版社

图书在版编目（CIP）数据

传染病辨证体系规范化实践 / 聂广，李秀惠，田一梅编著．—北京：人民卫生出版社，2020.7

ISBN 978-7-117-28594-0

Ⅰ.①传… Ⅱ.①聂…②李…③田… Ⅲ.①传染病—辨证论治 Ⅳ.①R259.1

中国版本图书馆 CIP 数据核字（2019）第 120480 号

| 人卫智网 | www.ipmph.com | 医学教育、学术、考试、健康，购书智慧智能综合服务平台 |
| 人卫官网 | www.pmph.com | 人卫官方资讯发布平台 |

版权所有，侵权必究！

传染病辨证体系规范化实践

编　　著：聂　广　李秀惠　田一梅
出版发行：人民卫生出版社（中继线 010-59780011）
地　　址：北京市朝阳区潘家园南里 19 号
邮　　编：100021
E - mail：pmph @ pmph.com
购书热线：010-59787592　010-59787584　010-65264830
印　　刷：保定市中画美凯印刷有限公司
经　　销：新华书店
开　　本：787×1092　1/16　印张：34.5
字　　数：840 千字
版　　次：2020 年 7 月第 1 版　2020 年 7 月第 1 版第 1 次印刷
标准书号：ISBN 978-7-117-28594-0
定　　价：135.00 元

打击盗版举报电话：010-59787491　E-mail：WQ @ pmph.com
质量问题联系电话：010-59787234　E-mail：zhiliang @ pmph.com

前　言

实践证明，中医辨证与西医辨病相结合是当代中医、中西医结合的最佳临床模式。西医辨病已经形成分类明确、逻辑清晰、符合客观实际的诊疗体系，细节方面仍在不断更新完善之中，而中医辨证所采取的分型辨证模式，却受到客观化、规范化研究的进一步挑战。

我开始这项研究已逾30年，早期从比较医学方面发表了一系列文章，主要是探讨两种诊疗模式的差异与互补。后来参与"中医规范化研究"项目，发现证候的规范化与客观化研究是一种依存关系，两者互为前提。为什么"证本质"研究虎头蛇尾，规范化研究进退维谷？明明是符合潮流的战略决策，为什么事倍功半？难道问题出在"分型辨证"这个最初的选择上？

由于长期从事传染病的中西医结合临床和科研工作，我梳理了历代医家关于外感病病因病机、辨证论治的文献。从伤寒的六经辨证到温病的卫气营血、三焦辨证，中医学一直强调病程，重视分期辨证。不足的是，由于病原学研究空白，无法形成严格的疾病分类体系，亦无法有效区分各种疾病不同的发生、发展和演变过程。因此，笼统的六经辨证以及卫气营血、三焦辨证都存在自身的局限性，不得不在标准化浪潮中被"分型辨证"所取代。

10多年前，我逐渐有了"分期辨证"的构想，并结合所承担的一些项目，发表了慢性肝炎、重型肝炎、肝硬化、初治肺结核、手足口病、流行性感冒等证候学调查的文章。结合历代医家的认识，于是有了这本书的梗概。

近几年，借助中国中西医结合学会传染病专业委员会主任委员的身份，我的这个想法进一步得到拓展，组织相关专家及各位委员制订一系列诊疗共识（推荐意见），如"传染病分期辨证推荐意见""人禽流感中西医结合诊疗专家共识""寨卡病毒病中西医结合诊疗专家共识""疱疹性咽峡炎中西医结合诊疗专家共识""重症手足口病中西医结合诊疗专家共识""库氏杆菌病中西医结合诊疗专家共识""中西医结合传染病分期辨证推荐意见""HBV相关慢加急性肝衰竭中西医结合诊疗专家共识""耐多药肺结核中西医结合诊疗专家共识""艾滋病中西医结合诊疗专家共识""发热伴血小板异常中西医结合诊疗专家共识""肾

前　言

综合征出血热中西医结合诊疗专家共识""麻疹中西医结合诊疗专家共识""疟疾中西医结合诊疗专家共识""发热待查中西医结合诊疗专家共识"等。这些，将是另一本书的内容，目前已有4篇发表，4篇待发表，其他正在修改和撰写过程中。

在本书编写和课题完成过程中，李秀惠教授一直是亲密的合作者，我们在设计内容、讨论大纲上多次研讨，并分工完成了部分章节。田一梅承担了多数资料搜集和撰写任务。此外，首都医科大学附属北京地坛医院王融冰教授、中国人民解放军总医院第五医学中心李筠教授、江西中医药大学姚梅龄教授提出了不少修改意见，在此一并致谢！

当然，作为探索性课题，本书肯定还有不少疏漏和差错，敬请广大同道和读者不吝指正！

聂　广

2019年6月28日于深圳

目　录

导论：从个体化技艺到标准化技术
——传染病辨证模式的过去、现在与未来

一、证候模型："阶段论"与"随机论" ········· 2
二、传变模式：菽麦不辨的笼统学说 ········· 3
三、分型辨证：标准化浪潮下的实用理性 ········· 8
四、分期辨证：传染病证治的新构想 ········· 10

总论：外感病学说梳理

第一章　《黄帝内经》时代的疫病（外感病）学说 ········· 16
第一节　《黄帝内经》时代的疫病（外感病）命名、分类及演变 ········· 16
一、甲骨文中的疫病名称 ········· 17
二、《黄帝内经》成书之前疫病名称 ········· 18
三、古人对外感病（疫病）的命名 ········· 19
四、《黄帝内经》中的伤寒、温病与热病辨析 ········· 19
五、古代病名与现代传染病的关联性 ········· 21
六、疫病的正名与别名 ········· 25
七、《黄帝内经》中的"五疫"与中医疫病分类学 ········· 26
八、今人对中医疫病病名的分类尝试 ········· 29

第二节　《黄帝内经》时代的外感病病因学说 ········· 29
一、疫鬼伤人 ········· 30
二、动物传染源 ········· 30
三、气候因素 ········· 30

四、天地疠气 ……………………………………………………… 31
第三节 《黄帝内经》时代的疫病（外感病）发病学说 ……………… 31
一、"天"的因素：气交失守 ………………………………………… 31
二、"人"的因素：脏虚与神失守位 ………………………………… 34
三、"邪"的因素：毒邪尸鬼 ………………………………………… 35
第四节 《黄帝内经》时代的疾病传变学说 …………………………… 35
一、内伤疾病的传变方式 …………………………………………… 35
二、外感疾病的传变方式 …………………………………………… 36
第五节 《黄帝内经》的"六经分证"及对《伤寒论》的影响 ………… 38
一、《黄帝内经》的热病与感冒、"伤寒"的关联 …………………… 38
二、"六经分证"奠定了《伤寒论》的辨证论治基础 ……………… 38
三、《素问·热论》的其他假说及其影响 …………………………… 39
第六节 《黄帝内经》时代的治疗观 …………………………………… 40
一、治疗策略 ………………………………………………………… 40
二、治疗原则 ………………………………………………………… 42
三、治疗大法 ………………………………………………………… 43
四、治疗手段 ………………………………………………………… 44

第二章 《伤寒论》的辨证论治体系 …………………………………… 47
第一节 《伤寒论》成书背景 …………………………………………… 47
一、东汉末年建安大疫 ……………………………………………… 47
二、"伤寒"是什么病 ………………………………………………… 49
三、首推流感的三大原因 …………………………………………… 54
四、流感有寒温之别 ………………………………………………… 57
第二节 广义伤寒与狭义伤寒 ………………………………………… 59
一、广狭义伤寒来自温病学家与伤寒学家的门户之争 …………… 59
二、伤寒学家：广义伤寒等于外感病 ……………………………… 59
三、温病学家：伤寒无广义 ………………………………………… 60
第三节 六经与六经辨证 ……………………………………………… 61
一、六经涵义的后世演绎 …………………………………………… 61
二、六经辨证的示范效应 …………………………………………… 67
三、方证对应的崛起与辨病模式的弱化 …………………………… 68
第四节 外感病诊疗体系 ……………………………………………… 71
一、《伤寒论》的逻辑学基础 ………………………………………… 71
二、描述临床特征的概念体系 ……………………………………… 73
三、概括六经传变的理想模型 ……………………………………… 78

四、荟萃理法方药的辨证论治 ··· 81
第五节　六经辨证模型的短板 ··· 85
　　一、从张仲景的贡献说起 ··· 85
　　二、构建理想模型的不同对策 ··· 85
　　三、六经辨证理论研究与临床应用的反差 ······································· 87
　　四、"六经辨证"和"卫气营血辨证"的自身缺陷 ······························ 88
附：追问《伤寒论》相关逻辑研究文献的意义 ································· 90
　　一、物理、逻辑演绎的尝试 ··· 90
　　二、定量、量化思维与实证 ··· 92
　　三、文本阅读的尝试 ·· 94

第三章　后张仲景时代疫病（外感病）学说 ··································· 98
第一节　晋隋唐时期的疫病（外感病）认识 ····································· 98
　　一、四大体系论疫病（外感病） ·· 99
　　二、病因探讨谱新曲 ··· 102
　　三、病机认识添新篇 ··· 104
　　四、疫病传染的途径与强度 ·· 106
　　五、辨治模式缺乏新意 ·· 107
　　六、从"非时邪气致疫说"的变迁看定义与分类规则缺失 ·················· 109
　　七、"急黄"的因机证治 ·· 111
第二节　宋代医学及疫病研究 ·· 115
　　一、宋代医药价值观 ··· 115
　　二、儒家治学方式对《伤寒论》的研究 ······································· 117
　　三、"伤寒补亡"的求实风格 ·· 118
　　四、疫病病因认识 ·· 121
　　五、疫病病机 ··· 123
第三节　金元时期医学门派及疫病学说 ·· 124
　　一、医之门户分于金元 ·· 124
　　二、金元五大家与河间、易水学派 ··· 128
　　三、金元医家有关伤寒、温病的认识 ·· 129
　　四、金元医家论湿热为病 ·· 131
　　五、金元医家论燥 ··· 133
第四节　明清时期的伤寒学门派 ·· 136
　　一、伤寒学的历史渊源 ·· 136
　　二、伤寒学派的分野 ··· 137
　　三、经学传统与医学研究对象的异化 ·· 140

第五节　温病学派及其辨证体系 ………………………………………144
　　一、"小冰河期"与寒温学派 ………………………………………144
　　二、温病概念的历史演变 …………………………………………146
　　三、温疫学派的理论建树 …………………………………………149
　　四、叶天士的《温热论》与新感温病学说 ………………………154
　　五、伏气温病学派及相关名著 ……………………………………164
　　六、常见温病的传变（辨证）模式 ………………………………176
　　七、卫气营血和三焦辨证在现代传染病中的应用 ………………184
第六节　从"寒温之争"到"寒温统一"与"中西融合" ……………199
　　一、风起云涌的寒温之争 …………………………………………199
　　二、顺理成章的统一呼声 …………………………………………217
　　三、难以取舍的辨证纲领 …………………………………………243
　　四、拿来主义的中西汇通 …………………………………………247
　　五、"分型辨证"的兴起与流弊 …………………………………268
　　六、"分期辨证"的构建与前提 …………………………………280
　　附1：中西医疫病学史比较研究 …………………………………291
　　附2：中西医结合传染病研究的目标与任务 ……………………297

各论：分期辨证体系构建

第四章　慢性病毒性肝炎 ………………………………………………308
第一节　病邪与病位 …………………………………………………308
　　一、毒与疫毒 ………………………………………………………308
　　二、络脉与肝络 ……………………………………………………309
第二节　发病学特点 …………………………………………………309
　　一、"新感入络"与"伏气温病" ………………………………309
　　二、"毒损肝络"与"瘀阻成积" ………………………………312
第三节　病机枢纽 ……………………………………………………313
　　一、疫毒致瘀 ………………………………………………………313
　　二、"毒损肝络"的基本病机 ……………………………………314
第四节　演变过程 ……………………………………………………315
　　一、毒伏肝络期 ……………………………………………………316
　　二、毒损肝络期 ……………………………………………………316

三、肝络瘀阻期 ... 317
　　四、毒瘀阻络（突变生癌）期 ... 317
　　五、变证丛生期（毒瘀逆传） ... 317

第五节　辨证要点 ... 318
　　一、辨病征 ... 318
　　二、辨病程 ... 319
　　三、辨病情 ... 319
　　四、辨兼夹 ... 319
　　五、辨坏证 ... 319

第六节　辨证模式 ... 320
　　一、慢性HBV携带者 ... 320
　　二、慢性肝炎 ... 322
　　三、乙型肝炎肝硬化 ... 325
　　四、慢性重型肝炎 ... 329

第七节　论治原则 ... 333
　　一、基本治法 ... 333
　　二、分期治疗 ... 333
　　三、兼夹证治疗 ... 334

第五章　获得性免疫缺陷综合征 ... 337

第一节　中医思考 ... 337
　　一、思考与"发笑" ... 337
　　二、思考者反思 ... 338
　　三、思考再出发 ... 339

第二节　病邪与病位 ... 341
　　一、病毒特性 ... 341
　　二、"艾毒"的概念 ... 344
　　三、"艾毒伤元"假说 ... 347

第三节　发病学特点 ... 349
　　一、"伏气温病"特征 ... 349
　　二、"正虚"与"邪实" ... 352
　　三、"艾毒伤元"内涵 ... 352

第四节　病机枢纽 ... 353
　　一、"艾毒"与虚实病机 ... 353
　　二、"伤元"与免疫受损 ... 356

第五节　演变过程 ... 357

一、艾毒入络期 358
　　二、艾毒伏络期 358
　　三、艾毒伤元期 358
　　四、毒邪两感期 359
　　五、艾毒竭元期 361
　　六、毒衰元复期 362
第六节　证治概要 362
　　一、辨证论治 362
　　二、对症治疗 364
　　三、实验研究 365
　　四、临床研究 367

第六章　肺结核 372

第一节　病种区划 372
　　一、肺痨的内伤杂病性质 372
　　二、肺痨的临床辨证模式 373
　　三、肺痨纳入外感病体系的途径 374
第二节　病邪性质 375
　　一、结核分枝杆菌的特性 375
　　二、关于"痨虫学说" 379
　　三、"痨毒损肺"假说 380
第三节　发病学特点 381
　　一、感邪门户 381
　　二、"正气存内，邪不可干" 382
　　三、"痨毒"致病的泛嗜性 383
　　四、"肺络受损"的多样性 383
　　五、毒损肺络假说中的正邪关系与转归 384
第四节　疾病过程与病机演变 385
　　一、原发性肺结核与继发型肺结核 385
　　二、病变活动性分期 386
　　三、病机演变过程 387
　　四、病机枢纽 388
　　五、疾病分型 388
第五节　证候学调查 390
　　一、化疗前 390
　　二、化疗中 392

三、化疗后 ··· 393
　　四、证素分析 ·· 395
第六节　辨证论治 ··· 395
　　一、分期论治 ·· 395
　　二、辨证要点 ·· 397
　　三、干预途径 ·· 398

第七章　流行性感冒 ·· 403

第一节　概念及区分 ··· 403
　　一、流行性感冒 ··· 403
　　二、普通感冒 ·· 403
　　三、急性上呼吸道感染 ··· 404
　　四、临床辨别 ·· 404
第二节　病邪性质 ··· 404
　　一、病毒分类 ·· 404
　　二、病毒变异 ·· 405
　　三、六淫学说的起点 ·· 406
第三节　发病特点 ··· 410
　　一、感邪门户 ·· 410
　　二、"正气存内，邪不可干"与"五疫之至，皆相染易" ····························· 413
　　三、顺证与逆证 ··· 414
　　四、跨种传播 ·· 417
第四节　证候特点 ··· 419
　　一、发病年龄 ·· 419
　　二、流行季节 ·· 420
　　三、特殊人群的临床表现 ··· 422
　　四、重症患者病机演变特点 ·· 422
　　五、不同基础病流感患者的病机特点 ··· 423
第五节　流行病学调查 ·· 424
　　一、表证期症状、体征的表达频数 ·· 424
　　二、里证期症状、体征的表达频数 ·· 425
　　三、恢复期症状、体征的表达频数 ·· 425
　　四、不同时期的病机特点 ··· 425
　　五、小结 ·· 426
第六节　辨证论治 ··· 427
　　一、分期论治 ·· 427

二、重症患者立法思路 429

三、中西医治疗禽流感经验 430

第八章 手足口病 434

第一节 病邪性质 434

一、肠道病毒特性 434

二、审证求因 435

三、问卷调查 435

四、理论分析 437

第二节 感邪途径 438

一、肠道病毒的传播途径 438

二、感邪门户 438

第三节 传变规律 439

一、肠道病毒的泛嗜性 439

二、皮疹的病位问题 439

三、不传、顺传与逆传 440

四、"湿热动风"与"逆传心肝" 441

五、"肤表－经脉－脏腑"的传变假说 442

第四节 证候特点 443

一、发病年龄 443

二、流行季节 444

三、区域演变 445

四、重症分布 446

五、气象关系 446

第五节 临床分期 447

一、手足口病/疱疹性咽峡炎期（上呼吸道感染－手足口病） 447

二、神经系统受累期（神经症状－脑膜脑炎） 448

三、心肺衰竭期 450

四、生命体征稳定期（逐渐恢复－神经系统后遗症） 450

第六节 证候学调查 451

一、表证期 451

二、里证期 452

三、坏证期 453

四、恢复期 454

第七节 辨证模式 455

一、分期论治 455

二、常用治法 ……………………………………………………………………456

第九章　严重急性呼吸综合征 ……………………………………………464

第一节　病因病机 …………………………………………………………464
　　一、病因与发病 …………………………………………………………464
　　二、病机 …………………………………………………………………465
　　三、发病特点 ……………………………………………………………466

第二节　证候研究 …………………………………………………………467
　　一、证候学特点 …………………………………………………………467
　　二、证型演变特点 ………………………………………………………468
　　三、辨证要点 ……………………………………………………………469

第三节　治则治法 …………………………………………………………469
　　一、治疗要点 ……………………………………………………………470
　　二、治则治法 ……………………………………………………………470

第四节　辨证论治 …………………………………………………………471
　　一、分阶段辨证施治 ……………………………………………………471
　　二、卫气营血辨证施治 …………………………………………………474

第五节　专方专药 …………………………………………………………477
　　一、主方加减 ……………………………………………………………477
　　二、辨病组方 ……………………………………………………………478
　　三、中药制剂 ……………………………………………………………478

第六节　中西医结合治疗 …………………………………………………478
　　一、缩短平均发热时间 …………………………………………………478
　　二、改善全身中毒症状 …………………………………………………478
　　三、促进肺部炎症吸收 …………………………………………………479
　　四、降低重症患者病死率 ………………………………………………479
　　五、改善免疫功能 ………………………………………………………479
　　六、减少激素用量，减轻临床常见副作用 ……………………………479

第七节　临床经验 …………………………………………………………480
　　一、广州中医药大学 ……………………………………………………480
　　二、首都医科大学附属北京佑安医院 …………………………………481
　　三、张立山等促进肺部炎症吸收的对策 ………………………………481
　　四、北京王琦等 …………………………………………………………482
　　五、首都医科大学附属北京中医医院 …………………………………484
　　六、恢复期常见症状调治 ………………………………………………484
　　七、并发症、合并症及后遗症治疗 ……………………………………486

第八节 预防……487
一、服药法……487
二、避邪法……488
三、养正法……488

第九节 实验研究……489
一、抗严重急性呼吸综合征病毒的中医药研究……489
二、抗肺纤维化的中医药研究……490

第十节 展望……492
一、严格设计，严格评价，进一步确认中医药治疗严重急性呼吸综合征的疗效……493
二、取长补短，相辅相成，丰富严重急性呼吸综合征治疗的中西医结合模式……493
三、注重规范，定性定量，探讨严重急性呼吸综合征的证型指标和传变规律……494
四、结合临床，开拓进取，活跃中医药防治严重急性呼吸综合征的实验研究……494

第十章 新型冠状病毒肺炎……497

第一节 病因病机……497
一、病因与发病……497
二、病机……499
三、发病特点……500

第二节 证候学研究……501
一、一组分型辨证的证候学调查结果……502
二、分型辨证的内在缺陷……504
三、分期辨证的证候学调查……504

第三节 治则治法……509
一、治疗原则……509
二、截断扭转法的应用……510

第四节 辨证论治……515
一、官方文件……515
二、专家诊疗方案……534

第五节 专病专方……534
一、肺炎1号（透解清瘟）颗粒……534
二、清肺排毒汤……535
三、血必净注射液……535
四、截断扭转颗粒……535

第六节 预防方案……536
一、各地预防方案……536
二、专家预防方案……538

导论：从个体化技艺到标准化技术
——传染病辨证模式的过去、现在与未来

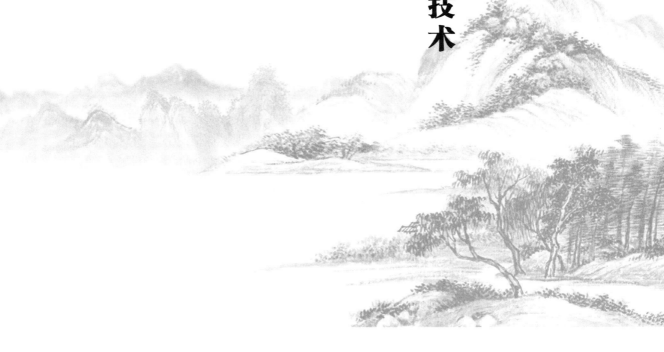

导论：从个体化技艺到标准化技术

为了写这本《传染病辨证体系规范化实践》，笔者接连发表了一些关于传染病分期辨证的证候学调查和病因病机研究的文章。为什么要研究传染病的辨证体系？它们的过去、现在及未来怎样？在这里将一些思路梳理如下，以期同仁批评教正。

一、证候模型："阶段论"与"随机论"

（一）外感病的证候模型

曾任科学哲学协会会长的美国明尼苏达大学哲学教授 Ronald Giere，在《不谈规律之科学》（Science without Laws，芝加哥大学出版社，1999）指出：科学知识的核心要素是模型，而不是规律。因此，模型是创造出来的，不是发现的；需要回答的经验性问题，不是理论是否为真（是否正确），而是模型对于特定的样例（cases）是否适用？这一理论被称之为"科学哲学的语义学派"，尤其在技术领域非常适用。

在中医学里，自古就存在两种不同的辨证思路。一是纵向的，如六经、卫气营血、三焦辨证等；一是横向的，如八纲、脏腑、气血津液辨证等。对于外感疾病（相对于感染性疾病或传染病），它往往有一个发生发展的过程，六经、卫气营血、三焦辨证的特色是在强调病因、病性、病位和病征的同时，更加注重疾病的演变过程，我们可以称之为"阶段论"（或称分期辨证）；对于内伤杂病，它往往在强调例如病因、病性、病位和病征的同时，更加关注疾病的寒热、虚实、气血津液的消长变化，在临床上应用辨证论治的灵活性，证随机变更加符合个体化治疗，我们可以称之为"随机论"（或称分型辨证）。因此，在中医临床中一直有"外感宗六经（辨证，含卫气营血、三焦辨证等），杂病宗脏腑（辨证）"的说法。

（二）临床表现的三个特征

当代医学门类越分越细的一个缺陷是，众多专家们在某一病种领域辛勤耕耘而缺乏整体观念。例如病毒性肝炎的临床诊断，目前分为急性肝炎、慢性肝炎、重型肝炎、淤胆型肝炎和肝炎肝硬化 5 类，急性肝炎又分黄疸型和无黄疸型，慢性肝炎分轻、中、重度（慢性乙型肝炎又分 E 抗原阳性和 E 抗原阴性），重型肝炎又分急性、亚急性和慢性（分早、中、晚期），淤胆型肝炎又分急性和慢性，肝炎肝硬化又根据炎症情况分活动期和静止期，根据机体状态分代偿期和失代偿期，根据肝脏储备功能分 Child-Pugh A、B、C 级。显而易见，这种分类有点杂乱无章，缺乏规律性。

如果我们借鉴一下中医的共性思维（根据各种外感病的传变规律，寻找某种一致的辨证方法，如卫气营血或三焦辨证），对传染病的总体框架进行整体梳理、逻辑分析，将其临床诊断从三个方面考虑，即发病类型（分型）、演变过程（分期）和病情轻重（分级）。那么，急性肝炎、慢性肝炎、重型肝炎、淤胆型肝炎和肝炎肝硬化 5 种类型为第一层次。第二层次一般有早、中、晚期的演变过程，但是疾病的不同发病类型有不同的区分，如急性肝炎有前驱期（相当于中医的表证期）、症状明显期和恢复期；慢性肝炎有静止期（无论是药物控制还是自然病程）和活动期；重型肝炎有急性坏死期、平台期和恢复期/终末期（我们不同意传统的早、中、晚分期的说法，因为"晚期"的规定里面不包括存活的患者，而不少康复患者还有一个恢复期的过程）。第三层次即轻、中、重的分级，它只存在于疾病活动期或症状明显期，如急性肝炎的症状明显期，慢性肝炎、肝炎肝硬化的活动期（Child-Pugh A、B、C 分级也可考虑改为轻、中、重的分级，以便统一），以及重型肝炎。

以上考量如果推广至每一种传染病，则可以执简驭繁、脉络清晰，具备科学美的特质。

通过以上共性思考，未来医学同样可以将流行性感冒进行分型、分期和分级，而不仅仅划为轻、重两型或普通型、重型和危重型。我们设想，第一层次包括上呼吸道型、肺型和肺外型（实际上，有原卫生部专家组将甲型 H1N1 流感分为轻型、重型和危重型的意味）；第二层次上呼吸道型分为发病期（相当于中医的表证期）和恢复期，肺型分为表证期、里证期和恢复期，肺外型分为表证期、里证期和恢复期/终末期；第三层次，不同时期还有轻、中、重的分级。当然，以上纯属个人想法，仅为举例，是否有可操作性还需进一步研究。

（三）理想的辨证体系

一个成功的辨证体系应该包括以下内容：①病因：主要原因、次要原因及其在不同时期相互关系的演变；同中求异，异中求同。②病性：主要矛盾、次要矛盾及其在不同时期的演变。③病位：基本病位、牵涉病位及其在不同时期的演变。④病征：基本证候，兼夹证候；表征和里征。⑤病程：疾病是一个连续不断的过程，有不同的临床分期。⑥病情：轻、中、重程度。

同时，一个成功的辨证体系应该满足以下原则：①疾病过程和疾病表现的对立统一（横的走向和纵的走向，空间结构和时间结构）；②规律性和随机性的对立统一（原则性和灵活性，矛盾的一般性和特殊性）；③主要矛盾（或矛盾的主要方面）和次要矛盾（或矛盾的次要方面）的对立统一；④内在资料和外在资料的对立统一（临床表现和实验室检查）；⑤程度变化和性质变化的对立统一（量变和质变）；⑥丰富包容性和内在简洁性的对立统一。

二、传变模式：菽麦不辨的笼统学说

从技术层面讲，诊疗方案包括辨证模型，实际上是一种技术规范，而技术规范的进步都是经由个体化技艺向标准化技术发展的历程。"诊疗指南"如雨后春笋般地诞生和修订即代表了这一趋势，也确实促进了临床疗效的提高。那么，为什么病毒性肝炎以及所有外感病的诊疗标准均采用分型辨证模式？这与当时"辨病与辨证相结合"初级的中西医结合价值取向（即"重实用、轻理论"的传统思维特征）有关，也与外感病传变模型的自身缺陷密切相关。我们大致搜罗了中医学中关于外感病的传变学说（或假说），再从现实需求剖析其内在不足。

（一）外感病传变模式

1. "腠理→血脉→胃肠→骨髓"模式　《史记·扁鹊仓公列传》："扁鹊过齐，齐桓侯客之。入朝见，曰：'君有疾在腠理，不治将深。'桓侯曰：'寡人无疾。'扁鹊出，桓侯谓左右曰：'医之好利也，欲以不疾者为功。'后五日，扁鹊复见，曰：'君有疾在血脉，不治恐深。'桓侯曰：'寡人无疾。'扁鹊出，桓侯不悦。后五日，扁鹊复见，曰：'君有疾在肠胃间，不治将深。'桓侯不应。扁鹊出，桓侯不悦。后五日，扁鹊复见，望见桓侯而退走。桓侯使人问其故。扁鹊曰：'疾之居腠理也，汤熨之所及也；在血脉，针石之所及也；其在肠胃，酒醪之所及也；其在骨髓，虽司命无奈之何！今在骨髓，臣是以无请也。'后五日，桓侯体病，使人召扁鹊，扁鹊已逃去，桓侯遂死。"虽说服力不强，但仍然代表古人对疾病传变的最早认识。

2. "腠理→络脉→经脉→腑脏"模式　《素问·皮部论》:"邪客于皮则腠理开,开则邪入客于络脉,络脉满则注入经脉,经脉满则入舍于腑藏也"。

3. "腠理→(阳明、太阳、少阳)→腑脏"模式　《灵枢·邪气脏腑病形》:"若饮食汗出腠理开,而中于邪。中于面则下阳明,中于项则下太阳,中于颊则下少阳,其中于膺背两胁亦中其经……故中阳则溜于经,中阴则溜于府。"即病邪从腠理而入,或侵入经络,或侵入腑。

4. "皮毛→肌肤→筋脉→六腑→五脏"模式　《素问·阴阳应象大论》:"故邪风之至,疾如风雨。故善治者治皮毛,其次治肌肤,其次治筋脉,其次治六府,其次治五脏。治五脏者,半死半生也。"

5. "太阳→阳明→少阳→太阴→少阴→厥阴"模式　《素问·热论》:"伤寒一日,巨阳受之,故头项痛,腰脊强。二日阳明受之,阳明主肉,其脉侠鼻,络于目,故身热目疼而鼻干,不得卧也。三日少阳受之,少阳主胆,其脉循胁络于耳,故胸胁痛而耳聋。三阳经络,皆受其病,而未入于脏者,故可汗而已。四日太阴受之,太阴脉布胃中,络于嗌,故腹满而溢干。五日少阴受之。少阴脉贯肾,络于肺,系舌本,故口燥舌干而渴。六日厥阴受之,厥阴脉循阴器而络于肝,故烦满而囊缩……其不两感于寒者,七日巨阳病衰,头痛少愈;八日阳明病衰,身热少愈;九日少阳病衰,耳聋微闻;十日太阴病衰,腹减如故,则思饮食;十一日少阴病衰,渴止不满,舌干已而嚏;十二日厥阴病衰,囊纵少腹微下,大气皆去,病日已矣……两感于寒者,病一日则巨阳与少阴俱病,则头痛口干而烦满;二日则阳明与太阴俱病,则腹满身热,不欲食谵言,三日则少阳与厥阴俱病,则耳聋囊缩而厥。水浆不入,不知人,六日死。"

6. "皮→肤→肌→胸→胃"模式　《诸病源候论·时气病诸候·时气候》:"时行病始得,一日在皮,二日在肤,三日在肌,四日在胸,五日入胃,入胃乃可下也"。北宋朱肱在《伤寒总病论·时行寒疫论》中论述时行寒疫的传变时沿袭此说。疫病的逐日入胃传变,发病首犯皮毛,传变趋势为自皮入肤入肌,再入胸中,入胃。若不经治疗则一日过一处,迅速由表入里,胃烂发斑,预后不良,病情凶险。

7. "九传"模式　《瘟疫论·统论疫有九传治法》:"夫疫之传有九……盖瘟疫之来,邪自口鼻而入,感于膜原,伏而未发者,不知不觉,已发之后,渐加发热,脉洪而数,此众人相同,宜达原饮疏之。继而邪气一离膜原,察其传变,众人不同者,以其表里各异耳。有但表而不里者,有但里而不表者,有表而再表者,有里而再里者,有表里分传者,有表里分传而再分传者,有表胜于里者,有里胜于表者,有先表而后里者,有先里而后表者,凡此九传,其去病一也。"

8. "卫→气→营→血"模式　《温热论》:"大凡看法,卫之后方言气,营之后方言血。在卫汗之可也,到气才可清气,入营犹可透热转气,如犀角、玄参、羚羊角等物,入血就恐耗血动血,直须凉血散血,如生地、丹皮、阿胶、赤芍等物。"

9. "上焦→中焦→下焦"模式　《温病条辨·中焦》:"温病由口鼻而入,鼻气通于肺,口气通于胃,肺病逆传,则为心包,上焦病不治,则传中焦,胃与脾也。中焦病不治,即传下焦,肝与肾也。始上焦,终下焦。"三焦传变还有一种方式,是"直行中道,流布三焦",即自中焦分别向上下传变,甚者可充斥三焦。此种方式以喻嘉言《尚论篇·详论温疫以破大惑》所论为代表。

10. "十二经传变"模式 《疫疹一得·疫疹穷源》："胃为十二经之海，上下十二经都朝宗于胃，胃能敷布于十二经，荣养百骸。毫发之间，靡所不贯，毒既入胃，势必亦敷布于十二经，戕害百骸"。余霖在《疫疹一得·疫疹之症》中对疫疹病程中诸症进行了分析，以毒火、淫热为病机核心，认为其传变为胃中毒火炽盛，煎熬于内，流于诸经，移于脏腑，发于官窍。即外来淫热（无形疠气）自口鼻而入，发病以胃为中心，发则见疹，病性为热，传变趋势为自胃传于十二经，进一步影响脏腑官窍。

（二）"寒温统一论"失败原因

随着温病学理论体系的确立，就出现历经数百年的"寒温之争"。争论焦点集中在两方面：一是伤寒可不可以包括温病；二是《伤寒论》方可不可以治疗温病。

鉴于"寒温之争"长期的水火不容，清代后期俞根初、吴坤安、杨栗山等人开始尝试将伤寒与温病两种学说融会起来。20世纪50年代末，章巨膺提出："《伤寒论》为温病学奠定了基础，而温病学说的成就乃是伤寒论的进一步发展，这是伤寒温病所以有条件统一起来的先决条件。"20世纪50~80年代万友生先后发表和出版了《寒温纵横论》《寒温统一论》《热病学》等论著。他认为"外感伤寒和温病两说，分开来各有缺陷，合起来便成完璧，因而是必须统一的"，主张伤寒和温病的辨证论治纲领可以在八纲的基础上统一起来；并且成立专门研究组进行了"应用寒温统一热病理论治疗急症的临床研究"，对流行性出血热、急性支气管炎、急性肺炎、急性菌痢、急性肠炎等多种传染性、感染性疾病按自行设计的寒温统一方案治疗。然而，尽管"寒温合流"的呼声很高，也完全符合历史潮流，但为什么迟迟不能实现甚至于完全失败？我们分析如下。

1. 难以协调的"统一纲领" 我们梳理了"寒温统一论"失败的诸多原因，最明显的是看似学术繁荣、实际上莫衷一是的外感病统一纲领。以下五花八门的"统一纲领"，哪一项能够力压群雄地占据理论的绝对优势呢？

（1）以六经辨证统一：裘氏力倡伤寒温病一体论，认为卫气营血只是六经病中部分证候而已，卫气营血及三焦辨证可以统辖于六经之中。郭氏认为统一三种辨证方法，应以六经特定的结构层次和生理功能的特点及病理演变为依据，提出各型证候可在六经辨证的基础上调整充实，也可不受伤寒六经提纲的局限，而是补充卫气营血、三焦体系中主要证候。黄氏则阐述以六经机制为主体联结温病两机制的"两征六型方案"。孟氏认为伤寒六经辨证是外感热病的综合模型，它以三阴三阳等六个层次表述了热病过程的阶段性，模拟了病因、病位、正邪消长，包含了病程的传变转归，具有辨证论治的实践意义。肖氏从系统论出发，把整个人体和外感病过程分成六个子系统；根据六经的结构定位、功能定性、定量及发展规律定向来确定证型的归属，倡议用"六经系统"概念做理论框架，统一三种辨证纲领，形成新的"六经系统辨证"方法和体系。杨氏结合实验医学知识，从血管神经反射学说来探讨六经本态，描绘出三阳病皮表内脏反射及三阴病内脏反射图，证明六经概念具有科学的内涵，得出以六经系统辨证方法来统一六经、卫气营血和三焦的模式。

（2）以卫气营血辨证统一：姜氏赞成陈亦人教授"六经辨证是疑难病的辨证纲领"的观点，认为六经辨证并非单纯的外感病的辨证纲领。卫气营血辨证是由表及里横向层次，更能从本质上体现外感病的演变规律，只有卫气营血辨证最适合外感病辨证。邓氏例举2 391例内科热病使用各种辨证方法的数字，适于卫气营血辨证者1 896例，占79.3%，从而得出卫气营血辨证更适合外感热病的辨治。

（3）以八纲辨证统一：万氏认为六经辨证因其阴阳是落实在表里寒热虚实上的，实即八纲辨证。三焦和卫气营血辨证纲领，仍以《伤寒论》的八纲为规范。因此用八纲来统一可以说是顺理成章的。萧氏也认为，三种辨证方法都是建立在八纲辨证的基础上，因此，外感热病统一的辨证论治纲领也应当建立在八纲辨证的基础上。

（4）以分期辨证统领：胡氏总结出五期辨证法，即外感病分为恶寒表证期、表里同病期、入里化热期、入营动血动风期、阴阳损伤期，分别充实六经、卫气营血和三焦证候。吴氏等根据外感热病过程中人体的功能和代谢改变，把外感病归类五期，即发热前期、发热期、热盛期、邪盛正损期和虚衰期。黄梅林根据西医学对发热过程的描述，而将外感病分为表寒期（属寒化阶段，以太阳病为主要代表证）、中期（热化阶段依病情轻重分为化热期、壮热期、热极期，化热期以卫分证或少阳病为主要代表证，壮热期以气分证，包括阳明病、中焦病为主要代表证，热极期以营血分证为主要代表证）、后期（正虚期，属正虚阶段，以太阴病，少阴病及温病下焦病为主要代表证）进行辨证论治。

（5）以脏腑气血辨证统一：沈氏认为，六经辨证的精髓是充分体现了八纲的具体运用；卫气营血辨证的要旨是辨病邪之在气在血；三焦辨证的核心是突出了以脏腑为病变中心。三种辨证基本病机变化是脏腑气血的功能失常，因此用脏腑为纲，以气血为辨，以八纲为用的脏腑气血辨证统一。

（6）以三维辨证统一：南京中医药大学等单位承担了"中医外感热病辨证方法学研究"课题，根据临床证候调查发现，外感热病的证候及其病理变化都是由病期、病位和病性三大基本要素组成，提出了三维辨证方案，即辨病期（表证期、气分期、营血期、正衰期、恢复期）、辨病位（邪在肌表、邪在半表半里、邪在脏腑）、辨病性（虚实、寒热、六淫、其他）等。

（7）其他：也有人试图通过现代实验手段，运用微观方法探讨外感病的辨证。如符氏认为西医的应激学说与中医外感病层次有惊人的相似，六经中三阳病证，温病上中焦卫气证颇似应激学说的反抗期；三阴病证、下焦营血证则颇似其衰竭期。当然也有人认为，伤寒与温病是两种性质不同的疾病，辨证方法各异，不能统一在六经之下，也不能统一在三焦之下。凡热病而有三焦程序者就用三焦，有六经程序者则用六经，两者不必强合。

2. 不可回避的诊疗现状　科研的成功要素是直面问题、紧扣现实，那么，统一外感病（传染病）辨证模式所面对的是一个什么样的背景？如何从现实与问题之间找到通路？

（1）传染病学的理论背景：在传染病医院和传染科的病房里，那些"胡子眉毛一把抓"的笼统"外感病"（或"伤寒""温病"）已经不存在了，取而代之的是被现代传染病学分割成门类繁多的病毒感染、细菌感染、立克次体感染、螺旋体感染、原虫感染、蠕虫感染等不同的疾病，我们不得不一种疾病一种疾病地研究它们的证候规律和辨证模型，因为每种疾病具有不同的发生发展过程和演变规律，企图简单地建立一种辨证论治对应模型是不现实和不可靠的。当代传染病临床的一个不可忽视的问题是，我们的医生不可能处于一个能够保持纯中医特色的环境，也不可能抛弃西医的诊断、治疗而一味强调中医的一体化，更不可能单纯面对那些未经西医知识干预的病人。

（2）循证医学的科技背景：当代中医药科研早已突破那种"司外揣内""个案记录"形式，尤其是循证医学、临床流行病学方法的建立，对中医学发展既是机遇，也是挑战，如果我们不面对现实、大胆突破，而继续在"自主创新"旗号下固守特色就可能寸步难行。事实上，所谓辨证体系不过是一种理论支撑下不断深化进步的技术模型，是一种从个体化技艺上升为标准化技术的可操作性强的诊疗路径。如果把《伤寒论》的"六经辨证"、温病学的"卫气营血辨证"看得过于神圣，变成不可更改的教条，就不能获得真正的进步。因此，我们必须站在时代的前沿，以证据为基础，制定精细、严格的操作规程。事实上，设计越严密、精细，参数越多，结果越可靠，模型的可操作性越强，规范化越容易；否则，设计得越粗糙，越简单，变异性越大，可操作性就越差。

（3）医院管理的人事背景：在现代医院管理背景下，目前的传染病医院和传染科已经不能接受中医专业的毕业生，中医专业的学生只能到中医科工作。而且，现代临床不能离开西医诊断，中西医传染病医生必须掌握并运用传染病学理论，否则可能"吃官司"。我们的学者、教授如果一厢情愿地搞出来的"寒温统一"方案仍然要保持中医学的独立性，不与"传染病学"的知识更新、临床诊疗的现实需要、传染病诊疗的中西医并存格局接轨，"闭门造车"的设计难免不成为"屠龙之术"。

（三）"六经辨证"和"卫气营血辨证"的自身缺陷

事实上，中医学对于外感病辨证一直采用分期辨证（六经辨证、卫气营血辨证和三焦辨证），但是当采用"中医辨证与西医辨病相结合"的中西医结合临床模式后，所有的传染病均采用了"分型辨证"。这种退让的内在原因在于"寒温合流"时遇到了最大障碍——采用什么辨证方法的纷争长期不已，无法共识。这种尴尬局面的出现，是因为早期的辨证方法——六经辨证与卫气营血辨证，存在自身难以克服的局限性：

1. 把握临床特征的欠缺　对于外感病临床特征的把握，古代医家有其内在的必然缺陷，这是因为：①医师从业方式局限——由于当时的专业分化不全和病种分类模糊而难以对某一疾病进行集中而深入地观察和研究；②资料搜集方法落后——由于没有数理统计和临床流行病学的介入，个案分析往往导致结论偏倚；③理论移植的实用主义——由于受到笼统的自然哲学支配，可供选择的理论模型非常有限，如六经辨证的分期依据基本来源于《素问·热论》的"一日巨阳……"最后不得不忙碌于临床"变数"的应对。

2. 分类病种的不确切性　由于病原学、病理学、发病学研究的欠缺，无法对外感病进行科学的疾病分类：①《伤寒论》虽然将外感病按六经分证，但基本上是对整个外感病笼统而言，而缺少病种的概念；②"温病学"虽然对四时温病进行了风温、春温、暑温、湿温、秋燥、伏暑等分类，但其模型的精细程度、可操作性与临床实际还有较大差距，难以高效指导当代传染病诊疗。

3. 应对变数的处理方式及其不足　在"六经辨证"中，除关于"六经"概念的繁杂纷争、莫衷一是难以构成确切的操作规程外，关于六经传变的观点也纷沓杂至。后世医家把"太阳→阳明→少阳→太阴→少阴→厥阴"称之为"循经传"，把不以此序的传经称之为"越经传"（"越经传"中的表里两经相传者为"表里传"），以此来解释临床上碰到的复杂多变的演变特点。有人搜集了《伤寒论》的所有条文，归纳其传经规律为：①太阳之邪可传诸经；②阳明之邪不再传经；③少阳之邪可传阳明、太阴；④太阴之邪可传少阴；⑤少阴之邪可传厥阴；⑥脏邪还腑，阴病出阳。关于"伤寒日传一经"之说，有人指出《伤寒论》自身的修正："伤寒一日有传经者""伤寒二三日也有不传经者"。有人探讨了《伤寒论》中的本证、兼证、变证、类似证、坏证、复证、经证、腑证内涵和意义，最终认定"要判断是否传经，欲传何经，要点在'观其脉证'，有该经证，即知邪已传该经。"

为什么要出现这么多的附加条件？为什么最后不得不"观其脉证，知犯何逆"？就是因为"六经传变"仍然不能揭示外感病的发生发展规律，不能用这一规律来辨别外感病的阶段性变化。

在"卫气营血辨证"中，尽管有"顺传""逆传""合病""并病"等对常规的"卫气营血传变"进一步阐释和扩充，但仍然难以用一种简单的模型来解释种类繁多、表现各异的外感病临床过程。要提高临床辨证的准确性，必须根据每个病种或一类疾病的临床特征进行深入研究，以便获得高效、切实可行的辨证模型来指导临床。

不同疾病具有明确不同的临床经过，笼统辨证的结果只能使模型顾此失彼，变数过大。这种模型应用的"常"与"变"，看起来是让我们充分掌握灵活性与原则性的辨证关系，实际上从另一方面反映了模型的粗糙和笼统。一般说来，诊断模型应用的实效性与所揭示的普遍性成正比，模型的常规应用越普遍，实效性（或可操作性）越强；模型应用的变数越大，实效性越差。从模型设计看，设计越严密（参数越多，操作规程越严格）、精细，可操作性越强，越容易规范化；设计得越粗糙，越简单，变异性越大，可操作性越差。作为个体化技艺，缺乏众多的技术参数，就需要像庖丁解牛那样熟能生巧，但每个人的掌握情况差异很大，因而难以进行规范化培训（模型的粗糙难以进行规范化培训，后学者各以心悟，易于牵强附会，如"六经"的解释千奇百怪）；而作为标准化技术，可操作性强的模型就需要涉及众多有关操作的方方面面，需要细致而精确的参数，增加其操作的可重复性，从而易于进行规范化培训。

三、分型辨证：标准化浪潮下的实用理性

标准化是近两三百年随着工业革命的开始而发展起来的，1901年世界上出现第一个国家标准化团体，英国标准学会（BSI）；随后10年间，有18个国家正式成立了国家标准化团体；1926年，国际标准化协会（ISA）成立；1947年，成立了国际标准化组织（ISO）。现在，国际标准化组织有89个国家的标准化团体成员，中国标准化协会于1978年重新加入这一组织。而且，中华人民共和国国务院于1978年批准成立了国家标准总局，1979年7月颁发了《中华人民共和国标准化管理条例》，全国人民代表大会于1988年12月29日通过《中华人民共和国标准化法》。毫无疑问，标准化是技术进步的必然选择，随着各种产品、技术的标准化进步，疾病诊疗技术也逐渐纳入了标准化的进程中。当前，各种诊疗常规、指南的诞生和不断修订，正是标准化浪潮席卷而来的结果。

"分型辨证"是"中医辨证与西医辨病相结合"的最初产物，也是标准化过程中的仓促选择。今天，当我们深入分析与评价"分型辨证"在传染病辨证体系应用过程中的功过得失的时候，就会发现它自身存在的一些深层问题：①中医学有那么多的辨证方法，分型辨证是如何成为各科疾病包括传染病"辨病与辨证相结合"的唯一选择？②分型辨证能否全面反映中医学的辨证论治优势，是否存在某些难以克服的理论困惑？③能否根据不同疾病、不同疾病类型探讨新的辨证论治模式？

（一）违背古代训示

自古以来，在中医临床中一直有"外感宗六经（辨证，含卫气营血、三焦辨证等），杂病宗脏腑（辨证）"的说法。为什么会有如此规定或训示？可能因为：①外感病或传染病具有明确的外感病因（病原学）特征；②发病具有一定的集聚性，便于人们认识其演变

过程和传变规律；③外感病一般病程较短，易于辨别不同时期的临床特征。但是，在标准化过程中对各科疾病都采取"分型辨证"的策略，虽然操作简单，易于举一反三，但是明显违背了古训。对于外感病（相对于感染性疾病或传染病），我们不仅要关注它的发病类型、病情轻重，往往更关注它的发生发展过程，以便针对不同阶段采用相应的措施，判断其预后及转归。因此，虽然将不同类型的外感病一律采取六经辨证，或卫气营血、三焦辨证，有"胡子眉毛一把抓"的笼统性缺陷，但是如果选择分型辨证则又有"削足适履"的嫌疑，我们会丢掉外感病一些自身的特色，而影响辨证论治的精髓。

（二）抛弃病程研究

在标准化过程中对各科疾病都采取"分型辨证"的策略，虽然操作简单，易于举一反三，但是对于外感病（相对于感染性疾病或传染病），我们不仅要关注它的发病类型、病情轻重，往往更关注它的发生发展过程，以便针对不同阶段采用相应的措施，判断其预后转归。不同的辨证体系具有不同的临床价值，例如卫气营血和三焦辨证是"新感温病"的辨证体系，六经辨证是"伤寒"的辨证体系，或者说三焦辨证比较符合消化道传染病的证治，卫气营血和六经辨证比较符合呼吸道传染病的证治，而血液传播性疾病易入难出，病程缠绵，演变复杂，则可能符合"伏气温病"的辨证规律。

（三）忽视病机分析

采用分型辨证的弊端之一是忽视病机分析：①例如慢性肝炎，从肝郁脾虚演变为肝胆湿热，又进展为肝肾阴虚，或瘀血阻络，毫无规律性可言，似乎是一些跳来跳去的疾病表象的排列组合，辨证论治是实际上的对症处理；②从肝硬化看，无论肝气郁结、水湿内阻、湿热内蕴、肝肾阴虚或脾肾阳虚任何一个证型，都不能缺少"瘀血阻络"的临床表现，即"肝络瘀阻"是其本质特征，而所谓其他分型实际上是"肝络瘀阻证"的兼夹证，是"主"与"次"的关系，并非肝硬化本身能够被区分为截然不同基本证型；③又如重型肝炎，一直未能拿出统一的"分型辨证"方案的根本原因在于，我们局限于应用"中医辨病与辨证相结合"的传统模式，把重型肝炎当成了黄疸、鼓胀、出血、昏迷等四个病，每个病又分为若干型辨证论治，于是病机纷繁杂乱，莫衷一是，更难以获得多数专家的共识。

（四）淡化理论思维

在分型辨证实施了20多年以后，它内在的"去理论化"的实用主义倾向就暴露了出来，可以说基本上抽空了辨证论治的中医理论思维核心内容。记得在"十一五"重大专项的招标过程中，证候和疗效研究是两个基本内容。因为疗效太难出成果，大家争先恐后地把注意力转向了证候研究。因此，获得性免疫缺陷综合征（艾滋病）、肺结核和病毒性肝炎疾病研究中，学者们都把证候学放在了重要位置，例如病毒性肝炎里，乙肝病毒携带者、慢性乙肝、慢性丙肝、慢性重型肝炎都被开展了证候研究，仅慢性乙肝就有原解放军第三〇二医院、首都医科大学附属北京佑安医院、北京中医药大学东直门医院、深圳市中医院4家医院搞证候研究，如此重叠、重复的证候研究，基本思路都是"分型辨证"，差别是调查的病例不同。然而，做过证候研究的人会有所体会，采用"分型辨证"的思路对病毒性肝炎进行临床流行病学调查时，往往会走进困境。

一是主、次症很难确定。有的患者症状体征很少，特别是稳定期，会出现"无证可辨"的情况。你如何通过主症多少、次症多少来确立证型？

二是演变过程缺乏内在规律。例如慢性乙肝，从携带者到活动期，通过治疗从活动期转为稳定期，体现在分型辨证中的就是肝郁脾虚到肝胆湿热，再到肝郁脾虚，这样变来变去是什么机制？中医理论如何解释？当我们淡化了中医病机特点和临床规律研究的时候，理论分析就变成了可有可无的事情。

三是证候之间难以区分。例如肝炎肝硬化，每个患者都包含有瘀血阻络的表现，这实际上是基本证候，而肝气郁结、水湿内阻、湿热内蕴、肝肾阴虚、脾肾阳虚只是兼夹证，它们怎么能够被截然区分成为不同的证型呢？因为任何一个证型都不能缺少"瘀血阻络"的本质特征，而与所谓的其他分型不是并列关系，而是主、次关系。

四、分期辨证：传染病证治的新构想

（一）研究定位

一般而言，证候规范化包括四个方面：①证候概念规范化；②证候体系规范化；③证候命名规范化；④具体证候规范化。毫无疑问，本文的研究内容在证候体系规范化，属于证候规范化的范畴。

证候规范化的主要难点，是证候诊断标准的统一性与临床诊断的灵活性之间的矛盾，涉及证候体系规范化也是如此。前面，我们分析了"寒温合一"失败的原因，最突出的原因是制订出的统一纲领五花八门，各执一词，无法作为诊断标准在临床推广应用。我们的想法是，尽量使诊断标准的产生程序以及各环节严格化、科学化，使之对临床多样化诊断标准的代表性更强。

任何规范（标准）都具有两种基本属性：约定性和真理性。约定性是指规范必须对概念的名（名称）与实（内涵和外延）的关系予以确定；真理性是指规范所确定的概念的名实关系必须合乎事物的客观规律。约定性是要求规范合乎形式逻辑的同一律，真理性则保证规范具有实际意义。

约定性是规范的必备、初步的基本属性。真理性是规范的非必备、高级的基本属性。规范必须具备约定性，规范只要具备约定性就可成立。例如，我们根据各种传染病发生、发展和演变过程，统一采取分期辨证的模式，这就是约定性。而分期辨证是否符合临床实际，应用过程中是否具有较强的可操作性并能否获得大家的共识？这则是个真理性问题。

（二）预期目标

1. 与现代诊疗实际接轨　鉴于现代传染病诊疗早已超出中医药独立干预的时代，新的辨证模式则必须考虑：①传染病学的理论体系和诊疗模式对中医药干预的现实需要；②现代传染病的临床管理模式对中医药干预的制约性；③西医诊断、治疗措施对患者机体和心理的影响以及患者对中医药接受程度；④传染病医师（包括西医院校医疗系的毕业生）接受的简单性和可操作性（体现着两种医学临床和理论融合的程度）。

2. 与中医理论思维接轨　应该在西医对传染病临床研究的基础上，体现出中医药的理论思维，而不是如"辨证分型"的实用主义以及"去理论化"倾向——不分外感、内伤，所有的疾病（内外妇儿各科）分型都千篇一律、大同小异，没有充分的理论依据。

3. 与传染病分类体系接轨　尽管传染病多按病原学分类，如病毒感染、立克次体感染、细菌感染、螺旋体感染、原虫感染、蠕虫感染、真菌感染等，但按传播途径分类与临床表现和疾病的发生、发展过程关系更为密切一些。本研究拟按呼吸道传染病（如流行性感冒、肺结核、腮腺炎、麻疹、百日咳等，为空气传播）、消化道传染病（如蛔虫病、细菌性痢疾、甲型肝炎等，为水、饮食传播）、血液传染病（如乙型肝炎、疟疾、流行性乙型脑炎、丝虫病等，为生物媒介等传播）、体表传染病（如血吸虫病、沙眼、狂犬病、破伤风、淋病等，为接触传播）等划分。

4. 与疾病临床特征接轨　各种传染病或感染病都有其典型的临床特征，在发病类型、演变过程、病情轻重等方面既有普遍规律，又有特殊的临床表现，存在共性与个性、普遍性与特殊性的对立统一。根据临床表现的差异，可以将出疹性疾病、呼吸道疾病、消化道疾病等进行相应的归类，使其更符合临床实际。

5. 与西医干预过程接轨　中医辨证治疗的对象往往并非未经干预的患者。例如肺结核、乙型肝炎、细菌感染性疾病等往往必须考虑病原学治疗前后的证候变化，经历过病原学治疗、对症处理和支持疗法等疗法干预后，疾病的证候与病因病机会有哪些改变；应该依据大规模证候学调查研究的相关数据，从而制订符合临床实际的辨证模式和论治方案，否则就无法满足临床需要。

（三）研究思路

关于"分期辨证"的临床流行病学调查，我们已经进行甲型 H1N1 流感，手足口病、肺结核、慢性乙肝、慢性重型肝炎、肝硬化等，虽然每个病种样本量不大（302~2 024 例）。

基本思路：①根据不同疾病类型的具体实际，确定其病程（分期），调查不同时期的症状体征发生频率；②采用证素分析（证素频率），确定其不同病期的主要病机、次要病机；③确定不同病期的基本证候和兼夹证候；④同时，按分型辨证的程序设置对照组，以观察两种辨证方法的得失优劣。当然，进一步的研究还包括治疗，如何确定主方及其加减应用？

导论图 –1 是对手足口病进行分期辨证研究的技术路线图，我们希望在文献学研究、专家调查和临床证候学调查基础上构建所有的传染病辨证模式。

（四）模型演示

根据导论图 –1 研究思路，在证候学调查的基础上，得出手足口病不同阶段各种症状体征的发生频率（由此可以看出主证与兼证情况）以及各阶段的主要病机和次要病机。

手足口病分期辨证模式大致内容见导论图 –2：

1. 表证期

临床表现：以丘疹（95.27%）、疱疹（84.77%）、发热（82.02%）、口咽痛（65.33%）、精神差或疲乏（57.72%）为主要表现；其次可有纳差（35.69%）、咳嗽（24.30%）、恶风寒（4.22%）等。

主要病机：温邪犯表，络脉受损。

次要病机：正气亏虚。

论治模式：主方加减。推荐治法为清透湿热，推荐主方为甘露消毒丹加减：连翘、金银花、黄芩、青蒿、牛蒡子、藿香、佩兰、通草、生薏米、滑石（包煎）、生甘草、白茅根。

2. 里证期

临床表现：主要为发热（99.24%）、丘疹（97.93%）、肢体抖动（92.05%）、纳差（89.98%）、疱疹（89.98%）、口咽痛（72.98%）、精神差或疲乏（72.44%）、易惊和惊跳

（70.04%）等；其次可出现呕吐（43.03%）、咳嗽（33.66%）头痛（23.97%）、大便干结（18.41%）和大便溏稀（14.05%）等。

主要病机：邪热内陷，引动肝风。

次要病机：气机逆乱、正气虚衰。

论治模式：主方加减。推荐治法为解毒清热、息风定惊；推荐主方为羚羊钩藤汤加减：羚羊角粉（冲服）、钩藤、天麻、生石膏、黄连、生栀子、大黄、菊花、生薏米、全蝎、白僵蚕、生牡蛎。

3. 坏证期

临床表现：主要为易惊或惊跳（98.58%）、纳差（94.32%）、壮热（89.36%）、丘疹（78.01%）、嗜睡（71.63%）、四肢厥冷（67.38%）、精神萎靡（61.70%）、疱疹（58.16%）等；其次可见咳粉红色泡沫痰（43.96%）、发绀（32.62%）、双肺干湿啰音（29.78%）、喘促（26.95%）、皮肤花白（22.70%）、昏迷（17.02%%）、软瘫（12.77%）。

主要病机：邪毒炽盛，心肝肺俱损（心阳虚衰，肝风内动，肺气外脱）。

次要病机：气机逆乱。

论治模式：主方加减。推荐治法为回阳救逆；推荐主方为参附汤加味：人参、炮附子、山萸肉。

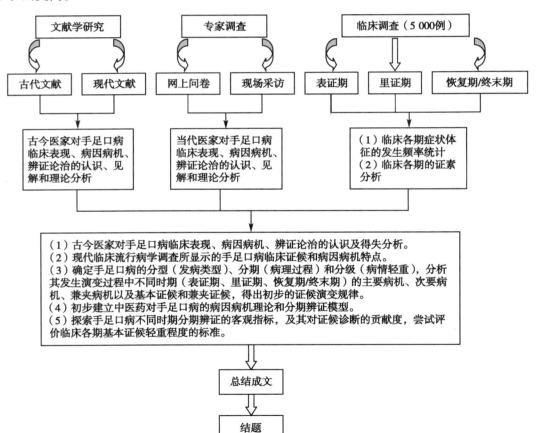

导论图-1　手足口病分期辨证研究的技术路线图

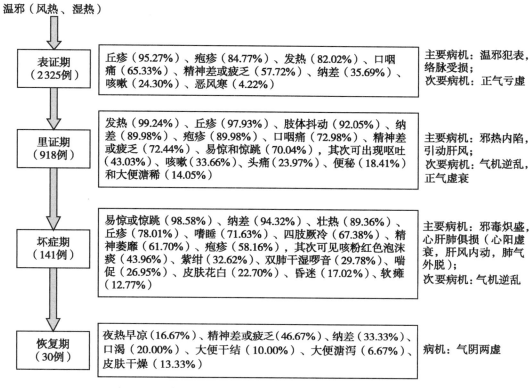

导论图-2 基于证候学调查结果的分期辨证及病因病机示意图

4. 恢复期

临床表现：低热，乏力，或伴肢体痿软，纳差，舌淡红，苔薄腻，脉细。

基本病机：气阴两虚。

论治模式：主方加减。推荐治法：益气养阴，化湿通络；推荐主方为生脉散加味：人参、五味子、麦冬、玉竹、青蒿、木瓜、威灵仙、当归、丝瓜络、炙甘草。

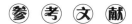

1. 聂广.重型肝炎的分型、分期与分级.中西医结合肝病杂志,2011,21(1):55-57
2. 聂广,林巧.人禽流感中医病因病机的探讨.世界中医药,2008,3(3):131-133
3. 刘红,夏章,聂广,等.慢性乙型肝炎患者证候学调查与分期辨证模式探讨.环球中医药,2011,4(2):109-113
4. 黄练秋,刘映霞,聂广,等.472例新型甲型H1N1流感的分期辨证与病因病机规律探讨.深圳中西医结合杂志,2011,21(2):72-76
5. 洪可,聂凡,聂广,等.2 024例手足口病患者分期辨证和病因病机的研究.环球中医药,2012,5(5):332-336
6. 聂广,洪可,聂凡.手足口病"皮肤-经脉-脏腑"传变假说.环球中医药,2011,4(5):354-357
7. 李静,聂广,余卫业等.抗痨药干预过程的肺结核分期辨证的探讨.环球中医药,2011,4(3):174-177
8. 聂广,李静.肺痨纳入外感病辨证体系的探讨.环球中医药,2010,3(6):442-445
9. 夏章,李秀惠,聂广,等.新型甲型H1N1流感的分期辨证模式研究.湖北中医杂志,2010,32(8):31-33
10. 袁虹,夏章,聂广,等.慢性乙型重型肝炎分期辨证模式研究.中西医结合肝病杂志,2010,20(5):

277-280

11. 袁虹,曹廷智,聂广,等.302例乙型肝炎肝硬化患者中医证候学探讨.中西医结合肝病杂志,2009,19(6):346-349
12. 聂广.中西医诊断的模型差异.医学与哲学,1990,10(3):8-10
13. 聂广.证的探索.中医研究,1990,3(2):6-9
14. 聂广.辨病与辨证的模型差异及其互补.医学与哲学,1992,12(7):6-8
15. 裘沛然.伤寒温病论争中的若干问题.北京中医学院学报,1983(4):5
16. 郭辉雄.六经是寒温统一的基础.北京中医学院学报,1983(4):7
17. 黄松章.伤寒六经为基础的寒温综合论.北京中医学院学报,1983(2):6
18. 孟庆云.从模型法看伤寒六经.北京中医学院学报,1985(1):19
19. 肖德馨.六经辨证纲要.北京中医学院学报,1981(3):1
20. 杨麦青.外感病辨证纲要之我见.北京中医学院学报,1983(4):9
21. 姜建国.论六经辨证与寒温统一.山东中医药大学学报,2000,24(1):10
22. 邓铁涛.外感病辨证统一小议.北京中医学院学报,1983(3):6
23. 万友生.八纲统一寒温证治建立热病学科体系.北京中医学院学报,1983(3):2
24. 萧敏材.论伤寒与温病学派之争.中医杂志,1962(11):1
25. 金雪明,胡之.胡仲翙治疗外感热病的经验.江苏中医,1996,17(12):5-6
26. 吴银根.中医外感热病学.上海:上海科学技术出版社,1991
27. 沈凤阁.关于六经、卫气营血、三焦辨证如何统一的探讨.新医药学杂志,1979(4):7
28. 刘兰林,杨进,倪媛媛.构建外感热病辨证体系的探讨.中华中医药杂志,2005,20(1):18-20
29. 杨进.外感热病辨证的"三维观".陕西中医,1988(11):509
30. 符友丰.论外感病辨证中的层次特征.医学与哲学,1986(12):31
31. 姜春华.伤寒与温病.北京中医学院学报,1964(1):2
32. 中华医学会,中国中西医结合学会.中国中西医结合学科史.北京:中国科学技术出版社,2010
33. 中国中西医结合学会消化系统疾病专业委员会.肝硬化中西医结合诊治方案(草案).中国中西医结合杂志,2004,24(10):869-871
34. 中国中西医结合学会消化系统疾病专业委员会.肝硬化临床诊断、中医辨证和疗效评定标准(试行方案).中国中西医结合杂志,1994,14(4):237-239
35. 聂广,余绍勇,江福生,等.重型肝炎中医辨证分型标准的初步研究.中国中西医结合急救杂志,2001,8(3):172-176
36. 邓铁涛.中医证候规范.广州:广东科技出版社,1990
37. 于慎中.诊断规范化与中医学发展.医学与哲学,1990(11):16

总论：外感病学说梳理

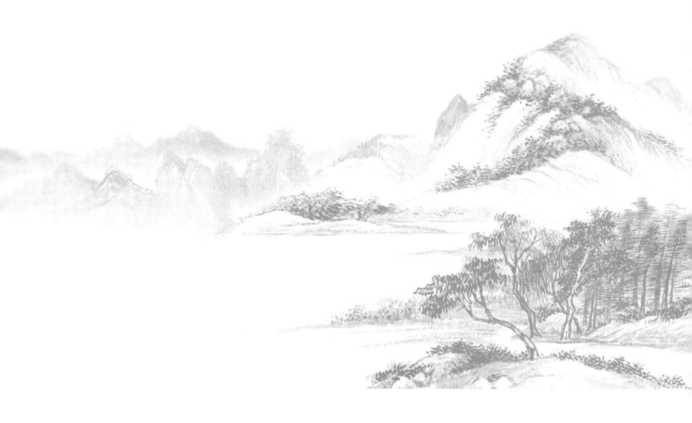

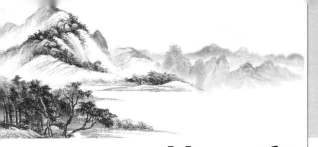

第一章

《黄帝内经》时代的疫病（外感病）学说

先定义一下，本书的"《黄帝内经》时代"，泛指中医学体系创建（以《黄帝内经》成书为标志）过程中由本能医学向经验医学（理论解释包括巫医的占卜以及自然哲学的医学）过渡的历史阶段，即包含从原始人一开始与疾病斗争的远古时代一直到西汉末年以《黄帝内经》成书为标志的中医学诞生的漫长岁月。

上古奇书《山海经》中首提黄帝及黄帝的事迹。传说黄帝是中华民族的始祖，他不仅以统一华夏部落与征服东夷、九黎族的伟绩载入史册，而且间播百谷草木，始制衣冠，建舟车，发明指南车，定算数，制音律，还教民治百病。他"咨访岐伯、伯高、少俞之徒，内考五脏六腑，外综经络、血气、色候、参之天地，验之人物，本之性命，穷神极变"，研究医道。据说，《黄帝内经》就是他与当时一些名医讨论医学问题的专著。当然，这只是因为古人崇拜英雄，把无数人艰辛探索的医学知识归功于一位伟大人物，《黄帝内经》只是托名而已。

在中医学里，"疫病"（或"瘟疫"等）是指感受疫疠之邪而引起的具有传染性并能造成流行的一类疾病，属外感病的范畴。而外感病相当于今天的传染病或感染病，一般由寄生虫、细菌、病毒等微生物引起。疫病是具有传染性、流行性、爆发性特点的一类疾病，常见发热主症，起病较急，传变较快，危害较大，病证表现具有一定的规律性。《说文解字》释："疫，民皆病也。"《大戴礼记·盛德》王聘珍解诂："疫，病流行也。"《汉书·刑法志》颜师古注："疫，疠病也。"还有注释为疠气、恶疾等，或称"时气""时行"。

第一节 《黄帝内经》时代的疫病（外感病）命名、分类及演变

医学包括两大部分，即医疗实践活动（无论是低级、简单的，还是高级、复杂的）和医药卫生知识（无论是系统、正确的，还是零碎、不太正确的，甚至荒谬的），《黄帝内经》时代也是这样。这说明，医学不仅是技巧，还需要理论思维。

老子在《道德经》开篇即说："无名，万物之始；有名，万物之母。"传染病（疫病）

是一种古老的疾病，正如老子所言，人类认识传染病也是从它的命名开始的。

一、甲骨文中的疫病名称

自1899年至20世纪初，在河南安阳小屯村的殷墟中，共发现了15万片甲骨，上面刻有4 500多字，其中已知的有卜病内容的为323片，415辞。甲骨文记载的疾病约有20多种，其中大多是按照人体的体表部位来区分的，也有一些是根据疾病的主要特征得名的，其中"疒""疾""疫""疠""疥""蛊""痼""祸风"等，均与传染病有关。

古代的字根"疒"，后来多种疾病都依之而加以划分，其在甲骨文中是以一张床的形象表示的（𤕫），意指人卧床不起。"疾"字后来多指传染病，它表示一个人单独地躺在床上，有一支箭射中他（𥏾）。在甲骨文卜辞中，"疒"和"疾"是通用的，两者区别不大。另一个表示流行病的是"疫"字，它是由表示疾病的部首"疒"，加上一个表示手执一支杖的形象字"殳"而构成（𤵸）。甲骨文卜辞中常有"疒役"之词，如"甲子卜，殻贞：疒役（疫），不彳止（延）？""贞：疒役（疫），其彳止（延）？"（《小屯殷虚文字乙编》）。此卜问疫病是否会蔓延流传，是关于"瘟疫"流行的最早记载。在甲骨文中，还有数片卜问是关于殷王是否染上传染病之辞。其中还有："乎（呼）比（枇）役（疫），正？""贞：役（疫），隹有（𤴨）不正？"意为：呼令举行枇祭以禳除疫病，能使疫病得治吗？疫病是否无法得治？体现了一种对疫病恐惧的忐忑之情。"疠"这个字也是指疫病，甲骨文中像一个蝎子占据床上，给病人所留的地方很少（𤷇）。关于"疫"字的含义，《说文·疒部》说："疫，民皆病也，从疒，役省声"。《释名·释天》说："疫，役也，言有鬼行役也"。《玉篇·疒部》说："疫，俞壁切，疠鬼也"。又说："疠，力誓切，疫气也"。《素问·补遗刺法论》说："五疫之至，皆相染易，无问大小，病状相似"。《素问·六元正纪大论》说："温疠大行，远近咸若"。《集韵·去声上·六至》说："疫，《字林》：病流行也"。《温疫论·正名》说："又名疫者，以其延门阖户，如徭役之役，众人均等之谓也，今省去'彳'加'疒'（原作"疫"，误，今改）为'疫'，又为时气时疫者，因其感时行戾气也，因其恶厉，又谓之疫疠"。《温疫论·原病》说："疫者，感天地之戾气，在岁运有多少，在方隅有轻重，在四时有盛衰。此气之来，无老少强弱，触之者即病，邪从口鼻而入"。是"疫"之为病，具有很强的传染性，一旦发生则易于在人群中传播流行，病势凶猛，延门阖户，一乡一区如鬼厉之行使，患者无远近长幼，病状率皆相似也，而且表明我国在商代已经流行过疫病。

值得关注的是"疾年""雨疾"和"降疾"的描述。"贞：有（𤴨）疾年，其井（死）。"表示多病之年，病至于死。疾年指这一年反复出现范围较大的流行性疾病，雨疾、降疾、"祸风"指疾病的发生多如降雨、邪风有关，说明那时已经有了瘟疫流行的概念和病因的探讨。

"疥""蛊""痼""祸风"等，属于具体病名。在甲骨文中，"疥"这个字用处较多，主要表示出疹伴发热性疫病，表示一个人病卧在床，身上还出现了疹子（𤶇、𤶉）。"蛊"是值得推敲的，蛊（𧋾）字从虫虫在皿中会意，皿为食器，其中有虫，人食之而入腹，而成为蛊，即腹中之虫。有学者研究后认为："蛊，毒病微虫之共名也，血虫象意（古血、皿同字），虫入血而成毒也。"（华石斧《文字系》），提示与血吸虫有关，因为蛊胀常常连用，常见于晚期血吸虫病的腹水。不过，在有关"蛊"的甲骨文卜辞中，殷人一般视蛊疾为鬼神所致，但有时也认为齿病和胃病乃蛊，即外界进入人体的寄生虫所致。甲骨文中还有疒蜩的记载，"……疒住回（ə）？""（ə）"即"回"字，本像渊水回转之形。"回"读为"蜩"或"痫"，古指"腹中长虫"。因此，此卜辞实际上问："疾病是蜩虫吗？"，可以说是我国关于蜩虫病的最早记载。"祸风"在甲骨文中常作某某因风致疾，也即后世所谓"伤风"（凶），是一种常见的呼吸道传染病，甲骨文中有时候也写成（疒），即"祸风有病"（流行性感冒）。后世认为"风为百病之长"，善行而数变，实际上是殷代医学思想的延伸。

二、《黄帝内经》成书之前疫病名称

我们之所以详细地回顾这些疫病名称的演变过程，目的在于剖析：后世医家特别是张仲景为什么没有选择"辨病论治"而最终为中医学选择了"辨证论治"的临床特色？

到了西周及春秋时期，虽然还没有出现专门的医学书籍，但有关人们对疾病的认识已散见于《周易》《尚书》《诗经》《周礼》《山海经》等当时的文献之中。"大疫"的名词在周代的典籍中已经十分普遍，此时人们对疾病的认识较商代已有了明显的进步，已认识到热病、昏迷、浮肿等疾病，并有了固定的病名。《诗经》中记载了古代疾病的病名和证候，如瘨（癫狂）、闵（伤痛）、狂（癫）、首疾（头痛）、喑（气息不利）、疚（心忧惫之病）、朦（失明）、瞽（盲人）等。《山海经》记载了38种疾病，固定病名有"瘿""痔""瘘""疥""痤""疣""痈疽""痹""风""疟""疫疾"等。《周礼》中涉及的一些感染性疾病，如肿疡、溃疡、疟疾、疥、瘅疽、足肿病、佝偻病、秃头、胼胁等等。《礼记》则多次提到，并可见到"疫疠""天行""时行""时气"等说法，说明经常发生瘟疫大规模流行（《礼记》中还有瘖、聋、丧明、跛、躃、伤、创、折、断、胎夭、病革、风欬、侏儒等病名记载）。

关于疫病的流行，《诗经·小雅·节南山》记载公元前781—前771年，周幽王时期"天方荐瘥，丧乱弘多"。由于物候变化失常，引起疫病。《国语》《春秋》《左传》《史记》《汉书》以及各朝正史的"五行志"中都有关于瘟疫流行传播和防治的文献记载。

古代关于疫病的名称很多，如疫、疫气、疠气、疫疠、温热、伤寒、天行、疠、瘥、大头瘟症、疾疫、大瘟、痘疹、痘疫、疙瘩瘟、羊毛瘟、疟疾、天花、番痧、螺痧、痧症、烂喉痧、喉症、痒子症、瘪落痧、痒疥疾、首疾、气疾、茄妈瘟、闷头疟、疫瘴、霍乱、转筋霍乱、阴霍乱、鼠疫、鼠瘘等，包括大多数我们今天所知道的传染病，如天花、鼠疫、白喉、猩红热、霍乱、斑疹伤寒、伤寒、肺结核、麻风、疟疾、血吸虫病等。例如，《素问》中"今夫热病者，皆伤寒之类也"，把伤寒看成多外感疫病。《素问》云："土郁之发，民疾呕吐霍乱"，认为霍乱是一种严重的消化道传染病。《周礼》称"秋时有疟寒疾"，《礼记》谓"孟秋行夏令，民多温疟"，《易说》曰"白露当降不降，民多湿疟"，《左传》云："水潦方降，疟疾方起"，《素问》云"秋为痎疟""蓄作有时"，说明那时候已经认识了疟疾，并划分了多种类型。《素问·通评虚实论》中有"肠澼下脓血"，指一种痢疾类传染病。《左传》中讲到医和诊查晋侯的疾病，"是谓近女室，疾如蛊"，可能指花柳病。《素问·风论》提到"暑痓""暑风"，应该是包括流行性乙型脑炎等高热并抽搐之类的疾病，当时认为与中暑有关。《吕氏春秋》提到："季秋行夏令，民多鼽窒"，可能是鼻病毒感染所致的呼吸道传染病。《素问》云："湿热相交，民病疸"，出现黄疸，大多数是病毒性肝炎所致。《周礼》云："夏时有痒疥疾"，是一种具有传染性的皮肤病。《素问》称"膀胱不利为癃""小便赤黄甚则淋也"，此为泌尿系感染或性病。《素问·腹中论》中有不少关于"鼓胀"的论述，实际上是肝炎后肝硬化或血吸虫肝纤维化导致。《左传》云："国人逐瘈狗""猘犬入华臣氏之门。"瘈，疯狂的意思；《说文解字》说："狂，猘犬也"。说明那时候人们已经认识到狂犬病及其危害。此外，《论语》中已经描述了"恶疾"（麻风病）的临床表现，《黄帝内经》称之为"大风"；《黄帝内经》中多篇描述了"肺结核"的症状体征，不过没有把它独立地看成是一种疫病。

以上，我们回顾了《黄帝内经》时代人们对不同疫病的认识及其简单的分类。值得思考的是，为什么自始至终没有形成系统的传染病病种分类体系，而创造性地形成了以证候（病位、病性）为基本内容、以笼统的外感病（伤寒、温病）为对象的分期辨证体系？中医学的外感病辨证论治如何实现"寒温合一"，并跳出当前千篇一律的"去理论化"的"分型辨证"模式？这是后话，我们将在《伤寒论》和《温病学》两个章节以及其他章节里详细探讨，并就教于各位专家。

三、古人对外感病（疫病）的命名

古人对各种疾病的命名，是人类医学诞生的标志之一。它表达出有形世界与无形世界的密切关联，是文明创建之初人类拥有智慧能力的尽情施展。

1. 以六经命名的病名　如太阳病、阳明病、少阳病、太阴病、少阴病、厥阴病，出自《黄帝内经》，成熟于东汉张仲景所著《伤寒论》。实际上是将外感疾病从初期、中期到后期，依其轻重缓急症状的不同，划分为六个阶段，是对外感病各阶段症状的命名。

2. 以病因命名的病名　中医认定"风寒暑湿燥火"六邪和"疫气""瘴气"等，都是外来病因，因此就以这些病因来命名相关疾病。如伤风、风寒、风热、春温、湿温、暑温、湿热、秋燥、冬温、时疫、瘴气等。其病名散见于《黄帝内经》及《伤寒论》，至清朝中期江浙温病学派叶天士、吴鞠通、薛生白等名医编著《温热论》《温病条辨》《湿热论》，广泛应用这类病名，后世称之为"时病"类病名。此外，还有花柳病（隐指因眠花宿柳而得的性病）等。

3. 以症状命名的病名　先由民俗取名，后经医家认定。如感冒、咳嗽、哮喘、呕吐、泄泻、黄疸、水肿、惊风、疟疾（病情酷疟）、霍乱（挥霍之间，便致缭乱）等。

4. 以体征命名的病名　这类病名多以其他物体的形状，取形比类来命名，如丹毒、麻疹、水痘、天花、蛇头疔、蝼蛄疖、红丝疔、蛇串疮、燕窝疮、鹅掌风、牛皮癣等。

5. 以患病部位命名的病名　如头痛、肺痨、脚气、颈痈、背发、唇疔、乳痈、乳癖、痄腮、鹅口疮等。

6. 以传染性、流行性命名的病名　如天花、疫痢、瘴疟、传尸痨、时疫发斑、软脚瘟、天行赤眼、春瘟等。

四、《黄帝内经》中的伤寒、温病与热病辨析

1. 引言　伤寒和温病的理论根据均来自《黄帝内经》，令人费解的是，为什么一部《黄帝内经》可以引出许多不同的，甚至截然想法的学说来？笔者对此作点尝试性解释：

（1）我国传统文化重视辩证思维，忽视形式逻辑。《黄帝内经》中也较多地使用流动

性、跳跃式概念，由于对各种概念没有进行静态的严格规定，使用时又常常呈动态性灵活变换和交替，给后世的理解带来了一定困难。例如，当各概念之间替换、套用时，有时意义发生转移，有时差异极其细微；当各概念之间区分辨别时，有时又南辕北辙。必须随时根据其使用场合来确定概念的内涵和外延。

（2）我国古代汉语文字古典、词义可塑性很大，一个概念可有多种意思，一句话可作多种解释。后世医家又由于存在不同时代背景、气象地域的差异，因此所取得的临床经验也不同，对于经典著作的理解往往大相径庭。

（3）《黄帝内经》非为一时一人所著，且经历代传抄，前后矛盾和语言不切之处颇多，或者说它本身就是多种学说的共聚体。有些医家羁信于只言片语，缺乏从整体上对精神实质的理解，引起了一些无谓的争论。

基于上述，本文试图辨别某些对经文理解的不恰当之处，并从总体精神上分析几个概念和规定的多种涵义及使用情况，以求获得《黄帝内经》基础上的各概念的统一性认识。

2. 灵兰探幽，"温病"原有两义　"温病"概念首次见于《黄帝内经》，该书中提及温病概念者凡19处，散见于"生气通天论""金匮真言论""阴阳应象论""阴阳别论""玉版论要""平人气象论""热论""评热病论""论疾诊尺""六元正纪大论""本病论"诸篇中。前九篇（共九条）内容较为简略，与后世"阴阳大论""伤寒例"等意义基本相同认为温病发生是冬时人体精气不固，伤于寒邪，至春而发；症状是"尺肤热甚，脉盛躁"；预后以精气盛衰为转机，"病温虚甚死"。在这九条中，需要注意的是：①"冬伤于寒，春必病温"，"必"字须活看，否则有违《黄帝内经》总体精神；②"凡病伤寒而成温者，先夏至日者为温病，后夏至日者为病暑，"前后出现两个"温"字。如果说前者为广义，后者为狭义，则意味着广义温病包括温病和暑病，暑病在《黄帝内经》中还有非伤寒所致者；如果把前者解释成温热性质的疾病，则意味着"温病"与"热病"可以互换概念（这种情况在"本病论"出现过，同是一种病因、病机，同是一组症状，在两段条文里一称"温病欲作"，一称"热病欲作"）。

后两篇十条主要根据运气推算温病的发作情况。温病的病因是气候失序，应寒反温；发病时间在不同年份从秋分到小满，贯穿秋、冬、春三季；临床表现为烦热、燥渴、面赤、目眩、咽嗌干、四肢满。肢节痛，寒热间作，呕吐、肌腠疮疡、血溢目赤、咳逆、血崩胁满等；并且出现温疠、瘟疫并称，温病、热病互换概念的情况。需要说明的是，《黄帝内经》对土、水、金、木、火五疫和五疠的临床表现及其与温疠、瘟疫的关系没有交待；五疫、五疠的流行可根据运气学说进行预测，其机制是天地迭移、上下失守，其发病是因为正虚于内，毒气（尸鬼）相感。

根据以上资料可以看出，"温病"主要是疾病的概念，以临床表现的疾病性质而命名的（"伤寒"以病因命名）。但涉及病因问题，它可以由冬伤于寒导致，也可以应寒反温产生；并且两种原因引起的疾病症状又明显不同，前者较为单纯，后者相当复杂，是一类热性疾病的总称。再者，从"温"与"疫""疠"同用、与"热"互替的情况来看，《黄帝内经》中的"温病"概念与外感热病更为接近，并明显包括了部分传染病。

3. 秘典发微，"伤寒"非贬热病　《黄帝内经》把"伤寒"作为疾病概念来阐述的，仅见于《素问·热论》；"伤寒"病的概念明显以病因命名，下面先对几条经文略作辨析。

"今夫热病者，皆伤寒之类也"，这句话至少可作为两种解释。其一、伤寒学派认为，热病是广义伤寒的一类。因为广义伤寒是一切外感病的总称，甚至可以囊括一切疾病。但是后世某些医家的认识，《黄帝内经》本身的"伤寒"并无广义、狭义之分。其二、我们也可以理解为："现在的某些热病，像伤寒一类的……"因为后面不是句号，而要紧接"或愈或死，其死皆以六、七日之间，其愈皆以十日以上者，何也？"很明显，后面的句子是对前面的限定，因而前面是同位语，而不是判断句。同理，"人之伤于寒者，则为热病"，应该理解成人们被寒邪所伤，能够发生热病；而并非能够发生一切热病，亦非只能发生热病。这是理解《黄帝内经》关于伤寒和热病关系的最重要且仅有的两句话。我们认为，《黄帝内经》中的伤寒是指伤于寒邪所致的外感病，《黄帝内经》的热病不仅可以由六淫"阳邪"所致，也可因为情志、劳逸、饮食等"阴邪"而为；外感六淫又有风、寒、暑、湿、燥、火（热）之分，伤寒非可赅之！分析后世对《黄帝内经》条文误解的原因，一是《难经》"伤寒有五……"（《难经》的条文内容再辨析）的干涉，二是伤寒学派对《伤寒论》的盲目崇拜。由于一些人对条文的理解仅从字面而言，不加分析和参照，以致于历代将"伤寒"理解成"伤邪"者（此与"两感于寒"及"伤寒后更感异气"又有矛盾）不乏其人。

当然，我们也要看到，《素问·热论》通篇是专门讨论伤于寒所致的外感热病。正因为此，刘完素方能提出"六经皆是热证"的命题。

其实，《黄帝内经》中寒邪致病引起的非热性病尚有痹厥、气盛身寒、皮肤不收（仁）、阴厥、上下中寒、鹜溏腹满、食饮不下、寒中肠鸣、泄注腹痛、暴挛痿痹、足不任身、寒客心痛、水液寒彻清冷等。那么，伤寒引起热病的机制是什么呢？"水热穴论"说得十分清楚，"帝曰：人伤于寒而传为热，何也？岐伯曰：夫寒盛则生热也。"可见，并不是凡伤寒皆是热病，也不是热病皆伤寒所致，他们只有部分重合而不是从属关系。

4. 经旨昭然，六淫皆能成热　我们认为，《黄帝内经》中的"热病"概念是指表现出发热症状的所有疾病，内伤、外感均可引起。检阅"热论"和"刺热篇"可以看出，两篇虽紧密相连，但前者专论寒邪所致的外感热病，主要叙述六经受邪后的经脉病变，治疗原则是"未满三日者，可汗而已。"后者则是包括内伤热病在内，叙述证候以五脏病变为主，并且"诸治热病，以饮之寒水乃刺之，必寒衣之，居止寒处，身寒而止也"，治则有所不同。

《黄帝内经》中六淫皆可导致热病，笔者初步归纳了一下：如"风之伤人也，或为寒热，或为热中，或为疠风或为偏枯""夫咳疟皆生于风"，暑邪所致的热病有寒热如疟、疟血、溢血泄注下、嗌燥、中热肩背热、诂柱狂越、疮疡燔灼、中热胀、小便黄赤、淋、热中、身热少气、注下赤白、瞀闷懊憹、目赤心热等。湿邪所致的热病症状有湿热不攘、大筋绠短、小筋弛长、体重烦冤、下利赤白、疮发于中、头痛身热、昏溃脓疮腠理热、心腹满热、胕胀、甚则胕肿、疟等。燥邪所致的热病症状有目赤痛、眦疡、烦冤足痿、嗌干面尘、身无膏泽、足反外热等。火热所致的热病有肩背督重、衄嚏血便注下、囟顶发热、口疮、寒热胕肿、血溢目赤、寒热如疟、肌腠中疮、注泄赤白、诸热瞀瘛、诸躁狂越、诸呕吐酸、暴注下迫等。

五、古代病名与现代传染病的关联性

对比中西医疫病病名，可以看出两者之间的差异。对于传染病的命名诊断，西医有病原性诊断、病理解剖性诊断、病理生理性诊断等，并且注意几方面结合作出完整诊断，因而其病名冗长、复杂，限定不清楚。至于临床表现，西医虽视其为诊断的重要依据，但一般不作诊断用词。中医学与之不同，将临床主症既作为诊断依据，又常直接用以组成病名，至于病因与病性、病位诊断，并非每一病名所必备，而可通过辨证诊断来补充。总之，西医命名特点是重菌毒、重病灶。中医命名特点重病状重性理，这是中西医在诊断上的主要差异，也是中西医病名难以一一对应的主要原因。

许多传染病的命名如疟疾、痢疾、霍乱、黄疸、丹毒、麻疹、天花、水痘、风疹、百日咳、破伤风、蛔虫病等，中西医病名基本相同。分析其原因，可能是一个中西医认识互相渗透的过程，根据某病的表现，先按中医诊断定名，然后寻找该病的病原体，并以中医名称对该病原体命名或译名。从而使中西医病名及认识趋同。应该注意的是，仍然有一些与西医同名异病的病名，如伤寒（中医"伤寒"为外感病的统称，西医"伤寒"为伤寒杆菌所致的肠伤寒病）、牛皮癣（中医的"牛皮癣"是西医的"神经性皮炎"，西医的"牛皮癣"是银屑病）等。而且，中医所指的伤寒、淋病、霍乱等，常不限于该病原体所致的疾患，因而这些病名的中西医概念又不完全相等。

1. 病毒性传染病

（1）流行性感冒：是临床上最常见的传染病，最早见于甲骨文的"祸风"，张仲景称之为"伤寒""中风"，《诸病源候论》又称"时气病"（后世改为"时行感冒"最为确切），"感冒"一词源于北宋《仁斋指直方·诸风》，《丹溪心法·伤风》提出了"伤风"的命名，温病学中的"风温""春温""暑温""秋燥"实际上也指流行性感冒。

（2）病毒性肝炎：在疾病的不同阶段，病毒性肝炎被归属于"黄疸""胁痛""郁证""积聚""鼓胀"，以及"急黄""瘟黄""疫黄"（重型肝炎）等范畴。例如对"急黄"的命名，《诸病源候论》谓："脾胃有热，热毒所加，故猝然发黄，心满气喘，命在顷刻，故云急黄也。"

（3）艾滋病：今人把艾滋病归属于"疫疠""伏气温病""虚劳"等范畴，还可根据机会性感染以及合并症、并发症的不同，归属于不同的中医病名之中。

（4）病毒性出血热：根据传播媒介的不同，病毒性出血热可分为4类，我国常见的是肾综合征出血热、登革出血热、新疆出血热等，因为其出疹性特点，可以归属于"疫疹""疫斑""瘟疫"等病名。近年来还有学者称之为"冬温""春温""伏暑""温毒发斑""疫毒热斑"等。

（5）病毒性脑炎：以流行性乙型脑炎为例，根据高热、抽搐、神昏的特点和发病季节，有"暑温""伏暑""暑风""暑厥""暑痉""暑痫"等命名，如《温病条辨》云："暑温，身热卒然痉厥。"《临证指南医案》云："暑风乘虚袭人，最虑风动中厥。"

（6）登革热：我国流行时间不长，但根据临床表现可归属于"湿热疫""暑热疫""疫疹"的范畴。也有根据临床特点，将其称之为"断骨热""蝶鞍热""红疹"等。

（7）狂犬病：中医对狂犬病的称谓有"猘犬啮""猘犬咬伤""癫狗伤""瘐咬病"等，《五十二病方》有"狂犬啮人"的说法，《诸病源候论》有"猘犬齿疮"的命名。"因其恐水症状比较突出，又称之为"恐水症""怕水病"。

（8）脊髓灰质炎：古代有"软脚瘟""痿疫"的称谓，前期为外感时邪，属温病范畴，或称"湿温痿痹"，后期属于"痿证"范畴。《黄帝内经》有"痿躄""脉痿""筋痿""肉痿""骨痿"五痿的分型。

（9）麻疹：《金匮要略》中有"邪气中经，则身痒瘾疹"的记载，《诸病源候论》《备急千金要方》《外台秘要》《小儿药证直诀》等书中有"发斑""瘾疹""丹疹""赤疹"等记载，《古今医鉴》首立"麻疹"病名，《麻疹拾遗》将"麻""痘"分开，指出"麻细如芝麻，故名麻疹。"民间有"麸疮""痧子""麻子""疹子"等俗称，并发症有"喉痹""肺胀""口疳"等。

（10）风疹：《医门补要》有"风疹"专篇，对风疹的命名、病因、临床表现进行了辨析，其他还有"风痧""风瘾""瘾疹"的称谓。

（11）水痘与疱疹：水痘最早记载见于《小儿药证直诀》，称之为"疱疹"，其后，《医说》首先提出了"水痘"的病名，并详细描述了其临床特征。明代《证治准绳》进一步区分了"正痘"（天花）与水痘的不同。关于单纯疱疹，中医称之为"热疮""热气疮""火燎泡"等。中医称带状疱疹为"蛇串疮""缠腰火丹""蜘蛛疮""火带疮""蛇丹""甄带疮""火腰带毒"等。

（12）手足口病：根据其皮疹表现，"疫疹"是最接近的中医病名，从疾病归类看，亦可纳入"风温""湿温""时疫"以及"口疮""口疳""温毒""斑疹""火毒""疫毒"等病范畴。

（13）其他：如传染性单核细胞增多症、巨细胞病毒感染、严重急性呼吸综合征（SARS）等疾病，往往归类于"温病""瘟疫"范畴。天花又名痘疮、天痘、天行痘、豌豆疮、登痘疮、鲁疮、疠疮、百岁疮，《肘后方》名为天行发斑疮。

2. 细菌性传染病

（1）鼠疫：从临床表现看，本病类似于《伤寒论》中"阴阳毒"、《诸病源候论》和《千金方》中的"恶核"，亦可纳入广义的"瘟疫"。

（2）霍乱：《黄帝内经》即有"霍乱"的病名，以后历代均有探讨，但本病1820年才传入我国，考虑是翻译西医病名时直接套用而来，因此存在名同病异的情况。实际上，王孟英的《霍乱论》才是真正意义上的霍乱专著。民间有"绞肠痧""吊脚痧""瘪螺痧"的称谓，应该属于其别名。

（3）痢疾：《黄帝内经》称之为"肠澼"，《难经》谓"大瘕泄"，葛洪始以"痢"称之，《诸病源候论》正式提出"痢疾"病名，之后逐渐细分为"赤白痢""冷热痢""气痢""血痢""噤口痢""时疫痢""休息痢""劳役痢"等。

（4）伤寒：古代"伤寒"是指寒邪入侵而导致的外感热病，西医的伤寒属于中医"湿温"的范畴，部分病例可归属于"暑湿""暑温"，如果一定范围内引起流行则可称之为"瘟疫""湿热疫"。

（5）流行性脑脊髓膜炎：大致属于中医"风温""春温""冬瘟""瘟疫"等病范畴，小儿亦可归为"急惊风"一病。

（6）白喉：根据临床表现，本病归属于"温病"范畴，文献中的"喉痹""锁喉风""缠喉风""白蚁疮""白缠喉""白喉风""马喉痹"均与本病有相似之处。1864年张绍修所著《时疫白喉捷要》正式提出"白喉"的病名，也是我国第一部详细记载白喉的专著。

（7）百日咳：根据其临床表现，中医学称之为"顿咳""顿呛""痉咳""鹭鸶咳"等，由于其具有传染性，又名"天哮咳"。

（8）猩红热：本病属于中医"温病"范畴，称之为"烂喉痧""烂喉丹痧"，由于其季节性，又称之为"时喉痧"，因其传染性，称之为"疫喉痧"，此外还有"喉痧""阳毒""疫痧""痧疹"等名称。

（9）结核病：从临床表现看，本病归属于中医"虚劳""痨瘵""伏连"等范畴。因为传染性，有"尸注""鬼注"的病名；对于肺结核，有"劳嗽""肺痨"的称谓；对于结核性胸膜炎，有"悬饮""结胸"的称谓。

（10）麻风病：本病最早的认识来源于《论语》，《黄帝内经》有"疠""疠风""贼风"的命名，《诸病源候论》有"癞""恶风"的称谓，后人还有"恶疾""大麻癞""天刑"的记载，亦有因地域不同而有别名者如"大麻风""疙瘩""大皮风""癞皮风"等。

（11）破伤风：对于小儿破伤风，古代称之为"脐风"，俗称"脐带风"，根据其发病多于出生后 4~7 天，又有"四六风""七日风"的称谓。

3. 寄生虫与原虫病

（1）疟疾：远在殷商时代的甲骨文及青铜器铭文上已有"疟"字的记载，《周礼》中称"秋时有疟寒疾"，《黄帝内经》有"疟论"和"刺疟"的专篇，《金匮要略·疟病》将其分为"瘅疟""温疟""牝疟""疟母"等，《诸病源候论》记载了心、肝、脾、肺、肾等"五脏疟"以及"瘴疟"等，《证治要诀》提出了"正疟"与"如疟"。

（2）血吸虫病：根据其临床表现，急性期隶属于"暑温""湿温"的范畴，慢性期隶属于"下利""蛊毒""蛊胀"等范畴，晚期归属于"癥瘕""积聚""鼓胀"范畴。

（3）华支睾吸虫病：一般归属于"胆胀""虫证""胁痛""黄疸""积聚"等范畴。

（4）绦虫病：古代无此病记载，但有该病原体的描述，《诸病源候论》称之为"寸白虫"，《外台秘要》《备急千金方》谓之"白虫"。

（5）丝虫病：根据临床表现，急性期归属于"流火"（发于小腿之丹毒）范畴，慢性期类似于文献中"膏淋""水疝""大脚风"。

（6）蛔虫病：蛔虫一名，《素问》称之为"长虫"，《灵枢》谓之"蛟蛕"，《伤寒论》《金匮要略》《诸病源候论》等皆称"蚘虫"。

（7）钩虫病：类似钩虫的记载很多，《诸病源候论》有"九虫"之说，《儒门事亲》中的"食劳黄"与之相近，历代有称"黄肿病""黄胖病""懒黄病"等，民间尚有"桑叶黄""桑毒"之称，还将幼虫所引起的皮肤病变和呼吸道反应称为"粪毒""粪怪毒""粪毒入肺"。

（8）姜片虫病：《诸病源候论》称之为"赤虫"，《外台秘要》记载了药物下虫"赤身，有口尾"与之相同。

4. 性传播疾病

（1）淋病：根据其临床表现，可归属于"淋证""尿浊""淋浊""精浊""毒淋"等范畴，也有人将其描述为"白浊""花柳毒淋"。

（2）软下疳：归属于中医"疳疮"的范畴，又称之为"下疳疮""横痃""妒精疮""阴蚀疮"。元代《外科精义》谓："阴疮者，大概有三等：一者湿阴疮；二者妒精疮；三者阴蚀疮，又曰下疳疮……"

（3）梅毒：中医称之为"梅疮""疳疮""广疮""时疮""棉花疮"等，因其皮肤病变类似杨梅状，又称为"杨梅疮"或"杨梅大疮"。

六、疫病的正名与别名

当我们系统整理外感病（疫病）病名的时候，发现其特征是杂乱无章，优劣并存，良莠不齐。为什么会出现这一状况？首先是缺乏严格的命名规则，由于标准不同，随意性太大，且无甄别过程，一病多名的现象非常普遍。

鉴于以上，上海中医药大学课题组以《中医方剂大辞典》为基础，结合文献资料，建立了历代"疫病"方剂数据库，并对疫病病名进行了初步规范化整理。数据库以《中医疫病学》（宋乃光，刘景源.中医疫病学.北京：人民卫生出版社，2004）、《中医内科学》（田德禄.中医内科学.北京：中国中医药出版社，2005）、《中医证候鉴别诊断学》（姚乃礼.中医证候鉴别诊断学.北京：人民卫生出版社，2002）中的疫病证候为判定标准，以东汉至明清为时间范围，收集方剂9 245首，疫病病种18个，病名范围200多个，涉及中医古医籍约412本。数据库中将疫病常用病名定义为"正名"，共17个：麻风、痢疾、疟疾、黄疸、大头瘟、梅毒、麻疹、破伤风、瘟疫、烂喉痧、天行、时毒、湿温、水痘、霍乱、风疹、温毒。并将非常用病名定义为"别名"，其中包括：

（1）麻风，别名33个（安牙、大风、白点疯、白癜、白癜风、白粉疯、白癞、白癞大风、白癞风、紫云疙瘩、紫云风、紫霞风、紫稍疯、鱼鳞刺风、漏蹄风、蝼蝈疯、鸡爪风、截指疯、鸡皮疯、瓜皮疯、鼓槌风、鹅口疯、毒风、癫疯、大麻痿痹、大麻疗麻、大麻癞风、斑驳、壁泥风、遍身发癞、赤白癞风、大风疮、大风癞）。

（2）痢疾，别名22个（肠澼、蛊痢、脓血痢、冷痢、酒痢、积痢、蛊注痢、蛊毒痢、五色痢、风积痢、毒痢、赤白痢、白痢、气痢、白脓痢、血痔、冷热痢、血痢、泻痢、噤口痢、时疫痢、大瘕泄）。

（3）疟疾，别名22个（寒疟、太阳疟、瘅疟、心疟、痰实疟、暑疟、山岚瘴疟、脾疟、瘀疟、间日疟、鬼疟、骨痹疟、肝疟、肺疟、暴疟、胎疟、瘅疟、瘴疟、食疟、痎疟、痰疟、劳疟）。

（4）黄疸，别名19个（谷疸、酒疸、女劳疸、黑疸、风疸、急黄、花黄、阳黄、阴黄、急黄、劳黄、脾黄、鬼黄、髓黄、脊禁黄、牛黄、蚰蜒黄、走马黄、虚黄）。

（5）梅毒，别名16个（木棉疔、杨梅疳疮、乳岩结毒、棉花疮、梅疮毒、梅疮、花柳毒淋、广疮结毒、梅疮结毒、霉疮、杨梅疮、天疱疮、外阴蚀、下疳、横痃、鱼口疮）。

（6）大头瘟，别名11个（大头、瓜瓤、颐毒、胙腮、发颐、喉痹、大头病、大头疫、虾蟆瘟、大头风、痄腮）。

（7）麻疹，别名7个（麻痘、中喝、痧疹、火丹、麸疮、斑疮、疮疹）。

（8）破伤风，别名7个（噤口风、小儿脐风、破指染伤风、破血伤风、破伤中风、破伤洗头风、破伤中急风）。

（9）瘟疫，别名6个（时气瘴疫、湿疟、葡萄瘟、锦霞瘟、瓜瓤瘟、疙瘩瘟）。

（10）烂喉痧，别名6个（疠邪痧、疫痧、疫喉、烂喉疫痧、喉痧、烂喉丹痧）。

（11）天行，别名4个（急性时疫、时气、时疫、麻瘄）。

（12）时毒，别名4个（时疾、疫毒、大头伤寒、大头痛）。

(13) 水痘，别名 4 个（水花、水疮、水疱、肤疹）。
(14) 湿温，别名 2 个（湿热、湿霍乱）。
(15) 霍乱，别名 2 个（绞肠痧、瘪螺痧）。
(16) 风疹，2 别名个（赤游肿、风痧）。
(17) 温毒，别名 1 个（瘟毒）。

此外，他们是根据方剂所治疗疾病证候记载，以及所处历史朝代等进行的考证、总结。但在整理中发现，除文献中所述中医病名不规范的五个方面以外，还有些病名暂时无法全部统一。如："麻风"与"白癜风"现在指的是两种疾病，而在收集资料中，白癜风作为麻风的别名出现，显然与现代疾病概念不同，需进一步规范整理。又如"梅毒"疾病历史记载中有"横痃"病名；而"横痃"病名中又有"鱼口疮""鱼口便毒"等 20 多个称谓，其中哪些属"梅毒"疾病、哪些非"梅毒"疾病另有所属，有待深入研究。再如"温毒"与"瘟毒"在历史记载中，混淆运用的情况很多，所涉及有关治疗方剂范围很广，但至今没有严格的运用界定标准，明确运用范围确有一定难度等。

七、《黄帝内经》中的"五疫"与中医疫病分类学

在《黄帝内经》中，论述疫病最著名的一段文字出自《素问·刺法论篇第七十二》："黄帝曰：余闻五疫之至，皆相染易，无问大小，病状相似，不施救疗，如何可得不相移易者？岐伯曰：不相染者，正气存内，邪气可干，避其毒气，天牝从来，复得其往，气出于脑，即不邪干。"

1. 关于"五疫""五疠"　《素问·本病论》中，将五疫明确分为"木疫""火疫""水疫""土疫""金疫"。其中"木疫"文后又描述"状如风疫"，似乎还有六气或五行运气分类。例如，"地运皆虚，后三年变水疠""天运孤主之，三年变疠，名曰金疠""天运失时，三年之中，火疫至矣。""运与地虚，后三年变疠，即名火疠。""其气不正，故有邪干……如此天运失时，三年之中，火疫至矣"。

后世医家中，论及五疫者较多，所见各有不同，但均引《素问·刺法论》原文为主进行演绎。如《松峰说疫》将疫分为寒疫、湿疫、杂疫三类，其他医家所论多为温疫，吴鞠通则合为"寒""温"二疫，以符合"伤寒""温病"之争。如《温病条辨·补秋燥胜气论》"按《黄帝内经》有五疫之称，五行偏胜之极，皆可致疫。虽疠气之至，多见火证，而燥金寒湿之疫，亦复时有。盖风火暑三者为阳邪，与秽浊异气相参，则为温疠，湿燥寒三者为阴邪，与秽浊异气相参，则为寒疠。"是对五疫较为客观而准确的解释。

2. 关于"邪鬼"和"刺疫"　《黄帝内经》中将具有传染性的邪气称为"毒气""邪鬼""尸鬼"等，并有"黑尸鬼""青尸鬼""黄尸鬼""赤尸鬼""白尸鬼"之分。如"遇火不及之岁，有黑尸鬼见之""遇土不及之年，或己年或甲年失守，或太阴天虚，青尸鬼见之""遇水不及之年，或辛不会符，或丙年失守，或太阳司天虚，有黄尸鬼至""遇木不及年，或丁年不符，或壬年失守，或厥阴司天虚也，有白尸鬼见之""遇金不及，有赤尸鬼干人""人病心虚，又遇君相二火司天失守，感而三虚，遇火不及，黑尸鬼犯之，令人暴亡。"而且在《刺法论篇》中，刺疫"只有五法，即总其诸位失守，故只归五行而统之也。"

该篇表明：①已经正式采用五行学说命名疫病、分类邪鬼和演绎治法，有了"五疫""五疠"的概念；②采用"五运六气"解释疫病的发生原因和流行特征；③强调了"正气存内，邪不可干"发病学原理以及"避其毒气"的防疫措施。

这种采用"五行学说"命名疫病、分类病邪、解释发病机制、阐述药物作用和治法的自然哲学的思维方式一发而不可收，对后世外感病学说以及整个中医学都产生了巨大影响。从某种角度来说，这种"取类比象"的思维方式是一种投机取巧的做法，是对自然现象和生命奥妙难以理解的一种理解，难以解释的一种解释，难以讲出道理来的一种道理。然而，结合五脏、五运六气的理论阐释疫病的情况，则从另一方面表明巫医分家正在演变之中。如金、木、水、火、土的"五疫""五疠"，解释为以"五脏"分类的五种不同系统的疫病；赤、黄、青、黑、白五种"尸鬼"，解释为五种不同的"外邪""毒气"。可以看出，这种自然哲学的学说被引进，使早期的"巫医合一"逐渐向后期的"巫医分家"演变，为其后中医学理论创立提供了方法论工具。

3. "五疫"源流　最有价值的是采用取类比象方法，将"五疫""五疠"与病因学联系起来，有了风、寒、湿、燥、火（温）的疫病的病因学概括和分类标准。元代医家危亦林《世医得效方》明确其为风、寒、湿、温、燥五邪疫分类法，至此中医学对疫病分类有了明确的概括。

追溯五者，"风疫"最早见于《素问·刺法论》，但并没有过多论述，其后医家也未阐明。究其原因，并非风疫少见，可能与识别不清有关。一者风邪易夹合其他邪气，二者疫风多为偏邪，三者风邪最易化热成毒，其致疫也应多具以上特征。例如现今的SARS、流感等多具有风之特征，似为风疫之属。《三因极一病证方论》有桂枝黄芩汤："治风疫，脉浮数而不弱，头项痛，腰脊痛，发热恶风，其证皆如太阳伤风，但脉阴不弱，相传染为异耳。"这也是对风疫较完整的记载，书中还提出以败毒散治温疫、大柴胡汤治燥疫、五苓散治冬发湿疫、五积散治秋发寒疫等。

"寒疫"的概念最早见于《伤寒论·伤寒例》："从春分以后，至秋分节前，天有暴寒者，皆为时行寒疫也。"这是将正伤寒疫与时行寒疫加以界定的论述。《世医得效方·集证说》："头重颈直，皮肉强痹，或蕴而结核起于咽喉颈项之侧，布垫毒于皮肤分肉之中，名曰寒疫。"以上是从病因及症状表现来论寒疫。后世医家又有寒霍乱的证治等，并创立了麻黄饮、保真汤、补火丸、金沸草散等治疗寒疫的方剂。论寒疫的医家较多，及至《松峰说疫》将寒疫自分一类可以看出，古之寒疫发病亦不在少数，并受到了广泛的重视。由于《伤寒论》的较早问世及广泛影响，寒疫的理论体系及临床研究成为中医学外感病学术理论的重要组成部分。

"湿疫"的论述较"风疫"为多，但内容亦散见而不系统。《世医得效方》："乍寒乍热，损肺伤气，暴嗽呕逆，或体寒发斑，咳嗽引气，名曰湿疫。"这是对"湿疫"较早的提法及症状描述。书中还论及"秋多淫雨，人患湿疫"，提到了湿疫与季节气候的关系，并以五苓散治疗。《普济方》也提出以"沃雪汤治湿疫等"。《伤寒大白》："湿疫，即时行伤湿病也"，与寒疫、温疫、燥疫并列。《温热经纬》："温疫白苔如积粉之厚，其秽浊重也，舌本紫绛，则邪热为浊所闭，故当急急透解。此五疫中的湿疫，又可主以达原饮，亦须随证加减，不可执也。"进一步阐明其时湿疫的证治。《吴医汇讲》明确了"土疫即湿疫"的观点。《研经言》云："要之湿疫乃疫中之一端。"湿疫的概念及临床证治屡屡被提及，但是较为系统的证治理论尚未形成，薛雪的《湿热条辨》似乎可作参考。

有关"燥疫"的论述医家少及。《世医得效方》云："身体颤掉，不能自禁，或内热口干舌破，咽塞声嘶，名曰燥疫。"又云："春合温而清凉，夏发燥疫，治以大柴胡汤。"这里不仅描述了燥疫的主证，也提出了以大柴胡汤为主方的治法。《重楼玉钥续编》更提出以养阴清热汤加味治疗时行燥疫。《伤寒大白》："燥疫，即时行伤燥病也，燥热之症，多伤于手阳明大肠、手太阴肺。故燥火之症，每多烦渴喘逆，当用清燥之药，如人参白虎汤、清燥汤等，切忌温燥。"更描述了燥疫的发病特征及易伤肺、大肠。《伤寒用药赋》："燥疫，生地或麻子仁煎汤下，或冷水下"。谈到燥疫的用药特点，以润通泻下为主。从以上描述看，燥疫在历史上时有流行，也被医家所记载，较具特征的白喉或喉疫即属于燥疫之类，但有关燥疫的系统论述却不曾见。

"温疫"是医家于疫病中谈论最多的，温疫是感受温邪而导致的疫病。不过，由于逻辑思维的欠缺，古代医家常常出现概念混用的情况。例如，"温"与"瘟"相互混用，一方面"温疫"是指感受温热邪气所引起的疫病，另一方面，又常常"温""瘟"相混，"温疫"同"瘟疫"，指代所有疫病。当然，但有一些医家，如《松峰说疫》把瘟疫分"温疫""寒疫""杂疫"三大类，在概念上仍有着明确区分，说明"温疫"不同于"瘟疫"。

通过以上粗略论述可以看出，《黄帝内经》的"五疫"是对疫的最早分类，来源于木、火、土、金、水五行分类法。同时，因为五行与五运六气的相关性，古代医家也把"五疫"看成自然界的五种邪气，使之成为一种病因学的分类依据。当然，也有人根据五行与五脏的相关性，把"五疫"看成是五种不同脏器的疾病也未尝不可。例如，顾植山根据《本病论》中有"此乙庚失守，其后三年化成金疫也，速至壬午，徐至癸未，金疫至也"的记载，认为2003年（癸未年）发生的SARS正是金疫，即呼吸系统传染病。

关于疫病的分类，除《黄帝内经》的"五疫"之外，后世医家还有吴又可的"戾气学说"，认为疫病非风、非寒、非暑、非燥，乃天地间别有一种疠气所致。这种戾气，"众人有触之者，各依其气而为诸病焉。"（《杂气论》）如发颐、大头瘟、虾蟆瘟、疟疾、痹气、痘疮、斑疹、疮疥痈肿、瓜瓢瘟、疙瘩瘟等，都是由各种不同的戾气所伤而致。"某气专入某脏腑经络，专发为某病"（《杂气论》），所以某时某地流行于的某种疾病，众人之症状相同，说明"病原体"有特异性定位特点。因为没有"戾气"的进一步深入研究，但从中可以看出，吴氏已经有了根据不同经络、脏腑进行疫病病因学分类的思路。

古人对疫的分类又有另一种方式，即疫与疫毒。根据传统理论，疫毒是较疫更重的一种传染病，其性为毒，发则为血分，迅速发斑，而疫不属于温者，即难发斑，这隐含了疫的另一种分类。古人多论时疫，时疫为季节性传染病，为时气成疫，其单发者为时气之病，其多发而传染者为时行疫疠且发病范围局限，多为小疫。以上可以概括地讲，疫有几种基本的分类，从最早的五行五疫分类法演化为运气病因分类的风疫、寒疫、燥疫、湿疫、温疫，从疫的流行程度分大疫、小疫，从疫的发病特征分正疫、偏疫，从致病轻重分时行疫、正疫与疫毒，从邪气上看可以有"邪-疫-疫毒"关联性。在疫的流行发病过程中，似有"邪-疫-疫毒"的可转化关系，在一定的条件下这种转化即可实现。

值得重视的是，伴随近二百年来"寒温之争"以及"寒温合流"，中医疫病最大的分类是"伤寒"与"温病"，两者你中有我，我中有你的"官司"至今莫衷一是。后面章节将专门论述，在此不予赘述。

八、今人对中医疫病病名的分类尝试

有学者结合西医学病名探讨了传染病的中医分类（表1-1），我想，这种分类方法难以得到大家共识。正如"寒温合流"的重要意义不言而喻，但统一方案却始终达不成共识，就是因为各种争鸣缺乏一个严格划分的有力证据。而有了一个西医的病种分类（病原学基础上的），如果再弄一个新的中医疫病分类，很可能是不伦不类，谁也不能接受。因此个人认为，不如全盘照搬西医的传染病分类，在全面进行证候学调研的基础上，建立每个病种的中医辨证体系，以完善"西医辨病中医辨证"的传染病临床模式。

表1-1 中医传染病分类表

中医分类		对应西医疾病	病种举例（西医病名）
时病	伤风	轻度病毒性疾病 轻度炎性疾病	普通感冒、上呼吸道感染等
温病	实热	细菌感染性疾病	肺炎、化脓性扁桃体炎、败血症、丹毒等
	风温	冬春病毒性疾病	流行性感冒、流行性脑脊髓膜炎、严重急性呼吸综合征等
	风热	出疹病毒性疾病	麻疹、风疹、出血热、水痘等
	暑温	夏季急性发热性疾病	流行性乙型脑炎、钩体病等
	湿温	肠道感染性疾病	伤寒、痢疾、霍乱、病毒性胃肠炎等
疫疠	疫症	烈性传染病	鼠疫、炭疽、天花等
	疠症	皮损性疾病	麻风、梅毒、艾滋病等

第二节 《黄帝内经》时代的外感病病因学说

瘟疫是人类童年的梦魇。自古以来，我们就在不断地与各种瘟疫进行着艰苦卓绝的生死较量，人类与瘟疫作斗争的历史是人类文明史的组成部分，也是各种疫病学说发生、发展和逐渐成熟的过程。尽管今天看来，有些说法显得唐突甚至荒诞，但那都是古人长期探索之后的难以解释的一种解释，难以讲出道理来的一种道理。

因为医学不仅是技巧，还需要解释。原始人由于生产水平和认识能力的低下，面对瘟疫的暴戾和肆疟，他们是那样怯弱，既无法驾驭，又不能理解，内心充满了恐惧，因此"万物有灵论"和"自然崇拜"应运而生。那时候，几乎有多少种自然现象，就有多少种善恶难分的神灵或魔鬼，各种疾病都有着不同的鬼神来管辖。在中国的原始神祇中，西王母就是掌管疾病疫疠的，蚩尤也是一个瘟神总管，《述异记》云："太原有蚩尤神昼见，龟足蛇首，大疫。其俗遂为立祠。"传说中颛顼也被认为是"疫神帝"，因为他有3个儿子，死后都变为疫鬼。《山海经》中还讲到一些"见则大疫"的怪兽，造成瘟疫流行。在我国少数民族的神话里，也有不少制造瘟疫的神怪，如云南白族的"大黑天神"，本来是玉皇大帝派他下凡播散瘟疫的，结果他不忍涂炭生灵，把瘟疫种到自己身上，又吞下所有符咒，从而全身变黑。还有一个故事，讲远古大理来了一批瘟神，一对兄妹为民除害的经历。可见在上古之时，世界各民族的先民们都对瘟疫不可理解，最终只能归结于神怪，那是原始崇拜的结果。

我国古代通过对自然现象与人类发病的长期观察，认为疫病的发生和流行，有下列四种为其主要原因：

一、疫鬼伤人

《楚辞·天问》说："伯强何处？惠气安在？"王逸注："伯强，大厉，疫鬼也，所至伤人"。《后汉书·礼仪志中》说："大傩，谓之逐疫"。李贤等注引《汉旧仪》曰："颛顼氏有三子，生而亡去为疫鬼"。《释名·释天》说："疫，役也，言有鬼行役也"。《玉篇·疒部》说："疫，俞壁切，疠鬼也"。《诸病源候论·疫疠病诸候·疫疠病候》说："其病与时气、温热等病相类，皆由一岁之内，节气不和，其寒暑乖候，或有暴风疾雨，雾露不散，则民多疾疫，病无长少，率皆相似，如有鬼厉之气，故云疫疠病"。认为疾疫流行，无远近少长，患者之病状率皆相似，如有一种无形之鬼怪精物作祟，使之相互染易，因呼之为疫疠之鬼。

二、动物传染源

古人也认识到动物为人类疫病的传染之源，从而导致疫病流行。《山海经·东山经》说："山……有鸟焉，其状如凫而鼠尾，善登木，其名曰钩，见则其国多疫"。《山海经·中山经》说："复州之山……有鸟焉，其状如鸮，而一足彘尾，其名曰跂踵，见则其国大疫"。《山海经·东山经》又说："太山……有兽焉，其状如牛而白首，一目而蛇尾，其名曰蜚，行水则竭，行草则死，见则天下大疫"。《山海经·中山经》又说："乐马之山，有兽焉，其状如汇，赤如丹火，其名曰，见则其国大疫"。《太平御览·疾病部五·疫疠》引《盛弘之荆州记》曰："始安郡有鸟焉，其形似鹊，白尾，名为青鸟，常以三月自苍梧而度，群飞不可胜数，山人未见其来，多苦疫气"。《左传》云："国人逐瘈狗"，说明那时候人们已经认识到"狂犬病"与疯狗咬伤有关，从而才有"逐瘈狗"的防疫措施。当然，这些认识可能并非来源于对禽类、兽类导致人类疫病流行的溯源研究，更多的源于原始崇拜。

三、气候因素

认为阴阳错位，四时失序，气候变异，产生乖戾恶厉之气，造成疫病流行，是流传至今的基本观念。正因为这种学说，因此导致古代对传染病的认识从"疫病"过渡到"外感病"的关键性。《周礼》讲述四季多发病："四时皆有疠疾，春时有首疾，夏时有痒疥疾，秋时有疟寒疾，冬时有上气疾"。《礼记》载："孟春行秋令，则民大疫"，"季春行夏令，则民多疾疫"，"仲夏行秋令，则民殃于疫"，说明由于四季气候异常变化所引起的疾病流行，并知道流行病是具有传染性的。《吕氏春秋·孟春纪》说："孟春……行秋令，则民大疫"。又《季春纪》说："季春……行夏令，则民多疾疫"。又《仲夏纪》说："仲夏……行秋令……民殃于疫"，又《仲冬纪》说："仲冬……行春令……民多疾疠"。《春秋繁露·五行变数》说："火有变，冬温夏寒……则寒暑失序，而民疾疫"。是时气不和，而人病疫也。

四、天地疠气

认为天地间存在一种致人疾病的"菑疠"，可以引起疫病发生和流行。这种天才的猜测，与微生物学有某种天然的联系。《春秋·左襄元年传》说："在国，天有菑疠"。杜预注："疠，疾疫也"，《汉书·食货志下》说："古者天降灾戾"，颜师古注："戾，恶气也"。菑、灾形异字同，疠、戾声同字通，是"灾戾"亦"菑疠"也。《伤寒翼·商瘟疫非六淫之邪·四时不正之气》说："瘟疫者何？乃天地之厉气也。厉气伤人，令人壮热，故曰瘟疫。其为病也，轻者乘人之虚怯则着病，亦不沾染，重者则老幼皆同，沿门相似。少则一隅俱有，多则合郡皆然。其邪非风寒燥火暑湿之六淫，又非寒热温凉四时之不正。盖六淫之邪、不正之气，必触冒之而始病。至于厉气之来，从天而降，杂于雾气之中，著于水物之内，无知无觉，呼吸饮食，入人肺胃，或即发而暴亡，汤药不及；或淹留而垂毙，治疗无方……"此外，空气失于洁清，秽浊腐臭，触之伤人。尤其是战争后，尸横遍野，未及掩埋，化为腐臭秽浊，弥漫于空气之中，病原体微生物最易滋生繁殖，传播疾病，导致人类疫病的流行。故《老子》第三十章中有"大军之后，必有凶年"之文也。

第三节 《黄帝内经》时代的疫病（外感病）发病学说

发病学，以研究疾病发生和发展及其转归规律为主要内容。整体观念是中医学的特点之一，它主要强调了人体本身的统一性、完整性及其与自然界的相互联系。整体观念将人体视为一个有机整体，体内的脏腑组织在结构上和功能上密不可分，相互为用，病理状态下相互影响；同时还认识到人体与自然环境是相互协调、密切相关的。上述整体关系的失衡、破坏，就会导致疾病的发生。

早一段，黄玉燕研究了《素问遗篇》从天、人、邪三个方面阐述了关于疫病的发病学思想，认为其对认识疫病发病，指导疫病防治，具有重要的启示意义。所谓《素问遗篇》，包括《刺法论》与《本病论》两篇，其学术价值尤其是关于疫病研究的价值值得重视，如"正气存内，邪不可干"的名句即出自《刺法论》。而《素问遗篇》在《素问》运气七篇的基础上提出对运气格局的新见解，并基于此对疫病发病、防治进行系统论述，更是其重要贡献。《本病论》对疫病发病进行了详细的阐述，而《刺法论》则侧重论述相应的防治措施，从防治措施中也可看出对天、人、邪三者的重视。

一、"天"的因素：气交失守

1. 何为气交失守 《本病论》曰："愿闻气交，何谓失守？谓其上下升降，迁正退位，各有经论，上下各有不前，故名失守也。"此处气交不仅仅指天地气交，还指六气在新的一年交司之际，时位的移易。如《类经·二十八卷·第三十八》注："天元玉册云：六气常有三气在天，三气在地。每一气升天作左间气，一气入地作左间气，一气迁正作司天，一气迁正作在泉，一气退位作天右间气，一气退位作地右间气。气交有合，常得位所在，至当其时，即天地交，乃变而泰，天地不楚，乃作病也。"

《素问遗篇》在论述气交失守时，对运气格局提出了新的见解，可以说是对运气七篇的补充。运气七篇所论运气格局，是由"司天、中运、在泉"三者构成，而《素问遗篇》创立了由"天甲子、司天、岁运、在泉、地甲子"五者构成的新格局。天甲子是指与司天六气相配的天干地支，司天居上，故其又称"上位甲子"或简称"上位"；"地甲子"是指与在泉六气相配的天干地支，在泉居下，故其又称下位甲子或简称"下位"。运气七篇中的运气格局是固定的，而《素问遗篇》中的运气格局则允许出现司天之气与在泉之气不同步、天甲子与地甲子不同步的情况。

例如甲子年，上位为甲子，司天为少阴君火，在泉为阳明燥金，下位为己卯，甲己合土运，阳年岁运属太过。当在泉之气尚是上一年的少阳相火，此时上位是甲子，下位则是戊寅，岁运仍为土运，但因年干不合而由太过转为不及，形成了新的运气格局。这样的运气格局能够根据当时当地实际情况进行调整，因而就能够更好地贴近实际的气候情况，并指导疫病防治。

《素问遗篇》论述气交失守，重点阐述了六气之司天在泉不迁正与不退位、间气升降不前、年天干刚柔失守三种情况。到了新的一年交司之日，上一年的司天、在泉应退位，新的司天、在泉应迁正。若前一司天、在泉太过，则可能不退位，而新的司天、在泉亦不能迁正。这是气交失守的第一种情况。

在交司过程中，间气亦应随之变化，原在泉右间气当升为新一年司天左间气，由地至天，故为升；原司天右间气当降为新一年在泉左间气，由天至地，故为降。间气升降过程被阻，则"升降不前"，这是气交失守的第二种情况。其中，间气不得升称"不得升天"，亦称"升之不前""升而不前"等；间气不得降称"降而不下""降而不入"等。间气升降不前原因有两类。其一，是为五运中克己之运所抑制，如新一年的岁运太过、先天而至，恰逢其五行克该间气，则间气不得升或不得降。《素问遗篇》还用木、火、土、金、水五星的别名来指代五运之气，称间气为某星所窒，如"君火升天，主窒天蓬"，天蓬为水星别名，反映了间气少阴君火为五运中克己之水运所抑制的情况。其二，是六气中司天之气不迁正，则相应间气不得升为司天左间；在泉之气不退位，则相应间气不得降为在泉左间。间气升降不前还有多种变化，"有升之不前，降之不下者；有降之不下，升而至天者；有升降俱不前。"

年天干刚柔失守是气交失守的第三种情况，则是上位甲子与下位甲子不同步，由此带来整个运气格局的改变。它不仅有司天在泉不迁正、不退位的情况，间气也可能由此升降不前，同时岁运也因上下甲子的年天干不能相合，可由太过转为不及，造成严重的气交失守。

2. 气交失守致疫 《本病论》言："气交失易位，气交乃变，变易非常，即四时失序，万化不安，变民病也。"其中的民病包括了疫病在内。间气升降不前常有疫病发病，如辰戌之岁，木气升之不前，"民病瘟疫早发"；巳亥之岁，君火升之不前，"民病伏阳……日久成郁，即暴热乃至，赤风肿翳，化疫，温疠暖作，赤气彰而化火疫"；子午之岁，太阴湿土之气升之不前，"民病风厥涎潮，偏痹不随，胀满。久而伏郁，即黄埃化疫也"；丑未之岁，少阳相火之气升之不前，"民病伏阳在内……以成久郁，即暴热乃生，赤风气瞳翳，化成郁疠"。又如寅申之岁少阴降地，与辰戌之岁少阳降地，若"久而不降，伏之化郁，寒胜复热"，则"赤风化疫"。司天之气不迁正不退位亦有疫病发作，如太阳不迁正，"民病温疠至"；厥阴不退位，"民病瘟疫"；太阳不退位，"温疠晚发"。而刚柔失守，则有"三年化疫"的情况发生。其中由"天运失时"，即上位甲子失守引起的为疫；由"地运不合"，即下位甲子失守引起的为疠。根据疫病的五行属性，可分为五疫、五疠，其病性与刚柔失守之年的年天干所对应的岁运五行属性一致，例如"甲己失守，后三年化成土疫"。疫与疠在防治上是一致的，均从其五行属性上入手，即《刺法论》所言"于是疫之与疠，即是上下刚柔之名也，穷归一体也，即刺疠法，只有五法，即总其诸位失守，故只归五行而统之也"。

气交的变化不同，带来的灾病严重程度与发病时间早晚也不同。如《本病论》所言："气交之变，变之有异，常各不同，灾有微甚者也。"一般的气交失守，"即四时失序，万化不安，变民病也"，而年天干的刚柔失守是严重的气交失守，"失之迭位者，谓虽得岁正，未得正位之司，即四时不节，即生大疫"。刚柔失守致疫的发病时间也有特点，并非当即发病，而是在第三或第四年发病，如"甲己失守，后三年化成土疫，晚至丁卯，早至丙寅，土疫至也"，即《刺法论》所谓"天地迭移，三年化疫"。就刚柔失守所致疫病而言，其严重程度与发病时间，可根据司天在泉情况以及太乙游宫来推算，"大小善恶，推其天地数，乃太乙游宫""甚即速，微即徐"。顾植山指出，2003年发生的SARS，即是"三年化疫"的验证。其认为2000年（庚辰年）体现了"乙庚失守"的运气特点，《本病论》中有"此乙庚失守，其后三年化成金疫也，速至壬午，徐至癸未，金疫至也"的记载，而在2003年（癸未年）发生的SARS正是金疫。

3. 明气交以防疫 《刺法论》指出："升降不前，气交有变，即成暴郁，余已知之。如何预救生灵，可得却乎？……既明天元，须穷法刺，可以折郁扶运，补弱全真，泻盛蠲余，令除斯苦。"其中"折郁扶运，补弱全真，泻盛蠲余"即是防治原则。换言之，即"太过取之，不及资之。太过取之，次抑其郁，取其运之化源，令折郁气。不及扶资，以扶运气，以避虚邪也"。

对于间气升降不前与司天在泉不迁正、不退位，均采用针刺泻法，即"折郁扶运""泻盛蠲余"。如某气升之不前，折其郁，取对应五脏本经五行之本穴；某气降之不下，泻所不胜之气，先刺其对应五脏的阴经之井，后刺相表里的阳经之合，其中君火相火同，手少阴心经以手厥阴心包经代。某气不迁正、不退位，分别泻对应五脏阴经之荥穴、合穴，少阳之气则泻手少阳经，手少阴心经以手厥阴心包经代。

而对于刚柔失守，则是补泻兼施，从疫疠的五行属性入手，"太过取之，不及资之"。例如壬午年刚柔失守，三年后化为木疫，在疫情将至之时，"当刺脾之俞，次三日，可刺肝之所出也。刺毕，静神七日，勿大醉歌乐，其气复散，又勿饱食，勿食生物，欲令脾实，气无滞饱，无久坐，食无太酸，无食一切生物，宜甘宜淡"。一方面采用针刺补法与精神、饮食调护等结合，顾护疫之五行所克之脏，先安未受邪之地；另一方面，针刺泻疫之五行对应本经五行之本穴（但火疫只补肺未泻心）。

根据以上预防疫病的刺法，可见《素问遗篇》十分重视气交失守对疫病发病的影响，认为明确了气交失守的类型、程度、五行属性，则可基本掌握疫病发病的时间、程度、病性,从而根据五行生克理论,以针刺的手段补虚泻实,对疫病进行防治。

二、"人"的因素:脏虚与神失守位

此处的"人",代指人的正气。《素问遗篇》论述了各种气交失守情况下可能发生的疫情,而在针对个体防疫、治疗时则强调了人之正气。与其他疾病一样,疫病发病不离正气的变化,发病与否与病情轻重以人正气逆乱失衡程度来衡量,充足的正气是其防病基础。《刺法论》针对"五疫"皆相染易的情况,即指出"不相染者,正气存内,邪不可干",在进入疫室前采用五气护体法、服小金丹法、吐法、浴后发汗法等方法来强壮人体正气,对疫病进行预防。

在正气方面,《素问遗篇》强调了脏气与神在疫病发病中的作用。脏气之虚是感邪的条件和基础,《本病论》言:"人之五脏,一脏不足,又会天虚,感邪之至也。"在天人两虚基础上,复伤该脏,可致神失守位。神失守位可致包括疫邪在内的各种邪气干犯,且预后不良。故《本病论》云:"人犯五神易位,即神光不圆也,非但尸鬼,即一切邪犯者,皆是神失守位故也。此谓得守者生,失守者死;得神者昌,失神者亡。"以脾虚为例,"人饮食劳倦即伤脾,又或遇太阴司天,天数不及,即少阳作接间至,即谓之虚也,此即人气虚而天气虚也。又遇饮食饱甚,汗出于胃,醉饱行房,汗出于脾,因而三虚,脾神失守。脾为谏议之官,智周出焉,神既失守,神光失位而不聚也,却遇土不及之年,或己年或甲年失守,或太阴天虚,青尸鬼见之,令人卒亡"。概括而言,即《刺法论》所谓"人脾病,又遇太阴司天失守,感而三虚,又遇土不及,青尸鬼邪犯之于人,令人暴亡"。五脏虚而人虚、气交失守而天虚,遇饮食起居失节、情志过激、劳伤、外感等,则为三虚,使得神失守位,而有"邪鬼"干犯,可令人猝死,即"天虚而人虚也,神游失守其位,即有五尸鬼干人,令人暴亡也,谓之曰尸厥"(《本病论》)。

可见,当气交失守致疫之时,如果正气不足或失调,就容易发病,且预后较差;而正气充盛,则人不易为疫疠之邪所侵,不会引起脏腑阴阳气血的失衡,就不易发生疫病,即使发病也预后较好,容易康复。正气不足或失调是疫病发病的前提,而正气不虚是防止疫邪的侵袭,或对疫邪抑制、祛除乃至消灭的有力保障。

因此,顾护正气是防治疫病的重要原则,重点是顾护脏气与全神养真。在刚柔失守,三年化疫的情况下,采用针刺补法与精神、饮食、起居调护乃至气功导引等多种方法相结合的预防措施以顾护脏气。

例如为顾护脾气,补脾俞,同时要求精神情志上"勿大醉歌乐",饮食方面要求"又勿饱食,勿食生物,食无太酸,无食一切生物,宜甘宜淡",起居方面要求"气无滞饱,无久坐"。对于三虚所致暴亡,亦是对所虚之脏行补法:补表里阳经之合穴与本脏背俞穴。其中心虚所取阳经为手少阳经,实际上也是以手厥阴心包经代手少阴心经,故而表里阳经为手少阳经而非手太阳经。

《素问遗篇》强调调神的重要性:"故要修养和神也,道贵常存,补神固根,精气不散,神守不分,然即神守而虽不去,亦能全真,人神不守,非达至真,至真之要,在乎天玄,神守天息,复入本元,命曰归宗。"故对于"神失位,使神彩之不圆,恐邪干犯"的情况,设有全神刺法,即各刺脏腑十二官对应经脉的原穴(但膻中刺心包经荥穴)以全神。此外,在疫病防治时,也多用调神的方法。如在刚柔失守情况下的刺毕调护中,强调

"刺毕，静神七日"，并针对各脏调护要求"心欲实，令少思""肝欲平，即勿怒""勿大悲伤也，悲伤即肺动"等。又如进入疫室前以脱胎于道家思想的"气出于脑"方法，即存想五气护身来防疫，也是调神的充分应用。

三、"邪"的因素：毒邪尸鬼

《素问遗篇》认识到疫病具有传染性，如《刺法论》言："五疫之至，皆相染易，无问大小，病状相似。"而疫病发病、传染流行与邪气有关，"其气不正，故有邪干……如此天运失时，三年之中，火疫至矣""不相染者，正气存内，邪不可干"。《素问遗篇》中，这种具有传染性的邪气也称为"毒气""邪鬼""尸鬼"等，根据邪气性质的不同，还有"黑尸鬼""青尸鬼""黄尸鬼""赤尸鬼""白尸鬼"之分。

邪气干犯人体是有条件的，首先是天之运气失常，"其气不正，故有邪干"。具体而言，在天虚之年，包括岁运不及、年干刚柔失守、司天之气虚几种情况，有五行所不胜之邪干犯人体。如"遇火不及之岁，有黑尸鬼见之""遇土不及之年，或己年或甲年失守，或太阴天虚，青尸鬼见之""遇水不及之年，或辛不会符，或丙年失守，或太阳司天虚，有黄尸鬼至""遇木不及年，或丁年不符，或壬年失守，或厥阴司天虚也，有白尸鬼见之""遇金不及，有赤尸鬼干人"。故《刺法论》在论述疫病防治刺法时言："不及扶资，以扶运气，以避虚邪也。"

其次是人之正气虚，神失守位，给邪以可乘之机。如《刺法论》说："人虚即神游失守位，使鬼神外干，是致夭亡。"故《刺法论》曰："正气存内，邪不可干。"《本病论》曰："人犯五神易位，即神光不圆也，非但尸鬼，即一切邪犯者，皆是神失守位故也。"一脏虚，所干犯之邪亦是其五行所不胜者，如《刺法论》曰："人病心虚，又遇君相二火司天失守，感而三虚，遇火不及，黑尸鬼犯之，令人暴亡。"

邪在"天""人"两虚的基础上，趁虚而入，干犯人体，可使疫病发病、流行，甚至使人暴亡。即《本病论》所言"人之五脏，一脏不足，又会天虚，感邪之至也""人气不足，天气如虚，人神失守，神光不聚，邪鬼干人，致有夭亡"，以及《刺法论》所说的"神移失守，虽在其体，然不致死，或有邪干，故令夭寿"。

邪气在疫病发病中起了决定性的作用，不逢疫邪，疫病不发。因此，在预防疫病时，《刺法论》强调"避其毒气"的原则，与顾护正气同等重要。在将进入疫室而可能接触疫邪时，则须采取一些强身辟疫的方法进行预防，而能"不相移易"。

综上所述，《素问遗篇》在论述疫病发病时，强调天、人、邪三个方面的因素，基本把握了疫病发病、疫病防治的大方向。人之正气是防病的基础，当始终顾护；具有传染性的"毒气""邪鬼"是病因，预防需避之，治疗当祛邪；天之气交失守引发疫病，并决定病性病势，可据此选择相应防治方法。

第四节　《黄帝内经》时代的疾病传变学说

一、内伤疾病的传变方式

1. 按五行相克规律传变　中医对于疾病传变一直以相生相克的规律来解释，相生为顺，相克为逆。邪气盛而正气较虚时往往遵循制已所胜的顺序，如金克木，肺病传肝。《灵枢·病传》指出了疾病是按五行相克进行传变为主。如"大气入脏奈何？岐伯曰：病先发于心，一日而之肺，三日而之肝，五日而之脾，三日不已，死……病先发于肺，三日而之肝，一日而之脾，五日而之胃，十日不已，死……病先发于肝，三日而之脾，五日而之胃，三日而之肾，三日不已，死……病先发于脾，一日而之胃，二日而之肾，三日而之膀胱，十日不已，死。"说明病邪按照五脏相克次序传变，主死。《素问·玉机真脏论》曰："五脏受气于其所生，传之于其所胜，气舍于其所生，死于其所不胜。病之且死，必先传行至其所不胜，病乃死……肺受气于肾，传之于肝，气舍于脾，至心而死""黄帝曰：五脏相通，移皆有次。"

按上所述，肺病得之于脾（母病及子），先传肝（金克木），再传脾（土生金），死于心（火克金）。又如《素问·标本病传论》曰："肺病喘咳，三日而胁支满痛，一日身重体痛，五日而胀，十日不已，死。"亦论及病邪传变，先传其所胜之脏，肺病发生喘息，三日病传于肝而见胁肋支满疼痛（金克木），又一日病传于脾而见身体沉重疼痛（木克土），又五日病传于胃而胀满，如再过十日不愈则主死亡。由此可见，病邪传变是按照相克次序的，由于病有先发于何脏的不同，传变脏腑的先后次序有所不同。

2. 按五行相生规律传变　邪气不足而正气尚未过虚时，往往按母病及子的顺序传变，如金生水，肺病传肾。《素问·阴阳别论》曰："死阴之属，不过三日而死；生阳之属，不过四日而已。所谓生阳死阴者，肝之心，谓之生阳；心之肺，谓之死阴；肺之肾，谓之重阴；肾之脾，谓之辟阴，死不治。"由此可知，"五脏有病，则各传其所胜。"病邪在五脏传变时，按相克次序，称为死阴；按相生次序，称为生阳。且相生次序传变较相克次序传变为轻。

二、外感疾病的传变方式

1. 五体病邪向所属内脏传变　其顺序为筋→肝、脉→心、肌肉→脾、皮→肺、骨→肾。《素问·痹论》云："帝曰：内舍五脏六腑，何气使然？岐伯曰：五脏皆有合病，久而不去者，内舍于其合也。故骨痹不已，复感于邪，内舍于肾。筋痹不已，复感于邪，内舍于肝。脉痹不已，复感于邪，内舍于心。肌痹不已，复感于邪，内舍于脾。皮痹不已，复感于邪，内舍于肺"。

2. 按表里脏腑传变

（1）"腠理→络脉→经脉→腑脏"传变学说：见于《素问·皮部论》，"邪客于皮则腠理开，开则邪客于络脉，络脉满则注入经脉，经脉满则入舍于腑脏也。"

（2）"腠理→阳明、太阳、少阳→腑脏"传变学说：见于《灵枢·邪气脏腑病形》，"腠理开而中于邪，中于面则下阳明，中于项则下太阳，中于颊则下少阳，其中于膺背两胁，亦中其经……故中阳则溜入经，中阴则溜入腑。"

（3）"体表→阴经→脏腑"传变学说：见于《灵枢·邪气脏腑病形》，"身之中于风也，不必动脏，故邪入于阴经，则其脏气实，邪气入而不能客，故还之于腑。故中阳则溜于经，中阴则溜于腑。"说明在脏气充实时，邪气不能入脏而入于与脏相连的表里之腑。

（4）"皮毛→肌肤→经脉→六腑→五脏"传变学说：见于《素问·阴阳应象大论》，"故邪风之至，疾于风雨。故善治者治皮毛，其次治肌肤，其次治经脉，其次治六腑，其次治五脏。治五脏者，半生半死也。"

3. 按六经传变　《素问·热论》云："伤寒一日，巨阳受之，故头项痛腰脊强。二日阳明受之……故身热目疼而鼻干，不得卧也。三日少阳受之，少阳主胆……故胸胁痛而耳聋。三阳经络皆受其病，而未入于脏者，故可汗而已。四日太阴受之……故腹满而嗌干。五日少阴受之，……故口燥舌干而渴。六日厥阴受之……故烦满而囊缩"。外感伤寒，即按照"太阳（巨阳）→阳明→少阳→太阴→少阴→厥阴"的次序传变，与《伤寒论》的六经次序相似。为什么这样传变？这与开合枢理论有关。太阳主开，阳明主合，少阳主枢；太阴主开，少阴主合，厥阴主枢，伤寒邪气按照"阳气开→合→枢→阴气开→合→枢"的次序发展。

4. 三阳病传变　《素问·阴阳别论》曰："二阳之病，发心脾，有不得隐曲，女子不月；其传为风消，其传为息贲者，死不治。曰：三阳为病，发寒热，下为痈肿，及为痿厥，腨痛；其传为索泽，其传为颓疝。曰：一阳发病，少气善咳善泄；其传为心掣，其传为隔"。心脾发病后传阳明（二阳），再传为女子闭经以及风消；太阳（三阳）传为索泽或颓疝；少阳（一阳）传为心掣或隔。

5. 络脉经脉传变　《灵枢·百病始生》云："是故虚邪之中人也，始于皮肤，皮肤缓则腠理开，开则邪从毛发入……毛发立则淅然，故皮肤痛。留而不去，则传舍于络脉……。留而不去，传舍于经，在经之时，洒淅喜惊。留而不去，传舍于输，在输之时，六经不通四肢，则肢节痛，腰脊乃强。留而不去，传舍于伏冲之脉，在伏冲之时，体重身痛。留而不去，传舍于肠胃，在肠胃之时，贲响腹胀，多寒则肠鸣飧泄，食不化，多热则溏出糜。留而不去，传舍于肠胃之外，募原之间，留著于脉，稽留而不去，息而成积"。由此可见：邪气（虚邪）由皮肤→毛发→络脉→经脉→输→伏冲之脉→肠胃→肠胃之外，膜原之间→成积。邪气由浅入深，由表入里而成积。

6. 病邪在五脏之间传变　《素问·气厥论》云："五脏六腑寒热相移者？岐伯曰：肾移寒于肝，痈肿少气。脾移寒于肝，痈肿筋挛。肝移寒于心，狂，隔中。心移寒于肺，肺消，肺消者饮一溲二，死不治""脾移热于肝，则为惊衄。肝移热于心，则死。心移热于肺，传为鬲消。肺移热于肾，传为柔痉"。说明寒热之邪在五脏之间传变可引发诸多疾病。

7. 其他方式的传变

（1）不以次第传变：《素问·玉机真脏论》指出："然其卒发者，不必治于传，或其传化有不以次第"，说明突发疾病可以不按生克规律传变。

（2）扁鹊的"腠理→血脉→胃肠→骨髓"学说：这个学说来源于《韩非子·喻老》，韩非子用故事的形式讲述了扁鹊的理论。扁鹊见蔡桓公，立有间，扁鹊曰："君有疾在腠理，不治将恐深。"桓侯曰："寡人无疾。"扁鹊出，桓侯曰："医之好治不病以为功。"居十日，扁鹊复见曰："君之病在肌肤，不治将益深。"桓侯不应。扁鹊出，桓侯又不悦。居十日，扁鹊复见曰："君子病在肠胃，不治将益深。"桓侯又不应。扁鹊出，桓侯又不悦。居十日，扁鹊望桓侯而还走。桓侯故使人问之，扁鹊曰："疾在腠理，汤熨（用布包热药敷患处）之所及也；在肌肤，针石（用针或石针刺穴位）之所及也；在肠胃，火齐（汤药名，火齐汤）之所及也；在骨髓，司命之所属，无奈何也。今在骨髓，臣是以无请矣。"居五日，桓公体痛，使人索扁鹊，已逃秦矣，桓侯遂死。这就是扁鹊的"腠理→血脉→胃肠→骨髓"学说。

第五节 《黄帝内经》的"六经分证"及对《伤寒论》的影响

《黄帝内经》对后世的一些医学著作影响很大，特别是张仲景的《伤寒论》，它可以说是在《素问·热论》理论基础上发展起来的。《素问·热论》构筑了热病六经分证的框架，而《伤寒论》在此基础上建立了六经辨证的体系。

一、《黄帝内经》的热病与感冒、"伤寒"的关联

自古以来，人们对"发热类疾病"就非常重视，《黄帝内经》中篇名即有"热论""评热病论""刺热论""水热穴论""热病""寒热病""寒热"等，但发生"热病"原因何在？《素问·热论》开篇之首即云："今夫热病者，皆伤寒之类也"。为什么热病与"伤寒"有那么密切的关系？也许其中加上感冒这个中介就容易理解一些。

感冒在英文中称为"common cold"，直译成中文就是"常见冷"。这一说法来自于感冒的症状跟人处于寒冷状态时相似，许多人认为它就是寒气及体的后果。另一个与感冒分不开的疾病是流感（influenza），该词起源于意大利语，意思是影响，原来指异常星相的影响，后来也跟寒冷联系在一起，病名改称"influenza del freddo"，即感冷，"冷的影响"。

既然感冒一词的意思是冒风感寒，那么，冒者，浅也，感者，受也，感冒就是人体受寒气入侵浅表所发生的疾病。由于感冒如此常见，古代医家无法分辨它和人体发生其他一些更为严重的疾病之间的关系，因此误以为它与各种严重的疾病一脉相承。因为，在人们认识不到感冒的真正病因时，他们只能猜想，"风邪寒气"入体导致，这大致还是对的，因为寒冷刺激导致抵抗力下降，各种病原得以致病。

由于感冒的常见性，以及个人不自觉地将其扩大化，因此从《黄帝内经》把各种热病归之为"伤寒"（《素问·热论》称"人之伤于寒也，则为病热"），张仲景心领神会，撰《伤寒论》几乎把寒冷当作百病基础，这可能就是其中的历史渊源。

二、"六经分证"奠定了《伤寒论》的辨证论治基础

正如张仲景在"伤寒论序"中所言："余宗族素多，向余二百。建安纪年以来，犹未十稔，其死亡者，三分有二，伤寒十居其七。感往昔之沦丧，伤横夭之莫救，乃勤求古训，博采众方，撰用《素问》《九卷》《八十一难》《阴阳大论》《胎胪药录》，并平脉辨证，为《伤寒杂病论》合十六卷，虽未能尽愈诸病，庶可以见病知源，若能寻余所集，思过半矣。"虽然张仲景认定其家人亡于伤寒（热病，即外感病），十居其七，并且"勤求古训，博采众方"，建立了"伤寒病"的六经辨证体系，开创了辨证论治的先河。但是，他的"六经辨证"不是空穴来风，也不是仅仅来源于临床观察，而是从《素问·热论》搬来框架，结合自己的临床经验充实而成，或者说是对《素问·热论》的三阴三阳辨证方法从临床角度加以发挥。

《素问·热论》云："伤寒一日，巨阳受之，故头项痛，腰脊强。二日阳明受之。阳

明主肉,其脉挟鼻,络于目,故身热目疼而鼻干,不得卧也。三日少阳受之。少阳主胆,其脉循胁络于耳,故胸胁痛而耳聋。三阳经络皆受其病,而未入于脏者,故可汗而已。四日太阴受之。太阴脉布胃中,络于嗌,故腹满而溢干。五日少阴受之。少阴脉贯肾,络于肺,系舌本,故口燥舌干而渴。六日厥阴受之。厥阴脉循阴器而络于肝,故烦满而囊缩。三阴三阳,五脏六腑皆受病,荣卫不行,五脏不通,则死矣。"对于《黄帝内经》"六经分证"与《伤寒论》"六经辨证"的关系,尽管历代医家仁者见仁智者见智,但张仲景《伤寒论》的"六经辨证"显然来源于《黄帝内经》的框架。

有一种说法值得推敲,它认为《伤寒论》的六经辨证是足六经理论的发展。即通过运用文献研究方法对早期中医典籍的分析,认为早期文献比较强调足六经理论的应用,《伤寒论》中的六经辨证是足六经理论的发展。早期经脉理论强调足六经。《足臂十一脉灸经》是先述足脉后述手脉;《阴阳十一脉灸经》虽然按阴脉阳脉分述,但仍各以足脉为先。简帛医书时代所总结的医疗经验,已显现出足脉的临床意义重于手脉。而《黄帝内经》的经脉理论,是在《足臂十一脉灸经》《阴阳十一脉灸经》等早期经脉认识的基础上发展而来,并形成以足六经分类病证的方法。《热病篇》以六经概念分类、阐释热病,是足六经理论运用于临床疾病辨证的表现之一,《伤寒论》的六经辨证仍然属于这一结果的延续和发展。《伤寒论》中所列六经病的主要表现,明显属于足六经病候范围。

值得思考的是:①《黄帝内经》提出那么多疫病传变学说,为什么张仲景唯独选择了"六经分证"作为复制模板而不是其他?②假若仲景选择了其他传变学说,他留给我们的遗产会是怎样的《伤寒论》?③如果仲景时代已经有了现代传染病的理论体系,他是否仍然会选择"六经辨证"并写出我们始终不敢逾越的《伤寒论》?

在诊断方面,虽然《素问·热论》中只有实热证而没有论及虚证、寒证,但《伤寒论》却对此做了补充,补充了虚证、寒证。

《素问·热论》中所论述的传变方式,是先三阳后三阴的六经单传。正是在此基础上,《伤寒论》补充了"循经""越经""直中"等传变方式。

由以上可见,《黄帝内经》中的《素问·热论》,对张仲景的《伤寒论》产生了极大的影响,正是在《素问·热论》的理论基础上,《伤寒论》才会有虚证、寒证,"循经""越经""直中"等理论与学说问世。

三、《素问·热论》的其他假说及其影响

1. 两感于寒 《素问·热论》还提出两感病证,其云:"两感于寒者,病一日则巨阳与少阴俱病,则头痛口干而烦满;二日则阳明与太阴俱病,则腹满身热,不欲食谵语;三日则少阳与厥阴俱病,则耳聋囊缩而厥,水浆不入,不知人"。仲景在《伤寒论》中具体发挥,并将其运用于临床实际,其在 301 条中说:"少阴病,始得之,反发热,脉沉者,麻黄附子细辛汤主之"。92 条又说:"病发热头痛,脉反沉,若不瘥,身体疼痛者,当救其里,宜四逆汤"。在这两条文中,论述的临床表现均有太阳表证之征,如 301 条之病始得而反发热,92 条之发热头痛、身体疼痛,均属表证范围;而脉反沉则又病在里,证属少阴,因此以麻黄散太阳之表邪,附子温少阴之阳,细辛既佐附子以温经,又佐麻黄以解表,使太阳少阴之邪一时俱解。至于用四逆汤先救其里者,乃是因为太阳少阴两感,解散太阳表邪而不瘥,说明少阴阳虚是其本,故以四逆汤以祛少阴之里寒,温少阴之阳气。仲

景对《黄帝内经》两感之理论，应用于临床，不仅提出常见的病证，还提出了具体治疗方药，是对《黄帝内经》这一理论认识的发展。

2. 瘥后劳复　《素问·热论》中还提出瘥后劳复的有关认识，其云："诸遗者，热甚而强食之，故有所遗也。若此者，皆病已衰而热有所藏，因其谷气相薄，两热相合，故有所遗也"。因此提出患者要少食，尤其要少食肉类，正如其所说："病热少愈，食肉则复，多食则遗，此其禁也"。对于这一认识，仲景加以发展，揆之临床，在《伤寒论》中专列"辨阴阳易瘥后劳复病脉证并治法第十四"一篇，加以论述。其中提到："大病瘥后，劳复者，枳实栀子汤主之；若有宿食者，加大黄如博棋子大五六枚"；"病人脉已解而日暮微烦，以病新瘥，人强与谷，脾胃气尚弱，不能消谷，故令微烦，损谷则愈"。仲景不仅接受了《黄帝内经》关于热病已衰而食复的理论，而且更补充了对劳复的认识，并一一指出病证表现并提出治疗方药与措施，充分体现仲景《伤寒论》对《素问·热论》的继承与发展。

第六节　《黄帝内经》时代的治疗观

一、治疗策略

1. 治病求本　《素问·阴阳应象大论》提出"阴阳者，天地之道也……治病必求于本。"《黄帝内经》时代认为，生命的根本在于阴阳二气，人身阴阳与天地阴阳相通应。疾病产生的关键，在于人身内部阴阳失调以及人身阴阳与天地阴阳失和，所以，治病始终要抓住阴阳这一根本，去反复探求，研究疾病的病因、病机、证候性质，从而施以正确的治疗。《素问·至真要大论》说"诸寒之而热者取之阴，热之而寒者取之阳，所谓求其属也。""求其属"就是"求其本""寒之而热者"，其病本质为阴虚；"热之而寒者"，其病本质为阳虚。

2. 以平为期　《素问·至真要大论》提出"谨察阴阳所在而调之，以平为期"。说明治疗的目的在于使人体阴阳恢复和平。因此，任何治疗用药不及或太过，都不能达到"平"的目的，甚至造成人体阴阳新的不平而变证丛生。

3. 审机论治　《素问·至真要大论》云："余欲令要道必行，桴鼓相应，犹拔刺雪污，工巧神圣，可得闻乎？岐伯曰：审察病机，无失气宜，此之谓也。"又说，"谨守病机，各司其属，有者求之，无者求之，盛者责之，虚者责之，必先五胜，疏其血气，令其调达，而致和平，此之谓也。"说明要想取得"桴鼓相应""拔刺雪污"的治疗效果，就必须"审察病机""谨守病机"，然后依据病机，审机论治。

根据审机论治，由于不同病机出现在同一疾病之中或同一病机出现在不同疾病中，因而又有"同病异治"与"异病同治"的区别。《素问·五常正大论》说："西北之气，散而寒之，东南之气，收而温之，所谓同病异治也。"至于异病同治，《黄帝内经》中虽然没有提到，但"病机十九条"所云："诸风掉眩，皆属于肝。诸寒收引，皆属于肾。诸气膹郁，皆属于肺。诸湿肿满，皆属于脾。诸热瞀瘛，皆属于火。诸痛痒疮，皆属于心。诸厥固泄，皆属于下。诸痿喘呕，皆属于上。诸禁鼓栗，如丧神守，皆属于火。诸痉项强，皆属于湿。诸逆冲上，皆属于火。诸胀腹大，皆属于热。诸躁狂越，皆属于火。诸暴强直，皆属于风。诸病有声，鼓之如鼓，皆属于热。诸病胕肿，疼酸惊骇，皆属于火。诸转反戾，水液混浊，皆属于热。诸病水液，澄澈清冷，皆属于寒。诸呕吐酸，暴注下迫，皆属于热。"实际上蕴藏了其以病机作为论治前提的异病同治思路。

4. 治未病　《素问·四气调神大论》指出："是故圣人不治已病治未病，"这是强调预防的重要性。《素问·八正神明论》指出："上工救其萌芽。"《素问·刺热论》指出："肝热病者，左颊先赤。心热病者，颜先赤。脾热病者，鼻先赤。肺热病者，右颊先赤。肾热病者，颐先赤。病虽未发，见赤色者刺之，名曰治未病。"《灵枢·逆顺》提出："上工治未病，不治已病。"这是强调在疾病初起阶段就进行干预的早期治疗思想。

5. 三因制宜　《灵枢·逆顺肥瘦》提出治病要"上合于天，下合于地，中合于人事"。《素问·阴阳应象大论》指出："故治不法天之纪，不用地之理，则灾害至矣。"总论治病要因天（时）、因地、因人的三因制宜思想。《素问·异法方宜论》说："医之治病也，一病而治各不同，皆愈何也？岐伯曰：地势使然也。"治疗当因地制宜。《素问·征四失论》"不适贫富贵贱之居，坐之薄厚，形之寒温，不适饮食之宜，不别人之勇怯，不知此类，足以自明，此治之三失也。"故治疗当因人制宜。《灵枢·百病始生》提出："毋逆天时，是为至治。"《素问·至真要大论》说："无失天信，无逆气宜，无翼其性，无赞其复，是谓至治。"治病要因时制宜。

6. 整体观念　《素问·阴阳应象大论》指出"从阴引阳，从阳引阴，以右治左，以左治右"。《素问·五常政大论》指出"气反者，病在上取之下；病在下，取之上；病在中，旁取之"。人体阴阳、左右、上下、内外是一个有机联系的整体，任何一个局部的病变，都是人体病理变化的表现，或现于此，或现于彼。因此，治病要从整体观念出发，不能只看到病所在的局部，有时病在阳经须从阴经治疗，病在阴经须从阳经治疗；病在上部须从下部治疗，病在下部，须从上部治疗。

7. 标本论治　《素问·标本病传论》提出"黄帝曰：病有标本，刺有逆从奈何？岐伯曰：凡刺之方，必别阴阳，前后相应，逆从得施，标本相移……故有取标而得者，有取本而得者，有逆取而得者，有从取而得者。故知逆与从，正行无问，知标本者，万举万当，不知标本，是谓妄行。"病有在标、在本的区别，标本病势有缓有急，治疗有逆从标本的不同思路，这就是标本论治的思想。标本论治思想内容包括"间者并行""盛者独行""标本缓急""标本逆从"等。

此外，《素问·汤液醪醴论》提出："病为本，工为标，标本不得，邪气不服。"这里提出在治疗疾病的过程中，治疗是否取效，关键在于病者，病者是内因，医者是外因，外因必须通过内因才能起作用。如果病人到了"形弊血尽""神不使"的程度，纵有技术高明的医师和疗效最好的药物，治疗也是无法取效的。再者，治疗的过程，也是病者与医者之间相互信任、相互配合的过程，只有病者信任医者，医者关心病者，治疗效果才能显著，如《素问·五藏别论》所说"拘于鬼神者，不可与言至德。恶于针石者，不可与言至巧。病不许治，病必不治，治之无功矣。"

8. 顺应自然　《灵枢·顺气一日分四时》提出"顺天之时，而病可与期。顺者为工，逆者为粗。"这里提出的是"顺时而治"。《灵枢·师传》亦说："夫治民与自治，治彼与治此，治大与治小，治国与治家，未有逆而能治之也，夫惟顺而已矣。顺者，非独阴阳脉论气之逆顺也，百姓人民皆欲顺其志也。黄帝曰：顺之奈何？岐伯曰：入国问俗，入家问讳，上堂问礼，临病问所便。"这里提出的是"顺志而治"。顺而治之的思想，更多地体现在"顺病势而治"这一方面。《素问·阴阳应象大论》指出:"其高者因而越之;其下者,引而竭之;中满者,写之于内……其在皮者,汗而发之。"病势有向上、向下、向外、在内的不同,治疗上当因其病势而祛邪,故病在上者,当用吐法,使邪从上出;病在下者,当用攻下法,使邪从下出;病在表者,当用汗法,使邪从外解;病在中焦者,当用泻法,使邪从内而消。这种就近祛邪方法,体现了顺病势而治的思想,而该思想正是临床常用的论治思想。

9. 动态观念 《素问·玉机真藏论》指出:"五藏受气其所生,传之于其所胜,气舍于其所生,死于其所不胜。病之且死,必先传行……五藏相通,移皆有次……是顺传所胜之次……然其卒发者,不必治于传,或其传化有不以次。"说明疾病传变是临床的普遍现象,除少数疾病外,大多数疾病的传变都有一定的规律可循,治疗上应着眼于"传"。"治于传",是《黄帝内经》提出的一个引而未发的治疗学论点,有其深刻的思想内涵,即是动态治疗思想。动态治疗思想,就是以运动、变化的观点为指导,在治疗过程中,强调根据病证的发展不同阶段和变化的特点,随时调整治疗方案的治疗思想。

二、治疗原则

在长期临床实践中,医家们逐步认识和总结出一些在治疗过程中必须遵循的基本规律,这些规律客观存在,不能为人的意志所左右,如寒病用热药,热病用寒药,虚用补,实用泻等。这就是规律,任何人不能改变、不能违背。《素问·至真要大论》称其为"绳墨",如"论言治寒以热,治热以寒,而方士不能废绳墨而更其道也","绳墨"就是准则,"道"就是规律。

1. 调和阴阳 《灵枢·根结》指出:"用针之要,在于知调阴与阳,调阴与阳,精气乃光。"《素问·生气通天论》提出"和阴阳"是防治疾病的"圣度"。《素问·至真要大论》说"谨察阴阳所在而调之"。因此,调和阴阳是临床治疗最基本的原则。《黄帝内经》提出调和阴阳的具体法则有四个方面。一是"察阴阳所在而调之",即病在阳治阳,病在阴治阴。二是"阳病治阴,阴病治阳。"《素问·阴阳应象大论》指出:"审其阴阳,以别柔刚,阳病治阴,阴病治阳。"病在阳而从阴治,病在阴而从阳治。三是"寒之而热者取之阴,热之而寒者取之阳"(《素问·至真要大论》)。阴虚而热者,是阴不制阳所致,当滋阴以制阳而热自退;阳虚而寒者,是阳不制阴所致,当温阳以制阴而寒自除。四是"阴阳俱不足将以甘药。"《灵枢·终始》指出:"和气之方,必通阴阳……阴阳俱不足,补阳则阴竭,写阴则阳脱。如是者,可将以甘药,不可饮以至剂。"阴阳皆虚,补泻不能,用甘味药调和阴阳。

2. 五行相胜 《素问·宝命全形论》指出:"木得金而伐,火得水而灭,土得木而达,金得火而缺,水得土而绝,万物尽然,不可胜竭。"《素问·阴阳应象大论》运用"五行相胜"的理论,提出五志相胜、五气相胜、五味相胜的治疗法则。如"怒伤肝,悲胜怒;风伤筋,燥胜风;酸伤筋,辛胜酸。"悲、燥、辛在五行属金,怒、风、酸在五行属木,金能克木,故胜之。"喜伤心,恐胜喜;热伤气,寒胜热;苦伤气,咸胜苦。"喜、热、苦在五行属火,恐、寒、咸在五行属水,水能克火,故胜之。"思伤脾,怒胜思;湿伤肉,风胜湿;甘伤肉,酸胜甘。"怒、风、酸在五行属木,思、湿、甘在五行属土,木能克土,故胜之。

《素问·六元正纪大论》提出"五郁"治则，原文说："郁之甚者治之奈何？岐伯曰：木郁达之，火郁发之，土郁夺之，金郁泄之，水郁折之，然调其气，过则折之，以其畏也，所谓写之。"五郁，乃五运之郁，引发人体五郁之病。木郁，"民病胃脘当心而痛"等，此乃肝郁气逆且犯胃之证。木郁达之，达，畅达之意，故疏肝解郁为之治。火郁，"民病少气，疮疡痈肿，血溢流注……精液乃少，目赤身热。甚则瞀闷懊侬，善暴死。"此乃心火暴盛妄动之证。火郁发之，发，解散、发散之意，故解散心火为之治。土郁，"民病心腹胀，肠鸣而为数后……呕吐霍乱。"此乃脾胃不运壅滞之证。土郁夺之，夺，泻下之意。故运脾泻滞为之治。金郁，"民病咳逆"等，此乃肺闭气逆之证。金郁泄之，泄，宣泄之意。故宣泄肺气为之治。水郁，"民病寒客心痛，腰椎痛，大关节不利，屈伸不便，善厥逆，痞坚腹满。"此乃肾水太盛之证。水郁折之，折，制水之意。故行水利水为之治。

3. 正治反治

（1）正治：《素问·至真要大论》说"逆者正治"，并提出"寒者热之，热者寒之"。因热能胜寒，寒能胜热，乃自然之规律，所以寒病用热药治疗，热病用寒药治疗。《素问·厥论》提出"盛者泻之，虚者补之"。盛者，邪气盛实，治当泻祛其邪；虚者，正气不足，治当补益其正。

（2）反治：《素问·至真要大论》说"从者反治"，并提出"寒因寒用，热因热用，塞因塞用，通因通用"。病证外现寒象，而病的内在本质是热，对此种真热假寒病证，就不能用"寒者热之"的治疗原则，当选"寒因寒用"的治疗原则，用寒药治疗。病证外现热象，而病的内在本质是寒，对此种真寒假热病证，就不能用"热者寒之"的治疗原则，当选"热因热用"的治疗原则，用热药治疗。病证外现壅塞不通之实象，而病的内在本质是虚，对此种真虚假实病证，就不能用"实者泻之"的治疗原则，当选"塞因塞因"的治疗原则，用补益的法则治疗。病证外现通利不止之虚象，而病的内在本质是实，对此种真实假虚病证，就不能用"虚者补之"的治疗原则，当选"通因通用"的治疗原则，用泻实的法则治疗。

三、治疗大法

治疗大法，是临床治疗疾病的基本方法。如使腠理开泄而汗出，邪随汗出而病除，这就是汗法。治疗大法是临床施治的理论依据。

1. 汗法　《素问·阴阳应象大论》说："其在皮者，汗而发之。"《素问·生气通天论》说："体若燔炭，汗出而散。"《素问·玉机真藏论》说："今风寒客于人，使人毫毛毕直，皮肤闭而为热，当是之时，汗而发之。"《素问·五常政大论》说："汗之则疮已。"《素问·汤液醪醴论》"开鬼门"治水肿。《灵枢·痈疽》治"脑烁""令人汗出至足"；治"败疵"用连翘草根水煮，"则强饮，厚衣坐釜上，令汗出至足"。《灵枢·夭寿刚柔》治"寒痹"，药熨、针刺，"汗出"三十遍而止。汗法用于邪在肌表之证，广泛应用于风寒在表，伤寒邪在三阳，疮疡痈疽初起，寒痹等证。

2. 吐法　《素问·阴阳应象大论》说："其高者，因而越之。"邪在上焦，用涌吐法治疗。

3. 下法　《素问·至真要大论》说"留者攻之"，邪留于内，久而不去，用攻下之法以除之。《素问·阴阳应象大论》说"其下者，引而竭之"，邪在下焦，因其病势而攻下之。

《素问·五常证大论》说"下之则胀已",邪实于内,气机不行,下之则邪出而气行,胀可已。下法用于邪留体内而壅滞的实证。

4. 温法　《素问·阴阳应象大论》说"形不足者,温之以气",形寒肢冷,用温气之法。《素问·至真要大论》说:"清者温之。"清,冷也,温能祛冷。"劳者温之",虚劳病证用温养法。"寒淫所胜,平以辛热""寒淫于内,治以甘热,佐以苦辛",寒邪为病,治用温法,辛热之药为主治。

5. 清法　《素问·至真要大论》说:"温者清之""热淫于内,治以咸寒,佐以甘苦,以酸收之,以苦发之""火淫于内,治以咸冷,佐以苦辛,以酸收之,以苦发之"。温邪、火热之邪为病,治用清法,苦寒之药为主治。

6. 补法　《素问·至真要大论》说:"衰者补之。"《素问·阴阳应象大论》说:"精不足者,补之以味"。衰,正气衰,阴精、阳气之虚。病证之虚,治用补法,阴精虚,用厚味之品补;阳气虚,用养阳之品补,阴阳补益各有不同。

四、治疗手段

治疗手段,是实施治疗的具体方法、途径以及采用的工具。临床治疗手段十分丰富,如药物内服、药物外用、针刺、推拿、按摩、艾灸、火罐、手术等。

1. 汤液醪醴疗法　《素问·汤液醪醴论》有汤液、醪醴防治疾病的记载。如"自古圣人之作汤液醪醴者,以为备耳。夫上古作汤液,故为而弗服也。中古之世,道德稍衰,邪气时至,服之万全。"

2. 药物疗法　《黄帝内经》对药物的气味及功用有较深刻的认识。《素问·阴阳应象大论》说:"味厚者为阴,薄为阴之阳。气厚者为阳,薄为阳之阴。味厚则泄,薄则通。气薄则发泄,厚则发热。"按药物的气味厚薄分成阴阳两大类。《素问·至真要大论》又说:"气味辛甘发散为阳,酸苦涌泄为阴,咸味涌泄为阴,淡味渗泄为阳。六者或收或散,或缓或急,或燥或润,或软或坚,以所利而行之,调其气使其平也。"五味功用各异,临床当"以所利而行之"。药物按一定的法度配伍成方,治疗相应的病证。《素问·至真要大论》论述了君、臣、佐、使的制方法度,并对大、中、小、缓、急、奇、偶、重八方的制方法度作出了具体的规定。

药物疗法有两种途径,一是内服,二是外用。《素问·奇病论》有"服药"的记载。《黄帝内经》十三方中,汤液醪醴、生铁洛饮等十一方,都是药物内服法。马膏膏法、寒痹熨法是外用膏贴和热敷法,《素问·阴阳应象大论》说"其有邪者,渍形以为汗",是用外用浸泡洗浴,发汗以祛在表之邪。《素问·玉机真藏论》说:"肝传之脾,病名曰脾风……当此之时,可按、可药、可浴"。

3. 饮食疗法　《素问·五常政大论》指出:"谷肉果菜,食养尽之。"《素问·藏气法时论》指出:"毒药攻邪,五谷为养,五果为助,五畜为益,五菜为充,气味和而服之,以补精益气。"明确提出用常用食物来辅助治疗、调养疾病,并列出五脏病的食物谱。《素问·腹中论》乌贼骨芦茹丸治"血枯",饮以鲍鱼汁。《素问·病能论》治"阳厥怒狂",要求配合"夺其食"的饥饿疗法等。

4. 刺法　刺法有砭刺和针刺两种。《黄帝内经》对针刺法论述最多。《灵枢·九针十二原》载针有九种,形状各异,用途不一。针刺方法有补泻法、刺络法、缪刺法、三刺法、五刺法、九刺法、十二节刺法等。

5. 灸法　《黄帝内经》对灸法的论述不多。《素问·异法方宜论》说："北方者，天地所闭藏之域也，其地高陵居，风寒冰冽。其民乐野处而乳食，藏寒生满病，其治宜灸焫。故灸焫者，亦从北方来。"《灵枢·官针》说："针所不为，灸之所宜。"对灸的具体方法无记载。

6. 推法　《灵枢·刺节真邪》说："大热遍身，狂而妄见、妄闻、妄言，视足阳明及大络取之，虚者补之，血而实者泻之。因其偃卧，居其头前，以两手四指，挟按颈动脉，久持之，卷而切推，下至缺盆中，而复止如前，热去乃止，此所谓推而散之者也。"这是用推法治高热的最早记载。

7. 导引法　《灵枢·官能》指出："缓节柔筋而心和调者，可使导引行气。"何谓导引，明代张介宾解释："导引，谓摇筋骨，动肢节，以行血气也，病在肢节，故用此法。"

8. 按跷法　王冰解释："按，谓抑按皮肉。跷，谓捷举手足"。《素问·异法方宜论》指出："中央者，其地平以湿，天地所以生万物也众。其民食杂而不劳，故病多痿厥寒热，其治宜导引按跷。故导引按跷，亦从中央出也。"按跷法，即按摩法，可用以治疗痿厥、寒热、筋病、肝痹、腹痛等多种疾病。

9. 手术疗法
（1）切开排脓：《灵枢·玉版》说："故其已成脓血者，其唯砭石铍锋之所取也。"
（2）截肢：《灵枢·痈疽》说："发于足指，名脱痈。其状赤黑，死不治。不衰，急斩之，不则死矣"。
（3）放腹水：《灵枢·四时》详细记载了放腹水的手术程序和要领："徒㽷，先取环谷下三寸，以铍针针之，已刺而筩之，而内之，入而复之，以尽其水，必坚束，缓则烦闷恨，束急则安静。间日一刺之，水尽乃止。饮闭药，方刺之时，徒饮之，方饮无食，方食无饮，无食他食，百三十五日。"程序一，选定穿刺的部位，在脐下三寸；程序二，穿刺，用铍针刺入；程序三，用筩针套入；程序四，抽出铍针，放腹水。要领一，放腹水后，立即用布带紧束腹部，以防腹水骤去所引起的烦闷；要领二，放腹水术，间日一次，不可一次放尽，直至腹水消除；要领三，配合药物治疗，防止腹水再生。"饮闭药"，即服用通闭利水之药。

10. 情志疗法　《素问·移精变气论》记载了远古用祝由方法治病。《素问·阴阳应象大论》论述了"五志相胜法"以调整异常的情志，悲胜怒，怒胜思，思胜恐，恐胜喜，喜胜忧。《灵枢·师传》有语言疏导法，辅助治疗精神情志疾病，"且夫王公大人，血食之君，骄恣从欲，轻人，而无能禁之，禁之则逆其志，顺志则加其病，便之奈何？治之何先？岐伯曰：人之情，莫不恶死而乐生，告之以其败，语之以其善，导之以其所便，开之以其所苦，虽有无道之人，恶有不听者乎？"《灵枢·杂病》说："哕……大惊之，亦可已"。以突然的情志刺激，来调整因精神情志所致的病证。《素问·调经论》说："按摩勿释，出针视之曰，我将深之，适人必革，精气自伏，邪气散乱"。这是针刺配合语言暗示疗法。

11. 其他疗法
（1）吹耳：《素问·缪刺论》"以竹管吹其两耳"的方法，治疗邪客经络的"尸厥"。
（2）刺鼻：《灵枢·杂病》"以草刺鼻"取嚏，治哕。哕，呃逆也。

参考文献

1. 柴瑞霁.中医病名规范化方法初探.中医研究,1990,3(3):79
2. 朱文锋.外感时病之病名规范初探.辽宁中医杂志,1985(9):4-6
3. 陈少丽,陈德兴,文小平.中医"疫病"病名规范化初探.浙江中医药大学学报,2010,34(1):23-24
4. 江泳.中医疫病概念考.中国中医基础医学杂志,2011,17(10):1060-1062
5. 桑希生.从《内经》五疫及其概念演变论疫病的分类.中国中医基础医学杂志,2011,17(10):1063-1064
6. 顾植山."三虚"致疫——中医学对疫病病因的认识.中国中医基础医学杂志,2009,15(5):350-351
7. 顾植山."三年化疫"说非典[J].中国中医基础医学杂志,2003,9(12):1
8. 岳冬辉.中医疫病病因学理论探析.中华中医药杂志(原中国医药学报),2012,27(12):3044-3047
9. 辛海.《黄帝内经》疾病传变思想管窥.浙江中医杂志,2009,44(7):478-479
10. 唐雪梅,梅晓云.《内经》疾病传变理论探析.南京中医药大学学报,2004,20(1):17-19
11. 黄玉燕.《素问遗篇》疫病发病理论的探讨.北京中医药大学学报,2013,36(1):14-17
12. 邵学鸿.对《内经》外感病因观的探讨.江苏中医,2001,22(1):7-8
13. 杨丽娟,于智敏."气出于脑,即不邪干"含义研究[J].中国中医基础医学杂志,2011,17(3):237-239
14. 赵明山.《黄帝内经》治疗思想文化观解析.中华中医药学刊,2004,22(12):2169-2172
15. 包艳燕,林磊.《内经》治疗观中的"法天则地".中国民间疗法,2002,10(5):7
16. 苏咏梅,陈梅.浅谈《内经》对疫病的认识.实用中医药杂志,2005,21(8):508-509

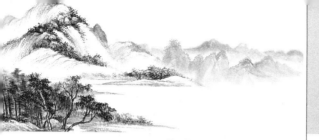

第二章

《伤寒论》的辨证论治体系

第一节 《伤寒论》成书背景

一、东汉末年建安大疫

公元 3 世纪初,古都洛阳的郊外,举目四望,到处是一片荒凉的景象。曾几何时,作为东汉王朝的都城,这里还是人烟密集,商旅如云。但此时,这里却人迹罕至,杂草丛生。面对这种凄惨的场景,一代枭雄曹操在路过这里时,不禁黯然神伤,提笔写下了流传千古的诗句,其中写道"白骨露于野,千里无鸡鸣。生民百遗一,念之断人肠"。的确,这正是当年东汉王朝的真实写照。

那么,是什么原因导致曾繁盛一时的王朝如此衰败呢?熟悉中国历史的人通常会首先想到这一时代所发生的频繁战乱。的确,东汉末年的军阀争战确实对王朝造成极大破坏。然而作为历史事实,这一时期还有另外一个更可怕的"杀手"——瘟疫(史称"建安大疫"),也直接造成了许多地方"白骨露于野,千里无鸡鸣"的局面。

1. 东汉末年疫情　古代中国历史上曾出现过三次特大规模的瘟疫流行。一次是东汉末年的"建安大疫",另外两次分别是公元 12~13 世纪的大瘟疫以及 17 世纪中叶的大瘟疫。

据后世历史学家统计,从公元 119—217 年这百年间,就曾有几十次大瘟疫。而在东汉末期的数十年间,大瘟疫更是连绵不断,其死亡人数之多,简直无从统计。东汉末年短短三十年间,有明确记载的全国性大瘟疫共有十二次。在瘟疫流行期间,家破人亡者比比皆是,后果十分悲惨。在曾经繁华的中原地区,一度出现了"家家有僵尸之痛,室室有号泣之哀,或阖门而殪,或覆族而丧"(曹植《说疫气》)的惨状。而当时著名的医学家张仲景,也曾悲痛地回忆道,他的家族本来人口众多,达两百余人口,但在不到十年的瘟疫流行期间,竟有三分之二的人口死去了,而其中又有七成是死于伤寒。在东汉王朝的首都洛阳地区,瘟疫竟夺去了一大半人的生命。再加上当时这里不断发生战乱,中原地区陷入极为恐怖的状态。

在瘟疫的打击下,一般的老百姓由于条件落后而大量死亡。另一方面,即使那些一向养尊处优的上层人士也难逃厄运。在这方面，著名的"建安七子"就是很好的例子。

所谓"建安七子"，是指东汉末建安时期除曹氏父子之外的七位著名诗人，他们是：孔融、陈琳、王粲、徐干、阮瑀、应玚、刘桢。当曹丕还未称帝时，与"建安七子"中的几位诗人建立了深厚的友情。不幸的是，在建安二十二年中原地区的大瘟疫中，著名的"建安七子"中竟有五人染病而死，他们是徐干、陈琳、应玚、刘桢和王粲。《三国志·魏志·王粲传》说："（阮）瑀以（建安）十七年卒，干、琳、玚、桢二十二年卒"。这段话明确说"建安七子"中的徐干、陈琳、应玚、刘桢均死于同一场大瘟疫。而且"（王粲）建安二十一年从征吴。二十二年春，道病卒。"（上引书第599页）

看着好友一个个死去，曹丕后来沉痛地回忆道："昔年疾疫，亲故多摧其灾。徐、陈、应、刘一时俱逝，痛可言邪……谓百年已分，长共相保，何图数年之间，零落略尽，言之伤心"。此外，当时许多著名的上层人士，如著名的"竹林七贤"、王弼、何晏等人，基本上都是英年早逝。

尤其在建安九年至二十四年（公元204—219年），被人们称为"伤寒"的大瘟疫爆发达到了高峰，给人口稠密、经济发达的中原地区带来了巨大的灾难。实际上，在东汉王朝灭亡以后，到三国和晋朝，它又持续了很长时间。后世历史学家裴松之曾说，这场瘟疫"自中原酷乱，至于建安，数十年间生民殆尽。比至小康，皆百死之余耳"。据《晋书》的记载，甚至在咸宁元年（公元275年）十二月，都还时有发生，"是月大疫，洛阳死者大半"。

从建安十三年（公元208年）赤壁之战后，曹操南进军队因疫病流行而出师不利的事迹频频记载于诸史籍。建安十三年（公元208年）十二月，曹操军队赤壁失利后，军人不适应气候，"于是大疫，吏士多死者，乃引军还"。（《魏书·武帝纪》）裴松之认为赤壁之败，"实由疾疫大兴，以损凌厉之锋"（《魏书·贾诩传》裴注）。而与此同时，孙吴的军队又乘机进攻合肥，曹操派遣将军张喜率领千余骑兵和汝南地区的军队前往解围，亦"颇复疾疫"（《魏书·蒋济传》）。曹操在次年七月就曾感叹道："自顷已来，军数征行，或遇疫气，吏士死亡不归，家室怨旷，百姓流离，而仁者岂乐之哉？不得已也。"（《魏书·武帝纪》）建安二十二年（公元217年），司马朗与夏侯惇、臧霸等征讨吴，"到居巢，军士大疫，朗躬巡视，致医药。遇疾卒"。司马朗在临死前对将士说："遭此疫疠，既不能自救，辜负国恩。"（《魏书·司马朗传》裴注引《魏书》）很显然，江淮一带气候不但造成军队内疫病流行，而且还使主将司马懿的大哥司马朗也染病而死。而东吴的鲁肃也病逝于这一年，年仅46岁。

在经历了长期的大规模瘟疫后，中国的人口大量死亡。尽管在古代并没有明确的记载，一些人口统计数据也很不准确，但我们仍可从一些史书留下的数字体会到瘟疫的威力。根据古代较为权威的官方记载，瘟疫爆发前的汉桓帝永寿三年（公元157年）时，全国人口为5 650万，而在经历了大规模的瘟疫，仅仅80年后的晋武帝太康元年（公元280年）时，全国人口仅存1 600余万，竟然锐减达四分之三。而在瘟疫最剧烈的中原地区，到三国末年，其人口仅及汉代的十分之一。虽然当时的战争和灾荒也是造成人口减少的重要原因，但瘟疫所带来的这种损失更是令人触目惊心。

毫无疑问，东汉末年是中国历史上最多灾多难的一个时代。政治腐败、军阀混战、灾荒频仍，再加上闻所未闻的大瘟疫，使得整个中原地区出现了大面积荒无人烟的情形。过去曾经繁荣昌盛的城市遭到彻底破坏，土地荒芜，百姓流离失所，商品交换也陷入停滞。正是面对这种悲惨的景象，一向关心国计民生的政治家曹操才伤感地写下那首著名的《蒿里行》。"建安七子"之一的王粲"七哀"就曾写道："出门无所见，白骨蔽平原……南登灞陵岸，回首望长安。悟彼下泉人，喟然伤心肝！"形象地反映出当时中国的社会悲哀，以及对死亡的伤感。潘岳《关中诗》第15首云："斯民如何，荼毒于秦。师旅既加，疫疠淫行，荆棘成榛。绛阳之粟，浮于渭滨。"也是对战争造成疫病流行的描写。

2. 仲景时代的气候特点　曹操试图吞并天下的时间，恰好是全球变冷的一段时间。比如山西地带的寒食节，被曹操所禁断，其理由是天气寒冷，人民冷食对健康有害，所以曹操颁布了著名的《明罚令》："闻太原、上党、西河、雁门，冬至后百五日皆绝火寒食，云为介之推。子胥沉江，吴人未有绝水之事，至于子推独为寒食，岂不偏乎？且北方泛寒之地，老少羸弱，将有不堪之患。令到，人不得寒食。若犯者，家长半岁刑，主吏百日刑，令长夺一月俸。"

著名气象学家竺可桢曾研究了中国近5 000年来的气候变化，据其发表在《考古学报》1972年第1期21页上的论文可知："到东汉时代，即公元之初，我国天气有趋于寒冷的趋势，有几次冬天严寒，国都洛阳晚春还降霜雪……直到三国时代，曹操（公元155—220年）在铜雀台（今河南临漳西南）种桔，已经不能结实了，气候已比司马迁所在时代寒冷。曹操儿子曹丕在公元225年，到淮河广陵（今淮阴）视察十多万士兵演习。由于严寒，淮河忽然结冰，演习不得不停止。这是我们所知道的第一次有记载的淮河结冰，那时气候比现在寒冷。"《后汉书·五行志》亦记载"献帝初平四年（公元193年）六月，寒风如冬时"。气候明显变化，导致"阴阳失位，寒暑错时，是故生疫"。这是东汉后期疫情剧增的重要原因，也提示该时期的疫病流行与气候寒冷关系密切，再加上汉末三国时期的战乱，疫情一旦发生，便蔓延难息。从史料看，建安年间造成高死亡率的瘟疫大流行至少有4次：建安前期（公元196—205年）、建安十三年（公元208年）、二十二年（公元217年）、二十四年（公元219年）。在这种气候与社会背景下，患者往往以感受风寒为诱因，以风寒束表的发热恶寒、头身强痛为首发症状，仲景便归之为"伤寒"。

二、"伤寒"是什么病

东汉末年的这次大瘟疫，当时人通称其为"伤寒"，正如仲景《伤寒论·序》所云："余宗族素多，向余二百，建安纪元以来，犹未十稔，其死亡者，三分有二，伤寒十居其七。"那么，根据现代医学认识，"伤寒"是一种什么病？

1. 流感说　检索文献，执"流感说"的有赖文、王三虎、丁婉珍、李文旭、黄元金等学者，有以下论点：

（1）流行特征：①大规模传播；②病情初起、发展、危重阶段，都与伤寒病十分相似。病初起以发热、恶风寒、头项强痛为主症，流行性脑脊髓膜炎、斑疹伤寒、天花、猩红热常有斑疹、痘疹等明显体征，鼠疫的流行常先有（或伴有）大量死鼠的异常现象及鼠疫的特异性症状，霍乱、伤寒（西医学病名）等初起即以严重吐泻为主症，与伤寒病以或吐或下利为病情发展的某一阶段时可能出现的症状明显不同；③流感发病多见于寒冷的月份，夏季维持在较低水平，《伤寒例第一》称"冬时严寒，触冒之者乃名伤寒"，又说"其伤下四时之气皆能为病"。

（2）死亡率：流感的死亡率与其亚型变化相关，1918年的流感大流行，美国的死亡比例在10~11月达（60~65）人/千人，全世界死亡的总人数达2千万。可见，建安年间社会和经济落后，民生凋弊，有更高的死亡率是完全可能的。

（3）临床表现：流感一般在发病时即出现全身中毒现象，呼吸道黏膜的卡他现象出现较晚或不出现。太阳病提纲是"脉浮头项强痛而恶寒"，太阳病表虚证和表实证分别表现的发热汗出、干呕和发热无汗、呕逆、体痛，正好概括初起的中毒表现。

相继出现卡他现象，太阳表虚证的鼻鸣、表实证的喘，小青龙汤证的咳嗽口渴，麻杏石甘汤证的咳嗽、气喘、口渴。对于精神状态也有描述，如大青龙汤证的烦躁，桂枝去芍药加蜀漆、牡蛎、龙骨救逆汤的惊狂、卧起不安、炙甘草汤证的心动悸。病毒侵害神经系统，在精神方面可出现多种症状，如倦怠、冷淡、嗜眠、烦躁、失眠，甚至谵语、神志不清等。

流感的热型，常见的为弛张热，偶尔可见间歇热。呈弛张热大多在起病不久，其时畏冷寒战已消失，反觉烦热，而且有多汗的现象，这时的征象显示阳明经证。

发热期间常见食欲消失、便秘、腹痛等消化道症状。学者Heuae Ba于1938年流行性感冒流行时以研究所得的资料，曾说明多数情况下有食欲降低与便秘，上述便是伤寒的阳明腑证。

流行性感冒出现间歇热，畏冷与发热反复相续，这便是寒热往来的少阳证。因为神经系统、消化系统的改变更趋严重，所以有神情默默、心烦目眩、口苦咽干喜呕、胸闷苦满的症候。

三阴之中重在少阴，正好符合流感严重时的归转，由于血管神经中毒，可引起毛细血管及交感神经功能的抑制，严重时会导致血压下降，以及心脏功能性衰弱，甚至引起死亡。少阴病关于预后的条文更说明这一点："少阴病恶寒身蜷而利，手足逆冷者不治""少阴病六七日，息高者死。"。

（4）分型：伤寒六经病症状可大致归纳为四类，一是以发热（或壮热、或寒热往来）、头身强痛、恶风寒（或但恶热）等为主的全身症状；二是汗呕喘、胸胁苦满、手足厥逆等为主的呼吸循环系统症状；三是以呕吐不利、腹满腹痛、不欲食等为主的消化系统症状；四是以谵语、遗尿、但欲寐、口不仁、烦躁等为主的神经系统症状。患者得病后，随其正气的强弱、体质的寒热、感邪的轻重、治疗的当否、有无宿疾等不同情况而出现不传经而愈，或传经（顺经传、隔经传、表里传）、或直中、或合病并病、或坏病而加重、乃至危殆等不同转归。西医学把流感分为四型，初起以畏寒高热、剧烈头痛和周身酸痛为常见症状，若无继发感染和并发症，则为单纯型流感，一般发热2~3日可渐愈；若发生混合感染和并发症，可发展成支气管或细支气管型、肺炎型和其他型（胃肠型、脑炎型、中毒型等），各型症状及病情变化与伤寒六经病证及传变很相似。

（5）演变规律：流行性感冒的临床过程吻合于六经传变，但"太阴之为病，腹满而吐，食不下，自利益甚，时腹自痛"，其临床表现不像外感热病的传变结果。厥阴病的主证是顺逆和吐蛔。外感热病，热深厥亦深，而体内热盛每刺激蛔虫，致乱串而吐出，是为三阳所见，置于六经之末，以为提纲，命曰厥阴病，既放错位置，也过分强调它的重要性。当然，流行性感冒可兼夹太阴病证、厥阴病证的表现，但那时候没有流行病学调查，也可能仲景为了拼凑六经辨证，将兼夹症放进去也未可知。

倘若三阴删其上下，作四经辨证，而不言伤寒，只做流行性感冒的辨证纲领，既切合实际，又不违经旨。不过病传少阴已属危笃，流感病情转危大致为并发症所致，如严重的病毒性或细菌性肺炎、中毒性休克综合征等。其病至此，单一纯中医药施治在医疗现实中几不可见。因此，流行性感冒的中医学辨证，一般只有太阳、阳明、少阳，可谓三阳辨证，六经仅截其半。

对于流行性感冒来说，营血证候鲜见。不过，温病学善用寒凉，步步顾及液津，对于其治疗有重要意义。

2. 出血热说　　付滨等于2007年在《河南中医》第5期发表的"从疾病演变史谈'伤寒'原义"中提出，克罗米亚-刚果出血热（CCHF）可以较为完整地解释《伤寒杂病论》中所描述的临床表现。

（1）潜伏期：CCHF潜伏期短，起病急骤。宋刻本《伤寒论序》曰："以为百病之急，无急于伤寒。"康平本中"伤寒杂病论"为《伤寒卒病论》，而"卒病"当为急性发病。

（2）出血前期：持续稳定1~7天，平均3天，恰好相当于三阳阶段。出血前期的特点为急骤发热，寒战，严重头痛，头晕，畏光，背痛，腹痛，与"伤寒"发病特点及临床表现相一致。随病程进展，出现阳明经证四大症"高热、大烦渴、大汗出、脉洪大"，可理解为CCHF高热的持续阶段。此期患者面红、球结膜水肿，如"其人面少赤""面色反有热色者""面色缘缘正赤者""面合色赤"等，以及"目中不了了"的描述。此外，CCHF还有一些常见症状如恶心、呕吐、腹泻及伴随的食欲下降等，桂枝汤证及麻黄汤证中就有"鼻鸣干呕"和"呕逆"的描述，"伤寒四五日，腹中痛，若转趋气下至少腹者，此欲自利也。""下利欲饮水者，以有热故也……"以及"太阳少阳并病……下利不止，水浆不下……"

此期CCHF部分患者可表现出精神症状，如"太阳病，六七日，表证仍在，脉微而沉，反不结胸，其人发狂者……"说明发病六七天后，发病症状持续存在且出现狂烦躁扰精神异常之状。还有"独语如见鬼状，若剧者，发则不识人，循衣摸床，惕而不安，微喘直视"等。数日之后，CCHF的精神亢进转为嗜睡、抑郁，此时"三阳证"转化为"三阴证"，由发热、躁动转为畏寒、倦怠。所谓"少阴之为病，脉微细，但欲寐""藏无结阳证，不往来寒热，其人反静……"是病情进一步进展所致。若病情进一步恶化，则表现为阴血自溢，脉道失充，四肢逆冷，气息衰微，阴阳离绝，亦是CCHF病程中的出血、休克之前兆。CCHF大约50%的患者会出现肝脏肿大，"心下痛，按之石硬者……"心下即剑突下，剑突下的脏器是肝脏，按之石硬是肝脏肿大的表现。同时又有"无汗，小便不利，心中懊者，身必发黄""伤寒七八日，身黄如橘子色，小便不利，腹微满者""身目为黄"，以上均是黄疸的描述。

（3）出血期：伤寒病数日后出现"三阴证"，特别是少阴和厥阴证期为伤寒的危重极期，亦是自然病程转机之时，或愈或亡。太阳经病已传经或未传经只要在发病六七天后都可以见到各种出血症状的记述。原文"太阳病，六七日，表证仍在，脉微而沉，反不结胸，其人发狂者，以热在下焦，少腹当硬满，而小腹自利者，下血乃愈。""太阳病不解，热结膀胱，其人如狂，血自下，下者愈。"描述了阴道出血或便血。见于口鼻目窍出血者，如"伤寒不解大便六七日……若头痛者，必衄""因火而动，必咽燥，吐血。""口燥，但欲漱水，不欲咽者，此必衄。""少阴病，但厥无汗，而强发之，必动其血，未知从何道出，或从口鼻，或从目出者"。

值得指出的是，《伤寒论》在众多出血征象中，唯独少了皮肤出血，而在《备急千金要方》中记载了东汉华佗关于伤寒的描述："其热微者赤斑出。此候五死一生，剧者黑斑出者，此候十死一生"，说明当时"伤寒"有包括发斑在内的各种出血征象。出血后的转归有：①自愈，进入恢复期（瘥后调理）；②病情加重，进入伤寒的危重极期（少阴或厥阴），相当于休克的表现。如"伤寒，脉微而厥，至七八日，肤冷，其人躁无暂安时者，此为藏厥"，与CCHF热退后表现为休克的病情相符。关于厥冷（休克）的描述还有多条，如"凡厥者，阴阳气不相顺接，便为厥。厥者，手足逆冷者是也。"

（4）恢复期：恢复期开始于发病15~20天后，特征性表现包括虚弱、脉弱、神智改变、多发神经炎、脱发等。伤寒病之后亦表现为乏力、少气、欲吐、嗜睡、纳少等，如原文"大病差后，喜唾，久不了了，胸上有寒也，当以丸药温之，宜理中丸。""伤寒解后，虚羸少气，气逆欲吐者，竹叶石膏汤主之""大病已解，而日暮微烦者，以病新差，人强与谷，脾胃之气尚弱，不能消谷，故令微烦，损谷则愈。""伤寒差已后，更发热者，小柴胡汤主之；脉浮者，以汗解之；脉沉实者，以下解之。"

克罗米亚-刚果出血热为什么会在中原流行？他们认为，西域之"伤寒"东传内地的途径有以下几种可能：①匈奴战败，汉人扩大了疆域，使西域纳入汉朝版图。战争期间，汉人不断取胜，获得大量战利品（人、牛、羊等）并被源源不断地输入中原，病原体被带回了内地；②东汉以降，中国东部的气候逐渐转向寒冷，造成牧区人畜大量冻死，迫使他们逐渐向南方地区迁徙；③据《说疫气》记述："人罹此者悉被褐茹藿之子，荆室蓬户之人耳。"穷苦之人经常户外工作易被蜱叮咬，唐代杨上善在《黄帝内经太素》中对伤寒阐释"斯之热病，本因受寒、伤多"，"伤多"可能意味着叮咬之伤；④据近代考古结果提示，居延汉简纪年简出现"伤寒"的记载，有五位病员在几天内相继患类似病证，发病时间为初夏，并非冬季，与CCHF的流行季节相符；⑤据《资治通鉴》记载，东汉桓帝延熹五年（公元162年）春三月，当皇甫规讨伐羌人时，就曾出现"军中大疫，死者十之三四"的现象。

3. 鼠疫说　戚学文认为，西医学将鼠疫分为腺型、肺型、败血症型、扁桃体型、肠炎型、痈型、脑膜炎型等，《伤寒论》则有"太阳病脉证并治""阳明病脉证并治""少阳病脉证并治""太阴病脉证并治""少阴病脉证并治"和"厥阴病脉证并治"等6大证型，在发病上有传经、直中、合病、并病及坏病等论述，两者在分类方面均很详细。

（1）腺型：以全身淋巴结及周围组织受损、出血、坏死为特征。起病急，热度迅速升高达39~40℃以上，伴有寒战或寒意，极度疲乏，剧烈头痛及四肢酸痛，表情惊惶，颜面和眼结膜高度充血，步态蹒跚似酒醉状，烦躁不安，谵妄，恶心呕吐，肝脾肿大，呼吸脉率增快，尿量减少，血压下降和各处出血等。仲景虽对淋巴结及周围组织损伤、出血、坏死等病理变化尚无认识，但对其临床表现、辨证论治、理法方药、饮食调护等，却记述详尽。

对起病急，热度速升，伴寒战或寒意、极度疲乏、剧烈头痛、四肢酸痛等描述：第1条"太阳之为病，头项强痛（剧烈头痛）而恶寒（寒战）"；第13条"太阳病，头痛，发热，汗出，恶风（寒意），桂枝汤主之"；第35条"太阳病，头痛发热，身疼腰痛，骨节疼痛，恶风，无汗而喘者，麻黄汤主之"；第281条"少阴之为病，脉微细，但欲寐（极度疲乏）

也"；第305条"少阴病，身体痛，手足寒，骨节痛，脉沉者，附子汤主之"。

对谵语、表情惊惶、步态蹒跚似酒醉状、烦躁不安的描述：第212条"伤寒……若剧者，发则不识人，循衣摸床，惕而不安，微喘直视，脉弦者生，涩者死；微者，但发谵语者，大承气汤主之"；第82条"太阳病发汗，汗出不解，其人仍发热，心下悸，头眩，身瞤动，振振欲擗地（步态蹒跚似酒醉状）者，真武汤主之。"

对颜面和眼结膜高度充血、恶心呕吐的描述：如第206条"阳明病，面合色赤"；第264条"少阳中风，两耳无所闻，目赤，胸中满而烦者"；第273条"太阴之为病，腹满而吐，食不下，自利益甚，时腹自痛"；第378条"干呕吐涎沫，头痛者，吴茱萸汤主之"等。

对呼吸脉率增快，尿量减少，血压下降的描述：第299条"少阴病，六七日，息高者，死"；第349条"伤寒脉促，手足厥逆，可灸之"；第20条"太阳病……小便难，四肢微急，难以屈伸者，桂枝加附子汤主之"。

对肝脾肿大及各处出血的描述：第266条"本太阳病不解，转入少阳者，胁下硬满……与小柴胡汤"；第202条"阳明病，口燥，但欲漱水，不欲咽者，此必衄"；第114条"太阳病，以火熏之，不得汗，其人必躁，到经不解，必清血"。

（2）肺型：除毒血症外，以咳嗽、气急发绀、胸痛、咯泡沫血性痰为主要表现，可继发败血症等。第18条"喘家作，桂枝汤加厚朴杏子佳"；第166条"病如桂枝汤证，头不痛，项不强，寸脉微浮，胸中痞硬，气上冲喉咽，不得息，此为胸有寒也。当吐之，宜瓜蒂散"。

（3）败血症型：主要有谵语或昏迷、肝脾肿大、中毒性心肌炎或心衰、中毒性肠麻痹、休克及弥散性血管内凝血等。其对谵语神昏、肝脾肿大的描述已见于上文。

对中毒性心肌炎或心衰的描述：第64条"发汗过多，其人叉手自冒心，心下悸，欲得按者，桂枝甘草汤主之"；第117条"伤寒，脉结代，心动悸，炙甘草汤主之"。

对中毒性肠麻痹的描述：第137条"太阳病，重发汗而复下之，不大便五六日，舌燥而渴，日晡所小有潮热，从心下至少腹硬满而痛不可近者，大陷胸汤主之"。

对休克的描述：第343条"伤寒六七日，脉微，手足厥冷，烦躁，灸厥阴。厥不还者，死"；第350条"伤寒脉滑而厥者，里有热，白虎汤主之"；第353条"大汗出，热不去，内拘急，又下利厥逆而恶寒者，四逆汤主之"；第351条"手足厥寒，脉细欲绝者，当归四逆汤主之"。

对弥散性血管内凝血的描述：第294条"少阴病，但厥无汗，而强发之，必动其血。未知从何道出，或从口鼻，或从目出者，名下厥上竭，为难治"。

（4）扁桃体型：以扁桃体充血、水肿并伴颈淋巴结肿大为特征。第311条"少阴病，二三日，咽痛者，可与甘草汤。不差，与桔梗汤"；第312条"少阴病，咽中伤，生疮，不能语言，声不出者，苦酒汤主之"。

（5）肠炎型：以呕吐、腹痛、腹泻或排黏液血样便为特征。第307条"少阴病，二三日至四五日，腹痛，小便不利，下利不止，便脓血者，桃花汤主之"；第371条"热利下重者，白头翁汤主之"。

（6）痈型：在皮肤侵入处有痈形成，表面复有黑色痂皮，易发生坏死而成溃疡、炭疽，痈的周围有暗红色浸润，局部淋巴结肿大。第85条"疮家虽身疼痛，不可发汗，汗出则痉"。

（7）脑膜炎型：一般继发于其他类型而有败血症者，常在病程数日后出现脑膜刺激征。第14条"太阳病,强背强几几(颈部抵抗感),反汗出恶风者,桂枝加葛根汤主之";第31条"太阳病,项背强几几,无汗恶风,葛根汤主之"。

鼠疫各型通过恰当治疗,只要能度过第1周,多数患者的全身症状会逐渐消失,出血停止,加强饮食调理即可康复。《伤寒论》所述预后与鼠疫的预后颇多一致,第8条"太阳病,头痛至七日以上自愈者,以行其经尽故也。若欲作再经者,针足阳明,使经不传则愈"。而且,还记述了六经病的"欲解时"(详第9条、193条、272条、275条、291条、328条),论述了"欲愈候",如第58条、270条、278条、288条等。

少数鼠疫患者因病重或失治误治等,往往会因败血症、心衰、休克及弥散性血管内凝血而死亡,《伤寒论》则有"不治""难治""死"等多处论述,如第178条、210条、246条、133条等。

三、首推流感的三大原因

1. 常见病还是"非常之疾" 把伤寒当做克罗米亚–刚果出血热或鼠疫的学者,有一个理由是《伤寒论·序》说过"卒然遭邪风之气,婴非常之疾",从而认为"伤寒"是一种不常见的病。其实,这可能恰恰是误区,《伤寒论》之所以能够有效地指导临床,只有总结于一种常见病才好理解。

有史以来,感冒是人类最常见的疾病,几乎人人都难以幸免,而且每人一年都要得上好几回。据加拿大职业卫生与安全中心等机构统计,成年人每年平均会有2~3次感冒,而小孩则有5~7次,多者几乎月月感冒(图2-1)。感冒在英文中称为"common cold",直译成中文就是"常见冷"。这一说法来自于感冒的症状跟人处于寒冷状态时相似,许多人认为它就是寒气及体的后果。另一个与感冒分不开的疾病是流感(influenza),该词起源于意大利语,意思是影响,原来指异常星相的影响,后来也跟寒冷联系在一起,病名改称influenza del freddo,即感冷,"冷的影响"。

感冒一词的意思是冒风感寒,"冒"者,浅也,"感"者,受也,感冒就是人体受寒气入侵浅表所发生的疾病。在人们认识不到感冒的真正病因时,他们只能猜想"风邪寒气"入体导致。这大致还是对的,因为寒冷刺激导致抵抗力下降,各种病原得以致病。感冒如此常见,而且古代医家无法分辨它和人体发生其他一些更为严重的疾病之间的关系,因此误以为它与各种严重的疾病一脉相承,这可能就是《素问·热论》构建"六经分证"判断"伤寒"病程的原因。鉴于感冒的常见性,《黄帝内经》的作者不自觉地将其扩大化,把各种热病都归之为"伤寒"(《素问·热论》称"人之伤于寒也,则为病热"),张仲景心领神会,撰《伤寒论》几乎把寒冷当作百病基础,这可能就是其中的历史渊源。

2. 伤寒与流感的季节性特征 古代医家把感冒跟寒凉联系在一起,原因之一就是感冒发生的季节性,它在冬季更常见,在夏季则减少,高峰季节的发生率可以数倍于低发生季节。因此,我们不难理解为什么《黄帝内经》会把夏季发生的疾病归罪于冬季寒冷侵袭而藏于身这种说法。图2-2是英国学者针对英国在1970—1989年发生的感冒的季节性分布的总结。

这种分布规律是全球性的。在南半球,其冬夏时节与北半球相反,感冒(包括流感)的季节分布同样呈冬高夏低的趋势,而在热带地区,这种趋势就不那么明显。图2-3是英国学者对全球A型流感爆发的统计,在南半球,爆发的高峰集中在7月,而北半球则在1月。

第二章 《伤寒论》的辨证论治体系

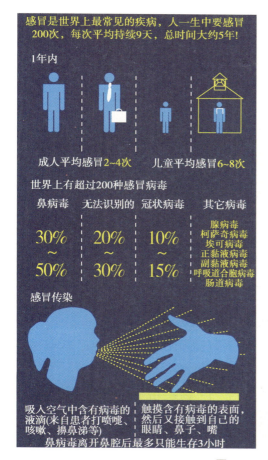
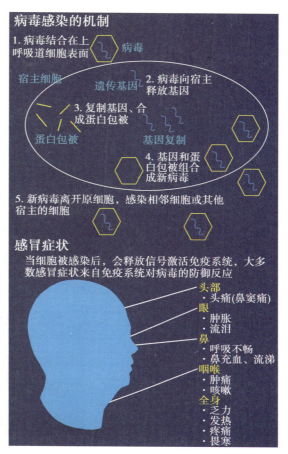

图 2-1 感冒相关数据图

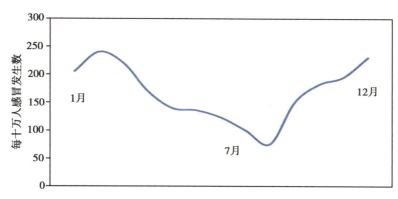

图 2-2 英国 1970—1989 年感冒发生率的季节性分布

当然，并非所有能引起感冒的病毒都呈典型的感冒季节分布。比如最常见的鼻病毒，尽管也能在秋季爆发，但它的主要活动时间是春夏两季，每年的高峰爆发时间在 5~6 月间；副流感病毒，其中最常见的 3 型爆发高峰在 5~7 月，而另外不那么常见的 1 型与 2 型则在 9~11 月；引起手足口病以及感冒的肠病毒则主要是在 5~6 月爆发。各种常见引起感冒或者上呼吸道感染（简称“上感”）的病原的季节性分布见图 2–4。

50
1月
7月
12月
各带各月流感暴发比例
北半球
0
南半球
50
30℃以上
30℃以内

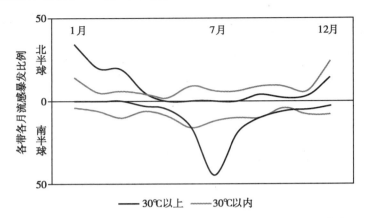

图 2–3　A 型流感在全球的季节性爆发分布（1964–1975 年）

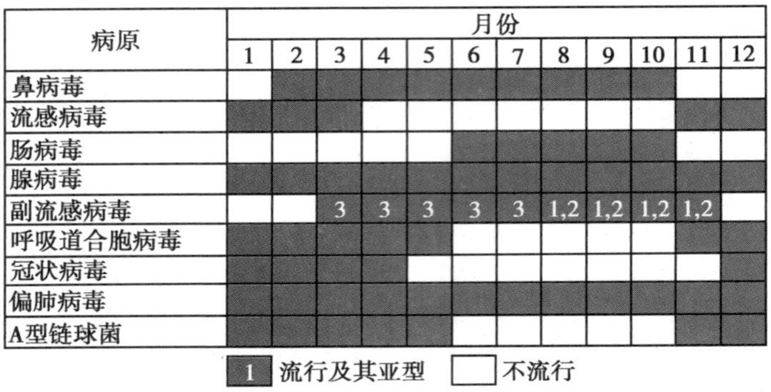

病原
月份
1
2
3
4
5
6
7
8
9
10
11
12
鼻病毒
流感病毒
肠病毒
腺病毒
副流感病毒
3
3
3
3
3
1,2
1,2
1,2
1,2
呼吸道合胞病毒
冠状病毒
偏肺病毒
A型链球菌
1
流行及其亚型
不流行

图 2–4　上感常见病原的季节性分布

对于流感病毒的这种季节流行特点，有人曾给出过各种解释，诸如冬季人们总是更多地待在室内，学童们过完暑假都返校集中上课，日照偏少削弱人的免疫系统功能等，但都因缺少说服力而未获得公认。

一般而言，流感病毒在 5~20℃之间更易扩散，而 30℃以上就难以传播了。实际上，流感病毒的存活力既取决于温度，也取决于湿度。当相对湿度低至 20%~30% 时，流感病毒可迅速传播，而接近 80% 时就能阻止其传播。有人发现室内相对湿度较高就能使流感病毒灭活，而将其置于相对湿度 23% 或以下的室内，仍有 70%~77% 的病毒颗粒保持感染力，当相对湿度升至 43% 左右时，只有 14% 的病毒颗粒能感染细胞。

虽然以上结论可以解释为什么流感病毒在温带地区的冬季流行，但却无法解释为什么流感病毒也在热带地区的雨季流行。原来，流感病毒存活力还取决于温湿度对带毒者排出痰液的影响。痰液中携带的流感病毒在相对湿度接近 100% 或低于 50% 的环境中都能保持最高活力。有人将甲型流感病毒置于模拟痰液中，发现低湿度下痰液完全挥发，病毒在干燥环境中生存良好。中等湿度下痰液部分挥发但不完全，使病毒暴露在高盐及高蛋白痰液中而失活，而在高湿度下，痰液不挥发，盐及蛋白浓度不变，病毒存活力也不会降低。见《中国科学报》“前沿拾趣”栏目 2013 年 10 月 9 日第 5899 期。

3. 流感的综合征　事实上，感冒是一种病毒性疾病，其分布如表 2-1。

表 2-1　感冒的病毒性病原分布

病毒中文	英文	致病比例	发现确认
鼻病毒	rhinovirus	30%~50%	1956
冠状病毒	coronavirus	10%~15%	1965
流感病毒	influenza virus	5%~15%	1933
呼吸道合胞病毒	respiratory syncytial virus	5%	1956
副流感病毒	parainfluenza virus	5%	1959
腺病毒	adenovirus	<5%	1953
肠病毒	enterovirus	<5%	1955
偏肺病毒	metapneumovirus	未知	2001
未知病毒		20%~30%	未来

注：源于 T.Heikkinen & A.Järvinen Lancet 2003；361：51-59

如上表，感冒是数种病毒感染的集合（即使流感病毒也有很多亚型），虽然都叫做感冒，但病因不同，发生发展也未必一样，但其治疗与预后有极大的共同性。感冒在医生那里常常诊断为上呼吸道感染（简称"上感"），虽然听起来更为正式，却并不完全准确。上呼吸道的感染不仅由这些常见的感冒病毒引起，还可以由其他的致病细菌与病毒引起，上感的概念比感冒要广，感冒只是其中的一类疾病。从历史发展的眼光来看，感冒在古代的确就是上感，从症状学上鉴定出来的感冒要包括那些细菌性的上呼吸道感染，比如溶血性链球菌引起的猩红热与喉炎等。这些细菌感染的病情发展也跟感冒相似，对于古代医家来说，将它们跟感冒区分开来既无理论价值，也无实际效用。古人认为感冒如果不及时治疗，会导致更为严重的疾病并非没有道理，以引起感冒的肠病毒为例，轻者只有感冒症状，重者可以引起脑炎、脑膜炎、心肌炎等严重疾病。研究者一度将肠病毒的伊科病毒命名为细胞毒性孤儿病毒（ECHO 是这一命名的简称），以期望找到相应的典型临床表现后重新归类，但最终因它们缺乏典型临床表现而归为一类。对于细菌性的上感而言，比如猩红热，如果续发菌血症，可以到达内脏各个器官产生严重的并发症，可以危及生命。

这似乎进一步表明，为什么有人认为《伤寒论》中的伤寒是广义的，即一切外感病的总称。因为感冒源于多种病毒感染，且并发症、合并症众多，在那样的年代，能够处理好感冒尤其是大流行时期的危重型感冒，确实可以基本应对各种传染病。

四、流感有寒温之别

有时候，医学规律也许隐藏在历史的表象之后。我们设想一下，假若《伤寒论》揭示的是流行性感冒的证治规律，而《温热论》的"温邪上受，首先犯肺，逆传心包"也阐述的是流行性感冒的话，那么为什么二位大师却一"寒"一"热"从两个不同的角度来辨证论治同一种疾病，并采用截然相反的理法方药？

1.《伤寒论》与《小品方》诊疗伤寒之异　《伤寒论》诊疗伤寒以从风寒束表的发热、恶风寒、头身强痛为典型症状开始的，治以辛温。六经传变诸证中，除阳明实热和少阴热化外，方治亦主要以辛温和温热为大法。但仲景之后医家陈延之的《小品方》，对天行伤寒的认识和方治却有明显不同。《小品方》（辑佚本）卷六共辑有"治冬月伤寒诸方"28首，其中见于仲景的伤寒方仅一首"白虎加人参汤"。28方中以辛温药为主的仅5方，5方中无一用附子，而多以黄芩、连翘、石膏、麦冬、鳖甲等清热养阴药为主组方。尤其值得注意的是，《小品方》治伤寒诸方所主治之证，提及热毒、阳毒有6次，提及斑疹2次，这是仲景六经病所未见者。此外，在28首方中，仅一方说明"治春夏天行伤寒，以茅根为主药"；一方言"治伤寒热毒""兼治天行"，重用漏芦、连翘、黄芩、大黄，兼用麻黄。与此形成对比的是，同卷"治春夏温热病诸方"共辑有8方，其中5方标明治天行瘟疫（内有3方说明发病季节是春夏、夏月），症状多以头痛壮热、四肢烦痛，发斑出疹、渴饮为主。

以上是否表明，南北朝时期，伤寒的好发季节已从仲景时期的冬季转为春夏？其主要病种从仲景所常见的以寒邪犯表或直中为特征的寒疫，变异为以壮热、烦渴、出斑疹、身烦痛为主要特征的温疫？其治疗亦从仲景时期的以辛温为主变为辛凉，尤其是寒凉为主，仲景伤寒方大都不被采用。或许正因为伤寒在六朝已不是主要病种，故而陈延之于《小品方》中极力阐析伤寒与时行瘟疫的区别，《伤寒论》在南北朝开始受冷落，到了隋唐时期（正值我国气候史上的温暖期），《小品方》被官府定为学医必读之书，而孙思邈则有"江南诸师秘仲景要方不传"之叹。

2. 寒疫与温疫之别　清道光十至十三年（公元1830—1833年），我国发生流感大流行，并蔓延全球。从中医文献记载看，这次流感性属温热。如李文荣（清乾隆至道光年间江苏丹徒人）《知医必辨·论吴又可〈温疫论〉》曰："（道光）十二年大行瘟症，得病即壮热非常，神糊妄语，甚则发狂，稍服燥药，立见致命，服犀角地黄汤则愈。此温症也，阳毒也。"陆以湉（浙江桐乡人）《冷庐杂识·学医宜慎》亦有类似记载："道光癸巳仲秋，三弟以灏年十五，患伏暑症，初见发热、恶寒、头痛，延同里某医治之。某医道负盛名，诊视匆遽，误谓感寒，用桂枝、葛根、防风等药二剂，而神昏肢冷。余时方自郡城归，更延茅平斋治之，以为热邪入里，用生地、玄参、银花、连翘、竹叶等味，竟不能瘥。人皆归咎于茅，而不知实倵于某也。"

与此相反，1957年的流感世界大流行，我国大部分地区被波及，中医药界对该次流感的治疗经验是"宜用辛温"，多以仲景方取效。明清文献亦有寒疫的记载，如清徐延祚《医粹精言》卷四引《崇祯甲戌篇》："大兵之后，人民流离，元气馁弱，忽值大寒暴雪，寒疫之病日见其多，类皆面赤发热，口渴神离，因以参附而奏效者，指不胜屈。"从所记病因、症状和方治疗效看，此次疫情亦有可能是寒性流感。

建安伤寒、崇祯甲戌年（公元1634年）寒疫以及1957年的寒性流感均发生在寒冷气候条件下，须治以辛温、温热。而19世纪上半叶气候较温暖，中医文献所载大多为温热病，1830—1833年的流感亦属温热性质，须治以辛凉、寒凉。流感的寒温与气候及病毒株型的关系有待探讨，但流感有寒性与温性之别似乎可以肯定，建安年间发生的流感无疑主要是寒性流感。

何廉臣等的校勘《通俗伤寒论》："春应温而反寒，夏应热而反凉，感此非时之寒为寒疫；秋应凉而反热，冬应寒而反温，感此非时之暖为温疫。此皆四时之常疫也，通称时疫。近世寒疫少，温疫多。医者尤宜注意。前哲吴坤安曰：'治时疫，当分天时寒暄燥湿，病者虚实劳逸，因症制宜，不可执泥。如久旱天时多燥，温疫流行，宜清火解毒，忌用燥剂。久雨天时多湿，民多寒疫，或兼吐泻，宜燥湿散寒，忌用润剂。此治时疫之正法也'。"

第二节 广义伤寒与狭义伤寒

一、广狭义伤寒来自温病学家与伤寒学家的门户之争

医学进步的一个重要标志是学科分化。与所有学科分化一样，"温病学"从"伤寒学"里分化出来就始终伴随着：一方面是中医学的进步，另一方面是激烈的门户之争，或者说地盘之争。由于传统文化中逻辑学和实证科学的薄弱，寒温之争（温病学诞生与成长的历程，以后章节将深入探讨）从一开始就成为自说自话的平台，各为所属，既缺乏公正裁判的规则，也无法洞察造成分歧的内在本质。

事实上，在温病学说脱颖而出之前，《伤寒论》就是彼时的"疫病（外感病）学"，也是唯一的学说；温病学派自立门户本质上是为疫病（外感病）的临床和理论探索扩展了空间，虽然它的目的只是为了羽翼"伤寒"，但它仍然研究的是"疫病（外感病）学"。后者的理法方药是前者的增补，两者最大的不同是辨证体系的不同：一是六经辨证，一是卫气营血、三焦辨证，而这恰恰只是对于传变模型选择和修饰过程的不同，本质上并无大的区别。

二、伤寒学家：广义伤寒等于外感病

1. 对"伤寒"的诠释　有人认为，仲景书中的"寒"字应该解为"邪"，可从先秦诸子之书中找到佐证。例如，《孟子·告子章句》有这样一句话："吾退而寒之者至矣。"其大意是说，我和大王相见的时间太少，我一退隐回家，"寒之者"就涌到他身边。联系上下句可以判断，所谓"寒之"意指正义的反面——邪（恶）。《孟子》书中还有一句话，即"寒者致瘀"，这个"寒"字亦应理解为"邪"字更确切。总之，在仲景时代，"寒"字与"邪"字可以通用，可以互释。因此，伤寒之义可归纳为五：

（1）严冬感受风寒而发病：《伤寒论·伤寒例》所谓"冬时严寒……触冒之者……中而即病者，名曰伤寒"。

（2）严冬之寒冷损及人体，耗伤正气，正气内虚，而在不同的季节触冒外邪而发病：即《黄帝内经》所谓"夫精者，身之本也。故藏于精者，春不病温"（《素问·金匮真言论篇》）；"冬伤于寒，春必病温"（《素问·阴阳应象大论篇》）之义。

（3）春、夏、秋三季非时之寒感人而即病者：以上均为狭义"伤寒"。

（4）寒者，邪也：四时之气与六淫之邪皆能为病，而寒邪"最成杀厉之气"（《伤寒例》），故以类相从，凡是"外感病统称为伤寒"。

（5）内伤病候类似外感者：即某些内伤杂病反映于外之恶寒（振寒）发热等表现，如前面例举的茵陈蒿汤证，在未发生黄疸之前表现为"寒热"（《金匮要略·黄疸病》篇第13条）。

以上5点综合分析，可以得出结论：《伤寒论》许多条文所冠的"伤寒"之义，既可

能是广义伤寒（泛指外邪），也可能是狭义伤寒（外感风寒），但多数是广义伤寒之义。同时也可以判断《伤寒论》中有许多温病内容，这些内容仲景没有明文，我们只能去意会。

2. 对《伤寒论》的理解

（1）《伤寒论》是否包含了温病，有没有治疗温病的方药和治则？

（2）六经辨证能否诊疗温病？

（3）《伤寒杂病论》将"伤寒"与"杂病"并称，可见《伤寒论》中的伤寒即为外感病，否则不可与"杂病"并列。

3. 其他医家观点引证

（1）《素问·热论》："今夫热病者，皆伤寒之类也。""凡病伤寒而成温者，先夏至日者为病温，后夏至日者为病暑。"

（2）《难经·五十八难》曰："伤寒有五，有中风，有伤寒，有湿温，有热病，有温病。"

（3）《小品方》云："伤寒是雅士之辞，云天行温疫是田舍间号耳。"《肘后方》云："贵胜雅言，总名伤寒，世俗因号为时行。""伤寒、时行、温疫名同一种耳，而本源小异。"因此，"一切感证，通称伤寒。"

（4）《世补斋医书·伤寒方论》："伤寒犹宁国、嘉兴之有府，伤寒病犹宁国、嘉兴之有县，宁国之兰陵、泾县亦称宁国，嘉兴之平湖、秀水亦称嘉兴，以其府属之同也……依但知吴地，吴之有江宁府，亦有江宁县也。江宁县即《伤寒论》之伤寒也，其上元六县则《伤寒论》中之风也，温也，热也，湿湿也。""伤寒必化为热，而温之必本于寒，病即来自伤寒，是当从病之来路上立论，《论》即从病之来路上命名。"因此，"温热之病本隶于《伤寒论》中，而温热之方并不在《伤寒论》外"。

（5）清代医家雷丰《时病论·附论》中《伤寒书统治六气论》："汉长沙著《伤寒论》，以治风、寒、暑、湿、燥、火六气之邪，非仅为寒邪而设……其伤寒之书，能统治六气者，可无疑矣。凡学治时病者，必须读仲景《伤寒论》，参读时贤之书，考古酌今……若不读仲景之本，而专读时贤之书，其所谓舍本逐末矣。"

（6）清代医家俞根初《通俗伤寒论·伤寒要义》："伤寒，外感百病之总名也。有小证，有大证，有新感证，有伏气证，有兼证，有夹证，有坏证，有复证。传变不测，死生反掌，非杂病比……一切感证，通称伤寒"。

三、温病学家：伤寒无广义

早先，姜元安、邵学鸿在《北京中医药大学学报》相继发表了"论'伤寒'无广义与狭义之分""伤寒无广义"的论文，结合他们的观点和一些温病学家的见解归纳于下：

1.《黄帝内经》原旨为狭义伤寒 《黄帝内经》中，除了《热论》专篇论述伤寒热病外，论及"伤寒"者尚有四处。伤寒是寒邪伤阳，所以"身寒"为主，但寒邪郁闭阳气则会变为以发热为主的热病。

（1）《素问·刺志论》"气盛身寒，得之伤寒；气虚身热，得之伤暑。"就此可知，"伤寒"是相对于"伤暑"而言的，伤寒与伤暑两者有寒热之异。

（2）"今夫热病者，皆伤寒之类也"并非只有"伤寒"，也不是同义概念。《素问·水热穴论》说："人伤于寒而传为热，何也？……夫寒盛则生热也。"强调了感受寒邪而致热病的机制。基于同样的认识，《伤寒论》第 3 条提出了"太阳病，或已发热，或未发热，必恶寒……名为伤寒。"

（3）《黄帝内经》中"冬伤于寒，春必病温"，《灵枢·论疾诊尺》则云："冬伤于寒，春生瘅热。"说明伤寒是以病因而命名的疾病，如同"病温""病暑"；"凡病伤寒而成温者"只是"伏气温病"的成因之一，并非伤寒包含所有温病。

由此可见，《黄帝内经》从两个方面谈到"伤寒"：一是从所感邪气的角度而言，二是从所生疾病的角度而言。由寒邪直接引发热病者，为伤寒病；由寒邪内伏，至春而发者为温热病。《素问·热论》中所论述的则是感而即发的伤寒病，而"凡病伤寒而成温者，先夏至日为病温，后夏至日者为病暑。"

2.《难经》"伤寒有五说"并无依据　《黄帝内经》所论"伤寒"是指相对于温病及暑病的伤寒病，而《难经》没有将《黄帝内经》论"伤寒"时的所感之邪与所发之病区分开来，就从疾病角度提出了"伤寒有五"，使伤寒病有了广义与狭义之分。但《难经》的"伤寒有五"仅属一家之言，既无进一步深入论述，亦无相关佐证，不足为据。

3.《伤寒论》仅探讨狭义伤寒证治　张仲景在继承《黄帝内经》《难经》《阴阳大论》等学术思想与理论的基础上撰写《伤寒杂病论》，虽然《阴阳大论》已经亡佚，但《阴阳大论》对伤寒病的明确阐述，可以从《伤寒例》所援引《阴阳大论》中得以再现："冬时严寒，万类深藏，君子周密，则不伤于寒。触冒之者，乃名伤寒耳。其伤于四时之气，皆能为病，以伤寒为毒者，以其最成杀厉之气也。"因此，冬伤于寒，感而即发的外感热病就是《黄帝内经》所谓的伤寒病。至于伤寒病之外的其他外感热病，包括冬时感寒所发的伏气温病以及感受四时不正之气或时行邪气所致的各种温热疾病，与伤寒病完全不同。并批评了确立广义伤寒的三个依据：

（1）对于《伤寒论》中有温病之说（"太阳病，发热而渴，不恶寒者为温病"），作者认为此温病只是"冬伤于寒，春必病温"的"伏气温病"之一（伤于寒者），且并无相应的理法方药。仲景在此仅作鉴别之用，并无专门论述其发病规律及辨证用药。

（2）对于《伤寒论》中有中风及中暍等病证，认为中风和中暍虽无伤寒寒证的六经传变规律，但疾病的发生必然在经脉和脏腑实体上，因此采用六经辨证未尝不可。

（3）认为在《黄帝内经》与张仲景时代，并无以内外因把疾病分为外感和内伤的举措。因此，《伤寒论》中的病证不仅有发热的外感疾病，亦有无发热症状的外感病证，即所谓的内伤病证，如虚寒证，而阳虚的机制终归是由寒气伤阳造成的。

第三节　六经与六经辨证

一、六经涵义的后世演绎

六经是《伤寒论》中最基本的概念。自宋代朱肱在其《类证活人书》中首次将《伤寒论》三阴三阳称为"六经"以来，有关"六经"的涵义及其实质一直是各学者聚讼的焦点，众说纷纭，莫衷一是。

1. 人体组织体系

（1）经络说：最具代表性的当为宋代朱肱《类证活人书》，谓"治伤寒先识经络，不识经络,触途冥行,不知邪气之所在",并绘制足六经"经络图"。金元时期的成无已在《注解伤寒论》中也持此观点。他们认为《伤寒论》的六经病证就是经络的病变。

(2) 脏腑说:明朝李时珍在《本草纲目》中说:"麻黄汤虽为太阳发汗重剂,实为发散肺经火郁之药也,桂枝汤虽为太阳解肌轻剂,实为理肺救肺之药也。"清初高学山在《伤寒尚论辨似》中说:"足太阳与手太阴同治皮毛之合,则肺部所辖之胸中,原为太阴阳气之公署。"他在《太阳经总说》中又说:"按太阳本气,从肾中之真阳,温胃储胸,乘肺德而外托于周身,以御冬令寒气。至肾阳之分贯于他脏腑者,各另开门,而自出其经络,与太阳之表气相会,以分御三时不正之气。要皆从太阳之化而俱谓之曰卫气者,护卫之义也。其阴则从胃府之津液,化赤为血,又尽血中之精华,与气俱行,而贯于经脉之内,故不曰血而曰营者,盖经营于血中,环周而不休也。"鲁氏继承了李时珍的"脏腑说"观点,认为六经病的病理变化是以肺、心、胃、胆、脾、肝、肾等7个脏腑为基础的,而除此之外的病变都是延伸的。

梁启军认为,六经概念的最核心部分,是体现人体免疫态势趋向,以及"太阳""阳明""少阳""太阴""少阴""厥阴"的核心器官与其相关空间(正气祛邪外出而离开实体组织的趋向空间),包括体外、呼吸道及肺腔、膀胱腔(太阳对应空间),胃腔及上消化道、大肠内腔(阳明对应空间),胆腔及其他细小组织内部腔隙(少阳对应空间),小肠内腔(太阴对应空间),心腔、血管和肾腔(少阴对应空间),肝外(相对实体脏器);器官的形质是疾病所罹部位,器官的相关空间是正气祛邪欲出之处。这也是《伤寒论》只有太阳、阳明、少阳、太阴、少阴、厥阴经的原因,因为它们都是建立在确切的组织器官及相关腔隙基础之上的。对人体自体宏观免疫规律(态势)及其组织器官、组织器官腔隙解剖基础的科学认识是理解六经辨证和整个中医治疗科学性的关键。因势利导、扶正祛邪是张仲景《伤寒论》临床治疗思想的灵魂。

(3) 脏腑经络说:吴润秋通过《伤寒论》与《灵枢·经脉》篇原文进行对比分析后认为:六经就是十二经络及所属脏腑,其中包含了表里、阴阳、气化、层次、阶段等因素。并认为"关于六经实质的各种观点皆可统一于此"。

(4) 六区地面说:柯韵伯批评"叔和不知仲景之六经,是经界之经而非经络之经,妄引《素问·热病论》(按:当作《热论》)作《序例》以冠仲景之书,而混其六经之症治"。在《伤寒论翼·六经正义第二》中说:"夫仲景之六经是分六区地面,所赅者广,虽以脉为经络,而不专在经络上立说。凡风寒温热,内伤外感,自表及里,有寒有热,或虚或实,无乎不包,故以伤寒、杂病合为一书,而总名《伤寒杂病论》。所以,六经提纲各立一局,不为经络所拘,弗为风寒划定也。"提出"腰以上为三阳地面,三阳主外而本乎里""腰以下是三阴地面,三阴主里而不及外"。尤在泾在《伤寒贯珠集》中也说:"人身十二经络,本相联贯,而各有畔界。是以邪气之中,必有所见之证与所见之脉。"柯、尤二氏的观点是从外部横向、大面积地看待六经病证的。

(5) 六经形层说:程郊倩在《伤寒论后条辨》中说:"经,犹言界也。经界既正,则彼此辄可分疆。经,犹言常也。经常既定,则徒更辄可穷变。六经署而表里分,阴阳划矣。凡虚实寒温之来,虽不一其病,务使经署分明,则统辖在我,不难从经气浅而浅之,深而深之,亦不难从经气浅而深之,深而浅之可也。"程氏的观点是从外部纵向、小面积地看待每一经病证,由六区地面说演化成六经形层说。

（6）藏象模型说：田文医师研究《伤寒论》临床时间特点指出："《伤寒论》治病用药、诊病防病均注重时间性。全书397条，与时间有关的就有一百余条，其核心为六经辨证，六经的实质是古人认识到的人体生理病理时间节律。"许济泽先生曾经提出六经是藏象的观点，非如此就不能解释古人"六经钤百病"的观点。孙小平等根据藏象内环境学说，认定六经实际上是一种藏象模型，是在某种程度上与五脏模型有区别的藏象模型。提出六经五藏藏象模型是中医藏象模型中最完善的一个，比五藏藏象模型和六经藏象模型更完善。六经五藏藏象模型认为：营气分为五藏，卫气分为六经，营卫合和共为六经五藏藏象模型。

2. 病理机制体系

（1）气化说：六经气化学说是我国古代治《伤寒论》之学的一个重要学派，系统形成于清代，这个学派的代表有张隐庵、陈修园等人。金元时期的刘完素、张子和等对《伤寒论》六经与六气的关系早有论述。至明张景岳研究运气时，提出了人身脏腑经络与天之六气标本中气的关系，给清代《伤寒论》气化学说的研究奠定了理论基础。陈修园在《伤寒论浅注》中说："六气本标中气不明，不可以读伤寒论。"不仅把经络、脏腑的病变包括在内，而且将六经病证提高到天人相应的高度，使经络、脏腑经络等观点更深化了一步。清代的张志聪、张令韶运用标本中气理论全面诠释《伤寒论》，形成了较为系统的六经气化学说。以六气为本，六经分主六气，以此来揭示六经病的病理特性，并为确立治疗大法提供依据。后经陈修园、黄元御、陆九芝等医家完善补充，六经气化学说渐臻成熟。认为人类生活在大自然之中，其经络、脏腑、气血等无不受自然界的影响。而人类的经络、脏腑的功能活动则以气化的形式进行着，气化活动能够适应自然界的变化则无病，不能适应则发病，其病变的表现就是六经病证。郝印卿认为：解释《伤寒论》六经，应将脏腑、经络、气化三者有机地结合，其中脏腑、经络是物质基础，气化是脏腑、经络生理功能和病理变化的概括。

（2）邪正斗争说：祝味菊在《伤寒质难》中说："太阳之为病，正气因受邪激而开始合度之抵抗也，阳明之为病，元气愤张，功能旺盛而抵抗太过也，少阳之为病，功能时断时续，邪机屡进屡退，抵抗之力不能长相济也，太阴少阴之为病，正气怯懦，全部或局部之抵抗不足也，厥阴之为病，正气相搏，存亡危急之秋，体工最后之抵抗也。"把六经病的发病归结于正气抗邪能力的五种不同程度。

（3）阴阳胜复说：时振声认为，"六经辨证是从大量的临床实践中，以阴阳相互消长来说明急性热性病的动态变化，同时贯穿于整个急性热性病的全过程。不应单独局限在某个脏腑，或某条经络的损害上来看问题，否则就不能全面地反映出急性热性病的辨证规律。"伤寒六经的主要证候是阴阳消长胜复的具体表现，用阴阳胜复来解释伤寒六经辨证是从整体出发，从动态变化看问题，比较符合外感病是全身性疾病，外感病有阶段性这两个特点。

（4）病理层次说：郭子光认为：六经是患病肌体阴阳失调后，依据其阴阳失调的程度（即期阳量的大小）而划分的六大病理层次，这六大病理层次里面又可分为若干较小的病理层次，将这种小的病理层次的反应和针对其治疗的方药联系起来就构成了汤证。

（5）神经系统兴奋抑制说：王氏根据巴甫洛夫学说，认为身体内外受到邪气的刺激，神经系统兴奋和抑制太过，就会出现病理变化，《伤寒论》六经，就是这种神经兴奋、抑制的病理变化不同类型的代称。

（6）病理神经动态说：朱式夷认为：《伤寒论》六经代表着疾病类型矛盾运动的不同病理神经动态。太阳属初感期，呼吸系型，机体抑制期；阳明属机体兴奋期，以胃肠系兴奋型为主导；少阳属功能紊乱期，消化紊乱型为主导，机体由兴奋向抑制过渡；太阴属功能抑制期，以消化抑制型为主导；少阴属功能衰竭期，循环系或心型；厥阴属中枢衰退期，脑型。日本牧角和宏也从病态论的角度概括六经。

（7）疾病规律说：孙泽先认为：《伤寒论》六经不是六个独立的病，也不是六个孤立的证候群，它是疾病变化之中具有不同性质的六个环节，这六个环节分别标志着正邪力量对比的全部过程，从而概括出疾病发生发展的一般规律。

（8）全息说：齐凤军认为，以太阳病证、阳明病证、少阳病证形成阳性全息相关系统，以太阴病证、少阴病证、厥阴病证就形成阴性全息系统。三阳病证系统以六腑病变为基础，多属阳证、热证、实证；三阴病证系统以五脏病变为基础，多属阴证、寒证、虚证。于是，六经辨证将经络、五脏六腑病变全息集成。

（9）营卫论：徐培平等认为，外感病的发病传变的实质是营卫失调。六经病是对六经调节表里内外营卫出入分布的"开、阖、枢"功能失常，邪与营卫相争，脏腑气血津液功能紊乱所产生的一系列证候的归纳和总结，同时也反映了外感病由浅入深、由表及里，邪正相争，虚实转化的病理过程。

（10）炎症反应综合征：郭任等通过对伤寒六经病变本质特点的分析，认为伤寒六经病变之实质即为六类综合征，太阳病、阳明病、少阳病、太阴病、少阴病、厥阴病的实质分别即毒血症等、菌血症等、全身炎症反应综合征（SIRS）、弥散性血管内凝血（DIC）、休克、多器官功能障碍综合征（MODS）。李丽娜等也提出，伤寒六经病证描述的是由全身炎症反应综合征、急性肺损伤到多脏器功能障碍综合征的进展规律。三阳病尤其是太阳病是疾病初期，被认为处于感染而致全身炎症反应，尚未对脏器造成器质性损害的阶段。而进入三阴病，尤其是少阴病以后，则有明显的脏器受损的表现，出现但欲寐（嗜睡）或烦躁不安、脉微欲绝、四肢厥逆、息高、下利、动血等症状，这是一个典型的休克中后期表现。

3. 临床表现体系

（1）证候群说：自陆渊雷在《伤寒论今释》中提出证候群说之后，不少医家均推崇其说，如任应秋认为：三阴三阳是6个不同类型的证候群，随患者肌体的不同面出现，亦随着肌体对疾病不同的适应力而随时演变着，不能孤立地看待它。杨麦青、全选浦、梁华龙均认为六经病就是6类证候群。

（2）六病说：赵锡武认为"六经当为六病"，《伤寒论》只有太阳病、阳明病之称，并无太阳经、阳明经之说，而病与"经"是本质绝不相等的两个概念，前者是病理概念，后者为生理概念，《伤寒论》六经（六病）是为划分证候而设，无病则"六病"不复存在。六病的阴阳是用以说明疾病的属性，它是由病势、病位、病体决定的，包括表里、寒热、虚实的内容。翁超明也认为，六经辨证实质上是定位、定性辨证，是六病。经络的病象只出现于循行部位及其所属的脏腑，六病的表现则是全身的。

（3）阶段时期说：章次公认为：《伤寒论》六经代表着外感疾病发展变化的不同阶段。黄文东认为：太阳病为前驱期症状，阳明、少阳病为进行期症状，太阴、少阴病为病重期症状，厥阴病为危险期症状。

4. 辨证纲领体系

（1）八纲说：明朝方隅在《医林绳墨·伤寒又论》中说："抑尝考之仲景治伤寒著三百九十七法，一百一十三方，观其问难，明分经络施治之序，缓急之宜，无不反复辨论，首尾贯赅，如日月之并明，山石之不移也。虽后世千方万论，终难违越矩度。然究其大要，无出乎表里、虚实、阴阳、寒热八者而已。若能究其的，则三百九十七法，撩然于胸中也。"这种八纲说将伤寒病归入了八纲辨证的范畴。

（2）辨证纲领说：《伤寒论选读》综合、归纳六经学说诸家观点，从辨证论治角度，对《伤寒论》六经作了高度概括，认为六经作为辨证论治的纲领，概括了脏腑、经络、气血的生理功能和病理变化，并根据人体抗病力的强弱、病因的属性、病势的进退缓急等因素，将外感疾病演变过程中所表现的各种证候进行分析、综合、归纳，从而讨论病变的部位、证候特点、损及何脏何腑、寒热趋向、邪正消长及立法处方等问题。林涛则进一步论证了这一观点。

（3）六经辨证体系说：杨育周在其近著《伤寒六经病变》中提出了"六经辨证体系"说。这个学说综合了形态学、生理病理学、证候诊断学的概念，提出六经"是以脏腑、经络为中心"于人体部位的划分，由于这些部位与脏腑及脏腑气化功能所涉及的组织、器官的不同，在外邪侵入后，邪正交争的状况各有自己的特点，为临床的诊断和治疗提供了依据。部位的划分因深浅层次的不同，病邪侵入后亦自然具有深浅的差异。深浅的差异与生理病理有关。"阳明与太阴同居中土，为三阴之表""厥阴为少阳表里之脏，为阳热内布外达的枢纽""少阴为人体一身阳热之本原，是邪正相争生死存亡的最后关头"，所以六经排列的顺序应该是太阳、少阳、阳明、太阴、厥阴、少阴。六经不仅涉及因风寒而引起的病证的辨证问题，而且也涉及八纲、脏腑经络、气血津液等辨证问题。因此，杨氏认为伤寒论的六经辨证不仅是"辨证纲领"，而且更应该是"辨证体系"。

历来伤寒学家强调"伤寒之法可以推而治杂病""六经岂独伤寒之一病为然哉，病病皆然也"。山西老中医李可常用六经辨证治疗内科急危重症疑难病，他体会到"伤寒六经辨证之法，统病机而执万病之牛耳，则万病无所遁形"。

（4）高度综合体说：有学者认为：六经是人体在致病六因的作用下引起的"三阴三阳"之相关的脏腑、气化、经脉以及津、精、气血、阴阳失调的综合体现，包括了表里、寒热、虚实、经络、脏腑、营卫气血、邪正消长等，成为一种多种概念的高度综合体。

（5）理想模型说：瞿岳云认为：《伤寒论》六经分证实质，就是外感热病的六个理想模型，它反映了疾病不同阶段的主要矛盾和主要特征。

（6）时空说：岳美中认为：伤寒六经在生理和病理上都是时间和空间的综合概括，六经各有一定的病和当令之时，值其欲解时可不施治。近年来有人提出《伤寒论》三阴三阳是"时位"概念，就是一个时位辨证，对六经"欲解时"进行了解读，三阴三阳位序与六经"开、阖、枢"关系。《伤寒论》所承载的六经辨证论治体系，为中医药对外感病的辨治提供了理论和方法，仲景这种合阴阳脏腑经络气血等为一体，融时空变化为一炉的辨证思维，为后世各种辨证方法的创立奠定了基础。

（7）数学集合论说：杨培坤通过对《伤寒论》各种病理信息的探讨，发现数学上的集合论的各种关系，特别是它的求并、求交的两种运算，与中医学的整体观念和辨证论治的特点不谋而合，认为《伤寒论》蕴藏着集合论的数学思想。

（8）模糊聚类说：孟庆云认为：六经为六种模糊聚类分析，每一条经都是模糊识别，六经病是热性病过程中模糊聚类的群。

（9）关系说：田福玲从系统论出发，认为六经是人体内的六大关系，是六大本源性的关系（如太阳经中，膀胱、太阳经络、体表之间气、血、津升降出入，周流不息所形成的那种功能关系，而上述实体由这种功能关系化生，实体只不过是体现者而已），但是六经在描述上却带有强烈的病位即实体色彩，这是因为人体的功能、属性、行为不仅体现了本源性的关系，也体现了由实体所衍生出的关系。但显而易见的是，本源性的关系是首要的，实体衍生出的关系是次要的。没有必要因为其中夹杂着（这种夹杂是不可避免的，因为人体本身就是一个复杂的整体）由实体衍生出的关系，就否认六经本质上是本源性的关系。从另一个角度说，实体亦是由本源性的关系产生的，实体的关系不过是本源性关系进一步的派生物。关系是万物的终极原因，它决定了万物的产生、发展以及灭亡。六大关系衍生出实体，人体的各种功能、属性、行为就是本源性关系和实体关系综合成的外在体系。梁华龙也提出，六经辨证的实质是六因素分析，即病因、病性、病位、病时、病势、正邪盛衰等因素的辨析。

（10）层次说：梁华龙提出了六经层次学说。他认为从生理言，六经的循行部位有前后、内外的层次；从发病而言，有表里、浅深的层次；从病证而言，有轻重缓急的层次；从治疗而言有寒热、补泻的层次。虽言病在某经，也仍有部位深浅之别；太阳经证与腑证相较，则经证为表、为外，而太阳又为三阳之表，三阳又为三阴之表，三阴之中，太阴又为之表，这都是在同一基准下相较而言的。

5. 几点反思　以上，我们列举了古今对六经"实质"的探讨，内容不可谓不丰富，知识面不可谓不开阔，尽管分类并不明晰，但是可以看出，张仲景不愧为医圣，他的做派与后来者不同。

（1）研究对象不同：医学研究的对象是什么？毫无疑问，是人体，是疾病。张仲景《伤寒论·自序》写道："余宗族素多，向余二百。建安纪年以来，犹未十稔，其死亡者三分有二，伤寒十居其七。感往昔之沦丧，伤横夭之莫救，乃勤求古训，博采众方……为《伤寒杂病论》合十六卷，虽未能尽愈诸病，庶可以见病知源，若能寻余所集，思过半矣。"可见，他研究的是"伤寒病"，无论他当时对于"伤寒病"的理解是否正确。但是，我们后来的传人却一改本色，把研究对象从"病人"变成了书本，变成了张仲景和《伤寒论》。据统计，仅《伤寒论》一书考证发挥专著已逾千家，文章涉及者不计其数，不仅有关"六经"实质的考证如此之多，就连张仲景《伤寒论·自序》的真伪问题也聚讼纷纭，不一而是。

（2）研究宗旨不同：张仲景虽然"勤求古训"，但其独创性是毫无疑问的。后世医家却在"君子有三畏"的启迪下，"法宗仲景，方祖伤寒"，不但自己"述而不作，信而好古"，还怒斥别人"数典忘祖""离经叛道"。于是，因循守旧，故步自封，不求言之有"物"，但求言之有"据"，以经典的是非为是非，以忠于古人为自得，以阐发圣人为荣耀。

（3）研究方法不同：《湖南通志名宦者》记载："张机，长沙太守。时大疫流行，机精解医药，民赖全活者甚众。"可见，医生必须面向临床，从现实中获得真知。但是，自明清以来，考校风气盛行，影响到医学界，"束发就学，皓首穷经"者比比皆是，"不思现前事理，徒记纸上文辞"，埋头于经典著作的校勘、训诂、辨伪和辑佚，为了考证而考证，为了著述而著述，对一些虚无缥缈东西大做文章，争来吵去，莫衷一是。

（4）研究结果不同：不言而喻，张仲景的《伤寒论》以数万言之文，影响了中医学一千多年的临床实践。而研究《伤寒论》的著作汗牛充栋，结果让《伤寒论》成为中医学永远也无法跨越的高峰，尽管医药卫生的变化已经翻天覆地，临床实践的积累已经不能同日而语。看到以上对六经"实质"研究的丰硕成果，我不禁对自己的工作也为之汗颜，我们是不是在"恶搞"张仲景？但是我又想，如果中医学多了几个像张仲景这样的医学家，它还是这样的特色吗？

二、六经辨证的示范效应

在中医学四大经典里，张仲景的著作四居其二，为什么呢？因为《伤寒论》六经辨证的创立，宣告了中医临床医学的奠基与辨证论治模式（范式）的确立。

范式（paradigm）的概念和理论是美国著名科学哲学家托马斯·库恩（Thomas Kuhn）提出并在《科学革命的结构》（*The Structure of Scientific Revolutions*，1962年）中系统阐述的，它指的是一个共同体成员所共享的信仰、价值、技术等的集合。是常规科学所赖以运作的理论基础和实践规范，是从事某一科学的研究者群体所共同遵从的世界观和行为方式。在中医临床医学里，六经辨证就是这样一种范式，它与最早创立诊疗体系的人一起，被后世医家推上了神圣的殿堂。

1. 六经辨证与八纲辨证　《伤寒论》中的六经辨证，因其首创性，它所具备的各种要素都成为后世效法和挖掘的基础。后世研究表明，它综合了邪正阴阳、表里虚实、经络脏腑、营卫气血等内容，有机地结合成综合性的辨证论治体系。《伤寒论》中的六经辨证已具备了八纲辨证的雏形，"八纲"之间诸如寒热真假，表里虚实错综复杂的关系等已有论述。张景岳依据其定性分析，总结前人经验，明确提出了八纲辨证，他说"夫医者一心也，病者万象也，举万病之多，则医道诚难，然而万病之病，则各得一病耳……苟吾心之理明，则阴者自阴，阳者自阳，焉能相混。阴阳自明则表与里对，虚与实对，寒与热对。明此六变，明此阴阳，则天下之病，固不能出此八者。"继之，程钟龄则指出诊病总要，不外阴、阳、虚、实、表、里、寒、热八字，并详加论述，至此八纲辨证脱颖而出。

2. 六经辨证与脏腑辨证　有关脏腑病证的理论，虽在《黄帝内经》中已大量提及，但尚未系统地与治疗结合起来，仲景在《伤寒论》及《金匮要略》中，已将其证和治密切结合，具备了脏腑辨证的初级形态。以太阴阳明病为例，通过定位分析，判断何脏何腑的邪气盛衰，正气盈虚，从而确定病在某脏某腑。这里通过定脏腑之位，辨明脾胃的虚实病变，是脏腑辨证的明例。后世如刘完素的脏腑辨证理论及钱仲阳的小儿五脏辨证等，使脏腑辨证更加系统，从而演变成为今天的脏腑辨证理论。

3. 六经辨证与卫气营血、三焦辨证　《伤寒论》中有部分关于卫气营血的内容，也有关于三焦的内容，而《温病条辨》的三焦辨证中也采用六经辨证的内容。伤寒与温病其在命名时，前者是从感邪的角度，而后者是从病证的角度进行命名，都是对热性病的认识。无论六经辨证或是卫气营血辨证和三焦辨证，其共性都是依据邪气和正气的不同反应来判断疾病所处的时段。三焦辨证亦是在六经辨证定位分析的基础上建立起来的，《伤寒论》

已言及三焦之证，吴瑭则将温病的证候归纳于三焦之中。

4. 六经辨证与病因辨证　仲景虽未明确提及病因辨证，但在强调"遭邪风之气，婴非常之疾"的外因说同时，更注意强调内因，认为"不固根本，忘躯殉物，危若冰谷。"而《金匮要略》中的三因说则奠定了病因说的基础。对于外在六淫之邪的辨证，六经辨证起到了承前启后的作用。陈无择在仲景病因学说的基础上，重新论定了"三因说"。隋代巢元方的《诸病源候论》对病因学说也做出了巨大贡献，因此，现在的病因辨证，不仅有系统的六淫辨证，而且充实了情志劳逸饮食等内容，但不可否认，这仍旧是在六经辨证上逐步发展而臻于完善的。

5. 六经辨证与气血辨证　六经辨证虽然没有准确的定量标准，但其模糊集合式的综合判定气血量的多少、有无，脉象的频率、强度及症状的轻重程度，以及范围大小。在六经辨证过程中，对气血津液的盈虚、寒热，进行较为准确的辨证，其内容虽然疏星寥寥，但可见其气血津液辨证之一斑。

6. 六经辨证与经络辨证　张仲景在运用三阴三阳分证的同时，并没有舍弃《黄帝内经》中脏腑、经络分证等内容，以六经病综合脉证进行分析、归纳以确定病在何经，在《伤寒论》中以阴阳辨证作为六经病辨证总纲，以表里定病位，任何一经病证都有寒热虚实之变，运用脏腑经络辨证确定病在何脏何腑何经。

综上所述，《伤寒论》虽以六经辨证为法，但六经辨证必须靠其他诸种辨证方法的综合进行才能完成和体现出来；其他各种辨证方法的形成和发展，皆以《伤寒论》所用方法为渊薮。各种辨证方法都以因、性、位、量、时、势等因素的分析为内涵，而这些认识论的概念，是自三阴三阳六经衍生而来。因此说六经辨证体系既可以运用于外感病、又可以运用于杂病的辨证体系，是包括了其他各种辨证方法的辨证体系。

三、方证对应的崛起与辨病模式的弱化

疾病的诊疗路径可以从两个方向入手，一是辨病模式，一是辨证模式。其实，辨病比辨证更加契合临床急需，但是如上所述张仲景的六经辨证模式构建以来，其示范效应使辨证论治模式逐渐成为主要形式而显著强化，辨病论治却呈现弱化迹象。此种趋势在疫病（外感病）的诊疗过程中尤为明显，而其革新的意义特别明显。因为在疫病（外感病）的诊疗过程中，"辨病论治"注重的是每一个独特疾病发生、发展及转化的全过程，着眼于贯穿疾病全过程的基本矛盾。当今，随着对各种感染性疾病具体特性和病程的不断探索，我们越来越有必要将辨病论治与辨证论治相结合，以推动中医学术发展和临床疗效的提高。

纵观中医学术发展史，辨病早于辨证，辨病与辨证相结合奠定了中医学理论的基础。《黄帝内经》涉及病名有300多个，还专论临床各种疾病，把各种疾病分门别类冠于不同篇名的就有"寒热病""水肿""热病"等，并分别论述了各病的特异性致病因素和相互之间的鉴别诊断等内容。如心气虚、肾气虚、阳虚、气虚等一些证候名称，多在诸如"经脉篇""本神篇"等基础理论或相当于临床医学总论性的篇章中出现。因此从临床诊疗特征而言，整个《黄帝内经》以辨病论治为主、辨证论治为辅。被作为辨证论治经典之作的《伤寒杂病论》，也是先辨别六经之病，然后再辨证论治。故全书皆以辨某某病脉证并治为篇名，即先以六经病分类，列出病的总纲，再按具体病名分类，最后详尽地分析脉证，包

第二章 《伤寒论》的辨证论治体系

括传变、合病、并病、变证等的演变及预后，提出具体的治疗方案、方药和服法等，脉络清晰，完全是在辨病基础上的辨证论治。其中《金匮要略》作为杂病部分，更强调辨病为先。一篇之中并列数病脉证并治为篇名，如"肺痿肺痈咳嗽上气病脉证并治""血痹虚劳病脉证并治"等。书中所列病名，如中风、肺痈、消渴等，至今沿用。可以说，后世医家先辨病后辨证的理论阐述不胜枚举。

但是，自《伤寒论》之后，后世方如潮涌，人们更加重视方剂及其适应证的研究，如《备急千金要方》《和剂局方》《太平圣惠方》等，其内容主要是讲方证。《伤寒》因不但有方证经验，而且还有完整的理论体系，因此在国内外广为传播，尤其对日本汉方医学影响深远。日本明治维新时期，决策者要取消汉方医，当时身为西医的汤本求真先生，看着亲生女儿因腹泻用西药治疗无效被夺去生命，因之悲愤感慨不已，转而发奋学习经方（见《医界之铁椎》），并结合临床体验，著成了《皇汉医学》，使日本的汉方医学重振旗鼓，方证对应派成为日本汉方医的主流派。

1. 经方派对"方证对应"的认识　《伤寒论》的主要内容是讲方证对应，宋代高保衡、孙奇、林亿等在宋刻《伤寒论》序中写到："仲景本伊尹之法，伊尹本神农本草之经"，道明了《神农本草经》《汤液经法》《伤寒论》一脉相承，即《伤寒论》的方证，包括单方方证和复方方证，是由《神农本草经》的单方方证及《汤液经法》的单复方方证发展而来。即以道家的大小、二旦、六神为名的数个方剂及其适应证，如四逆汤源自于小泻脾汤，理中汤源自于小补脾汤，括蒌薤白半夏汤源自于小补心汤等。而关于张仲景改变方证中脏腑名称的原因，陶弘景说得很清楚："张机撰《伤寒杂病论》避道家之称，故其方皆非正名也，但以某药名之，以推主为识之耳"。

"方证相应说"首见于《伤寒论》第317条："病皆与方相应者，乃服之。"《伤寒论》并有"桂枝证""柴胡证"等提法，而且还指出治疗疾病的法则是"观其脉证，知犯何逆，随证治之"。唐代孙思邈遵循仲景这一原则，在《千金翼方》中对《伤寒论》的整理采取了"方证同条，比类相附"的方法。

宋代伤寒家朱肱对"方证相应说"作了更明确的阐述，他将方证简称为"药证"，他说："所谓药证者，药方前有证也，如某方治某病是也。"他还说："仲景伤寒方一百一十三道，病与方相应，乃用正方，科有差别，即随证加减。"（《类证活人书》）

明末喻嘉言将"方证相应说"通俗地解释为"有是病即有是药，病千变药亦千变"，清代名医徐灵胎提出"方之治病有定，而病之变迁无定，"其著作《伤寒论类方》重点论述各方证的病机治法。

柯韵伯将经方汤证分别隶属于六经脉证之下，认为伤寒六经是"分六区地面，所该者广，虽以脉为经络，而不专在经络上立说"；并且分经阐述了本证主治、变治、随证治逆等方法。徐灵胎将《伤寒论》之113方归类于桂枝汤、麻黄汤、葛根汤等12类，各类主证中先出主方，随以论中用此方之证列于方后，成为以方类证、证从方治的"方证对应"学说。

2. 汉方派对"方证对应"的认识　日本汉方界尽管对《伤寒论》极为崇拜，认为该书是在长期人体实验基础上加以总结，以方证形式写成的，简明实用，再现率高，但他们认为书中的理论与解说部分乃后人所加，因此主张《伤寒论》方可用，论不可取，从而形成了独特的"方证对应"与"药证对应"的临床方式。

日本古方派代表吉益东洞认为："医之学也，方焉耳"；"《伤寒论》唯方与证耳"；"医之方也，随证而变，其于证同也，万病一方，其于证变也，一病万方"。其著作《类聚方》只述方证，不及方意药理，识证更重视实证。因此在这样思想的影响下，汉方派更注重的是经方对应的症状，而不是病机，因此他们应用经方治疗的疾病谱相当广泛。在药证对应方面，亦不能不提吉益东洞的《药徵》一书。《药徵》以《伤寒论》《金匮要略》为依据，对古方中常用的53味药物主治进行了考证。从著书宗旨来看，《药徵》只讲药效，不讲寒热温凉；从论证方法来看，《药徵》重在归纳。在《皇汉医学》中，更在每一方下单独讨论单味药的应用指征，如连翘："治疮疡、瘰瘤、结核有神效……大人、小儿呕吐不止，可用连翘加入任何药方之内……据诸说观之，则本药为解凝消炎性利尿药，有时得为镇吐药者，抑亦可谓具消炎利尿之作用也。"这样就为经方的每一味药的增减提供了一定的规范，并且揭示了经方化裁的内在规律。

3. 现代伤寒学家对"方证对应"的认识　近现代，方证相应说仍成为许多医家的临床指导思想。曹颖甫、陆渊雷、祝味菊、恽铁樵、包识生、范文甫等医家，在中医处在危急存亡之际，开展方证研究，为保存中医学术作出了贡献。现代名医岳美中、吴佩衡、范中林、胡希恕等，临床擅用经方，在方证识别和古方今用方面创造了许多新的经验。

无论是八纲辨证、脏腑辨证、气血津液辨证、卫气营血辨证、三焦辨证、六经辨证，其最后都要落实到方药上去。因此，当代经方大师胡希恕认为"方证是辨证的尖端"；伤寒大家刘渡舟指出："方与证乃是伤寒学的关键"；中医名家任应秋教授："我看到过一些有经验的老先生，使用经方的疗效都非常好，其关键还是'方证相合'。"卫生部中日友好医院冯世纶教授："历代运用经方或时方的名医，虽然学术体系各异，但都能应用其方药治好疾病，最关键的原因在于暗合'方证对应'。"南京中医药大学黄煌教授："对经方派中医来说，'方证相应'永远是临证始终追求的最高境界。"

刘观涛先生的《方证相对：伤寒辨证论治五步》（中国中医药出版社，2009年4月第1版）认为，方证相对是执简驭繁，以应无穷之变的关键。他归纳了临床最常用的50个经方，采用辨表证、辨半表半里证、辨里证、辨热证、辨寒证、辨实证、辨虚证、辨热实证、辨热虚（阴虚）证、辨寒实证、辨寒虚（阳虚）证、辨风证、辨燥证、辨津液亏虚证、辨湿证、辨水停证、辨饮证、辨痰证、辨气滞证、辨血瘀证、辨气虚证、辨血虚证等一一对应。

但是，目前的方证辨证，有三个主要的缺陷。一是方证内容粗糙，有待进一步完善；二是具有临床使用价值的方剂有限，只能解决中医临床的部分方证问题；三是方证表述中有些中医的专用术语，尚无法用现代语言来对译，这与方证的本质尚未完全研究清楚有关。

方证内容的粗糙，不光是因为宏观体征和指征的表象性和模糊性，也由于不同医家个体经验造成的认识差异和表述的术语差异，还有患者自觉感受的敏感度不同等，造成目前方证的界定存在一定程度的不规范与不确定。而中医证候的规范化工作，已经开展几十年，却难以最终完成，其原因是规范化诊断标准在临床上难以得到普遍承认，绝大多数医生的证候诊断仍以各自的经验性为依据。如此循环的怪圈，使得中医方证的规范化工作仍然处于起步阶段，许多医家只是对方药的所谓功效大谈一通，但对关键的用药指征却一笔带过。

总之，外感病（即传染病或感染病）辨病模式最终没有得到应有进步的原因，可以归结为两个方面：一是"方证对应"的盛行，辨证模式逐渐强化；二是时代局限，人们对"病因"的认识大大滞后。正因为如此，中医外感病临床诊疗走上了一条辨证论治的特色道路，从而与辨病模式渐行渐远。但是，当中医学与西方医学不期而遇，我们能否从两者各自的特色中获得一些有益的融合呢？

第四节　外感病诊疗体系

一、《伤寒论》的逻辑学基础

爱因斯坦说过："一切科学，不论是自然科学还是心理学，其目的都在于使我们的经验相互协调，并且把它们纳入一个逻辑体系。"（见《爱因斯坦文集》第一卷第56页）按照爱因斯坦的见解，一切科学都可以看作一个逻辑体系。从这个意义上，张仲景的《伤寒论》是否实现了经验知识的相互协调，从而把它们纳入一个逻辑体系？

马堪温、赵洪钧在《伤寒论新解》（中国中医药出版社1995年12月第1版）中研究了《伤寒论》的逻辑学，认为《伤寒论》的逻辑原理几乎可以与欧几里得的《几何原理》相媲美。而《几何原理》所蕴藏的形式逻辑，以及文艺复兴时期发展起来的受控实验，正是爱因斯坦断言的导致西方科学诞生的两个基础。尽管两位的评价不免有拔高之嫌，但一个不争的事实是近现代伤寒学者、甚或大多数古代伤寒专家之所以尊崇仲景，不在于他搜集、整理、注疏了多少书籍，记载了多少经验方，而是因为他创立了一种理论体系以六经、气血、八纲、八法为骨干的辨证论治体系，一种医学推理体系。这一体系的理论价值和实用价值不仅是空前的，而且成为后世中医发展的楷模。

诚如爱因斯坦所说，"建立理论体系"不是闭门造车式的杜撰。建立或制定理论体系的前提是，在做完实验、观察，搜集完资料或经过长期观察与思考，得出结论后，怎样有条理、有系统地表达出来——即"使我们的经验相互协调，并且把它们纳入一个逻辑体系"。那么，《伤寒论新解》主要探讨仲景写作《伤寒论》时是如何思维的，或者说他运用了哪些逻辑方法？"至于仲景及前人怎样由观察、试验发现的热病现象，本书也偶或顺便涉及、但不是重点。"

大致说来，一种理论或理论体系的产生至成熟，分这样几个阶段。第一阶段是人们发现一些零散的新现象或事实，记录下来。第二阶段是少数人有目的地搜集有关事实或现象的记载并做长期、全面、细致观察，将他人和自己的资料一起记录下来。至此，研究者思维主体不一定有什么理性认识，但这两个阶段都可以有文字发表。第二阶段结束时往往有人对大量事实和现象进行分类、比较或分析、概括、综合，并发表著作。这已属于重要的逻辑思维阶段。第三阶段是在第二阶段基础上对有关发现提出局部的或总体的理论解释——即假说，并预测未知事实或现象。这一过程纯属逻辑过程。第四阶段是在假说指导下继续观察、实验，以证实或证伪有关假说。这时出现许多文章和专著，对假说进行修改或提出新假说。第五阶段是假说趋于一致，足以解释多数已知事实或现象，理论趋于完善。第六阶段是回头逆向表达认识过程，将中间过程省去，用清楚的概念、准确的判断、规范的定义、严密的推理形成演绎体系或准演绎体系。于是一个理论或一门学科成熟。认识再深化，需再经过这样一次循环。

在一次认识循环过程中，只有最后阶段可能造就演绎体系或准演绎体系。此前虽亦用演绎推理，但不能建立演绎体系。有关理论或著作可通称为归纳型体系或归纳型著作。严格说来，只有根据大量事实提出假说时，才能造就归纳型著作。较此早一步，只能出现分类型著作。再早则纯属描述性著作，一般没有体系。以上各阶段的著作都可以称为科学著作，但体系始于分类，理论始于假说。

爱因斯坦认为，"科学用到全部原始概念，即那些同感觉经验直接联系着的概念，以及联系这些概念的命题。在发展的第一阶段。科学并不包含任何别的东西。我们的日常思维大致是适合这个水平的。但这种情况不能满足真正有科学头脑的人。因为这样得到的全部概念和关系完全没有逻辑的统一性。为了弥补这个缺陷，人们创造出一个包括数目较少的概念和关系的体系。在这个体系中，'第一层'的原始概念和原始关系，作为逻辑上的导出概念和导出关系而保留下来。这个新的'第二级体系'由于具有自己的基本概念（第二层概念）而有了较高的逻辑统一性。但这是以那些基本概念不再同感觉经验的复合有直接联系为代价的。对逻辑统一性的进一步追求，使我们达到了第三级体系，为了要推演出第二层的（因而也是间接地推出第一层的）概念和关系，这个体系的概念和关系数目还要少。这种过程如此继续下去，一直到我们得到了这样一个体系：它具有可想象的最大的统一性和最少的逻辑基础概念，而这个体系同那些由我们的感官所作的观察仍然是相容的……我们不知道这种抱负是不是一定会得到一个决定性的体系。如果去征求人们的意见，他们会倾向于否定的回答。可是当人们为这个问题而斗争的时候，他们绝不会放弃这样的希望：认为这个最伟大的目的在很大程度上确实是能够实现的"（《爱因斯坦文集》第1卷，第345页）。

《伤寒论》既为一种理论体系，其方法自然也不能例外。我们无论是研究还是评价这个体系，都可以从逻辑角度进行探讨。即看它是否用清楚的概念、规范的定义、严密的推理形成了演绎体系。按照爱因斯坦的说法，即看它是否做到了"具有可想象的最大的统一性和最少的逻辑基础概念，而这个体系同那些由我们的感观所作的观察仍然是相容的"。若向专家们发问：张仲景怎样完成了《伤寒论》体系？他们会说：那是圣人"勤求古训，博采众方"的结果。其实，这八个字不难做到。仲景之前和之后一直到近今，很多人都在"勤求古训"——整理、注疏典籍；"博采众方"——搜集编纂方书。著书很多，却没人能写出新《伤寒论》。《伤寒论》中的古训反而很少（有人说不引古经一语，不确）。采方只有113个，涉及的药物只有90余种。无论方药还是古训都比当时已有的著作，如《黄帝内经》《神农本草经》少得多。我们毋宁说张仲景是"淘汰旧训精简众方"才写出《伤寒论》。如果他像我们的时贤一样把前人一万字的著作扩充至十万、几十万字，便永远不可能写出《伤寒论》。他著书的过程实际上是依靠他天才般的逻辑思维能力，科学地淘汰、去粗取精的过程。在中国医学史上，大体上具有张仲景的思维能力的人为数不多，正是这些人最有力地推动了中医学的发展。

我们只有站在比仲景更高的地方，才能鸟瞰仲景学说，给它全面、客观、公正的评价，解释前人留下的难题。读者应该相信，我们完全应该而且能够超越仲景。合当代中西医知识为一体，加上适当的逻辑学知识，必能解决仲景及历来伤寒学家留下的多数问题。有些问题在实践中已经解决，我们的工作只是进行理论说明。超越仲景并不是贬低这位历史上的伟人，反之，只有超越他，才能真正理解他的不朽贡献。如果还把他当作偶像，把《伤寒论》视作万世不变的教条，说仲景书无一字不对，把仲景之学说得"仰之弥高，钻之弥坚，瞻之在前，忽焉在后"，弄得神秘莫测，那无异于承认伤寒学已发展至尽头。张仲景成了不可超越的障碍，也就是绊脚石。

马堪温、赵洪钧认为，《伤寒论》采用公理化方法建立了一整套的外感病辨证体系。即从少数不加定义（无法定义）的基本观念（初始概念）和不加证明（不证自明）的基本命题（公理）出发，应用逻辑推理的规律来定义出一系列派生的概念和证明一系列的定理，从而推演出整个的六经辨证体系。《几何原本》研究点、线、面之间的关系，《伤寒论》则研究病因与人体的关系、病与病的关系、病与证的关系、证与证的关系、证与方剂的关系、方剂与药物的关系等。他们以阴阳、气血津液、正邪、表里、虚实、寒热等作为基本概念，整理出《伤寒论》中有关自然、人体生理、病理、脉象、八纲辨证、治则、治法、方药等经过演绎推理所获得的一整套公理、定理体系。尽管这种说法值得商榷，但至今并未有人提出具体内容。

二、描述临床特征的概念体系

在以后的章节，我们将要探讨因为病因研究的滞后，没有准确的病种概念会给辨证论治模型的精确性带来怎样的影响，但天才的张仲景仍然能够透过纷繁庞杂的临床表征为我们揭示外感病临床诊断的共性特征，以及构成这些特征的概念体系。

1. 发病类型　为有助于诊断，判断病情变化及疾病转归等，现代传染病学将某一种传染病分为各种不同的临床类型，例如根据起病缓急及病程长短，分为急（暴发）性、亚急性和慢性（包括迁延型）；按病情轻重分为轻型、普通型、重型及危重型；按病情特点分为典型与非典型，而非典型包括顿挫型及逍遥型（顿挫型是指症状出现后，短时间内得到缓解或即行消失，如伤寒和脊髓灰质炎病人中的少数病例；逍遥型是症状不明显，但病变仍在进行，突然出现并发症而加重病情，如此型的伤寒病人，常常在发生肠出血及肠穿孔时方被发现）。

本书未曾考证西方医学何时提炼出传染病的这些临床特征，但在张仲景时代能够认识外感病（相当于传染病或感染病）的这些临床特征，确实是令人惊奇的。在《伤寒论》里，由于邪气的种类、性质、致病特点，以及致病的途径各有不同，人体的正气状态各有差异，感邪的轻重不一，不同的疾病可以表现为各种不同的类型。不同性质的疾病常可表现为相应的发病类型，同一疾病的病理过程中也可表现出两种或两种以上的发病类型。

（1）感邪即发：感邪后立即发病，称为感邪即发，是临床上常见的发病类型。如太阳病伤寒、中风均是外感风、寒病邪，邪胜正负则感而即发。

（2）伏寒后发：《伤寒论》对温病的描述比较简单，即"太阳病，发热而渴，不恶寒者，为温病。"但《黄帝内经》称"冬伤于寒，春必病温"，认为温病属于寒毒内伏、逾时而发的一种病证，故有"伏寒化温"之说。《素问·评热病论》"有病温者，汗出辄复热，而脉躁急，不为汗衰，狂言不能食。"

（3）继发：《伤寒论》里没有"继发"的概念，但论述误治变证的条文共77条（条文序号据成无己注本），其中太阳病篇66条，阳明病篇4条，少阳病篇1条，太阴病篇1条，少阴病篇1条，厥阴病篇4条。若按误治前病证分析则本属太阳病的62条，本属少阳、阳明和少阴病的各5条。太阳主表，为人身之藩篱。外感寒邪发病，太阳首当其冲。此时若能把握病机，正确施治，原本可一汗而解。然病邪有轻重，正邪有强弱，证候有兼夹；抑或医者识证不精，治疗不当，遂致变证迭起。作者于太阳病篇所论误治变证达66条之多，占十分之八，可见仲景对误治变证的重视。

实际上，"变证"含有"继发"的寓意，继发病是在原发病的基础上产生的新的病证。例如：《医门法律·胀病论》指出："凡有癥积、积块、痞块，即是胀病之根，日积月累，腹大如箕，是名单腹胀"。"单腹胀"为继发病。

（4）复发：《伤寒论》专有"辨阴阳易差后劳复病脉证并治"一篇，论述了伤寒"差后复发"的理法方药。伤寒病复发，见于其恢复期，有食复、劳复、药复、阴阳易等，即复感新邪，饮食因素，气候因素，地域因素，药物因素，精神因素，劳倦过度等。指原有疾病新瘥阶段，机体并未完全康复，尚具有正虚邪恋、阴阳未和、体用失谐之特点，如果病后不注意预防调护或未继续给予巩固性治疗，多种诱发因素作用于机体，非损正即助邪，邪胜正负，从而导致疾病的复发。在此期，应注意扶助正气，继续清除病邪，避免诱发因素。

2. 演变过程　疾病演变过程即病程，是传染病的重要临床特征。现代传染病学一般将疾病演变过程分成潜伏期、前驱期、临床症状明显期、转归期（完全或不完全康复或死亡）。古人对疫病（外感病）的演变过程有不同认识（见前章），张仲景的《伤寒论》选择了《素问·热论》的观点："伤寒一日，巨阳受之，故头项痛，腰脊强。二日阳明受之。阳明主肉，其脉侠鼻，络于目，故身热目痛而鼻干，不得卧也。三日少阳受之，少阳主胆，其脉循胁络于耳，故胸胁痛而耳聋。三阳经络，皆受其病，而未入于脏者，故可汗而已。四日太阴受之太阴脉布胃中，络于嗌，故腹满而溢干。五日少阴受之。少阴脉贯肾，络于肺，系舌本，故口燥舌干而渴。六日厥阴受之。厥阴脉循阴器而络于肝，故烦满而囊缩。三阴三阳，五脏六腑皆受病，荣卫不行，五脏不通，则死矣。"在他的归纳中，六经病（太阳病、少阳病、阳明病、太阴病、少阴病、厥阴病）即是6个不同的疾病阶段。这一观念虽然与现代认识有一定差异，但他明确地解说了"伤寒病"6个不同阶段的临床特征：

（1）六经病提纲：太阳之为病，脉浮、头项强痛而恶寒；阳明之为病，胃家实（一作寒）是也；少阳之为病，口苦、咽干、目眩也；太阴之为病，腹满而吐，食不下，自利益甚，时腹自痛。若下之，必胸下结硬。少阴之为病，脉微细，但欲寐也。厥阴之为病，消渴，气上撞心，心中疼热，饥而不欲食，食则吐蛔，下之利不止。因此，有人提出：①太阳病是急性感染性疾病的初始阶段；②阳明病是急性感染性疾病的持续高热期；③少阳病是炎症反应消退期的表现；④太阴病的主要特点是阵发性腹痛伴腹泻；⑤少阴病的基本特点是循环衰竭；⑥厥阴病是疾病发展转化的一个阶段。

（2）自愈：《伤寒论》全书397条，明言自愈者42条，未明言自愈而含自愈之义者20条，共占条文总数约六分之一，足见仲景对疾病的自愈非常重视。论中有言"愈""自愈""自止"，也有言"欲解""欲愈"，还有言"自衄者愈""汗出则解""脓尽自愈""损谷则愈"等，内容丰富，论述精辟。如《伤寒论》第58条所说："凡病，若发汗、若吐、若下、若亡血、亡津液，阴阳自和者必自愈。"亦即"阴阳自和"是"必自愈"的内在动力，是人体经过漫长进化所具有的自愈功能。

如第59条云："大下之后，复发汗，小便不利者，亡津液故也，勿治之，得小便利，必自愈。"这个"勿治之"正是张仲景重视和依靠自愈功能学术思想的具体体现。这一思想还见于第49条，因误下导致里虚，出现尺中脉微，告诫"不可发汗""须表里实，津液自和，必自汗出，愈"；第367条"呕家，有痈脓，不可治呕，脓尽自愈"。这两条"不可发汗""不可治呕"同样包涵"勿治之"之意，"须表里实""脓尽自愈"正是给自愈功能以充分施展的时机。假如不顾机体的自身修复能力，误发虚人之汗或误止内痈之呕，必然导致变证丛生，造成不良后果。

对机体的自愈功能不是要消极等待，而是要因势利导，推进其进程。如《伤寒论》第71条："太阳病，发汗后，胃中干，烦躁不得眠，欲得饮水者，少少与饮之，令胃气和则愈。"第398条："病人脉已解而日暮微烦者，以病新瘥，人强与谷，脾胃气尚弱，不能消谷，故令微烦，损谷则愈。"如上两条中"少少与饮之令胃气和""损谷"等措施又蕴含了加强病后护理，进行善后的学术观点。

（3）死证：据赵洪钧先生的研究提示，《伤寒论》398条经文中，明言死证或标明"不治"者21条，其中太阳病2条，阳明病4条，少阴病7条，厥阴病8条，根据现代传染病学分析发现，张仲景所谓死证中15条为休克（主要为感染性与脱水性）。无论如何，他描述了伤寒病（外感病）的终末期的临床特征。

（4）"六经病欲解时"：也属于"自愈"范畴，但与治疗密切相关。"欲解时"一语说明《伤寒论》引用了"天人合一"之大法。按照《素问·脏气法时论》五脏"自得其位而起"的思想，则肝病"起于春"，心病"起于夏"，肺病"起于秋"，肾病"起于冬"。由此可知，《伤寒论》的"欲解时"就是那"自得其位而起"时，所以厥阴、少阳病"欲解时"在春，阳明病"欲解时"在秋，太阳病"欲解时"在夏，少阴病"欲解时"在冬；只有太阴特殊，为"阴中之至阴"而"脏寒"，所谓"至阴"就是极寒之时，故配于冬。由此看来，《伤寒论》"欲解时"是法于《脏气法时论》的，属于五运六气理论（图2-5）。

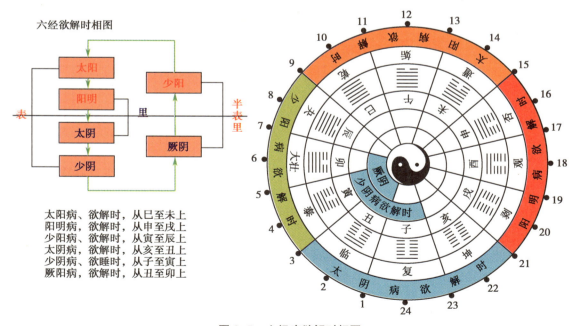

图2-5 六经病欲解时相图

"六经病欲解时"的两层含义：第一，从六经病欲解时图可以清楚地看到，子丑寅卯辰巳午未申酉戌亥十二地支可以是一日十二时，也可以是一年十二时，用少阳、太阳、阳明、太阴四经分主之，既代表一日之四时，又代表一年之四时，以四时阴阳为大纲。四时正气为病又分为感而即发和过时而发两类。非时之气为病则分为寒疫与冬温两类。井然有序，条理清楚，这就是《伤寒论》的论述大纲，据此张仲景在《伤寒论》中写有治疗四时病的方证：青龙汤证、白虎汤证、玄武汤（真武汤）证和朱雀汤（黄连阿胶汤）证，以及阳旦汤（桂枝汤）证和阴旦汤（柴胡汤）证等。这在陶弘景《辅行诀五脏用药法要》称作"大小六神汤"，专治"外感天行之病"。

第二，是叠加于太阴和少阳之间的少阴病、厥阴病。六经病欲解时告诉我们，天道一阳来复于冬至阴气最盛的子时，地道一阳来复于大寒最冷的丑时，阳复则生，阴盛阳尽不复则死，所以后半夜为魔鬼时刻，易学上称为"鬼门"关。一天中，人最危险的时刻要数黎明。调查显示，凌晨死亡的人数占全天死亡人数的60%。一年中最危险的月份要数丑月（12月）。调查表明，该月份死亡人数居全年各月之首，占死亡总数的10.4%。现代研究还证明，传染病患者死亡率最高的时间约在早晨5点半左右（卯时），这说明从子时到卯时是最危险的时刻。而子时到卯时正是少阴和厥阴的欲解时刻，这个时刻阳回则少阴病、厥阴病就向愈，阳不回则死，所以《伤寒论》中的论述是有依据的。

3. 合病与并病　并发症与合并症是临床医学和传染病学的重要概念。一般而言，并发症与合并症的区别在于前后两种疾病之间有无因果关系。有因果关系的就是并发症，无因果关系的就是合并症。张仲景在《伤寒论》中提出了"合病"与"并病"的概念，类似于并发症与合并症，但其内涵有所不同。

合病、并病之说，首见于《伤寒论》，凡两经或三经的证候同时出现者，称为合病；凡一经病证未罢而又出现另一经证候者，称为并病。《伤寒论》中冠有合病、并病的条文仅十二条，仅见于三阳经，若细玩全书，实际上还有一些条文也论及于此，而且，三阴经也有合病并病。

合病与并病之区别，在于发病时间上的差异，"合则一时并见，并则以次相乘"。（《伤寒来苏集·伤寒论翼》）实际上，在临证时，两者均出现了两经或其以上的证候，并无根本的不同，而且都是以六经本证为基础的，从而揭示了外感热病实际存在着的复杂类型。由于合病、并病是六经本证的交互变化类型，脉证比较复杂，因而辨合病、并病不少医家主张要通过对六经本证的分合辨析，在外感热病的动态变化中，把握病势的表里先后，主从缓急，从而给立方遣药提供依据。

4. 直中与两感　直中与两感是《伤寒论》的特有概念，尽管今天看来其临床意义有限，但对于某一疾病的重症类型解释，有其特殊价值。

（1）直中：若病情严重、初起即见三阴病证，而无三阳传入之过程者，是外邪直犯三阴，称为直中。

（2）两感：初期即见表里阴阳两经证象者，则外邪同时侵犯互为表里的阴阳两经，称为两感。两感又属于合病范畴，如太阳少阴两感。

5. 传经与不传　病邪从外侵入，逐渐向里传播由这一经的证候转变为另一经的证候，称为"传经"。传经与否，取决于体质的强弱，感邪的轻重，治疗的当否三个方面。如邪盛正衰，则发生传变，正盛邪退，则病转痊愈（即"不传"）。如"伤寒一日，太阳受之，脉若静者，为不传。颇欲吐，若躁烦，脉数急者，为传也。""伤寒二三日，阳明少阳证不见者，为不传也。"一般而言，身体强壮者，病变多传三阳；体质虚弱者，病变多传三阴。此外，误汗、误下，也能传入阳明，更可以不经少阳，阳明而经传三阴。传经的一般规律：

（1）循经传：就是按六经次序相传。如太阳病不愈，传入阳明，阳明不愈，传入少阳；三阳不愈，传入三阴，首传太阴，次传少阴，终传厥阴。一说有按太阳→少阳→阳明→太阴→厥阴→少阴相传者。

（2）越经传：是不按上述循经次序，隔一经或隔两经相传。如太阳病不愈，不传少阳，而传阳明，或不传少阳、阳明而直传太阴。越经传的原因，多由病邪旺盛，正气不足所致。

（3）表里传：即是相为表里的经相传。例如太阳传入少阴，少阳传入厥阴，阳明传入太阴，是邪盛正虚由实转虚，病情加剧的证候，与越经传含义不同。

（4）首尾传与手足传：太阳与厥阴相互传变，称之为"首尾传"；手足经相互传变者，称之为"手足传"。

此外，还有"本经自病"的说法。外感热病，多由表入里，是以初起每见太阳证象。若病初即见阳明或少阳证象，而无太阳表证，是为外邪侵犯其经，称为本经自病，或曰本经自发。

6. 本证、兼证、变证、坏证及类似证　《伤寒论》原著并无本证、兼证、变证、坏证及类似证之称，而是后世伤寒诸家在六经提纲下又设的一种辨证分类方法。如《伤寒来溯集》曰："太阳本病脉浮，仲景以其或然或否不可拘定，诊者……必须理会此等兼证。"《伤寒指掌》曰："大抵今之伤寒无不兼经而病……其各兼并之症列于六经正病之下……"《伤寒贯珠集》则以三证分治则，本证用"正治法"，兼证用"权变法"，变证用"救逆法"。《伤寒悬解》以六经为纲，于各经中再分本病、经病、脏病、腑病、坏病等。《伤寒审证表》有本病、兼病、坏病、不治病之分。《重订通俗伤寒论》亦有本证、兼证、夹证、坏症、复证的提法，甚至分章论述。《伤寒本旨》《伤寒补例》《伤寒指掌》等均采用了本、兼、变、类似证的证候分类法。

近年来此分类方法得到普遍应用，如《伤寒论选读》《中医原著选读》《伤寒论言注解》等总括其意，单纯一经病谓之本证，在某经病基础上又出现了一些本来不是此经病所应有的一般症状称兼证（包括并病合病），由伤寒病失治误治而引起的内科杂病叫变证。

（1）主证（即本证）：是疾病在一定时期内的主要矛盾每一种疾病都具有其发生发展的主要规律，主证就是疾病在一定时期内的主要矛盾，表现为由一组"特定症状"组成的症候群，从而反映病情本质，与病因有直接因果关系。主证主要有以下两种含义：首先是作为主要症状，为辨证的重要依据；其次，在主次兼挟的病证中，反映疾病特征性的证候。所以主证是纲，纲举而目张，对附属于主证的兼证、变证、夹杂证等也就自然迎刃而解。

例如：太阳病中风的桂枝汤主证，是以汗出，发热，恶风为主。伤寒的麻黄汤主证，是以无汗，恶寒，身痛为主。少阳病的柴胡汤主证，是以口苦，喜呕，胸胁苦满为主。阳明病的白虎汤主证，则以烦渴欲饮，身热汗出，脉洪大为主。大承气汤的主证，则以不大便，腹满疼痛，潮热谵语为主。太阴病理中汤主证，而以吐利，腹满，饮食不振为主。少阴病的四逆汤主证，则以四肢厥冷，下利清谷为主。厥阴病乌梅丸主证，而以消渴，气上撞心，心中疼热，呕吐，下利，吐蛔为主。

（2）兼证：与主证相对而言，是附于主证的兼见之证，比如说在桂枝汤主证的前提下，而出现的"喘"，或者是"项背强几几"等证。提示认识伤寒病的临床表现应该分辨主要症状与次要症状，以及主要病机与次要病机，从而按标本、缓急分别对待。

（3）变证：是指医生误治之后，使原来的主证一变而成另一种证候。如误发少阳之汗而变生的谵语，误下太阳而变生的下利。另有将"坏病"列于变证，认为是"终末期表现"。

（4）夹杂证：一种是人的体质不同，感邪虽一，发病则异，有主证与兼证之别；一种是先有宿疾，后感伤寒，则使老病与新病，标病与本病，表病与里病交叉出现。

（5）类似证：相当于临床医学或传染病学的鉴别诊断。有人列举了《伤寒论》中的32个方证的鉴别诊断，可见张仲景在那样的年代就已经注意到临床"鉴别诊断"，其对临床医学的发展起到了不可忽视的作用。

7. 经证与腑证　《伤寒论》的三阳病证中，后人只将太阳、阳明病分为有经证、腑证，而少阳病则还未分之。有人进一步探讨了少阳病的经、腑证。

（1）太阳病经腑证：太阳病经证以恶寒发热，头项强痛，身痛腰痛，脉浮为主症，以"经络"和"经气"为病，而以足太阳膀胱经为主，邪在经络肌表；太阳腑证分为蓄水证和蓄血证，实际上是外感病早期的合并症，基本上属于杂病范畴，病位偏里。

（2）阳明病经腑证：阳明经证，则以壮热，大汗出，大烦渴，脉洪大为主症，是病势亢盛的极期阶段。它是阳明"经气"的病理、生理反映，病在足阳明经，病热在外。腑证以日晡潮热，腹满疼痛拒按，不大便或热结旁流，心烦或烦躁谵语甚则目不识人，循衣摸床，惕而不安，脉沉实等为主症。此为有形之燥屎结于肠中，以大肠传导功能失常之病变为主。

（3）少阳病经腑证：少阳经证即小柴胡汤证，以口苦，咽干，目眩，往来寒热，胸胁苦满，默默不欲饮食为主，其病变是以足少阳胆经的"经络""经气"为主；少阳腑证即柴胡桂枝干姜汤证，以胸胁满微结，小便不利，往来寒热，心烦，渴而不呕，但头汗出为主症，病在手少阳三焦腑。

三、概括六经传变的理想模型

1. 模型方法与张仲景的选择　我们今天知道，模型化方法是以研究模型来揭示原型的形态、特征和本质的方法，是逻辑方法的一种特有形式。模型舍去了原型的一些次要的细节、非本质的联系，以简化和理想化的形式去再现原型的各种复杂结构、功能和联系，是连接理论和应用的桥梁，也是一个从实践上升到理论认识再从理论认识回到实践的过程。或者换句话说，模型方法是把认识对象作为一个比较完整的形象表示出来，从而使问题简明扼要，以便窥见其本质的方法。从思维方法上遵循化繁为简的原则，把复杂的实际问题转化为理想的简单问题。

早在"内经时代"，人们已经提出了关于疾病演变的各种模型（见前一章节）。这种模型虽然粗糙，缺乏较严格地论证，但不失为古代医家的天才臆想，如"筋→肝、脉→心、肌肉→脾、皮→肺、骨→肾学说"传变学说，"腠理→络脉→经脉→腑脏"传变学说，"腠理→阳明、太阳、少阳→腑脏"传变学说;"体表→阴经→脏腑"传变学说,"皮毛→肌肤→经脉→六腑→五脏"传变学说,"太阳(巨阳)→阳明→少阳→太阴→少阴→厥阴"六经传变学说,"皮肤→毛发→络脉→经→输→伏冲之脉→肠胃→肠胃之外,募原之间→成积"传变学说,病邪在五脏之间传变学说,扁鹊的"腠理→血脉→胃肠→骨髓"传变学说等。值得注意的是:①《黄帝内经》提出那么多疫病传变学说,为什么张仲景唯独选择了"六经分证"作为复制模板而不是其他?②假若仲景选择了其他传变学说,他留给我们的遗产会是怎样的《伤寒论》?③如果仲景时代已经有了现代传染病的理论体系,他是否仍然会选择"六经辨证"并写出我们始终不敢逾越的《伤寒论》?

这几个问题可能时空变化太大,以及涉及的选择太多,但在张仲景那样的年代,他之所以选择"六经分证"模式,应该是《素问·热论》明确地指出了是"伤寒病"的演变过程。这种先入为主的影响,且在当时的确没有更好的模型可供选择。

2. 传变的涵义与张仲景的贡献　　传变一词,见于《伤寒例》。成无己注曰:"传有常也,变无常也。传为循经而传,此太阳传阳明是也;变为不常之变,如阳证变阴证是也。"

笔者同意成无己说法的前半部分,即"传有常也,变无常也",这是对"传"与"变"的涵义划分。基于这个划分可以看出,《黄帝内经》的"六经分证"为"传",即伤寒病的演变常规:即外感病根据太阳→阳明→少阳→太阴→少阴→厥阴的次序发展演变;《伤寒论》的贡献恰恰在"变"上,即伤寒病的非常之规,如越经传、表里传、直中、合病、并病等。正是这些内容,突破了《素问·热论》固定呆板的传经模式,使"六经辨证"能够较好地应用于临床,创立了中医学的辨证论治体系。

我们知道,《素问·热论》中的"六经分证"模式有两个特点,一是伤寒病循序而传,即"太阳→阳明→少阳→太阴→少阴→厥阴";二是伤寒病按时而传,即"一日巨阳""二日阳明""三日少阳""四日太阴""五日少阴""六日厥阴"。这种模式化的伤寒病演变过程,的确是太理想化、模式化了,以至无法应用于伤寒病的临床诊疗(图2-6)。既然张仲景不得不选择了"六经分证"模型,因而也不得不根据临床实际选择对模型加工改进。也正是在这种加工改进过程中,张仲景贡献了自己的聪明才智,以及大量的心血,并且留下了难以逾越的理论高度。

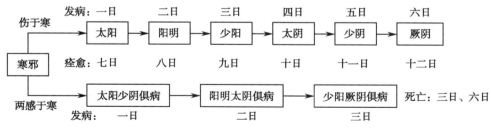

图2-6　《素问·热论》的伤寒病传变模式

3. 模型的加工改进工程　　根据《伤寒论》原文,参考相关研究者的见解,我们描绘了如下模式图(图2-7,图2-8)。图2-7是一个封闭的"六经传变模式图",图2-8则进一步结合"自解""向愈""死亡"等不同转归,以及传变顺逆等势态,开放性地阐述了六经病的演变过程。在此二图的指引下，结合临床实际，以及《伤寒论》原文，伤寒病六经传变的基本规律大致如下：

(1) 寒邪可以直接侵入六经，引起六经病变；直接侵入三阴经者为直中。

(2) 太阳病可以传入阳明、少阳，或越经传入三阴经，亦可出现与阳明、少阳及三阴经并病、合病，或两感伤寒。

(3) 阳明病可以与太阳、少阳合病（或三阳合病）、并病，或传入三阴经，或两感伤寒。

(4) 少阳病可以与太阳、阳明合病（或三阳合病）、并病，或传入三阴经，或两感伤寒。

(5) 太阴病可由三阳经传入，亦可循经传入少阴、厥阴，或与三阳经合病、并病；太阴病可向愈，传入少阴、厥阴为逆。

(6) 少阴病可由三阳经传入，亦可与三阳经合病、并病，或与太阴、厥阴合病、并病或相互传变；传入三阳经、太阴为顺，传入厥阴或顺或逆。

(7) 厥阴病可由三阳经传入，亦可与三阳经合病、并病，或与太阴、少阴合病、并病或相互传变；传入三阳经、太阴为顺，传入少阴或顺或逆；厥阴病不是伤寒病的最后阶段，而是伤寒病的极期，重要的转归枢纽；厥阴病易猝死。

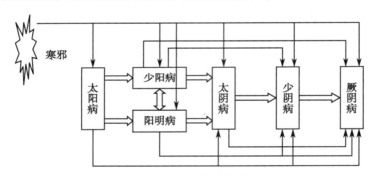

图 2-7　六经传变模式

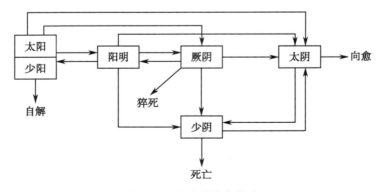

图 2-8　伤寒病转归模式

有人根据现代传染病临床观察提出：①表证急骤高热，应预防逆传厥阴，应立即采取物理降温等措施，防止惊厥、抽搐、猝死等发生。②病在阳明，应警惕病传厥阴。高热不退,在经白虎汤,清热风自息;在腑承气汤,急下可存阴。或物理降温预防惊厥发生。③病在厥阴,要防止循环衰竭而病进少阴,在惊厥互见之时及时应用牛黄安宫丸之类,镇惊开窍、清热息风、降温止痉。预防呼吸道梗阻、猝死等发生。④少阴为传染病极危重期、末期,抢救不及时会死亡。⑤厥阴病之为病,高热神昏,惊厥抽搐,热退厥止。反复发作,极易猝死,当给予充分注意。这种中西医结合的临床经验,确实将厥阴病的合理性提升到一个新的高度。

4. 六经病的现代涵义

(1) 太阳病为感染性疾病的初始阶段:根据病情轻重分为三种情况,一是中风,发热,汗出,恶风,脉缓者,属于比较缓和的感染,炎症反应不太强烈,发热不高,伴有汗出,多见于普通感冒或某些传染病的轻型;二是伤寒,恶寒,体痛,呕逆,脉阴阳俱紧者,炎症反应比较严重,桡动脉张力较高,提示周围血管收缩,机体反应激烈;三是温病,可以理解为烈性传染病,主要表现为持续高热,神志改变,甚至出现惊厥、黄疸等,预后较差。(见第6条,"风温为病,脉阴阳俱浮,自汗出,身重,多眠睡,鼻息必鼾,语言难出。若被下者,小便不利,直视失溲。若被火者,微发黄色,剧则如惊痫,时瘛疭,若火薰之。一逆尚引日,再逆促命期。")

(2) 阳明病是急性感染性疾病的持续高热期:体温上升到调定点的高水平波动,皮肤散热增加不再恶寒,血液加速致出汗、口渴、脉洪大;胃肠道缺血致腹胀、便秘;中枢神经功能异常出现谵语。

(3) 少阳病是炎症反应消退期的表现:高热期过后,患者症状逐渐减轻,机体疲惫,脱水明显,故"口苦,咽干,目眩也。""少阳病欲解时,从寅至辰上。"提示,此为感染性疾病的后期阶段。

(4) 太阴病的主要特点是阵发性腹痛伴腹泻:即"腹满而吐,食不下,自利益甚,时腹自痛。若下之,必胸下结硬。"(273条)是急性胃肠炎的典型表现,也可见于三阳病误治后。

(5) 少阴病的基本特点是循环衰竭:①脉象细微,提示循环容量不足;②嗜睡,精神萎靡;③口渴,提示血容量不足;④可伴有腹泻,甚至严重腹泻。这些,都是感染性休克(休克前期或休克期)的表现。

(6) 厥阴病是疾病进展到衰竭又出现转机的阶段:一是消渴,即口渴明显,提示脱水;二是"气上撞心,心中疼热,饥而不欲食,食则吐蛔,下之利不止",提示消化功能紊乱。有人认为,厥阴病并非感染性疾病的深重阶段,而是腹泻性疾病的迁延阶段。但结合后世对肝厥、肝风的认识,厥阴病确实可以认为是传染病的危重期、枢纽期(如上文所述)。

四、荟萃理法方药的辨证论治

1. 科学就是整理事实　1888年,达尔文也曾给科学下过一个朴素的定义:"科学就是整理事实,从中发现规律,做出结论"。进入到认识领域的客观事实即成为经验事实,经验事实是构成科学的经验基础。从内涵上讲,它是指人们通过感官获得的以感觉、知觉、直觉、表象形式描述出来的外在经验知识;从外延上说,它则主要分为观察事实与实验事实。观察事实的积累即所谓经验,是指由于这种知识或技能往往凭借个人或团体的特定条件与机遇而获得的,带有偶然性和特殊性的一面,因此经验并非一定是科学的。它需要理论研究者和实践者做一番总结、验证、提炼加工工作。

这里，我们再次引用对中国学界影响深远的那段爱因斯坦的话，"西方科学的发展基于两大成就，一个是希腊哲学家们对形式逻辑体系的发明（在欧几里得几何学里），另一个是（在文艺复兴时期）对因果关系可以通过系统性实验获得的可能性的发现。在我看来，中国的先贤们没有迈出这两步并不令人惊奇，令人惊奇的倒是他们却做出了那些发现。"尽管其中"those discoveries（那些发现）"折磨了我国学界几十年，但比较能够说服人的，还是这个最早的翻译。结合本书来看，笔者认为：爱因斯坦关于西方科学的发展基于两大成就的认识深刻而又精炼，中国的先贤们虽然没有明确地迈出这两步，但他们所做的那些发现里面，依然涵括了原始的或不成熟的逻辑学与实验方法，只不过缺乏那样的精确性而已。

2. 六经辨证是张仲景理论化后的经验事实　据学者考证，仲景治时行伤寒的主要方剂，来源于上古《汤液经法》中的外感天行方。这些，既是古代医家长期临床经验的总结，更经历了张仲景在编著《伤寒论》过程中的反复验证，因而是一种经历过临床观察的实践经验。

《汤液经法》一书已佚，其外感天行方幸为敦煌医卷《辅行诀脏腑用药法要》所保存。陶弘景于书中明确指出："外感之疾，日数传变，死生往往在三五日间""外感天行，经方之治，有二旦、六神、大小等汤。昔南阳张机，依此诸方，撰为《伤寒论》一部"，"张机撰《伤寒论》，避道家之称，故其方皆非正名也，但以某药名之，以推主为识耳"。可见，魏晋六朝所谓"外感"，均指具传染性、病情变化快、死亡率高的天行瘟疫，而非一般的受寒感冒。

从《辅行诀脏腑用药法要》的记述看，上古治外感天行方分为两类：小阳旦汤（即仲景桂枝汤）、小阴旦汤（即黄芩汤加生姜）、大阴旦汤（即小柴胡汤加芍药）、小青龙汤（即麻黄汤）、大青龙汤（即小青龙汤）、小玄武汤（即真武汤）、大玄武汤（即真武汤与理中丸合方）等方，皆云"治天行发热""治天行表不解""治天行病肾气不足"等；小白虎汤（即白虎汤）、大白虎汤（即竹叶石膏汤易人参为半夏）、小朱鸟汤（即黄连阿胶汤）、大朱鸟汤（即黄连阿胶汤加人参、干姜）等方，则皆云"治天行热病"。显然，上古经方已把有发热症状的外感天行病分为寒温两种。而仲景取小阳旦汤（桂枝汤）等辛温方为建安疫太阳病之首行方，而以大小白虎等为伤寒传变入里后热化证的对证施治方，其方证之先后主次布局足见其所见所治之疫病为寒性疫病。也许，这是张仲景著书立说而起名为《伤寒论》的主要原因。

3. 《伤寒论》的辨证论治程序　马文辉认为，《伤寒论》不仅仅是方证的组合，更是定位、定性、立法、处方，亦即理法方药的辨证论治程序，其原则是"知犯何逆，随证治之"。

（1）按部定位：辨证之初，先辨病位，分清表证、里证、半表半里证这是辨证论治的第一步。《伤寒论》第61条"下之后，复发汗，昼日烦躁不得眠，夜而安静，不呕不渴，无表证，脉沉微，身无大热者，干姜附子汤主之。"这是按部定证的方法，里部有二证，虚则太阴，实则阳明，不呕为无太阴证，不渴是无阳明证，无表证是指无太阳证。这样三部之中无表证，无里证，只剩下半表半里证，由此可以定位在半表半里。第148条："伤寒五六日，头汗出，微恶寒，手足冷，心下满，口不欲食，大便硬，脉细者，此为阳微结，必有表，复有里也。脉沉，亦在里也。汗出为阳微，假令纯阴结，不得复有外证，悉入在里。此为半在里半在外也。"该条反复辨证，按部定证。"微恶寒，手足冷"，病在表；"心下满，口不欲食，大便硬"，病在里；"头汗出""脉细"为半表半里。本条病证虽繁，不出表、里、半表半里三部。

（2）据证定性：定位之后，次以定性。每一部位所表现的证候群都具有阴阳二性的反映，表现阳性反映的为三阳病，表现阴性反映的叫三阴病。这样三个部位上依据截然不同的阴阳两种病性就划分出六类证候群，这就是六病。六病阴阳的辨证大纲为第7条"病有发热恶寒者，发于阳也，无热恶寒者，发于阴也。"阴阳即寒热，寒热表征阴阳。如第187条"伤寒脉浮而缓，手足自温者，是为系在太阴……至七八日，大便硬者，为阳明病也。"该条是在定位的基础上，然后据证定性，划归阴阳。第279条"本太阳病，医反下之，因而腹满时痛者，属太阴也，桂枝加芍药汤主之；大实痛者，桂枝加大黄汤主之。"表证入里腹满时痛属太阴，大实痛为阳明证。

（3）辨证定方：辨明六病只是认识了疾病，即"知犯何逆"。更重要的是要治疗疾病，"随证治之"。辨证定方是在六病共性之中寻求汤证个性的方法。一个病证中，包含着许多汤证，以小柴胡汤证为例，第149条"伤寒五六日，呕而发热者，柴胡汤证具，而以他药下之，柴胡证仍在者，复与柴胡汤。"第101条"伤寒中风，有柴胡证，但见一证便是，不必悉具。凡柴胡汤病证而下之，若柴胡证不罢者，复与柴胡汤。"可以看出，证不变，方不变，一证一方，互相对应。有时，一个汤证包括若干个症状，但见一症便是，不必悉具，是抓主要矛盾的办法。诸如"舍症求脉""舍脉求证"等。因此在辨证时，从整体上分出三部，由三部划分出六病，再从六病之中列出汤证，构成了一个完整的辨证过程。

（4）以方定名：《伤寒论》中有桂枝证、柴胡证之称，推而广之，仲景112方证皆可以方名证。非此方不治此证，非此证不用此方。以方名证是仲景的创举，是对证的概括和对方的归纳。"方证"是辨证的最终结果，是施治的客观依据。辨证准确与否，需要方的证明；方剂的有效与否，只有证才能反证。因此，只有方才能揭示方证的本质（阴阳单复），反映证的病势（轻重缓急），验证证的病程（长短曲折），方是辨证论治过程的综合体现。

4. 历代伤寒学家的不同见解　广州中医药大学万晓刚教授归纳了历代医家对《伤寒论》的辨证论治体系的不同理解，皆"仁者见仁，智者见智"，各有长短。

（1）治法分类体系：以治法分类方法研究《伤寒论》辨证论治体系之肇始者，是魏晋时期太医令王叔和。王氏在整理《伤寒论》过程中，根据自己对原著的理解，增"辨可汗不可汗""辨可下不可下"等七篇，开创了以治法归类方法研究《伤寒论》辨证论治体系之先河。其后，从其说者代不乏人，而以清代尤在泾、钱天来最具代表性。钱氏曰："大约六经证治中，无非是法，无一字一句非法也。其有方者未尝无法，而法中亦未尝无方。故以方推之，则方中自有法；以法论之，则法内自有方。"继承明代方有执及清初喻嘉言的学术思想，认为立法施治是六经辨证之根本。尤在泾从临证逻辑思维角度分析归纳《伤寒论》辨证论治体系，将各经病变诊治内容分门别类，归于正治法、权变法、斡旋法、救逆法和类病法五类，条理分明，纲目有序，简洁明快。总之，以治法为纲，分经类证，以法相贯，构建了治法类证的辨证论治体系。

（2）方证分类体系：孙思邈著《千金翼方》，首次采用方证同条研究方法，这种"以方统证，比类相附"的诊治体系，简明易从，后世医家从之者众。清代著名伤寒学家柯韵伯在《伤寒来苏集》中提出六经经界说的同时，明确主张："有是证即用是方，不必凿分风寒营卫，亦不拘其外感内伤。"是故以六经经界为纲，汇集诸证，以方名证，方随证附，部别类归，条理明晰，实为方证分类研究之杰出医家。同时期的徐灵胎著《伤寒论类方》，观其书名，即知其义，亦为方证相附之类。然其分类不拘六经，完全以方统证，与柯氏研究同中有异，各有所长。此种分类体系影响很大，可名之为汤方辨证，甚至有医家认为，以方统证，不必分经，亦不必审因辨机，临床依据相应脉证而选用相应方剂。

（3）因机分类体系：认为伤寒初起以风伤卫、寒伤营、风寒两伤营卫为其基本病因病机，并将其作为太阳病篇之总纲，统领诸证，并进而推演及于其他各经病证。这种分类研究方法被后世称为"三纲鼎立"学说，尤以明末清初医家方有执、喻嘉言为其力倡者，程郊倩、沈明宗等，皆从其说而演绎之。但这种以病因病机为纲、三纲鼎立、不离六经的理论框架的确立，过分强调病因的重要性，将中医审证求因、审因论治的辨证论治思想僵硬化、机械化，则未免失之偏颇。柯韵伯即明确反对"三纲"说，主张据证选方。

（4）病症分类体系：指以证候、脉证分类及鉴别为基本研究方法而重新构建的《伤寒论》辨证论治体系。其先驱者是宋代庞安时，其《伤寒总病论》在六经分证基础上，对有关病证，予以分类，再立章节，标明其证候治法及相应方药，开后世《伤寒论》研究以证归类之先河。许叔微《伤寒百证歌》以症类证，承继于后；而金时成无己著《伤寒明理论》，以证名篇，诠释伤寒，分形析证，辨别异同。全书对恶寒、发热等常见50症加以类从归纳，简明扼要，通俗易懂。明代张介宾著《伤寒典》，以症归类，重编伤寒。强调证辨阴阳，治分寒温；伤寒传经，不拘日数。并以此论为据，诠解六经。清代沈金鳌之《伤寒论纲目》按证归类，博采群书，以目释纲。强调六经传变，注重辨证；立法用方，灵活变通。近期由中国台湾省富群文化事业有限公司出版之《张仲景症状学》，集此类研究之大成，以症分篇，列"定义""分类""补充"等条目，据仲景原著，采诸家之说，分述其临床特征、鉴别方法、病因病机和处理方法等内容，系统全面，具有较高的临床实用价值。

（5）阴阳分类体系：现代著名中医学家姜春华教授认为，《伤寒论》统括了《黄帝内经》全部阴阳体系，虽分三阴三阳，实则一阴一阳为其总纲，而以阴阳为其辨证论治的基础。是以《伤寒论》之六经，赅表里寒热虚实、经络脏腑营卫气血精气，以及邪正消长诸方面。姜氏就六经概念之起源，结合《伤寒论》原著分析，认为《伤寒论》并未明确提出六经概念，而因条文中有"过经不解""行其经尽"等相关语句，故一般习惯将三阴三阳称为六经。然其内涵与《素问·热论》六经名同实异。有的研究者认为三阴三阳仅是外感热病错综复杂病理变化、体质因素及发展规律的总体概括，与脏腑经络等内容并不相涉。因此，六经实为六病，六经辨证实为六病辨证。这种辨证论治体系，是以三阴三阳为纲，按病分类，因证立方，汤证一体，而六经是仲景专借以对外感病证进行归类的概念。

（6）六经分类体系：以六经为核心，与八纲辨证、脏腑经络辨证密切相关的一种辨证论治体系。如朱肱之六经经络分证、柯琴之六经经界分证、张志聪、张锡驹之六经气化分证、万密斋之六经脏腑经络气化综合说等，各具特色，而不无所短。著名伤寒学家李培生教授认为，张仲景根据《素问·热论》六经分证的基本理论，创造性地把外感疾病错综复杂的证候及其演变，加以总结，提出较为完整的六经辨证体系，把《黄帝内经》以来的脏腑、经络和病因等学说，以及诊断、治疗等方面的知识有机地联系在一起，运用汗、吐、下、和、温、清、消、补八法，指导相应方药的具体选用。第六版《伤寒论选读》则明确指出，伤寒六经辨证以六经病为纲，以汤方证为目，是一个包括邪正、阴阳、气血、脏腑、经络、气化、发展阶段等理论在内的综合性临床辨证论治体系。

5. 《伤寒论》的治则、治法与疗法

（1）基本治则：①治病求本，本于阴阳；②祛邪扶正，分清主次；③调和阴阳，以平为期；④明确标本，分清缓急；⑤正治反治，依证而行；⑥随证治之，变化灵活；⑦三因制宜，各有侧重；⑧重视扶阳气，保胃气，存津液。

（2）基本治法：包含汗、吐、下、和、温、清、补、消、涩等方法。

（3）常用疗法：主要有药物疗法、针刺疗法、艾灸疗法、饮食疗法等。药物疗法在剂型上有汤剂、散剂、丸剂、含剂、肛门坐药、灌肠剂等，在用法上有外用、内服之分。还有药、针并用法，药、灸并用法，针、灸并用法，药、食并用法等。

第五节　六经辨证模型的短板

一、从张仲景的贡献说起

迄今为止，尽管不少医家认为张仲景的"六经辨证"与《素问·热论》的"六经分证"大相径庭，但都不得不承认"六经辨证"来源于"六经分证"。也就是说，"六经辨证"对"六经分证"做了很大的调整，使之能够较好地应用于临床。在上一节，我们已经回顾了张仲景对"六经分证"修改加工（调整）内容，毫无疑问，他的贡献史无前例，直到清代的叶天士才有了一定的突破。但是，医学是应用的学问，随着临床实践的进步，医学理论和诊疗体系的更新也是理所当然的。我们要提出的问题是：张仲景为什么要修改"六经分证"的传变模型？修改加工后的"六经辨证"是否能够完全胜任疫病（外感病，或传染病、感染病）的辨证论治？时过境迁，《伤寒论》的辨证论治与当今的临床实际有多大差距？或者说，当今的传染病诊疗是否可以建构更加符合临床实际、更加理想化的辨证论治模型？

张仲景在《伤寒论》中改造的"六经辨证"模型的根本原则是"知犯何逆，随证治之"。这样一来，表明"六经辨证"近似于一种"不以次第传变"的缺乏规律性且随意性很强的辨证论治模式，正如《素问·玉机真脏论》指出："然其卒发者，不必治于传，或其传化有不以次第"，说明突发疾病常常没有明确的传变规律。为什么会出现这样的情况？

二、构建理想模型的不同对策

在导论中，我们引用了美国明尼苏达大学哲学教授 Ronald Giere（曾任科学哲学协会会长）的观点：科学知识的核心要素是模型，而不是规律。因此，模型是创造出来的，不是发现的；需要回答的经验性问题，不是理论是否为真（是否正确），而是模型对于特定的样例（cases）是否适用？这一理论被称之为"科学哲学的语义学派"，适用在技术领域应用。

我们知道，现代模型构建包括以下原则：①相似性原则；②简化性原则；③精确性原则；④整体性原则；⑤可控性原则。那么，疫病（外感病或传染病、感染病）辨证论治模型的构建应该满足当今临床的哪些条件呢？

1. 根据传染病临床表现的多样性，选择能够反映不同疾病的不同模型　我们不能要求古人已经认清了各种传染病具有不同的病因病理、发病机制和临床表现，也不能在今天已经获得了这些认识（针对不同的传染病或感染病进行分门别类研究）的时候还要假装处于古人那个时代，对这些东西一无所知或朦朦胧胧的样子。或许，在张仲景看来，当年所谓的"伤寒病"是一种疾病，但是在今天已经知道，它实际上是由许多不同疾病组成的一类疾病，即疫病或外感病（传染病或感染病）。不同疾病在很多方面包括临床表现具有很大的差异性，如果我们能够对每一种疾病选择或构建一个甚至相互关联的几个模型，那么还会出现张仲景当年的困惑吗？

张仲景在《伤寒论》中的突出贡献是对"六经分证"模型"变"的把握上，而《素问·热论》的"常"（六经病按次第、日数传变）却罕见于疾病传变过程中。试想，一个以"变"为主的辨证论治模型，它能够可靠地把握疾病的临床特征、传变规律与实际的论治需要吗？即使经过张仲景加工整理过的"六经辨证"模型，仍然存在"太阴病""厥阴病"的画蛇添足之举，即两者并非疫病或外感病（传染病或感染病）演变过程中特征性阶段，而仅仅相当于内伤杂病或合并症、并发症范畴，难道我们今天还认识不到这些？

显然，面对今天的传染病临床诊疗，单个模型不可能在相似性、精确性方面实现大的突破，如果我们仍然要墨守张仲景的陈规（"变"的最大可能性就是增加诊疗过程中的随意性），颇有些刻舟求剑的意味，不免"叶公好龙"或试图把它变成"屠龙之术"而已。

2. 根据传染病同一病种的不同类型，选择能够反映类型差异的不同模型　现代传染病的一个特征是，同一个病种可以出现不同的发病类型，不同的发病类型具有不同的临床经历和预后转归，一种笼统的模型能够确切地模拟它吗？这显然是不够的。

例如病毒性肝炎，不同的病原学感染，不同的发病类型（如急性肝炎、慢性肝炎、重型肝炎、淤胆型肝炎和肝炎肝硬化等），临床经历卓然而异。如果我们选用不同的模型来模拟其演变过程，其相似性、精确性肯定要高于笼统的病毒性肝炎。如急性肝炎有前驱期（相当于中医的表证期）、症状明显期和恢复期；慢性肝炎有静止期（无论是药物控制还是自然病程）和活动期；重型肝炎有急性坏死期、平台期和恢复期/终末期（我们不同意传统的早、中、晚分期，因为"晚期"的规定里面不包括存活的患者，而不少康复患者还有一个恢复期的过程）。

3. 根据传染病临床表现的发展变化，选择能够反映疾病过程的动态模型　传染病或感染病是一个动态的演变过程，选择分期辨证的目的就是为了把握它的动态过程，以便采取相应的干预对策。

4. 根据传染病同一病种临床表现的轻重不同，选择能够反映病情差异的不同模型　如果构建模型能够兼顾同一病种病情轻重程度的差异，模型的相似性、精确性肯定能够进一步提高，但这一点与简单性构成悖论。疾病的轻、中、重的分级，它只存在于疾病活动期或症状明显期，如急性肝炎的症状明显期，慢性肝炎、肝炎肝硬化的活动期（Child-Pugh A、B、C 分级也可考虑改为轻、中、重的分级以便统一），以及重型肝炎。

5. 根据现代病原学治疗的干预效应，选择能够反映治疗前后临床表现差异的不同模

型 这一点尤其重要。医学发展到今天，我们不能想象仍然只是面对的未经西医干预过的传染病，也不能想象不让病原学治疗介入而由纯中医发挥特色的传染病诊疗格局。因此，现实的问题是我们必须与西医学携手，共同面对绝大多数的传染病，也必须考虑怎样应对西医尤其是病原学治疗干预后的非自然病程的传染病。例如，慢性乙型肝炎、慢性丙型肝炎、艾滋病、肺结核、肠伤寒、细菌性痢疾、感染性休克等，我们不仅要考虑疾病活动期与西医携手治疗的辨证论治模型，也要考虑经过西医干预后的辨证论治模型。只有解决了这些问题，中医药治疗才能真正地实现与时俱进，才能真正地找到中医药诊疗传染病的现实定位。

总之，在构建辨证论治模型的过程中，模型应用的实效性与所揭示普遍性成正比，模型的常规应用越普遍，实效性（或可操作性）越强；模型应用的变数越大，实效性越差。从模型设计看，设计越严密（参数越多，操作规程越严格）、精细，可操作性越强，越容易规范化；设计得越粗糙，越简单，变异性越大，可操作性越差。作为个体化技艺，缺乏众多的技术参数，就需要像庖丁解牛那样熟能生巧，但每个人的掌握情况差异很大，因而难以进行规范化培训（模型的粗糙难以进行规范化培训，后学者各以心悟，易于牵强附会；而作为标准化技术，可操作性强的模型就需要涉及众多有关操作的方方面面，需要细致而精确的参数，增加其操作的可重复性，从而易于进行规范化培训。

因此，在模型的构建过程中，如果恰当地把握好简单性与精确性、相似性的辨证关系，一个成功的辨证体系应该包括以下内容：①病因：主要原因、次要原因及其在不同时期相互关系的演变；同中求异，异中求同。②病性：主要矛盾，次要矛盾及其在不同时期的演变。③病位：基本病位，牵涉病位及其在不同时期的演变。④病征：基本证候，兼夹证候；表征和里征。⑤病程：疾病是一个连续不断的过程，有不同的临床分期。⑥病情：轻、中、重程度。

同时，一个成功的辨证体系应该满足以下原则：①疾病过程和疾病表现的对立统一（横的走向和纵的走向，空间结构和时间结构）；②规律性和随机性的对立统一（原则性和灵活性，矛盾的一般性和特殊性）；③主要矛盾（或矛盾的主要方面）和次要矛盾（或矛盾的次要方面）的对立统一；④内在资料和外在资料的对立统一（临床表现和实验室检查）；⑤程度变化和性质变化的对立统一（量变和质变）；⑥丰富包容性和内在简洁性的对立统一。

三、六经辨证理论研究与临床应用的反差

迄今为止，关于《伤寒论》"六经辨证"理论研究的文章仍然层出不穷，似乎理论上的繁荣经久不衰（具体内容上述可见），但是其临床应用研究却乏善可陈，甚至寥寥无几。尽管我们常常把张仲景的辨证论治说的是空前绝后，或者说丝丝入扣、效如桴鼓（这是30多年前听《伤寒论》课的时候，我们主讲老师的口头禅，今天仍然被后继的《伤寒学》教授以及"经方学派"所津津乐道）。但是，所谓"丝丝入扣""效如桴鼓"，一是指理论的严谨性，二是指疗效的可靠性。西医老师告诉我们，曾几何时，西医学只能对8%的疾病有较好的干预效果，而大约92%病种的疾病是不用治（取决于疾病的自然转归）或治不了的。那时候皮肤科老师告诉我们：在皮肤病里，只有六分之一的病能够诊断明确，在诊断明确的疾病里只有六分之一能够有效治疗。当然，这话不一定准确，但仍然会在相当长的

时间有相当数量的病种，我们从认识到干预仍然力不从心。

另一方面，临床医生面对病人没有选择的余地。即使我们对许多疾病没有把握，没有经验，没有深入地研究，但疾病是不讲情面的，它残酷地摆在你的面前让你不能有半点的拖延。因此，医学永远不是等发展全面了才开始临床，医生也不是等医学技术成熟了才去面对病人。从古到今，作为医生永远以治病救人为天职。我们的古人曾经尝试了大量后来被证实是无效的疗法和药物，今后还得继续尝试，而且必须去尝试。中医药就是在人类与疾病斗争历程中的必然产物，是我们民族对付疾病侵袭的主要武器或工具，也是历代医家呕心沥血的苦涩之果。下面，我们收集了为数不多的几篇应用六经辨证治疗现代传染病的临床报道。

1. 六经辨证论治艾滋病　由史宏、余磊、黎正泽等发表于《黑龙江中医药》2011年第6期，从张仲景的正虚受邪的发病观出发，艾滋病就是艾滋病之邪毒直中少阴与厥阴，并且属于伏藏于三阴的伏邪。邪中少阴与厥阴，初期会传变至阳经，而出现少阳病与太阳病。但纵观艾滋病发展的全过程，艾滋病是一个由三阴气分向三阴血分深入发展的过程。因此艾滋病的治病立法，应以顾护三阴的阳气为本，阳气败则人亡；阳气存则病人尚有生机，阳气复则病可愈。

2. 运用《伤寒论》六经辨证治疗流行性出血热　由阎绍华、王迎春、刘明等发表于《辽宁中医杂志》1984年第8期，他们在1983—1985年，由沈阳、南阳及黑龙江三地区研究组共收治流行性出血热400余例，其中大部分运用了六经辨证进行治疗，取得一定效果。认为本病的发热期以太阳表证居多，有属半表半里柴胡桂枝汤证的，亦有小柴胡汤证的，如在表之邪不解或汗出不彻或误治，其热邪则易于内陷，这是本病特点。一旦内陷，变证迭起，其势凶猛，例如有邪热内陷，内有水饮，热邪即与水结成结胸证；如本病初期误汗、误下后，热邪内陷而无水饮，与燥屎内结于肠，则为阳明腑实证；若邪热内传入里，邪热与瘀血互结在下焦少腹部位，则为蓄血证；亦有邪热里结而表尚未解的大柴胡汤证和饮邪内外泛溢，水气攻窜的十枣汤证等，均可按《伤寒论》的相关方证辨治。

3. 探析热病与六经辨证　由黄家诏等发表于《广西中医药》2010年第4期，认为除流行性出血热外，临床上常用小柴胡汤治疗外感病表现为少阳郁热证者；中暑常见的身热汗出、口渴、脉洪大用白虎汤以辛寒清热；太阳病表邪入里化热而致邪热壅肺，见身热、咳嗽气喘、胸痛等用麻杏甘石汤辨治等，均可按《伤寒论》六经辨证论治，临床都有大量的辨治范例，其治亦不出六经辨治热病的范围。

4. 《伤寒论》法辨治流行性出血热　由杨麦青发表于《新中医》1985年第1期，采取《伤寒论》的各种治法，对流行性出血热进行辨证论治。

四、"六经辨证"和"卫气营血辨证"的自身缺陷

事实上，中医学对于外感病辨证一直采用分期辨证（六经辨证、卫气营血辨证和三焦辨证），但是当采用"中医辨证与西医辨病相结合"中西医结合临床模式后，所有的传染病均采用了的"分型辨证"，这种退让的内在原因在于"寒温合流"时遇到了最大障碍——采用什么辨证方法？并长期纷争不已，无法共识。这种尴尬局面的出现，是因为早期的辨证方法——六经辨证与卫气营血辨证的存在自身难以克服的局限性。

1. 把握临床特征的欠缺　对于外感病临床特征的把握，古代医家有其内在的必然的缺陷，这是因为：①医师从业的方式局限，由于当时的专业分化不全和病种分类模糊而难以对某一疾病进行集中而深入地观察和研究；②资料的搜集方法落后，由于没有数理统计和临床流行病学的介入，个案分析往往导致结论偏倚；③理论移植的实用主义，由于受到笼统的自然哲学支配，可供选择的理论模型非常有限，如六经辨证的分期依据基本上来源于《素问·热论》的"一日巨阳……"最后不得不忙碌于临床"变数"的应对。

2. 分类病种的不确切性　由于病原学、病理学、发病学研究的欠缺，无法对外感病进行科学的疾病分类：①《伤寒论》虽然将外感病按六经分证，但基本上是对整个外感病笼统而言，而缺少病种的概念；②"温病学"虽然对四时温病进行了风温、春温、暑温、湿温、秋燥、伏暑等分类，但其模型的精细程度、可操作性与临床实际还有较大差距，难以高效指导当代传染病诊疗。

3. 应对变数的处理方式及其不足　在"六经辨证"中，除关于"六经"概念的繁杂纷争，莫衷一是（什么都包括了的理论或概念，可能就什么也说不清）难以构成确切的操作规程外，关于六经传变的观点也纷沓杂至。后世医家把"太阳→阳明→少阳→太阴→少阴→厥阴"称之为"循经传"，把不以此序的传经称之为"越经传"（"越经传"中的表里两经相传者为"表里传"），以此来解释临床上碰到的复杂多变的演变特点。有人搜集了《伤寒论》的所有条文，归纳其传经规律为：①太阳之邪可传诸经；②阳明之邪不再传经；③少阳之邪可传阳明、太阴；④太阴之邪可传少阴；⑤少阴之邪可传厥阴；⑥脏邪还腑，阴病出阳。关于"伤寒日传一经"之说，有人指出《伤寒论》自身的修正："伤寒一日有传经者"，"伤寒二三日也有不传经者"。有人探讨了《伤寒论》中的本证、兼证、变证、类似证、坏证、复证、经证、腑证内涵和意义，最终认定"要判断是否传经，欲传何经，要点在'观其脉证'，有该经证，即知邪已传该经。"为什么要出现这么多的附加条件？为什么最后不得不"观其脉证，知犯何逆"？就是因为"六经传变"仍然不能揭示外感病的发生发展规律，不能用这一规律来辨别外感病的阶段性变化。

在"卫气营血辨证"中，尽管有"顺传""逆传""合病""并病"等对常规的"卫气营血传变"补充，但仍然难以用一种简单的模型来解释种类繁多、表现各异的外感病临床过程。要提高临床辨证的准确性，必须根据每个病种或一类疾病的临床特征进行深入研究，以便获得高效、切实可行的辨证模型来指导临床。

不同疾病具有明确不同的临床经过，笼统辨证的结果只能使模型顾此失彼，应接不暇。这种模型应用的"常"与"变"，看起来是让我们充分掌握灵活性与原则性的辨证关系，实际上从另一方面反映了模型的粗糙和笼统。一般说来，诊断模型应用的实效性与所揭示普遍性成正比，模型的常规应用越普遍，实效性（或可操作性）越强；模型应用的变数越大，实效性越差。从模型设计看，设计越严密（参数越多，操作规程越严格）、精细，可操作性越强，越容易规范化；设计得越粗糙，越简单，变异性越大，可操作性越差。作为个体化技艺，缺乏众多的技术参数，就需要像庖丁解牛那样熟能生巧，但每个人的掌握情况差异很大，因而难以进行规范化培训（模型的粗糙难以进行规范化培训，后学者各以心悟，易于牵强附会，如"六经"的解释千奇百怪）；而作为标准化技术，可操作性强的模型就需要涉及众多有关操作的方方面面，需要细致而精确的参数，增加其操作的可重复性，从而易于进行规范化培训。

附：追问《伤寒论》相关逻辑研究文献的意义

《伤寒杂病论》不仅是当时有关传染病和杂病相关的论著，更是在精神上摆脱阴阳五行和五运六气绝对化影响，思维上强调体系化和范式化的杰出医学著作。如同罗马人盖伦之后一千年中欧洲没有创造性的贡献一样，张仲景之后，很少有能从精神和思维上全面突破的医学著作了，更多的只是医学技巧的完善。是什么原因导致了这种奇怪的医学现象呢？从逻辑学的角度，对疾病的外在表现作为一种存在的事实，因为缺乏更好的或进一步成熟的逻辑演绎方式，使得张仲景在中国的文化土壤上，只能成为两千年来被崇拜的"医圣"。最近四十年，从逻辑层面研究《伤寒论》的文献越来越多。这四十年，有积极的思维探索，有值得商榷的观点，有不合实际的设想，也有满足于现状的消极。下面，作者将选取有代表性的立场，从三个方面分别论述。

一、物理、逻辑演绎的尝试

1. 周建英　周建英提出从"熵流学说看仲景治疗观"。作者认为，生命体内的熵值（ds）由两部分所构成，即 ds=dis+des（其中 dis 是人体内部本身的不可逆过程所产生的熵，其值始终为正；des 是由于人体与外界交换物质和能量所引起的熵流，即向环境输出熵，因之为负值）。若某种原因导致总熵值锐增，超过一定的闭值，即可能破坏机体高度有序性使生理功能陷于紊乱，从而引起病变的发生。如果从治疗的角度，熵流学说确能阐释仲景的治疗观，但我们能否扩大此学说在《伤寒论》中的应用范围呢？比如，通过熵值界定"三阴三阳"的临界值，运用熵流学说诠释《伤寒论》中有关本证、兼证、变证和类似证的条文。甚至，通过熵流学说来体现《伤寒论》的三阴三阳辨证体系。也许，真正将物理学概念的"熵"融入到《伤寒论》的条文中，还有一段很长的路要走，甚至可能是失败的。但周氏通过动态的角度来看待方与证的关系，则在某种意义上跳出《伤寒论》注释的窠臼，从而提供"动态"地解读《伤寒论》的思维视角。

2. 贾春华　贾春华在《〈伤寒论〉反事实条件句分析》一文中认为，反事实条件句也称虚拟条件句，又可以称之为反事实蕴涵。即这种条件句的前件不一定是事实，但可反映前件与后件的关系。反事实条件句在《伤寒论》中多以若、假令、设表示。而对于《伤寒论》中出现的反事实条件句，加强前件律、传递律和易位律等经典逻辑定律可能失效。此观点容易陷入为逻辑而逻辑的思维死角，从而忽略《伤寒杂病论》自身逻辑体系的研究。贾氏的观点亦反证，单个的逻辑定律无法准确阐述《伤寒杂病论》内在的逻辑演绎。同时，这篇文章向我们提出了一个值得探讨的问题：如何巧妙运用现代的逻辑演绎方式去"打开"隐藏于《伤寒杂病论》内部世界逻辑性意义的锁。这不仅是把西方思维的帽子直接戴在中国语言的头上。毕竟，中医语言和日常生活用语（逻辑学家通俗诠释自己想法的常用方法）存在很大差别。遗憾的是，贾春华先生没有就此问题展开论述，又从新的角度出发，譬如负概念、"观其脉证，知犯何逆，随证治之"。然而，它们都缺乏更加详细的、系统的论述。而积极的一面，则是贾先生思维轨迹的展示，如同哲学家探索终极的意义，贾先生亦在追求那把打开原文的"锁"。在另一篇文章《〈伤寒论〉方证理论体系框架》中，贾先生也许是受到清代名医徐大椿的影响，果断地抛弃了以前的尝试，将方证理论体系通过逻辑演绎贯穿于《伤寒论》，以单一方证、类方证和合方证构成方证体系。这无疑是接近原文的又一种尝试。不足的是，其临床诊疗思路图和方证研究方法依然停留在理论阶段。众所周知，方证的研究必须以（无论动物或临床）实验为论证依据。否则，只能是空谈。通篇而论，贾先生尽管走出了为逻辑而逻辑的思维怪圈，却又走入了另一个怪圈，为方证而方证。研究方证固然是务实的，但对条文与条文之间（包括方证相关和非方证相关）的关系重视不足，无法客观演绎和评价《伤寒论》内在的逻辑体系。

3. 孔繁鑫　孔繁鑫在《从太阳病篇看〈伤寒论〉的逻辑思维形式》一文中，认为太阳病篇178条原文，第1~11条为总论，后文根据总论展开论述的麻黄汤证、桂枝汤证，再到汗法为太阳表证之正治法以及汗不如法、误治、误下引发的诸多变化；从太阳之表到转向少阳之半表半里，阳明之白虎汤证，以及后文的蓄血证、结胸证、痞证等更加复杂的兼变证，无一不体现了"由总到分"的逻辑结构。孔的"提纲挈领"的论述有助于我们把握《伤寒论》的思维框架，但无法概括《伤寒杂病论》的全貌，譬如，太阴病篇出现太阳病篇的桂枝汤证，阳明病篇出现少阳病篇的小柴胡汤，太阳病篇的麻黄汤证。这样的例子在《伤寒论》中不胜枚举。如何合理的诠释它们之间的相互关系将成为作者亟需解决的问题。此外，即使在太阳病篇，作者只是以粗线条的思维方式勾勒了其全貌，对于证与证之间的相互关系始终没有放在一个更好的理论框架内去解读。无论如何，孔氏的方法为我们把握《伤寒论》提供了不同于"熵流学说"的解读方式。

4. 杨武金　杨武金试图用墨家"三物逻辑"（故、理、类）来打开《伤寒论》的大门，但无疑把《伤寒论》的条文看得太简单了。比如，桂枝汤证之"太阳病，头痛，发热，汗出，恶风，桂枝汤主之"和桂枝加葛根汤之"太阳病，项背强几几，反汗出恶风者，桂枝加葛根汤主之。"作者认为，太阳病患者在增加了"项背强几几"这个条件后，方子中就需要加入葛根。前提增加，则结论增加。结论随着前提的变化而变化，体现出逻辑推理的单调性变化。果真如此，如何解释条文"太阳病，项背强几几、无汗恶风者，葛根汤主之"和"太阳与阳明合病者，必自下利，葛根汤主之"的存在？而且，桂枝加葛根汤与葛根汤药物组成完全一样。唯一不同的，是煎服方法。由此可见，墨家的"三物逻辑"是不足的。

5. 苏芮　苏芮在《〈伤寒论〉研究中逻辑推理的应用》中运用复合命题中的联言命题、选言命题和条件命题剖析《伤寒论》的思维逻辑，尤其是结合（古人的）注释，探讨伤寒论文字背后的逻辑意蕴，这无疑是一种接近原文的有效途径。问题是，古人的注释可否尽信？遇到注解有分歧的条文该如何？例如，大青龙汤38条关于"烦躁"的论述，作者在必要条件假言命题段引用万全的观点"识证之妙，在不汗出而烦躁五字，若无烦躁，乃麻黄汤证也"。实际上，麻黄汤和大青龙汤的区别不在于是否"不汗出而烦躁"，因为麻黄汤证亦表现为"发热，不汗出"。另外，非黑即白的逻辑思维也不适合《伤寒论》。仍然在必要条件假言命题段，以《伤寒论》119条为例，引用柯琴的注解，认为，阳明病，因为无汗，小便不利，才见发黄；否则，汗出，小便利，所以不发黄。先不说作者少提了"心中懊恼"，就以作者的逻辑思维而论，无疑有过度发挥的嫌疑。张仲景在这里强调发黄前会出现哪些有特点的征兆，而且原文"必发黄"是不能按照现代汉语解释为100%一定发黄，而是可能性很大。言下之意，"无汗，小便不利，心中懊恼"也会出现别的临床表现的可能。尽管此文有诸多不足，但是能想到借助古人注释来诠释现代意义的《伤寒论》，这本身就是一种思维的突破。这篇文章还告诉我们：从逻辑学角度考察《伤寒论》，首先必须读透《伤寒论》的文本。可惜，在从古到今的研究者中，读透者几乎没有。据《伤寒论新解》一书描述，专门研究《伤寒论》三十多年的徐大椿却认为仲景之书只是当时的临床记录，并非有意完善什么理论体系。但这不意味着现在、将来不可能实现。赵洪钧先生在《伤寒论新解》一书中，认为"决定一个人思维能力的因素还不是学习逻辑学，而是看他的天赋和积极思维"。笔者以为还应加上积极的医学实践（紧密结合对《伤寒论》条文的阅读与思索是前提）。虽然天赋是个人因素，但积极的思维，结合积极的实践，无疑可以弥补天赋的不足。这"积极"二字，一定能实现读透《伤寒论》文本的目标。

6. 孟庆云　孟庆云在"从控制论模糊识别探讨《伤寒论》六经含义"一文中认为：六经为六种模糊聚类分析，每一条经都是模糊识别，六经病是热性病过程中模糊聚类的群。笔者以为模糊识别的说法似乎不太适合探讨《伤寒论》。孟先生以"太阳病，或已发热，或未发热，必恶寒，体痛，呕逆，脉阴阳俱紧者，名为伤寒。"为例说明"或已发热，或未发热"乃模糊识别。所谓模糊识别，比如，小王长得很高。这个例子即没有告诉我们到底有多高，也没有告诉我们以什么作为衡量标准，但这个例子强调小王的"高"。可是，《伤寒论》作者的侧重点在于"恶寒，体痛，呕逆，脉阴阳俱紧"的出现，而非"或已发热，或未发热"。而"或已""或未"句只是一种或然概念的表达，赵洪钧先生在《伤寒论新解》一书中，即以同一个例子说明古人在做尽量精确化的努力，并认为这是有关太阳伤寒的最大似然模型或条件概率模型。笔者更倾向于赵先生的解释。

二、定量、量化思维与实证

1. 杨培坤　杨培坤认为，《伤寒论》中症状与病，症状与证，以及证与病的关系与集合论中从属关系、包含关系意义相同。笔者并不认为这种类比能带来多少有价值的东西，而且似乎是一种倒退。清代名医徐大椿就已将113方按12类划分，并各附有关条文进行解释。他虽不知集合论及其从属和包含关系，但已通过实际的工作实践了这种从属关系和包含关系的认识。

2. 赵洪钧　赵洪钧先生在《伤寒论新解》一书中，不仅仅将数学思维停留在想法的阶段，更做出了具体的推论：将阴和阳界定在〔-1，1〕的区间范围内，0表示死亡或变化停止。关于各经逻辑值的取舍，则按照多值逻辑的取值规则：六值逻辑应将取值范围均分为五段，加端点为六值。但生命现象不允许取两极端值，故将-1至+1区间区分为七段，加端点为八值。于是六经逻辑值便由小到大：太阴=-5/7，少阴=-3/7，厥阴=-1/7，太阳=5/7，阳明=3/7，少阳=1/7。赵先生"等分取值"的方式虽然精致，但若将《伤寒论》中涉及的所有症、证（且不论方）全部囊括到〔-1，1〕的区间范围内，无疑是一项复杂的数学工程。然而，《伤寒论》非数学著作。

3. 杨麦青　杨麦青在《〈伤寒论〉科学实证与哲学思辨的终结》一文中，认为"《伤寒论》中一些基本概念的阐释，应尊重仲景原意，依原论剖析，扬弃来自后世医家的哲学思辨，代之以科学论证，将有益于中医学基础理论的科学化进程"。笔者亦认同，古代医家通过脏腑、经络、气化来研究《伤寒论》的方法应该抛弃。但杨麦青认为，原文质朴无华，条文精炼，概念含义确切，层次清晰。具体医学概念界定清楚，无歧义性。言下之意，《伤寒论》完美无缺，无需斟酌。从临床的角度，也许没错。从逻辑层面，不得不打个问号。果真如此，王叔和何必整理《伤寒论》，柯韵伯编《伤寒论注》，徐大椿写《伤寒论类方》呢？足见《伤寒论》系统化、体系化工作之重要。此外，根据杨麦青对科学实证的表达，有值得商榷的地方。毕竟临床和动物实验是两个概念。比如，杨氏在文中引用梅国强先生制成有关太阴阳虚转向少阴阳虚的实验模型的范例中，证实桂附理中汤的疗效显著。然而，临床面临的情况有时远比实验复杂，甚至不可控制。杨麦青先生在自己编著的《〈伤寒论〉现代临床研究》一书中，已明确列举了一些用方无效的案例。

比如，一位流行性出血热患者入院后用西药治疗不效，病情逐渐加重，加投中药，11月8日呃逆，咳血，尿闭。脉搏68次/min，呼吸36次/min，血压130/80mmHg。嗜睡，皮肤见大片瘀斑，面部及周身浮肿，四肢逆冷，口唇发绀，颈静脉怒张，两肺满布湿啰音。心音低弱、律齐，脉沉，肝肋下3cm。经强心利尿、放血，服真武汤等治疗无效死亡。杨麦青认为病在厥阴，属真武汤证范畴。结果却是无效死亡。这其中要总结的教训固然很多，譬如，对病情的解读不透彻：为何用西药治疗不效，病情加重；加投中药，病情继续加重；用了什么中药和西药（不详）；当病人出现呃逆，咳血，尿闭时，对患者病情此时的判断（不知）。再比如，辨证不精细。这样危重的病人，舌象、趺阳脉均不见查，脉象描述也很简单，脉沉。尽管书中成功运用《伤寒论》方者不下千例，但多为热证或症状典型可直接套用《伤寒论》条文者；尽管用真武汤治愈的类似患者亦有一些，却不能全中。此外，杨先生在讨论部分未从中医角度出发，是以"微循环障碍导致灌流不足"的西医思维进行分析。或许杨氏力图避开形象思维，走向西医的逻辑化、准确化。笔者不禁想问：若再遇同样情况患者，该如何应对呢？

这一案例不仅告诉我们临床远比动物实验情况复杂，也向我们透露了这样的信息：经验是把双刃剑——虽然可为我们点燃明灯，却无法概括所有个体临床表现的差异。此外，用西医思维方式来反思中医论治的失效，不得不令人困惑。通过此例，我们不得不思索：中医科学实证化的道路怎么走？依据笔者浅见：中医科学实证化的道路取决于对人这个特殊的生命体的研究水平和认识高度。正所谓"形诸于外而感之于内"，《伤寒论》对"诸于外"之形——临床表现，研究得相当透彻；"感之于内"，发作的机制，很模糊。《〈伤寒论〉现代临床研究》也试图从现代的视角进行解读，可一方面与《伤寒论》的结合还不够紧密，另一方面，这种解读是否科学值得商榷。即使假说也需要临床验证。现代的基因工程、生命科学、蛋白质组学等蓬勃发展的科学领域，都在努力解读人的生命奥秘，更勿论未来可能产生的其他新兴科学领域。笔者以为，通过它们及实验水平的不断提高，《伤寒论》的实证化必将是一片"希望的田野"。回到杨麦青这篇文章，尽管有这样或那样的不足，却坚定了中医科学实证化的道路，从实验的角度为《伤寒论》内在逻辑体系的诠释提供了基石。

4. 龙新生、熊曼琪　有人研究原文应用时间数字表述病势进退，虽有其意义，但刻意强调，无异刻舟求剑。何况，探究时间在现代疾病中的表达岂不更有价值？龙新生和熊曼琪先生竟把这种简单的数字有意上升到现代数学的高度，令笔者惊讶。龙、熊二位先生有关数学研究的设想与实际情况还有一定距离。比如，判断病势进退，可用适当数学方法使症状、体征等各方面、层次各自量化，再进行聚类分析，建立模糊隶属函数。再根据具体情况，修正数学方法及相关指标，臻于完善。笔者以为，从医生的角度，医院有生化检查定期鉴定病人病情，有现代诊断技术 CT、MRI 诊断病人体内隐匿杀手，有心电监护随时监控病人生命体征。数学分析、聚类分析是否有其意义？而且，一个医生在临床上时间愈长，对病势进退把握愈准（经验的丰富及活跃的临床思维是前提）。与其把工作做得如此复杂，倒不如积极地、有意识地去训练这种判断力。笔者甚至以为，中医诊断比西医诊断高明的地方恰在于量化诊断，而非数字化诊断。

5. 鲜光亚　鲜光亚在《〈伤寒论〉量值辨证探讨》根据《伤寒论》的文字描述，提出阴阳量值辨证、主症量值辨证、相关症状量值辨证和症状量值比较辨证。并认为加强对中医四诊信息客观化、定量化、现代化方法研究，在注重中医学自身特点和规量值辨证研究的基础上，推进量值辨证学的发展。鲜氏提出的概念很诱人，但文中的表述却与作者所提的量值辨证有不一致之处。比如，作者认为，以寒热而论，太阳证候"恶寒发热"，少阳证候"往来寒热"，阳明证候"不恶寒反恶热"，反映出伤寒三阳证候不同量值的阳盛状况。作者所引用的文字表述并非三阳证候寒热不同量值的表达，而是寒热类型的表达，一如西医对热型的分类：间歇热、弛张热、不规则热等。从临床出发，若将量值辨证换成量化辨证，笔者以为能更准确的反映临床实际。比如，脉诊强调三菽、六菽、九菽的力量，舌诊看舌苔的颜色、厚薄、部位、色泽，舌质的老嫩、颜色、形状、大小等。从这个角度，作者所论述的内涵，并不新颖，依然未逃脱"辨证论治"的思维框架。但从紧密结合《伤寒论》条文出发，又将有助于诠释《伤寒论》内在的逻辑体系。

三、文本阅读的尝试

1. 陈瑞春　陈瑞春认为，《伤寒杂病论》善于运用逻辑方法，包括比较法、分类法、分析法、综合法、推理法。作者看似在走逻辑思维的路线，实际上是通过形象思维的探讨，去更好认识张仲景"辨证论治"的特色，从而把握临床。作者虽然不能从逻辑思维的高度去俯视《伤寒杂病论》，却也从"务实"的角度告诉我们研究张仲景思维特点的现实意义。从时间上来讲，虽然此文和 20 世纪中期对《伤寒论》研究思维的空前活跃相比，顿失颜色。但从文献整理的角度来讲，依然有着陈瑞春这篇文章所应有的时代意义。他还在《试论〈伤寒论〉中的辨证法思想》一文中，从寒热的转化，病机的转变，方药的进退来说明量变到质变这一唯物主义的辨证法思想。

2. 杂说　单书健的《试论〈伤寒论〉中的辨证逻辑思维方法》与陈瑞春的认识是一样的。23 年后在《上海中医药学报》发表的《〈伤寒论〉中相关证分析思维与反测证候》没有超过单书健的认识水平，依然是从《伤寒论》条文阅读的角度出发，而非剖析《伤寒论》。像这样的文章很多，比如，杨振华的《浅析〈伤寒论〉中常用的逻辑方法》，朱红梅的《〈伤寒论〉的辨证思维方法初探》，王荣、胡晓阳的《浅析〈伤寒论〉的辨证思维方式》，陈宝明的《〈伤寒论〉六经证治思维逻辑方法初探》，还有很多。固然，从文本阅读无疑加深了我们对《伤寒论》的理解，并深化了对中医临床的认识。但从逻辑演绎的层面，它意味着我们的思维水平将永远停留在由已知走向已知，非已知走向未知。很明显，这不是我们想要的。23 年来对《伤寒论》的阅读，并没有产生太多有价值的启示。它告诉我们：如果我们只是一味置身于《伤寒论》中，如何能够俯视它？法国后期现象学家莫里斯·梅洛－庞蒂就说过类似的话：科学操纵事务，而拒绝置身于其中。

综上所述，打开《伤寒论》内在逻辑体系的锁是通过科学实证和逻辑演绎两种方式来完成。科学实证要借助和生命相关的世界新兴科学领域的发展及实验室水平的提高。逻辑演绎则是通过读透文本，找出条文与条文之间的，方与方之间的隶属关系，从而以体系化的方式使《伤寒论》以更清晰的面目展现在世人面前。没有追问，就没有思索。笔者希望借助本文加快《伤寒论》逻辑体系研究的进程，为全面突破张仲景的思维能力和认识高度打下基础。

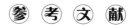

1. 付滨,孟琳,高常柏.从疾病演变史谈"伤寒"原义.河南中医.2007,27(5):1-5
2. 丁婉珍,吕爱平.寒邪病因理论研究.辽宁中医药大学学报,2013,15(1):147-148
3. 李文旭.流行性感冒的中医学认识与临床.中医研究,1996,9(2):1-4
4. 岳岭.东汉建安年间疫病考证二题.信阳师范学院学报(哲学社会科学版),2012,32(4):124-126
5. 赵宇明,刘海波,刘掌印.《居延汉简甲乙编》中医药史料.中华医史杂志,1994,24(3):163-167
6. 张定华.孙其斌从《武威汉简》看仲景学说.甘肃中医,1996,9(2):6-7
7. 钱超尘,温长路.张仲景生平暨《伤寒论》版本流传考略(续1).河南中医,2005,25(2):3-7
8. 王利华.中古时期北方地区畜牧业的变动.历史研究,2001,8(4):33-47
9. 李茂如.历代史志书目着录医籍汇考.北京:人民卫生出版社,1994
10. 孙红昺.研究医学史必须实事求是地对待史料——对"曹操兵败赤壁与血吸虫关系之讨论"商榷.新医学,1981(1):608-610
11. 李国华.曹操兵败赤壁的主要原因不是血吸虫病.郑州铁路职业技术学院学报,1999(2):27-31
12. 乔富渠."战争瘟疫"斑疹伤寒使曹操兵败赤壁.中医文献杂志,1994(1):17-19
13. 符友丰.曹操兵败赤壁原因何在.医古文知识,2004(1):26-27
14. 赖文.东汉末建安大疫考——兼论仲景《伤寒论》是世界上第一部流行性感冒研究专著.上海中医药杂志,1998(8):2-6
15. 吕世琦.漫谈鼠疫.新中医药,1952(3):23-24
16. 吴安然.鼠疫..新中医药,1958(9):15-17
17. 符友丰.曹操兵败赤壁原因何在.医古文知识,2004(1):26-27
18. 龚胜生.湖北瘟疫灾害时空的分布规律:770BC~AD1911.华中师范大学学报(自然科学版),2003,37(3):411-417
19. 陈寿.三国志.北京:中华书局,1959
20. 钱超尘.王粲死于大疫非死于麻风考.中医文献杂志,2008(3):2-3
21. 王宏凯.《难经》"伤寒有五"解析兼议广义伤寒.中国医药指南,2011(1):135-136
22. 姜元安.论"伤寒"无广义与狭义之分. 北京中医药大学学报,2005,28(5):24-25
23. 鲁福安.从《伤寒论》六经主证的病理基础看六经与脏腑经络间的关系.中医杂志,1981(4):6
24. 梁启军.六经的解剖基础.甘肃中医,2009,22(3):1-3
25. 吴润秋.《伤寒论》三阴三阳之我见.中医杂志,1981(6):3
26. 杨金萍.柯琴"六经辨证"精义阐微.江苏中医药,2004,25(3):51-53
27. 朱鹏飞.六经实质研究的再认识.天津中医学院学报,1994(2):4-6,14
28. 邹勇,刘济跃,顾友谊.田文主任医师对"五运六气"认识简析.中医药学刊,2004(1):30
29. 孙小平,林字春,赵宏杰,等.六经五藏藏象模型初探.长春中医药大学学报,2009,25(2):163-164
30. 梁华龙.六经气化学说形成及评价.河南中医,1998,18(1):11-13
31. 郝印卿.论伤寒六经是脏腑经络气化的有机结合.中医杂志,1982(3):4
32. 时振声.《伤寒论》的六经与经病.河南中医,1981(4):1
33. 郭子光.《伤寒论》证治实质探讨.成都中医学院学报,1979(1):26
34. 王慎轩.从巴甫洛夫学说来研究张仲景《伤寒论》的六经证治法则.上海中医药杂志,1955(7):16

35. 朱式夷.中医辨证施治规律探讨.中医杂志,1958(3):156
36. 牧角和宏.关于伤寒三阴三阳的病态论.国医论坛,2009,24(2):1-7
37. 孙泽先.六经探索——《伤寒论》的哲学论据及与"应激学说"的联系.辽宁中医,1978,(2):1
38. 齐凤军.《伤寒论》六经辨证全息思想新释.中医药学刊,2002,20(1):79
39. 徐培平,老膺荣,符林春.《伤寒论》六经病营卫实质.陕西中医函授,2000(2):1-2
40. 郭任.论伤寒六经之实质.河南中医,2004,24(8):4-5
41. 郭任.伤寒六经病变本质探究.河南中医,2009,29(3):221-223
42. 李丽娜,张冬梅,陈萌,等.从多脏器功能障碍综合征的发生发展读《伤寒论》.中医药学报,2008,36(4):1-3
43. 任应秋.伤寒论证治类诠.北京:科技卫生出版社,1959
44. 杨麦青.对《伤寒论》中病证规范的刍议.中国医药学报,1990,16(5):10
45. 仝选甫.六经实质与六经病.吉林中医药,1996(1):45
46. 梁华龙,田瑞曼.《伤寒论》六经辨证的内涵与外延.河南中医学院学报,2003,18(3):9-11
47. 赵绍武.试论《伤寒论》六经当为六病.新中医,1979(4):12
48. 翁超明.从络病理论解读"六经辨证"本质.疑难病杂志,2007,6(4):223-225
49. 章次公.张仲景在医学上的成就.中医杂志,1981(4):1
50. 黄文东.对《伤寒论》的六经辨证与治法的体会和意见.上海中医杂志,1995,(11):24
51. 林涛.《伤寒论》六经辨证是中医辨证论治的纲领.中医研究,2009,22(1):16
52. (元)李仲南.永类钤方.北京:北京大学出版社,1983
53. (清)张志聪.伤寒论集注.北京:中国中医药出版社,1999
54. 李可.李町老中医急危重症疑难病经验专辑.太原:山西科学技术出版社,2004
55. 顾植山.从五运六气看六经辨证模式.中华中医药杂志,2006,21(8):451-454
56. 姜春华.《伤寒论》六经若干问题.上海中医药杂志,1962,15
57. 邓王梅,王育文.《伤寒论》三阴三阳辨证概要.长春中医学院学报,1996,(12):1
58. 瞿岳云.略谈《伤寒论》之研究.辽宁中医杂志(理论专辑增刊),1981,31
59. 岳美中.试论辨证论治和时间空间.上海中医药杂志,1978,(复刊号):14
60. 岳小强,杨学.三阴三阳的位序与《伤寒论》六经"开、阖、枢".中西医结合学报.2008;6(12)1294-1296
61. 马文辉,孙小红.试论《伤寒论》三阴三阳时位辨证.中西医结合学报.2005,3(4):257-259.
62. 岳小强,杨学,崔健.从三阴三阳的时序性解读《伤寒论》六经病"欲解时".中西医结合学报.200,6(2)124-127
63. 杨培坤.运用电脑对《伤寒论》辨证论治思想体系的验证.湖北中医杂志,1987(3):1
64. 孟庆云.从控制论模糊识别探讨《伤寒论》六经含义.陕西中医,1980,(5):1
65. 田福玲.六经辨证的系统论浅析.河南中医,2008,28(1):75
66. 梁华龙.六因素分析是六经辨证的实质.北京中医学院学报,1999,12(4):14
67. 梁华龙.六经层次学说的提出与内涵.河南中医 1999,19(1):6-8
68. 陈修园.伤寒论浅注.福州:福建科学技术出版社,1987
69. 曹植.说疫气.北京:人民文学出版社,1984
70. 高文铸.小品方.北京:中国中医药出版社,1995
71. 孙思邈,千金要方.北京:人民卫生出版社,1959
72. 马继兴.敦煌古医籍考释.南昌:江西科学技术出版社,1988
73. 刘渡舟,伤寒论通俗讲话,上海:上海科学技术出版社,1988
74. 沈洪瑞,梁秀清.中国历代名医医话大观,太原:山西科学技术出版社,1996
75. 宋祖敬.当代名医证治汇粹,石家庄:河北科学技术出版社,1990
76. 威学文.《伤寒论》是我国最早论述鼠疫的不朽著作.国医论坛,1999,14(1):39-40
77. 符友丰.从鼠疫流行看《素问·热论》奥蕴.河南中医,2001,21(1):15-18

78. 杨葛亮,杨学."小冰河期"促成了温病学说.河南中医,2009,29(4):325-326
79. 翟志光,侯石.甲型H1N1流感的中医学病因与发病研究.中国中医基础医学杂志,2012,18(9):945-947
80. 周建英.从熵流学说看张仲景的治疗观.国医论坛,1992,7(1):1-2.
81. 贾春华.《伤寒论》中负概念在辨证论治中的意义.辽宁中医杂志,2005,32(8):770-771.
82. 贾春华,王永炎,鲁兆麟.论《伤寒论》"观其脉证,知犯何逆,随证治之".北京中医药大学学报,2008,31(7):437-439
83. 贾春华,王永炎,黄启福,等.《伤寒论》方证理论体系框架.河北中医,2006,28(3):224-226.
84. 孔繁鑫.从太阳病篇看《伤寒论》的逻辑思维形式.国医论坛,2003,18(6):1-3.
85. 苏芮.《伤寒论》研究中逻辑推理的应用.中国中医基础医学杂志,2010,16(10):862-863
86. 马堪温,赵洪钧.伤寒论新解.北京:中国中医药出版社,1995
87. 杨麦青,宋殿方.《伤寒论》科学实证与哲学思辨的终结.中国中医基础医学杂志,1999,5(4):51-52
88. 杨麦青.《伤寒论》现代临床研究.北京:中国中医药出版社,1992
89. 龙新生,熊曼琪.论数学方法在《伤寒论》研究中的应用.中医药信息,1998,3:8-10
90. 鲜光亚.《伤寒论》量值辨证探讨.江西中医学院学报,1999,11(4):147-148
91. 陈瑞春.《伤寒论》中常用的逻辑方法.湖北中医杂志,1985(6):4-7
92. 陈瑞春.试论《伤寒论》中的辨证法思想.新中医,1981(2):21
93. 单书健.试论《伤寒论》中的辨证逻辑思维方法.医学与哲学,1983;(5):23
94. 何新慧.《伤寒论》中相关证分析思维与反测证候.浙江中医药大学学报,2006,30(3):225-227
95. 杨振华.浅析《伤寒论》常用的逻辑思维方法.天津中医学院学报,2006,25(1):44
96. 朱红梅.《伤寒论》的辨证思维方法初探.浙江中医学院学报,2004,28(6):7-8
97. 王荣,胡晓阳,金弘,等.浅析《伤寒论》的辨证思维方式.江苏中医药,2008,40(4):9-11
98. 陈宝明.《伤寒论》六经证治思维逻辑方法初探.大同医学专科学校学报,19(4):27-31
99. 黄伟震,潘莉莉.谈《伤寒论》常法与变法朴素哲学思想.辽宁中医药大学学报,2006,8(4):21-22

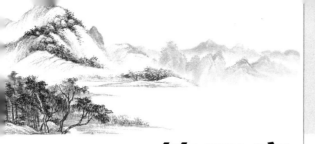

第三章

后张仲景时代疫病（外感病）学说

在本书中，我们将疫病（外感病）的发生、发展过程分为三个时期，即"内经时代""伤寒论时代"和"后张仲景时代"。后张仲景时代又分为过渡时期与汇合时期。所谓过渡时期，是本书给出的一个特指性概念，即指从《伤寒论》问世之后到温病学诞生之前（标志性事件是《温热论》问世）这样一段时期。在此时期，疫病（外感病）证治体系由《伤寒论》的六经辨证发展到"温病学"的卫气营血和三焦辨证，它们如何一点一滴地变化过来？哪些医家做出了贡献？经历了怎样的演变历程和观念变革？具体出现过哪些学说？所谓汇合时期，即温病学诞生并"寒温分流"，以及"寒温合一"与"中西融合"的时期。这一过程还正在进行中，需要中医界人士开阔视野、高瞻远瞩，切合实际地完成"寒温统一"和"中西融合"的宏图大业。

第一节 晋隋唐时期的疫病（外感病）认识

晋唐时期，医界对疫病病证的认识与先秦两汉时期相比有所深入，对疫病的传染性、流行性特征辨识得更加清楚。但因疫病相关概念未能统一，医家从不同角度出发探讨疫病（外感病），主要有伤寒、温病和天行、疫疠四个方面，《诸病源候论》汇其诸说，融为一炉（表3-1）。其后，《备急千金要方》《外台秘要》等照搬之，四大体系呼之欲出，实际上是早期医家对疫病（外感病）认识不清、分类模糊所造成的后果，包括后来的寒温之争，也是此种原因。

这一时期，医家在对产生疫病的气候条件、社会因素等进行综合考量后认为，疫病主要是由时行之气、疫疠之气和毒邪等导致，病机核心是"热"和"毒"，具有流行性，部分具有传染性，可能通过口、鼻接触等传播，传染强度也有一定的差异。这些认识奠定了后世疫病病因病机学说的基础，并对其理论发展产生了深远影响。无论是宋代庞安时、郭雍"寒毒""异气"等认识，还是金代刘完素的"秽毒说"，乃至明代吴有性的"戾气说"等，其根柢无不在晋隋唐诸家的著述之中。关于疫病证治，主要是因袭张仲景的六经辨证、脏腑辨证和华佗的表里辨证，拘于一日、二日、三日等的机械主义"日数说"，从某些方面看，存在于张仲景六经辨证论治体系倒退之嫌，可能与当时辨证论治原则尚未确立，编书者没有深刻理解"六经辨证"的精髓有关。

第三章 后张仲景时代疫病（外感病）学说

一、四大体系论疫病（外感病）

1. 从伤寒论疫病　唐代王焘在《外台秘要》中围绕仲景伤寒学术，收录了26家文献，"伤于四时之气，皆能为病"，除"冬时严寒……中而即病者，名为伤寒"外，还包括了诸多类型，如《经心录》曰："伤寒病错疗祸及，如反覆手耳。故谚云：有病不治自得中医者，论此疾也。其病有相类者，伤寒、热病、风温、湿病、阴毒、阳毒、热毒、温疫，天行节气，死生不同，形候亦别，宜审详也。"（《卷一·诸论伤寒八家合一十六首》）。《伤寒例》认为即病之伤寒及春、夏、秋三时感寒为病之时行寒疫，与不即病之温病、暑病、风温、湿毒、温疫等在辨证施治上有很大差异。从《伤寒例》《脉经》《诸病源候论》《备急千金要方》《外台秘要》等看，认为伤寒发病主要有以下三种：

表 3-1　《诸病源候论》中疫病（外感病）四大体系

伤寒候	时气候	热病候	温病候	伤寒候	时气候	热病候	温病候
伤寒一日	时气一日	热病一日	温病一日	伤寒痉			
伤寒二日	时气二日	热病二日	温病二日	伤寒结胸			
伤寒三日	时气三日	热病三日	温病三日	伤寒五脏热			
伤寒四日	时气四日	热病四日	温病四日	伤寒变成黄	时气变成黄		温病变成黄
伤寒五日	时气五日	热病五日	温病五日	伤寒心腹满痛			
伤寒六日	时气六日	热病六日	温病六日	伤寒大小便不通	时气大小便不通	热病大小便不通	温病大小便不通
伤寒七日	时气七日	热病七日	温病七日	伤寒热毒脓血痢	时气脓血热利	热病下利	温病下利
伤寒八日	时气八日	热病八日	温病八日	伤寒上气咳嗽			
伤寒九日以上	时气九日以上	热病九日以上	温病九日以上	伤寒吐血	时气血吐血	热病	温病吐血
伤寒咽喉痛	时气咽喉痛	热病咽喉痛	温病咽喉痛	伤寒阴阳毒	时气阴毒		
伤寒斑疮	时气发斑	热病斑疮	温病发斑	坏伤寒	时气败		
伤寒发痘疮	时气疱疮	疱疮热病		伤寒百合狐惑			
伤寒谬语	时气狂言		温病狂言	伤寒病后诸证	伤寒病后虚羸	热病后沉滞	温病差后诸病
伤寒渴	时气渴	热病口干	温病渴	伤寒劳复食复	伤寒劳复食复	伤寒劳复	伤寒劳复食复
伤寒吐逆	时气干呕哕	热病呕哕	温病呕哕	伤寒令不相染	伤寒令不相染		伤寒令不相染
伤寒厥				伤寒阴阳易、交接劳复	时气阴阳易、交接劳复		温病阴阳易、交接劳复

（1）新感而成：①"冬时严寒……触冒之者，乃名伤寒耳"（《伤寒例》），与《素问·热论》"人之伤于寒也，则为病热"一致；②"春时应暖而反大寒"而感触之，也即新感伤寒；③《伤寒例》谓"天有暴寒"而生之"时行寒疫"，提示在春秋分之间存在一种新感而成的寒性疫病。

（2）两感而成：外邪直接伤犯相表里两经，而致两经同病的现象，如王叔和所论"伤寒之病……两感病俱作"，与《素问·热论》"两感于寒而病者"一致。

（3）直中三阴：《诸病源候论·伤寒病诸候上（凡三十三论）·中风伤寒候》："太阴中风，四肢烦疼，其脉阳微阴涩而长，为欲愈。少阴中风，其脉阳微阴浮，为欲愈。厥阴中风，其脉微浮，为欲愈；不浮，为未愈"。

2. 从温病论疫病　晋代王叔和《伤寒例》、隋代巢元方《诸病源候论》主要阐述温病理论，唐代孙思邈《备急千金要方》《千金翼方》的九、十两卷、王焘《外台秘要》的三、四两卷则收载了较多的温病方剂。其中，最具有影响的是《伤寒例》。

（1）冬温、温毒等概念为"伤寒补亡"埋下伏笔：王叔和整理《伤寒论》时在《伤寒例》中留下了时行、冬温、寒疫、两感伤寒、风温、温疟、温疫、温毒等十几个无施治方药的病证，不能不让人们觉得补有余地。正如朱肱在《类证活人书》（商务印书馆，1957：137）中所云："仲景药方缺者甚多，至于阴毒伤寒、时行、温疫、温毒、发斑之类，全无方书。"恰好当时正值搜集时方的兴盛期，"伤寒补亡"迅速地推广开来。据王永谦的论文统计，宋代韩祗和、庞安时等6位医家就为《伤寒论》补入历代方剂783个。更重要的是，他们还增补了大量的温热病证，提出了许多新的见解，为温病学的崛起奠定了实践基础。而且，同种温病因感邪浅重，病程长短不同而治疗迥异。《伤寒例》云："冬温复有先后，更相重沓，亦有轻重，为治不同"。王叔和还指出了治疗温病需早期诊断和治疗。"时气不和，便当早言。寻其邪由，及在腠理，以时治之，罕有不愈者。患人忍之，数日乃说，邪气入脏，则难可制……如或差迟，病即传变，虽欲除治，必难为力。"说明温病如不能早期诊断和治疗，易传变入脏而难治。

（2）复感之说为广义温病提供了思路：在明代方有执首倡"错简重订"说之前，人们研究《伤寒论》均以叔和整理者为蓝本，《伤寒例》为人们所重视是必然的。其中，他根据《难经》思想提出的寒邪内伏，更感异气，发为风温、温疟、温毒、温疫等病的学说，尤为后代医家关注，庞安时称其为4种温病，补以治法方药，又提出5种"天行温病"，使温病的证治范围逐渐扩大。到郭雍阐述"温病有三"，则是明清温病学内部形成温疫、伏气、新感三大流派的直接预言。广义的温病含义突破狭隘的"伏寒化温"观念后才能冲破"伤寒有五"的束缚。今天看来，蕴酿温病学说的最早思路，不能说没有《伤寒例》的功绩。

（3）时行之说为寒温辨析充当了媒介：《黄帝内经》已把"长幼之病，多相似者"的病因责之为"非其时而有其气"，但没有正式提出"时行"的概念，王叔和将时气为病称为"时行"后，就开始了与伤寒鉴别。他认为，伤寒乃冬时正气——严寒中人为病；时行为四时乖气中人为病，例如"冬有非节之暖者，名为冬温。冬温之毒与伤寒大异，冬温复有先后，更相重沓，亦有轻重，为治不同"。从病因病机、症状、治疗上与伤寒进行辨别，为后世寒温辨析作出了楷模。因此，庞安时在《上苏子瞻端明辨伤寒论书》中说："四种温病败坏之候，自王叔和后，鲜有明然详辨者，故医家一例作伤寒，行汗下，天下枉死者过半，信不虚矣。"其后，寒温辨析遂成风气，此实为寒温分化的前提。

（4）寒毒病因说为伤寒约束了范围：公元2~4世纪正值我国有史可载的第2个寒冷期，由于当时生产力不发达，人们御寒能力低下，寒冷成为人们极大的忧虑，王叔和引用《阴阳大论》的一段文字是佐证，其中讲到"冬时严寒……触冒之者，乃名伤寒耳……以伤寒为毒者，以其最成杀厉之气也"。这是当时"病因重寒论"的体现，并提出"中而即病者，名曰伤寒。不即病者，寒毒藏于肌肤，至春变为温病，至夏变为暑病"，形成了伏寒成温的"伏气温病说"，此外还提出了"四时正气为病"的伤寒发病观等，对后世外感热病学术思想的发展，特别是对明清时期温病学说的创立具有重要意义。

此外，《小品方》指出："古今相传称伤寒为难疗之病，天行温疫是毒病之气，而论疗者不别伤寒与天行温疫为异气耳"。其对温毒发斑的阐述"冬温未即病，至春被积寒所折，不得发，至夏得热，其春寒解，冬温毒始发出，肌中斑烂隐疹如锦文……"被宋代庞安时等接受。

隋代巢元方《诸病源候论》承袭《伤寒例》时行、热病、温病等概念，且多处摘引《伤寒例》。不同于王叔和立足于季节气候反常变化、着力阐释伏气与时行，巢氏以六经辨证的精神一以贯之，将各种不同的温热病归于一套体系之下，在一定程度上揭示了温热病发展过程中的表里深浅等各个层次，这对后世的温病辨证学说及俞根初以六经辨证统外感热病的理论有一定影响。

王焘《外台秘要》将温病独立于伤寒病之外而并列为外感病的两大类型，可视为寒温分论之肇端。《外台秘要》明确了温病的相关概念，提示伏气温病有两种类型，分析了温病的病因病机，初步提出温病有横（由表入里）、纵（从上至下）的传变规律，并借鉴伤寒学术确立了温病之日期辨治、六经辨治和脏腑辨治思路。

总的来说，这一时期温病学术发展具有以下特点。一是从相关概念来看：伏邪温病、新感温病等概念被提出，同时还提出冬温、风温、湿温等。陈延之《小品方》明确提出伤寒与温疫的不同，《诸病源候论》和《外台秘要》将温病、时行、疫疠与伤寒并列，单独成篇，提示了这些概念的重要性。二是从病因病机来看，最重要是两点：其一是《脉经》将留于体内的寒邪命名为"伏气"，作为"伤于寒"与"病温"之间的理论桥梁，为后世伏气温病之研究奠定了基础；其二，《肘后备急方》提出瘟疫的病因是"疠气"，《诸病源候论》又提出"乖戾之气"，明确了疫病的传染性，为界定和预防瘟疫打下基础；三是从治疗用药来看，葛洪提出在温病初起使用寒凉药。《备急千金要方》与《外台秘要》对于天行与温病治法丰富多彩，尤以清法较为突出，如辛凉、辛温解表、表里双解、清热解毒、清热凉血、增液通下，以及清肺止咳、清肝退黄、清肠止泻、清心除烦、养阴退虚热等。医家们在原《伤寒论》方的基础上进行化裁，将原本辛温发汗的方子，转化为辛凉或辛温发汗的方子，解决了临床的实际问题。

3. 从时行、疫疠论疫病 这一时期的各著作中，还有从时行、疫疠概念出发论疫病的发生、传播规律与诊治之法，其中较为重要的是《诸病源候论》对疫病传染性的论述。

《伤寒例》提出了时行之气为病。"凡时行者……此非其时而有其气。是以一岁之中，长幼之病多相似者，此则时行之气也。"四时之气与时行之气为病，前者属新感伤寒，后者为新感"时行疫气"，同属新感，各自有别，"治有殊耳"。

《诸病源候论》指出有些疾病具有传染性，而且其中有的病证传染性强，有的传染性弱，其病情有缓急之不同，并且提出传染性较强的一类是感染了"乖戾之气"或"疫疠之气"。如《诸病源候论·温病诸候（凡三十四论）·温病令人不相染易候》云："此病皆因岁时不和，温凉失节，人感乖戾之气而生病，则病气转相染易，乃至灭门，延及外人。"《殃注候》："人有染疫疠之气致死，其余殃不息，流注子孙亲族，得病证状，与死者相似，故名为殃注。"此类乖戾之气、疫疠之气为祸范围广、时间久，需要特别关注。在传染途径上，《诸病源候论》提出了多种可能，在伤寒、温病、时气、疫疠、注病等章节中皆有相关论述。如《诸病源候论·注病诸候（凡三十四论）·温注候》云："注者住也，言其病连滞停住，死又注易傍人也。人有染温热之病，瘥后余毒不除，停滞皮肤之间，流入脏腑之内，令人血气虚弱，不甚变食，或起或卧，沉滞不瘥，时时发热，名为温注。"不仅指出此类疾病在人去世后仍能转注传播，同时染病之后会停滞皮肤之间，流入脏腑之内。

《外台秘要》用"天行"一词代替了疫疠、时气、时行等概念。如《外台秘要·天行病发汗等四十二首》："天行时气病者，是春时应暖而反大寒，夏时应热而反大凉，秋时应凉而反大热，冬时应寒而反大温者，此非其时而有其气，是以一岁之中，病无长少，率多相似者，此则时行之气也。"《外台秘要·温病论病源一十首》："有病温者，乃天行之病耳。其冬月温暖之时，人感乖候之气，未即发病，至春或被积寒所折，毒气不得泄，至天气暄热，温毒始发，则肌肉斑烂也。"而类似的论述在《伤寒例》《小品方》《诸病源候论》等中都未冠以"天行"二字。《诸病源候论》已经分辨清楚：时行更多是季节性流行病，症状较轻；疠气、乖戾之气引发的是传染病，能"相染易"。到了《外台秘要》这里，统统冠上天行之名，使得疫疠、时行之类疾病，以及流行性和传染性混为一谈，又需后世之人重新分辨。如清代雷少逸《时病论》所论："时病者，乃感四时六气为病之证也，非时疫之作也"。

二、病因探讨谱新曲

李董男等探讨了晋唐时期的疫病学认识。

1. 辨析气候失常、时行之气与疠气

（1）疫病与气候变化失常的关系：《诸病源候论·疫疠病诸候》指出："其病与时气、温、热等病相类，皆由一岁之内，节气不和，寒暑乖候，或有暴风疾雨，雾露不散，则民多疾疫。病无长少，率皆相似，如有鬼厉之气，故云疫疠病。""病无长少，率皆相似"，强调的是这种由气候变化失常引起的疫疠病具有流行性；虽然其中有"如有鬼厉之气"之语，但实质上《诸病源候论》已经抛弃了秦汉时期颇为流行的疫鬼致疫说，而以更加理性的态度用"节气不和"等自然病因，来解释疫疠病的发生。

（2）时行之气：时行之气又称非时之气、时行疫气。如《伤寒论·伤寒例》引《阴阳大论》，云："凡时行者，春时应暖而反大寒，夏时应热而反大凉，秋时应凉而反大热，冬时应寒而反大温，此非其时而有其气。是以一岁之中，长幼之病多相似者，此则时行之气也。夫欲候知四时正气为病及时行疫气之法，皆当按斗历占之。"突出了时行之气致病的流行性特征。《小品方》《备急千金要方》《外台秘要》等都引用了此段内容。

（3）疠气（乖戾之气）：疠气导致伤寒、温病，是这一时期最重要的理论创造。如《肘后备急方·治伤寒时气温病方第十三》："其年岁中有疠气，兼挟鬼毒相注，名为温病。"第一次明确地将"疠气"作为温病的病因提出来。而《诸病源候论·伤寒病诸候下》云："伤寒之病，但人有触冒寒毒之气生病者，此则不染着他人。若因岁时不和温凉失节，人感其乖戾之气而发病者,此则多相染易。故须预服药及为方法以防之。"提出了乖戾之气导致伤寒的说法,并且明确了乖戾之气的"染易"之性。

(4) 三种病因的区别与联系:上述三者,气候失常、时行之气与乖戾之气极为相似,都与气候异常变化有关,有时也被混用。如《诸病源候论·时气病诸候》云:"夫时气病者,此皆因岁时不和,温凉失节,人感乖戾之气而生病者,多相染易,故预服药及为方法以防之。"但细究起来,气候失常、时行之气与乖戾之气之间有一定区别:①前两者强调"长幼之病多相似"的流行性,而疠气(乖戾之气)强调"多相染易"的传染性;前两者偏重气候变化对疫病的直接影响,而疠气在天、人之间引入了一个"乖戾之气"的中介。这个引入是关键所在,没有这个中介,就难以解释疫病的传染性。同时"乖戾之气"在发病中也被作为直接病因强调出来,而气候因素退居其次,只作为发病的背景条件产生作用。②前两者之间也有一定区别。如《诸病源候论》将时气病(天行病)与疫疠病作为两类不同病候,指出疫疠病"与时气、温、热等病相类"。相类就说明两者有不同之处——时气病强调病因"温凉失节",主要是气温的反常,比疫疠病的气候失常之"节气不和,寒暑乖候,或有暴风疾雨,雾露不散"等,看起来针对性更强。但我们发现,在实际应用时,时气病包括的范围更广,在《诸病源候论》时气病诸候有43论,而疫疠病下却只有定义及疫疠疮、瘴气二条,时气病症状相对疫疠病症状似乎也较轻。也许可以认为,《诸病源候论》所论的时气,指气温异常引发的时行轻症,疫疠指气候显著异常而产生的"如有鬼厉之气"一般的流行性重症。在《外台秘要》中,似乎以天行的概念涵括了上述两种概念,比如疫疠疮便被称为天行发斑疮、天行豌豆疮,"天行"的概念使用率(193次)远远高于"疫疠"(4次)"温疫"(12次)"时行"(16次)"时气"(24次)等。③从历史上来看,这三种病因中,气候失常是最早被人们接受的观点,被用来解释一切的疫疠病。其后是《伤寒论·伤寒例》等引用《阴阳大论》所论述的时行之气,时气为病不仅在历史上对"新感温病"等学说的提出具有重要意义,而且表明流行性疾病从一般意义上的伤寒、温病之中被单独列出来,予以重点考察、研究,这是疫病学术发展的重要标志。最后才是疠气(乖戾之气)的出现,而这对后世庞安时、吴有性等人学术观点有一定影响,对后世疫病学的发展来说,比前两者更为重要。

2. 阐释疫病之毒因

(1) 寒毒:《伤寒论·伤寒例》云:"其伤于四时之气,皆能为病,以伤寒为毒者,以其最成杀厉之气也。中而即病者,名曰伤寒,不即病者,寒毒藏于肌肤中,至春变为温病,至夏变为暑病……"。提出伤寒为毒或简称为"寒毒"。又如《肘后备急方·治伤寒时气温病方第十三》云:"此本在杂治中,亦是伤寒毒气所攻故。"《诸病源候论·伤寒病诸候下》认为,伤寒之病因有二:一为乖戾之气,有传染性;另一为"人有自触冒寒毒之气生病者,此则不染着他人"。说明此时期对疫病传染性的认识更加细致、深入。

(2) 温毒:《诸病源候论·温病诸候》云:"其冬复有非节之暖,名为冬温,毒与伤寒大异也"。

(3) 邪毒:《诸病源候论·注病诸候》云:"毒者,是鬼毒之气,因饮食入人腹内……连滞停久,故谓之毒注。"又云:"注者住也,言其病连滞停住,死又注易傍人也。人有因吉凶坐席饮啖,而有外邪恶毒之气,随食饮入五脏,沉滞在内,流注于外,使人支体沉重,心腹绞痛,乍瘥乍发。以其因食得之,故谓之食注。"《外台秘要·传尸方四首》云:

总论：外感病学说梳理

"此病多因临尸哭泣，尸气入腹，连绵或五年、三年……死复家中更染一人，如此乃至灭门。"此外，敦煌卷子也把某些传染病的病源称为"邪毒"，或"毒气"。如《青乌子脉诀》诊脉歌："相类之脉，以邪毒气乱于正气者，皆贼脉。"这种邪毒与疠气、寒毒、温邪都不同，没有明显的六淫或气候、季节等因素在内。

（4）风毒：《青乌子脉诀》诊脉歌："指下如法急紧洪，兼有风毒加热极。"这一时期对因"毒"致疫的认识，主要是强调疫病的严重性、危害性，与后世毒与血相关等认识并不完全一致。这一观点对宋代的庞安时、郭雍等可能产生了重要影响，庞安时、郭雍二家基本上是以"毒"来构建疫病病因、发病机制的。

3. 认识动物和虫类致疫

（1）虫类致病：如《诸病源候论·疥病诸候》云："湿疥者，小疮皮薄，常有汁出，并皆有虫，人往往以针头挑得，状如水内瘸虫。"《诸病源候论·蛊毒病诸候》："山内水间有沙虱，其蛊甚细，不可见。人入水浴及汲水澡浴，此虫著身，及阴雨日行草间亦著人，便钻入皮里。"肠道寄生虫亦可致病，如《备急千金要方·大肠腑九虫》云："人腹中有尸虫，此物与人俱生，而为人大害。尸虫之形，状似大马尾，或如薄筋，依脾而居，乃有头尾，皆长三寸。又有九虫……蛔虫贯心则杀人……蛲虫居胴肠之间，多则为痔，剧则为癞"等，论述颇详，并制定了若干驱虫方药。

（2）动物传染：如《肘后备急方·治卒为猘犬所咬毒方》云："又方：仍杀所咬犬，取脑傅之，后不复发……凡猘犬咬人，七日一发。过三七日不发，则脱也。要过百日，乃为大免"。与狂犬病的临床特征比较吻合。

（3）其他：除疥虫、狂犬之外，隋唐时期已知苍蝇等为致病的媒介。如《外台秘要·解饮食相害成病百种》云："凡蝇、蜂及蝼蚁集食上而食之，致瘘病也。"《诸病源候论·小儿杂病诸候六》认为，不干净的食品，会引起寸白虫（蛲虫）。其云："或云饮白酒（一云以桑树枝贯牛肉炙食）"或"食生鱼后，即食乳酪，亦会生之"等，有引起寄生虫病之风险，此论虽未切中要害，但关注动物传播疫病的思路有一定价值。

4. 社会因素与疫病的关系　各种自然灾害、社会动乱均与疫病有着较为明显的相关，"大灾之后必有大疫"。如柳宗元提出，"大道显明，害气永革"，《柳河东先生集》卷一的"骂尸虫文"就是说只有根治社会因素，才能杜绝疾病的传染。但是我们也应该清醒地认识到，在天授皇权的时代，疫疠与社会因素的关系始终带有灾异说比附思想的痕迹，而不能从更加理性、科学的角度予以研究、论证。

在上述病因认识中，承袭前代学说者，有气候变化失常、社会因素、时行之气三种，其他七种应是晋唐时期文献中才出现相关记载。其中最为重要的是提出了疠气（乖戾之气）和邪毒这两种病因学说。邪毒病因说对宋代医家影响较大，疠气说则对明代医家有一定启发。此外，时行之气也在后世产生了一定影响，但时行之气没有疠气、邪毒之说通透。对虫类、动物传播疫病的认识，说明这一时期医生在实践中仔细观察并发现了相应的现象，但只发现了媒介，而未能说清真正的病因。

三、病机认识添新篇

晋唐时期对疫病病机的认识，主要有热邪伤阴、动风（热极动风、阴虚生风）、热毒动血、毒气传心、发斑（烂胃发斑、温毒发斑、热毒发斑）等，试述如下。

1. 阐释疫病热风病机

（1）热邪伤阴：《黄帝内经》以来，热炽、阴亏被认为是疫病最主要的症状。《诸病源候论·温病诸候》云："热毒在于胸腑，三焦隔绝，邪客于足少阴之络，下部脉不通，热气上攻喉咽，故痛或生疮也。"《诸病源候论·热病诸候》云："此由五脏有虚热，脾胃不和，津液竭少，故口干也。"《诸病源候论·时气病诸候》云："热气入于肾脏，肾恶燥，热气盛则肾燥，肾燥故渴而引饮也。"《诸病源候论·时气病诸候》及《诸病源候论·时气小便不通候》云："此由脾胃有热，发汗太过，则津液竭，津液竭，则胃干，结热在内，大便不通也。此由汗后，津液虚少，其人小肠有伏热，故小便不通也。"疫病之咽喉痛、口干、渴、二便不通等主要津液亏虚的症状，其病机都得到了较为准确的描述，指出热气耗损胃津、肾阴，这可能是清代叶天士提出的"热邪不燥胃津必耗肾液"理论前奏。

（2）热盛狂躁：如《诸病源候论·时气病诸候》云："夫病甚则弃衣而走，登高而歌，或至不食数日，逾垣上屋，所上非其素时所能也，病反能者，皆阴阳争而外并于阳。四肢者，诸阳之本也。邪盛则四肢实，实则能登高而歌；热盛于身，故弃衣而走；阳盛，故妄言骂詈，不避亲戚。大热遍身，狂言而妄见妄闻也。"对先秦两汉时期已认识到的疫病所具有的精神症状进行了较为细致的病机阐释。

（3）动风：主要分两种：一是热极动风，乃热毒盛极，热邪灼液挛筋而致；二是阴虚生风，乃真阴亏损，筋失濡养而成。前者如《诸病源候论·黄病诸候》云"七八日后，壮热在里……两膊及项强腰背急"，又如"身强直反张如尸（弓）"（《诸病源候论·小儿杂病诸候一》）。后者如"阴阳易病者……四肢拘急，小腹绞痛，手足拳，皆即死"（《诸病源候论·伤寒病诸候下》）。《外台秘要》在天行病中对上述内容皆有记述。这一时期对时气（天行）病动风的症状描述较为清晰，但其机制分析尚显不足。

2. 探析疫"毒"病机传变

（1）热毒动血：《诸病源候论·温病诸候》云："诸阳受邪，热初在表，应发汗而不发，致热毒入深，结于五脏，内有瘀血积，故吐血也。"又云："由五脏热结所为。心主血，肺主气而开窍于鼻，邪热伤于心，故衄。衄者，血从鼻出也。"《诸病源候论》深入阐明热毒深入五脏，迫血妄行，可致吐血、衄血，指出了瘀血内积的病理机转。这对后世将温热病与血、毒等相联系的思路颇有启发。如叶天士所论"入血则恐耗血动血，直须凉血散血"等。

（2）毒气传心：《诸病源候论·时气病诸候》云："夫时气病，阴气少，阳气多，故身热而烦。其毒气在于心而烦者，则令人闷而欲呕。"强调毒气入心总属阳盛阴亏。又云："时气衄血者，五脏热结所为。心主于血，邪热中于手少阴经，客于足阳明之络，故衄血也。"心一主藏神，一主血脉。邪气入心，扰于心神则"烦"，动于血脉则"衄"。诸如天行发狂、谵语等，也是这一病机所致。此论与后世叶天士所论"温邪上受，首先犯肺，逆传心包"有相似处。

（3）发斑病机：此时期有三种不同观点，分别是源自华佗的烂胃发斑说，陈延之的温毒发斑说，以及《诸病源候论》的热毒发斑说。

烂胃发斑：《诸病源候论·时气病诸候》云："热在胃外而下之，热乘虚便入胃，然病要当复下之。不得下，胃中余热致此为病，二死一生。此辈不愈，胃虚热入胃烂。微者赤斑出，五死一生；剧者黑斑出，十死一生。"此段论述，《备急千金要方》《外台秘要》皆载，文字稍有出入，《备急千金要方》明确指出此乃华佗之论。后世叶天士等亦收载此论。

温毒发斑：《小品方·治春夏温热病诸方》："葛根橘皮汤：治冬温未即病，至春被积寒所折，不得发，至夏得热，其春寒解，冬温毒始发出，肌中斑烂瘾疹如锦纹，壮热而咳，心闷呕，但吐清汁，宜服此汤则静方……治温毒发斑。赤斑者五死一生，黑斑者十死一生，大疫难救，黑奴丸方。"此乃冬温之毒为春寒所折，至夏乃发而成斑，此论为宋代庞安时所引用。

热毒发斑：《诸病源候论·时气病诸候》云："夫热病在表，已发汗未解，或吐下后，热毒气不散，烦躁谵语，此为表虚里实。热气燥于外，故身体发斑如锦文。凡发斑不可用发表药，令疮开泄，更增斑烂，表虚故也。"此论亦载于《外台秘要》等。

总的来说，这三种观点都认为发斑必有热，只是后两者更强调"毒"在发斑病机中的意义。关于温毒发斑，又强调了发斑之机与时令疫病的关系。斑，按后世观点认为与邪热波及营血有关。如宋乃光《中医疫病学》称："斑为热郁阳明，胃热炽盛，内迫营血，血从肌肉外溃所致。"将发斑与胃热相联系，可能源自华佗；但晋唐医家未将发斑与血相联系，而主要归之于热，这也体现了时代特征。

3. 探讨疫病病复之候　《诸病源候论》对各种疫病病候进行了分析。如《诸病源候论·温病劳复候》云："谓病新瘥，津液未复，血气尚虚，因劳动早，更生于热，热气还入经络，复成病也。"《诸病源候论·温病食复候》云："凡得温毒病新瘥，脾胃尚虚，谷气未复，若食犬、猪、羊肉，并肠血及肥鱼炙脂腻食，此必大下利。下利则不可复救。又禁食饼饵，炙脍，枣、栗诸生果难消物……。"《诸病源候论·温病交接劳复候》云："病虽瘥，阴阳未和，因早房室，令人阴肿缩入腹……"以及伤寒、时气病、热病劳复、食复、交接劳复候等，这些论述说明了伤寒、温病、时气病、热病愈后，津气未复，血气尚虚，阴阳未和，容易病复，必须加强病后护理，谨慎饮食起居。

总的来说，这一时期对疫病（包括时气、天行、疫疠等，以及伤寒、温病中明显有传染性的一类疾病）的病机认识较之前代有所深化；以"热""毒"为核心，构建疫病病机制论，对疫病的主要症状都做出了病机解释。如《诸病源候论》出现"热毒"一词49次，分别于伤寒、时气、温病、疫疠、黄病、痢疾、中恶、蛊毒、喉痹等疫病相关证候中，用以解释其发病机制。

四、疫病传染的途径与强度

《诸病源候论·温病诸候》指出："人感乖戾之气而生病，则病气转相染易，乃至灭门，延及外人。"前代主要认为疫病是通过皮毛腠理而入，具有流行性；而这一时期认为疫病可以通过口、鼻和接触等不同的途径传播，具有传染性，且诸病传染强度有一定区别。

1. 疫病传染途径

（1）经口传染：这种现象《诸病源候论》称为"食注"，注有"注入"意，可作"传递""相传"解。"食注"，就是经食物传播。又如《备急千金要方·膀胱腑方霍乱第六》云："原夫霍乱之为病也，皆因饮食，非关鬼神"。说明这时鬼神致病说已经在一定程度上被医者摒弃。但实际上，直到现代，"符咒治病"才真正被废弃。此外，"毒注"（鬼毒之气）

也可随饮食而入。人们总结了"坐席饮啄"的食注、毒注，并概括出"病从口入"之论。

（2）从鼻而入：《备急千金要方·风毒脚气方论风毒状第一》云："此风毒乃相注易病人，宜将空缺服小金牙散，以少许涂鼻孔、耳门。病困人及新亡人、喜易人、强健人宜将服之，亦以涂耳鼻，乃可临近亡人，及视疾者……"又《备急千金要方·少小婴孺方客忤第四》云："少小所以有客忤病者，是外人来气息忤之，一名中人，是为客忤也。虽是家人或别房异户，虽是乳母及父母或从外还……或牛马之气，皆为忤也。执作喘息，乳气未定者，皆为客忤……凡诸乘马行，得马汗气臭，未盥洗易衣装，而便向儿边，令儿中马客忤。"刘完素对此说颇有发扬。

（3）接触传染：如《诸病源候论·注病诸候》云："人有染疫疠之气致死，其余殃不息，流注子孙亲族，得病证状与死者相似，故名为殃注。"此种殃注，指疫疠病在死后也具有传染性。《外台秘要·天行阴阳易方二首》指出："天行阴阳易病者，是男子、妇人天行病新瘥，未平复，而与交接得病者，名为阴阳易也。"指出性接触可以传播天行病，同时对创伤性感染也有了认识。如《诸病源候论·兽毒病诸候》指出："凡人先有疮而乘马，汗并马毛垢及马屎尿及坐马皮鞯，并能有毒；毒气入疮致焮肿、疼痛、烦热，毒入腹亦毙人。"同时似乎对人畜间的毒气传播也有了一定认识。

2. 疫病传染强度　从传染强度上看，《诸病源候论》对伤寒、温病和疫疠的描述上有一定区别。伤寒为"多相染易"，温病"转相染易，乃至灭门，延及他人"，而疫疠则"病无长少，率皆相似，如有鬼厉之气"。此外，《肘后备急方·治伤寒时气温病方第十三》："世人云：永徽四年，此疮从西东流，遍于海中……以建武中于南阳击虏所得，仍呼为虏疮。"此疮可由疫区传染至其他地方，这种认识极为重要。前人多只认识到疫病与气候异常的关系，较为关注疾病的流行性特征，而只有在疠气（乖戾之气）等表述疫病具有传染性的概念建立后，疫病可以在较广阔的范围内、不同的地理条件和气候条件下传播、传染的事实才能被发现，被承认。同时《诸病源候论》的"殃注候"提示，同一疫病可能在较长时间内连续造成传染和危害。

总的来说，晋唐时期对疫病流行性、传染性的认识较之前代有所深化。病因理论中疠气致病说的提出尤为重要，邪毒说对后世也有一定的影响；病机方面亦有较大丰富，对已发现的疫病症状以"热""毒"为核心，基本给出了病机解释；而对疫病传染性有了较为明确的认识，传染途径可能为口、鼻、接触传播，对传染强度也有了一定区分。这些为后世疫病证治体系的丰富和完善奠定了重要基础。

五、辨治模式缺乏新意

《诸病源候论》《备急千金要方》《外台秘要》等提出对天行、时行、时气等的辨治思路，主要有两种：一是六经辨治，二是脏腑辨治。

1. 时气病六经辨治　受《素问·热论》热病六经传变和《伤寒论》相关理论的影响，《外台秘要》疫病辨治思路仍有沿用六经者，《卷三·天行病发汗等方四十二首》云："时气病一日，太阳受病"；"时气病二日，阳明受病……故可摩膏火灸，发汗而愈"；"时气病三日，少阳受病……故可汗之而愈"；"时气病四日，太阴受病……其病在胸膈，故可吐之而愈也"；"时气病五日，少阴受病……其病在腹，故可下而愈"；"时气病六日，厥阴受病……毒气入于肠胃，故可下而愈"；时气病七日、八九日以上者，为"阴阳诸经重受病也"等。

2. 时气病表里辨治　《诸病源候论·时气病诸候（凡四十三论）·时气候》将华佗"时间"加"表里"辨证之法套用于时气病之上："时病，一日在皮毛，当摩膏火灸愈。不解者，二日在肤，法针，服行解散汗出愈。不解，三日在肌，复发汗，若大汗即愈；不解，止勿复发汗也。四日在胸，服藜芦丸微吐愈；若病固，藜芦丸不吐者，服赤豆瓜蒂散，吐已解，视病者尚未了了者，复一法针之当解。不愈者，六日热已入胃，乃与鸡子汤下之愈……时行病始得，一日在皮，二日在肤，三日在肌，四日在胸，五日入胃，入胃乃可下也。"《备急千金要方》《外台秘要》亦收载此段，文字大同小异，其中《备急千金要方》补"五日在腹"，且只针对伤寒，而《诸病源候论》《外台秘要》均指针对时气病。此法源自华佗之广义伤寒脏腑六日辨证法，在《诸病源候论》《备急千金要方》和《外台秘要》中均有记录（其中《备急千金要方·卷九伤寒方上·伤寒例第一》和《外台秘要》明确指出此论述来自华佗）。此法不以六经为据，而以人体由表及里的部位作为辨证的纲领，更接近表里辨证，实质与六经传变、卫气营血辨证一样，都是对疾病病程的判断，仍属时间辨证范畴。

3. 天行病日期辨治　在《外台秘要》中也有所论："疗天行，头痛壮热一二日，水解散方"；"又，解肌汤，主天行病二三日"；"又，疗欲似天行四五日……知母汤方"；"又，疗天行五日……竹茹饮方"；"又，疗天行五六日……黄芩汤方"；"又，疗天行热病，七八日成黄……茵陈丸方"等。

4. 疫疠病脏腑辨治　《备急千金要方》确立此法之体系，提出青筋牵、赤脉攒、黄肉随、白气狸、黑骨温五种疫疠病名，各随季节而主，随时受疫，感而即发，皆有发热，且具传染性；指出其病因是疫疠之气，疫疠之气分为阴邪阳毒，腑虚则阴邪侵之，脏实则阳毒损之；认为其各具特异性证候，青筋牵的目黄、牵急挛缩，白气狸的暴嗽，赤脉攒的身战脉促等；用药方面，基本上选用清热、解毒、泻火药物，如羚羊角、石膏、山栀子、知母、寒水石、大青叶、生地黄、升麻、芒硝、黄芩等，且药量较重。此体系将四时、五色、五体与伤寒六经相匹配，脏腑阴阳与经络相结合，以五脏为核心构建了一套辨证体系。但这套体系过分强调五行配属，五种疫疠病名难知其确指，不便临床辨证施用，对后世临床实践影响不大。

上述四种辨治理论，从时间跨度来看，前三种属日期辨治，其特点是按照一日、二日、三日、四日、五日、六日、六日以上这样的顺序记录疾病传变，疾病变化较快；最后一种属季节辨治，按照五季之分法，对应五种疫病，每病各主一季，不强调疾病本身的传变发展。从针对疾病来看，前两种针对时气病，第三种针对天行病，第四种针对疫疠病。从经络、脏腑来看，第一种是纯粹的六经辨证，第二种是脏腑与表里辨治相合，第四种则是以五脏为中心并结合六经。从传承、创新角度来看，第一种传承自张仲景而有所改造，第二种传承自华佗，第三、四两种为本时期所创。

从对后世影响看，则第一种较之其他三种为大。此外，除了伤寒、时气、温病、天行、疫疠等外，隋唐时期对传染病具体病种有了更为详细的记载，如骨蒸尸注、丹毒、金创瘑疥、豌豆疮、急黄、射工、水毒、伤寒斑疮、沙虱、九虫等，并描述了这些传染病的临床症状。这种辨病之法，也是疫病学术发展的一条重要支流，从未中断。辨病可以更好把握具体疫病的临床规律，采用更有针对性的治法和特效药物，与辨证有效结合之后，能够更好地掌控疫病整个病程。

这一时期，诸医家在疫病相关病证框架内提出了伤寒、温病、寒热、暑病、时行、时气、疫疠、冬温、寒疫、温疟、风温、温毒、温疫等概念；辨证模式方面，以《伤寒论》六经辨证体系为主，同时还有反映各家经验的脏腑辨证、纯日期辨证、辨病论治等。因为疫病发展迅疾，随日期不同，温毒热邪与人体正气的盛衰争斗导致病症快速变化，所以在辨证过程中大多体现了日期辨治思想。但后世发现，温病传变迅速，以日期为单位不能很好把握其传变规律，故后世温病学者既继承了分期辨证的核心观念（卫气营血辨证和三焦辨证本质上都是分期辨证），而在具体临床实践中又不死守这种"日期"辨证的机械思路，而更加尊重临床规律，如清代邵仙根评《伤寒指掌》云："若一日数变，用药亦一日行数日之法。盖病变极速，治法亦急，所谓急病急攻也"。

晋唐时期的王叔和、葛洪、陈延之、孙思邈等医家从病因、发病、传变、用药等方面论述了伤寒、温病的区别，扩展了温病病因认识，摆脱了温病全由"寒"邪所致的传统观点，而新感温病与伏气相应提出，对后世温病分类也产生了重要影响；具有明确流行性的时行病被提出，因机、证候、治法、方药体系逐渐完善，并常与伤寒、温病相提并论。

六、从"非时邪气致疫说"的变迁看定义与分类规则缺失

1. 《诸病源候论》非时邪气致疫说　隋代巢元方《诸病源候论》论述了伤寒病、时气病、温病、疫疠诸候，其发病均与时令因素相关。《诸病源候论·伤寒病诸候下》称："伤寒之病，但人有自触冒寒毒之气生病者，此则不染着他人。若因岁时不和，温凉失节，人感其乖戾之气而发病者，此则多相染易。故须预服药，及为方法以防之。"因感触岁时不和的乖戾之气而致传染性疫病。

《诸病源候论·时气病诸候》云："时行病者，是春时应暖而反寒，夏时应热而反冷，秋时应凉而反热，冬时应寒而反温，此非其时而有其气，是以一岁之中，病无长少，率相似者，此则时行之气也。从立春节后，其中无暴大寒，不冰雪，而人有壮热为病者，此则属春时阳气，发于冬时，伏寒变为温病也。从春分以后至秋分节前，天有暴寒者，皆为时行寒疫也。一名时行伤寒。此是节后有寒伤于人，非触冒之过也。若三月、四月有暴寒，其时阳气尚弱，为寒所折，病热犹小轻也；五月、六月阳气已盛，为寒所折，病热则重也；七月、八月阳气已衰，为寒所折，病热亦小微也。其病与温及暑病相似，但治有殊耳。"因非其时而有时行之气而致疫。

《诸病源候论·温病诸候》认为："《经》言春气温和，夏气暑热，秋气清凉，冬气冰寒，此四时正气之序也。冬时严寒，万类深藏，君子固密，则不伤于寒。触冒之者，乃为伤寒耳。其伤于四时之气，皆能为病，而以伤寒为毒者，以其最为杀厉之气焉。即病者为伤寒；不即病者，为寒毒藏于肌骨中，至春变为温病。是以辛苦之人，春夏必有温病者，皆由其冬时触冒之所致也。凡病伤寒而成温者，先夏至日者为病温，后夏至日者为病暑。其冬复有非节之暖，名为冬温之毒，与伤寒大异也。"虽病温有即病、伏邪之别，但因于触冒当令之气太过或非节之气而病。

《诸病源候论·疫疠病诸候》云："其病与时气、温、热等病相类，皆由一岁之内，节气不和，寒暑乖候，或有暴风疾雨，雾露不散，则民多疾疫。病无长少，率皆相似，如有

鬼厉之气，故云疫疠病。"疫疠病因在于节气不和、寒暑乖候。

由上可知，《诸病源候论》主要将各类疫病发病原因归结为岁时不和、非其时有其气，即因触冒或感染非时而行的邪气而致疫病，或者触冒当令之气太过而致疫病。可以认为，此时疫病发病时令因素认识还停留在简单描述阶段。

2. 《四时纂要》四时均有非时行令之说 《四时纂要》（唐代韩鄂）对一年十二月均有所行非时之令的细致描述。春令正月"孟春行夏令，则雨水不时，草木先落。行秋令，则人有大疫，飘风暴雨总至，藜莠蓬蒿并兴。行冬令，则水潦为败，雪霜大挚，首种不入。"二月，"仲春行夏令，则岁大旱，暖气早来，虫螟为害。行秋令，则有大水，寒气总至。行冬令则阳气不胜，麦乃不熟。"三月，"季春行夏令，则人多疾疫，时雨不降。行秋令，则天多阴沉，淫雨早降。行冬令，则寒气时发，草木皆肃。"

夏令四月，"孟夏行春令，则虫蝗为灾，暴雨来格，秀草不实。行秋令，则苦雨数来，五谷不滋。行冬令，则草木早枯，后乃大水，败其城郭。"五月"仲夏行春令，则五谷晚熟，百螣时起。行秋令，则草木零落，果实早成，人殃于疫。行冬令，则雹伤谷。"六月"季夏行春令，则谷实解落，国多风，人多迁。行秋令，则丘湿水潦，禾稼不熟，乃多女灾。行冬令，则寒气不时，鹰隼早鸷。"

秋令七月"孟秋行春令，则其国乃旱，阳气复还，五谷无实。行夏令，则其民火灾，寒热不节，人多疟疾。行冬令，则阴气大胜，介虫败谷。"八月"仲秋行春令，则秋雨不降，草木生荣。行夏令，则其国乃旱，蛰虫不藏，五谷复生。行冬令，则风灾数起，收雷先行，草木早死。"九月"季秋行春令，则暖风来至，人气懈惰。行夏令，则其国大水，冬藏殃败，人多鼽嚏。行冬令，则国多盗贼。"

冬令十月"孟冬行春令，则冻闭不密，地气上泄，人多流亡。行夏令，则国多暴风，方冬不寒，蛰虫复出。行秋令，则霜雪不时。"十一月"仲冬行春令，则虫蝗为败，水泉诚竭，人多疥疠。行夏令，则其国乃旱，氛雾冥冥，雷乃发声。行秋令，则天时雨汁，瓜瓠不成。"十二月"季冬行春令，则胎夭多伤，人多痼疾。行夏令，则水潦为败，时雪不降，冰汇消释。行秋令，则白露早降，介虫为妖。"

由上可知，至少在《四时纂要》成书之时，已对春、夏、秋、冬四时十二月所行非时之令的情况有了较为系统的观察，其中如孟春行秋令、季春行夏令、仲夏行秋令等易见疫病，较之《诸病源候论》岁气不和、非时邪气致疫的认识已有进步。但遗憾的是，还未见到更多类似的文献记载，需做进一步研究。

《管子·幼官》载："春行冬政肃，行秋政霜，行夏政阉。""夏行春政风，行冬政落，重则雨雹，行秋政水。""秋行夏政叶，行春政华，行冬政耗。""冬行秋政雾，行夏政雷，行春政烝泄。"已有其意，但描述过于简略，未及疫病。

3. 《重广补注黄帝内经素问》运气客主加临致疫说 唐代王冰《重广补注黄帝内经素问》的天元纪大论、五运行大论、六微旨大论、气交变大论、五常政大论、六元正纪大论、至真要大论等运气七篇，集中论述了五运六气理论，历代医家对此多有阐述和发挥，称五运六气为医教之大要、辨证之捷法，所以参天地阴阳之理，明五行衰旺之机，考气候之寒温，察民病之凶吉，推加临补泻之法，施寒热温凉之剂，故有"治时病不知运气，如涉海问津"，"不明五运六气，检遍方书何济"之论。

五运六气理论是以阴阳、五行、六气、天干、地支等为纲目，融合多领域知识形成的关于自然、生命、健康与疾病的理论认识，是中医天人相应整体观念、因时因地因人制宜辨证论治思维的具体体现。《重广补注黄帝内经素问》运气七篇阐述了运气加临、客主加临的理论认识。

一年之中，按木、火、土、金、水五运次第相生（主运），并依厥阴风木、少阴君火、少阳相火、太阴湿土、阳明燥金、太阳寒水六气次第相生（主气），各有主时，运行四时之常令。按天干起运，按地支推客气六步并司天、在泉，而有中运、客运、客气，为四时之变法。当中运加临于客气，客气加临于主气之时，有同化、异化或相得、不相得之别，成顺、逆、刑、和之分，故而有《素问》疫病主时的描述：辰戌之岁初之气，民厉温病。卯酉之岁二之气，厉大至，民善暴死；终之气，其病温。寅申之岁初之气，温病乃起。丑未之岁，二之气，温厉大行，远近咸若。子午之岁五之气，其病温。巳亥之岁终之气，其病温厉。疫病易发之时均在客气少阴、少阳。

由《重广补注黄帝内经素问》可知，五运六气理论通过四时之气程度上的太过、不及、平气，性质上的寒凉、温热、平，运动趋向上的升降、浮沉、枢机，时间位点的先期、后期、当期，变化自稳调节的胜则复、郁乃发，特别是运气加临、主客加临的理论模型，对疫病发生的时间规律进行了理论提升。可以认为，五运、六气的时间划分较之四季更为细化，主气运、客气运的概念建立较之四时正令、非时之令更有条理，运气加临、客主加临蕴含更多气化运动的理论解释。

比较以上3种疫病发生时令性认识，可以较为清晰地看到，对"时令不正则瘟疫妄行"的朴素认识，通过不断地临床实践积淀，逐渐丰富和发展成为复杂深奥的中医理论知识，反映出基于临床实践而不断升华的中医理论演进过程。同时也提示我们，面对复杂的中医理论知识的理解和传承，不应过多局限在某些看似固定、封闭的理论模型之中，而应通过其演进轨迹的探究，发现其中开放的、渐进的理论构成内核，多层次、多角度进行剖析与挖掘，才能真正地理解其学术内涵，进而对中医理论的创新发展做出应有的贡献。

七、"急黄"的因机证治

姚氏等探讨了晋唐时期关于"急黄"的认识。

1. 关于"急黄"病名　"急黄"之名，南北朝时期早有记载。北齐武平六年（公元575年）所建洛阳龙门石刻药方洞，其洞门南壁石刻药方中有"疗急黄瘟黄内黄等方"之载。而后，隋代巢元方《诸病源候论》对"急黄"病的病源、病机、证候进行了系统论述，这是目前所能见到的最早最全面阐述"急黄"的理论载述。随后的唐代医籍中，则进一步丰富了"急黄"病证的理法方药。

"急黄"病名的提出，反映了两晋南北朝医家对这一传染性病证已有了相当的经验积累；而对"急黄"理法方药的系统论述，使我们认识到隋唐医家对这一病证的把握已达到相当的境界。

2. "急黄"的病、源、机、候认识　《诸病源候论》在继承魏晋南北朝医家经验的基础上，对诸多疾病病源证候进行了里程碑式的总结归纳。其《黄病》篇对"急黄"证候的描述极富特征性："卒然发黄，心满气喘，命在顷刻，故云急黄也。有得病即身体面目发黄者，有初不知是黄，死后乃身面黄者。其候，得病但发热心战者，是急黄也。"除了身目发黄以外，"急黄"区别于其他"诸黄"的特点在于"急"，不仅起病急（卒然发黄）、传变快（马上影响到心肺等他脏），且病情深重（出现诸多脏腑的严重症状），预后不良（命在顷刻）。而"有初不知是黄，死后乃身面黄者"，则通过症状进展与时间的对比，形象地描绘了急黄病情发展速度之快，给人过目不忘的深刻印象。从证候表现的描述来看，急黄与西医学的急性重型肝炎（或急性肝衰竭）这一危急重症的临床表现较为相似。

对于急黄的病因病机，《病源·黄病》认为乃是因"脾胃有热，谷气郁蒸，热毒所加"而致。前两句说明急黄有中焦郁热的病理基础，但"热毒所加"则突破了一般所谓"黄疸多因湿热"的认识范畴，明确提出了"毒"的致病原因。这与慢加急性肝衰竭的先有基础病后有急性诱因的描述颇为相似。参考《病源·黄病》认为，同属热毒所致的"内黄"，其因"热毒气在脾胃，与谷气相搏，热蒸在内，不得宣散"，故"先心腹胀满气急，然后身面悉黄"，与急黄危证"初不知是黄，死后乃身面黄者"都是多脏腑功能严重失调出现在先，而身面发黄出现在后。这说明由"热毒"病因所致的发黄，病情均极为危重，与湿热诸黄不可同日而语，在治疗大法与遣方用药上也自然与湿热诸黄有所不同，值得引起医家特别重视。

3. 晋隋唐对"急黄"治法及方药的论述　针对急黄"热毒"病机，在治疗时必须将清热解毒泄黄祛邪的思想贯穿于治疗始终。在具体方药上，则通过"因而越之""引而竭之"等，从不同方向途径祛除热毒。

（1）硝黄蔓荆，清热通腑，解毒护阴：此类治法以"下法"逐邪。最有代表性的是《外台秘要》引《必效》大黄方、龙门石刻药方"疗急黄瘟黄内黄等方"和《备急千金要方·伤寒急黄》地黄汁方。前两者用大黄三两、芒硝二两，疗"急黄疸内等黄"，以水生渍大黄一宿，平旦绞取汁，继而纳芒硝，搅拌溶解后服，"须臾当快利瘥"。

后者在大黄（一两半，《外台秘要》为六分）、芒硝（一两）的基础上，再配合生地黄汁（八合，相当于1 600ml），"一服五合，日二，以利为度"。前两方都以大黄、芒硝急下，不仅可使热毒之邪从大便而出，且有清热解毒之效，又有急下存阴之意，故见得快利则病证可缓。此处用硝黄泻下通腑，固然可以以方测证，推测在急黄进程中可能伴有腑实之症，且也与黄疸病常见大便不通的临床症状相吻合。然结合后世疫病专家吴又可之论大承气汤，"是为逐邪所设，而非专为结粪而设"的观点看来，即使在尚未出现腑实之前，亦可先用硝黄泻下，目的在于清解热毒。历代疗疸诸方中，用大黄者约1/3，最常用的茵陈蒿汤即以大黄为要药，现代中医临床也证明了大黄在急黄治疗的全过程中应用极广，不止泻下通腑，还能减少肠道有毒物质的吸收，达到保肝护肝之效。

后方在硝黄清热解毒、急下存阴的基础上，配合大量的生地黄汁，不仅"大寒"能清热凉血、养阴护阴，还能"逐血痹……通血脉"，同时也是唐代医家善用生药汁液的具体反映。此处用来体现"先安未受邪之地"的"治未病"思想，对于急黄这种传变迅速的病证尤为重要。

另有《备急千金要方》茵陈丸，疗"时行病急黄，并瘴疠疫气及疟疾"，重用大黄，配伍茵陈、栀子、芒硝、鳖甲及杏仁、巴豆、常山、豉等，以饧和丸，"以吐利为佳"。此方受张仲景茵陈蒿汤的影响更为明显，在用茵陈蒿汤配合芒硝、巴豆清热解毒、利湿通腑的基础上，以鳖甲护阴。虽丸剂力缓，然药多峻猛，仍能取吐利，使邪从上下而去。此方适用疾病初起，当"初觉体气有异"时，即"急服之则瘥"，若"不知"可"加一丸"，疗效确切，有"神方"之誉，说明孙思邈在收录此方前经过亲自实践检验，较为可信。

以上三方，均重用大黄，以为通降泄热解毒之要药。《外台秘要》引《近效》疗急黄方,"取蔓荆子油一盏顿服之。临时无油,则以蔓荆子捣取汁,水和之吃亦得。候颜色黄,或精神急,则是此病"。此方只用蔓荆子1味,或榨油、或煮汁,内服,但服后是否有吐利,没有描述,不得而知。据唐代开元年间陈藏器《本草拾遗》载蔓荆可疗"急黄黄疸及内黄,腹结不通。用蔓荆子捣末,水绞汁服。当得嚏,鼻中出黄水,及下利则愈。以子压油,每服一盏更佳",可与之互为补充。《本草纲目·主治》"黄疸"条则对此加以进一步说明:"蔓荆子利小便,煮汁服……急黄便结,生捣,水绞汁服,当鼻中出水及下诸物,则愈。"较《近效》更进一步说明了服药后表现,也说明了蔓荆子同样通过祛邪外出而起效。此方后有"韦给事试用之有效"的批语,说明疗效较为确切。

(2)瓜蒂诸方,内外并用,吐利兼施:《金匮要略》中曾以瓜蒂一物散取吐治疗"诸黄"。《新修本草》对于"瓜蒂"有明确的"疗黄疸"的功效记载。当时医家还运用瓜蒂配伍他药或内服、或外用,以取吐利,以疗"急黄"。最有代表性的是《外台》引《延年秘录》"疗急黄"瓜蒂散,取瓜蒂、赤小豆两味捣散,以暖浆水和服,取吐,若过一炊久仍"当吐不吐",则可继续更服。等到唐代《广济方》"疗急黄"之瓜蒂散,则已经在上方基础上配伍麝香、丁香、薰陆香等香药内服,并以黍米护胃。不同的是,此散"饮服一钱匕"后"则下黄水",方能"其黄则定"。可见,瓜蒂疗黄或由上或向下,使邪去则安。若病证表现较轻,可用《延年》瓜蒂散"两黑豆粒大","直吹鼻中","当鼻中黄水出"即可。又有民间以"单煮瓜蒂汁灌鼻孔中"疗急黄的载录。这两种外治法通过鼻黏膜给药途径,并使邪从鼻中黄水出,实亦属广义"吐法"的范畴,为后世张从正祛邪"凡上行者,皆吐法也"之思想铺垫。

(3)许仁则法,医护并重,层层递进:《外台秘要》载有"许仁则疗急黄病"诸方,对急黄有层层递进的治疗方剂,展现了抢救急黄患者及康复的过程。据考,许仁则为唐太宗、高宗时名医,于高宗乾封元年(公元666年)著成《许仁则方》一书,载述了大量效验方。许氏治疗急黄,初用汗吐下法"以泄黄势",尔后随着病情的发展投以他方。急黄初起,与天行热病表现类似,发热头痛而未见发黄症状;待"五六日,但加身体黄,甚者洟、泪、汗、唾、小便如柏色,眼白睛正黄",则已与一般天行热病不同。有经验的医生当在发病三两日而尚未发黄时,早期诊断为"急黄",急用麻黄等五味汤"发汗以泄黄势"。此方取麻黄以散太阳表热,干葛以解阳明肌热,石膏辛散"解肌发汗"、除"三焦大热",茵陈清热解毒、利湿退黄,生姜辛散,反佐以助诸药之力。服后"覆被取微汗以散之",使热毒从汗去之,乃《伤寒论》其在表者,汗之之义。此方药味少而量大力宏,麻黄用至三两,干葛五两,石膏八两,茵陈二两,生姜六两,按唐代当时一两相当于现代15g计,药量是非常大的,也符合《黄帝内经》中"七方"的制方思想。从药量分析,此方主要以麻黄、干葛、石膏解热除热以泄热毒之势,茵陈用量相对较小,在本方中以助麻葛石膏之力,并非主药,也说明了此方重在清解热毒之用。方中又配伍大量生姜,助发汗以泄黄势,疗急黄初起未成黄之证。

若"依前麻黄等五味汤服之取汗,汗出后未歇,经三五日",当"合栀子等五味汤以取利"。按时间叙述,推测此时患者已有身黄的表现,以栀子二十枚(约10g)、茵陈三两、黄芩三两、柴胡三两,煮后纳芒硝六两烊化,乃取茵陈蒿汤合大柴胡之义,清阳明热毒,釜底抽薪,通下热结,兼以和解少阳,防止热毒进一步入里伤正。此方可以"更服",务使邪热从便而出。用此方时,身黄已显,且经"麻黄五味汤"泄热,毒势减轻,此时病证与普通黄疸病相似，故方药亦相类。

若"依前栀子等五味汤服之取利，利后病势不歇，经六七日"，可以"合秦艽牛乳两味汤服之"，取秦艽六两以牛乳二升煮之，带暖顿服，"极验"。考秦艽一药，《新修本草》中多引《神农本草经》、陶弘景之语，未提"疗黄"之用，而《本草纲目》"秦艽"条引唐代甄权语"牛乳点服，利大小便，疗酒黄、黄疸"，才有秦艽疗黄的载述。方后注明此乃"西域法也"，可见中原本无此法，为陶弘景之世以后至唐初这段时间，西域医学经验流传至中原地区而成，疗效"极验"。

服秦艽牛乳汤后，病势当减而渐愈。若病势不减反而加重，至"渐加困笃，势如前天行最重状"，则为病逆阳气渐消，正不胜邪之兆，推测当有素体阳虚正亏的前因，或邪实甚剧。此时"不可更服诸冷物。冷物在心唯是痞，速宜……半夏等十味汤以救之，亦可合瓜蒂等三味散吹鼻孔中，并与之服"。半夏等十味汤以半夏、干姜、吴茱萸、桂心、白术、细辛顾护阳气，复以柴胡、牡丹皮、大黄、芒硝泻下热毒、清热凉血，救治急黄危急后期阳气渐消之见渐加困笃者。配合瓜蒂、丁香、赤小豆组成的"瓜蒂等三味散"外用吹鼻取吐，终以邪去为务。此阶段内服外用兼施，或吐或利，且注意患者的护理，利后"须伺候将息，勿更进汤药，但研好粟米作汁饮，细细与之"以护胃气，若仍"觉利伤多，可以酢饭止，稠酢浆粥亦得。忌羊肉、饧、生葱、生菜、桃、李、雀肉、胡荽等"。

若抢救成功，自此急黄热毒势头渐消，即便不愈，也已转轻，可用"白鲜皮等七味汤泄之，黄连十味丸以压之"。白鲜皮七味汤以白鲜皮主"黄疸"，栀子、芒硝、干葛、黄芩邪热通腑，郁金清热通瘀，泄热通腑，"取利"后则热毒可解，身黄可退。最后以黄连十味丸收功，取黄连、黄芩、苦参、栀子苦寒泄热，干葛解热，地骨皮除热，并沙参、麦门冬养阴。

从这一疗程的详细叙述，可见当时医家对"急黄"的治疗已形成了一整套包括护理在内的治疗方案，能够熟练地结合内服外治运用，随邪之势，或汗，或吐，或下，或养，以控制病势的发展，使"急黄"缓解或治愈。许仁则另有预防急黄之干葛散，取干葛、生地黄各三斤及香豉心一升为散，以牛乳或蜜汤或竹沥或粥饮或梅浆任意下之，取甘寒养阴散热之效。使未受邪时，已无容热毒之地，即便热毒所加，也不致骤伤阴分而无可救药。反映出当时医家对急黄证治已认识到，事先调整潜在患者之体质，以防患于未然。

从上述理论及治法方药可见，晋唐医家对于"急黄"证治已积累了相对丰富的经验。其理法方药突破了汉末张仲景《金匮》之论，而较之普通黄疸病更突出了"热毒"之因。故而在未病之时强调调整体质；诊断上强调早期诊断、早期治疗；治疗上始终强调解毒、泄毒，对来势凶猛之症"急则治其标"，用药量较大，以逐邪清热解毒为务，内外并用，吐下兼施，而形成医护并重、严谨而攻守有度的系列方案。其治法方药亦正合于隋代《诸病源候论》所说"热毒所加"之理。

晋唐医家治疗"急黄"病证的经验，对于当今临床治疗黄疸危急重症乃至扩展一层的普通黄疸病证，仍有一定现实意义。方书中载述的不少临床"疗黄"效药，如秦艽、白鲜皮、蔓荆子、苦参等，当今已渐渐淡出"疗黄"视线；其方如瓜蒂散、麻黄五物汤、栀子五物汤、秦艽牛乳汤、白鲜皮七味汤等，也少见于"黄疸"病证的常规治疗方剂中。这些方药均值得我们重新回味。值得当今临床重视的是，晋唐医家针对热毒"急黄"提出的"清热解毒泄黄"的治疗理念，采用急病急治、从上下内外主动逐邪，务使热毒邪去而安的治法；而在具体用药上，也与现代一般意义上的清热解毒药物有异。这些无疑于从湿热及疫毒论治黄疸外，又为当今临床治疗黄疸及其危急重症提供了另一思路。至于相关的将息之法及预防方药，也值得当今相关护理及预防领域参考借鉴。

第二节　宋代医学及疫病研究

近代医史学家谢观在《中国医学源流论》中说："中国历代政府，重视医学者，无过于宋。"尽管我国封建社会里医生社会地位并不高，但在宋代，由于统治者对医学的重视与提倡，医学价值、医生的社会地位相对于其他朝代而言颇有改善，当时许多知识分子主动了解医学以至于投身于医学，是这一时期医学发展的一个特点。

一、宋代医药价值观

刘理想等研究了宋代医学及疫病研究的进展。

1. 统治者对医学的重视与提倡　宋代接受晚唐五代藩镇割据、权力下移的教训，为巩固皇位和加强中央集权，在"兴文教、抑武事"重文轻武政策的影响下，知识分子的地位得到了很大的提高，逐渐形成了"不杀士大夫及言事者"和"与士大夫治天下"的传统家法，正如王夫之《宋论·卷一》所云："终宋之世，文臣无欧刀之辟"。而且，宋代最高的统治者对医学颇感兴趣，北宋9个皇帝中至少有6个熟悉医学。宋太祖本人学过医，且亲为其弟艾灸治背。《宋史·卷三》称："太宗尝病亟，帝往视之，亲为灼艾。太宗觉痛，帝亦取艾自灸。"在陈桥兵变"黄袍加身"登上皇位后，于开宝年间国家还未完全统一，宋太祖就下令修订宋代第一部药典性本草——《开宝重定本草》。而宋太宗赵光义自云："朕昔自潜邸，求集名方、异术、玄针，皆得其要。兼收得妙方千余首，无非亲验，并有准绳。贵在救民，去除疾苦……朕尊居亿兆之上，常以百姓之心，念五气之或乖，恐一物之所失，不尽生理，朕甚悯焉。所以亲阅方书，俾令撰集。冀溥天之下，各保遐年，同我生民，跻于寿域。"（《御制太平圣惠方序》）由此可知，宋太宗未登基前就已爱好医药，收集名方，并亲自验证。称帝后除下令编成《太平圣惠方》外，又下令编修一部更大的方书——《神医普救方》1 000卷（今佚），并亲自作序。

其后的北宋7位皇帝，虽不都像开国两位那样熟悉医药，但却继承和扩展了此风。宋真宗曾为由朝廷刊行的郑景岫《四时摄生论》、陈尧叟《集验方》撰序，又为赵自化《四时养颐录》拟定书名《调膳摄生图》并制序。宋徽宗更是甚于前人，他诏令医官编写《圣济总录》200卷，亲为写序；还用个人名义（实为医官代庖）编写《圣济经》，总结了部分医学理论。其御制序曰："一阴一阳之谓道，偏阴偏阳之谓疾。不明乎道，未有能已人之疾者……可以跻一世之民于仁寿之域，用广黄帝氏之传，岂不美哉？"（见丹波元胤《中国医籍考·卷四十七》）在北宋167年的历史中，竟有10次大规模的中央官刻医书，每次皆有一种或数种重要的医药专著行世，并成为医籍之精品。"上所好之，下必效之"，最高统治者这些历史上罕见的做法客观上提高了整个社会对医药的关心，使得知医行医在人们的意识中成为一件引以为荣的事。

宋代在实行科举取士选拔官吏的同时，亦重视医官的选拔聘用。据陶御风等的《历代笔记医事别录》记载："……医学则赴礼部贡院三场选试，于《难经》《素问》《脉经》

《本草》仲景《伤寒论》《圣惠方》《病源》此七经内出题……比之士人，止不赴殿试，其举业亦为科场。"可见，当时医学考试也属于科举考试的一部分，亦受到重视，导致一个时期内，医学官职职奉冗滥。如宋人洪迈《容斋随笔》曾记述道："神宗董正治官，立医官，额止于四员。及宣和中，自和安大夫至翰林医官，凡一百七十人，直局至祗候，凡九百七十九人，冗滥如此。三年五月始诏大夫以二十员，郎以三十员，医效至祗候，以三百人为额，而额外人免改正，但不许作官户，见带遥郡人并依元丰旧制，然竟不能循守也。"（彭诗琅《传世藏书实用文库．第二十三册》）

不止如此，由于医官待遇丰厚，地位又相对较高，许多知医的士人或医生都争取能够入太医局为生员，并以此获得医官。不少人甚至重金贿赂主考人，以致一个时期太医局考试赂弊成风。"所谓太医局生者，始以赂，隶名籍，每年则随铨闱公试……局有八斋，率四日设一圣膳，公帑钱粮，系入局长之家。为生员者，志不在食，惟欲侥幸，省试一得，便可授驻泊，坐享奉给矣。"（陶御风等《历代笔记医事别录》）试想，如果当时医生地位为人所不齿，就不可能出现为入太医局当医生而贿赂成风的现象。

2. 医家人身安危具有一定保障　这一时期医家为统治阶级治愈疾病，经常能够得到赏赐与升迁。《宋史·卷三》称："自建隆（北宋第一个年号）以来，近臣、皇亲、诸大校有疾，必遣内侍挟医疗视，群臣中有特被眷遇者亦如之。其有效者，或迁秩，赐服色。"而一旦治病无效或失误时，医家一般也不会受到牵连迫害。宋代法典《宋刑统》中对有关医德、医疗事故、民众医药、饮食卫生、保健、囚犯医药卫生管理等医事管理都制定了惩处的法规。但律令将医生的责任事故、技术事故区别对待，使医生不致遭误杀。如宋太宗命刘翰为滑州保静军节度使刘遇治病，刘翰回来后断说刘遇病必愈，但不久刘遇即死。宋太宗只是将刘翰降职为和州团练副使，3年后，即又起为尚药奉御，又一年后，复为医官使。赵自化为宋太宗第四子雍王治病"雍王薨，坐诊治无状，降为副使。二年，复旧官。是冬卒，年五十七。遗表以所撰《四时养颐录》为献，真宗改名《调膳摄生图》，仍为制序。"（《宋史·卷三》）与其他朝代医者受迫害的许多事例相比，宋代医官的人身安全相对得到了较好保障。

3. 儒医的出现　由于统治者对医学的重视与提倡，人们对医技与医生认识大为转变，此期文人知医诵医成为风尚。人们认为医为仁术，儒者之能事。著名政治家枢密副使范仲淹说："古人有云：'常善救人，故无弃人；常善救物，故无弃物。且大丈夫之于学也，固欲遇神圣之君，得行其道，思天下匹夫匹妇有不被其泽者，若己推而内之沟中，能及小大生民者，固惟相为然；既不可得矣，夫能行救人利物之心者，莫如良医。果能为良医也，上以疗君亲之疾，下以救贫民之厄，中以保身长全。在下而能及小大生民者，舍夫良医，则未之有也。"（张其成．医古文．人民卫生出版社，2001）范氏的说法多少可以代表当时士大夫阶层对医学、医生的态度。

医药知识逐渐普及，知识分子或多或少都对医学有所了解，如同对琴棋书画一样，通晓医学成为知识分子的基本素养之一。政治家王安石、司马光，文学家苏轼，科学家沈括等皆通晓医学，在他们的著作中常常可以看到记载或专门论述医学的内容。当一部分文人从其他领域转入医学或做专职医生时，"秀才学医，笼中捉鸡"就是形容完成这一角色转变顺理成章。"儒医"之名正是在这一时期出现的，"医国医人，其理一也"，"不为良相，当为良医"，大批儒士渗入医学领域，一代又一代儒医的涌现，使医学队伍的素质明显提高，从医人员的知识结构和医学研究效率明显改善，对医药理论的发展和临床经验的总结提高，起到了积极作用。

这一时期有许多医家被吸收到官府担任医职，懂医者任医职不再被认为是充任卑职，反而被认为是一种宠荣。"医学出官，则补医职。注授京寺监修合官、辨验官，及诸州军驻泊医官。"（《宋史·卷三》）如当时名医刘翰、赵自化、钱乙、冯文智、许希等皆曾被召为医官。而王怀隐，原为道士，因善医诊，宋太宗下诏令其还俗，命为尚药奉御，三迁至翰林医官使。又如著名药学家寇宗原为澧州司户曹。他从官十余年，深入实践，写成著作《本草衍义》。为了表彰他的成就，宋徽宗令他至药材所辨验药材，相当于药检官员，也就是说，他由一名行政官员转为业务官员。

根据明代徐春甫《古今医统大全·历世圣贤名医姓氏》（人民卫生出版社，1991版）记载，笔者统计宋代医家共50人，其中入仕者有28人。在入仕的28人中，有23人所任职务是医官或与医相关，只有5位所任非医职务。这与晋唐医家入仕任职绝大多数与医无关形成了鲜明的对比（同书载两晋至唐五代的医家共74位，有44位曾出仕为官，只有12人一度任医官），从一个侧面反映当时医生社会地位的提高，医生作为一种职业受人歧视的面貌已大大改观。

"宋代士大夫出自以政绩为升迁标准的官僚体系，意识到实用的知识来源于他们身处的这个社会，同时也是加强它们的组织能力可用的好工具。"医学自然属于一种实用知识，不但与出仕官员的自身保健而且也与普通百姓日常生活息息相关。由于医学在当时知识分子中得到一定程度的普及，一些入仕的官员大都或多或少地对医学有所了解，当他们在处理与疾病有关的事情，特别是当其所管辖的区域出现疫情时，能够从医学的角度、从医学的规律来考虑处理问题。

二、儒家治学方式对《伤寒论》的研究

儒医的出现，极大地改变了医学从业者的知识结构和社会地位，但另一方面，他们将经学的研究方式移植过来，又从不同方面影响了疫病（外感病）的研究方向。

宋代对《伤寒论》研究的方法呈现多元化的趋势，如刘元宾《通真子伤寒括要》用以方类证的方法研究《伤寒论》、许叔微的《伤寒百证歌》用以证类文的方法研究《伤寒论》，《伤寒九十论》以证案带论的形式研究《伤寒论》及朱肱以脉类证的方法对其进行研究。宋代对《伤寒论》辨证论治规律的研究较前代有突破性的提高，一方面与政府对《伤寒论》进行了校正并颁行全国有关，另一方面与宋代儒家治学方法改变的影响有关，即医者探讨《伤寒论》内在辨证论治规律的研究兴趣的增加与当时学术思想和学术氛围的影响有关。

1. 儒家治学方式融入《伤寒论》研究　宋士大夫关注医药学的社会风气兴盛，清代石韫玉在《重刊宋本洪氏集验方序》云："宋祖宗之朝，君相以爱民为务，官设惠民局，以医药施舍贫人，故士大夫亦多留心方书，如世所传《苏沈良方》、许学士《本事方》之类，盖一时风尚使然。"许多士大夫因仕途受挫、个人喜好、尊长亲朋有病等原因而投身于医学的研究，从而将儒学的治学方法带进了医学著作的研究中去。如朱肱，生于书香门第，其父朱临，皇祐元年进士，博学多才，师承宋初三先生之一的胡瑗（安定），受《春秋》。肱为临子，从其父学，有师承之系，故又有"肱为安定再传弟子"之说。朱肱为宋

元祐三年进士，官奉议郎直秘阁，故又称朱奉议，建中靖国二年，因日蚀地震上书被黜，闲居杭州大隐坊，正是在闲居的期间，著成《伤寒百问》。朱氏因此而重登仕途，时值朝廷大兴医学，广求精于道述者，为之官师，因朱氏精于医，故于政和四年，起肱为医学博士，主管朝廷医药政令。又如郭雍，其父师事程颐，著《易说》，雍传其父学，隐居峡州，故号白云先生，朝廷数次征召不起，赐号冲晦处士。郭氏为理学名家，为使世人"悉古昔圣贤医道之原委"（朱熹跋），著《伤寒补亡论》一书。又如庞安时，出身世医之家，但他与当时的名士苏轼、张耒、黄庭坚交往甚密。又如许叔微11岁时父母因病去世，致力于儒学，举乡荐，但数次不第，成年后感于"里无良医"，遂于习儒之余发奋钻研医学。以上诸位儒学功底深厚，故而在研究《伤寒论》时将儒家发挥义理的治学方法带进了《伤寒论》的研究中。

2. 宋儒治学方法对《伤寒论》研究的影响　在宋儒不拘泥于经典、注重发挥义理的学术风气与学术氛围的影响下，宋代对《伤寒论》的研究进入了一个新的时期，该时期的研究注重对《伤寒论》内在辨证论治规律的探讨及补充温病之病因病机及治法。

宋对《伤寒论》研究重阐发其内在辨证论治规律，如朱肱的《伤寒类证活人书》，注重阐发《伤寒论》医理。朱氏对《伤寒论》之研究首按六经、病名、症状、方药诸方面，汇集条文，以证为对象，以类为大法，鉴别异同；在伤寒辨证中，注重以表里阴阳为辨证大纲。朱氏强调识证辨脉，脉证合参，其目的是辨明伤寒病之表里虚实，谓"治伤寒先须识脉，若不识脉，则表里不分，虚实不辨"。

又如许叔微，认为《伤寒论》的核心除六经辨证之外，还有八纲辨证。他以三阳三阴为总纲，对表里、寒热、虚实作了进一步的分析，尤其注重对表里虚实和阴阳寒热的阐发，他在《伤寒百证歌》中概括了表虚表实、里虚里实、表热里寒、表寒里热、似里实表、似表实里、寒极似热、热极似寒、真寒假热、真热假寒的辨证施治规律，系统地总结了中医八纲辨证之法。在《伤寒发微论·论表里虚实》中亦云："伤寒治法，先要明表里虚实，能明此四字，则仲景三百九十七法，可坐而定也。何以言之，有表实，有表虚，有里实，有里虚，有表里俱实，有表里俱虚。"由此可以看出，二人均旨在探求《伤寒论》内蕴藏的六经辨证、八纲辨证的理论法则。又如刘元宾《通真子伤寒括要》一书，取《伤寒论》重要方剂31首，将相同条文的治方列为一处，如桂枝汤证，下列《伤寒论》中桂枝汤主治条文十五条，后列桂枝汤方药组成及煎服法，意在探讨异病同治之规律。

总之，宋儒摒弃了前代注重章句、训诂的治学方法，形成了新的阐发义理的治学路径。儒医将儒家治学方法带进了《伤寒论》的研究中，不仅注重对《伤寒论》内在辨证治疗规律的阐发，且在治疗温病时不拘泥于经典著作，对《伤寒论》中治方较少的温病的治法进行了补充，开《伤寒论》辨证论治规律研究之端，并对后世温病学的发展产生了深远的影响。

三、"伤寒补亡"的求实风格

1. "伤寒补亡"的形成原因

（1）临床医学的挑战：张仲景的《伤寒论》创造了理法方药的辨治体系，后世医家推崇备至，但临床应用中生搬硬套做法首先受到挑战。晋代葛洪在《葛洪肘后备急方》（人民卫生出版社，1963年版）中指出，"伤寒有数种"，不应"令一药尽治之"，"若初觉头痛、内热、脉洪起，一二日，便作葱豉汤……顿服取汗，不汗复更作，加葛根二两、升麻三两"，已从辛凉角度尝试外感热病的初期治疗，突破了单纯的辛温解表。隋代巢元方治疗伤寒病主张因地制宜，"岭南伤寒，但节气多温，冷药小寒于岭北。时用热药，亦减其锱铢，三分去二"。唐代孙思邈在《备急千金要方》中，仅就伤寒初起就搜集了当时流传的发汗散11方，发汗汤19方，发汗丸2方。当时的临床推崇《伤寒论》，更注重伤寒病，努力总结实践经验，为宋代"伤寒补亡"奠定了基础。

（2）天行、时气学说的冲击：自从王叔和首次提出"时气"学说以后，晋唐时期的外感病概念一度十分混乱。葛洪主张"伤寒、时气、温疫，三名同一种耳，而原本小异。"《小品方》则针锋相对，"论疗者不别伤寒与天行温疫为异气耳……考之众经，其实殊矣。所宜不同，方说宜辨"（转引自王焘《外台秘要》1955年人民卫生出版社影印本第1卷第59页）。《诸病源候论》将其细分为伤寒、时气、热病、温病、疫疠五大种，叙述证候、治则却界限不清。《备急千金要方》则合而为一，赅于伤寒之内。《外台秘要》按伤寒、温病、天行三类搜集历代证治方药，虽分类较合理，仍辨析不清。这为宋代"寓温于寒、寒中拓温"的研究思路提供了前提。

（3）哲学思想的影响：理学成为宋代的官方哲学，其内部充满了格物与穷理、复古与创新的尖锐矛盾。一方面，"法不离《伤寒》，方必宗仲景"代表着尊古崇圣风气；另一方面，"古方今病不相能"标志着变革创新的思潮。《伤寒补亡》就是两者尖锐矛盾的产物。他们不敢妄言仲景之书尚有未备，又不能不在临床医疗的挑战中总结新的经验，只好提出"仲景之书，残缺久已"，"今采《外台》《千金》《圣惠》《金匮玉函》补而完之"。朱肱说："仲景药方缺者甚多，至于阴毒伤寒、时行温疫、温疟、发斑之类，全无方书"（朱肱《类证活人书》，商务印书馆出版，1957年版第137页）；郭雍宣称："仲景《金匮玉函》之书，千百不存一二，安知时行疫疠不亡逸于其间乎？"

2. "伤寒补亡"的主要内容 "伤寒补亡"时宋代医家根据医疗实践，汇集前人经验，自发展开的一场对《伤寒论》中涉及和未涉及的外感疾病的因、机、证、治等方面的增补、扩充、区分和辨析的著述活动。其主要内容有：

（1）增补伤寒证治：一是就《伤寒论》中未提到病名又未涉及方药者扩充之。如《伤寒总病论》增补妊娠伤寒、小儿伤寒、天行温病等18类95方；《类证活人书》进而增补妇人伤寒、产后伤寒、小儿疱疹、以及痰证、虚烦、脚气等类伤寒之证，并对庞氏增加者补入方药；《伤寒补亡论》除增入诸血证外，又将四种类伤寒扩充为14种，增加了瘴毒、雾气、毒虫、射工、水毒、酒病、痈疽、豌豆疱疮等论治。二是增补《伤寒论》中有证无方者，如庞安时补入时行温疫、温毒、湿证、风温、温疟、湿温等各证共27方；朱肱又补热病、中暑、温病、温疫、温疟、风温、中湿、风湿、湿温、痉病、温毒、两感伤寒等各证共66方。三是增补《伤寒论》中方证不全者，如庞安时对可发汗证、不可发汗证、可下汗证、发汗吐下后杂证、伤寒劳复证阴阳易证等增方61首；朱肱对阳明、太阳、伤风、少阳、阴阳易、伤寒轻证、结胸、痞、呕、霍乱、哕、胁热利、湿毒利等证增方52首。总之，宋代医家以仲景学说为主体，搜集各家述论，建立了"以伤寒统外感"的证治体系。

（2）强调活用经方：韩祗和（见《伤寒微旨论》新昌庄肇麟木生氏校刊本第27页）

指出："古今治伤寒，无出入仲景方。仲景尚随证加减药味，量病而投之……今人医者，见古方中加减，竟即依方用之；若方中无加减，不能更张毫厘，所谓胶柱也。况《素问》有'异法方宜论'，岂是持一端而治病也？假令杂病方可用伤寒病者，亦可投之，岂须待《伤寒论》中有法也？"至于具体运用，庞安时首先提出运用麻黄、桂枝等方应随节气、地域不同而加寒药；还对暑病表征依加减经方的原则自制代桂枝并葛根证、代麻黄证、代青龙汤等寒温并举，表里同治的方剂。朱肱除将庞氏桂麻加寒药的思想进一步具体化外，对理中丸等方剂也提出加减运用原则。郭雍指出："仲景伤寒所以不分妇人……学者皆可随痛于男子药症中以意选用也。"（郭雍《仲景伤寒补亡论》上海科学技术出版社1959版，第159页、149页、143页）许叔微的《伤寒百证歌》更提倡用小柴胡汤、白虎加桂汤治疗温疟、黄芪防己汤治疗风湿等。

（3）注重寒温辨析：关于发病，庞安时认为风温、温毒、温疟、湿温四种温病乃伤寒复感异气而发；天行温病乃四时自感乖候之气，春有青筋牵，夏有赤脉攒，秋有白气狸，冬有黑骨温，四季有黄肉随。郭雍提出温病有三："冬伤于寒，至春发者，谓之温病，冬不伤寒，而春自感风寒温气而病者，亦谓之温。"均与感寒而即发之伤寒不同。关于传变伤寒循三阳三阴而传，温病传变不依次第。关于病情，郭雍认为，病伤寒而成温者，其热在里，病情较重；春时自感之温，其病在表，病情较轻；温情而成疫者，客之者皆病。关于治疗，庞氏认为发散寒气当用辛甘，正治内热宜以酸苦，其天行温病所列八方，重在清热解毒和泻下养阴。钱闻礼的《伤寒百问歌》治疗闻病初起用升麻汤、解肌汤和小柴胡汤。郭氏认为"春温之病，古无专设之法"，新感之温注重解肌，温疫则加用疫药。

由于《伤寒论》详于寒而略于温，许多医家拘泥于经典方，或是不能区别伤寒与温病，在治疗上以伤寒方治温病，从而造成误治，甚至危及病人生命。有鉴于此，宋代医家指出伤寒与温病区别的重要性，并补充了温热病的病因病机及治疗方剂。首先，宋代医家强调区别伤寒与温病的重要性。如庞安时云："四种温病，败坏之候，自王叔和后，鲜有明然详辨者，故医家一例作伤寒行汗下……温病若作伤寒行汗下必死，伤寒汗下尚或错谬，又况昧于湿病乎！天下衽死者过半。"其次，在温病病因病机方面，《伤寒论》引《阴阳大论》云："冬有伤寒未即发苦，寒毒藏于肌肤，至春发为温病，至夏发为暑病。"其次，宋代医家对温病发病之因有新的阐发。许叔微对风温的论述从新感立论，郭雍认为温病既有伏邪而发，又有新感温病，其谓："冬伤于寒，至春发者，谓之温病，冬不伤寒，而春自感风寒温气而病者，亦谓之温，及春有非节之气中人为疫者，亦谓之温。"第三，补充了治疗温热病的方剂。如庞安时认为温病必须重用寒凉，提倡清热解毒方法，并制柴胡地黄汤、石膏竹叶汤、石膏杏仁汤、三黄石膏汤等方剂治疗温病。是为对仲景学说的补充与发展。后世治温病重用石膏，或是取法于此。宋代医家在治疗伤寒时，具体的方药应用亦不囿于传统，主张遣方用药，应方证相合，以古方灵活加减。如朱肱治太阳中风用阳旦汤（桂枝汤加黄芩）；治伤寒发热脉数用桂枝石膏汤（桂枝汤加石膏、黄芩、栀子、干葛）等，在辛温药中加入寒凉之剂。

3."伤寒补亡"的后世影响 "伤寒补亡"初衷是建立一个以伤寒统外感的证治体系，后来终于又要突破这个体系。从庞安时根据《伤寒例》总结出四种温病和天行瘟病，到郭雍阐述"温病有三"，迈出了寒温分化最关键的一步。事实上，"温病有三"直接联系着明清温病学的三大流派。

（1）"温气成疫"与温疫学派：温病的概念最早见于《黄帝内经》，一种冬伤于寒，至春乃发的温病，散见于《热论》等九篇中；一种指反常之温热气候所致的疫疠，四时皆可流行，症状表现复杂，在《六元纪大论》和《本病论》两篇论述颇多。到《伤寒例》，温病的疫疠含义则归于"时行"，沿用了五百多年，直到庞安时倡天行温病之说，郭雍恢复"温气成疫"后，疫疠才重新回到温病的范畴，其后才有吴又可所说的"近世称疫者众"，"温疫多于伤寒百倍"等说法。可见温疫学派的诞生与把疫疠归属为温病范畴有很大的关系，故而吴又可宣称："热病，即温病也，又名疫者，以其延门合户，又如徭役之役，众人均等之谓也。"

（2）"自感之温"与"温热学派"："冬伤于寒，春必病温"语出《黄帝内经》的六气病机就是最直接的反证。郭雍提出"自感之温"是温热学派的先导，后经汪石山的发挥和叶天士的阐述，从温热病邪到新感温病，从卫气营血到三焦辨证，温热学派自成体系。温热学派的诞生，才真正使温病学独立起来，羽翼伤寒学同外感病学说的两大支柱。

（3）"伏寒化温"与"伏气学派"："伏寒化温"的学说一度是温病的正宗理论，它到清代却首先受到温疫学派的批判和新感学说的冲击。在新旧观念的论争和震荡中，伏寒化温学说不得不随着新的挑战而改变其存在形式。以柳宝诒为首的伏气温病学派把伏寒之说发展为六淫、疫疠皆可伏邪，并从伏邪的部位、病机、证候、治疗进行全面论证，它虽说不如温热学说那样受宠，但终于自成一派，流传千古。

四、疫病病因认识

这一时期，医家普遍认识到疫病发病与地理、气候和人之禀赋有关，而病因则主要有寒邪、异气、温气这三种，风、暑、湿、毒等病因也得到了一定研究、阐发。

1. 发病　从发病上看，宋代医家首先强调了地理气候与伤寒发病的关系。如《伤寒总病论》引王叔和云："土地温凉，高下不同，物性刚柔，餐居亦异。是故黄帝兴四方之问，岐伯主四治之能，以训后贤，开其未悟。临病之工，宜两审之。"庞氏也认为："一州之内，有山居者为居积阴之所，盛夏冰雪，其气寒，腠理闭，难伤于邪，其人寿，其有病者多中风中寒之疾也。有平居者为居积阳之所，严冬生草，其气温，腠理疏，易伤于邪，其人夭，其有病者多中湿中暑之疾也。"地理气候对外感热病的形成和种类，有着重要影响，这是对《素问·异法方宜论》之地域与疾病关系探讨的延续。

2. 体质　人之禀赋对疾病也有影响。庞安时指出："凡人禀气各有盛衰，宿病各有寒热。因伤寒蒸起宿疾，更不在感异气而变者。假令素有寒者，多变阳虚阴盛之疾，或变阴毒也。素有热者，多变阳盛阴虚之疾，或变阳毒也。"（《伤寒总病论》）禀赋之高低盛衰、既往患病情况，都会对新感伤寒的病程病势产生影响。

庞氏以桂枝汤、白虎汤等为例，具体阐述地理、气候和体质因素与用药的关系："如桂枝汤自西北二方居人，四时行之，无不应验。自江淮间地偏暖处，唯冬及春可行之。自春末及夏至以前，桂枝、麻黄、青龙内宜黄芩也。自夏至以后，桂枝内又须随证增知母、大青、石膏、升麻辈取汗也。若时行寒疫及患者素虚寒者，正用古方，不在加减矣。"这种根据不同的地理、气候和患者体质条件来进行讨论的加减宜忌，当是作者临床经验的总结，颇有启发性。

3. 病因

（1）伤于寒邪：这种观点承袭自《黄帝内经》《伤寒论》，如庞安时认为温病、热病、中风、湿病、风温，"其病本因冬时中寒，随时有变病之形态尔，故大医通谓之伤寒焉。"郭雍认为："冬伤于寒，至春发者，谓之温病；冬不伤寒，而春自感风寒温气而病者，亦谓之温。"这两种温病，都与寒邪有一定关系。寒邪中的一类也被称为寒毒，《伤寒例》《肘后备急方》《诸病源候论》《备急千金要方》《外台秘要》等皆有论，宋代庞安时据《伤寒例》而略改："严寒冬令，为杀厉之气也，故君子善知摄生，当严寒之时，周密居室，而不犯寒毒。其有奔驰荷重，劳力之人，皆辛苦之徒也，当阳气闭藏，反扰动之，令郁发腠理，津液强渍，为寒所搏，肌腠反密，寒毒与荣卫相浑，当是之时，勇者气行则已，怯者则着而成病矣。"指出感受寒毒之后，是否发病与体质有关。郭雍则认为："初无寒毒为之根源，不得谓之伤寒"。

（2）伤于异气：庞安时认为"据《难经》温病，本是四种伤寒，感异气而变成温病也"，《伤寒总病论·天行温病论》云："伤寒感异气成温病坏候并疟证。"而且认为："国家考正医书，无不详备，惟此异气败坏之证，未暇广其治法。"还有天行温病乃"人感乖候之气"，"又四时自受乖气"，"脏腑受疠而生其病"，治用"乌头赤散，治天行疫气病"，"疗疫气令人不相染，及辟温病伤寒屠苏酒"等。此异气及相关名词与晋唐时期所论的疠气、乖戾之气等一脉而承。

（3）伤于温气：郭雍《伤寒补亡论》认为："又或有春天行非节之气中人，长幼病状相似者，此则温气成疫也，故谓之瘟疫……不传经者皆春感也，皆以温气治之。"（《伤寒总病论》）认为，"阳脉濡弱，阴脉弦紧，更遇温气，变为温疫。""伤寒之毒，初亦在里，久不能出。及春再感温气，腠理方开，随虚而出于表，遂见表证，而未成斑也。"共有13处以"温气"立论。郭雍之论"温气"比晋唐时期之冬温范围宽广许多，对后世颇有启发。余者如风、暑、湿等，如庞安时曰："……因夏暑气而变，名曰热病也。因八节虚风而变，名曰中风也。因暑湿而变，名曰湿病也。"

4. 传染性 这一时期，对疫病传染性的认识大略与前代相近，如庞氏在《伤寒总病论》中多次提到时行热病、时行寒疫、天行疫气、天行瘴气、天行温病、时行温病、疫气相染等概念，其中天行、时行等词指其有广泛流行之意，而"疫"相染则指传染。如《伤寒总病论·暑病代麻黄葛根证》曰："暑病三日外至七日，不歇内热，令人更相染。"但前代对疫病传染性、流行性的认识多与时间因素有关，如《诸病源候论》云："此病皆因岁时不和，温凉失节，人感乖戾之气而生病，则病气转相染易，乃至灭门，延及外人。"对空间因素关注不足，而庞安时注意到了这个问题，《伤寒总病论·天行温病论》指出："天行之病，大则流毒天下，次则一方，次则一乡，次则偏着一家。"

郭雍也指出："然春温冬寒之病，乃由自感自致之病也。若夫一乡一邦一家皆同息者，是则温之为疫者然也，非冬伤于寒自感自致之病也。……设在冬寒之日。而一方一乡一家皆同此病者。亦时行之寒疫也。"（《伤寒补亡论·伤寒温疫论一条》）笔者以为除了前代"一岁之中，长幼之病多相似者"这种对流行的时间性、季节性等的关注外，宋代医家已经开始关注疫病流行的地域性问题，并开始以流毒危害的范围大小作为判断疫病严重性的标志之一。

五、疫病病机

这一时期，对疫病的病机认识较为丰富，除较为传统的寒极生热和继承自晋唐而有所发挥的温毒为病说外，还提出了邪伏少阴、伏阳之说，伏寒遇时邪为变、气运郁发而为天行等新观点。

1. 寒极生热　该论点较为传统，认为伤寒病机与病证均属寒。如朱肱《类证活人书》认为："大抵伤寒，寒多易治，热多难愈。伤寒发热者，以其寒极则生热。治法多用冷药，故令热不去。仲景热多寒少，用桂枝二越婢一汤，不渴外有微热者，用小柴胡加桂汤。皆温表之义也。"许叔微也认同这一观点，《伤寒百证歌·发热歌》云："大抵寒多为易治，热多寒少因寒极。寒极生热，故热多者寒之极，寒多者病浅，故易治焉。"在治法方药上，宗仲景辛温之法，用麻桂之方。对麻桂在临证中出现的问题，他们或是认为医家"不知用药对证之妙处"，或是认为麻桂之方是为西北人设，言："西北二方，四时行之，无有不验"，或对麻桂进行加减以适应季节变化，如"夏月……须是桂枝麻黄汤加黄芩、石膏、知母、升麻也，夏月有麻黄证，不加黄芩辈服之，转助热气，便发黄瘾出也。"又如："伤寒热病药性须凉，不可大温，夏至后麻黄汤须加知母半两，石膏一两，黄芩一分，盖麻黄汤性热，夏月服之有发黄瘾出之失，唯冬及春与病人素虚者，乃可正方不有加减"等，庞安时、朱肱、许叔微、郭雍等人都有类似论述。

2. 温毒为病　一种是伏温后发，一种是感温即发，皆为承袭晋唐观点，但引入了"温毒"的新概念来阐释疫病病机。前者如庞安时《伤寒总病论·天行温病论》所论："其冬月温暖之时，人感乖候之气，未即发病，至春或被积寒所折，毒气不得泄，至天气暄热，温毒乃发，则肌肉斑烂也。"后者如："有冬时伤非节之暖，名曰冬温之毒，与伤寒大异，即时发病温者，乃天行之病耳。"

3. 邪伏少阴（伏气暴寒）　王叔和《伤寒例》论寒邪，认为"寒毒藏于肌肤之间"，而朱肱根据《伤寒论·平脉法》提出了邪伏少阴之说。《伤寒论·平脉法》称："伏气之病，以意候之，今月之内欲有伏气。假令旧有伏气，当须脉之。若脉微弱者，当喉中痛似伤，非喉痹也。病人云：实咽中痛。虽尔，今复欲下利。"朱氏则指出："又有伏气之病，谓非时有暴寒中人，伏气于少阴经，始不觉病，旬月乃发，脉微弱，法先咽痛，似伤寒，非喉痹之病，次必下利"（《问咽喉痛》）认为其病因是非时暴寒，伏邪部位为少阴经，潜伏时间为旬月，外发途经于咽喉、肠道，症状为咽痛、脉象微弱、下利，治法用半夏桂甘草汤温阳祛寒。这种邪伏少阴或者说伏气暴寒之说，从病因、伏邪部位、发病时间等看不同于晋唐时期的伏温之说。后世学者如金代李东垣、明代赵养葵、清代喻嘉言、柳宝贻等，对此有承传、发挥。

4. 伏阳之说　受王冰"寒毒薄于肌肤，阳气不得散发，而内怫结，故伤寒者反为病热"之说的影响，韩祗和在《伤寒微旨论·伤寒源》开篇即提出伏阳为病："夫伤寒之病，医者多不审察病之本源，但只云病伤寒，即不知其始阳气内郁，结而后成热病矣。自冬至之后，一阳渐生，阳气微弱，犹未能上行，《周易》曰'潜龙勿用'是也。至小寒之后，立春以前，寒毒杀厉之气大行时，中于人则传在脏腑。其内伏之阳，被寒毒所折，深淹于骨髓之间，应时不得宣畅，所感寒气浅者，至春之时，伏阳早得发泄，则其病轻，名曰温病；感寒气重者，至夏至之后，真阴渐发，其伏阳不得停留，或遇风寒，或因饮食、沐浴所伤，其骨髓间郁结者，阳气为外邪所引，方得发泄，伏阳既出肌肤，而遇天气炎热，两热相干，即病证多变，名曰热病。"认为伤寒病热是由于"寒毒薄于肌肤，阳气不得发散，而内怫结，故伤寒者，反为热病也……即伤寒致病，本于内伏之阳为患也"。韩氏所论似从《黄帝内经》来，只是引入"伏阳"这一概念，其论温病、暑病仍为"冬伤于寒"，其对温病、暑病的轻重辨析，对郭雍可能有一定影响。上述伏温温毒、邪伏少阴、伏阳之观点为后世伏邪理论发展提供了更广的思路。

5. 伏寒更遇时邪为变　庞安时对伤寒为何能病温，提出了自己的观点：触犯寒毒之后，"其不实时成病，则寒毒藏于肌肤之间，至春夏阳气发生，则寒毒与阳气相搏于荣卫之间，其患与冬时即病候无异。因春温气而变，名曰温病也。因夏暑气而变，名曰热病也。因八节虚风而变，名曰中风也。因暑湿而变，名曰湿病也。因气运风热相搏而变，名曰风温也。"（《伤寒总病论·叙论》）即伏寒需遇到时邪，两感而发。前代仅简单指出"冬伤于寒，春必病温"等，未能阐明其机制，庞氏首次尝试阐明其内涵。

6. 气运郁发而为天行　庞安时指出："天行之病，大则流毒天下，次则一方，次则一乡，次则偏着一家，悉由气运郁发，有胜有伏，迁正退位，或有先后。天地九室相形，故令升之不前，降之不下，则天地不交，万化不安，必偏有宫分，受斯害气，庄子所谓运动之泄者也。"这是明确将瘟疫发病与五运六气相联系，乃承袭《黄帝内经》等之后更进一步论述，后世在此方面有一定发挥。

在伤寒、温病传变方面，庞安时认为"伤寒病起自风寒，入于腠理"，"天寒之所折，则折阳气，足太阳为诸阳主气……始者太阳受病也……以其阳经先受病，故次第传入阴经。"（《伤寒总病论·叙论》）伤寒风寒邪气，首先侵犯太阳肌表；循三阳三阴，从阳及阴，由表及里而传。温病传变较为复杂，伏邪者往往内外合邪而发病，新感则可直犯五脏，其传变如《伤寒总病论·暑病论》云："有如伤寒而三阴三阳传者，有不依次第传，如见五脏热证者，各随证治之。"且变化较快。

正如庞安时所指出的那样："四种温病败坏之候，自王叔和后，鲜有炯然详辨者，故医家一例作伤寒行汗下……温病若作伤寒行汗下必死，伤寒汗下尚或错谬，又况昧于温病乎，天下枉死者过半，信不虚矣！"（《伤寒总病论·上苏子瞻端明辨伤寒论书》）宋代医家对疫病病因、病机的认识较之前代有所丰富，辨析更加清楚，他们在疫病理论及临床方面的继承和创新工作，为后世疫病学发展创造了条件。

第三节　金元时期医学门派及疫病学说

一、医之门户分于金元

温长路等研究了金元时期医学流派的发展概况。认为《四库全书总目》医家类一有云："儒之门户分于宋，医之门户分于金、元。观元好问《伤寒会要》序，知河间之学与易水之学争。"金元是我国中医发展史的关键时期，所谓"河间之学"是指金元四大家第一人刘河间所分立的门户；而"易水"则是指由张元素而传下来的李东垣一派。

据《四库全书总目》所言，中医学问的划时代是在金元。吕思勉在《中国文化九种》

中提及:"中国医学,至宋而新说肇,非得已也。天下之物莫不有理,必得其理,然后可以应用于无穷。古代专门授受之医学,魏晋而后既已失其传,其为后人所辑存者,皆不免于残缺不具。夫古代之医学即使书存于今,其理亦未必可据,况其所存者又皆残缺不具之说乎?! 然学术之真必存于事物,后世解剖之学既已绝迹。形下之学又日湮晦,欲明医理,果所以据以资推求哉?于是,冥心探索,而其说转遁入于虚无,而五运六气之说兴与矣。"

这种说法有一定道理,因而引起宋人对医理的重视。"中国经籍之传世,至宋而始多,盖锓板之术盛于是时使然。然医家之书,经宋人搜辑传世者,医经类甚少,同一经方也,本草类亦甚少,而方书独多。盖医理深邃,非尽人所能知,方药则事足便民,好搜辑之者甚众;又格物之学不明,徒知搜辑成方以治病,而不复能研求药性,所谓知有术而未足语于学也。"金元时期四大家辈出的重大原因,其一是因为宋代雕版印刷技术兴起,其二则是因为宋人极其重视医术,搜辑传世者众多。吕先生在后文提及的"盖搜辑医方之风起于唐而盛于北宋,其流风余韵,迄明清犹未艾也"便是指明宋人对医学重视的倾向。

宋人虽然看重医学,但侧重药方,这使得宋很难出现像金元四大家那样重视流派重视古籍的大医者。金元四大家,直接由刘河间师承接下来的就有三位,"易水"之派的李东垣,则是师从于大医张洁古。宋人热衷于收集药方,在宋王硕所编撰的《易简方》中便可略见一斑:"谓常取用盖之方,可以外候用者,详著大义于篇,以治仓促卒之病,易疗之疾,轻者自愈,重者亦可以借此以待招医云云,盖为不知医者所设。"

到了元代,名医朱丹溪学成归来,因不依照流行书籍上的古方治病,曾在很长一段时间里受到乡里的嘲笑。但同时,宋人对医术的重视,也是前所未有。范仲淹有云:"不为良相,则为良医。"北宋著名政治家范仲淹曾抽签询问自己是否能够做官,但是不幸多次抽中曰:"不能",范仲淹失望之余,便立志于"如不能做官救济天下,那么就要为医救人性命"。这句话出现于众多医书的序言,激励了无数的儒家知识分子从医救人,"人生天地间必有用于世也"。宋金元时期,儒者和医生的关系颇为复杂微妙。金元四大家之中就有朱丹溪师从朱熹的弟子许谦,李东垣师从当时的名儒翰林学士王若虚、冯叔献,宋儒对医学的重视同样影响到金元。

金元时期,中医学术流派的发展被认为是中医学进步的标志性成就。以刘完素、张子和、李东垣、朱丹溪为代表的金元四大家,被认为是这一进步的代表性人物。可以肯定地说,中医发展史上的这种现象不是突兀而来的,是政治、经济、文化、学术等多种因素作用下的历史性产物。

1. 金元医学流派发展的社会因素

(1)社会动荡:金元时期,是中国历史上战事频发、社会动荡、灾害深重的时期。打开自金元四大家第一家刘完素出生至最后一家朱丹溪谢世约250年的史册,中国大地上几乎没有多少太平年景的记录。

刘完素和张子和经历的百年间,主要是宋、金之间的连年征战。战乱、灾荒、饥馑、疫疠频发,社会动荡,民不聊生。张子和不仅目睹了灾难的惨状,而且亲历了战争的残酷,50岁时还被征入伍,从事随军医生的工作。百年间发生水灾的年份有24次、旱灾20次、蝗灾11次、饥馑11次、地震和山崩12次。李东垣经世的70余年间,宋、金和金、元之间的战争不断升级，期间发生水灾的年份有 11 次、旱灾 12 次、蝗灾 7 次、饥馑 5 次、地震和山崩 6 次。朱丹溪经历了元代修复战争创伤和最终走向没落的阶段，他去世 10 年后元朝就被大明朝取代了。期间发生水灾就有 59 次，仅河南开封一带的水灾和黄河决口、外溢就达 20 余次。旱灾的年份 11 次，蝗灾 3 次，饥荒 30 次，地震、山崩 12 次，大规模疫疠流行 4 次。"至正十三年（公元 1353 年），大同路大疫，人死亡过半；十八年，河南、河北、山东大疫，死亡枕籍……"

（2）文化多元：北宋时期，既是一个政治变革的时代，也是一个儒学复兴的时代。开明的思想文化态势，既绍承了多元文化并存的大唐遗风，又开创了深层思想融合的时代新气象，从整体上提高了社会文明的质量。尽管学术思想的发展受到政治、哲学的制约，但理论思想的异常活跃对各具特色学派的形成还是起到了助推作用的。元祐八年（公元 1093 年），宋哲宗亲政之后，学术独立和自由逐渐被剥夺，政治调整与学术探讨的生机和活力因此枯竭。

金元时期，两次出现的少数民族的对汉民族的统治，不仅造成了中国政治格局的剧烈变化，而且造成了对汉文化的猛烈冲击。少数民族文化的融入，推进了中国文化向更广袤化进步、发展的历程，外来文化的活力与固有文化的撞击、融合，使长期禁锢汉王朝的封建文化构架发生动摇和蜕变，医学研究的百花齐放成为可能，学术流派的活跃给传统的中医学带来了新的生机。

在多民族交往、多元文化融合上，金元当政者客观上起到了推动作用。如迁徙女真、奚、契丹人屯田河南，与汉人杂居、通婚；提倡文字互译，大量翻译汉语经典（《史记》《易经》等），建立少数民族学校；成立惠民局等医疗机构，寻访遗书，鼓励药材交易；废除宋朝文化限制，允许儒释道自由共存等。特别是在被史称"小尧舜"的金世宗执政前后的大定（公元 1161—1189 年）、明昌（公元 1190—1195 年）30 年间，在政治、经济、文化多领域推行新政，鼓励创造，推贤荐能，学术环境相对宽松，学术空气相对活跃。医学流派的发展，顺应了这种时代潮流和文化氛围。

（3）地域广阔：中国地域广大，民族众多，东西地势迥异，南北气候不同，民众的生活习性差别很大，疾病的特点和表现也不尽相同。按照"天人相应"的思想和"因人、因时、因地制宜"的辨证原则，在不变的主导思想下寻求百变的防治疾病的途径，是中医学活的灵魂。不同学术流派中体现出的不同特色，无不体现出地域因素的影响。

寒凉派、攻下派的产生与北方地区气候干燥，加之长期战火连绵、疫疠流行，疾病多从火化有关。补土派的产生，离不开"金元扰攘之际，人生斯世，疲于奔命，未免劳倦伤脾，忧思伤脾，饥饱伤脾"（《医旨绪余》）的因素。滋阴派的产生具有江南相对富庶，加之战乱稍息，生产有所恢复，一些人开始沉湎于酒色、膏粱厚味，甚至服食药食助阳，导致相火炽盛、阴精被劫的背景；加之此期国家的水害为第一严重之灾难，天地间外水为患，人体内阴水损伤，丹溪学说的形成与此情此景决非偶合。

2. 金元医学流派之间的相互关联　在金元四大家中，刘完素、张子和、朱丹溪等三人是一脉相承的，其本身就是属于河间学派的，刘完素居开山鼻祖之位。另一人李杲，与河间学派有割不断的联系。

刘完素（1110—1200 年）是金元四大家中年龄最长者，张子和晚于刘完素 30 余年，李东垣则与刘完素相差 80 岁，朱丹溪出生更晚，约晚于刘完素 170 年，居四大家之末。

第三章　后张仲景时代疫病（外感病）学说

刘氏认为："五运六气有所更，世态居民有所变，天以常火，人以常动，动则属阳，静则属阴，内外皆扰"，必须改变对疾病的传统认识和采用新的治疗方法。于是，他根据自己学习《黄帝内经》的体会和临证经验，提出火热是导致多种疾病的观点，创造了论治火热病的治疗体系，确立了以"火热"为因、以"寒凉"为治的特色学派。

张子和（1156—1228 年）是刘完素的崇拜者和私淑者，在刘之后的三大家中他受刘的影响最大，对刘的学说也普及、发挥最为得力。他的汗、吐、下三法和以之为中心的攻邪派理论是对刘氏学说继承中的发展，堪称为"河间学说的实践家"。他还把刘河间先生未经刊行的遗著《三消论》加以辑录，作为《儒门事亲》的第十三卷收入。

李东垣（1180—1251 年）虽师承张元素，是易水学派的主要代表人物。其师张元素，基本上是与刘完素属于同时期的医家，但其成名是在刘之后的。他在自己的著作《医学启源》中坦诚说明，他的学术思想中是吸收有刘河间成就的。刘完素《素问玄机原病式》中的许多内容，特别是"天地六位脏象"说对易水学派发生过深远的影响。

朱丹溪（1281—1358 年）是河间学派的三传弟子，他的老师罗知悌得道于荆山浮屠，而荆山浮屠与穆大黄、马宗素等都是刘完素的亲传弟子和河间学派的中坚人物。朱丹溪刻苦好学、善于觉悟和发挥，不仅成为罗的高足，而且还有诸多发展。他沿袭师说，吸纳他长，尤重相火为病，大倡"阳有余阴不足"论，治疗强调滋阴降火，开后世滋阴一派的先河。

金元四大家的学术思想，无不是在以《黄帝内经》为代表的中医理论和实践的综合，反映了他们在对中医学理论和实践的不同感悟中产生的独到的经验和思想。他们所创造的学说，既有互相交叉、渗透、补充的一面，又有相对独立、个性、发明的另一面。

刘河间用药主寒凉，但对附子、干姜之类的温热药物不是拒绝使用的。后世有人对他的《黄帝素问宣明论方》中记载的 350 首处方进行了统计、分析，发现其中使用寒凉药物的比例只占到 1/6 左右，而对附子、官桂、细辛、肉豆蔻等温热药的使用却为数众多，且颇具心得。

张子和虽立论在"攻"，并不反对正确进补。他说："凡病人虚劳，多日无力，别无热证，宜补之。"在《儒门事亲》卷十二的 171 首处方中，具有进补功能的处方计 51 首，占内服处方总数的 1/3；在卷十五的 273 首处方中，具有进补功能的处方计 58 首，占内服处方总数的 1/3 强。他还搜集、总结、创造出大量的食补处方，如生藕汁治消渴、粳米粥断痢、冰蜜水止脏毒下血、猪蹄汤通乳等。

李东垣重视脾胃论治，在脏腑标本、寒热虚实的辨证中，不仅成功创造出补中升阳的大法，同时创造出许多对后世影响重大的祛邪良方。在他的著作中，治疗湿热下注的凉血地黄汤、治疗咽喉肿痛的桔梗汤、治疗心胸热郁的黄连清膈丸等，显然都不是以补脾为主的。在他的学说中，补与清、补与消、补与下不是绝对的对立，而是在"和"的基础上彼中含我、我中有你的相互关联。

朱丹溪长于滋阴药物的调配，但从未废弃对温热药物的辨证应用。他主张以气、血、痰、郁、火论治，辨虚实顺逆，寒热往复，在很大程度上中和了攻、补两大学说的精华。在《宋元明清名医类案正编·朱丹溪医案》一书所治之病的 117 案中，涉及的处方为 54 则，药物 94 味，其中寒凉药物的比例是有限的，而热、温成分的药物却占有相当大的比例。

清代医家程芝田说得好："读子和书而不读河间书，则治火不明；读河间书而不读东垣书，则内伤不明；读东垣书而不读丹溪书，则阴虚不明。"（《医法心传》）他的这种说法，反映的是认识论上的辩证法，希望人们能够全面、正确地理解金元四大家学术思想的实质和特色。

二、金元五大家与河间、易水学派

1. "金元四大家"由来　"金元四大家"一词始见于陆懋修的《世补斋医书》，但实渊源于明代史学家宋濂。《宋濂医史》谓："金之以善医名，凡三家，曰刘守真氏，曰张子和氏，曰李明之氏。虽其人年之有先后，术之有攻补，至于惟阴阳五行，升降生成之理，则皆以《黄帝内经》为宗，而莫之有异也。丹溪先生此书，其有助于生民者甚大，宜与三家所著，并传于世"。而明代另一位《元史》编修王袆则认为："金氏之有中原也，张洁古、刘守真、张子和、李明之四人著作，医道于是乎中兴"。其把刘完素、张元素、张子和、李杲视为"金元四大家"，与宋濂之说有异。清初三大家之一的张璐肯定宋濂之论，费伯雄更明确指出："所谓四大家者，乃刘河间、张子和、李东垣、朱丹溪也。"陆懋修谓"刘、张、李、朱，金元四大家也；张谓戴人。"至此将刘河间、张子和、李东垣、朱丹溪视为传统金元四大家。然而，著名中医学家任应秋却赞同王袆之说。

2. 张元素主要学术成就　张元素学术上倡言"运气不齐，古今异轨，古方新病不能相能也。"（《金史·卷八十八·列传第六十九·方伎·张元素》）在研究脏腑辨证时，有感于《中藏经》失之于简、《千金方》流之于泛、《小儿药证直诀》偏于小儿五脏六腑辨证，故取三家之长，结合自己的临床经验，从生理、病理、症候、演变和预后、治疗五个方面阐发脏腑虚实寒热证候与病机，奠定了脏腑辨证的基础。

张元素深入研究《黄帝内经》及《神农本草经》有关药物气味厚薄阴阳之论，创立药物升降浮沉学说、归经学说和引经报使说，用于指导临床用药，并成为中药学的基础理论之一。并以五运六气阐发遣药制方原理，拟订风制、暑制、湿制、燥制、寒制五类制方大法及《脏腑标本寒热虚实用药式》。对中药理论及方剂学产生了极大影响，故张元素成为易水学派的开山。

3. 易水学派的形成与发展　由于张元素的突出成就，因此金元医家李杲、王好古、罗天益及其子张璧均师承其学，形成易水学派。李杲师承张元素，独重脾胃，提出脾胃内伤学说，强调"内伤脾胃，百病由生"；治重温养脾胃，扶养元气。其学对后世影响巨大，被誉为"补土派"之宗师，易水学派的中坚。王好古师承张元素，后又从李杲学，曾任赵州医学教授；撰著《阴证略例》，阐发阴证病因病机和辨证治疗，重视脏腑内伤研究，强调内因，从肝脾肾阳气虚损探讨阴证；治疗上明确提出"三阴可补"，自成一家之言。罗天益继承发挥易水学说，治疗脾胃，突出甘补辛升，发展了东垣用药心法。明代以后，薛己、孙一奎、赵献可、张介宾、李中梓等著名医家私淑易水之学，在继承东垣脾胃学说的基础上，重视脾与肾命的研究，发展了脏腑辨证说，竟成"温补学派"，把"易水之学"推向一个新的高峰。

4. 张元素对金元医学及后世的影响　张元素之学不但对金元医家李杲、王好古、罗天益等产生了重大影响，而且还盛行于金国的中州地区（今河南、山东、安徽一带）；由于宋金元时期宋金并存、宋元对峙，地域分割，刘河间的《宣明论方》盛行于金国的北方地区，而《局方发挥》行于南宋。唯荆山浮屠经罗知悌、朱震亨将河间、易水之学由北方传至南方，使易水之学影响全国。明代医家薛己、孙一奎、赵献可、张介宾、李中梓均受其影响，重点发挥脾、胃、肾、命门，丰富了脏腑辨证学说。清代叶桂、吴塘、王孟英等受河间火热论影响，同时吸收易水学派护养脾胃的基本观点，创立了温病学派。明代《本草发挥》《本草纲目》等中药学著作则完整地继承了张元素的归经遣药理论，后发展成为中药的基础理论。

5. 张元素未入金元四大家之因　张元素虽然成就卓著，然终未列入金元四大家。任应秋在评价张元素被摒弃于金元四大家之外时说，"乃后人竟去元素，列入丹溪，谓为金元四大家，实不如王氏识得当时医学演变的大体。"但任说只强调了张元素的学术贡献及其在金元医学中的重要地位，若去掉朱震亨，也难以全面概括金元医学的突出成就。笔者认为李杲虽得张元素之传，但偏重于脾胃内伤病机的阐发，而对其脏腑辨证、遣药制方与中药理论并未进行全面深入研究，因此以李杲来代替张元素及其学术成就，显然是不够全面。朱震亨在继承刘完素、张从正、李杲之学中又有新的发展，其学对后世影响甚大，故增加朱丹溪也是对其医学成就的肯定，但不能成为去掉张元素的理由和依据。

由于荆山浮屠未将张元素之学传于朱震亨，可能使元素之学的流传受到一定的影响。或许明清医学家阅读《宋濂医史》，受宋濂观点的影响，及其朱震亨学说的广泛流传，并未重视张元素的学术成就对中医学脏腑辨证理论及中药归经理论的形成与发展的重要意义，未能看到元素之学对后世的影响，因此才未将张元素列入金元四大家。

综上所述，本书采用王祎、宋濂两家的意见，将张元素、刘完素、张从正、李杲、朱震亨列为"金元五大家"，则能够更加全面地突出金元时代中医学发展的一系列成就。

三、金元医家有关伤寒、温病的认识

1. 病名之辨　金元时期，关于伤寒与温病的类别与从属问题引起了更多医家的关注。虽然仍有一些医家认为温病应从属于伤寒，但越来越多的医家已经认识到温病与伤寒非属一类，不应混为一谈，更不该同样论治。此时期最具代表性的金元四大家都在不同程度上意识到温病与伤寒应区别对待。

刘完素在《伤寒标本心法类萃》卷上中将伤寒与"传染"分别论述并指出传染为热性疫病，"凡伤寒疫疠之病，何以别之？盖脉不浮者传染也。设若以热药解表，不惟不解，其病反甚而危殆矣。"并提出"散热"的治疗方法，"自汗宜以苍术白虎汤，无汗宜滑石凉膈散，散热而愈"。

张从正虽倡导治病宜用"汗、吐、下"三法，但也认识到温病在发病与治疗上与伤寒不同。他在《儒门事亲》卷一"立诸时气解利禁忌式三"中专门论述伤寒与温病（亦称时气、瘟病、瘟疫）发病与治疗的不同与禁忌，并赞同刘完素"寒凉治热"的主张。他说："解利、伤寒、温、湿热病，治法有二。天下少事之时，人多静逸，乐而不劳。诸静属阴，虽用温剂解表发汗，亦可获愈。及天下多故之时，荧惑失常，师旅数兴，饥馑相继，赋役既多，火化大扰，属阳，内火又侵。医者不达时变，犹用辛温，兹不近于人情也。止可用刘河间辛凉之剂，三日以里之证，十痊八、九。予用此药四十余年，解利、伤寒、温热、中暑、伏热，莫知其数，非为炫也，将以证后人之误用药者也"。

朱震亨在《平治会萃》《丹溪心法》与《丹溪手镜》中，已将伤寒与温病、瘟疫、时行疫疠分而述之，并提出了不同的治法方药。同时，元代医家王覆在《医经溯洄集》中更明确指出伤寒与温病异名异类："且如伤寒，此以病因而为病名者也；温病、热病，此以天时与病形而为病名者也……夫惟世以温病热病混称伤寒。故每执寒字，以求浮紧之脉，以用温热之药。若此者，因名乱实，而戕人之生，名其可不正乎？"

2. 病因病机之识

（1）伏邪（气）说：主要是宗《素问·阴阳应象大论》"冬伤于寒，春必病温"之说，认为温病发病主要是冬感于寒但不发病，至春乃发。刘完素、张从正、王覆等均提倡此说。《刘河间伤寒医鉴·伤寒医鉴》中有云："冬伏寒邪，藏于肌肉之间，至春变为温病，夏变为暑病，秋变为湿病，冬变为正伤寒。"及"伤于四时之气皆能病，以伤寒为毒者，最为杀厉之气，中而即病，名曰伤寒，不即病者，寒毒藏于肌肉之间，久而不去，变为热病"《儒门事亲》卷一："春之温病，夏之热病……皆四时不正之气也，总名之曰伤寒……人之伤于寒也，热郁于内，浅则发，早为春温；若春不发而重感于暑，则夏为热病。"《医经溯洄集·张仲景伤寒立法考》"夫伤于寒，有即病者焉，有不即病者焉。即病者，发于所感之时，不即病者，过时而发于春夏也。即病谓之伤寒，不即病谓之温与暑。"

（2）新感说：许多医家认为，温病除"伏寒化热"所致之外，感受当时温热气候或"非时之气"同样可以致病。刘完素在《素问要旨论·卷三》中根据《素问·六元正纪大论》中"初之气，地气迁，风胜乃摇，寒乃太温，草木早荣，寒来不杀，温病乃起"的论述，推算出"……辰戌岁，少阳居之，为温，为疫。初之气，地气迁，火乃温，草乃早荣，民病乃疠，暑乃作，身热，头痛，呕吐，肌腠疮疡赤斑也"，论述了因运气不同而导致温病产生的情况。

元代滑寿在《难经本义·下卷》中论述："非其时而有其气，一岁之中，病多相似者，谓之温病。"曾世荣在《活幼心书·卷中》中指出"时气""四时乖戾之气"是感受温病的原因。他指出："或遇客邪临御，脏气虚弱，因受其病，谓之时气，又与伤寒不同，乃四时乖戾之气。如春应暖而反寒，夏应热而反冷，秋应凉而反热，冬应寒而反温，非其时而有其气，人感冒中伤而有病者，不择地之远近，所患一同，当以何经何脏所受病证，知犯何逆，以法治之。"

（3）秽毒之气说：刘完素在《伤寒直格·卷下》"伤寒传染论"中还提出温病是由感染秽浊之气所致："夫伤寒传染之由者，因闻大汗秽毒，以致神狂气乱，邪热暴甚于内，作发于外而为病也。"

（4）肾虚说：金元时期对温病发病的认识，除之前许多人认可的"外感说"之外，一些医家也认识到体质因素在温病发病过程中的作用，提出了"肾虚而感"的新理论。如王好古在《此事难知·卷上》中云："冬伤于寒，春温病。盖因房室劳伤与辛苦之人腠理开泄，少阴不藏，肾水涸竭而得之无水则春水无以发生故为温病"；朱震亨在《脉因证治·卷一》中也提出肾虚而感之说："因房劳、辛苦之过，腠理开泄，少阴不藏，触冒冬时杀厉之气，严寒之毒。中而即病，曰伤寒；不即病，寒毒藏于肌肤之间，至春变为温，至夏变为热病。皆肾水涸，春无以发生故也；皆热不得发泄，郁于内，遇感而发。虽曰伤寒，实为热病。"可见，金元时期医家们已经认识到温病的病因多样，正如朱震亨所云："夫温病，有冬伤于寒者，有冬不藏精者，明虚实之异；有四时不正之气郁者，有君相二火加临者，分主客之殊。"

3. 治法方药之异　随着对温病认识的不断深入，促使温病的治疗也开始打破伤寒的禁锢，许多新的治疗方法相继被提出并应用于临床治疗。刘完素临证强调伤寒六经传变皆是热证，六气皆从火化。因此，力主用寒凉药治疗热性病，并创制了双解散、防风通圣散、益元散等治疗温病的新方。他说："余自制双解通圣辛凉之剂，不遵仲景法桂枝麻黄发表之药，非余自玄，理在其中矣。故此一时，彼一时，奈五运六气有所更，世态居民有所变。天以常火，人以常动。动则属阳，静则属阴，内外皆扰，故不可峻用辛温大热之剂。纵获一效，其祸数作。岂晓辛凉之剂，以葱白盐豉。大能开发郁结，不惟中病令汗而愈，免致辛热之药，攻表不中，其病转甚，发惊狂衄血斑出，皆属热药所致。"虽然刘完素"六气皆从火化"的"火热论"观点不免有矫枉过正之嫌，但他这种推陈出新、力排众议、坚持己见的做法，对于正确认识与治疗温病具有积极的意义。他的这种主张在当时引起了很大反响，同时也得到了一些医家的认同与推崇。如张从正说："仲景之后，得伤寒本质者，唯河间一人而已。"

王覆也赞同刘完素温病应用寒凉之法治之："伤寒即发于天令寒冷之时，而寒邪在表，闭其腠理，故非辛甘温之剂，不足以散之……温病、热病，后发于天令暄热之时，郁自内而达于外，郁其腠理，无寒在表，故非辛凉或苦寒或酸苦之剂不足以解之。"

张从正则主张治疗温病应因时、因地、因人治宜，不能固守伤寒辛温之法："凡解利伤寒，时气疫疾，当先推天地寒暑之理，以人参之。南陲之地多热，宜辛凉之剂解之；朔方之地多寒，宜辛温之剂解之；午未之月多暑，宜辛凉解之；子丑之月多冻，宜辛温解之；少壮气实之人，宜辛凉解之；老者气衰之人，宜辛温解之……如是之病，不可一概而用，偏热寒凉及与辛温，皆不知变通者。夫地有南北，时有寒暑，人有衰旺，脉有浮沉，剂有温凉，服有多少，不可差玄。病人禁忌，不可不知。"王好古也指出因时、因人各异："假令立春、清明、芒种、立秋，即岁之主气也，定时也。若岁之客气，司天在泉，太过不及，胜复淫，至而不至，未至而至，岂可定时为则邪？主气为病，则只论主气；客气为病，则只论客气；主客相胜，上下相召，有万不同之变。人之禀受虚实，亦犹是也。"

朱震亨则在总结前人治疗温病的基础上，提出了治温病三法："瘟疫，众人病一般者是也，又谓之天行时疫。有三法：宜补、宜降、宜散。"并制定"大黄、黄芩、黄连、人参、桔梗、防风、苍术、滑石、香附"等寒温同用、清补兼施的方剂。此外，诸如惺惺散、人参生犀散（《小儿药证直诀》）等"以补治表""寒温同用"的方剂在临床也被广泛提倡与应用。

由此可见，金元时期诸多医家在温病病名、病因病机、辨证论治等方面的认识已与《伤寒论》有了明显的不同。尽管对温病的认识没有形成系统化的辨证论治，但许多后世所倡导的温病理论在金元时期已初见端倪。可以说，正是由于金元及之前各时期温病学的不断创新和发展，才迎来了明末及清代温病学发展的黄金时期。

四、金元医家论湿热为病

王明强等探讨了金元医学有关湿热病的学术思想。

1. 刘完素

（1）湿热为病的病机多为"湿热兼化、阳热怫郁"：对于湿热为病的病机，刘完素认为多是由"湿热兼化、阳热怫郁"所致。如他在《黄帝素问宣明论方》中明确指出"湿病本不自生，因于大热怫郁，水液不得宣通，即停滞而生水湿也。凡病湿者，多自热生，而热气尚多，以为兼证"。又如他对泻痢的病机认识为"诸泻痢皆兼于湿，今反言燥者，谓湿热甚于肠胃之内，而肠胃怫热郁结，而又湿主乎痞以致气液不得宣通"。另外，对水肿的病机也认为"诸水肿者，湿热之相兼也。如六月湿热太甚而庶物隆盛，水肿之象，明可见矣"。对带下的病机也认为是"下部任脉湿热甚者，津液涌而溢，已为带下"。由上可见，刘完素认识到湿热常相兼为病，其病机关键阳热怫郁，气机不畅，水液停滞而生湿。

（2）对湿热为病的治疗，据病情轻重分别宣上通下、峻下逐水：对于湿热为病的治疗，刘完素主要针对湿热互结、阳热怫郁的病机，运用宣上通下的治疗大法，药多采用辛苦寒之剂，苦以燥湿，寒以清热。常用如葶苈、茯苓、猪苓、滑石、泽泻等药物清热利湿，如以"葶苈木香散治湿热内外甚，水肿腹胀，小便赤涩，大便滑泄"。方中以葶苈辛苦寒泻肺消痰、下气逐水，以茯苓、猪苓、泽泻利水渗湿，木通、滑石清热利水，以木香、辣桂辛散宣上、开郁理气，全方宣上通下，共奏"开鬼门、洁净府"之功效，又如以"大橘皮汤治湿热内甚，心腹胀满，水肿，小便不利，大便滑泄"，以及治"湿热相搏而身体发黄"，"宜茵陈汤调下五苓散"均是此意。而对于湿热甚者则可用极苦寒之剂峻下逐水，分消二便。如以三花神佑丸、牵牛丸治一切湿热肿满等。

2. 张从正

（1）湿热辨带下，治疗以吐、下分利为主，导泄湿热：张从正对湿热为病的论述，其中一个特点以湿热辨治带下病。对带下病的认识，张从正继承了刘完素带下以湿热辨治的理论。他认为，带下是"因余经上下往来，遗热于带脉之间。热者，血也。血积多日不流，火则从金之化，金曰从革而为白，乘少腹间冤热，白物滑溢，随溲而下，绵绵不绝"，"带下者，传于小肠，入脬经下赤白也"。即带下病乃属湿热冤逸，遗热小肠，从金而化为白，绵绵不绝。故在治疗上他首先用吐法快速祛除痰湿，以绝下焦湿邪之上源，调畅下焦壅闭之气机。此即《黄帝内经》"下有病，上取之"之意。然后以粥浆养其胃气，再以导水、禹功以导泄湿热，待邪去正安，再行渗淡利湿之药以利水湿。

（2）湿热郁内易至虫生，熏于外则易发黄疸：张从正对湿热为病的认识，还有其独到观点。如他认为虫之生以湿热为主，在《儒门事亲》中就指出了"然虫之变，不可胜穷，要之皆以湿热为主，不可纯归三气虚与食生具"，并专篇进行了论述，他还以取象比类究其原因，乃"湿土属季夏，水从土化故多虫"，"热则虫生，寒则不生"所故。此外，对于黄疸的发生他也认为是湿热所致，如在《儒门事亲》中指出"盖脾疸之证，湿热与宿谷相搏故也"，这对后世也有一定影响。

3. 李东垣

（1）论湿热为病之病机，多详于内而略于外：从李东垣的著作中来看，其所论湿热为病，大致可分为两类。一类是外感湿热，一类是内生湿热。而对于外感湿热，东垣语焉不详，仅在《脾胃论》中云："时当长夏，湿热大胜，蒸蒸而炽，人感之多四肢困倦，精神短少"，以及"六七月间，湿令大行，湿热相合而刑庚金大肠"。此外《兰室秘藏》中还有一些零散论述。而对于内生湿热，李东垣则认为其病理基础是脾胃元气不足，健运失司，水谷不化精气，不得上输于肺而反下流，成为湿浊，郁结于内而生热，也就是所谓的"阴火"。如在《脾胃论》中所说："夫脾胃虚，则湿土之气溜于脐下"，以及在《内外伤辨惑论》中云："肾间受脾胃下流之湿气,闭塞其下,致阴火冲"。此外,还多处论及脾胃气虚,则下流于肾肝,阴火乘其土位之说。可见,李东垣认为脾胃元气虚损是湿热内生的关键因素。

（2）论湿热为病的治疗以益气升阳,健脾化湿为主：李东垣针对湿热为病的病机多因脾胃内虚所致的特点,主张在益气升阳、健脾化湿的基础上虚实兼治、补泻兼施,用药多以"清燥之剂","寒凉以求之"。即使是治疗外感湿热的清暑益气汤,方中也以黄芪、甘草、人参补益脾胃,以升麻、葛根升举阳气。再以苍术、白术、泽泻分消湿热,以黄柏清热燥湿,导湿热下行。其他治湿热为病的方剂如升阳益胃汤、清燥汤等,立方大意均为相似。此外,针对湿热之邪蕴久化燥化火易伤阴的特点,东垣亦用当归、熟地、麦冬、五味子等清肺润燥,滋补肝肾,使湿热除而阴不伤。可见其谨守病机、重点突出、辨证周密的特点。

4. 朱丹溪

（1）扩充了湿热为病的范畴,湿热相火为病甚多：朱丹溪在前人论湿热为病的基础上,扩大了湿热为病的证治范畴。在其《格至余论》中,他认为"湿热相火为病甚多","六气之中,湿热为病,十居八九"。对于湿热所致的病证较多,如认为痿证是"因于湿,首如裹,湿热不攘,大筋缓短,小筋弛长,软短为拘,弛长为痿"。此外,认为"血受湿热,久必凝浊,所下未尽,留滞隧道,所以作痛"是形成痛风的原因之一,而鼓胀的形成也因"热留而久,气化成湿,湿热相生,遂生胀满"所致。疝气乃是由于"始于湿热在经,郁而至久,又得寒气外束,湿热之邪不得疏散,所以作痛"。又如在《局方发挥》中认为吐酸也是由于"平时津液随上升之气郁积而成。郁积之久,湿中生热,故从火化,遂作酸味"。此外,在《丹溪心法》中,还有湿热可导致下痢、咳嗽、腰痛、疝痛、精滑、痘痈等病的论述。可见,丹溪学说大大扩充了湿热为病的范畴。

（2）论湿热为病的治疗,提倡三焦分治：对于湿热为病的治疗,朱丹溪不仅继承了李东垣用"清燥之剂","寒凉以救之"的观点,而且大加阐发。他还主张三焦分治湿热,善用黄柏、苍术等药。他提出"去上焦湿及热,须用黄芩,泻肺火故也；去中焦湿与痛,热用黄连,泻心火故也；去下焦湿肿及痛,膀胱有火邪者,必须酒洗防己、黄柏、知母、草龙胆"。在这一理论指导下,他创立了许多治湿热行之有效的方剂。如治"筋骨疼痛因湿热者"及痿证的名方二妙散,药虽仅苍术、黄柏二味,功效却十分显著。后人据此加入牛膝及为三妙丸,再加薏苡是为四妙丸,均是治湿热的名方。又如治吐酸,丹溪为补东垣"无治热湿郁积之法"的缺憾,以炒黄连为君,反佐炒吴茱萸,顺其性而折之,亦即著名的左金丸。可见朱丹溪对湿热为病的治疗甚为精当,值得后世学习。

五、金元医家论燥

孟繁洁等探讨了金元医家有关燥邪致病的认识。

1. 刘完素

（1）燥的病机的补充：刘完素在《素问·至真要大论》病机十九条五气兼备、独燥缺如的情况下,依据《素问》"燥胜则干"的论述及王冰"干于外则皮肤皴折；干于内则精血枯涸；干于气及津液,则肉干而皮著于骨"的注解,发古从新,大胆立说,补充了"诸涩枯涸,干劲皴揭,皆属于燥"的病机,发展了《黄帝内经》的病机学说。归结燥的病机，主要涵盖病理及症状两大内容，其病理以血枯、津亏为主，症状以内在脏腑组织干燥及外在皮肤干燥的紧敛燥涩之象为特征，临床常见症状为肌肉干瘪，中风偏枯，面容憔悴黄黑，毛发焦枯，肢体麻木，大便干结，皮肤粗糙、僵硬不柔，甚则开裂，口干舌燥，脉涩等。

（2）燥病病因的多源性：燥病有表里两大病因。外燥证为自外感受燥邪为病。内燥证病因来路广泛，但多为它邪转化而来。根据燥邪的特性，刘完素在《素问玄机原病式·六气为病·热类》中指出："故经曰：风热火同，阳也；寒燥湿同，阴也。又燥湿小异也，然燥金虽属秋阴而异于寒湿，故反同其风热也。故火热胜，金衰而风生，则风能胜湿，热能耗液而反燥，阳实阴虚，则风热胜于水湿为燥也。"由此可知，燥病的病因与热能耗液、风能胜湿等因素有关。

除此之外，寒邪亦可致燥，因寒主收引，致腠理闭塞，汗液不能外达滋润体表，故见无汗而干燥的表现。刘氏的"玄府气液说"认为，玄府存在于人体全身各部，如玄府通畅，气机疏达，人体各部才能维持正常功能，如玄府闭塞郁结，则会导致多种病证，燥证也不例外。用"亢害承制"以释燥，源于刘氏对《黄帝内经》"亢则害，承乃制，制则生化，外列盛衰，害则败乱，生化大病"经文的特殊理解，刘完素以人体运气相互承制的关系遭到破坏，出现"己亢过极，反似胜己之化"假象的病理，对寒热虚实疑似真假病证做了新的诠释，强调主因仍是亢害，治疗以泻其过亢之气为主。

（3）证治一体，多途径、多角度治燥：燥邪单独致病的"遍身中外涩滞"的血枯津亏证，治宜养血润燥生津。燥与它邪相兼为病，因风热燥均易伤阴，故多相兼为病，临床以风燥证、燥热证、风热燥证、湿热燥证为常见类型，宜遵《黄帝内经》"燥者润之""燥者濡之"的原则，使用"开通道路，养阴退阳，凉药调之"之法进行针对性的治疗。风燥证宜退风散热，养液润燥，以甘草、滑石、葱、豉等辛甘微寒之品治之；燥热证宜寒润之品，除热润燥，或以生地汁、藕汁、牛乳汁等甘寒之品，或以辛甘淡寒之品相合，补阴泄阳；风热燥证宜辛热药与寒凉药配合治疗，先以辛热药开冲结滞，宣通荣卫治标，再以寒凉药治本清内郁之热；湿热燥证宜以辛苦寒药为君，以辛开郁，苦燥湿，寒泄热，共同奏效，刘氏三传弟子朱震亨之二妙散被后人称为实践其师这一用药思想的典范。

2. 张从正

（1）论燥以阳明燥金为中心：从正认为："夫燥者，是阳明燥金之主也。"燥金属肺，阳明为胃与肠，故此三脏腑是燥病涉及的主要脏器。因肺主气，外合皮毛，故以诸气贲郁的喘咳、胸满及皮肤皴揭为主症；肠胃为谷道，故以肠胃干涸的大便涩燥不通为主症。因燥金主气之时，万物干燥，脉象以紧细短涩而微为常见。如临床见木侮金或火乘金，可兼见胁痛、疝气、嗌干面尘、肉脱色恶、妇人少腹痛及心烦、疮疡痤疖等。张从正在《儒门事亲·燥形》中对燥的病因、病机及病证做了精辟概括，以燥分四种，"燥于外则皮肤皴揭；燥于中则精血枯涸；燥于上则咽鼻焦干；燥于下则便溺结闭。夫燥之为病，是阳明化也。水寒液少，故如此。"

（2）燥起多种顽怪重症：从正为以祛邪法起顽怪重症的大家。在《儒门事亲·燥形》中对臂麻、孕妇便结、偏头痛、腰胯痛等久治不愈的怪证，详加辨析，从燥论治，取得了显著疗效。如对臂麻一证，张氏遵刘完素《素问玄机原病式·六气为病·燥类》"麻者，亦由涩也，由水液衰少而燥涩，气化壅滞，而不得滑泽通利，气强攻冲而为麻"的理论为指导，根据患者右手脉大于左手脉三部及大便二、三日一行的特点，认为此证为火燥相兼，命一涌一泄一汗，先祛其火与结滞，再以辛凉之剂调之，润燥之剂濡之，以为全生。对偏头痛一证，张氏确认患者必兼大便涩滞结硬后，认为其邪在三焦相火之经及属阳明燥金之胜，以"燥金胜，乘肝则肝气郁，肝气郁则气血壅，气血壅则上下不通，故燥结于里"。腰胯痛则以昼静夜躁、大便坚燥数日一行、皮肤皴揭枯涩如麸片、浑身燥痒为特点，张氏根据《黄帝内经》"诸痛痒疮，皆属心火"和《难经》"诸痛为实"的原则，分析腰脊胯部为太阳、少阳经所过之处，认定此证乃三阳经燥证。后二证，张氏均以大承气汤下之，去燥屎通结滞，使实邪去，上下通，而津液复，燥证除，顽怪证得以痊愈，充分体现其攻邪祛病的主导思想。

（3）养疗结合，创立名方：张氏养生与疗疾并重，提出"养生当论食补，治病当论药攻。"在临证治疗时往往两者并用。如常以花碱煮菠菜、菱菜、葵菜食用，或生食车前苗，或用猪羊血等作羹食之，取其滑利之性以滑肠除积。张氏在《儒门事亲》卷十的"膀胱经足太阳寒壬水"和"六门病证药方"两篇中，明确了燥病"先治于内，后治于外"的治疗顺序和"燥淫于内，治以苦温，佐以甘辛，以辛润之，以苦下之"的治疗大法，提出临证以神功丸、麻仁丸、脾约丸、润体丸、润肠丸（或四生丸）、神芎丸为常用之方。上述方剂除脾约丸为仲景方外，其余均为张氏创立。分析上述治方，均通润并用为主，对症治疗为辅，充分体现了张氏祛邪思想。上方在通上，或用大承气，或单用大黄，或大黄加牵牛；在润上，均使用麻子仁、郁李仁。另根据不同病因及症状侧重，在上药基础上加入槟榔、枳壳、木香、羌活等以行气导滞祛风，组成张氏麻仁丸；加入人参、诃子皮以益气扶正，名神功丸；加入桂心、当归等温润之品，为润体丸；加入黄芩、黄连、薄荷、川芎以泄热滑肠，为神芎丸。诸方均和蜜为丸，峻药缓图，一则减轻药物的峻烈之性，免伤正气；二则通过蜂蜜的作用加强润肠之功，真可谓一举两得。

3. 李东垣

（1）以五行理论为指导，结合五脏、五气以言燥：李氏《医学发明·五邪相干》中讨论风、火、湿、燥、寒五气致病，是以五行生克乘侮关系为指导，结合五脏病辨证的方式来实现的。此内容李氏称为"贼实微虚正也。"金代葛雍曾在《伤寒直格论方》中对此解释说："母乘子曰虚邪，子乘母曰实邪，妻乘夫曰微邪，夫乘妻曰贼邪，自病曰正邪。"说明由于五行之间母子相传、相乘、反侮关系的存在，五脏病变除本气自病外，会相应出现母病及子、子病及母、相乘、反侮等多种病理现象。具体到肺，以燥为金之气，故肺自病为燥；由他脏影响及肺，可致风燥、热燥、湿燥、寒燥（寒清）等多种病理及病证。

（2）以本气自病为主，他脏致燥为辅论燥：东垣详细探讨了肺本气自病的病因、症状、脉象及治疗方药。以肺属金，本主燥，肺主表，外合皮毛，故肺燥自病以气奔郁、有声（咳、喘等）、脉浮涩而短为主，诸嗽药可选而用之。如以燥为主，兼及贼实微虚的风寒热湿之邪为病，或可见燥风相合的皮著甲枯、血虚气虚、脉浮弦而涩之证，或可见燥热相合的鼻塞鼻齄衄、血溢血泄、脉涩而浮大之证；或可见微喘而痞、便难而痰、脉浮涩而缓的燥湿相合之证。总之，其病位均未离肺，以涩脉及肺系功能失常症状为主，治疗或养气血，或温润，或清润，或理气开郁，各自审因而治。

他脏病变致燥，是以他脏为中心，亦存在贼实微虚之病理，以风湿热寒为主，兼伤肺金致燥，其脉亦以相应邪气为主兼有涩象。李氏分别对风燥、湿燥、热燥相合之证，选用桂枝加瓜蒌汤、白虎汤、调胃承气汤进行治疗。对虚邪之寒燥相合之病，李氏论曰："寒清相合，肾唾多呻，洒淅寒清，无寐。《经》言：燥化清，其脉沉实而涩，酸枣仁汤主之。"说明燥化清，寒清相合即为寒燥相合，以肾病及肺，清凉津伤，阴液不足，不能滋养为主。寒燥相合病理的提出，弥补了刘完素燥与热类病因相合致病的病理，使燥邪与寒、温两大类病因均可相合致病，进一步丰富了燥病的病因，并为后世凉燥说的提出奠定了思想基础。

（3）以燥为病机系统论治便秘：《兰室秘藏·大便燥结门》系统论述了大便结燥的病因病机，以饥饱失常、劳役过度、损伤胃气及食辛热味厚之物而助火，伏于血中，耗散真阴，津液亏少而致，其病证有热燥、风燥、阳结、阴结、年老气虚、津液不足等多种类型。遵循"少阴不得大便，以辛润之；太阴不得大便，以苦泄之。阳结者散之；阴结者温之"之法，李氏创通幽汤、润燥汤、润肠丸、养血润燥丸、升阳泻湿汤等名方。考虑肠燥便结，大便不通的病理，东垣以煨大黄、槟榔末通滞除燥散结，考虑津亏血虚的主因，以生熟地、当归身或梢、生或炙甘草、桃仁、红花、升麻等养液滋阴滑肠润燥之品。二类药物相合，构成诸方药物的主体，如属风燥结致的风秘，可加用麻仁、防风、羌活、皂角仁祛风润燥，而成活血润燥丸；如逆气里急，便不行，加用青皮、槐子、黄芪、苍术为升阳泻湿汤；如气涩致便秘者，常加用郁李仁、枳实、皂角仁，均可取得较好疗效。

4. 朱震亨　朱氏论燥较为单纯，在《丹溪心法·燥结十一》中专论燥邪致病，以"燥结血少，不能润泽，理宜养阴"为大纲，说明燥结之证以阴亏血少为主因，治疗以养阴为主旨。朱氏根据多年治疗经验，总结治大肠虚秘而热之方一首，药用四物汤去性燥之川芎，加陈皮一两，黄芩、生甘草各二钱，一则理气调气，一则清热，使血养气调热清，而便秘得除。同时朱氏还善于继承前人治秘思想，选用前人治秘效方，如仲景之脾约丸，《太平惠民和剂局方》之半硫丸，东垣之通幽汤、润燥汤、活血润燥丸，从正之麻仁丸等，针对不同便秘燥结之证进行针对性治疗。

第四节　明清时期的伤寒学门派

一、伤寒学的历史渊源

张仲景所著《伤寒杂病论》把医学理论和临床经验有机地结合起来，融理法方药为一体，从而确立了临床医学辨证论治的基本体系，为临床医学的发展奠定了基础。由于东汉末年战乱频仍，该书曾一度散佚，未能广泛流传。直到晋太医令王叔和通过收集整理，将其书中伤寒部分的内容重加编次，名曰《伤寒论》，成为流传后世的唯一传本。后世医家所藉以研究的正是经过王叔和重编的《伤寒论》，由此导致了后世医家在《伤寒论》条文真伪问题上长期争论不休。

总之，伤寒学派诸家以研究张仲景的《伤寒论》为指归，各自从不同的角度用不同的方法进行研究和发挥，形成了阵容强大的伤寒学派。根据其不同时期的学术研究特点，一般习惯分为宋金以前伤寒八家（即从晋迄宋，研治伤寒最有成就者八大家：王叔和、孙思邈、韩祗和、朱肱、庞安时、许叔微、郭雍、成无己）和明清时期伤寒三派。其历史梗概如下：

1. 晋唐时期的搜集整理 《伤寒论》成书不久，未及广泛流传就已开始散落，晋代王叔和是最早搜集整理该书的医家。他从脉、证、方、治入手，按照张仲景辨证施治精神进行编次。唐代孙思邈在晚年见到《伤寒论》，按照太阳病、阳明病、少阳病、太阴病、少阴病、厥阴病分类条文，每一经病中，又采用"方证同条，比类相附"的研究方法，突出主方，以方类证，提出了桂枝汤、麻黄汤、青龙汤为治疗伤寒的三纲思想。

2. 宋金时期的校正定型和研究 北宋校正医书局的林亿等，使《伤寒论》有定型版本，得以广泛传播。从宋代起，研究《伤寒论》蔚然成风，宋金时期研究该书并成一家之言的不下80余家，著名的有庞安时、韩祗和、朱肱、许叔微、郭雍、成无己、王好古等。庞安时撰《伤寒总病论》，着重病因发病的阐发，认为温病虽与六经有关，但不可"一例作伤寒"。韩祗和著《伤寒微旨论》，论伤寒辨脉及汗、下、温等法，颇多发明。朱肱著《南阳活人书》，认为《伤寒论》的六经即三阴三阳六条经络，并以经络说解释各个症状机制。许叔微著有《伤寒百证歌》《伤寒九十论》《伤寒发微论》等，在六经辨证基础上，着重发挥阴阳表里寒热虚实八纲辨证，八纲之中又尤以阴阳为总纲。郭雍《伤寒补亡论》，采收《素问》《难经》《备急千金要方》《外台秘要》及朱肱、庞安时、常器之诸论，以补说张仲景阙略。成无己是全面注解《伤寒论》的第一人，他以《黄帝内经》《难经》作为注释依据，又引《伤寒论》原文前后互相印证，撰成《注解伤寒论》一书。王好古撰《阴证略例》，指出伤寒的阴证尤为严重，阐述了阴证的鉴别和治疗方法，打破了伤寒与杂病的界限，扩大了六经的治疗范围。

3. 明清时期的流派纷起 由于研讨的深入，对该书的不同理解越来越多。理论上，就原文编次问题，有以方有执为首的认为原文错简，要重新修订的错简派和以张志聪、陈修园等为代表的认为原文不可增减一字、移换一节的维护旧论派；在六经实质问题上，有认为是脏腑经络、五运六气、形层部分、六区地面、八纲枢要等多种见解；临床上，有以柯韵伯、徐大椿等为代表的以方类证派，有以尤在泾为代表的按法类证派，有以钱潢为代表的按因类证派，有以沈金鳌为代表的按证类证派和以陈修园为代表的分经审证派。喻昌、张璐、程应旄、周扬俊、黄元御、吴仪洛、张遂辰、张锡驹、秦之祯等都是明清伤寒学派的重要人物。

二、伤寒学派的分野

宋金以前伤寒诸家治伤寒各擅其长而无争鸣。主要是对《伤寒论》原著进行搜集、整理、注释、阐发，自明代方有执倡言错简，实施重订，方启后世伤寒学术争鸣之端。至清代，诸家各张其说，在研究方法上展开了激烈的学术争鸣，在伤寒学派内部形成了不同的派系，从而促进了伤寒学派的发展，其中影响较大者有错简重订派、维护旧论派和辨证论治派。

1. 错简重订派 认为世传本《伤寒论》有错简，主张考订重辑的观点为明末方有执首先提出，清初喻嘉言大力倡导之。而后从其说者甚众，形成错简重订一派。

方有执，明医家，著《伤寒论条辨》云："曰伤寒论者，仲景之遗书也；条辨者，正叔和故方位而条还之之谓也。"其所重订，削去《伤寒例》；合《辨脉》《平脉》改置篇末；对六经证治诸篇大加改订，把太阳病三篇分别更名为《卫中风》《营伤寒》和《营卫俱中伤风寒》，将桂枝汤证及其相关条文共66条、20方列入《卫中风》，麻黄汤证及相关条文 57 条、32 方列入《营伤寒》，青龙汤证及相关条文 38 条 18 方列入《营卫俱中伤风寒》，六经之外，另增《辨温病风温杂病脉证并治篇》，计 20 条 3 方。认为如此便基本恢复了《伤寒论》原貌。

喻昌，清初三大家之一。著《尚论张仲景伤寒论重编三百九十七法》。他推崇方有执错简重订的观点，并发挥为三纲鼎立之说，即四时外感以冬月伤寒为大纲，伤寒六经以太阳经为大纲，太阳经以风伤卫、寒伤营、风寒两伤营卫为大纲。以此三纲订正仲景《伤寒论》为 397 法，113 方。其《尚论篇》虽保留叔和之《伤寒例》，但其意在驳之，对成无己之校注亦大加批评，与方有执尊重王叔和，含蓄地批评后世注家的做法不同。以致后来从其说者无不攻击王叔和，批驳成无己，喻氏可谓始作俑者。

此外，主张错简重订的还有：

张璐，清初三大家之一，著《伤寒缵论》《伤寒绪论》，观点悉从方、喻，尤以喻昌之说为法。

吴仪洛，著《伤寒分经》，推崇喻昌《尚论篇》，附和其三百九十七法之说。

吴谦，清初三大家之一，乾隆时任太医院院判。奉敕编著《医宗金鉴》，内有《订正仲景全书》，其中《订正伤寒论注》编次悉以方有执《条辨》为蓝本，取方、喻之注亦复不少。因其为御赐书名颁行天下，故其影响甚大。其后从方、喻之说者甚众，与此不无关系。

程应旄，崇尚方有执之说，故名其所著为《伤寒论后条辨直解》，倡伤寒六经统赅百病旨。

章楠，著《伤寒论本旨》，依方有执风伤卫、寒伤营、风寒两伤营卫之例编定。

周扬俊，著《伤寒论三注》，兼采方、喻两家之说，合己见故名三注，而每篇首揭经脉环周之说为独创。

黄元御，著《伤寒悬解》，侈言错简尤甚，兼采方、喻之说，而以阐发五运六气见长。

总之，错简重订之说，自方、喻倡之，和者甚众，故而成派。诸家以错简为由，行重订之实。其所重订，大多围绕风寒中伤营卫之说为辨，虽然在一定程度上揭示了仲景伤寒六经辨证论治的规律性，但过分强调以恢复《伤寒论》旧貌为目的，不免有以己意强加于古人之嫌。

2. 维护旧论派　维护旧论派是指主张维护世传《伤寒论》旧本内容的完整性和权威性的众多医家。同讥讽王叔和、批评成无己的错简重订派诸家相反，维护旧论诸家对王叔和编次《伤寒论》和成无己首注《伤寒论》持基本肯定和褒扬的态度。认为王叔和编次，仍为长沙之旧，不必改弦更张，而成无己的注释，不仅未曲解仲景之说，其引经析奥，实为诸注家所不胜。因此，世传旧本《伤寒论》的内容不能随便改动。尤其是《伤寒论》中十篇即六经证治部分并无错简，无需重订，只可依照原文研究阐发，才能明其大意。主张仿照治经学的章句法进行注释，故称维护旧论派。该派代表医家有张遂辰、张志聪、张锡驹、陈念祖等。

张遂辰：明代医家，著《张卿子伤寒论》。他认为，王叔和所编次的《伤寒论》虽卷次略有出入，而内容仍是长沙之旧；成无己依旧本全加注释，其"引经析义，诸家莫能胜之"。故悉依成氏注本，篇卷次第及成氏注文一仍其旧，并选择性地增列了后世医家如朱肱、庞安时、许叔微、张元素、李杲、朱震亨、王履、王肯堂诸家之说。在伤寒诸家中，张氏可谓是尊王赞成之最为旗帜鲜明者。

张志聪：清代医家，张遂辰之高徒，著《伤寒论宗印》和《伤寒论集注》。他承其师说，认为《伤寒论》传本之条文编次不但没有错简，而且义理条贯，毫无缺漏。故就其原本"汇节分章"，然后"节解句释，阐幽发微"，如此则"理明义尽，至当不移"。此即所谓章句法，成为维护旧论的有力武器。但其认为《伤寒例》却属王叔和所作，初稿于论末，后竟删之，并将《辨脉》《平脉》置于论末，是与其师不同处。张氏对方、喻等人的三纲鼎立说大加反对，对成无己的某些注释也表示了不同见解。并首倡六经气化说，主张以五运六气、标本中气之理来理解伤寒六经的生理病理，则伤寒三阴三阳之病，多是人体六气之化，而人体六气之化，"本于司天在泉五运六气之旨"。自此，六经气化说成为伤寒六经研究的一个重要内容。

张锡驹：清代医家，与张志聪同学于张遂辰。受其师门影响，成为力主维护旧论者。故其所著《伤寒论直解》，于三阴三阳诸篇悉依旧本次第，并依张志聪《黄帝内经集注》所分之章节为之阐扬。其于六经研究，亦持气化之说，认为六经六气有正邪两个方面，正气之行，由一而三，始于厥阴，终于太阳，运行不息，周而复始；邪气之传，由三而一，初犯太阳，终传厥阴，唯其传变有不以次，当随其证而治之。次为辨析六经传变之要旨。

陈念祖：清代医家，著《伤寒论浅注》《伤寒真方歌括》《长沙方歌括》和《伤寒医诀串解》等。他是继钱塘二张（张志聪、张锡驹）之后力主维护旧论，反对错简影响最大的一家，成为维护旧论派的中坚。并悉依张志聪所分章节，定为三百九十七法。自《太阳篇》至《劳复篇》十篇洁本《伤寒论》，自此风行。又对二张之从运气阐发六经之理颇为赞赏。

总之，维护旧论一派，反对重订，驳斥三纲，注重义理贯通。其阐发六经气化，又不乏新见。除张遂辰外，诸家一律删去《伤寒例》者，非为贬低王叔和，而是为突出张仲景不得已而为之，其尊王赞成的倾向也是显而易见的。

3. 辨证论治派　明清伤寒学派诸家中，另有一些医家着眼于对张仲景《伤寒论》辨证论治规律的探讨和发挥。他们对错简重订和维护旧论的观点均持反对意见，认为不必在孰为仲景原著，孰为叔和所增方面争论不休，而应当在发扬仲景心法上下工夫，形成了伤寒学术研究中的辨证论治派。根据其研究特点，大致可分为以柯琴、徐大椿为代表的以方类证派，以尤怡、钱潢为代表的以法类证派和以陈修园、包诚为代表的分经审证派。

（1）以方类证：以方类证的方法可以导源于唐代孙思邈的方证同条、比类相附，宋代朱肱亦曾用此法进行方证研究，至清代则有柯琴、徐大椿进行以方类证研究。柯琴著《伤寒论注》《伤寒论翼》《伤寒附翼》，三书合称《伤寒来苏集》。他根据《伤寒论》中原有桂枝证、柴胡证等语，提出了汤证的概念，即将某汤方的主治证称作某汤证，如桂枝汤证、麻黄汤证等。并采用以方类证的方法，汇集方证条文分属于六经篇中。在六经研究上，以经界释六经，提出六经地面说，"凡风寒湿热，内伤外感，自表及里，有寒有热，或虚或实，无乎不包"。并据此而提出了六经为百病立法："伤寒杂病，治无二理，咸归六经节制"。徐大椿著《伤寒论类方》，结合临床实践，提出仲景之辨证心法——"不类经而类方"。把论中113方分作桂枝、麻黄、葛根、柴胡、栀子、承气、泻心、白虎、五苓、四逆、理中、杂方等12类。除杂方外，11类各有主方与其主治条文，次列与主方有关的加减方。这种类方研究更切于临床应用。其类方虽未分经,但将六经主要脉证汇列于后,以便观览,并要求学者"熟记于心"。柯、徐二人均以方类证,唯柯氏以方名证,证从经分;徐氏更侧重于类方研究,方不分经。

(2)以法类证:以清代医家钱潢、尤怡为代表人物。钱潢著《伤寒论证治发明溯源集》,其以研究六经分证治法为指导思想,所归纳治法较为详细。其在以法类证研究中吸收了方、喻的风伤卫、寒伤营、风寒两伤营卫的观点。故其《太阳上篇》为中风证治,《太阳中篇》为伤寒证治,《太阳下篇》为风寒两伤营卫证治,是承袭三纲学说而以法类证者。尤怡著《伤寒贯珠集》,将三阳篇归纳为八法,曰正治法、权变法、斡旋法、救逆法、类病法、明辨法、杂治法和刺法等;三阴经亦有表里温清诸法可辨。如此则一部《伤寒贯珠集》,以治法提纲挈领,归于一贯,颇受后人好评。尤怡与钱潢均注重《伤寒论》的治法研究,但钱潢墨守方喻三纲之说,所立治法亦过细;尤怡则超脱方喻之外,以治法为纲统领病证、病机与方药,别具一格。

(3)分经审证:以清代医家陈念祖、包诚为代表人物。陈念祖虽为维护旧论中坚,但对《伤寒论》的临床运用,采用分经审证的研究方法。如太阳病分作经证、腑证和变证,阳明、少阳皆分经腑,太阴有阴化阳化,少阴有水化火化,厥阴有寒化热化。如此分证深得六经六气之旨,对于掌握六经病机、传变特点和证治规律极有帮助。包诚著《伤寒审证表》,主张从六经审证。其将太阳经分作本病中风、本病伤寒、兼病、阳盛入腑、阴盛入脏、坏病、不治病等七证;阳明经分作腑病连经、腑病、虚证、不治病等四证;少阳经分作经病、本病、入三阴病、入阳明病、坏病等五证;三阴经均有脏病连经、脏病二证,少阴、厥阴各有不治病一证。综其分证特点,为经病主表,脏腑主里,腑病多实,脏病多虚而已。陈、包二氏之分经审证俱从六经分证。唯陈氏融入六经气化之说,将深奥的理论落实到临床证治,实属难能可贵;包氏注重从经、腑、脏的传变上分辨表里虚实,亦切于临床实用。

三、经学传统与医学研究对象的异化

1. 经学与经学传统

经学是指以先秦六经(《乐》不存)以及后来扩大到十三经注疏、阐释的学问。宋代郑樵在《通志略·总序》中说:"百川异趣,必会于海,然后九州无浸淫之患。万国殊途。必通诸夏,然后八荒无壅滞之忧。会通之义大矣哉!自书契以来,立言者虽多,惟仲尼以天纵之圣,故总诗书礼乐而会于一手,然后能同天下之文。贯二帝三王而通为一家,然后能极古今之变。"可见,"六经"为宗始的经学在宋代到了何等地位。

经学产生于西汉。由于秦始皇采纳李斯的建议的焚书坑儒,将全国图书以及学术集中到咸阳城,秦亡后,项羽焚烧咸阳,致使大量先秦典籍消失于历史舞台,六经除了《易经》之外,其他几未能幸免于难。汉代起初高祖刘邦并不重视这些儒家经典,而从文景时期才开始展开大量的献书和古籍收集工作,部分年长的秦博士和其他儒生,或以口述方式默诵已遭焚毁的经典,或把秦时冒险隐藏的典籍重新拿出,使之传世。因为文字、传述和解释体系的不同,产生了不同的学派,但其版本则基本相同,后来统称为今文经。

汉景帝末年鲁恭王兴建王府,坏孔子宅,从旧宅墙中发现一批经典;汉武帝时,河间献王刘德从民间收集了大批的古典文献，其中最重要的就是《周官》，皆收入秘府（即官方皇家图书馆）；汉宣帝时又有河内女子坏老屋，得几篇《尚书》。这些出土的文献都是用战国古文字书写，与通行的五经相比，不仅篇数、字数不同，而且内容上也有相当差异，此后统称为古文经。

经学研究的工作，主要就是注疏经书。所谓"注"，就是对经书文字的意义等加以解释，但有些注因为太简要或年代久远，因此后人为注再作解释，称作"疏"。除了注疏之外，其他如"解""考证""集解""正义"等，名虽不同，但作法大多类似，都是对于经书的一字一句详加研究，希望能了解它真正要表达的意思。

以历史观点来看，经学的研究是透过不可更动的文本，来阐发可以更动的注释，注释活动等同于士人思想的发表与阐述。历代政府取得"法统"之后，均希望能取得经学研究者，也就是知识分子的认同与支持，即为"圣统"，与由家法、师法观念衍生、象征经典诠释主导权威的"道统"不同，圣统的取得象征着一个政府除了在武力上取得统治权之外、同时也在社会文化、价值认同上取得合法性。一个最典型的例子就是清朝，以异族的地位，要突破"华夷"的春秋思想并不容易，他们以政治力积极运作，或杀戮（如文字狱）、或笼络（如开科取士、奖励学术）、或诠释（如编纂《四库全书》《明史》《大义觉迷录》）、或禁焚，以取得圣统的承认。士人要施展政治抱负，一方面要取得法统上政治力的支持，另一方面也要寻求道统上的立论依据，因此往往透过对神圣经典的诠释活动，来影响执政者的施政思考，在"士人与国君互相影响"的前提下，经学成为重要的政治互动媒介。

经学以其特有的稳定性、因袭性、包容性、自足性，对中国古代学术文化形态（学术风貌、学术品格、学术特质的总和）产生了重大而深刻的影响，并由此形成了经学传统。

2. 科学与宗教信仰的冲突　我们知道，科学是对客观世界规律性的认识，是从物质世界的各种存在形式和运动形式出发的，因而是可以接收实践检验的，也只有在实践检验的过程中才能不断改善和发展；宗教信仰宣扬的则是超自然、超物质的力量，归根结底不能接受实践检验。同时，科学的精神是理性的批判精神，倡导独立思考、质疑和探索，只有这样才能不断地提出问题、解决问题，以推动其科学进步；宗教信仰则需虔诚心理，不怀疑神的存在。"有人坚持说，要弄清楚了才信，看见了才信。殊不知，在信仰问题上，逻辑恰恰相反：信了才能明白，信了才能看见！"只要你坚信有一个无处不在、无时不有、全知全能的上帝，那么上帝就一定是无所不能的。这样，你就可以轻而易举地来"论证"你的论断是正确的。

科学的精神所以是理性的，还因为领会科学的精神，不仅需要懂得一定的科学知识，还需要了解科学知识是从哪里来的，即了解科学研究的方法。否则你就弄不清哪些看法是科学的，哪些则是虚假的。但是，宗教信仰却否定科学的方法，"如果把这种重实验数据的研究方法，不恰当地由物质世界扩展到灵性世界、由研究被造的自然界扩展到探知造物主时，就成了谬误"，"如果没有神的启示，我们是无力认识宇宙的"。

3. 科学精神与经学传统的对立　实际上，"经学传统"并非一种特有的地域性概念，在西方泛指历代神学家在对基督教原始经典《圣经》的翻译、注释与论证过程中积淀起来的诠释取向与理解规范。这一传统是天主教神学与罗马教廷神权的理论基石，因此经学传统也是为宗教服务，并与宗教有着千丝万缕的联系，与科学精神背道而驰。

众所周知，西医学之所以突飞猛进，除经济的、政治的诸种因素之外，其直接的原因，则是得力于具有创新精神的人才大批涌现。自15~16世纪以来，维萨里、哈维、莫干尼、贝尔纳、巴斯德、施旺、科赫、魏尔啸、班丁、巴甫洛夫、克里克、华生等一大批医学家，标新立异，不断打破传统观点，把西方医学从一个高峰推向另一高峰。但是，中医的情况却与此不同。虽然在近几百年中涌现出一批著名学者，但他们大多长于考据与承袭，短于创新。特别是宋代以来，尊经崇古思想一直占上风，其突出表现是明清考证、校注的宋学、汉学作风的盛行。一部《伤寒论》，有名的注本就有400多家，不少人随文衍释，考证条文顺序，相互传抄，空发议论，"不思现前事理，徒记纸上文字"。这种因循守旧、避实就虚的作风极大地扼杀了医学科学的独创精神，像吴又可、王清任这样求实的医学家屡受攻击，时招谩骂。追溯其根源，主要是受儒家的"贤人作风"和"学而不述，信而好古"思想的影响；其次，亦与古代医学教育的特点有关。医学知识的继承一般采用家传和师承，门户之见较甚，因此更加重视承袭而忽视创新了。对此，一些具有卓识远见的医家，早就有所感触了。例如，清代著名医家陆九芝曾在《世补斋医书》中对医家著述上的抄袭作风进行了猛烈的抨击；医家王清任也力主"著书立说，必亲治其证"，反对脱离实际而徒取虚名者。因此，从单纯的考据与承袭的治学方法中解脱出来，实乃当前发展中医的当务之急。

4. 经学传统对医药研究的消极影响　作为经典之学、诠释之学、信仰之学、经世之学的传统经学，长久以来形成了经学内容史学化、经学义理哲学化、经学品格崇古化的经学传统。笔者曾经在"当代中医治学方式的转变"（见1987.6.3《中医药信息报》）一文中，探讨了其消极影响。一是崇古尊经的"述而不作，信而好古"，蔓延到医学界，"法宗仲景，方祖伤寒"，"言必内、难"。二是求同存异，孔子修性治学，以"中庸"为最高境界，涉及医学则传统理论的惯性与医家的排异心理构成了一种淹没力量，产生出明显的惰性。三是直观思辨，与哲学上注重"顿悟"和"直觉"相一致，中医学强调"心悟"和"医者意也"，理论建立在直观表象加思辩猜测基础之上，难以接受科学检验（证实或证伪）。四是烦琐考证，经学的考校风气影响到医学界，导致"束发就学，皓首穷经"者比比皆是。"不思现前事理，徒记纸上文辞"，埋头于经典著作的校勘、训诂、辨伪和辑佚，对一些虚无缥缈东西大做文章，争来吵去，莫衷一是。据统计，仅《伤寒论》一书考证发挥专著已逾千家，文章涉及者不计其数，甚至给人一种印象：医学研究的对象不是病人，而是书本，不是"伤寒病"而是《伤寒论》。传统经学的这种治学方式，仅在注释活动中体现自己的临床经验和理论的做法，可以说是一种唯经典是从而异化研究对象——医学本身的行为。

理学是宋元时期的新儒学，它重视研究儒家经典著作，从经典中搜寻符合其思想理论需要的条文、篇章进行阐述跟发挥以适应时代的思想意识的需求，其主要代表人物有程颐、程颢兄弟、朱熹、陆九渊等。由于理学是具有思辩性的新儒学，有利于社会的稳定，因此倍受统治阶级的青睐，形成后便很快为统治阶级所接受，并成了官方的统治哲学，以至于之后的科举考试答题都要以理学家对古经典的解释为标准。由于受到统治阶级的青睐，其影响也就深深地渗透到国家政治、经济、社会生活、科学技术等各个方面。这一时期的医学也深深打上了理学的烙印。

"以经解经"在这一时期,《伤寒论》研究厥功甚伟的是金代的成无己。成氏《注解伤寒论》,首次博引《黄帝内经》诸说,以释仲景辨证施治的道理,开引经析论、以经解经之先例。宋代的朱肱、韩祗和、许叔微、庞安时等,均有著述,各抒心得。例如朱肱《类证活人书》认为,《伤寒论》的六经,就是足三阳、足三阴六条经络,这种以经络论六经的见解最先触及《伤寒论》六经实质这一重要问题。但是后来关于"六经"的阐释仍然处于虚无缥缈的文字游戏,而缺少与疾病以及临床研究密切相关的实际探讨。

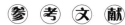

1. 李董男.晋唐时期疫病病证认识浅析.湖南中医药大学学报,2012,32(1):3-7
2. 张登本,孙理军.《外台秘要方》对仲景学术思想研究的贡献.山东中医药大学学报,2004,28(4):250-253
3. 蔡定芳.略论晋唐医家在温病学上的贡献.上海中医药杂志,1988(12):2-4
4. 张志斌.晋唐时期的温病理论创新研究.北京中医药大学学报,2008,31(12):815-818
5. 魏雪舫,陈忠琳.桂林古本《伤寒杂病论》温病篇初探.国医论坛,1992(1):5-8
6. 刘华为.隋唐医家对传染病的认识.中医药学报,1989(1):4-6
7. 程磐基.南北朝前外感热病学理论和治法概论.上海中医药大学学报,2001,15(3):13-14
8. 宋乃光.中医疫病学.北京:人民卫生出版社,2004
9. 李董男,潘桂娟.晋隋唐时期疫病病因病机探讨.中医杂志,2013,54(3):184-188
10. 杨威,刘铭福.隋唐时期疫病发生时令性的认识演进.中国中医基础医学杂志,2011,17(3):253-254
11. 李玉清.试论宋儒治学方法对宋代《伤寒论》文献研究的影响.广州中医药大学学报,2005,22(1):66-67
12. 李董男.宋代疫病病因病机认识浅探.中医学报,2011,26(12):1445-1447
13. 范新俊.敦煌卷子对隋唐传染病的认识与防治.上海中医药杂志,1993,27(6):30-31
14. 姚洁敏,张志峰,严世芸.晋隋唐时期"急黄"病证理法方药探析.中国中医基础医学杂志,2011,17(7):718-720
15. 严世芸.中医学术发展史.上海:上海中医药大学出版社,2004
16. 杨久云,诸锡斌,付开聪,等.中医学史上的学派争鸣——以金元"王道"与"霸道"为例.广西民族大学学报(自然科学版),2011,17(1):11-16
17. 刘理想.试论宋代医学价值的提升及其对防治疫病的影响.南京中医药大学学报(社会科学版),2006,7(2):85-88
18. 孟繁洁.金元四大家论燥.四川中医,2003,21(11):6-8
19. 李东阳.社会政治因素对宋金元时期中医学创新的影响.河南中医学院学报,2008,23(5):12-14.
20. 宋立人.朱肱《南阳活人书》对伤寒学的贡献[J].南京中医药大学学报,1983,34(1):4-7,13.
21. 温长路.金元时期医学流派发展的历史反思.环球中医药,2011,4(1):49-51
22. 丁光迪.金元医学评析.北京:人民卫生出版社,1999
23. 钱超尘,温长路.对张子和及其《儒门事亲》的考辨.河南中医,2007,(27)1:262-301
24. 温长路.论刘完素在金元医学创新中的领军地位.河北中医,2008,30(7):7622-7641
25. 彭述宪.金元四大医家学术思想刍见[J].湖南中医药导报,2003,9(12):62-81
26. 陈家旭.中医证候与辨证体系研究现状与展望.北京中医药大学学报,2001,24(4):3
27. 鲁兆麟,陈大舜.中医各家学说.北京:中国协和医科大学出版社,1996
28. 天津科技出版社总撰.金元四大家医学全书.天津:天津科学技术出版社,1996
29. 李聪甫,刘炳凡.金元四大家学术思想之研究.北京:人民卫生出版社,1983
30. 张婕.浅析宋金元时期的中医门户流变.历史研究,2013(2):83-85

31. 曹洪欣,赵静,张志斌,等.金元时期温病学发展状况研究.中国中医基础医学杂志,2009,15(1):3-4;25
32. 王明强.金元四大家论湿热为病浅探.时珍国医国药,2012,23(9):2292-2293
33. 焦振廉,武燕洁.略论金元四大家学术的学派特点与发生依据.陕西中医学院学报,2009,10(5):2-4
34. 孟繁洁.金元四大家论燥.四川中医,2003,21(11):6-8

第五节 温病学派及其辨证体系

一、"小冰河期"与寒温学派

（一）地理、气候与疫病

程杨等依据《中国三千年气象记录总集》《中国灾荒史记》《人类灾难纪典》等文献中有关疫病的史料，从地理学的角度定量探讨中国历史上疫病的高发期——明清时期疫病的时空分布规律。研究发现明清时期疫病的发生越来越频繁，1840年以后，疫病发生的频率和影响范围呈现明显的上升趋势，在1580—1589年、1639—1648年、1813—1822年、1857—1866年分别出现四个高峰（图3-1）。疫病的空间分布呈现出由东部沿海地区向内陆地区递减的规律。从发病的区域范围来看，东中部所有的省市都发生过疫病，北京市、天津市、上海市、海南省、福建省、安徽省、江西省、山东省和浙江省发病县数达80%以上。从发病年数来看，黄河和长江中下游地区疫病的发生频率明显高于其他地区。整体上看，华北地区、江浙地区、福建省等东部沿海地区和海南省年均发病县数比较高，表明这些区域疫病的发生频率高，影响范围广。

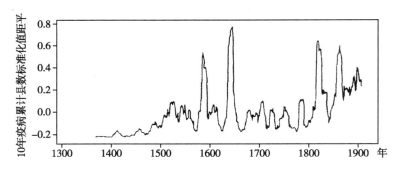

图3-1 中国明清时期（公元1368—1911年）10年疫病累计县数标准化值距平图

（二）气候变化与寒温学派的学术主张

有人根据著名气象学家竺可桢的研究结果——我国五千年气候变化，主要有四个寒冷期和四个温暖期的交替，认为中医学的寒温学派与其气候变化密切相关。

1. 公元初至公元600年左右的寒冷期　大约相当于东汉到南北朝时代，此环境下产生了伤寒学派奠基著作《伤寒论》，病因强调人之皮毛感受寒邪致病、强调寒邪伤阳，开创了以温热药物治疗为核心的相关理论。

2. 隋唐时期的温暖期　虽然唐代称《伤寒论》为众方之祖，但不独尊《伤寒论》而排斥诸家，把大量载有治疗温病方剂的《小品方》和《伤寒论》并列为医者必读之书。药王孙思邈的《备急千金要方》把预防温病的方剂列于伤寒章之首，列出药方30余首。在治疗温病的方剂中寒凉药的使用频率达79.23%，所用药物以栀子、石膏、大青叶、玄参、葛根、生地黄等频率最高。该时期形成了中医理论寒温分化的酝酿阶段。

3. 两宋时期的寒冷期　这个时期，伤寒学说又重新受到医家青睐。北宋"校正医书局"林亿等人对《伤寒论》进行了考证、校勘，并在其序中云"百姓之急，无急于伤寒"。据《伤寒学术史》统计，两宋时期的伤寒著作共有97部，平均每3年就有一部伤寒著作问世。有学者认为此时期是伤寒学发展的兴盛时期。而宋代官修药典《太平惠民和剂局方》所收载药物以温燥药物为主，善用芳香行气。

4. 13世纪初开始的温暖期　宋时的治疗方法与药物难以适应热性病流行需要，而且沿袭使用的弊端突出显现，河间、易水和丹溪学派对前期的中医理论"破中有立"，"创新出异"。刘河间从病机制论的角度着力阐发"六气皆可化火"的观点，治疗擅用寒凉药物，为寒凉学派创风寒之邪。朱丹溪"参以太极之理"阐述医学问题，提出"阳常有余、阴常不足"，注重补益阴液，使用的也多为寒凉药物。

5. 16~17世纪的寒冷期　此期，温补学派形成和发展起来。身为丹溪传人的张景岳、赵献可等医家继续"参以太极之理"阐述医学问题，但提出"阳常不足，阴常有余"的观点。张景岳治疗疾病强调人体阳气，大力倡导补益阳气以扶助正气。赵献可指出治病要温补命门真火，又开始使用温热药物。

6. 清代寒冷期后气候回暖期　温病四大家叶天士、吴鞠通、薛雪和王孟英诞生于此期。叶天士创立了卫气营血辨证方法，阐明了温病病机变化及其辨证论治规律。他所著的《温热论》是温病学理论的奠基之作。吴鞠通著《温病条辨》，倡导三焦辨证，使温病学形成了以卫气营血、三焦为核心的辨证论治体系。此时期对温病学的研究呈现出百家争鸣的局面，被视为温病学的形成阶段。温病理论在病因上强调了人体感受温热之邪，立法用药上确定了辛凉解表、轻清宣透的原则，重视温邪致病、强调温邪伤阴，建立了以寒凉药物为核心的治疗体系。

（三）地理气候因素与温病学的产生

上述分析似乎有一定道理，但吴又可所生活的时代正是16-17世纪的小冰河期，他写出第一部温病学专著《温疫论》的气候情况恰恰与张仲景著《伤寒论》的相似，为什么张仲景以疫病为"伤寒"而吴又可以疫病为"瘟疫"？

据《瘟疫论·原序》记载道："崇祯辛巳年（公元1641年），疫气流行，山东、浙江省、南北两直（今河北、江苏），感者尤多，至五六月益甚，或至阖门传染。始发之际，时师误以伤寒法治之，未尝见其不殆也。"其实，这段时间正与《伤寒论·序》中"余宗族素多，向余二百，建安纪元以来，犹未十稔，其死亡者，三分有二，伤寒十居其七"相同的小冰河期。可以想象，在疫病大规模流行的早期，即使有辨证论治丝丝入扣的《伤寒论》方，或是"霄壤之别"的《温疫论》方，患者的大规模死亡都难以避免；而当流行势头一过，后期的疫病则大多数可以存活，无论用《伤寒论》还是《温疫论》方药。

但是，有一点是可以肯定的，那就是张仲景处在中原，而温病学派的医家都成长于江南，与气候状态、疫病是否大流行并无太多关系。因为吴又可和张仲景同处于小冰河期和疫病大流行，而清代温病四大家却处于小冰河期过后的回暖期，疫病大流行已经过去（图3-1）。

总之，我国江南地区湿润而温暖，年平均气温在15~16℃以上，而且潮湿多雨，年降雨量在1 000mm以上，无霜期可达210~250天，河流纵横，径流量大，冬季不结冰，我国的地表水分90%集中在长江流域及其以南地区。江南地势低下潮湿，尤多雾露，最易产生外湿。因此，在气温较高的春夏季节，空气湿度就特别大。同时小冰河期的天气剧变使得降雨区域普遍南移，江南地区降水量进一步增多，天气变得愈加潮湿、闷热。正如叶桂在《温热论》中所言"吾吴湿邪害人最广"，这就使得人们感受湿、热等邪气的可能性大大增加。同时江南诸地人们偏爱酸甜及发酵食品，酸主收，阳主热，则皮肤腠理易于积热。温热内蕴就易招外湿，就增加感受温热、湿热等病邪的几率。

二、温病概念的历史演变

其实，寒温学派的差异不仅仅是经验因素，吴又可与张仲景不仅仅是对疫病认识的寒温差异，还表现在他的病因观提出了一种崭新的"戾气学说"，即"夫温疫之为病，非风、非寒、非暑、非湿，乃天地间别有一种异气所感"。尽管这种病因学说没有得到发扬光大，但足以说明不同的理论思考对疫病观的形成具有更大的影响。

概念是理论的逻辑出发点，温病学理论体系的建立，可以说是温病概念的最深刻的变革。那么，引起这场质变的过程怎样？它是怎样萌生、发展以及为质变积蓄动能的呢？追溯一下"温病"概念在历代的种种含义及其演变特点，也许对理解温病学的成长是件有意义的事情。

（一）《黄帝内经》之温病概念辨析

关于温病发生和流行的记载，可以追踪到最早的甲骨文和金文，《周礼》《礼记》《左传》《公羊传》等也不乏其说。然而，首次提出温病概念的还是《黄帝内经》。《黄帝内经》涉及温病概念者凡19处，散见于《生气通天论》《金匮真言论》《阴阳应象大论》《阴阳别论》《玉版论要》《平人气象论》《热论》《评热病论》《论疾诊尺》《六元纪大论》《本病论》诸篇中，前几篇（共九条）内容较简略，认为温病发生是冬时精气不固，伤于寒邪，至春而发；症为"尺肤热甚，脉盛躁"，予后以精气盛衰为机转，"病温虚盛死"。在这几条中，"凡病伤寒而成温者，先夏至日为病温，后夏至日为病暑"，先后出现两个"温"字，是否意味着温病概念有广狭义之分呢？这是一条线索。后两篇十条主要根据运气推算温病的发作和流行。温病的病因是气候失序，应寒反温，发病时间在不同年份从秋分到小满，贯穿秋冬春三季；临床表现为烦热、燥渴、面赤、目眩、咽喉干、四肢满、骨节痛、寒热间作、呕吐、肌肤疮疡、血溢、目赤、咳逆、血崩、胁满等。并出现温厉、温疫并称，温病、热病互换概念的情况，如《本病论》中的两段条文，一称"温病欲作"，一称"热病欲作"，其实都是相同的病因、病机和症状。

以上可以看出，《黄帝内经》中的温病概念有两种不同的说法：一种局限于冬伤于寒，发于春时，另一种病因是反常的温热气候，四时皆可流行，症状表现也十分复杂。因此我们认为，《黄帝内经》的温病概念有广狭义之分。狭义的温病是伤寒的一种，广义的温病还包括异常温热气候导致的疫病。

（二）狭义温病概念的历史沿革

狭义温病概念的内涵服从于两个规定，即病因是冬伤于寒，发病为春季。对这两个规定的突破，就意味着温病概念的变异。那么，历代是如何继承狭义温病概念的呢？《难经》的问世，使狭义的温病概念正式流传，其论"伤寒有五"明确地把温病和湿温、热病、中风、伤寒等病并列，同归于"冬伤于寒"者。

《阴阳大论》阐发其旨，冬伤于寒，"不即病者，寒毒藏于肌肤中，至春变为温病"，张仲景则补充其脉症："太阳病，发热而渴，不恶寒者，为温病。"其伏寒成温、里热内发的临床特点跃然纸上。此后医家论温，多宗以上三说为规矩，《巢氏病源》虽列温病三十四候，仅以兼证，变证以及病程中各日之候为区分，《外台秘要》虽集唐以前诸家之大成，较之《诸病源候论》，仅多一些治法方药。

狭义温病概念的惯性作用是很大的。即使对温病学的创立有突出贡献的刘完素，仍然宣称"六经受传，自浅至深，皆是热证"，其论温病，乃与夏之热病，秋之湿病，冬之伤寒同类，为伤寒随四时天气春温、夏热、秋湿、冬寒异其名而已。被吴鞠通称为"始脱却伤寒、辨证温病"的王安道，虽将温病与伤寒从概念、发病机制和治疗原则上作了一些区分，但其温病概念仍局于冬伤于寒，至春而发，只是认为温病是伏热自内达外，治疗当与即发之伤寒有别。甚至像温病学派之完臻者王孟英，仍不敢违背"伤寒有五"之训。至于力主贬叶排吴的陆九芝、恽铁樵等人，更是坚持狭义温病概念，认为"伤寒必化为热"，而"温必本于寒"。温热之病本录于《伤寒论》中，而温热之方并不在《伤寒论》外者。（见陆九芝《世补斋医书·伤寒有五论》，恽铁樵《温病明理》亦有此论）。

（三）广义温病概念的崛起

显然，如果始终坚持温病的狭义概念，温病学的诞生是不可能的事情。实际上，《黄帝内经》的温病概念就已有广狭义的踪迹，之后，广义温病概念的崛起来源于三个方面的突破：

1. 临床医疗的挑战　张仲景的《伤寒论》把外感热病的治疗提高了一大步，但其汗法偏于辛温，麻黄、桂枝汤首先受到挑战。晋代葛洪认为："伤寒有数种，不应令一药尽治之"，"若初觉头痛、内热、脉洪起，一二日，便作葱豉汤……顿服取汗，不汗复更作，加葛根二两、升麻三两"。隋代巢元方主张因地制宜，"量其用药体性，岭南伤寒，但节气多湿，冷药小寒于岭北。时用热药，亦减其铢株，三分去二"。宋代韩祗和把伤寒初起分为伤寒、中风、阴盛阳虚、阳盛阴虚、阴阳俱有余五类，并按节气差异施以不同之剂，又提出阳盛者解表用石膏、甘草、芍药、生姜、豆豉、薄荷、柴胡、葛根之类，阴盛者解表用桂枝、麻黄、荆芥、枣、葱、当归、附子、干姜之类；还提倡随症加减用药。庞安时指出，"如桂枝汤自西北二方居人，四时行之，无不应验。自江淮间地偏暖处，唯冬及春可行之。自春末及夏至以前，桂枝、麻黄、青龙内宜黄芩也。至夏至以后，桂枝内又须随证增知母、大青、石膏、升麻辈取汗也"。朱肱戒曰："桂枝最难用"，倡言"伤寒热病，药性须凉，不可太温。夏至后麻黄汤须加知母半两、石膏一两、黄芩一分。盖麻黄汤性热，夏日服之，有发黄斑出之失"。金代刘河间亦感麻黄、桂枝汤，误用杀人，"守真为此虑。恐麻黄、桂枝之误，遂处双解散，无问伤风伤寒、内外诸邪，皆能治疗"。元代王安道为临床医疗对麻黄桂枝汤的挑战作了总结："温病、热病后发于天令暄热之时，热自内而达外，郁其腠理，无寒在表，故非辛凉或苦寒或酸苦之剂，不足以解之。此仲景桂枝、麻黄等汤独治外者之所以不可用，而后人所处水解散、大黄汤、千金汤、防风通圣散之类兼治内外者之所以可用也。"临床医疗挑战的结果，导致后代医家对伤寒和温病的辨别和区分，为广义温病概念的诞生和温病学体系的创立起到了必要的催化效应。

2. 瘟疫和温病的联系　如前所述，疫在《黄帝内经》里已多次与温并用。葛洪首次提出："其年岁中有疠气兼挟鬼毒相注，名曰温病"。《诸病源候论》列举了温病发斑、毒攻眼、令人不相染易等候。《备急千金要方》搜集了辟疫三十六方。宋代郭雍更是倡导温病有三，除伏气、新感外，"及春有非节之气，中人为疫者，亦谓之温"。他解释说："或有春天行非节之气中人，长幼病状相似者，此则温气成疫也，故谓之瘟疫"。显然，作为温病之一的疫疠，已不是"伤寒有五"和伏寒化温者所能概之。

3. 新感学说的提出　新感学说的提出是对狭义温病概念的根本性突破，现一般认为："明代医家王石山，首先在温病发病学上明确提出了新感温病之说。"其实，宋代郭雍已早有此论，他说："或有冬不伤寒，至春自伤风寒而病者，第可名曰温病也"，"或曰春时触冒自感之温，古无其名何也？曰假令春时有触冒自感风寒而病发热恶寒、头疼身体痛者，既非伤寒，又非疫气，不因春时温气而名温病，当何名也？如夏之疟，由冬感者为暑为喝，春时亦如此也。"温病的新感学说不但突破了"伏寒"之说，而且对伏气学说的发展起了促进作用。自从吴又可猛烈抨击"伏寒化温"之说后，清代医家阐发伏气学说者相继有人，新的伏气学说也是对狭义温病概念的冲击。

（四）广义温病概念与温病理论体系

由于张仲景的贡献，《伤寒论》建立了系统的伤寒学理法方药体系。此后，温病概念在伤寒学母体中有过短暂的沉寂，即经历代伤寒学家运用和总结，悄悄地遗传和变异着，终于以崭新的面貌脱颖而出。温病概念的演变带来了明清创新温病学的勃勃生机。广义温病概念对形成温病学理论有如下影响：

1. 温病的疫疠含义形成了以吴又可为首的温疫学派　如果说吴又可的《温疫论》仅仅产生于对流行疫病的观察和治疗，那么，为什么张仲景在东汉末年疫病流行中总结了伤寒学说，刘完素在金元疫病流行中总结出热病学说？医学观念的变革，常是理论发展的前奏。《温疫论》之前，"近世称疫者众"，"温疫多于伤寒百倍"已呼声很高，吴氏"静心穷理"，悟出"热病即温病也，又名疫者，以其延门合户，又如徭役之役，众人均等之谓也"，力倡"异气所感，其传有九，此治疫紧要关节"。可见，温疫概念的扩大，并与温、热合为一体，是温疫学说产生的重要背景。其后，《疫疹一得》《广温疫论》《松峰说疫》《疫痧草》《治疫全书》等无不宗吴又可而广其说，温疫学派应运而生。

2. 温病的新感含义形成了以叶天士为首的温热学派　如果说吴又可的疠气学说是现代病原微生物学的胚芽，叶天士的温热学说则是传统中医学的继承和发扬。从温热病邪到新感温病，概念提出后，需要理论的充实。叶天士创卫气营血辨证及其治疗大法，薛生白总结湿温病的病机证治，吴鞠通补充三焦辨证和系统的方药，四时温病及其辨治遂成体系，温热学说成为临床医疗的重要依据。

3. 温病的伏邪含义形成了以柳宝诒为首的伏气温病学派　伏气温病是狭义温病概念

的体现，但由于新感学说的冲击，变异后的伏气温病已成为广义温病概念的重要组成部分。在温病概念新旧含义的论争和动荡中，清代医家从"伏寒"之说发展为六淫、疫戾皆可伏邪，并从伏邪的部位、病机、证候、治疗进行了广泛的探讨。因其与医疗实践密切结合，伏气温病学派随之形成。

三、温疫学派的理论建树

温疫学派的形成于明末清初，以吴又可的《温疫论》问世为标志，继有戴天章著《广瘟疫论》以彰显其作，而后著述日丰，杨栗山的《伤寒瘟疫条辨》、余师愚的《疫疹一得》、刘奎的《松峰说疫》等代表性著作外，清代还出现多部温疫专病的书籍，如郑灵渚的《瘴疟指南》、郑肖岩的《鼠疫约编》、郭右陶的《痧胀玉衡》、韩善征的《疟疾论》、隋万宁的《羊毛瘟论》、陈蛰庐的《瘟疫霍乱答问》、连文冲的《霍乱审证举要》、金德鉴的《烂喉丹痧辑要》、夏春农的《疫喉浅要》、陈耕道的《疫痧草》、王世雄《随息居霍乱论》、余伯陶的《鼠疫抉微》等。该学派以温疫为研究对象，对温疫的病因病机、辨证论治创造性地提出了许多观点。

（一）吴又可的《温疫论》

1. 创杂气学说　因后面第六节专门有"戾气学说与寒温之争"的详细论述，此处略过。

2. 辨温疫与伤寒　《温疫论》首次提出疫病的辨证与伤寒不同，不可沿用六经辨证的方法套用温疫的辨证。伤寒初起常有单衣风露、临风脱衣等感冒之因，而时疫则无这样的外因。伤寒邪由毫窍而入，感而即发；时疫邪由口鼻而入，感久而后发。伤寒感邪在经，以经传经；时疫感邪在内，内溢于经，经不自传。伤寒起病表现为恶风恶寒，然后头痛身痛，发热恶寒；时疫表现为忽觉凛凛以后但热而不恶寒。伤寒发斑为病笃，时疫发斑为病衰。伤寒可一汗而解，治以发表为主；时疫虽汗不解，治以疏利为主。伤寒不传染于人，时疫能传染于人。但此二病亦有相同之处。它们在病程中皆能传胃，于是殊途同归，而用承气治疗。

3. 倡九传之说　《温疫论》认为，温疫"邪自口鼻而入，则其所客，内不在脏腑，外不在经络，舍于伏脊之内，去表不远，附近于胃，乃表里之分界，是为半表半里，即《针经》所谓横连膜原是也"，"凡邪在经为表，在胃为里，今邪在膜原者，正当经胃交关之所，故为半表半里"，"至于伏邪动作，方有变证，其变或从外解，或从内陷。从外解者顺，从内陷者逆。更有表里先后不同：有先表而后里者，有先里而后表者，有但表而不里者，有但里而不表者，有表里偏胜者，有表里分传者，有表而再表者，有里而再里者，有表里分传而又分传者。"此即吴又可温疫九传法（图3-2）。

4. 立开达膜原法　吴又可认为，温疫初起，病邪"内不在脏腑，外不在经络"，而是"舍于夹脊之间，去表不远，附近于胃，乃表里之分界，是为半表半里"。其症状主要表现为：先憎寒发热，嗣后但热不寒，昼夜发热，日晡尤甚，头痛身疼，脉浮等。其症虽和一般外感有所相似，但温疫病来势急骤，寒热俱重，脉不浮，苔白如积粉，且病情变化多端，故不能按伤寒发汗法施治。吴氏指出：时疫初起，应以疏利为主。因为此时邪气伏于半表半里之膜原，病位比较隐秘，一般药物难以达其病所。正所谓："温疫之邪，伏于膜原，如鸟栖巢，如兽藏穴，营卫所不关，药石所不及。"吴又可创立了"开达膜原"的治

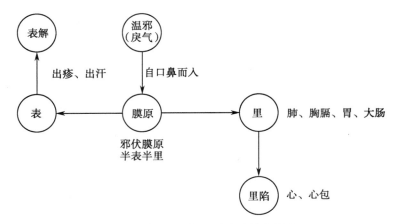

图 3-2 《温疫论》中的疾病传变模式图

疗方法，创制了"达原饮"。此法以疏利之剂溃其在巢之邪，使邪气早传，或出表或入里，而后可汗可下。即《黄帝内经》所谓"结者散之"。

5. 重视攻下祛邪：根据疫邪的传变特点，吴氏提出了用汗、吐、下三法导邪外出的治疗方法，认为"诸窍乃人身之户牖也。邪自窍而入，未有不由窍而出……汗、吐、下三法，总是导引其邪从门户而出，可谓治之大纲"。吴又可在诸多祛邪治法中，尤推崇下法，认为下法乃逐邪拔根治本之法。他将攻下用于疫邪溃出膜原，内传入胃之时，提出以宣通为本，以下为治，认为只有破其郁滞，决其壅闭，使其气机通畅，才能导邪外出。且认为攻下逐邪，应勿拘结粪，疫病是"邪为本，热为标，结粪又其标也"。汗法适用于疫邪在表时，吴又可详述了自汗、战汗、狂汗等汗解之法，他认为汗出之由，所因有二：一是阳气，二是津液，而时疫汗解，俟其内溃，汗出自然。除汗、吐、下等祛邪法外，吴氏也不忘扶正，有攻补兼施之法与瘥后养阴之说。

（二）戴天章的《广瘟疫论》

1. 辨析温疫诊断　戴氏认为不能以伤寒之法而言疫，其著作往往先论伤寒、温疫之区别，再具体论述两者之不同辨治；或先分别论述两者诊治不同，再作归纳说明不可偏执伤寒立法辨治温疫。提出伤寒"汗不厌早，下不厌迟"与温疫"下不厌早，汗不厌迟"等论断。《广瘟疫论》还谈到辨气、色、舌、神、脉等五辨，皆以伤寒温病对比论述，发前人所未发。戴氏在此辨证的基础上，注重兼夹证辨治规律，提出"凡言兼者，疫邪兼他邪，二邪自外而入者也。凡言夹者，疫邪夹内病，内外夹发者也。"该书还用了大量的篇幅谈温疫的鉴别诊断。戴氏以"表里"为其辨证总纲，提出："疫邪见证千变万化，然总不离表里二者"。他以五辨作为主要诊断方法，辅以五兼十夹之表现，列出 71 个常见表里症状的鉴别诊断，对它们及兼夹证时的不同治疗方药也作了详细归纳。

2. 确立五大治法　《广瘟疫论》论述了五大治疗方法，即汗、清、下、和、补五法。戴氏不仅阐明了五法概念范围及各法间的相互灵活应用，并与伤寒之治法进行对照，列出两者的不同。对于临床上各种证候，随常应变，并详列了方药以加减进退。关于汗法，戴氏认为伤寒发汗不厌早，必兼辛温、辛热以宣阳，而治表不犯里。温疫却相反：发汗不厌迟，必辛凉、辛寒以救阴，亦升表通里。有不求汗而自汗解者，主张"通其郁闭，和其阴阳"。关于下法，戴氏提出"时疫下法应早用"，不论表邪是否已解，但见兼里证即可下。而伤寒却"下不厌迟"，必待表证全解，燥结在中、下二焦，方可施以下法。戴氏还细分了6种下法，并视轻、重、缓、急随证施用。戴氏认为在汗、下后热邪流连不去或本来有热气结，则此时唯以寒凉直折才能清其热。而清热之要，仍要视热邪之轻重、病位深浅，酌加汗、下及适当药物。戴氏将两种相互对立的治法同用，并称其为"和"法，如寒热并用、表里双解、平其亢厉等，虽名为和，但实际也含有汗、下、清、补之意。补法包括补阴以济阳，补阳养正以祛邪。疫邪多热证，伤阴者多，而屡经汗、下、清、和法，热退而倦痞利不止者，当补阳养正以祛邪。

（三）杨栗山的《伤寒瘟疫条辨》

1. 治病先识运气　杨氏在《伤寒瘟疫条辨》中，首先提出治病须识运气。指出"天以阴阳而运六气，须知有大运，有小运，小则逐岁而更，大则六十年而易。"还提出："有于大运则合，岁气相违者，自从其大而略变其间也，此常理也。有于小则合，于大相违，更有于大运岁气相违者，偶尔之变，亦当因其变而变应之。"且认为治疗温疫类疾病时应根据该年的气运情况来选择相应的治疗方法。

2. 疫邪自里达外　杨氏接受了吴又可杂气论的思想，认为疫病是杂气由口鼻而入三焦，不类伤寒所感乃天地之常气。常气致病，感而即发；杂气致病，先伏而后行，郁久而发。杨氏认为伤寒发病由外至内，"自气分而传入血发"，而疫病则自里达外，"由血分而发出气分"；且伤寒"自表传里，故多循序而传，而合病并病为极少"；疫病"自里传表，或饥饱劳碌，或忧思之郁，触动其邪，故暴发竟起，而合病并病为极多"。

3. 诊病尤重脉诊　杨氏重视四诊合参，尤其重视脉诊，他说"伤寒温病不识脉，如无目瞑行，动辄颠陨。夫脉者气血之神，邪正之鉴，呼吸微茫间，死生关头，若能验证分明，指下了然，岂有差错？"并且详细探讨了脉之长、短、沉、浮对治疗的指导意义，认为可由脉象来判断病情之轻重及预后。同时，杨氏还认为脉、证应相结合，指出"务要脉证两得"，临证应根据实际情况，"或该从证，或该从脉"。

4. 治疫攻逐解毒：杨氏提出伤寒以发汗为先，温疫以清里为主。"温病若用辛温解表，是抱薪救火，轻者必重，重者必死。"他强调温疫有表证而无表邪。杨氏认为杂气入侵，"中焦受邪，则清浊相干，气滞血凝不流……"其酿变在中焦，流布于上下，故应"急以逐秽为第一要义"，治宜宣通三焦之气机，清泄三焦之热毒，使内郁之热毒得以从内外上下而分消。"上焦如雾，升而逐之，兼以解毒。中焦如沤，疏而逐之，兼以解毒。下焦如渎，决而逐之，兼以解毒……非泻则清，非清则泻。"创立了以升降散为代表的十五首方剂，取其升清降浊之意。杨氏认为僵蚕"味辛苦气薄，喜燥恶湿，得天地清化之气，轻浮而升阳中之阳，故能胜风除湿，清热解郁……能辟一切怫郁之邪气"。蝉蜕"气寒无毒，味咸且甘，为清虚之品"，"能祛风而胜湿……能涤热而解毒"。姜黄"气味辛苦，大寒无毒"，能"祛邪伐恶，行气散郁"。大黄"味苦，大寒无毒，上下通行"，荡涤肠胃，攻积导滞，泄热解毒。米酒"味辛苦而甘，令饮冷酒，欲其行迟，传化以渐，上行头面，下达足膝，外周毛孔，内通脏腑经络，驱逐邪气，无处不到。"且有和血养气，伐邪辟恶之效。蜂蜜甘平无毒，其性大凉，能"清热润燥，而自散温毒也"。诸药合用，辛味宣透疏散，寒凉清泄郁热，升降并施，"取僵蚕、蝉蜕升阳中之清阳；姜黄、大黄降阴中之浊阴，一升一降，内外通和，而杂气流毒顿消矣"。

（四）余霖的《疫疹一得》

1. 分析疫病与运气的关系　余氏在书中对运气理论进行了详细论述，认为"运气者，所以参天地阴阳之理，明五行衰旺之机，考气候之寒温，察民病之虚实，推加临补泻之法，施寒热温凉之剂。故人云：治时病不知运气，如涉海问津"。书中还将五运配十干之年、六气为司天之步、南政北政、药之主宰、六十甲子之年逐一阐述。在病因上，余氏强调气运失常是疫病发生的原因，指出"天有不正之气，人即有不正之疾，疫症之来，有其渐也，流行传染，病如一辙"。且认为气运失常可致火毒为患，"瘟既曰毒，其为火也明矣，且五行各一其性，惟火有二，曰君曰相，内阴外阳，主乎动者也，火之为病，其害甚大，土遇之而赤，金遇之而熔，木遇之而燃，水不胜火则涸，故《易》曰：'燥万物者，莫熯乎火'"。

2. 详论疫病斑疹辨治　余氏将伤寒与疫病对照来讨论辨证方法，从寒热、头痛、发汗、呕吐、下利、斑疹等各种症状一一比较。余氏重视对疫病斑疹的辨识，并以辨形状及色泽为要点。其一，辨形状，有浮、松、紧、束之分。余氏认为，松浮者，松而且浮，洒于皮面，或红、或紫、或赤、或黑，此毒之外现者。此疹为疫邪外解，适当治疗，虽有恶症，也百无一失。而疹出紧束有根者，如从肉里钻出，其色青紫，宛如浮萍之背，多见于胸背，此为胃热将烂之色，治疗若不及时，即不可救。其二，辨颜色，有色泽的红活、淡红、深红、艳红、紫赤等不同表现。疫疹红活者，是"疹之佳境也"，因血之体本红，血得其畅，则红而活，荣而润，敷布洋溢，故预后好；淡红者，有润或不荣的区别，色淡而润者，为上，若淡而不荣者，或娇而艳，干而滞，为血之最热者；深红者，较淡红稍重，亦为血热之象，经凉血后，可转为淡红；艳红者，色艳如胭脂，为血热极之象，较深红更重，必大用凉血法，始转深红，再凉血，才可转淡红；紫赤色，类鸡冠花而更艳，较艳红而火更盛，不急凉之，必至变黑。另有红白砂，形状细碎宛如粟米，红者谓之白砂，疹后多有此症，为余毒尽透的佳兆，愈后脱皮，若初病时未认是疫，后十日、半月出现此疹者，烦躁作渴，大热不退，为凶兆。余氏认为判断预后，辨疹之形状比颜色更为重要，"余断生死，不在斑之大小紫黑，总以其形之松浮紧束为凭耳。"

3. 大剂清热的治疗方法　余氏在治疗上重用清热解毒之法，且用药量大，认为用药含混或病重药轻，都无以解燃眉之急，甚至贻误人命，提出了"用药必需过峻数倍于前人"的主张。他创立的清瘟败毒饮有大、中、小之分，其中石膏用量颇大，大的用到六两至八两，小的也用到八钱至一两二钱。清热之余，余氏还注重养阴之法，除黄连、黄芩、栀子、知母等苦寒清热之品外，他也不忘使用甘寒药物以保津。在温疫斑疹的治疗中，余氏在使用清热之品时常配伍活血化瘀药，余氏《疫疹一得》11 例验案中，凡出现斑疹，多加凉血、活血药如生地、紫草等。

（五）郭右陶的《痧胀玉衡》

1. 提出治痧之法　认为治痧有三法，痧在肌肤的用刮法，痧在血肉的用放法，"此二者皆其痧之浅焉者"，对于"痧胀之极，已难于刮放"时，"则刮放之外又必用药以济之"。郭氏指出肌肤痧"用油盐刮之，则痧毒不内攻"；而血肉痧则"看青紫筋刺之，则痧毒有所泄"。

2. 明确痧证性质　郭氏认为痧为毒邪，痧症有实而无虚、有热而无寒、有阳而无阴。"痧者，天地间之厉气也。入于气分，则毒中于气而作肿作胀。入于血分，则毒中于血而为蓄,为瘀。""痧症之发,未有其寒者矣。而亦有其痧之为寒,非痧之有真寒也,盖因世人知痧之热,而服大寒之饮,以至于是。"书中还探讨了"各痧证状",详细阐述了"遍身肿胀痧""闷痧""落弓痧""噤口痧"等多种痧症的特点及治疗方法,且附有"治验"。该书还载有"备用要方"及"药性便览",共载方64首,讨论94味药物药性。《痧胀玉衡》的治痧之法将刮痧、放血、药物相结合,既简便易行,又经济实用。

(六)刘奎的《松峰说疫》

1. **首创疫病统治八法** 刘氏首创了温疫统治八法,即解毒、针刮、涌吐、熏熨、助汗、除秽、宜忌、符咒。其中虽含有画符避疫等迷信内容,但其解毒、针刮、涌吐等方法却包含了许多合理内容。刘氏认为人患疫病,"是皆有毒气以行乎间",故将解毒作为第一治法。刘氏自创了两首解毒方剂,一首为金豆解毒煎,由金银花、绿豆皮、生甘草、陈皮、蝉蜕、井花水等组成。一首为绿糖饮,由绿豆、白糖组成。此二首方的特色在于,未使用芩、连、栀、柏等苦寒清热药物,而是选择了一些甘寒之品,既可清热解毒,又有保津止烦的作用。绿豆、井花水、白糖都为易得之品,非常适合民间治疗疫病。刘氏用针刮治法治疗多种杂疫,其方法来源于《痧胀玉衡》。涌吐、助汗、除秽等法中包含了大量物理疗法,别有特色。

2. **创温疫六经治法** 刘氏仿《伤寒论》,创温疫六经治法。每经证治先谈运气,次言病机,后谈辨治,且附方药。①温疫病在太阳,用元霜丹、浮萍黄芩汤、白虎加元麦汤、人参白虎加元麦汤,并提出用浮萍以解表邪,石膏、知母、元参、麦冬以止燥渴。②温疫病在阳明,腑热未作时,宜清热而发表,载素雪丹方,用石膏、麦冬、元参、丹皮、白芍等清热生津,浮萍解表;阳明腑证则用承气汤,根据病情轻重加上养阴凉血之芍药地黄汤。③温疫病在少阳,用小柴胡汤加味,刘氏认为营郁而发热,应在小柴胡的基础上酌加清营凉血之丹皮、芍药。④温疫病在太阴,化湿为燥,治疗当清散皮毛,泄阳明之燥,而滋太阴之湿,主方黄酥丹,以浮萍解表,生地、丹皮清热凉血,芍药、甘草酸甘以化阴。⑤温疫病在少阴,化寒为热,治应清散皮毛,泄君火之亢而益肾水之枯,方用紫玉丹,仍以浮萍解表,生地、知母、元参等养阴清热。⑥温疫病在厥阴,风烈火炎,煎迫营血,治以清散皮毛,泄相火之炎而滋风木之燥也,以苍霖丹,浮萍清散,生地、芍药、当归、丹皮泻热凉血滋阴。

3. **记载特色避瘟方** 《松峰说疫》重视疫病的预防,总结归纳了中国古代预防温疫之法,撰为"避瘟方"。"避瘟方"共载65方,避瘟方用法共12种,包括内服、熏烧、佩带、嗅鼻、取嚏、纳鼻中、悬挂于庭帐、置于水缸及井中、探吐、沐浴、煮烧病人衣物、闭气进入病人家中。同时该书还将北方俗语所说的诸疫症名称、症状一一剖析,而用药多取民间常见且易得之品,补本草所未备。书中还列举了放痧、刮痧、治疫痧方诸法及用药宜忌。《松峰说疫》中提出了许多具体防疫措施,如"凡有疫之家,不得以衣服、饮食、器皿送于无疫之家,而无疫之家亦不得受有疫之家之衣服、饮食、器皿","将初病人贴身衣服,甑上蒸过,合家不染","入病家不染:用舌顶上额,努力闭气一口,使气充满毛窍,则不染。"对于温疫的治疗用药,刘氏提出慎用大寒之剂,但并不排斥大黄、石膏、芒硝等药。他还提出了以"浮萍代麻黄"的思想,认为"能发瘟疫之汗者,莫过于浮萍",书中记载的方剂中有8首使用了浮萍来解表。

四、叶天士的《温热论》与新感温病学说

（一）风温概念的衍变

在《温病学》里，"风温"首当其冲，既是新感温病的典型代表，又是卫气营血辨证的依托之病。事实上，除风温之外，卫气营血辨证作为辨证模型并不相符。

风温病名首见于《伤寒论》，从条文上看，指伏气温病误汗后的变证。因此，现在一般认为，它与后世温病学的风温证完全是两码事。然而，它与温病学的风温证并非毫无联系，而是其概念经历三次衍变后的结果。

1. 风温概念第一次衍变　见于王叔和整理《伤寒论》时附加的《伤寒例》中。王氏认为，风温属于伤寒过经不解十三日以上更感异气变为坏病之一，即"阳脉浮滑，阴脉濡弱者，更遇于风，变为风温。"它与仲景风温概念相同的是，两者均为先伤于寒，失治、误治后所出现的危急之症。王氏从字义上发挥，提出复感之说，则使风温证向新感学说靠近了一步。

2. 风温概念第二次衍变　见于庞安时的《伤寒总病论》。庞氏进一步从字义上的发挥，以求循名责实，他认为"病人素伤于风，因复伤于风，因复伤于热，风热相搏，则发风温。"很显然，这与《伤寒例》中伤寒伏热与风相搏的风温证又有不同，庞氏的见解有内风的含义。从症状上讲，则四肢不收，头痛身热，常自汗出不解；并首列论治之方，有葳蕤汤、知母石膏汤等。朱肱《类证活人书》又广其说而补入知母干葛汤、瓜蒌根汤、汉防己汤等，均有表里双解之意。

3. 风温概念第三次衍变　这一次它完全抛弃了伏邪的含义，以新感温病的面貌出现。叶香岩《三时伏气外感篇》云："风温者，春月受风，其气已温"。吴坤安《伤寒指掌》亦云："凡天气晴燥，温风过暖，感其气者既是风之邪，阳气熏灼，先伤上焦。其为病也，身热汗出，头胀咳嗽，喉痛声浊，治宜辛凉轻剂解之，大忌辛温汗散，古人治风温，有葳蕤汤、知母蒌根汤、内有黄麻、羌活等药，皆不可用。"从病因、症状、治法、方药等均异于以上诸说，而又隐约可见诸说变迁的痕迹。

经过三次衍变，风温概念从伏寒化温而误治者，一变为新感病证，使我们感到：①随着历史发展，中医病证概念往往变异较大，为了准确继承和切实发扬中医学，我们应根据时代背景及病症理论变化的脉络，理解其概念演变特点，索源及流而本正源清。②运用电子计算机研究中医文献，病证规范化的问题相当棘手，同一病名、内涵常有变化；不同病症，症状组合常常相似，这都是应该考虑的范围。③温病学的大多数概念源于伤寒学，如风温、温毒、冬温、湿温、暑温、温疫等，经过历代伤寒学家的论证和发挥，为明清创立温病学体系提供了充分的理论依据和实践资料。

（二）叶天士的《温热论》

果志霞等研究了叶天士的学术思想。

1. 辨伤寒与温病之不同，创卫气营血辨证体系　《温热论》开篇提出："温邪上受，首先犯肺，逆传心包。肺主气属卫，心主血属营。辨营卫气血虽与伤寒同，若论治法则与伤寒大异也。"明确指出温病与伤寒的病因、邪侵途径和所犯部位及发生、发展的规律均不相同。其中"温邪"一说突显温病病因的温热性质，"上受"是指温邪的感邪途径为由口鼻而入侵人体，首发病位是"肺"，"逆传心包"是指温病可顺传至胃或由肺卫直接进入

心包。此外,"伤寒之邪留恋在表,然后化热入里,温病则热变最速",是温病的致病特点,常易内传气分,或内陷营血而加重病情,明辨温病病机与治法异于伤寒。这些观点被后世誉为温病大纲,使温病从伤寒学说中彻底分离出来而形成独立的医学体系(图3-3)。

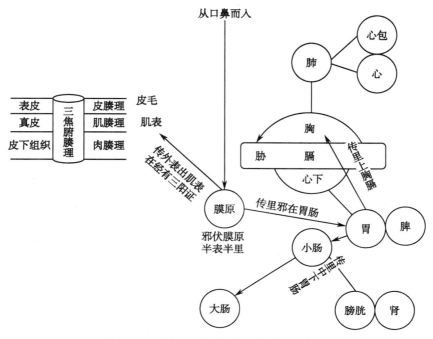

图3-3 《温热论》中的疾病传变模式图

叶氏温病理论的核心即卫气营血辨证,其在《温热论》中第八条指出:"卫之后方言气,营之后方言血。在卫汗之可也,到气才可清气,入营犹可透热转气……入血就恐耗血动血,直须凉血散血",其反映了温病发生发展过程中的病位浅深、病情轻重及病程的先后阶段,概括了卫、气、营、血四个阶段的证候特点及其治疗大法,为后世辨证论治温病提供了理论依据。

2. 发展辨舌验齿之法,充实诊法内涵

(1) 辨舌:包括辨舌质和辨舌苔两方面。辨舌质包括舌体的色泽、胖瘦等方面,察舌苔包括色泽、润燥、厚薄等方面,以全面搜集关于病邪性质、病位深浅、病情轻重等临床资料。《外感温热篇》第19条曰:"若白干薄者,肺津伤也,加麦冬、花露、芦根汁等轻清之品,为上者上之也。"可见,看舌苔察舌质能够知病邪深浅以决定治法。《外感温热篇》第24条云:"若舌黑而滑者,水来克火,为阴证,当温之……舌黑而干者,津枯火炽,急急泻南补北。"说明根据舌苔的厚薄润燥可以采用相应的治法。该条文提示,如若舌苔黑而滑润,为阴寒内盛,治当温阳祛寒;如若舌苔黑而干燥,即肾阴枯竭,心火亢盛,多见于温病后期,治以清心泻火、滋肾救阴。而且,叶氏首倡用手扪舌的方法,以手扪舌却有津液者,为湿热蕴蒸酿痰,将发生湿热之痰蒙蔽心包之证("至舌绛望之若干,手扪之原有津液,此津亏湿热熏蒸,将成浊痰蒙蔽心包也。"),可作为早期诊疗的手段之一。

(2) 验齿查龈："温热之病，看舌之后亦须验齿。齿为肾之余，龈为胃之络。热邪不燥胃津必耗肾液"，揭示出验齿查龈可以察知胃津与肾液之耗伤程度。如齿垢如灰糕样、齿焦有垢可分别反映出胃中津气两竭与肾热肾劫等。

3. 提出温病四个阶段的不同治则

(1) 在卫汗之可也：即以辛凉透汗法治疗卫分证。对温病来说，其表证是否要发汗，当视有汗或无汗而定。如表证无汗者可发其汗，使邪从外解。如表证有汗者，可用蝉蜕、葛根、淡豆豉等发散风热之品，宣通肺卫以解表退热。治疗时为加强疏解透表之力，也可同时加入辛温之品，如温病初起时，因表郁气闭而无汗，可选用荆芥、防风、白芷等，以疏散肌表。

(2) 到气才可清气：指邪在阳明气分所用的治法。叶氏用"才可"二字，是为强调清气之品不可早投滥用，须在温邪确实入气后才能用之，以防寒凉遏邪不利于透邪外出。叶氏云："夏暑发自阳明。"暑热初起，阳明热盛兼有津气耗伤，宜用白虎加人参汤；若伤气明显，可用王氏清暑益气汤；另外，生地黄、麦冬等滋腻之品可使邪遏不能外解，苓、泽等渗湿之品可伤阴，亦均应忌用。

(3) 入营犹可透热转气：营分之热邪既有从气分传入的，也有伏温发自营分者，治宜清营热、滋营阴。但"透热转气"的"透"字，意在清营药中添入轻清宣透之品。当热邪已入营时，应在清营药中加入连翘、竹叶、银花等轻透的药物，可望病邪转气分而解；若营分热已开始传入血分，此时病邪多无转出气分而散的可能，则当撤去气药，在清营药中酌加凉血药如犀角（现已禁用，可改为水牛角）等。

(4) 入血就恐耗血动血，直须凉血散血：由于血分证常有络伤血溢等因致瘀，而且凉血药多寒凝，止血易留瘀，都会有瘀血产生，所以叶氏治疗血分证一方面要清热解毒凉血，用玄参、牡丹皮等；另一方面要配合凉血化瘀药物，如红花、三七等。叶氏认为"入血就恐耗血动血"，说明血分证应包括耗血与动血两方面临床表现。叶氏《临证指南医案》中常有"劫烁津液""肾液涸"等语论。由于中医理论认为精、津、血皆同源而质相似，耗血实际包括了阴血耗损，故血分证是兼有阴血不足的虚实夹杂之证。故叶氏常根据病情选添滋阴养血的药物，如生地黄、熟地黄、白芍、阿胶等。

4. 未病先防，防治并重，愈后防复　叶氏著中有诸如"体虚，温邪内伏""劳倦，更感温邪"等理论，均指出温邪致病与人体正气强弱紧密相关。叶氏喜用中药来预防温病，如体弱身虚之人，夏暑时节可用"生脉四君子汤一剂，恪守日服，可杜夏季客暑之侵"。

叶氏认为，温邪极易耗伤人体阴液，根据肾阴不足的患者易被阳明热邪乘虚深入下焦的病情，提出了"务在先安未受邪之地"的防治原则，即若见舌质干绛或枯萎，虽未有明显肾阴被伤的症状，也应在热邪劫烁阴液之前，先投以咸寒滋阴之品，使肾阴充盛则邪热不易下陷，以达到未病先防的作用。

病初愈，易反复，故应重视病后调理。叶氏认为，"风温上受"宜"先与辛凉清上"，"风温过肺"宜"蔬食安间"，再"当薄味调养旬日"，此为以饮食养护居先。另外，叶氏认为温病中出现战汗是正气祛邪外出的征兆，虽"肤冷一昼夜"，待阳气恢复，肌肤即可温暖如常，"此时宜令病者，安舒静卧，以养阳气来复"，切不可见其倦卧不语，误认为"脱证"，以致惊慌，"频频呼唤，扰其元神"，不利机体康复。

5. "久病入络"与卫气营血辨证　叶天士是"久病入络"和"久痛入络"倡导者，强调"经主气，络主血"，"初为气结在经，久则血伤入络"，"经几年宿病，病必在络"。揭示了以及外感重症由浅入深、由气及血的演变规律，并将其理、法、方、药，广泛运用于疼痛、卒中、积、痹证等病证，形成了系统的"久病入络"学说。

（1）内伤疑难杂病的"久病入络"：叶氏在其医案中记载了一些因络脉病变所导致的常见病证，如癥积、痹证、中风、虚劳、痛证等，并指出导致这些病证的病因有"血伤之络""瘀热入络""痰火阻络""内风袭络""阴邪聚络""寒邪入络"等；同时记述了一些如因虚风、相火、咳逆、失血等使络脉变动失常所致的"动络"，病邪害及络脉的"入络"，相火燔灼、用药苦辛燥热致络脉受创而致的"伤络"等络脉病理变化。关于络病的治疗，叶氏提出辛味通络和络虚通补的治疗大法，《临证指南医案》称"用苦辛和芳香，以通络脉"，"瘕聚每因脉络不通……治宜辛香通络宣畅气血。"并提出"大凡络虚，通补最宜"。

（2）外感温热病的"久病入络"：他在《临证指南医案·温热》案中指出温邪的传变途径为"吸入温邪，鼻通肺络，逆传心胞络中。"这与"初为气结在经，久则血伤入络"交相呼应。叶氏还说："温热时疠，上行气分，而渐及于血分"，"初病湿热在经，久则瘀热入络"。事实上，"久病入络"的"久"是相对概念，含有渐次、逐渐出现的意思，而非仅指时间上的长短。叶氏的温热之邪深入营、血分的"内陷心包络""耗血动血"等病机变化实际上是将"无形之邪久延必致有形，由气入血"的理论运用于外感温热病的诊治中，阐明了温病中由早期功能性改变的卫气分阶段发展到器质性损伤的营、血分阶段的过程。由此而观，并非只是内伤杂病"久病入络"，新感温热之邪亦可致络病。

（三）薛生白《湿热病篇》

朱氏等探讨了薛生白关于湿热病的学术观点。

1. 发病强调内因脾胃　脾主为胃行其津液者也，脾失健运，则湿饮停聚，凡内湿素盛者，暑邪侵入，最易留着而病湿温，相反，内湿不盛，暑邪虽入，却无所依傍，则不必病湿温，或虽病亦轻微。薛生白云："太阴内伤，湿饮停聚，客邪再至，内外相引，故病湿热。此皆先有内伤，再感客邪，由脏及脏之谓。若湿热之证，不挟内伤，中气实者，其病必微。"以手太阴内伤，湿饮停聚作为湿热（湿温）病的内因，堪称要言不烦。对手太阴内伤之涵义不可望文生义，单纯理解为手太阴脾虚，应是泛指脾的运化功能失职。脾气虚弱，不能健运，故湿饮停聚，然脾气壅实，阻滞健运，亦可致湿饮停聚。王孟英云："脾伤湿聚，曷云有余？盖太饱则脾困，过逸则脾滞，脾气因滞而少健运，则湿饮停聚矣。较之饥伤而脾馁，劳伤而脾乏者，则彼犹不足，而此尚有余也。"明确指出饥、饱、劳、逸是导致太阴内伤，脾失健运，湿饮停聚的主要原因，其中就有脾虚、脾实之别。此外，平素嗜食生冷肥甘，醇酒厚味，也可造成手太阴内伤。

2. 辨证需识正局与变局　薛生白认为，脾胃为湿热病变的中心，湿热之邪侵袭人体，多伤及阳明、太阴两经。自注云："湿热之邪从表伤者，十之一二，由口鼻入者，十之八九，阳明为水谷之海，太阴为湿土之地，故多阳明太阴受病。湿热之邪入于人体，必随人身之气而变，因阳气旺即随火化而归阳明，阳气虚则随湿化而归太阴，自注云："湿热病属阳明太阴者居多，中气实则病阳明，中气虚则病太阴。此即为湿热病之正局也，临床典型症状如：始恶寒，后但热不寒，汗出，胸痞，舌白或黄，口渴不引饮，四肢倦怠，肌肉烦痛等。阳为湿遏则恶寒，郁而化热则但热不寒，热盛阳明则汗出，湿蔽清阳则胸痞，湿邪内盛则舌白，湿热交蒸则舌黄，热则液不升而口干渴，湿则饮内留而不引饮。四肢禀气于脾胃，肌肉为脾胃所主，湿热病属阳明太阴者居多，"故四肢倦怠，肌肉烦痛亦为必见之症。至于湿温之变局，薛生白自注中指出："病在二经（指阳明、太阴二经）之表者，多在少阳三焦，病在二经之里者，每兼厥阴风木，以少阳厥阴同司相火，阳明太阴湿热内郁，郁甚则少火皆成壮火，而表里上下充斥肆逆，故易见耳聋、干呕、发痉、发厥。"皆湿温中兼见之变局，而非湿温病必见之正局也。此亦应《素问·阴阳应象大论》"少火生气，壮火食气"之说。薛生白将湿温病正局必见之症标示于第1条提纲中，使人易于辨识，不致与他病混淆，而变局兼见之症，因其或有或无，则列入自注当中，使后学即知其常，亦知其变，而不致临证眩惑也。

3. 祛湿重视宣畅三焦　湿性重着黏滞，最易阻滞气机。薛生白认为："湿多热少，则蒙上流下，当三焦分治，湿热俱多，则下闭上壅，而三焦俱困亦。"可见不论湿重于热，或湿热并重，湿邪为患，必见蒙、流、闭、壅，影响三焦气化。三焦者，决渎之官，主水液运行，三焦受阻，气机不畅则水液运行功能失职，湿必不去，因此三焦气机不畅为湿热病之重要病理机制，宣畅三焦气机是祛除湿邪的根本治疗方法，气机通则三焦畅，湿邪祛则热亦清。诚如柳宝诒所云：湿热两感之病，必先通利气机，俾气水两畅，则湿从水化，热从气化，庶几湿热无所凝结。

宣畅三焦之法，可概括为3个方面：①病在上焦者，辛开宣通肺气，藿香叶、薄荷叶、鲜荷叶、枇杷叶、芦根、冬瓜仁以宣上焦阳气，枳壳、桔梗、淡豆豉、生栀子，而开心胸之表；②病在中焦者，多见发热、汗出、胸痞、口渴、舌白，宜藿香梗、白豆蔻仁、杏仁、枳壳、桔梗、郁金、苍术、厚朴、草果、半夏、干石菖蒲、佩兰叶、六一散，以达开泄中焦湿郁之功，所谓"病在中焦气分，故多开中焦气分之药"；③病在下焦者，症见自利、尿赤、口渴，宜滑石、猪苓、茯苓、泽泻、萆薢、通草等分利为治，务使湿从小便而出，所谓"治湿之法，不利小便，非其治也"。

4. 传变主张病起膜原　《湿热论》认为湿热病起初受病部位多在膜原，谓"湿热之邪，从表伤者十之一二，由口鼻入者十之八九……膜原者，外通肌肉，内近胃腑，即三焦之门户，实一身之半表半里也。邪由上受，直趋中道，故病多归膜原。"而其病机中心在中焦脾胃，谓"湿热乃阳明太阴同病"，"湿热病属阳明太阴经者居多"。其传变规律是："病在二经之表者（所云表者，乃太阴阳明之表，而非太阳之表。太阴之表，四肢也，阳明也；阳明之表，肌肉也，胸中也），多兼少阳三焦。病在二经之里者，每兼厥阴风木"，"中气实则病在阳明，中气虚则病在太阴"，"湿热两分，其病轻而缓；湿热两合，其病重而速"，"湿热一合，则身中少火悉化为壮火"，于是激起三焦相火"上下充斥，内外煎熬，最为酷烈"，而变证蜂起，险象丛生。若"湿多热少，则蒙上流下"，"有湿无热，止能蒙蔽清阳，或阻于上，或阻于中，或阻于下"，"湿热俱多，则下闭上壅，而三焦俱困"（第11条自注），"阳明太阴湿热内郁，郁甚则少火皆成壮火，充斥肆逆"（图3-4）。

根据薛生白《湿热病篇》的所有条文，我们也可以绘出如下"湿热病传变与鉴别的模式图（图3-5）"。

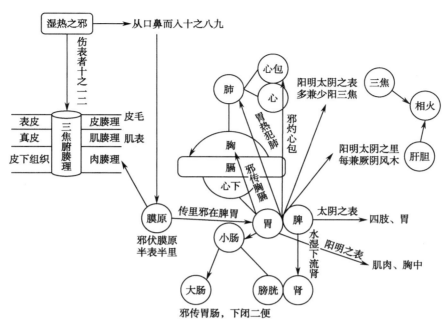

图 3-4 《湿热论》中的疾病传变模式图

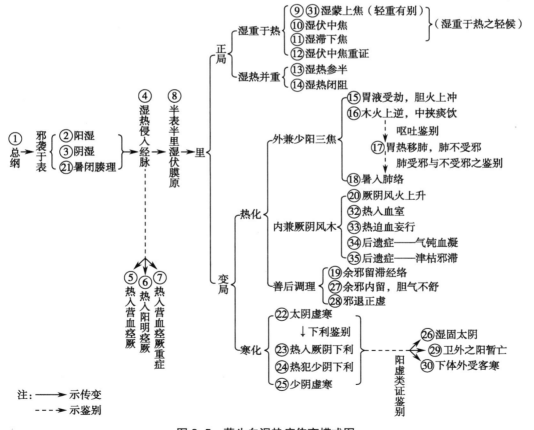

图 3-5 薛生白湿热病传变模式图

(四) 吴鞠通的《温病条辨》

叶一萍等研究了《温病条辨》的学术贡献。

1. 论述九种温病 吴鞠通所述9种温病（表3-2）：①风温，初春阳气升发，厥阴行令，风夹温也；②温热，春末夏初，阳气弛张，温盛为热也；③温疫，疠气流行，多兼秽浊，家家如是，若役使然也；④温毒，诸温夹毒，秽浊太甚也；⑤暑温，正夏之时，暑病之偏于热者也；⑥湿温，湿中生热，即暑病偏于湿者也；⑦秋燥，秋金燥烈之气也；⑧冬温，冬应寒而反温，阳不潜藏，民病温也；⑨温疟，阴气先伤，又因于暑，阳气独发也。

表3-2 《温病条辨》温病分类表

病名	发病季节	病因	特点
风温	初春阳气始开	厥阴行令，风夹温	
温热	春末夏初	阳气弛张，温盛为热	
温疫		病气流行，多兼秽浊	家家如是，若役使然
温毒		诸温夹毒，秽浊太甚	
暑温（兼伏暑）	正夏之时	暑病之偏于热	
湿温（兼寒湿）	长夏初秋	湿中生热，暑病之偏于湿	
秋燥	秋	秋金燥烈之气	
冬温		冬应寒而反温，阳不潜藏	
温疟		阴气先伤，又因于暑，阳气独发	

2. 指出病因有三 吴氏认为，温病病因有三。其一，"伏气为病，如春温、冬咳、温疟，《内经》已明言之矣。"其二，"亦有不因伏气，乃司天时令现行之气，如前列《六元正纪》所云是也。"其三，"更有非其时而有其气，如又可所云戾气，间亦有之，乃其变也。"吴塘所论温病病因，比吴又可所论温疫之病因要广泛得多。而对于戾气认识，也不像吴又可那样强调，只将其与"非其时而有其气"归为一类，认为此"间亦有之"，只是引起温病的病因之一。

3. 倡导三焦辨证 吴鞠通以三焦为纲，病名为目，将叶天士卫气营血辨证贯穿其中，使温病的辨证理论纵横交错，更具体地落实到经络脏腑之上，显得更为系统完备（表3-3）。《温病条辨·上焦篇》第2条"风温病者，始于上焦，在手太阴"，指出温邪的侵入途径及发病部位与叶天士"温邪上受，首先犯肺"的精神一致。《温病条辨·中焦篇》第2条指出："温病由口鼻而入，鼻气通于肺，口气通于胃，肺病逆传则入心包，上焦病不治，则传中焦，脾与胃也；中焦病不治，即传下焦，肝与肾也；始上焦，终下焦。"以上论述，说明温病发病的部位始于肺卫，病邪由口鼻而入，上焦病逆传则为心包，顺传为中焦脾胃，下焦肝肾。

表 3-3 《温病条辨》三焦辨证表

部位	临床表现	病因病机	治法方药
上焦	尺肤热,头痛,但热不恶寒而渴,自汗而咳,午后热甚,脉不缓不紧而动数,或两寸独大	温邪犯肺,肺气郁闭	辛凉平剂,清热宣肺(银翘散)
	但咳,身不甚热,微渴	太阴风温,热伤肺络	辛凉轻剂,散热润肺(桑菊饮)
	热盛,渴甚,大汗,面赤,恶热,舌黄,脉浮洪数	太阴温病,邪在肺经气分	辛凉重剂,退热保津(白虎汤)
	头痛恶寒,身重疼痛,舌白不渴,面色淡黄,胸闷不饥,午后身热,脉弦细而濡	太阴湿温,阻闭清阳	清开上焦肺气(三仁汤)
	神昏谵语,舌謇肢厥	邪入心包,心窍蔽而神明乱	除热解毒,清心开窍(安宫牛黄丸等)
中焦	面目俱赤,语音重浊,呼吸俱粗,但恶热,不恶寒,舌苔老黄,脉浮洪躁甚	阳明温病,邪气近表	辛凉重剂,退热除烦(白虎汤)
	面目俱赤,语音重浊,呼吸俱粗,大便闭,小便涩,但恶热,不恶寒,日晡益甚,潮热,舌苔老黄,甚则黑有芒刺,脉沉数有力,甚则脉体反小而实	阳明温病,病位在里	苦辛通降,咸以入阴,通胃结,救胃阴(承气汤)
	身痛,渴不多饮,或竟不渴,汗出热解,继而复热,舌淡湿热两伤,黄而滑,脉缓濡	脾胃、经络困顿	清热化湿,宣气利小便(黄芩滑石汤)
下焦	身热面赤,手足心热甚于手足背,口干舌燥,甚则齿黑唇裂,耳聋,神倦欲寐,舌赤苔老,脉虚大	热邪深入,或在少阴,或在厥阴,阳亢阴竭,邪少虚	甘润扶正,复其津液(加减复脉汤)
	舌干齿黑,手指但觉蠕动,脉沉数;或心中憺憺大动,甚则心中痛,脉细促;或神倦瘛疭,时时欲脱,舌绛苔少,脉气虚弱	多邪热久羁,消烁真阴,水不济木,肝风内动	咸寒甘润,育阴复脉,潜阳息风(一、二、三甲复脉汤及大定风珠)

4. 制订温病治则 《温病条辨》提出"治上焦如羽""治中焦如衡""治下焦如权"作为温病上、中、下焦不同阶段的治则。治"上焦如羽,非轻不举",即单纯的上焦温病多指手太阴肺经的病变,部位最高病偏于表,治宜轻清升浮之品,否则药重则过病所。"如羽"有以下几个方面的含义:指药物的质地疏松轻浮者,如蝉蜕、桔梗之类;指药物的部位为花叶之类,金银花、菊花、桑叶、薄荷等;指药物味辛,气薄而入肺经者,如淡豆豉、牛蒡子;指用药剂量宜轻,且煎药时间宜短。代表方如银翘散、桑菊饮。治"中焦如衡,非平不安"。中焦指脾胃而言,是气机升降出入之枢纽。包括足太阴脾经,足阳明胃经,手阳明大肠经等气分证。"如衡"指中焦用药既不能失之太薄,亦不可过于厚重。中焦的疾病,邪热较盛,治疗以祛其邪,平衡升降出入之枢纽。温热类用白虎汤,承气汤之类,湿热用王氏连朴饮之类。治"下焦如权,非重不沉"。邪在下焦,以肝肾真阴大伤为主。"如权"是指下焦病用药须重浊味厚如秤锤那样沉重之品,才能直达病所。"如权"的含义有如下几个方面:指味厚滋腻之品,如熟地、阿胶之类;指介石类及血肉有情之品,鳖甲、龟板、龙骨、牡蛎等;指药物的剂量重,煎药时间长。代表方剂如大定

风珠汤、复脉汤。

5. 创立代表方剂　吴鞠通创立了桑菊饮、清营汤、大定风珠汤等疗效卓著的代表方剂。他将叶天士《临床指南医案》所用之法，所遣之药，总结成一整套温病治疗大法和方剂，使温病学辨证论治的理法方药更趋完整。桑菊饮来源于《临证指南医案·咳嗽》18案，原方为连翘、薄荷、杏仁、桔梗、生甘草、象贝，去象贝加桑叶、菊花、苇根组成。清营汤为热入营分的代表方剂，吴鞠通根据《素问·至真要大论》"热淫于内，治以咸寒，佐以甘苦"，《外感温热病篇》"入营犹可透热转气"之法，选用咸寒犀角（现已禁用）、甘寒生地、玄参、麦冬、竹叶、金银花和苦寒的黄连、连翘组成。"营分受热，则血液受劫，法当清营解毒，兼养营阴以防邪热进一步内传，而耗血动血。"三甲复脉汤、大定风珠汤等育阴潜阳咸寒填精之重剂，用于春温病后期虚风内动之证。大定风珠汤方用以鸡子黄、阿胶、龟板、鳖甲、牡蛎咸寒存阴，并且血肉有情之品能填补欲竭之真阴，生地、麦冬、白芍、甘寒养阴。"存得一分阴液，便有一分生机"，全方以保阴精为主，寓潜阳息风于填补真阴之中。

6. 明确治疗禁忌　吴瑭在《温病条辨》中提出了许多温病治疗的禁忌，据学者总结有"十大禁忌"。概括起来，大致可以分为两大类。一类与温病病性为阳、易于伤阴有关，必须禁忌一切可能损伤津液、阴精的治法。比如禁辛温发汗，以免助热耗阴；禁淡渗利小便，免伤阴液；禁纯用苦寒，需配合甘凉生津，以免化燥伤阴；禁数下伤津等。另一类与防止各种病证的误治及相关方剂的误用有关。比如湿温治禁、痘证治禁、少阴耳聋治禁以及白虎汤之不可与等。这些治疗禁忌的问题，应该根据具体情况具体分析，不可拘泥。

7. 提出"五大死证"　《温病条辨·上焦篇》第11条吴氏自注曰："按温病死状百端，大纲不越五条，在上焦有二：一曰肺之化源绝者死；二曰心神内闭，内闭外脱者死。在中焦亦有二：一曰阳明太实，土克水者死；二曰脾郁发黄，黄极则诸窍为闭，秽浊塞窍者死。在下焦，则无非热邪深入，消烁津液，涸尽而死也。"此"温病死证五大纲"，是吴氏得自临床的卓越见解，对温病危重病证预后的高度概括。不过从今天的医疗条件来看，吴氏所说的"五大死证"未必皆属不治，大多患者经过积极抢救可以化险为夷、转危为安。即就中医本身来说，现代对外感热病急症和危重症的诊治，已积累了不少新成果、新经验，如救治呼吸和循环衰竭，参麦注射液、参附注射液等新产品、新剂型的应用，确能明显提高临床疗效。

（五）王士雄的《温热经纬》

李洪涛等探讨了王士雄的温病学学术观点。

1. 辨明新感伏气　新感与伏气相对，指外邪侵袭人体后发病的早迟而言。王氏根据《素问·生气通天论》"冬伤于寒，春必温病"，遂将录文称作《内经伏气温热篇》。《伤寒论》在《黄帝内经》基础上有新的发展，首次提出"伏气"概念，王氏谓"伏气之病，以意候之"，故罗列相关条文，分别名为《仲景伏气温病篇》和《仲景伏气热病篇》。不过，王氏认为仲景还论及新感热病。他说："《脉要精微论》曰：彼春之暖，为夏之暑。夫暖即温也，热之渐也。然夏未至则不热，故病犹曰温……若夏至则渐热，故病发名曰暑……是病暑即病热也。仲圣以夏月外感热病名曰暍者，别于伏气之热病而言也。"因而汇辑有关条文编成《仲景外感热病篇》。但"自感温病，仲圣未论"，故予缺如。此后医家，如"守真论温，凤逵论暑，又可论疫，立言虽似创辟，皆在仲景范围也。"真正详论温病者，当推叶天士所著《温热论》和《幼科要略》。前者专述新感温病，为使篇名相互对应，更称《叶香岩外感温热篇》，全文收录。后者则涵盖伤寒和温病，温病又包括伏气和新感。然因该文"即阐发叶氏如东扶、鞠通、虚谷者，亦皆忽略而未及"，"故于《温热论》后附载春温、夏暑、秋燥诸条"，改称《叶香岩三时伏气外感篇》。继而又辑《陈平伯外感温热篇》《薛生白湿热病篇》《余师愚疫病篇》等。

总体来看，各家所论新感多而伏气少，且有专主新感而否定伏气者如陈氏之文。王氏指出："陈氏此篇与鞠通《条辨》皆叶氏之功臣，然《幼科要略》明言有伏气之温热，二家竟未细绎，毋乃疏乎！"鉴于其"不知有伏气为病之温"，所以王氏断然将"篇中非伏气之说皆为节去，弃瑕录玉，后皆仿此"。至于伏气温病的病机证治有何特点，王氏曾有概括："伏气温病，自里出表，乃先从血分而后达于气分，故起之初往往舌润而无苔垢，但察其脉软而或弦或微数，口未渴而心烦恶热，即宜投以清解营分之药。迨邪从气分而化，苔始渐布，然后再清其气分可也。伏气重者，初起即舌绛咽干，甚有脉伏肢冷之假象，亟宜大清阴分之邪，继必厚腻黄浊之苔渐生。此伏邪与新邪先后不同处。更有邪伏深沉，不能一齐外出者，虽治之得法，而苔退舌淡之后，逾一二日舌复干绛，苔复黄燥，正如抽蕉剥茧，层出不穷，不比外感温邪，由卫及气，自营而血也。秋月伏暑证，轻浅者邪伏膜原，深沉者亦多如此。苟阅历不多，未必知其曲折乃尔也。"

2. 阐释顺逆传变　章虚谷对《温热论》的"逆传心包"注云："卫气通肺，营气通心，而邪自卫入营，故曰逆传心包也。《黄帝内经》言心为一身之大主而不受邪，受邪则神去而死。凡言邪之在心者，皆心包络受之，盖包络为心之衣也。心属火，肺属金。火本克金，而肺邪反传于心，故曰逆传也。"王氏则认为：章氏"以生克为解，既乖本旨，又悖经文"，指出"温邪始从上受，病从外解则不传矣……不从外解，必致里结，是由上焦气分以及中下二焦为顺传。惟包络上居膻中，邪不外解，又不下行，易于袭入，是以内陷营分者为逆传也。然则温病之顺传，天士虽未点出，而细绎其议论，则以邪从气分下行为顺，邪入营分内陷为逆也。苟无其顺，何以为逆？"此以原文辞义为基础，据"先顺后逆，无顺则无逆"进行反证推理，说明温病需有顺、逆两种传变，否则难以互协。关于传变机制，他解释为，"肺胃大肠一气相通，温热须究三焦，以此一脏二腑为最要。肺开窍于鼻，吸入之邪先犯于肺，肺经不解则传于胃，谓之顺传。不但脏病传腑为顺，而自上及中，顺流而下，其顺也有不待言者。故温热以大便不闭者易治，为邪有出路也。若不下传于胃，而内陷于心包络，不但以脏传脏，其邪由气入营，更进一层矣，故曰逆传也。"表明病理演变趋势是判断顺逆传变的内在依据，若自脏传腑，邪有出路为顺；而由脏及脏，病情急重属逆。为了更好地说明问题，他还据温热病邪的特点，进一步论证腑气通畅的重要性，"温热为阳邪，火必克金，故先犯肺。火性炎上，难得下行，若肺气肃降有权，移其邪由腑出，正是病之去路。"所以"温热病之大便不闭为易治者，以脏热移腑，邪有下行之路，所谓腑气通则脏气安也。"由于叶氏论温只言逆传，王氏加以发扬而引入顺传，无疑是温病传变认识的创见性突破，其基本原则为医界所认可。

3. 质疑暑必兼湿　暑邪为病，自《黄帝内经》起历代医家多有探讨。《幼科要略》曾谓"暑必兼湿""暑邪必挟湿"，赞同者颇多。王氏则另持异议，案谓："暑令湿盛，必多兼感，故曰挟。犹之寒邪挟食、湿证兼风，俱是二病相兼，非谓暑中必有湿也。故论暑者须知天上烈日之炎威，不可误以湿、热二气并作一气始为暑也，而治暑者须知其挟湿为多焉。"他还据阴阳学说和暑、湿二字本义，深入阐述自己的观点，"所谓六气，风寒暑湿燥火也。分其阴阳，则《素问》云寒暑六者，暑统风火，阳也；寒统燥湿，阴也。言其变化，则阳中惟风无定体，有寒风、有热风；阴中则燥、湿二气，有寒、有热。至暑乃天之热气，流金烁石，纯阳无阴。或云阳邪为热，阴邪为暑者，甚属不经。经云：'热气大来，火之胜也'。阳之动，始于温，盛于暑。盖在天为热，在地为火，其性为暑，是暑即热也，并非二气。或云暑必兼湿者亦误也。暑与湿原是二气，虽易兼感，实非暑中必定有湿也。譬如暑与风亦多兼感，岂可谓暑中必有风耶？若谓热与湿合始名为暑，然则寒与风合又将何称？更有妄立阴暑、阳暑之名者，亦属可笑。如果暑必兼湿，则不可冠以'阳'字；若知暑为热气，则不可冠以'阴'字。其实彼所谓阴暑，即夏月之伤于寒湿者耳。设云暑有阴阳，则寒亦有阴阳矣。不知寒者水之气也，热者火之气也。水火定位，寒热有一定之阴阳。寒邪传变，虽能化热而感于人也，从无阳寒之说；人身虽有阴火，而六气中不闻有寒火之名。暑字从日，日为天上之火；寒字从人人，人人为地下之水。暑邪易入心经，寒邪先犯膀胱，霄壤不同，各从其类，故寒、暑二气不比风、燥、湿有可阴可阳之不同也。"

又说："暑为阳气，寒为阴气，乃天地间显然易知之事，并无深微难测之理，而从来歧说偏多，岂不可笑！更有调停其说者，强分动得、静得为阴阳。夫动静惟人，岂能使天上之暑气，随人而判乎？……若谓暑必兼湿，则亢旱之年，湿必难得，况兼湿者何独暑哉？盖湿无定位，分旺四季，风湿寒湿，无不可兼。惟夏季之土为独盛，故热湿多于寒湿。然暑字从日，日为天气，湿字从土，土为地气，霄壤不同，虽可合而为病，究不可谓暑中原有湿也。"在王氏案语中，类似的大段议论较为少见，由于逻辑严谨，符合实际，已为学者接受，现在通常均表述为"暑多兼湿"。此外，王氏认为东垣清暑益气汤"虽有清暑之名而无清暑之实"，所以他"每治此等证，辄用西洋参、石斛、麦冬、黄连、竹叶、荷秆、知母、甘草、粳米、西瓜翠衣等，无不应手取效也。"此以暑邪不必兼湿且易耗伤津气为原则组配，完全符合其学术见解，临床颇为常用。因未立方名，当代多特称王氏清暑益气汤，收载于诸多医籍中。

五、伏气温病学派及相关名著

（一）伏气学说发展简述

伏气学说最早即起源于《黄帝内经》。《素问·阴阳应象大论》云："冬伤于寒，春必温病；春伤于风，夏生飧泄；夏伤于暑，秋必痎疟；秋伤于湿，冬生咳嗽。"《素问·生气通天论》中也有同样的论述，明确指出四时所感外邪可潜伏于体内，延迟发病。"伏气"一词最早出现于《伤寒论·平脉法》："师曰：伏气之病，以意候之，今月之内欲有伏气。假令旧有伏气，当须脉之。"张仲景并未对"伏气"的含义进行解释。到晋代王叔和在《伤寒论序例》中言："冬令严寒……中而即病者，名为伤寒；不即病者，寒毒藏于肌肤，至春变为温病，至夏变为暑病，暑病者热极重于温也；是以辛苦之人，春夏多温热者，皆由冬触寒所至，非时行之气也。"王叔和运用伏气学说阐释温病的病因，并对伏邪伏藏的病位和伏邪的致病特点作了初步归纳。这为伏气温病的形成奠定了基础，因而王叔和被尊为伏气温病的创始人。

唐代王焘《外台秘要》认为不独伏寒化温，且感冬月温暖之气，亦可伏而后发。他说："其冬月温暖之时，人感乖候之气，未遂发病。至春或被积寒所折，毒气不得泄，至天气喧热，温毒始发，则肌肤斑烂也。"金元四大家之一刘完素认为，伏邪温病四时皆有，不只发生于春夏两季，扩大了伏邪温病的范围。《伤寒医鉴》云："冬伏寒邪，藏于肌肉之间，至春变为温病，夏变为暑病，秋变为湿温，冬变为正伤寒。"明代王肯堂在《证治准绳》中确定了暑邪内伏及伏暑病名。

伏气温病学说在清代得到了充分的发展，但这仅仅限于温病的范畴，而不涉及其他几种外邪的伏气理论。虽然《黄帝内经》中就已经提出四季感受风、寒、暑、湿皆可形成伏邪，但这一理论长时间内未引起医家的重视。随着伏气理论的不断发展，直至清代医家又将伏气的研究逐渐扩展到温病以外的外感疾病。例如，叶子雨的《伏气解》一书指出："伏气之为病，六淫皆可，岂仅一端"；还有刘吉人的《伏邪新书》对伏邪的概念作了扩展，他说"感六淫而不即病，过后方发者总谓之曰伏邪，已发者而治不得法，病情隐伏，亦谓之曰伏邪；有初感治不得法，正气内伤，邪气内陷，暂时假愈，后仍复作者亦谓之伏邪；有已发治愈，而未能尽除病根，遗邪内伏后又复发亦谓之伏邪"，又说"夫伏气有伏燥、有伏寒、有伏风、有伏湿、有伏暑、有伏热"。进一步扩大了伏气学说的范围。

（二）柳宝诒的《温热逢源》

陈正平等介绍了柳宝诒的温病学思想。

1. 伏温的发病观

（1）外感中常有之病：柳氏指出，"就温病言，亦有两证：有随时感受之温邪，如叶香岩、吴鞠通所论是也；有伏气内发之温邪，即内经所论者是也。而近人专宗叶氏，将伏气发温之病，置而不讲。每遇温邪，无论暴感、伏气，概用叶氏辛凉轻浅之法，银翘、桑菊，随手立方；医家病家，取其简便，无不乐从。设有以伏气之说进者，彼且视为异说，茫然不知伏气为何病。嗟乎！伏温是外感中常有之病，南方尤多，非怪证也。其病载在《内经》《难经》《伤寒论》诸书，非异说也。临证者，竟至茫然莫辨，门径全无，医事尚堪问哉！"

（2）外感中重险之证：柳氏认为，暴感温病从表入里，证发常轻浅；伏气温病从内出外，证发常重险。指出："伏气由内而发，治之者以清泄里热为主，其见证至繁且杂，须兼视六经形证，乃可随机立法。暴感风温，其邪专在于肺，以辛凉清散为主；热重者，兼用甘寒清化。其病与伏温病之表里出入，路径各殊；其治法之轻重深浅，亦属迥异。""时医不知分别，对伏温从少阴初发之证，亦宗叶香岩之辛凉清解，则失之肤浅矣。"

柳氏目击时弊曰："近日医家，不囿于吴又可募原之说，即泥于吴鞠通三焦之论，而绝不知有少阴伏邪随经发病之理。故遇此等证，便觉毫无把握，轻者迁延致重，重者无法挽救，近年所见不少矣，哀哉！"

2. 伏温的病理观

（1）邪伏少阴：柳氏提出，"伏气发温之病，惟冬伤于寒故病温，惟冬不藏精故受寒。其所受之寒，无不伏于少阴，断无伏于肌肤之理。其肾气未至大虚者，倘能鼓邪外达，则由少阴而达太阳，病势浅而轻。若肾虚不能托邪，则伏于脏而不得外出，病即深而重。""如果冬不藏精，别无受寒之事，则其病为纯虚，与温病何涉。"

（2）随经可发：柳氏称"邪伏少阴，随气而动，流行于诸经，或乘经气之虚而发，或挟新感之邪气而发。其发也，或由三阳而出，或由肺胃；最重者热不外出，而内陷于手足厥阴；或肾气虚不能托邪，而燔结于少阴。是温邪之动，路径多歧，随处可发，初不能指定发于何经。"对于纷纭众说，柳氏认为："诸家所论，虽亦各有所见，但只举温病之一端，而不可以概温病之全体。至吴鞠通温病条辨，横分三焦。谓凡病者，必始于上焦手太阴。是以时感温风之证，指为伏气发温之病。彼此混而不分，其背谬为尤甚。"柳氏推崇《难经》云："温邪行在诸经，不知何经之动。此语空灵活泼，最合病情。"

柳氏撰述"伏温由少阴外达三阳证治""伏温热结胃腑证治""伏温上灼肺金发喘逆咯血咳脓证治"以及伏温化热内陷厥阴、内陷太阴、郁于少阴、内燔营血、外窜血络、外夹新邪等篇，何经之动，条分缕析，颇有参考价值。

3. 伏温的辨证观

（1）先辨六经：柳氏认为：凡外感病，无论暴感伏气，或由外而入内，则由三阳而传入三阴；或由内而达外，则由三阴而外出三阳。六经各有见证，即各有界限可凭。治病者指其见证，即可知其病之浅深。问其前见何证，今见何证，即可知病之传变。伤寒如此，温病何独不然。素问热病论、仲景伤寒论均以此立法，圣人复起，莫此易也。近贤叶氏，始有伤寒分六经，温病分三焦之论；厥后吴鞠通著《温病条辨》，遂专主三焦，废六经而不论。殊不知人身经络有内外浅深之别，而不欲使上下之截然不通也。其上焦篇提纲云："凡病温者，始于上焦，在手太阴。试观温邪初发者，其果悉见上焦肺经之证乎？即或见上焦之证，其果中下焦能丝毫无病乎？况伤寒温热，为病不同，而六经之见证则同；用药不同，而六经之立法则同。治温病者，乌可舍六经而不讲者哉！"

（2）再分兼夹：柳氏指出：新邪引动伏邪之证，随时皆有。故为时邪引动而发者，须辨其所夹何邪，或风温，或暴寒，或暑热。还须审伏邪与新感，孰轻孰重，方可着手。伏温外夹风寒暑湿各新邪为病，中详述之。对于伏温而兼内伤，柳氏指出："若伏温而兼内伤者，则因内伤而留滞伏温，不得爽达。治之不得其法，每有因此淹缠，致成坏证者。"伏温兼夹气郁痰饮食积瘀血以及胎产经带诸宿病，中亦详述之。

4. 伏温的治疗观

（1）泄热透邪：柳氏认为，"伏气温病，虽外有表证，而里热先盛"，故初起治法，即以清泄里热，导邪外达为主。"用黄芩汤加豆豉、玄参，为至当不易之法。盖黄芩汤为清泄里热之专剂。加以豆豉为黑豆所造，本入肾经；又蒸窨而成，与伏邪之蒸郁而发相同；且性味和平，无逼汗耗阴之弊；故豆豉为宣发少阴伏邪的对之药。再加元参以补肾阴，一面泄热，一面透邪，凡温邪初起，邪热未离少阴者，其治法不外是矣。""若其邪初出三阳，或兼新感，外有恶寒无汗等证，则桂、葛、柴胡，自当参用。""若新感引动伏气，新感重者即当在初起时，着意先撤新邪；俟新邪既解，再治伏邪，方不碍手。此须权其轻重缓急，以定其治法，不可预设成见。""如伏邪化热内壅，结于胃腑，则可用清泄之剂，攻下泄热，导邪从大便出，慎勿震于攻下之虚声，遂谓已下不可再下。""如伏邪一律外透，邪热熏灼肺胃，可清泄胃热，开透肺金。若伏邪内燔营血，或外窜血络，则采用化斑透疹、凉血泄热之法以导邪外出；若伏邪内陷手足厥阴，发生痉厥昏蒙等证，第一须先为热邪寻出路，以冀不使伏邪乏透出之路而内闭。"总之，因伏邪性属里热，病势以外出为顺，故清透泄热为治温第一大法。

（2）养阴补托：柳氏认为，"经言藏于精者，春不病温。则凡病温者，其阴气先虚可知。使或虚而未至于甚，则养阴透邪，治之如法，犹可挽回。若病温者而至虚甚，则邪热内讧，阴精先涸，一发燎原，不可治矣。""故清透泄热之法，用于阴虚未甚者。若肾虚较甚，伏温化热郁于少阴，不达于阳，就必须重视扶正养阴，以使正气有托邪外出之力"，"伤寒伤人之阳，温病烁人之阴，而其为正虚邪陷则一也。治伤寒，仲景既立助阳托邪之法；治温病，若唯取其阴而不鼓动其阴中之阳，恐邪机仍冰伏不出。拟于大剂养阴托邪之中，佐以鼓荡阳气之意，俾邪机得以外达三阳为吉。"但伏邪郁久化热，究以伤阴为常，而"阴液一伤，变证蜂起，故治伏温病，当步步顾其阴液"，即阴虚未甚之时，立法清透，亦当预护阴津。养阴护津之品，柳氏认为："西洋参甘凉养津，施于温热伤阴者，最为合用。余如生地滋肾阴，白芍养肝阴，石斛养胃阴，沙参养肺阴，麦冬养心阴。无论发表攻里剂中，均可加入。"要之，因伏温必伤肾阴，正虚邪易内陷，故养阴补托，为治温第二大法。

温病当以养阴为第一，还是当以撤热为第一？柳氏认为：蒋（问斋）氏此论，以攻邪为主，盖以邪退而正自复，去邪所以救阴也。吴鞠通温病条辨则以养阴为主。阴气既充，则在表者，液足自能致汗，在里者，增水乃可行舟。阴旺则热自解，养阴即以泄热也。愚谓此二法，亦当随人而施。如偏于阴虚者，则养阴以泄热，吴氏之论为宜。偏于邪重者，则泄热以存阴，蒋氏之法为合。

（三）雷丰的《时病论》

柳亚平等研究了雷丰的伏气学说。

1. 重视六淫伏气 《时病论》对风、寒、暑、湿、燥等六淫的伏气病皆有论述。如春温、风温、温病、温毒、晚发为冬之伏寒化温；飧泄、洞泄、风痢为春之伏风发于夏秋之际；伏暑、暑疟、风疟、寒疟、湿疟、温疟、瘅疟、牝疟等病，因夏之暑邪伏留，至秋复感凉风，暑与风凉合邪为病；秋之伏气至冬季发为咳嗽，雷丰称为"伏气咳嗽"，分燥湿二种，干咳因体内有伏燥，痰嗽因体内有伏湿。可见，雷丰论述的伏邪发病不仅仅局限于伏气温病，而且涉及其他几种外邪。其中疟疾、咳嗽等伏气病变的阐述，对临床同病异治的鉴别诊断也具有指导意义。

2. 论述伏邪发病部位 关于伏邪的部位，王叔和提出"寒毒藏于肌肤"，吴又可在《温疫论》中又提出"邪伏膜原"，这些仅是针对伏气温病而言。雷丰对于伏邪的部位又有新的认识。因为六淫邪气侵犯人体的部位有特定倾向性，所以雷丰指出：伏寒多潜藏于肌肤，或骨髓，或足少阴肾经；伏风之气，内通于肝，次传于脾；伏暑内舍于营分；伏湿之气，内伏于脾（包括膜原），上传于肺；伏燥之气，内伏于肺。

雷丰对伏气部位的论述，涉及脏腑、经脉、气血、五体等不同的层次，又根据不同邪气的性质明确了具体部位。此外，同一种邪气潜伏的部位也会由于体质的差异而不同。例如，雷丰多次谈到寒邪潜伏的部位，"其藏肌肤者，都是冬令劳苦动作汗出之人；其藏少阴者，都是冬不藏精肾脏内亏之辈（《时病论·冬伤于寒春必病温大意》）"。因两者体质差异，虚损部位不同，所以伏邪潜藏的部位有别。

3. 分析伏邪潜伏条件　邪气潜伏的原因，雷丰认为有内、外两方面因素。

（1）外邪：由于感邪轻浅，所感受的六淫之邪不太强烈，不足以立即引起发病。例如，"夏令伤于暑邪，甚者即患暑病，微者则舍于营"（《时病论·夏伤于暑秋必痎疟大意》），又如"夫冬伤于寒，甚者即病……微者不即病，其气伏藏于肌肤，或伏藏于少阴"（《时病论·冬伤于寒春必病温大意》）。

（2）内因：因为局部或整体的正气虚弱。"此即古人所谓最虚之处，便是容邪之处。"（《时病论·冬伤于寒春必病温大意》）如上文提到的劳苦汗出，则肌腠疏松，气随汗泄，卫气不充；冬不藏精，则肾脏亏虚。由于机体内在正气的虚损，又为邪气潜伏创造了条件。

4. 归纳伏邪发病形式

（1）新感引发伏邪，新邪与旧邪相兼发病：例如，秋之伏湿或伏燥，至冬稍感寒邪，即会引发痰嗽或干咳。又如，冬之伏寒化温，至春由寒邪触发者为春温；由风邪触发者为风温；由新感温热邪气触发者为温毒。

（2）邪气潜伏后性质转变，重阴必阳，随自然界阴阳消长，得其时而发：例如，春季的温病、晚发二证，因冬季感受微寒，伏寒化温，至春季阳气升发开泄，温热伏邪自内发外，不需要外邪引动。

（3）伏邪自发，未经新邪引动，得"虚"而发病："不因外邪而触发者，偶亦有之（《时病论·冬伤于寒春必病温大意》）"。伏邪在体内传变转化，邪势渐盛，正气渐衰，遇到人体正气亏虚即趁"虚"发病。例如，夏季之飧泄，是由于"春伤于风，风气通于肝，肝木之邪，不能条达，郁伏于脾土之中，中土虚寒，则风木更胜，而脾土更不主升，反下陷而为泄也"（《时病论·春伤于风夏生飧泄大意》）。正是由于风气内伏，邪势渐胜，木郁土虚，正不胜邪而发病。这就是得"虚"而发，"虚"指人体的正气虚损。当然"虚"是相对的，是与邪气的势力相比较而言。

（四）俞根初的《通俗伤寒论》

张宏瑛等探讨了俞根初的伏气温病学说。

1. 伏寒化温与伏气温热的传变　首先，俞氏认为伏寒化温与伏气温热，其病机与传变不同。俞氏根据临证经验总结："凡病伤寒而成温者，阳经之寒变为热，则归于气，或归于血。阴经之寒变为热，则归于血，不归于气。"伏寒化温者，多由其人肾经先虚，或劳欲伤肾，肾不藏精，冬季感受寒邪，邪气乘虚得以伏匿于少阴，经旬月郁而从阳化热，由时令阳气萌动而引发或由外寒搏触内热而诱发。伏邪所化无形之热从经气而达，其化热内壅者，则结于胃腑，多见阳明经腑气分证；或其热壅于胃，上熏于膈，邪热由胃而上炎及肺，发为喘咳、咯血、咳脓；足少阴经上系于肺，邪热亦可由肾系而上逆于肺。伏邪化热，其熏蒸于气分者，为烦热、口渴等证；其燔灼于血络者，血为热扰，因致络血外溢；邪热郁于血络者，则发为斑疹；其已化之热又可灼伤营阴，使变证蜂起。若肾气不充，寒邪恋于少阴，而寒必伤阳，肾阳既弱则不能蒸化鼓动，邪机冰伏，欲达不达，辗转之间，邪即内陷；若因肾阳虚馁无力托伏邪从阳化热入于气分，邪伏既久，其已化之热可窜入手足厥阴而作痉厥，未经化热者仍留滞于阴分。故俞氏还讲："伤寒新感，自太阳递入三阴。

温热伏邪，自三阴发出三阳。"

2. 四时之气多潜伏体内　《素问·生气通天论》云："春伤于风，邪气留连，乃为洞泄；夏伤于暑，秋为痎疟；秋伤于湿，上逆而咳，发为痿厥；冬伤于寒，春必温病。四时之气，更伤五藏。"六淫邪气不仅可以直接伤害四时所主本脏为病，随感即发，亦可潜伏体内待时而后发。若春季伤于风邪，未即时而发，邪气潜伏体内，至长夏脾土当令之时，木郁乘及脾土，发为飧泄；若夏季伤于暑邪，未即时而发，邪气潜伏体内，至秋凉风外束，寒热交争，发为疟疾；若夏秋之交，伤于湿邪，未即时而发，邪气潜伏体内，值秋凉之气外束，邪气郁伏，至冬外寒搏束伏邪，邪气上乘于肺，发为咳嗽；若冬伤于寒邪，未即时而发，邪气潜伏体内，至春感于阳邪，引发内在伏邪，发为温病。俞氏的论治思想多源于《黄帝内经》等经典，他认为四时之气多可伏而成病，风温（伤寒）、暑湿（伤寒）、湿温（伤寒）、秋燥（伤寒）、冬温（伤寒）有新感，亦有伏气致病。

3. 风寒二邪搏发伏邪成病　伏邪潜伏体内，邪正交争，既耗气又伤血，气血有衰，营卫之气不足，卫外失固，六淫外邪乘虚内侵，外邪搏触内潜伏邪，内外之邪相引而夹发。而伏邪在体内潜伏已久，本有蠢蠢欲动外发之势，适逢外感诱引，于是内外合邪，便一发而不可收。而六淫邪气中的风、寒二邪常作为外感诱发因素由外搏触内潜之伏邪，引动伏气致病。例如风温（伤寒），其伏气为病者，多由外感冷风搏触体内伏温之邪而发，病初起以微恶风寒，头痛身热等肺卫表热证为主，若病势剧者可迅速表现气分里热壅盛证候，甚则邪热逆传，出现神昏惊瘛，手足瘛疭。春温（伤寒），为伏寒之邪化温，邪气潜伏，因春寒搏触伏邪而引发。若为实邪发病（病者正气不衰或阳热较盛，伏温邪气亦盛，正邪交争较为剧烈），病多发于少阳三焦，病起可见热郁少阳证候，邪热壅盛者亦可迳入阳明而外溃；若为虚邪发病（病者素体多为阴虚内热，冬令外感寒邪，伏寒郁而化热，耗伤营阴），伏于少阴之温邪由新感春寒引发，发于血分阴分，可见面赤身热、手足躁扰、神昏谵语，甚则昏迷不语；邪热内陷厥阴，可见胸腹灼热，其人如惊痫，时瘛疭，甚或四肢厥逆；发于阴分者，多见肝肾阴劫，阴虚风动证候。

湿温（伤寒），多由首夏及初秋两时，外界湿邪侵入，湿邪潜伏，伏湿酝酿积久而成温，后因新感暴寒而诱发，其中湿邪、温（暑）邪为伏邪，外感之寒为新邪，伏邪与新邪兼夹相引而发，寒湿温（暑）三气杂合而致病。暑湿（伤寒），为感受暑、湿邪气内伏，复由暴感寒邪而触发，或外感暑湿，内伤生冷而致病。伏暑（伤寒），为夏伤暑湿，湿遏热伏，至深秋霜降立冬前后，复感深秋大凉或初冬微寒，暑湿伏邪为外寒搏动而触发。冬温（伤寒），多由初冬气候晴暖温燥，时令之气首先犯肺，复感受冷风冒触而发病，为新感，病浅而轻；而冬初温邪引动内伏暑热之邪，为伏邪致病，病深而重。由此可见，风、寒邪气在许多伏气温病的发病过程中，常常作为一种诱发因素，引发内潜之伏邪，或同时与其他温邪相兼而为病。

4. 新邪引发伏邪多致重病　俞氏说："病无伏气，虽感风寒暑湿之邪，病尚不重。重病皆新邪引发伏邪者也。""惟所伏之邪，在膜原则水与火互结，病多湿温。在营分则血与热互结，病多温热。邪气内伏，往往屡夺屡发，因而殒命者，总由邪热炽盛，郁火熏蒸，血液胶凝，脉络滞塞，营卫不通，内闭外脱而死。"例如，春温（伤寒），新邪引发伏邪致病，发病急速，病情较重，证候变化快，病初起即见里热炽盛的症状，症如突然高热、头痛、呕吐、项强、躁动不安、斑疹隐隐等，初起证候或发于少阳、胸膈（气分），或发于少阴血分阴分（营分），少数亦可见短暂的卫表证，在疾病的发展过程中极易出现斑疹、神昏、痉厥等危重证候，病后期可出现肝肾阴竭、虚风内动等重症表现。伏暑证，亦为当令时邪诱发伏邪致病，其发病急骤，病情深重，病程缠绵，初起可见短暂的卫分证，随即出现明显的里热见证，若为暑湿病邪致病，邪气则郁伏膜原气分而发，可见高热、心烦、口渴、脘痞、苔腻等暑湿郁蒸气分症状。暑重湿轻者，传于胃而留连气分，邪郁可发疹；湿重者，病邪传于二肠与肠腑积滞糟粕相搏结而阻于肠道，出现大便溏而不爽；若为暑热病邪致病，邪气则郁伏营分而发，可见高热、烦躁、口干不甚渴饮、舌赤等暑热内炽营分证，营热迫及血分，邪热郁蒸津液为痰，热瘀胶结内闭包络，极易形成痰热瘀闭心包之重证。病后期正气耗伤，甚则发生阴阳气血外脱之候。若伏邪兼夹气郁、痰饮、食积、瘀血等内伤之病，适逢新邪引动伏气为病，由于内伤留滞，伏邪不得爽达，若治不得法，亦每致坏证重病。

5. 时邪引动伏邪治宜先解其外再治其内　伏温有因阳气内动伏寒化热而发者，有因时邪外感引动而发者。伏寒化热而发者，其证初微有形寒，不恶风寒，里热炽甚，骨节烦疼，渴热少汗，用药宜助阴气以托邪外达；时邪外感引动而发者，须辨其所夹何邪，轻者可以兼治，重者当于病初起之时以疏解法先撒其新邪，俟新邪既解，再治其伏邪。而体内邪伏既久，郁阻气机，使气血滞塞，郁久而化火化热，治疗当宜通气机，清其血热；若郁邪化热，邪热炎炽灼伤津液，往往使变证蜂起，故治伏温又当步步顾护阴液。若伏邪兼夹内伤之病者，当辨其所兼何邪，在对治伏邪同时，针对其所兼夹之病邪及病证之传变亦应兼顾。例如：春温（伤寒），若为少阴伏气温病，多由骤感春寒诱发，初起针对阴虚内热又兼风寒外束的证候，宜酌用七味葱白汤及加减葳蕤汤辛凉佐以甘润，先解外搏之新邪，继以甘寒复苦泄法，酌用犀地清络饮（《重订通俗伤寒论》）及导赤清心汤，以清内伏之血热；若邪热内陷包络兼痰迷清窍，急与玳瑁郁金汤清宣包络痰火；邪陷心包痰瘀互结者，以犀羚三汁饮（《重订通俗伤寒论》）调服至宝丹或牛黄膏以开闭；若血热内动肝风者，以羚角钩藤汤（《通俗伤寒论》）凉肝息风止痉。若膜原伏邪由春感新寒触发者，先以葱豉桔梗汤辛凉发表，解其外寒；表解即出现表里俱热的证候，若热结于里者，以柴芩清膈煎苦辛开泄双解其表里之热；若阳明热势炽盛，斑疹隐隐者，以新加白虎汤加炒牛蒡、大青叶速透其斑疹；若见痰热内扰者以蒿芩清膈煎去陈皮加北秫米、辰砂染灯芯轻清痰热；若热结小肠火腑者，急与小承气汤去厚朴，加黄连、木通，清降小肠之热结；若阳明热结兼胸闷痰多者，以陷胸承气汤，加益元散、淡竹叶，攻下泄热，兼宣肺化痰；后期出现邪退阴伤者，以麦门冬汤加生谷芽、橘白养阴醒胃。由于邪伏既久而深沉，清除伏邪通常不能一蹴而就，在治疗过程中，伏邪往往如抽丝剥茧，层出不穷，屡经缓下，再次清利，而伏邪始尽。

（五）张锡纯的《医学衷中参西录》

石氏等探讨了张锡纯对伏气温病的理解和认识。

1. 对伏气温病的认识　张锡纯在《医学衷中参西录·论冬伤于寒春必病温及冬不藏精春必温病治法》中说："尝读《内经》有冬伤于寒，春必温病之语，此中原有深义，非浅学者所易窥测也。"他认为："冬伤于寒者，即为伤寒，而其轻者微受寒邪，不能即病，由皮肤内侵,潜伏于三焦脂膜之中,阻塞气化之升降流通,即能暗生内热,迨至内热积而益深,又兼春回阳生触发其热,或更薄受外感以激发其热,是以其热自内暴发而成温病,即后世方书所谓伏气温病也。"

历代医家根据《素问·阴阳应象大论》"冬伤于寒,春必病温"和《素问·热论》"凡病伤寒而成温者,先夏至日者为病温,后夏至日者为病暑"之说,多把春温作为伏气温病看待。寒邪内伏的部位,叶天士提出冬寒伏于少阴,春季发于少阳。张锡纯却认为其"潜伏于三焦脂膜之中,阻于气化之升降流通,况且,盖此等皆以先有伏气,至春深萌动欲发,而又因暴怒,或劳心劳力过度,或因作苦于烈日之中,或因酣眠于暖室内,是一发表里即壮热"。这些认识与后世之温病学派的卫气营血理论显然不同。

张锡纯认为:"大凡病温之人,多系内有蕴热,至春阳萌动之时,又薄受外感拘束,其热即陡发而成温。冬不藏精之人,必有阴虚,所生之热积于脏腑,而其为外感所拘束而发动,与内蕴实热者同也。""此种之人,又因伏气所化之热先伏藏于三焦脂膜之中,迨至感春阳萌动而触发,其发动之后,恒因冬不藏精者,其肾脏虚损伏气乘虚而窜入少阴"(《医学衷中参西录·论冬伤于寒春必病温及冬不藏精春必温病治法》);而且"盖伏于三焦脂膜之中,与手、足诸经皆有贯通之路,其当春阳化热而萌动,恒视脏腑虚弱之处以为趋向,所谓'邪之所凑,其气必虚也'"(《医学衷中参西录·温病之治法详于伤寒论解》)。表明张氏认为伏气温病的发生,皆由内外合邪而发作。

张氏认为,《黄帝内经》的"冬伤于寒,春必温病",此言伏气化热成温病也,且"伏气化热成温病者,大抵因复略有感冒,而后其化热可陡然成温,表里俱觉壮热。不然者,虽伏气所化之热深入阳明之腑,而无外感束其表,究不能激发其肌肉之热(《医学衷中参西录·论冬伤于寒春必病温及冬不藏精春必病温治法》)。张氏不仅认为伏气温病能伏气化热,且还认为"其积久能生之病,有成肺病者,有成喉病者,有生眼疾者,有患齿疼者,有病下痢者,有病腹疼者"(《医学衷中参西录·论冬伤于寒春必病温及冬不藏精春必病温治法》),其伏气温病范围已超出了《黄帝内经》所指,并为内伤杂病的热病治疗提供了新的思路。

2. 从阳明治伏气温病　张锡纯认为伏气温病不仅能阻塞人身气化流通,而且"其人恒不易得汗,若能遍体出透汗,其伏气即可随汗发出"(《医学衷中参西录·秋温兼伏气化热案》)。况且"有伏气伏于膈膜之下,逼近胃口,久而化热"(《医学衷中参西录·石膏解》)。因此,张氏认为"凡伏气化热之病,原当治以白虎汤,脉有数象者,白虎加人参汤"(《医学衷中参西录·深研白虎汤之功用》)。但是,"是以治之者恒不知其为伏气化热,放胆投以治温病之重剂,是以其热遂永留胃腑致生他病"(医学衷中参西录·论伏气化热未显然成温病者之治法))。因此,张氏治疗伏气温病,扼守阳明,擅用白虎汤或白虎加人参汤统治伏气温病。"盖石膏煎汤,其凉散之力皆息息由毛孔透达于外,若与人参并用,则其凉散之力,与人参补益之力互动化合,能施转于脏腑之间,以搜剔深入之外邪使之净尽无遗,且"凡伏气化热窜入阳明胃腑,非重用石膏不解,《伤寒论》白虎汤原为治此证之方也(《医学衷中参西录·续申白虎加人参汤之功用》)。因此,张氏惯用白虎汤或白虎加人参汤治伏气温病,随证加减,疗效卓著。

张锡纯不仅治伏气温病,扼守阳明,擅用白虎汤或白虎加人参汤,而且还惯用发汗之法解阳明之热。这是因为:"伏气成温,毫无新受之外感者,似不可发汗矣。然伏气之伏藏皆在三焦脂膜之中，其化热后乘时萌动，若有向外之机，正可因其势而利导之，俾所用之药与内蕴之热化合而为汗"（《医学衷中参西录》）。（若人问《伤寒论》以六经分篇未言手经足经及后也论温病者言入手经不入足经且谓温病不宜发汗之义），惯用清解汤（薄荷、蝉蜕、石膏、甘草）、凉解汤（上方重用石膏）、寒解汤（生石膏、知母、连翘、蝉蜕）三方随证施用，从汗而解，若其伏气内传阳明之腑而变为大热大渴之证，此宜投白虎汤或白虎加人参汤。有则案例：赵某，年四十许，始则发热懒食，继则咳嗽吐痰腥臭，医治三月，浸至不能起床，脉象滑实，右脉尤甚（伏气之脉亦如寒温之脉，多右盛于左），舌有黄苔，大便数日一行。张氏知其为伏气温病，投以大剂白虎汤，以生山药代替粳米，又加利痰解毒之品，三剂后病愈强半。又即其方加减，服至十余剂痊愈。

3. 对杂病中"伏气温病"的治疗　张锡纯对《黄帝内经》"冬不藏精，春必病温"的理论解释为："其人或因冬不藏精，少阴之脏必虚，而伏气之化热者即乘虚而入，遏抑其肾气不能上升与心气接续，致心脏跳动无力，遂现少阴微细之脉。故其脉愈微细，而所蕴之燥热愈甚"（《医学衷中参西录·温病之法详于<伤寒论>解》）。张氏不用其黄连阿胶汤，而是师仲景之意而为之变通，单用鲜白茅根四两，顿服下，其脉之微细者必遽变为洪大有力之象，再用大剂白虎加人参汤，加入鸡子黄一枚，其病必脱然全愈。

伏气化热入太阴。一人年甫弱冠，当仲春之时，因伏气化热窜入太阴，腹中胀满，心中烦热，两手肿疼，其脉大而濡，两尺重按颇实。张氏分析认为：因思腹中者太阴之部位也，腹中胀满乃太阴受病也。太阴之府为脾，脾主四肢，因伏气化热窜入太阴，是以两手肿疼也。其两足无恙者，因窜入太阴者，原系热邪，热之性喜上行，是以手病而足不病也。为其所受者热邪，是觉烦躁也（《医学衷中参西录·太阴病提纲及意义》）。故此，张氏药用生莱菔子、生鸡内金、滑石、杭芍、连翘、生蒲黄，服之类六剂，诸病皆愈。张氏认为：凡以伏气化热，其积久气所之病，有成肺病者，有成喉病者，有生眼疾者，有患齿疼者，有病下痢者，有病腹痛者，其治多从阳明化热论治，随证加味而治。"临床效验颇多，特别是下利者医案，张氏列验案数十则，充分体现张氏伏气温病理论在内伤杂病中的应用有独到经验。

（六）何廉臣的《重订广温热论》

鲍玺等介绍了何廉臣的伏气温病认识。

1. 专论伏气温病　何廉臣在《重订广温热论·温热总论》中说："前哲发明新感温热者，如叶氏香岩之《论温》二十则，陈氏平伯之《风温病篇》，吴氏鞠通之《温病条辨》，张氏风逵之《治暑全书》，立说非不精详，然皆为新感温暑而设，非为伏气温热而言。"然而临床上，新感温病邪由上受，即俗所谓小风温、小风热，如目赤、颐肿、喉梗、牙痛之类，只须辛凉轻剂，其病立愈。伏气温病邪自里发，新感引动伏邪为病。凡病内无伏气，纵感风、寒、暑、湿之邪，病必不重，重病都是新邪引发伏邪所致。故新感温病病轻邪浅而易治，伏气温病病重邪深而难治；新感温病病种少而相对简单，伏气温病病种多而相对复杂。有鉴于此，何氏在《重订广温热论》中致力于全方位地阐述伏气温病的理论，将此书作为伏气温病的专著。他说："务使后之阅者，知此书专为伏气温热而设，非为新感温暑而言，辨证精，用药当，庶几与戴氏结撰之精心，陆氏删订之苦心，心心相印，永垂久远，而余心始慊。"

2. 探讨伏火郁化　"伤寒伏气说"为后世伏气学说奠定了理论基础，但经长期的实践证明，这种伤寒伏气说是与临床实际脱节的。因为温病的产生往往无法甚至无须追查冬季是否感寒，而且治疗上也不必顾忌冬季是否感寒。因此，后世吴又可断然摒弃伤寒伏气说，而主张"杂气说"，何廉臣对此采取折中主义，认为伏气温病不仅是伤寒伏气，还有伤暑伏气。他说："伏气有二：伤寒伏气，即春温夏热病也；伤暑伏气，即秋温冬温病也。伏气温病不仅仅局限于"先夏至日"和"后夏至日"，而是四时皆可产生温病。他在《重订广温热论·论温热四时皆有》中说："其病萌于春，盛于夏，极于秋，衰于冬，间亦有盛发于春冬者，然总以盛发于夏秋为多。"并且，何氏将伏气温病的病因归结为伏火："凡伏气温热，皆是伏火。虽其初感受之气，有伤寒、伤暑之不同，而潜伏既久，蕴酿蒸变，逾时而发，无一不同归火化。"（《重订广温热论·论温热即是伏火》）他还将发病机制归结为兼感郁化，认为伏邪化火，还不能自生温病，必须感受新邪方能发病。他说"温热，伏气病也，通称伏邪。病之作，往往因新感而发，所谓新邪引动伏邪也。"（《重订广温热论·论温热四时皆有》）

3. 完善辨证体系　新感温病的辨证体系是由叶天士的卫气营血辨证和吴鞠通的三焦辨证所构成，成为后世医家辨证温病的不二法门。然而其缺陷往往是过分强调透达而忽略了清里，另外还容易机械性地条块化分割温病发生发展的有机联系，落入了"见病治病"和"随证设治"的窠臼。鉴于伏气温病往往一开始即见烦渴、舌绛、尿赤、脉数等里热证候，通常卫分证候不明显的特点，何廉臣在确立了病因和病机的基础上，提出了"二纲四目"的辨证体系。所谓"二纲"，是指伏气温病可以分为湿火和燥火两大类证型。所谓"四目"，是指隶属于本证的兼证、夹证、复证、遗证四个方面。

伏气温病既然以伏火为因，然而伏火为病，临床当分湿火和燥火两大类型。何氏说："同一伏火，而湿火与燥火判然不同。以治燥火之法治湿火，则湿愈遏而热愈伏，势必为痞满，为呕哕，为形寒身热不扬，为肠鸣泄泻，甚则蒙闭清窍，谵语神昏，自汗肢厥，或口噤不语，或手足拘挛；以治湿火之法治燥火，则以燥济燥，犹拨火使扬，势必为灼热，为消渴，为热盛昏狂，为风动痉厥，甚则鼻煽音哑，舌卷囊缩，阴竭阳越，内闭外脱。是以对症发药，必据湿火、燥火之现症为凭，分际自清，误治自少。"（《重订广温热论·论温热即是伏火》）

何氏将伏气温病统称为本证，并区分为湿火和燥火二纲，而且还在本证之外分别确立了兼、夹、复、遗四目，建立了一整套具有较强操作性的辨证论治系统。首先他以湿火、燥火二纲为经。湿火又根据发病季节的不同分成湿温、湿热和伏暑夹湿三种病证。"凡湿火症，发于夏至以前者，为湿温；夏至以后者，为湿热；发于霜降、立冬后者，为伏暑挟湿。"（《重订广温热论·论温热即是伏火》）这三种病证分别又以湿重于热和热重于湿两种情况加以分别辨证和区别治疗。燥火又可分实燥和虚燥两类病证，施治又有初、中、末期的不同。

临床上，单纯的伏气温病的本证很少出现，何氏又以兼证、夹证、复证和遗证四目为纬进行伏气温病辨证（《重订广温热论·论温热兼证疗法》）。所谓兼证，"伏邪兼他邪，二邪兼发者也。"何氏将其归纳为风、寒、暑、湿、燥、毒、疟、痢八大兼证。"治法以伏邪为重，他邪为轻，故略治他邪，而新病即解。"所谓夹证，"伏邪夹实、夹虚，二邪夹发者也。"何氏将其归纳为痰水、食滞、气郁、蓄血、脾虚、肾虚、亡血、哮喘、胃痛、疝气十大夹证。治疗上要分清夹实、夹虚和夹旧病的不同进行施治。"属实者，则以夹邪为先，伏邪为后，盖清其夹邪，而伏邪始得透发，透发方能传变，传变乃可解利也。如夹脾虚、肾虚及诸亡血家症，则以治伏邪为主，养正为辅，盖邪留则正益伤，故不可养正遗邪也；如夹哮喘、心胃痛、疝气诸旧病，则但治伏邪，旧病自已。盖旧病乃新邪所迫而发也。"所谓复证，是指复发的病证。何氏将其归纳为劳复、食复、自复和怒复四大复证，治疗上"实则易治，虚则难治，一复可治，再复不治。"何氏认为屡复之后，就容易导致气血阴阳的四损、四不足，这时的预后就不容乐观了。"至于屡复之后，已酿成四损、四不足者，急则一旬半月即亡，缓则迁延时日而毙。"所谓遗证，即后遗症。"凡有遗症者，皆由余邪未尽，或由失于调理，或由不知禁忌所致。"何氏将其归纳为瘥后发肿、瘥后皮肤甲错、瘥后发疮、瘥后发痿、瘥后发蒸、瘥后耳聋、瘥后发颐、瘥后额热、瘥后咳嗽、瘥后自汗盗汗、瘥后惊悸、瘥后怔忡、瘥后不寐、瘥后妄言、瘥后语謇、瘥后昏沉、瘥后喜唾、瘥后不食、瘥后不便、瘥后腹热、瘥后下血、瘥后遗精、瘥后调理、瘥后禁忌等二十四种遗证。总之，何氏针对伏气温病的临床表现，编制了一整套切实可行，周密细致的辨证体系。

4. 总结治疗八法　针对伏气温病与新感温病不同的传变规律，何廉臣指出了两者治疗上的区别。"新感温热，邪从上受，必先由气分陷入血分，里证皆表证侵入于内也；伏气温热，邪从里发，必先由血分转出气分，表证皆里证浮越于外也。新感轻而易治，伏气重而难疗，此其大要也。"（《重订广温热论·论温热伏气与新感不同》）他认为，伏气温病要紧紧抓住血分，一方面要清解血分的邪热，另一方面则要灵转气机，透邪外出。"邪伏既久，血气必伤，故治法与伤寒、伤暑正法大异。且其气血亦钝而不灵，故灵其气机，清其血热，为治伏邪第一要义。"

由于伏气温病在临床上的复杂性，还要掌握和灵活运用具体的治疗方法。何氏说："温热病，首用辛凉以解表，次用苦寒以清里，终用甘寒以救液，此治温热本症初、中、末之三法也。然有兼症、夹症、复症、遗症及妇人、小儿种种之不同，不得不多备方法以施治，庶免医家道少之患。"（《重订广温热论·验方妙用》）他根据自己的临床经验，结合其师樊开周的用药心得，在戴天章治疗五法（汗、下、清、和、补）的基础上，总结出治疗八法，即发表、攻里、和解、开透、清凉、温燥、消化、补益，载入该书第二卷《验方妙用》之中，将戴氏原先收集的 83 首方剂，扩充到 320 多首，确实使伏气温病的治疗得到了深刻而全面的发挥。

例如发表法，他打破了发汗解表之常规而给以正名。认为"凡能发汗、发痦、发疹、发斑、发丹、发痧、发瘄、发痘等方，皆谓之发表法"。它所针对的是伏邪在皮肉肌腠部位之时，其关键有两点，一是宣发气机，"其大要不专在乎发汗，而在乎开其郁闭，宣其气血。郁闭在表，辛凉芳淡以发之；郁闭在半表半里，苦辛和解以发之。"二是还要针对温病的性质时刻要注意补充津液。"阳亢者饮水以济其液，阴虚者生津以润其燥。"在明确了发表法的要点之后，又围绕发汗、发痦、发疹、发斑、发丹、发痧、发瘄、发痘八个方面详尽的加以阐述，可谓有纲有目，无微不至。

（七）传染病发病与伏邪学说

有人探讨了艾滋病、病毒性肝炎，严重急性呼吸综合征伏邪学说的相关性。

西医学认为，在传染病的发病中，病原体进入人体后是否立即引起疾病，与病原体的致病能力和机体的防御能力两方面因素密切相关。由于这两方面力量的不断制衡，在细菌、病毒等病原体侵入人体后，人体可出现显性感染、隐性感染、病原携带状态、潜伏性感染等不同状态。其中的隐性感染、病原携带状态和潜伏性感染即相当于伏邪理论中的邪伏于膜原、半表半里之处，"邪……内不在脏腑，外不在经络，乃表里之分界，是为半表半里，即针经所谓横连募原是也"。

1. 伏邪与艾滋病　艾滋病是获得性免疫缺陷综合征（AIDS）的简称，由感染人类免疫缺陷病毒（HIV）引起，以机体免疫功能缺损为基本特征的致死性慢性传染病，其传播迅速、病死率高。其发病机制为 $CD4^+T$ 淋巴细胞在 HIV 的直接和间接作用下，细胞功能受损和大量坏死导致免疫缺陷。本病感染途径主要为血液、性接触及母婴传播，与"温邪上受"之途径迥然不同，不能归于一般温病论治，但可算"伏气温病""温疫"之类。本病的发病既有内因，也有外因。内因主要为：①素体不调，长期的起居无常、性滥交、吸毒、有偿供血等导致精、气、血耗损，机体正气亏损；②情志失调引发气机郁滞，五脏失和，气血循行不利；③患者感染 HIV 后，疫毒侵袭，伏于体内，阻碍正气的运行，使气化失常。外因则为疫毒之邪的直接外侵。HIV 疫毒之邪侵犯人体后，深藏营血之中，暗中损伤机体、耗气伤血等。

在艾滋病的发病中，患者常见急性感染期、无症状期及艾滋病期的 3 期病变过程。从 HIV 感染到艾滋病期出现的众多脏腑功能的障碍和损害，是邪气留伏与正气斗争的结果。如能有效把握机会，抓住疫毒之邪伏而未发的机会，一方面重视扶正，所谓"正气存内，邪不可干"，正气足则抗邪有力，清除病原体的能力亦强。另一方面重视祛邪，"邪去则正安"。因邪气伏于膜原，表里气机不畅，因此要采用引经药，使药物直达病所、邪气得散、内外得调，这样因本病而引起的一些类并发症和机会性感染能够减少，进入艾滋病期的时间也能得到延长。

2. 伏邪与病毒性肝炎　病毒性肝炎是由多种肝炎病毒引起的、以肝脏炎症和坏死病变为主的一组传染病，具有传染性强、传播途径复杂、流行面广、发病率高等特点。临床上以乏力、厌油、肝区疼痛、黄疸、肝功能异常为主要表现。根据不同阶段，病毒性肝炎属于中医"胁痛""黄疸""肝热病""瘟黄"等范畴。中医学认为，病毒性肝炎的病因有内因和外因两个方面。内因多与正气亏虚有关，多因饮食不节、饥饱无常、劳倦内伤、损伤脾胃，或禀赋薄弱、素体亏虚、阴阳失调。外因多为初感湿热或时邪疫毒，由于失治、误治，邪毒未解，伏于机体内外膜原之中，待督脉及脊髓内外之正气、营卫之气失调，邪毒乘虚侵入而发病。《素问·六元正纪大论》云："湿热相搏……民病黄瘅"，《沈氏尊生方·诸病源流》亦载："有天行疫疠，以致发黄者，欲称瘟黄。"湿热毒邪内侵是病毒性肝炎的始动病因，因湿热之邪胶着，缠绵不解，伏于机体内外膜原之中，加之疫毒的特殊性，极易内扰血分，耗伤正气，病情久治不愈。同时湿热疫毒侵入人体，阻碍气机，湿郁热蒸，肝失疏泄，脾失健运，致痰浊内生，血瘀络阻。痰浊、瘀血又成为继发病因，使疾病一时难以逆转。然湿热毒邪留伏，加之情志郁怒、饮食不节、劳倦内伤等因素，日久可致脏腑功能失调，阴阳气血亏损。其病位在肝、胆、脾、肾，病性为本虚标实，正虚邪恋，而以正虚为主。因此，在病毒性肝炎的治疗中，要考虑到湿热毒邪流连难去、湿性缠绵的特性，也要考虑到湿热毒邪已伏于体内多时，要注意清除伏邪且给邪留出路，合理采用引经药以引邪外出等。

3. 伏邪与严重急性呼吸综合征（SARS） 严重急性呼吸综合征又称传染性非典型肺炎，简称"非典"，属于中医"春温"范畴。2002年11月出现在广东佛山，是全球首发病例，患者以高热、咳嗽、气喘等为主要临床表现，严重者可出现呼吸窘迫。从其发病情况来看，非常符合中医"戾气"的致病特点，90%以上的人都是通过接触患者而被传染，其传播途径主要是通过呼吸道即口鼻而入。SARS症见寒热起伏或壮热不退，身痛，肢体沉重，呕恶，舌红绛，苔白厚腻或白如积粉，脉濡缓。辨证为邪在半表半里，湿浊偏盛，湿热遏阻。任继学教授提出"非典"为"毒疫之邪侵伏膜原"的病机。本病形成的内因在于"冬不藏精，春必病温"，其"不藏精"者并非全为肾精受伤，也指劳作过度、汗泄过多、阳气外泄等致精伤血耗，也有饮食失节损伤脾胃、精血生化乏源者。此外，还有情志失调致气机阻滞、五脏失和、气血不畅、毒自内生、伏于机体。外因则为春有余寒，寒袭人体，乘人体正虚之时引动伏邪，或复感时邪而病发。肺主气属卫，外邪侵入则卫气与之抗争，卫郁气结则出现微恶寒、发热、头痛、肢体酸楚；邪盛卫弱，内犯于肺，肺失肃降，则见肺络受损，甚者热壅血瘀而见壮热、胸闷、烦躁、咳喘等症。若正衰邪盛，则可毒陷心包、上犯脑络、扰乱神明而见神昏谵语。

六、常见温病的传变（辨证）模式

在外感温热病过程中，卫气营血辨证和三焦辨证实际上源于两种证候传变模式，即卫气营血传变和三焦传变。有顺传和逆传两种形式。

（一）卫气营血辨证源流

卫气营血辨证是以卫气营血为纲，将温病的各种证候概括为卫、气、营、血分证四大类型。邹氏等通过对其在不同历史时期的认识进行探讨。《黄帝内经》有关营卫气血生理功能及病理变化的论述，为其产生奠定了理论基础，张仲景的《伤寒杂病论》将营卫气血的病理引入外感病的领域，开创了卫气营血辨证的先河。华佗对温病发斑已有认识，孙思邈记载了四时瘟疫诸方。刘河间、罗天益、吴又可等对卫气营血辨证的形成，均具有一定的启发性贡献。叶天士根据《黄帝内经》有关营卫、气血部位划分的理论，全面吸收《伤寒论》的精华，在六经辨证的启迪下，汲取华佗、巢元方、孙思邈、吴又可、袁体庵等历代医家"病从卫气营血分治"的学术观点，结合温病发生发展及传变规律，参以平生治疗温病的丰富经验，创造性地总结出卫气营血辨证。黄政德则着重论述了张景岳在卫气营血辨证形成中做出的重要贡献。首先论述了张景岳根据卫气营血生理上具有浅深层次不同的特点，结合《伤寒论》和《金匮要略》有关卫气营血病理概念的论述，阐释了温病的病变层次与传变次第，提出景岳运用卫气营血来解释温病的病理特点及其传变的认识，远较《伤寒论》《金匮要略》深刻，对卫气营血辨证学说的形成，产生了积极的影响。其次指出叶天士的"在卫汗之可也，到气才可清气，入营犹可透热转气，入血就恐耗血动血，直须凉血散血"。

1. 卫气营血范畴的起源与涵义 卫气营血首见于《黄帝内经》，《素问·痹论》"卫者，水谷之悍气也，其气疾滑利，不能入于脉也，故循皮肤之中，分肉之间，熏于肓膜，散于胸腹"。《素问·生气通天论》:"阳气者,若天与日,失其所则折寿而不彰……是故阳因而上,卫外者也。"《灵枢·本藏》,"卫气者,所以温分肉,充皮肤,肥腠理,司关合者也",即"卫"是人体内由水谷化生的物质,它的存在表现在运行于脉外、分肉、肓膜、胸腹之间,具有保卫、捍卫(卫外)的功能,反映了"卫"的字义。

《素问·宝命全形论》:"人以天地之气生……天地合气,命之曰人",即人是物质的,依赖天地之气而生存。《灵枢·决气篇》:"上焦开发,宣五谷味,熏肤、充身、泽毛,若雾露之溉,是谓气",即"气"同时又表现在"宣五谷味,熏肤、充身、泽毛"等诸多作用方面,代表人体脏腑组织器官的生理功能活动,运行于全身内外,具有激发、推动、温煦、统摄、防御、气化等方面的作用,人体生命的根本和体现。

《素问·痹论》,"营者,水谷之精气也,和调于五脏,洒陈于六腑,乃能入于脉也,故循脉上下,贯五脏,络六腑也",即"营"是存在于脉中的物质,与血同行,有协调五脏,输布六腑,营养全身的功能,其属性为阴,与卫、气不同,又称"营阴"。

《灵枢·决气篇》:"中焦受气取汁,变化而赤,是为血。"《灵枢·邪客篇》:"营气者,泌其津液,注之于脉,化以为血,以荣四末,内注五脏六腑。"《素问·五脏生成论》:"肝受血而能视,足受血而能步,掌受血而能握,指受血而能摄。"

《灵枢·本脏篇》:"血和则经脉流行;营复阴阳,筋骨劲强,关节清利矣。"《素问·八正神明论》,"血气者,人之神",即血是有形可见的物质,它的产生与中焦脾胃有关,存在于脉中,是营养全身脏腑组织器官和主神明思维必不可少的物质。

《黄帝内经》中对卫气营血的记载,属于中医学"气"范畴的内容,即标志着客观物质的存在和物质存在的现象。而《黄帝内经》中"气"范畴的形成,来源于古代哲学中表示存在的基本概念、范畴。同时,"气"范畴又是《黄帝内经》构筑中医理论的、用之解释自然、人体、生理、病理现象的基本范畴。《黄帝内经》记载说明:第一卫气营血均是"气"范畴内的概念,属于物质的;第二卫气营血四者属性和存在的位置不同,卫气属"阳",在表、浅、外;营血属"阴",在里、深、内;第三卫气营血体现了物质存在的现象,即四者各司所属,互相协调,共同维持人体的生理功能和生命活动。

2. 卫气营血范畴的发展 《黄帝内经》卫气营血范畴影响到后来诸多医家对外感病的认识,在长期辨治外感病的过程中,医家们发现外邪侵袭人体,是逐渐由外围而进入到脏腑气血内部的,故在《黄帝内经》卫气营血代表物质与部位的含义上,又引申出了病理定位、辨证施治的内涵。如汉代张仲景在《金匮要略·肺痿肺痈咳嗽上气病脉证并治第七》:"风中于卫,呼气不入;热过于荣,吸而不出。风伤皮毛,热伤血脉。风舍于肺,其人则咳,口干喘满,咽燥不渴,多唾浊沫,时时振寒。热之所过,血为之凝滞,畜结痈脓,吐如米粥。始萌可救,脓成则死",论述了肺痈在"卫""荣""血"等部位的不同表现和病理。这种对肺痈病理变化和病机传变的认识,已经在卫气营血范畴内有了辨证的涵义端倪。

宋金元时期,刘河间虽仍尊《伤寒杂病论》六经辨证,但在治疗上提出了新的观点,倡导"六气皆从火化"的主火论,并创制了不少表里双解的方剂。在刘河间"主火论"的影响下,元代医家罗天益在《卫生宝鉴》中按邪热在"上、中、下三焦"及"气分、血分"的不同而用药,卫气营血范畴在温病中不仅有辨证,而且有了治疗的含义。

明代吴又可在《温疫论》中言："凡疫邪留于气分解以战汗，留于血分解以发斑。气属阳而轻清，血属阴而重浊，是以邪在气分则勿疏，邪在血分恒多胶滞"，指出了疫邪在气分和血分的特点和治则。历代医家在辨治外感病过程中，发展了《黄帝内经》卫气营血范畴的涵义，虽然尚未形成系统完整的辨证体系和独立的学科，但这种把卫气营血范畴扩展到病理、病机和治疗等多个临床方面的涵义，已经为温病学卫气营血范畴的形成奠定了基础。

3. 温病卫气营血范畴的确立　明至清代，传染病猖獗流行，许多医家在总结继承前人有关温病理论和经验的基础上，结合各自的实践体会，有了诸多著述。对温病学在认识上更加深化，理论上日臻完善，治疗上不断丰富，特别是叶天士《温热论》中关于卫气营血理论作为温病学说的主要辨证纲领的创立，标志着温病学作为一门独立的学科已经形成。

叶天士在《温热论》首篇即言："温邪上受，首先犯肺，逆传心包。肺主气属卫，心主血属营，辨营卫气血虽与伤寒同，若论治法则与伤寒大异也。"其中已把温邪—肺—卫，心—营（血）关联起来，即在卫气营血范畴中，涉及温病的病因、邪入途径、关联脏腑、病机传变与辨证方法等内涵。"大凡看法，卫之后方言气，营之后方言血"，"在卫汗之可也，到气才可清气，入营犹可透热转气，如犀角、玄参、羚羊角等物，入血就恐耗血动血，直须凉血散血，如生地、丹皮、阿胶、赤芍等药物。否则前后不循缓急之法，虑其动手便错，反致慌张矣。"原文概述了温病卫气营血四个阶段的传变顺序规律和四阶段的治疗大法及药物。

清代吴鞠通深领叶氏《温热论》及《临证指南医案》中的学术思想，并吸取了古人之说，结合自己的经验和体会写成了《温病条辨》一书，进一步充实和完善了叶氏的理论，体现出温病学说的继承和发扬。在他的《温病条辨》中提出许多温病治法并创制出许多新方。除此，清代陈平伯《外感温病篇》、薛生白《湿热病篇》、王孟英的《温热经纬》等众多医家及著述从不同的角度补充和完善了温病卫气营血辨证体系的内容。

至此，卫气营血范畴的涵义已扩展到温病的因、证、理、机、治、方（药）等多个方面，具体地说，叶天士在《黄帝内经》卫气营血范畴的基础上，根据历代医家对此的认识，结合自己丰富的临证经验及当时温病流行的特点，创造性地提出温病卫气营血辨证纲领，形成了温病学特殊的理论体系。这一纲领的提出对于理解掌握温病学的实质，认识温病的学科特征，进而发展一门学科是重大的贡献。

（二）三焦辨证源流

1. 春秋至秦汉时期　三焦辨证理论发源于《黄帝内经》《难经》，但两者对三焦的论述多涉及脏腑功能。《黄帝内经》中亦有关于三焦病证的一些名称，如"三焦胀""三焦病""三焦约""三焦咳"等，但没有辨证用药的总结。汉代《中藏经》认为三焦为"人之三元之气"，并命名三焦为"上则曰三管，中则名霍乱，下则曰走哺"。《伤寒杂病论》在阐述六经辨证体系的过程中，有多处体现三焦证治。如《伤寒论·辨太阳病脉证并治中第六》："太阳病六七日，表证仍在，脉微而沉，反不结胸，其人发狂者，以热在下焦，少腹满，小便自利者，下血乃愈。"《伤寒论·辨阳明病脉证并治第八》："食谷欲呕，属阳明也，吴茱萸汤主之。得汤反剧者，属上焦也。"同时，张仲景在临证中侧重于上、中、下三焦各自病理变化的阐发，作为临床辨证的依据之一。如《金匮要略·五脏风寒积聚病脉证并治第十一》有"热在上焦者，因咳为肺痿；热在中焦者，则为坚；热在下焦者，则尿血，亦令淋秘不通"等说法。张仲景还明确提出了"上焦得通""理中焦""利在下焦"的治疗思想。

2. 晋隋唐时期　隋代巢元方《诸病源候论》认为，"三焦气盛为有余，则胀气满于皮肤内，轻轻然而不牢，或小便涩，或大便难，是为三焦之实也，则宜泻之。三焦气不足，则寒气客之，病遗尿，或泄利，或胸满，或食不消，是三焦之气虚也，则宜补之。"从不同的证候论三焦寒热不同及虚实不同之病理，蕴含了三焦虚实寒热的辨证思想。

唐代孙思邈则在临证应用的基础上进行了总结，对三焦寒热之证作了系统的理论论述。孙思邈在《备急千金要方》中明确了三焦的部位，并分别论述了三焦的概念及三焦胀、三焦病等证候表现，提出了三焦寒热虚实的治法与方剂。《千金要方·卷第二十·三焦虚实第五》说："夫上焦如雾……主手少阳心肺之病，若实则上绝于心，若虚则引起于肺也"；"中焦如沤……其气起于胃中脘……若虚则补于胃，实则泻于脾，调其中和其源，万不遗一也"；"下焦如渎……主肝肾病候也……所以热则泻于肝，寒则补于肾也"。

唐代王焘《外台秘要》已将三焦作为判断病位、病势、病程演变规律乃至指导临证遣方用药的理论依据，其在"霍乱门"和"消渴门"中亦采用了三焦分证方法，分别以"呕吐""呕吐泄泻""泄泻"三症作为霍乱病的上、中、下三焦分证依据，以"口渴多饮""饥饿多食""小便频数"三症作为上、中、下三焦消渴证的定位辨证要点，对于"天行时气病"也运用了三焦证治思路。

3. 宋金元时期　《圣济总录》对三焦的运用不仅包含脏腑三焦，还包括部位三焦和辨证三焦，如论治三焦病中有三焦约、三焦咳、三焦胀、三焦有水气等皆以三焦为六腑之一而言。而在三焦分证中，上、中、下焦均有虚寒、热结，则是以三焦为部位而言。在其他杂病的辨治中，如咳嗽、呕吐、水肿、霍乱等辨治时则以三焦作为依据。在运用中，"以三焦为纲，寒热虚实为目"，反映了宋代三焦学说的主要特点。

金元医家刘河间突出三焦辨治热病，通过上、中、下三焦不同的病理，将热病病程大体划分为早、中、晚3期，这一观点在后世明清医家的进一步补充和完善。王好古秉承张元素的脏腑辨证理论，将三焦证治从"脏腑标本寒热虚实用药式"的构架模式中分立出来，创造性地采用"三焦寒三焦热用药大例"的体例，对三焦证治进行了专门阐述。还将渴分为"上焦渴、中焦渴、下焦渴"，分别提出了治疗方剂。罗天益在临证时着重于三焦气机变化的分析，其《卫生宝鉴》中"邪热门"及"除寒门"中体现了三焦寒热的辨证思想。

4. 明清时期　清代喻嘉言则将三焦分证运用于温疫辨治上，他在《尚论·详论温疫以破大惑》中说："温疫之邪，则直行中道，流布三焦。上焦为清阳，故清邪从之上入；下焦为浊阴，故浊邪从之下入；中焦为阴阳交界，凡清浊之邪必从此区分，甚者三焦相溷。"并指出了温疫三焦分治的原则："未病前预饮芳香正气药，则邪不能入，此为上也。邪既入，则以逐秽为第一义。上焦如雾，升而逐之，兼以解毒；中焦如沤，疏而逐之，兼以解毒；下焦如渎，决而逐之，兼以解毒。"

清代叶天士根据江南地理气候结合临床实践，发展了前人的三焦分证理论，提出"仲景伤寒，先分六经，河间温热，须究三焦。"温病的传变是由"口鼻均入之邪，先上继中"。治疗上"须辨表里上中下，何者为急施治"，并提出了用药原则"上焦药用辛凉，中焦药用苦寒，下焦药用咸寒"，"上焦宜通宜降，中焦宜守宜行，下焦宜潜宜固"，把三焦辨证与卫气营血辨证有机结合起来。《温热论》讨论了"气病有不传血分，而邪留三焦"的辨治原则，《叶案存真》中指出温病"不但分三焦，更须明在气在血"，强调卫气营血与三焦辨证结合。

清代吴鞠通在《温病条辨》中提出了辨治温病以三焦为纲，以三焦概五脏作为证治体系和主线来辨析温病的病位、病性、病势，确立治则治法和相应方药。指出三焦辨病变的部位和脏腑，即在上焦属心肺，在中焦属脾胃，在下焦属肝肾；在上焦为表热证或表湿热证，在中焦为里热证、里实证或里湿热证，在下焦为里虚证。他对温病的脉、证、治均按三焦详加辨析，并提出"治上焦如羽，非轻不举；治中焦如衡，非平不安；治下焦如权，非重不沉"的著名原则。经其阐发，从而使河间热病分证发展成为温病三焦辨证，成为辨明病情、分析病机、归纳证候、指导治疗的一大辨证纲领。

（三）温病辨证的内涵与外延

1. 病位的区分

（1）从外到里的病变层次：卫、气、营、血也是代表疫病或外感病从外到里的四个层次。《温热论》云："肺主气属卫"，"温邪则热变最速，未传心包，邪尚在肺，肺主气，其合皮毛，故云在表。"表明卫分是邪气与正气在人体交争的最表浅位置，但温邪热变最速，仅在卫分稍做停留，即向内传。"卫之后方言气"指邪气更加深入人体。"再论气病有不传血分，而邪留三焦，""再论三焦不得外解，必致成里结。""再人之体，脘在腹上，其地位处于中，按之痛，或自痛，或痞胀，当用苦泄，以其腹近也。"从以上可看出气分证范围甚广，包括腠理、四肢、胸腹、三焦、胃肠等行气、行津液之处。《温热论》云："营分受热，则血液受劫，心神不安，夜甚无寐，或斑点隐隐。"其营分有奉养功能，营气通于心，故营分有热，必导致心神不安，夜甚无寐。营行脉中，营热迫血外溢肌肤，则见斑疹隐隐，因此时营气虽受热邪煎熬，但热邪未重伤血脉。当然，病情的严重程度还决定于素体营血充足与否，故又云"入营犹可透热转气"，说明气和营互相联系的不可割裂开来。"初传，绛色中兼黄白色，此气分之邪未尽也，泄卫透营，两和可也。"气营俱热可"泄卫透营"。其发病部位既有气分又有营分。"营之后方言血"指邪气更伤"营气"。"入血就恐耗血动血"则斑疹乃现，热已损伤脉道。斑从肌肉而出，属胃；疹从血络而出，属经，若斑疹俱现则经胃皆热。虽斑疹皆属血分亦分热在心包、热在胃。"斑出热不解者，胃津亡。"营气生于中焦，胃津亡则源竭，预后较差，说明此血分亦为"内经"之营气。可见营分、血分病位相同，区别在于热邪对其损伤不同，营分热邪对营血及经脉的损伤较血分轻。

（2）从上到下的脏腑部位：实际上，三焦代表疫病或外感病发生的上、中、下三个部位，即上焦心肺，中焦脾胃，下焦肝肾所包含的疾病。

2. 病程的把握

（1）近年来对温病卫气营血理论的研究认为，温病的卫气营血四个阶段，与西医把疾病过程分为前驱期、明显期、极盛期、衰竭期四个时期是一致的。卫气营血四个阶段在人体舌象、舌脱落细胞、血液流变学指标、免疫学指标、血生化指标等方面均有不同程度的改变，但临床上并不尽然。

（2）吴鞠通虽然说了"起上焦，终下焦"的疾病阶段划分，但临床符合率不高，存在牵强附会的缺陷，因为脏腑部位与疾病阶段毕竟不能等而同之。一般而言，上焦病即温病早期，病位在肺，病情较轻；病至中焦，为温病中期，病位在脾胃，病证多为实证；病至下焦，多为温病后期，病位在肝。虚实夹杂，病情多较严重。但仔细阅读《温病条辨》，就会发现吴氏对三焦病的划分并不是这样泾渭分明。上焦病位在肺，亦称太阴温病，逆传心包病性多为表热证、表湿热证，均为表证。传变情况有不传变、顺传中焦及逆传心包。但吴氏书中有表，病在上焦时虽多为温病初期，但在温病极期也可见；虽多为轻证，但亦可见重证、虚证，基本上都是实、热证，且病位不一定都局限在心肺。中焦病位在胃（阳明）、脾（太阴），病性多为里热、里实，若夹湿为里湿热证；多由上焦传来，或是初起即在中焦，为温病中期，吴氏在《温病条辨》中所述中焦病却更为复杂。下焦多为阴虚重证，肝肾阴虚亏损，属温病后期，但也可见轻证、实证及虚实夹杂证，也可波及除肝肾以外的其他脏腑。吴鞠通三焦辨证理论虽以三焦分证，实则亦以卫、气、营、血的病机贯穿其间。

3. 传变的差异

（1）顺传：叶天士认为，外感温热病多起于卫分，渐次传入气分、营分、血分，即由浅入深，由表及里，按照卫→气→营→血的次序传变，标志着邪气步步深入，病情逐渐加重。吴鞠通提出，外感温热病多发生于上焦心肺，终结于下焦肝肾。

（2）逆传：即与顺传不同的传变，在卫气营血辨证中，叶天士认为肺卫之病直接传入心包者为逆传，现代温病学家提出逆传分为两种：一为不循经传，如在发病初期不一定出现卫分证候，而直接出现气分、营分或血分证候；一为传变迅速而病情重笃为逆传，如热势弥漫，不但气分、营分有热，而且血分受燔灼出现气营同病，或气血两燔。

4. 治则的不同

（1）从卫气营血病位论治则：叶天士说，"大凡看法，卫之后方言气，营之后方言血。在卫汗之可也；到气才可清气；入营犹可透热转气，如犀角、玄参、羚羊角等物；入血就恐耗血动血，直须凉血散血，如生地、丹皮、阿胶、赤芍等物。"

（2）从三焦病位论治则：吴鞠通从病因、病机、感邪途径、传变规律、治疗原则等方面指出了温病与伤寒有别，并将温病分为温热和湿热两类，以四时之气为纲，以三焦为经，以卫气营血为纬作为辨证施治纲领。"治上焦如羽，非轻不举；治中焦如衡，非平不安；治下焦如权，非重不沉。"说明上焦病多为温病的发展初期，以手太阴肺经病变为主，治上焦应采用轻清益气之法，中焦病多属温病极期，下焦病为温病重笃阶段，非厚味滋填，重镇潜匿则难疗。从而创立了三焦辨证的大纲和治疗大法。

（四）常见温病的传变（辨证）模式

据彭胜权教授主编的中医药学高级丛书《温病学》，我们选择了几种常见温病，绘制了传变（辨证）模式图，并与西医学相关病名对照，以评价其临床实用性。

1. 风温病传变（辨证）模式（图3-6）

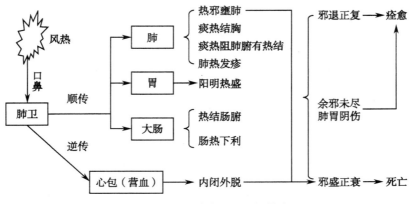

图 3-6　风温病传变（辨证）模式图

2. 春温病传变（辨证）模式（图 3-7）

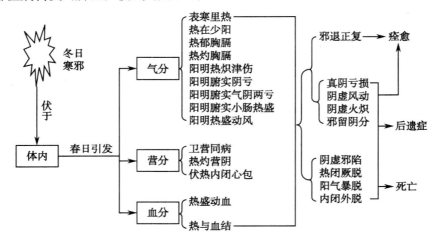

图 3-7　春温病传变（辨证）模式图

3. 暑温病传变（辨证）模式（图 3-8）

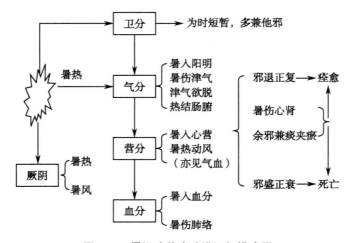

图 3-8　暑温病传变（辨证）模式图

4. 湿温病传变（辨证）模式（图 3-9）

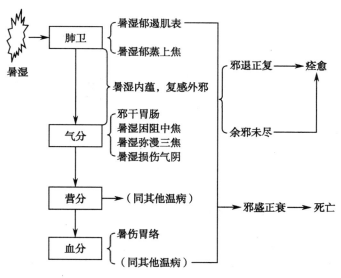

图 3-9　湿温病传变（辨证）模式图

5. 伏暑病传变（辨证）模式（图 3-10）

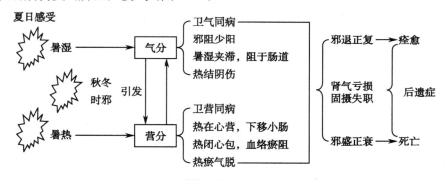

图 3-10　伏暑病传变（辨证）模式图

6. 秋燥病传变（辨证）模式（图 3-11）

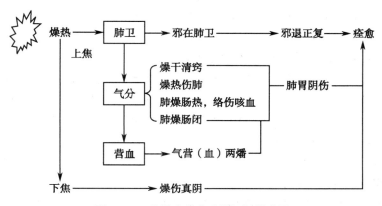

图 3-11　秋燥病传变（辨证）模式图

7. 烂喉痧病传变（辨证）模式（图3-12）

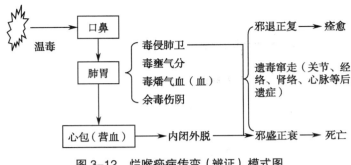

图3-12 烂喉痧病传变（辨证）模式图

七、卫气营血和三焦辨证在现代感染病中的应用

（一）卫气营血辨证在感染病中的应用

1. 艾滋病（AIDS） 广州中医药大学朱菲菲等对90例艾滋病发热患者证候特点分析，根据发热类型，艾滋病患者以恶寒发热和壮热多见，可出现卫气同病、气营同病甚至卫气营血4个病理阶段症状皆可出现，病变部位可涉及三焦，每个患者所出现的证候阶段有重叠现象。因此，艾滋病发热患者证候复杂，不能单纯按卫气营血辨证对本病进行辨证分型，而且此病热型及舌脉也不单一。杨凤珍等参考我国HIV/AIDS诊断标准（1996年）及中医临床特点，将HIV/AIDS分为，急性HIV感染期、无症状HIV感染期、艾滋病前期和艾滋病期。引人注意的是，作者通过对他人辨证分型方法的研究，将艾滋病前期症状按传变过程分为：热毒内蕴、新感引发、兼肺卫表证、湿热疫毒、侵犯少阳、伏于膜原、湿热浊毒、壅遏三焦、热毒阻遏、痰结血瘀、热郁气营、气阴液亏、热伏阴分、元阴（真阴）损伤、邪恋于肺、气阴两虚、热毒侵心、气阴两虚、肺脾气虚、痰湿内阻、湿热留恋、肝郁脾虚、湿热留恋、中元气虚。张苗苗等则建议以外感热病和内伤杂病经纬交错辨治艾滋病。所谓外感热病证型从轻到重依次为卫气同病、邪入气血营阴之反复发热与皮疹、下焦温病及热入心包、主客交混证（气血两伤，阴阳并竭）；所谓内伤杂病证型则依次分为脾气虚为主的症候群、血虚为主的症候群、痨病肾精亏损为主的症候群。作者认为要抓住三个辨证要点，能将外感热病和内伤杂病的证型有机结合辨证此病。它们分别是：AIDS的内伤杂病证型和外感热病证型本是一体，AIDS整体上属于伏气温病，通过皮疹和阴火寻找邪气伏藏的部位。

2. 流感 曲妮妮认为临床要掌握甲型H1N1流感（以下简称"甲流"）的发展变化规律，关键是要抓住卫、气、营、血各个阶段的证候特点，明确掌握其病变的部位的深浅、病机变化的出入传变，随之即可决定准确的治疗方法。周璟等运用卫气营血辨证，采用清热解毒类中药治疗甲型H1N1流感病18例。病在卫分以疏风清热为主，病在气分以清热解毒为主，气营两燔以清气凉营为主，热陷心包以清心开窍为主，恢复期以顾护正气、扶正祛邪为主。有不少医家根据患者的临床症状，采用中西医结合治疗，疗效显著。韩旭对收治的18例重症甲型H1N1流感，采用中西医结合治疗，西医采用达菲对症治疗，中医运用卫气营血辨证给予相应的中药汤剂。热毒壅肺型，方药选用炙麻黄8g，杏仁、知母各

10g，生石膏（先煎）、金银花各 30g 等加减；毒壅肺胃（热炽卫气），方药选用生石膏（先煎）40g，知母、黄芩、黄连、姜半夏各 10g 等加减；毒壅气营（血），方药选用黄芩、牡丹皮各 10g，水牛角（先煎）30g，生地黄 15g 等加减；毒陷心包（兼阳明腑实），方药选用水牛角（先煎）、石菖蒲各 30g，冰片（后下）8g，钩藤 12g，生大黄（后下）10g 等加减；余邪未净，肺胃气阴两伤（恢复期），方药选用党参、沙参、玉竹、知母各 10g，麦冬15g 等加减。结果 18 例患者经过治疗，痊愈 7 例，临床治愈 9 例，死亡 2 例，总治愈率为88.89%。

王玉光等参照原卫生部《甲型 H1N1 流感诊疗方案（2009 年试行版第一版）》中医证候"毒袭肺卫证""毒犯肺胃证""毒壅气营证"对甲流辨证分型。王仰宗等认为，人禽流感致病特点是，起病急骤，热象明显，传变迅速，初期卫气同病，时间甚短即迫入血分。

3. 小儿手足口病　黄庆凤按照"卫气营血"的辨证思路，将疾病的发展和传变，分为卫分风热型，气分湿热型和热入营分型。卫分风热型选银翘散加减；气分湿热型选甘露消毒丹加减；热入营分型方选清营汤裁减。高修安认为，此病临证应按疫毒外侵，邪郁肺卫；毒蕴气分，湿热熏蒸；毒迫营血，内陷心肝，余邪未尽，肺胃阴伤四型辨治。

4. SARS　王麟权等发现卫分证相当于 SARS 疾病的早期，即发病后的 1~2 天。此期以发热为主要症状。虽然大部分患者有恶寒症状但持续时间甚短，旋即转入但热不寒气分证；而少部分患者病初即无卫分证，而表现为壮热的气分证，甚与营、血证同时错综复杂的表现；气分证主见于 SARS 的中期，即发病后的 3~10 天。SARS 气分证以肺部实变的营分证候与高热同步出现而表现为气营两燔型为特征；"邪入营血"相当于 SARS 的极期，多在发病后 7~14 天，伴有多脏器损害或继发感染。钟嘉熙等根据《温病学》第 6 版教材，发现 61 例传染性非典型肺炎患者入院时病情以处于卫、气分阶段为主（共 60 例，占 98.36%），仅 1 例为营分证。而那 1 例还是孤寡老人，入院时已见神志模糊。彭胜权等认为，SARS 瘟疫的传变过程符合卫气营血传变规律。患者初期为风温兼湿之疫毒，或湿热疫毒侵袭肺卫，或侵犯卫气，随之湿热久蕴化毒留恋气分，出现邪毒壅肺，肺热移肠。严重者，营阴受损，邪入营血，晚期可出现内闭外脱或阳气暴脱。曹洪欣等通过问卷数据库，发现毒、火、瘀、湿、虚是 SARS 演变的五个主要证素。由证素毒、火、瘀、湿、虚构成了 SARS 三期十证的证候特征。三期十证，即初期为疫毒袭肺损络证和疫毒伤正证（不发热），极期为毒热壅肺证、邪伏膜原证和毒伤气阴证。恢复期包括前期，气阴两虚夹湿夹瘀证和肺心脾气虚证；后期，心肺气虚证、肺心肾气阴两虚证、心肝郁热肺气虚证与血分虚热证（肝肾阴虚）。尽管 SARS 属中医温病范畴，但由于 SARS 病毒的特性以及激素、抗生素的干预，故临床表现、传变规律与历史上记载的温病表现和辨证模式有较大的差异。

甄穗清等认为 SARS 病情有轻有重，全病程基本按卫气营血传变规律发展，可按卫气营血辨证进行处方用药。中药对本病早期干预治疗有积极的作用，能显著减少早期（卫分病）向中期（气分病）甚至肺热叶焦或逆传心包、邪陷于里的传变。夏洪生在总结 SARS 中医防治经验中指出 SARS 初期邪在卫分，方以银翘散、桑菊饮等为主；中期邪入气分，方用人参白虎汤、清营汤等为主，静脉滴注清开灵注射液；晚期邪入营血，方用清瘟败毒饮，酌情加入凉血活血之品，并随证加减；恢复期多为气阴两伤，余邪未尽，可考虑用清暑益气汤化裁。钟嘉熙等对 61 例入院时以卫气分证为主的 SARS 患者，治以疏风清热、利湿解毒法，拟定基础方（白僵蚕、金银花、连翘、桔梗各 10g、蒲公英、芦根各 20g，甘草、蝉蜕各 6g）随证加减，配合中成药清开灵、鱼腥草注射液及小柴胡片进行治疗，按相关标准进行疗效分析，结果显示与同期深圳东湖医院采用纯西医治疗的 50 例比较，平均住院时间、胸片病灶开始吸收时间及明显吸收时间均较短，治愈率较高。

5. 流行性出血热　李文华等认为，本病是温热疫毒之邪与寒或湿邪相合，在人体正气不足的情况下由口鼻或皮毛侵入机体，由表入里分布三焦、经络、脏腑、酿成卫气营血四个阶段转化的过程。湿、热、瘀、毒几乎存在于疾病的全过程，病程有顺传逆传、变证险证之分。苗相超认为，流行性出血热系由温热邪毒侵袭所致的温热"疫斑"。从卫气营血辨证的角度讲，本病在临床表现为发热期。温邪初袭，侵犯肺卫，可见短暂寒热表证，继而毒邪内陷由卫及气，燔于阳明而见高热口渴；内侵营血，气血两燔，外透肌肤则见发斑疹；内蕴血络，络脉受损则吐血、衄血、二便出血。杨瑞清亦认为，本病虽发病势猛急骤，但其证候表现亦不外卫气营血等各阶段。按其临床表现特点，在发热期可分为热毒在卫、气分型和热灼营阴，损络迫血型。李伟认为，本病发病原因是外感湿热疫毒之邪，而气候潮湿利于病毒滋生传播。该病病理变化在卫、气、营血范围内传变，但以营、血分为重点，心、肝、肾三脏为病变关键。郑志刚认为是疫毒内侵，苦在气营，气营两燔。在治疗上，前期应侧重于清热泻火、护阴养阴、活血止血为主；后期则应注重补益脾肾、滋阴养阴为主。刘洪德采用中西医结合治疗流行性出血热发热期 33 例，并与单纯西医治疗的 30 例对照观察体温复常时间、越期数、尿蛋白消失时间及血小板、肌酐、尿素氮复常时间。通过临床观察表明，中西医结合治疗流行性出血热发热期，在提高越期率和机体的整体恢复方面作用显著，可以减少患者的病死率，值得临床推广应用。

6. 病毒性肝炎　方亚祥等根据病毒性肝炎的病因病机、临床症状及预后转归，以卫气营血辨证理论为指导，将急、慢性病毒性肝炎综合加以辨证分型治疗。张田仓等临床根据卫气营血理论及其各自的证候特点，依病变部位及湿毒偏重程度之不同辨证、立法、选方。治疗以祛湿解毒为主，配合应用疏利透达、芳化醒脾、清泄肝胆、活血化瘀、凉血止血、养肝、健脾、补肾等法。陈超基于黄疸三征论，阐述其病因病机主要为湿、毒，提出分阶段治疗的"卫气营血辨证"体系，总结出湿毒遏卫、湿热（毒）伤气、湿毒入营、湿毒入血 4 个主要证型及其治疗方药，最后得出"卫气营血辨证"用于"湿毒"发黄的辨证论治有较高的临床价值。

张田仓以卫气营血辨证为指导，把乙型肝炎的发展分为：湿毒伏卫期（有疲乏无力，身热不扬，舌苔白腻，脉象浮滑等卫气被遏之象）；湿毒入气期（包括湿毒中阻、湿毒炽盛、湿毒伤阳）；湿毒入营期（气营两燔，热灼营阴）；湿毒入血期（包括湿毒迫血和湿痰痰瘀互结）。作为慢性乙型肝炎病，刘渡舟把它分为气分肝炎和血分肝炎。而血分肝炎由于毒邪深伏血分，症状并不明显地表现于外。

7. 流行性乙型脑炎　夏国忠等认为，根据流行性乙型脑炎的发病季节及临床特点，本病属感受暑热病邪所致的外感热病。其发展变化，一般不外卫气营血的传变规律：阳明气热，气营两燔和热入营血。王瑞根则认为，本病在临床上很少见到卫气营血的单独证候，往往是卫气、气营、营血同病为多。

杨爽将乙型脑炎分两期，急性期（即暑热夹湿型、气营两燔型、热入营血型）以清热凉血解毒汤为基础方加减化裁，配合西医治疗收效显著；恢复期辨证分两型，阴虚动风型用大定风珠加减口服，痰浊闭窍型用黄连温胆汤加减，减少了后遗症的发生。冯玉奇在西医常规治疗的基础上加用中医辨证论治方法治疗乙型脑炎 16 例：邪在卫气，方以新加香薷饮加减；邪在气营，方用白虎汤合清营汤加减；邪在营血，犀角（今用水牛角）地黄汤合增液汤，结果 16 例患者除 2 例肢体运动功能稍差外（肌力Ⅲ级），其余患者临床症状均完全消失。徐新平根据王瑞根治疗乙型脑炎的临床经验，应用自拟乙脑灵方（大青叶、生石膏、板蓝根、金银花各 15~30g，连翘 10~20g，知母、淡竹叶各 5~10g，生甘草 3g）随证加减，取得了满意的疗效。

涂晋文认为流行性乙型脑炎具备卫气营血的临床特点：①卫分症状常不明显；②气分阶段有偏热偏湿的不同表现；③化燥伤阴为乙脑在气分的又一特点；④营分阶段心神受损表现突出；⑤血分阶段的特点在于耗血。其转归分为：外传外解和内传内陷两种。较轻的病例，大多病在卫、气分，可不再里传而痊愈，少数病例甚至仅有卫表之证。极少数病例卫气分阶段更短暂，很快逆传心包，更有起病即见气营两燔或邪陷营血，呈现危重之状。

8. 登革热　韩凡等认为，从临床症状上看，登革热常具有湿和热的特点，与湿温病相似，但湿温病多发于长夏，以脾胃为中心，可见白㾦，病程长，缠绵难愈，与登革热不尽相同；暑温病易伤津耗气和闭窍动风，且多发于夏季，与登革热亦有差别；伏暑，发于秋冬季节，初见卫气同病或卫营同病，进而发展为暑热或暑湿的临床表现，多深入营血分，与登革热的临床特点相似，却缺乏登革热的流行性、传染性强的特点；若考虑其为温疫，湿热疫初见湿热戾气遏伏膜原，直走中道，犯脾胃、大小肠、三焦等脏腑；暑燥疫，初见卫气同病，入里热毒燔炽阳明，甚者热毒充斥表里上下，卫气营血并见，高热，头痛，身痛，斑疹，出血甚至晕谵；两者特点在临床病例中均可见到。登革热的临床证候变化复杂多样，但其传变规律皆离不开卫气营血辨证规律。

刘叶等认为，本病的发生乃因素体正气不足，抗邪力低下，复感疫疠毒邪而致。根据卫气营血辨证，此病传变过程如下：疫疠毒邪从肌肤入侵，先犯卫气或侵犯膜原；毒邪夹湿热秽浊阻遏中焦，则出现运化功能异常；疫毒炽盛则内传营血，耗损营阴，扰乱心神；疫毒灼伤血络，则出现斑疹；迫血妄行则见各种出血证，且因血不循经、瘀滞脉络而致毒瘀交结；疫毒内闭心脑则神志昏迷；邪热亢盛引动肝风则见痉厥。李惠德认为，其疫疠毒邪兼夹暑湿或湿热之邪从肌肤入侵，先犯卫气或侵犯膜原，继而内传营血而出现灼热、斑疹、出血甚或神昏，痉厥等症后期瘀毒渐退，正气受伤，余邪留恋。张爱民等认为，此病可分为，初期卫气同病，极期气血两燔和恢复期余热未清。杨家棣则认为，登革热具有温病特点，但不一定都要经过卫气营血 4 个阶段。很多病例发病即出现卫气同病或是气营两燔。

张国雄采用调查性研究方法对 2006 年来院就诊的登革热患者进行中医证候调查，结果登革热发病未必经过卫气营血 4 个阶段的传变。大部分登革热患者发病初起即见气分症状，即使有卫分症状的时间亦十分短暂，临床上卫气营血各型症状也可以在同一患者身上同时俱见。张爱民根据中医卫气营血理论，在一般治疗的基础上，采用中医辨证组方，与单纯一般治疗对照，观察两组患者丙氨酸转氨酶、天冬氨酸转氨酶复常时间及中医证候沿卫气营血途径传变时各期持续时间。治疗组在一般治疗的基础上根据中医辨证加服中草药。

初期卫气同病时服用登革热一号方（党参、白茅根、绵茵陈、薏苡仁各30g，青蒿、板蓝根、白豆蔻、野菊花、滑石各20g，大青叶、羌活各15g，厚朴、半夏各10g，甘草5g），极期气血两燔时服用登革热二号方（石膏60g，赤芍、水牛角、白茅根、天花粉各30g，栀子、玄参、连翘、党参各20g，知母、竹叶、牡丹皮、羚羊角各10g，甘草5g），恢复期余热未尽时服用登革热三号方（白茅根、太子参各30g，石膏、白芍、山药各20g，麦冬、玄参各15g，鸡内金、半夏、竹叶、牡丹皮各10g，甘草5g）。结果显示，根据中医卫气营血理论辨证组方治疗能促进登革热合并肝功能损害患者肝功能更快复常，缩短卫气同病期、气血两燔期、余热未清期各期持续时间，缩短病程。

9. 流行性腮腺炎　程永进认为患者症状轻重与风热邪毒毒力、入侵深浅及患儿体质强弱有关，遵循一般温病传变规律，可按卫气营血进行辨证论治。张小燕用普济消毒饮加减内服、配合青黛外敷治疗流行性腮腺炎116例全部治愈。其中服1剂热退肿痛消者8例，服2剂热退肿痛消者57例，服3剂热退肿痛消者42例，服4剂热退肿痛消者9例。王合以清热解毒、疏散风热为主要原则，选用自拟消炎汤（大青叶50g，板蓝根30g，黄芩、黄连各15g，陈皮、玄参、桔梗、连翘、柴胡各10g，马勃、牛蒡子、薄荷、白僵蚕、生甘草各5g）治疗流行性腮腺炎120例，结果显效96例，有效17例，无效7例，总有效率为94.2%。

10. 脑型疟　叶俏波等认为，脑型疟病人的高热、烦躁、抽搐、昏迷、尿血、贫血等症状，与营血分辨证非常吻合。在临床观察中发现，脑型疟R昏迷，表现为高热、口渴欲饮、舌红苔黄、尿黄、脉洪数等属中医气分高热，邪热扰神的昏迷。与T昏迷相比，R昏迷预后较好，经过抗疟治疗、保持水电解质、纠正酸中毒等对症处理，抢救成功率高；T昏迷病人表现为身热夜甚，口渴不甚，舌黯红或红绛，脉细数等邪入营分，病势较重的表现，此时即使用青蒿素类抗疟药杀死疟原虫，也有病人死于含大滋养体的红细胞黏附，重要脏器微小血管阻塞带来的不可逆的损害；此时即使给予肝素等抗凝剂，仍然无法解决微小血管阻塞的问题。

脑型疟的黏附机制，有血"凝"、血"聚"、血"浓"的血液变化，符合中医对"邪入营血"，"热毒血瘀"的认识特点。药理研究发现，中医治疗营血分的经典方剂如清营汤、犀角地黄汤等，对发热模型的红细胞压积、红细胞聚集指数、红细胞刚性指数以及血沉等血液流变学、微循环障碍方面的指标均有明显的改善作用。因此，选用清营汤或犀角地黄汤等方药，辅助抗疟药在临床上的应用，对感染疟原虫大滋养体和裂殖体期的红细胞黏附滞留于微小血管造成重要脏器的缺血、缺氧，可望有良好作用。

11. 全身炎症综合征　杨广等通过临床发现，全身炎症综合征（SIRS）无论在临床表现、病情发展，还是在治疗方法上，都与温病有相似之处，符合"卫之后方言气，营之后方言血"的经典理论。在关于SIRS的双重打击学说认为：最早的创伤、感染、休克等致伤因素可被视为第一相打击，在该相打击中的炎症反应的程度是有限的，患者表现为发热、呼吸心率增快、尿少等，但脏器的功能没有受到影响，与中医所讲的外感病中的气分证相似，"壮热，不恶寒，恶热，汗出，口渴饮冷，小便短赤，脉洪大"。由于炎症因子的影响，患者还会出现胃肠道蠕动减缓及其屏障功能受损，出现肠道细菌移位征，相当于阳明腑实证。此后，如果病情平稳，炎症反应逐渐消退，器官损伤得以修复。否则出现第二相打击，此时具有放大效应，形成"瀑布反应（联级反应）"最终导致多器官功能障碍综合征（MODS），包括脏器衰竭或急性出血（肝肾衰竭与DIC）。前者相当于邪气在气分而解，后者相当于邪气自气分陷于营血（图3-13）。

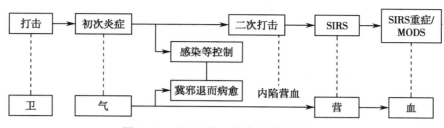

图3-13 SIRS与卫气营血辨证的关系

12. 病毒性心肌炎　王崇权等认为依据中医温病理论，病毒性心肌炎发病是由于风温之邪侵犯人体所致，正气抗邪有力时，邪可从表而解；如感邪重而邪热转内，则引起肺气大伤，日久耗伤心气营阴。治疗从温病卫气营血辨证理论出发，取得较好疗效，如周承志认为，病毒性心肌炎发病前邪在卫分时，应治以轻剂祛邪外出；发病时邪入营分，在清营育阴的同时，需佐以透热转气之品，将已入营分之热邪透转至卫分、气分而解；重症者表现为阴竭气脱，治宜益气救阴、敛汗固脱；恢复期可见余邪不解，在养阴的同时应注意透解余热。向宏认为急性期的治疗可按卫分、逆传心包辨证；卫气营血辨证治疗可分为气营两虚、瘀血阻脉两型。诊治15例，提高了对病毒性心肌炎的病因、发展、转归认识。

13. 带状疱疹　带状疱疹是由水痘-带状疱疹病毒所引起的，以沿单侧周围神经分布的簇集性小水疱为特征，常伴有明显的神经痛。中医学称"缠腰火丹"，俗称"蛇丹""蜘蛛疮"，属温毒类温病，临床一般根据卫气营血辨证分型治疗。李江山将带状疱疹分为热毒型、湿毒型、气滞血瘀型，分别给予清热除湿、凉血解毒、理气和血、通络止痛等治疗措施，效果良好。李健用普济消毒饮加减治疗71例患者，痊愈68例，显效3例，总有效率为100%。认为普济消毒饮具有疏风散邪、清热解毒、凉血利湿之功，正合该病的发病机制，且具有疗效快、不良反应少的特点。疱疹消退后仍有部分病毒潜伏在神经节内，引起带状疱疹后遗神经痛，张少波认为病毒性带状疱疹多由心肝风火与热毒相搏于肌肤而发病，其后可因经络阻遏，气血凝滞，出现疼痛，其病位在"血分"，治宜活血化瘀、通络止痛。张氏用加味桃红四物汤（桃仁、红花、当归、川芎、路路通、地龙各15g，白芍20g，生地黄、丹参、延胡索各30g，制乳香、制没药各8g，甘草6g，蜈蚣2条）治疗带状疱疹后遗神经痛疗效确切，值得进一步推广使用。

（二）三焦辨证在现代感染病中的应用

据杜桂琴统计，在天津、广州、上海、南京、山东等地区23所医院的传染病患者中，回顾性病历中使用卫气营血辨证的8.26%，三焦辨证使用率88.07%；前瞻性病历卫气营血辨证使用率达到50.07%，三焦辨证使用率达46.2%。但是，笔者检索了近20年的中医药文献，临床采用三焦辨证论治感染病者寥寥无几，且以理论探讨为主。

1. 艾滋病　艾滋病的主要临床表现基本可以归纳于三焦辨证体系之中，其中感染早期表现、发病期的呼吸道症状及皮肤和黏膜损害属中医学肺系病变，主要为上焦病证；消化道症状属中医脾胃病变，为中焦病证；神经系统症状及部分肿瘤属中医学肝肾病变及瘀血征象（久病入络），为下焦病证。一般性症状在上、中、下三焦病证中皆可见到，是艾滋病正虚邪盛病机特点的表现。吕维柏等按肺型、脾型、肾型为主治疗 158 例 HIV/AIDS 感染者，取得了较为满意疗效；吴伯平主张分期治疗艾滋病，其中将完全艾滋病分为肺型（急性感染、气阴两虚、肺卫不固）、脾型、肾型（肾气不固、肾阴枯涸、阴阳俱脱）、心型进行辨治而获效。表明临床中以三焦病位辨治艾滋病是可行的。艾滋病的演变，虽不及一般温病那样具有较明显的由上焦至中焦至下焦的传变过程，但也可随着各种机会性感染的不断侵袭，病势不断加重，从肺到脾到肾，可出现几脏俱病。从整个病程来看，艾滋病感染期或发病早期大多有肺卫病证，后期往往累及肝肾，确有"始上焦，终下焦"的传变规律。所不同的是，一般温病始见邪实，逐渐正虚，而艾滋病自始至终存在着正虚。但这并不妨碍临床选择三焦辨治体系对艾滋病进行论治。

2. 脓毒症

（1）病犯上焦：邪犯肺卫为"肺热内郁，风邪束表"，以发热，微恶风，头痛，咳嗽，苔薄，脉滑数或浮滑数为主要表现。这个阶段的患者病情大部分相对较轻，早期运用辛凉轻剂之桑菊饮、辛凉平剂之银翘散等往往可以遏制病情的发展；较重者可用辛凉重剂之白虎汤清太阴肺经气分之热，清营汤清上焦营分之热，成药可用丹参针、血必净针、痰热清针等清热解毒。至于上焦温病逆传心包之重症，要加用"凉开三宝"以开窍醒神。

（2）病在中焦：病邪直入肺胃为"肺胃热盛，湿浊内蕴"，以高热、不恶寒为首发症状，伴咳嗽、气急、苔腻、脉滑数等。其重症多以"肺热腑实，痰浊瘀阻"为主，表现为大便秘结，气急，烦躁不安。在患者中多有因排便不畅或用力排便而诱发急性心力衰竭、气胸、缺氧、血压增高等使病情急剧变化，甚至死亡。临床常用白虎汤、大柴胡汤、葛根芩连汤清肺胃之热；小陷胸汤清中焦阳明之热；承气汤类通腑降浊；同时要顾护中焦脾胃阴津，运用竹叶石膏汤、益胃汤、增液汤、生脉散、参麦针、生脉针等往往取得良好效果。

（3）病入下焦：疾病若进一步发展则出现逆传、内陷，邪入下焦，多表现为"内闭外脱，气阴耗竭"。患者多表现为持续高热不退、烦躁不安、神昏、四肢厥逆、急性肝肾衰竭、弥散性血管内凝血等危重情况而死亡。若逐渐恢复，多为正虚邪恋，气阴两伤，或肺脾或肝肾不足，夹湿夹瘀为特点，表现为低热无汗、气短、乏力、贫血、低蛋白血症、脱发等。相对来说，轻证患者以脾气虚弱，湿困瘀阻为主。重症患者以气阴两伤，肺肾不足，痰瘀交阻为主，表现为气短、乏力、贫血、低蛋白血症、脱发等。在后期治疗中，正虚邪恋、正虚邪去占主导地位，主要以益气扶正为主，多用四君子汤、复脉汤、参附针、黄芪针、参芪扶正针等化裁。

3. 感染性多脏器功能障碍综合征

（1）上焦病变与心肺（脑）衰：任毅等认为，上焦受邪，气机阻滞，水液代谢障碍，水湿上泛，则凌心射肺；肺失宣降，气壅络阻，心失血养，肺气郁闭，则见心悸、气促、胸闷等症状，并发急性心衰、肺水肿或呼吸窘迫综合征。治疗当用宣上通下，泻肺利气，养阴益气固脱，兼清气热或清热凉血，急以大剂生脉散煎服以养阴益气固脱，合用宣白承气汤或葶苈大枣泻肺汤清解标实之剂。

（2）中焦病变与脾胃（大肠）衰：《温病条辨·中焦篇》曰"阳明温病，无汗，或但头汗出，身无汗，渴欲饮水，腹满，苔燥黄，小便不利者，必发黄，茵陈蒿汤主之"；"湿热，三焦未清，里虚内陷，神识如蒙，舌滑，脉缓，人参泻心汤加白芍主之"；"吸收秽湿，三焦分布，热蒸头胀，身痛呕逆，小便不通，神识昏迷，舌白，渴不多饮，先宜芳香通神利窍，安宫牛黄丸；继用淡渗分消浊湿，茯苓皮汤"。脾主统血，中焦脾运失常则可见皮肤、黏膜出现瘀斑、瘀点，中焦湿热郁滞，气血失畅，则见吐血衄血，下焦闭阻，瘀热互结，则见蓄血、蓄水等，而导致播散性血管内凝血的病理演变。

（3）下焦病变与肝肾（膀胱）衰：三焦通调水道功能失调，下遏膀胱开阖失司，小便不出，发生急性肾衰竭。《温病条辨》曰"下焦温病，但大便溏者，即与一甲复脉汤"；"热邪深入下焦，脉沉数，舌干齿黑，手指但觉蠕动，急防痉厥，二甲复脉汤主之"；"下焦温病，热深厥甚，脉细促，心中憺憺大动，甚则心中痛者，三甲复脉汤主之"。下焦病变的病机特点为邪少虚多，临床上阴伤的程度有轻重的不同，邪热羁留有多寡之分，所以用药也应根据证候不同有所不同。

（三）温病辨证体系的内在缺陷

1. 从《温病学》教材的建议说起　翻开《温病学》教材，我们看到风温、春温、暑温、湿温、伏暑、秋燥、烂喉痧等病名之中，均有如下描述：

（1）风温：根据风温的发病季节和临床表现，西医学多种肺系急性传染病和感染性疾病，如大叶性肺炎、病毒性肺炎、急性支气管炎、流行性感冒等，属于风温范畴，可参考本病辨证论治。

（2）春温：根据春温的发病季节和临床表现，西医学中的重型流感、流行性脑脊髓膜炎以及其他化脓性脑膜炎、败血症等，属于春温范畴，可参考本病予以辨证论治。

（3）暑温：根据暑温的发病季节和临床表现，西医学中的流行性乙型脑炎、以及其他发生于夏季的传染病如登革热和登革出血热、钩端螺旋体病、流行性感冒等，属于暑温范畴，可参考本病予以辨证论治。

（4）湿温：根据湿温的发病季节和临床表现，西医学中发生于夏末秋初的伤寒、副伤寒、沙门菌属感染等，属于暑温范畴，可参考本病予以辨证论治。

（5）伏暑：根据伏暑的发病季节和临床表现，西医学中的流行性出血热、散发性脑炎等疾病与之相似，可归属伏暑范畴，并参考本病予以辨证论治。

（6）秋燥：根据秋燥的发病季节和临床表现，西医学中发生于秋季的上呼吸道感染、急性支气管炎、及某些肺部感染等疾病，出现秋燥见症时，当属秋燥范畴，可参考本病予以辨证论治。

（7）烂喉痧：根据烂喉痧的发病季节和临床表现，西医学中的猩红热与之酷似，可参考本病予以辨证论治。

2. 值得思考的问题　临床上，上述疾病绝大多数是感染性疾病，常见于中西医院的感染科或传染病医院。一个值得重视的倾向是无论中西医诊疗、医疗事故鉴定等，都是以西医学病名为依据，中医病名最多是个摆设。为什么会这样？因为中医诊断缺乏相应的客观指标，随意性较大，而且病理机制不太清楚。因此，尽管我们的《温病学》老师在课堂上侃侃而谈，学生在下面听得津津有味，却常常在临床上并无用武之地。或者说临床上各行其是，缺乏严谨的诊疗标准，因此常常难以在会诊中取得共识。鉴于此，值得思考的是：

（1）疗效与辨证论治的关系：我们常说，准确地辨证是中医药治疗获效的前提，但如何才能准确辨证？一是我们诊疗过程中"按图索骥"的诊断标准和治疗方案是否准确无误？二是我们是否严格按照诊断标准和治疗方案严谨操作。那么，古人设计的辨证标准（或模型）是否完全符合疾病自身的临床特征？如果一种辨证的模型与疾病本来的临床特征相去甚远，或者他们制定的诊疗标准并不严谨，我们还能够准确辨证，做到丝丝入扣、效如桴鼓吗？如果我们已经能够确切地区分各种传染病（或感染病）的临床表现和实验室检查，古人相对模糊的诊疗规范或模型是否应该进一步修订，使之更加符合于临床，从个体化技艺走向标准化技术？

这样的疑惑已经产生于现代的临床医生。冷竹松等通过查阅临床病案资料，发现有部分疾病具备温病各期诊断标准，依叶法施治而乏效，如支气管性肺炎重症患者，呼吸窘迫、鼻翼煽动、身热神昏、发绀、血痰、舌绛、脉数等，辨证属热陷心包营分，投以清宫汤加减，效果并不理想。他们认为，温病包括多种急性传染性和感染性疾病，其致病原因主要是病原体感染，其病变部位周围常形成微血栓，导致药物有效成分不能完全到达病灶，发挥消炎灭菌作用。因此杀灭病原体，改善微循环是治疗的关键。现代药理研究证实，清热解毒类药物板蓝根、蒲公英、鱼腥草之类能显著抑制或杀灭病原体，活血药如红花、川芎、牛膝之类有利于改善微循环，补气药如黄芪、人参、白术之类能明显提高机体免疫力。临床上，常常可以根据情况可把"汗之""清气""透热转气""凉血散血"四法综合运用，并非拘泥于卫气营血的四期辨证。例如支气管性肺炎充血期患者辨证属燥热犯卫证时，可采用"在卫汗之"立桑杏汤为主方，从4个方面进行改良：①清热解毒类药物如板蓝根、蒲公英、鱼腥草等，对肺炎双球菌有明显抑制和杀灭作用，因此可在桑杏汤中加入；②选用活血化瘀药如红花、川芎、牛膝等，促使病灶微血栓溶解，改善局部循环；③酌添补气药，如人参、黄芪、白术之类，能促进免疫细胞生成，增强机体抵抗力；④加大各味药的用药剂量，提高血药浓度。

（2）疾病与季节的关系：古人有"四时温病"与"时气"的说法，因此比较强调发病季节的理念。现代研究证实，传染（或感染）病最重要的鉴别在于其病原学差异，其次是机体的免疫状态，不同季节也有一定的影响，但不是最关键的要素。那么，在传染（或感染）病诊疗过程中，如何把握病原学、免疫状态和季节性差异的主次矛盾，即融合中西医理论更好地为病人服务？

（3）继承性与创新性的关系：一个非常重要的观念是，临床诊疗是尽量地符合于临床实际还是符合于古人的书本？如果选择以临床实际为前提，那我们只有不断地否定前人的东西才能通过改进辨证模型和诊疗路径而逐渐地符合于客观实际。这就是理想模型方法的要旨，尽管有其虚拟性，但对客观真实性的追求是永远不变的前提。

从《温病学》的建议意见看，上述温病传变（辨证）模式图有如下缺陷：①流行性感冒散见于"风温""春温"和"秋燥"之中，这样的区分不利于其临床诊疗；②按照"四时温病"的模式设计其传变（辨证）模式，由于其分类界限欠清晰，不同性质的疾病混杂于同一模型之中必然导致模型设计的客观性受损，不利于临床诊疗；③按照不同的传染（或感染）病设计不同的诊疗模型，可能使辨证论治获得进一步的准确性，从而提高疗效。

3. 温病辨证模型内在缺陷　以今天的知识评价几百年以前的医学，也许并不公正，但如果仍然对几百年前的医学膜拜不已，那可能是更大的不公正即对患者的不尊重。我们的目的是发扬光大温病学的辨证论治体系，以服务于今天的传染病或感染病临床，那么就必须站在今天的高度去看待历史的沉淀。对于外感病临床特征的把握，古代医家有其内在的必然的缺陷，这是因为：①医师从业的方式局限，由于当时的专业分化不全和病种分类模糊而难以对某一疾病进行集中而深入地观察和研究；②资料的搜集方法落后，由于没有数理统计和临床流行病学的介入，个案分析往往导致结论偏倚；③理论移植的实用主义，由于受到笼统的自然哲学支配，可供选择的理论模型非常有限，如卫气营血辨证、三焦辨证的临床分期与病位的混淆，最后不得不忙碌于临床"变数"的应对，使模型的效率大大降低。

（1）致病原因的误解：我们早已明确，现代微生物学在传染病或感染病中的价值，气候因素只不过是个诱因而已。然而，要纠正这一误解却有极大的难度：当代中医有没有这样的气魄？能否在纠正之后重建传染病或感染病的辨证论治体系？须知，在创建温病学辨证体系的时候，先贤吴又可、叶天士、吴鞠通等，对微生物世界毫不知情。如果他们生活在今天，会不会满足于一个温病学及其辨证体系的创建？

古代医家很早就发现气候异变可以导致疾病的发生和流行。《周礼》中认识到四时气候异常与传染病有密切关系。明清时期，李时珍《本草纲目》中有"四时用药例"的专论，主张"顺时气而养天和"。王清任观察到某些发热证有交节气而易复发的特点。

明清时期中医学的一个重大进展是温病学派的兴起。温病学家更加注意气候节令，从"四时主气"的观点看，一年四季由于气候变化的不同，病因各异，温病也有明显的季节特征，如春季多以风热为病，夏季多以暑湿为病，叶天士的《三时伏气外感篇》中说："风温者，春月受风，其气已温"就是一例，说明这些疾病带有明显的季节性模式。吴鞠通《温病条辨·原病篇》亦根据运气规律预测温病的流行情况。雷少逸《时病论》则专门论述一年四季的多发病，如春天的春温、风温和伤风；秋天的湿温和秋燥，这些时令病都有各自的发病时间，正如雷氏所言："夫春时病温，夏时病热，秋时病凉，冬时病寒……按四时五运六气而分治之，名为时医。是为医者必识时令，因时令而治时病，治时病而用时方，且防其何时而变，决其何时而解，随时斟酌。"总之，随着温病学说的发展对时令病按时令发生、流行的研究，是此时期中医医疗时间气象学发展的一个特点。

气象因素影响着地球上生物的活动。不少学者揭示了人类疾病流行的周期性与太阳活动有关。疟疾、霍乱均好发于春夏之季，属四时温病范围。黄惠杰报道疟疾及流感、回归热、心血管疾病等一批疾病在太阳黑子活动的极大期频增，且多卒发。徐振韬等研究表明，霍乱以及回归热、白喉、脑脊髓膜炎、伤寒等许多传染病的流行与太阳黑子活动的年周期有相当密切的关系。并且明确提出太阳黑子活动的极大年，气温偏高，属火、热、暑的病证居多。可见，传统的理论与现代观察研究是一致的。冯玉明对邢台地区1968—1979年的流行性感冒（以下简称"流感"）、流行性脑脊髓膜炎（以下简称"流脑"）、痢疾各月平均发病情况与之同期月平均气象资料进行相关分析表明，气象要素与外感热病（流感、流脑、痢疾）有一定的关系，它们之间的联系是流感与气压、痢疾与相对湿度、流脑与风速呈显著的正相关系；流感与风速呈负相关系，且有十分显著的意义。外感热病包括西医学的流感、流脑、痢疾等多种传染病。一般认为流感分为风寒、风热之邪为患；痢疾多发生于长夏，与湿邪有关。人生活在自然界，就要受到自然界各种因素的影响，尤其是人们明显感受到的气候因素，对人体的生理病理及病原微生物的繁殖、生长有很大的影响。自然界的各种自然因素的偏盛、偏衰时，才能导致热病的发生、流行，故而可以根据气象要素与热病相关分析，确定某种病与哪些气象要素有关，然后根据气象要素预测疾病的发生和流行。但亦须明确，太阳活动、气象变化对生命的影响，并不是以机械决定论的形式表现出来，它是通过大数法则以几率的形式反映出来。在发病学上，气候仅仅是一个条件，要真正了解疾病的原因，尚需联系社会环境、个体差异性及其他种种因素。

这些是对《黄帝内经》治疗思想的注解和发挥。我国名中医蒲辅周治病也十分重视季节气候。他生前发表的外感热病治疗经验，就根据六气特性分别用药。有的医家认为目前在治疗外感热病过程中有忽视时令变迁的倾向，如王世贤在临床中遇到不少定时在热季发生寒证，在寒季发生热证，反时病减或病愈的患者，非常有规律，几乎年年如此，于是针对此类病人在夏季用附子、干姜回阳，在冬季用麦冬、生地、玄参滋阴而获效。现代研究证实气温、气候、湿度、紫外线及氧分压等气象因素，能影响药物的治疗作用。

随着现代医学的发展，不少医家开始从更深层次对四时温病与气象医学之间的关系进行探讨研究，力图揭示气象作用于人体的机制，寻求某些客观化的指标、依据，为临床实践提供更有效的指导。有关研究资料表明，气象因素是通过作用于人体感受器官或者某些中间环节，使人体产生生理或病理变化，因此可以说气象因素对人体生理和病理有着非常密切的关系。从《黄帝内经》关于气象与人体变化关系的阐述，到今天气象医学理论体系的形成，经历了一个漫长的过程。今天气象医学作为一门新兴医学科学，以研究各种气象因素对人类疾病的影响为内容，为临床医学，尤其是四时温病的诊断、治疗和预防提供了理论依据，成为现代医学不可缺少的组成部分。但也须明确，气象因素是疾病发生的一个因素，但不是唯一因素，更不是必然因素，因而更需要将它同生理生化学、分子免疫学、生物遗传学等医学科学中的其他学科广泛联系，开辟医学研究的其他领域，更好地指导临床实践工作。

（2）病种分类的不足：中外医学家对于疫病（传染病或感染病）的分类具有相同的思维模式，即重视病原学因素。无论是《伤寒论》还是《温病学》，伤寒与温病的争议在于病因学，温病的病种分类也是以病因学为依据。如风温、春温、暑温、湿温、秋燥、伏暑等，虽然存在致病原因的误解，但这种理念与现代传染病学的分类原则相一致。因此，温病学更加强调季节性，甚至把它带进了疾病的命名之中。也因此有"四时温病"之说，"时气病"的概念更是由来已久。

不同疾病具有明确不同的临床经过，笼统辨证的结果只能使模型顾此失彼，变数过大。这种模型应用的"常"与"变"，看起来是让我们充分掌握灵活性与原则性的辨证关系，实际上从另一方面反映了模型的粗糙和笼统。一般说来，诊断模型应用的实效性与所揭示普遍性成正比，模型的常规应用越普遍，实效性（或可操作性）越强；模型应用的变数越大，实效性越差。从模型设计看，设计越严密（参数越多，操作规程越严格）、精细，可操作性越强，越容易规范化；设计得越粗糙，越简单，变异性越大，可操作性越差。作为个体化技艺，缺乏众多的技术参数，就需要像庖丁解牛那样熟能生巧，但每个人的掌握情况差异很大，因而难以进行规范化培训（模型的粗糙难以进行规范化培训，后学者各以心悟，易于牵强附会，如"六经"的解释千奇百怪）；而作为标准化技术，可操作性强的模型就需要涉及众多有关操作的方方面面，需要细致而精确的参数，增加其操作的可重复性，从而易于进行规范化培训。

基于以上，在"卫气营血辨证"和"三焦辨证"中，尽管有"顺传""逆传""合

第三章 后张仲景时代疫病（外感病）学说

病""并病"等对常规"传变"修饰和补充，但仍然难以用一种简单的模型来解释种类繁多、表现各异的外感病临床过程。要提高临床辨证的准确性，必须根据每个病种或一类疾病的临床特征进行深入研究，以便获得高效、切实可行的辨证模型来指导临床。

（3）病位概念的模糊：有人认为，卫气营血辨证长于辨析病变的阶段、浅深、轻重，实际上它是一种有关病位的辨证。但尽管卫气营血辨的是病位，它仍然存在病位方面的把握不足：①把复杂多变的温病症候区别为卫气营血四大类证型显得不够细；②在确定病变部位和病变脏腑上过于笼统，且辨论不详尽；③没有概括和反映温病后期肺胃阴虚、肝肾阴虚以及正虚邪恋等病变的证候而有失全面；④没有反映湿热类温病的病位特点。因此，他提出了一种"卫气营血脏腑辨证"的学说，理由是：卫气营血辨证具有鲜明的层次性和阶段性，但在临床运用时，却较难确定病变的部位，尤其是病变的脏腑；脏腑辨证在外感热病的临床运用时，由于外感热病的阶段性较强，仅靠脏腑辨证显然是不够的。因此，在临床诊治外感热病时，仅依靠卫气营血辨证，或单纯使用脏腑辨证都失于全面。

他举例说，例如流行性出血热，西医在临床上将其分为5期，即发热期、低血压期、少尿期、多尿期和恢复期，在发热期可出现发热恶寒、肢体酸痛，或壮热、口渴，或发热、颈胸潮红，甚至皮肤出血等，按卫气营血辨证分别可辨为卫气同病、邪在气分、卫营同病及邪在营血等。对流行性出血热的少尿期所出现发热腰痛，面目浮肿，少尿，甚至尿闭等症状，因其以肾的病理变化为主，而无法用卫气营血来具体辨证，甚至对流行性出血热的不同阶段也不能明确地落实到脏腑。同样。对流行性出血热的整个发病过程，仅运用脏腑辨证，也无法揭示病程发展的层次性和阶段性，尤其对流行性出血热的发热期，采用脏腑辨证甚至无的放矢。因此，在诊治外感热病时可以采用病程阶段和病变脏腑相结合的辨证，即"卫气营血脏腑"辨证。

为什么会这样？看看它们的定义，《温病学》教材描述为："卫分证是指温邪初袭人体肌表，引起卫外功能失调出现的一种证候类型……以发热，微恶寒，口微渴作为卫分证的辨证要点。"实际上就是表证。气分证是"温邪入里，影响人体气的功能所出现的一类证候类型"。"气分证的病变较广，凡温邪不在卫分，又未传入营血分，皆属气分范围，涉及的病变部位主要有肺、胃、脾、肠、胆、膜原、胸膈等。"这个定位就十分模糊。"营分证是指温邪入营，是以实质损害为主要病机变化，以营热阴伤、扰神窜络为主要特征的一种证候类型……以身热夜甚、心烦谵语、舌质红绛为辨证要点。""血分证是指温邪深入血分，病变已属极期或后期，病情危重，以动血耗血、瘀热内阻为主要病机变化……以急性多部位、多窍道出血，斑疹密布及舌质深绛作为血分证的辨证要点。"

关于营与血的病位区分，批评者较为众多。认为营与血，一为血中之气，一为血中之血，两者之分在病理上无大意义，其层次、深浅关系本不甚明确。难于想象病邪犯血，只犯血中之气而不及乎血之本身；至于病状的轻重，假如病位相同，病证相同而仅症状的轻重有异，毋须作辨证分类，盖邪犯卫表或邪在气分，其轻重情况皆非每个病人一致，又何独于血分？其基本理由在于论治用药，无所差异，不过是分量轻重而已，在药物分类中只有解表、清气、凉血之分，而无清营分之药，亦资佐证。

营与血在临证上的症状仅有轻重与深浅之差别，却无不同的证候，如斑点隐隐则属营，斑疹显露则属血；在神志方面，心神不安、烦躁不寐属营，而神昏谵语则属血，这均是程度的差别。有人认为出血为血分之特征，营分却无此证，然而早年薛生白便不同此

195

见，《湿热病篇》谓"湿温证，上下失血或汗血，毒邪深入营分。"验之临床，斑疹隐隐多数是皮下出血的表现，不过是外透程度不同而已，不能以出血与否来区分营或血分。黄星垣、张文之等均认为营和血的本质相同，仅有程度的差异，有据病理资料、尸体解剖报告，在营或在血分证都有内脏出血情况；曾国祥的动物实验模型观察亦证明这一点。由此可见，出血亦非区分营与血的根据。其实，叶天士虽然提出辨温病须分营与血，他本人也非如此严格。如《外感温热篇》谓"营分受热，则血液受劫"，又谓"再论气病有不传血分，而邪留三焦"，其意是营分受病，血亦受病，气分不传血亦即不传营，实际已营血不分。在同篇中，叶氏又称："再有热传营血，其人素有瘀伤宿血……当加入散血之品"更是营血不分了。同朝代的温病医家亦多营血不分，如"热入营血""邪入营血""内陷营血"皆常见之说，而且1964年六院教材《温病学讲义》中温病各病除风温外，如春温、暑温、湿温、伏暑、秋燥等均只列有邪在营血病证，而并无单独的营分证或血分证。

（4）病程区分的混淆：卫气营血辨证和三焦辨证常常称之为"分期辨证"，是因为其中包含有卫气营血传变和三焦传变。事实上，在叶天士和吴鞠通的著作中，"卫之后方言气，营之后方言血"以及"起上焦，终下焦"的疾病阶段划分昭然若揭。但是，无论"卫、气、营、血"还是"上焦、中焦、下焦"都指的是疾病部位，难道疾病部位与疾病阶段可以相提并论，或者说疾病一定按部位传变？这种将疾病部位与疾病阶段相互混淆的做法，是先贤们的误解还是先贤们自身缺乏逻辑思维的训练？也许，在先贤们的逻辑里，卫气营血是由表及里的部位区分，上中下三焦由上向下的部位区分，疾病的传变途径必然也与之对应。这种逻辑看起来有些道理，实际上则混淆了病位与病程的概念，这也是两种辨证模型不能客观、真实地模拟实际疾病的临床特征的原因之一，也是其实效性较差的原因之一。因为，现代模型方法要求，诊断模型的精细程度、可操作性与临床实际保持一致，才能高效指导当代传染病诊疗。毫无疑问，病程的区分表现为疾病的阶段性，以早、中、晚期最为典型，可根据不同病种的具体情况采取更能体现疾病特征相应调整，但与疾病部位混为一谈则难免张冠李戴。例如，疾病早、中、晚期具有明确的阶段区分，不可能出现卫气同病、气血两燔以及上焦证未罢而又见中焦证，中焦证未除又出现下焦证的情况等。

其实，并非古人思维缺乏逻辑严谨性，当代的传染病学家和肝病学家也会犯这样的错误。例如，我们至今正在应用的《病毒性肝炎防治方案》（2000版）、《肝衰竭诊疗指南》（2006年版），都分别使用了早期、中期和晚期的名词，装进去内容却是轻、中、重的病情分级，颇有点张冠李戴，不伦不类（我们将在"慢性病毒性肝炎"一节中详细分析）。而笔者的分期建议则是：①坏死期（黄疸快速增长期），以黄疸进行性加深为主要特征；②平台期，即肝坏死与肝再生拉锯时期，可有感染、电解质紊乱、肝性脑病等并发症（一般并发症较少）；③转归期，包括终末期（不可逆转的坏死，各种并发症导致多脏器功能衰竭，为死亡病例的最后阶段）和恢复期（成活患者经历平台期的反复胶着后，再生占主导地位，病情处于恢复过程中）。（图3-14）

（5）临床应用的落伍：现代传染病临床，早已不是几百年前的情形，时代已经赋予了很多新的内容。首先，从发热症状上看，由于抗生素和糖皮质激素的使用，使发热的热势明显降低，发热持续时间明显缩短。其次，血分证的出血症状改变了过去感染性疾病大量急性出血的特点，由于现代止血药物的发展使得许多出血都能够被成功止血，所以出血症状变成多次少量出血，如患者需要通过黑便和粪常规检验潜血阳性才确定出血。再者，由

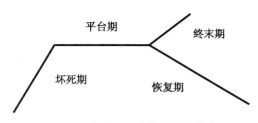

图 3-14　重型肝炎分期建议的模式图

于吸氧、补液、辅助呼吸等治疗手段的使用，许多临床症状变得不典型，同时由于现代病历都采用西医学的语言进行描述，很难看到与温病学教材相一致的语言，使得中医辨证治疗的原始资料显得支离破碎。

综上所述，卫气营血辨证和三焦辨证经历了数百年的临床应用，但也明显反映出在应用过程中所出现的牵强附会或不贴切现象，这是因为我们今天所面临的既不是"温病"，也不是"伤寒"，而是由病原微生物和寄生虫感染人体后产生的有传染性的一类疾病。传染病的诊断有它明显的特点，包括病原学诊断、病理学诊断和临床诊断，临床诊断也可区分为三个层次，即发病类型、演变过程和病情轻重，可以用分型、分期和分级来表示，这些虽然出现在现代传染病的理念之中，但仍然需要从传染病的整体高度来系统化、规范化。

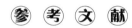

参 考 文 献

1. 程杨,李海蓉,杨林生.中国明清时期疫病时空分布规律的定量研究.地理研究.2009,28(4):1059-1068
2. 龚胜生.中国疫灾的时空分布变迁规律.地理学报,2003,58(6):870-878
3. 范家伟.两晋刘松时期的疾疫.历史地理,1999(15):282-295
4. 曹树基.地理环境与宋元时代的传染病.历史地理,1995(12):183-192.
5. 梅莉,晏昌贵.明代传染病的初步考察.湖北大学学报(社科版),1996(5):80-88
6. 蒋玲,龚胜生.近代长江流域血吸虫病的流行变迁规律.中华医史杂志,1998,28(2):263-265
7. 杨林生,陈如桂,王五一.1840年以来我国鼠疫的时空分布规律.地理研究,2000,19(3):243-248
8. 杨葛亮,杨学."小冰河期"促成了温病学说.河南中医,2009,29(4):325-326
9. 叶峥嵘,吴琳.气候变化对中医药寒热相关理论形成的影响.河南中医,2011,31(6):576-578
10. 竺可桢.中国五千年来气候变化的初步研究.考古学报,1972,20(1):15-38
11. 王侃,秦霖,吕渭辉,等.初探气候变化对明清时期寒温争鸣的影响.浙江中医杂志,2003,32(9):369-370
12. 李权,陈利国.试探气候变化对中医温病学形成和发展的影响.陕西中医,2007,28(1):81-82
13. 王侃,秦霖.气候因素对中医学形成和发展的影响.中华医史杂志,2004,34(2):96
14. 陈志远,齐颖娜.浅谈伤寒和温病学说形成的气候因素.天津中医学院学报,1993,22(4):11-12
15. 吕文亮,陈琳.四时温病与气象医学的关系探析.江西中医学院学报,2004,16(4):19-20
16. 赖明生.温病学说形成原因探析.江苏中医药杂志,2007,39(10):12
17. 果志霞,曹力明.叶天士学术思想概说.河南中医,2011,31(10):1106-1107
18. 刘惠武.浅谈叶天士对温病舌诊的贡献.辽宁中医学院学报,2003,5(1):45-46
19. 杜松,张玉辉.叶天士学术思想探析.中华中医药学刊,2007,25(12):2512-2513
20. 孟彦彬.叶天士辨证论治学术思想及对后世的影响.陕西中医,2006,27(11):1446-1448
21. 靳红微,王振瑞.《温病学》关于"卫气营血辨证"表述中存在的问题.中国中医基础医学杂志,2007,13(4):257-258
22. 冷竹松,蔡正银.浅谈叶天士温病学思想及其不足.河南中医,2014,34(1):41-43

23. 朱建君,周银亭.浅论薛生白《湿热病篇》的学术特点.河北中医,2005,27(6):470-471
24. 李士懋,田淑霄.再论薛生白《湿热论》传变规律.河北中医学院学报,1995,10(4):1-3
25. 叶一萍.《温病条辨》对外感温热病的贡献.辽宁中医学院学报,2005,7(5):430
26. 张志斌.吴塘及其《温病条辨》的学术思想研究.浙江中医杂志 2008,43(1):1-4
27. 李洪涛.王士雄温病学术观点探析.安徽中医学院学报,2001,20(1):1-3
28. 陈正平.柳宝诒《温热逢源》伏气温病学说述要.中国中医基础医学杂志,2006,12(10):766-767
29. 柳亚平.浅谈雷丰《时病论》中的伏气学说.云南中医学院学报,2012,35(6):51-52
30. 石显方,傅文录.试论张锡纯对伏气温病的认识及治疗.四川中医,2005,23(9):13-14
31. 武丽鸿,董立均.试论伏邪学说.光明中医,2008,23(10):1439-1440
32. 鲍玺,温成平.何廉臣伏气温病学说探析.浙江中医杂志,2014(6):391-393
33. 张宏瑛.浅析俞根初《通俗伤寒论》的伏邪外搏治观.浙江中医杂志,2012,47(8):612-613
34. 王玉贤,韩经丹,范吉平.浅议伏邪与传染病发病.中国中医基础医学杂志,2014,20(2):187-189
35. 冯维斌,岑鹤龄.试评叶天士的卫气营血辨证.现代中西医结合杂志,1999,8(12):1919-1920
36. 柴守范,赵晓丽.论"久病入络"与"温邪入络".西部中医药,2013,26(11):41-43
37. 周语平,韩维斌.三焦辨证和卫气营血辨证的关系.河南中医,2008,28(11):21-23
38. 王乐平,任秀玲,高瑞霞.卫气营血是构建温病学的基本范畴.中华中医药杂志,2007,22(12):821-823
39. 黄政德.张景岳对卫气营血辨证学说的贡献.湖南中医学院学报,1998,18(1):20-21
40. 刘寨华,杜松,李钰蛟,等.三焦辨证源流考.中国中医基础医学杂志,2014,20(7):872-875
41. 杜贵琴,肖照岑.卫气营血辨证与三焦辨证的应用现状调查.中华实用中西医杂志,2004,17(12):1842-1846
42. 朱菲菲,黄玲,马伯艳,等.90例艾滋病发热患者温病学证候特点分析.广州中医药大学学报,2008,25(2):161-164
43. 杨凤珍,烟建华,王健,等.HIV/AIDS中医分期辨证治疗.中国医药学报,2004,19(4):240-242
44. 张苗苗,孙世辉,符林春.以外感为经、杂病为纬辨治艾滋病.广州中医药大学学报,2008,25(5):385-388
45. 王玉光,王晓静,杜宏波,等.6例甲型H1N1流感确诊病例中西医证治报告.北京中医药,2009,28(6):403-406
46. 王仰宗.人禽流感诊疗方案的临床应用.中华实用中西医杂志,2005,18(24):1877-1879
47. 黄庆凤.辨证治疗小儿手足口综合征.中医药临床杂志,2007,19(1):17
48. 高修安.小儿手足口病的辨证思路与临证治疗.中国中西医结合儿科,2009,1(1):162-164
49. 王骐权,赵辉.卫气营血辨证应对SARS的体验和思考.现代中西医结合杂志,2004,13(10):1266-1267
50. 钟嘉熙,朱敏,吴智兵等.中医药治疗传染性非典型肺炎61例临床疗效分析.广州中医药大学学报,2004,21(1):1-5
51. 彭胜权.SARS的辨病与辨证论治.江苏中医药,2006,27(4):14-15
52. 曹洪欣,张明雪,翁维良,等.论SARS瘟疫的辨证模式.国际中医中药杂志,2006,28(3):162-165
53. 李文华,申静华,张军海.辨证论治流行性出血热.中华当代医学,2005,3(10):78-79
54. 苗相超.浅谈治疗流行性出血热的粗浅体会——附37例辨证分析.光明中医,2009,24(7):1295-1296
55. 杨瑞清.浅谈流行性出血热的辨证施治.河北中医,1985(2):36-37
56. 李伟.中西医结合治疗流行性出血热疗效观察.现代中西医结合杂志,2005,14(22):2944-2944
57. 张田仓,豆双全.从卫气营血分型诊治乙型肝炎新探.中医药学刊,2004,22(10):1955-1956
58. 傅延龄.刘渡舟教授治疗慢性乙肝经验.家庭医药,2006(4):24-24
59. 刘仕才,夏国忠.卫气营血辨证治疗流行性乙型脑炎的临床体会.湖南中医杂志,1993,9(2):6-8
60. 徐新平.王瑞根辨治流行性乙型脑炎经验.四川中医,2003,21(5):4-5
61. 董梦久,刘志勇,牟艳杰.涂晋文教授谈流行性乙型脑炎病机传变特点.中华中医药杂志,2012,27(9):2280-2283

62. 叶俏波,宋健平,秦凯华.脑型疟与卫气营血辨证的探讨.时珍国医国药,2014,25(12):3011-3012
63. 韩凡,莫锦,覃小兰,等.从257例病例中探讨登革热的中医临床辨治.广州中医药大学学报,2014,31(6):855-859
64. 刘叶,钟嘉熙,阮静.登革热的中医辨治.新中医,2007,39(11):97-98
65. 李惠德.登革热与登革出血热的中医辨治.新中医,1992,24(6):48-50
66. 张爱民,谭行华,王建,等.中医辨证治疗登革热并肝功能损害108例疗效分析.中国热带医学,2007,7(5):722-723
67. 扬家棣.辨证分型治疗登革热56例临床观察.湖南中医杂志,1996,12(3):27-28
68. 杨广,张敏州,郭力恒,等.从卫气营血辨证看全身炎症综合征.时珍国医国药,2008,19(2):392-393
69. 张颖,刘兰林.近10年温病卫气营血辨治理论在病毒性疾病中的应用研究.安徽中医学院学报,2012,31(5):91-94
70. 郭海,龚婕宁.从实际病例探讨温病传变规律的新特点.中国中医急症,2008,17(11):1626-1627
71. 张俭,龚虹,孔祥照.从三焦辨证探讨脓毒症传变规律及其治疗.新中医,2013,45(8):211-213
72. 任毅,王磊.从《温病条辨》三焦辨证论感染性多脏器功能障碍综合征的早期防治.中国中医急症,2012,21(1):25-26
73. 王小平.运用三焦辨证论治艾滋病的探讨.山东中医杂志2007,26(2):80-82
74. 黄玉燕.中医疫病传变规律探讨.中医杂志,2014,55(2):157-160

第六节 从"寒温之争"到"寒温统一"与"中西融合"

一、风起云涌的寒温之争

笔者认为,寒温之争的最大意义在于温病学说的问世,而温病学说中最有价值的当属吴有性的"戾气"学说。历史表明,"戾气"学说并没有成为中医学理论产生变革的契机,反而被同化,又回归于中医学经典理论,其背后的机制是值得思考的。

(一)气候因素与寒温之争

结合明清时期气象学资料,有人探讨了气候影响与伤寒、温补、温病学派及其寒温之争的相互关系。当然,下面的说法有一定道理,但严格讲起来,仍然与多种因素相关,或者还可找到一些反证资料。例如地域的差异,即使气候变化出现了一定的波动,但不同地域的寒温区别远远超过它的影响。

1. 温补学派的形成 著名气象学家竺可桢研究了我国5 000年气候变化的规律,发现16~17世纪正处于一个相对寒冷的时期,而温补学派正是在这样的背景下形成和发展了起来。因为在寒冷气候下,人们把对太阳的渴望延伸到对人体阳气重要性的认识。称"阳气为人身之大宝",阳气生则长,阳气旺盛则强壮,衰少则病老,败坏则夭亡。如张景岳对朱丹溪的"阳常有余,阴常不足""气有余便是火"进行批判,认为"阳常不足,阴本无余","气不足便是寒"。赵献可更进一步,在《医贯》中提出"人生先生命门火","此火乃人身之至宝","治病者不知温养此火,而日用寒凉直灭此火,焉望其有生命耶?"临床上善用温补之剂,一扫前代朱丹溪的滋阴之风。

2. 后人对温补学派的驳斥 正当温补学派大行其道之时,抨击之声随之而来。徐大椿曰:"今乃相率而入魔道,其始起于赵养葵、张景岳辈,全不知古圣制方之意,私心自用，著书成家，彼亦不知流弊至于此极也。"陈修园谓："古人制方最难，景岳制方最易。不论何方，加入熟地，即云补肾治真阴不足；加入人参，即云补气治元阳衰亡。流俗喜其捷便，至今邪说不息也。"何梦瑶在《医碥》中批评："补泻初无定名，盖视病之寒热以为去留。今不问何证，概从温补，何异惩溺，而水趋火灭，不亦惑乎？"巧合的是，徐大椿（1693—1771年）、陈修园（1753—1823年）与何梦瑶（1693—1764年）刚好生活在竺可桢考证的清代两个寒冷期之间相对温暖的1720—1840年间，提示临床用药的疗效可能与季节气候变化有一定关系。

3. 温病学派的形成　据王侃等考证，清代温病四大家基本上生活在气候回暖时期。叶天士（1667—1746年）生活在寒冷气候渐消和温度渐升时期，而薛生白（1681—1770年）、吴鞠通（1758—1836年）和王孟英（1808—1868年）基本上都生活在1720—1840年这一相对温暖的历史时期。统计《全国中医图书目录》中有关四时温病的专著发现，产生于相对寒冷时期的专著占总数的33.98%，而产生于相对温暖时期的著作却占了总数的66.02%，两者之比约1:2。据赖文等研究，公元1720—1840年这一时期的，发生在1830—1833年的疫病是属于温热性质的，有别于张仲景所处的建安年间（公元196—216年）的寒性疫病。正如吴鞠通所说："三元气候不同，亦犹四时气候不同与……如仲景名医也，其作《伤寒论》，原为建安纪年下元甲子，伤寒颇多，不忍宗族之死，君亲之病而作也……予于中元戊寅、癸丑年，都中瘟疫大行，于著《温病条辨》以正用伤寒法治温病之失。"

4. 伤寒学派的兴衰　据叶发正的《伤寒学术史》，发现在3个相对寒冷时期中，平均1.64年就有一部伤寒著作问世，而在寒冷间隔期中，1.95年才产生一部。且在寒冷的公元1840—1890年间，更是平均0.88年就有一部伤寒著作问世。他还发现，在明代的276年（1368—1644年）的历史中仅有50年（1470—1520年）处于相对寒冷气候中，因此明代的《伤寒论》研究在讨论寒性疾病之余，往往涉及有温病内容，如生活在相对温暖时期的陶华（1369—1445年），详细论述了风温、温毒、中暑、发斑等疾病。而同样生活在相对温暖时期的王肯堂（1549—1613年）在《伤寒准绳》中详细记录了春温、暑温、秋疟、疫疠、风温、湿温、发斑、豌豆疮、发颐等病，在其898首方剂中，除《伤寒论》112方外，多补充有温病之方。

（二）"伤寒有五"与寒温之争

郭雍与陆九芝虽相距700年，但都是"寒温论争"中的重要人物。两氏均着眼寻伤寒"命名之意"，辨《难经》"伤寒有五"之幽，然其所解大异，值得深思。

郭雍，字子和，宋代洛阳人。早年学儒，后专攻于医，精伤寒之学，著《伤寒补亡论》二十卷。现一般认为，"刘河间'六经传受，自浅至深，皆是热证'论，结束了伤寒学对温病学的长期统辖，寒温之争遂起。"这是不够准确的。

事实上，温病学的崛起来源于三方面的突破：一是临床上麻黄、桂枝汤受到挑战，导致了温病与伤寒鉴别的需要；二是瘟疫与温病的联系，突破了"伏寒化温"的狭窄含义；三是新感学说的提出，开创了"四时温病"的广义概念。这些在宋代都已完成，南宋郭雍是其集大成者。他在《伤寒补亡论·温病》中指出："医者论温病多误者，盖以温为别一种病，不思冬伤于寒，至春发者，谓之温病，冬不伤寒，而春月自感风寒温气而病者，亦谓之温，及春有非节之气，中人为疫者，亦谓之温。三者之温，自不同也。"因此，郭氏论"伤寒有五"，旨在限制伤寒病的范围。他认为，伤寒"其病皆伤于寒，其为病皆热则一也。然而有五名者，因四时之变气而言也。冬有风寒二证，故冬为中风，为伤寒，春为温病，夏为暑病，亦曰热病，秋为湿温。此皆重感于四时之气，故异其名也。总而言之，则皆曰伤寒，曰热病"（《伤寒补亡论·伤寒名例》）。

此段文字至少有两点意义：第一，提出"热病"概念在不同场合有不同的含义，便于理解《黄帝内经》《难经》《伤寒》的经典论述。在"伤寒有五"中，热病是暑病的代称；在伤寒"其为病皆热"中，热病是伤寒的代称；实际上，"病而发热"是热病命名的本来含义，它还应包括伤寒之外的许多疾病，如冬温、瘟疫、内伤发热等。第二，规定伤寒病的概念。伤寒之名由何而来？是就病因而言，"其病皆伤于寒也"。所谓春温、夏暑、秋之湿温，皆有冬伤于寒，并"重感于四时之气"者。这样一来，则把"寒"字解成"邪"字，或称伤寒为外感病之总称大相径庭。而且，后两者都与《素问·热论》"两感于寒""伤于寒也，则为病热""病伤寒而成温者"不相符合。总之在于提示，温病和暑病（即热病）与伤寒在概念上部分重合，而非从属关系。即广义的伤寒包括狭义的温病和暑病，广义的温病和暑病则与广义的伤寒呈并列关系（因为郭氏认为温病有三，暑病有二，暑病也包括新感和伏邪）。

陆懋修，字九芝，清末江苏吴县人。陆氏亦由儒而医，博学广识，著《世补斋医书》六十四卷。学宗仲景，认为"《伤寒论》为医者有方之祖……用方者不仲景之是求而谁求哉"？"今人常见之病，为仲景常见之病"（《世补斋医书·伤寒方论》）。其"伤寒有五论"，意在以伤寒统温热，以《伤寒论》之法与方赅温热病之治。他提出："伤寒犹宁国、荔兴之有府，伤寒病犹宁国、嘉兴之有县，宁国之兰陵、泾县亦称宁国，嘉兴之平湖、秀水亦称嘉兴，以其府属之同也……俾但知吴地，吴之有江宁府，亦有江宁县也。江宁县即《伤寒论》之伤寒也，其上元六县则《伤寒论》中之风也，温也，热也，湿湿也。"他解释伤寒命名之意，是"伤寒必化为热，而温之必本于寒，病即来自伤寒，是当从病之来路上立论，《论》即从病之来路上命名。"因此，他得出结论即"温热之病本隶于《伤寒论》中，而温热之方并不在《伤寒论》外"。上述表明，伤寒概念有广、狭义之分，温病与伤寒是隶属关系。这样，一是温病、热病的单一性理解导致许多经文解释不通，二是"温之必本于寒"与经旨不合。

仅就以上，想全面理解郭雍和陆九芝的医学思想和历史意义是很局限的。郭雍所处的宋代，医家们研究伤寒的风气是继承晋唐，讲究临证，以病为主，补充发挥。他们尊重《伤寒论》，更注重伤寒病。继葛洪、巢元方、孙思邈、王焘之后，庞安时、朱肱、钱闻礼、韩祗和等对伤寒病的因、机、证、治做了大量增补扩充，形成了宋代伤寒学家研究伤寒学的重要特征——伤寒补亡，为郭雍的医学思想形成积累了实践资料。郭氏论"伤寒有五"，为广义温病概念的提出和后世温病学体系的创立提供了理论依据，他的思想代表了"寒温分化"的历史潮流，是医疗实践的产物。遗憾的是，郭氏隐居峡州，又朝廷诏而不应，其著作流传不广，影响不大，在温病学从伤寒学母体分化的过程中没有起到应有的作用。到了陆九芝所处的时代，由于成无己的影响，明清治伤寒学风气大变，由研究伤寒病转向研究《伤寒论》，专为一本书去考证、争执、注解、条辨，渐有脱离临床医疗的趋势。另一方面，温病学的诞生把时方应用推向了高潮，特别在叶桂、薛雪、吴瑭的故乡，到清末出现了如陆氏感叹的"《伤寒论》不明于世久矣"的局面。"今之抱一册为市医捷径者，名曰叶派",不求辨证,误人甚多。陆氏痛心疾首,重新打起以寒赅温的旗号,意在补偏救弊,代表着一种新的潮流,即外感病统一辨治理论的潮流。他针砭清轻滋腻之风气,强调辨寒温而治,以及区分温热和瘟疫,与晋唐的伤寒与温病混论原不是同一层次。

总之,郭氏与陆氏论"伤寒有五"虽本意不同,却应运而生。然而它又提示,为什么仲景之后有滥用桂、麻之弊,叶、吴之后兴清凉滋腻之风?郭氏与仲景均居中原,陆氏与叶、薛、吴同为吴人,这种名家起时弊、名家纠时弊的现象,是经验医的特征,还是哲学医留下的遗憾呢?

(三)《伤寒例》与寒温之争

事实上,寒温之争肇起于王叔和整理的《伤寒论》,或者说起源于《伤寒论》自身。

1. 冬温、温毒等概念为"伤寒补亡"埋下伏笔 《伤寒例》中留下了时行、冬温、寒疫、两感伤寒、风温、温疟、温疫、温毒等十几个无施治方药的病证,不能不让人们觉得补有余地。正如朱肱在《类证活人书》(商务印书馆,1957:137)中所云:"仲景药方缺者甚多,至于阴毒伤寒、时行、温疫、温毒、发斑之类,全无方书。"恰好当时正值搜集时方的兴盛期,"伤寒补亡"迅速地推广开来。据王永谦的论文统计,宋代韩祗和、庞安时等6位医家就为《伤寒论》补入历代方剂783个。更重要的是,他们还增补了大量的温热病证,提出了许多新的见解,为温病学的崛起奠定了实践基础。而且,同种温病因感邪浅重,病程长短不同而治疗迥异。《伤寒例》云:"冬温复有先后,更相重沓,亦有轻重,为治不同"。王叔和还指出了治疗温病需早期诊断和治疗。"时气不和,便当早言。寻其邪由,及在腠理,以时治之,罕有不愈者。患人忍之,数日乃说,邪气入脏,则难可制……如或差迟,病即传变,虽欲除治,必难为力。"说明温病如不能早期诊断和治疗,易传变入脏而难治。

2. 复感之说为广义温病提供了思路 在明代方有执首倡"错简重订"说之前,人们研究《伤寒论》均以叔和整理者为蓝本,《伤寒例》为人们所重视是必然的。其中,他根据《难经》思想提出的寒邪内伏,更感异气,发为风温、温疟、温毒、温疫等病的学说,尤为后代医家关注,庞安时称其为4种温病,补以治法方药,又提出5种"天行温病",使温病的证治范围逐渐扩大。到郭雍阐述"温病有三",则是明清温病学内部形成温疫、伏气、新感三大流派的直接预言。广义的温病含义突破狭隘的"伏寒化温"观念后才能冲破"伤寒有五"的束缚。今天看来,蕴酿温病学说的最早思路,不能说没有《伤寒例》的功绩。

3. 时行之说为寒温辨析充当了媒介 《黄帝内经》已把"长幼之病,多相似者"的病因责之为"非其时而有其气",但没有正式提出"时行"的概念,王叔和将时气为病称为"时行"后,就开始了与伤寒的鉴别。他认为,伤寒乃冬时正气——严寒中人为病;时行为四时乖气中人为病,例如"冬有非节之暖者,名为冬温。冬温之毒与伤寒大异,冬温复有先后,更相重沓,亦有轻重,为治不同"。从病因病机、症状、治疗上与伤寒进行辨别,为后世寒温辨析作出了楷模。因此,庞安时在《上苏子瞻端明辨伤寒论书》中说:"四种温病败坏之候,自王叔和后,鲜有明然详辨者,故医家一例作伤寒,行汗下,天下枉死者过半,信不虚矣。"其后,寒温辨析遂成风气,此实为寒温分化的前提。

4. 寒毒病因说为伤寒约束了范围 公元2~4世纪正值我国有史可载的第2个寒冷期,由于当时生产力不发达,人们御寒能力低下,寒冷成为人们思想上极大的忧虑,王叔和引用《阴阳大论》的一段文字是一个佐证，其中讲到"冬时严寒……触冒之者，乃名伤寒耳……以伤寒为毒者，以其最成杀厉之气也。"是当时"病因重寒论"的体现，并提出"中而即病者，名曰伤寒。不即病者，寒毒藏于肌肤，至春变为温病，至夏变为暑病"，形成了伏寒成温的"伏气温病说"，此外还提出了"四时正气为病"的伤寒发病观等，对后世外感热病学术思想的发展，特别是明清温病学说的创立具有重要意义。

正是因为《伤寒例》的出现，后代医家莫不注解发挥。隋代巢元方《诸病源候论》承袭《伤寒例》时行、热病、温病等概念，且多处摘引《伤寒例》。立足于季节气候反常变化、着力阐释伏气与时行，在一定程度上揭示了温热病发展过程中的表里深浅等各个层次。王焘《外台秘要》将温病独立于伤寒病之外而并列为外感病的两大类型，可视为寒温分论之肇端。《小品方》指出："古今相传称伤寒为难疗之病，天行温疫是毒病之气，而论疗者不别伤寒与天行温疫为异气耳"。其对温毒发斑的阐述"冬温未即病，至春被积寒所折，不得发，至夏得热，其春寒解，冬温毒始发出，肌中斑烂隐疹如锦文……"，被宋代庞安时等接受。

（四）"伤寒补亡"与寒温之争

"伤寒补亡"是宋代伤寒学家研究伤寒学的重要特点。他们从医疗实践出发，深感"仲景之书，残缺已久"，对《伤寒论》中涉及或未涉及的外感疾病的因机证治进行大量的增补、扩充、区分和辨别。诸家之中，尤以庞安时所补为多，所辨为力。

1. 增补伤寒证治　庞安时的《伤寒总病论》载方244首，载证53类，其中：

（1）增补《伤寒论》中方证俱无者：庞安时对其增补论治二十类。其中，妊娠伤寒证13方，伤寒杂证6方，小儿伤寒证7方，败坏别行证5方，伤寒感异气成温病坏后及疟证5方，黄病证3方，温病证5方，天行温病辟温疫方7首，青筋牵证2方，赤脉攒证1方，黄肉随证1方，白气狸证2方，黑骨温证2方，温病发斑22方，暑病表证6方，素问载五种暑病无方，百合证7方，狐惑证1方，阴毒证4方，阳毒证1方。

（2）增补《伤寒论》中有证无方者：此类共4种，即时行寒疫证11方，痉证1方，湿证4方，暍证2方。

（3）增补《伤寒论》中方证不全者：例如太阴证增入五苓茵陈汤、橘皮汤；可发汗证增入麻黄青龙汤、葛根龙胆汤、麦奴丸、知母麻黄汤；不可发汗证增入竹叶汤、防风白术散、李根汤、大橘皮汤；可下证增入调中汤、茵陈丸；发汗吐下后杂病证增入槟榔散、五味子汤等40方，伤寒劳复证增入葱豉汤、葛根姜豉汤等8方；阴阳易证增入爪甲褵灰汤、薤根鼠矢汤、伤寒口干喜唾方等3方。

总之，《伤寒总病论》除引自《伤寒论》63方外，另增补方证181个，它们主要源于《金匮要略》《肘后方》《备急千金要方》以及宋代的医家，为伤寒病的辨治开阔了视野。

2. 强调经方加减　仲景《伤寒论》的问世，把外感病的治疗提高到理法方药、辨证论治的高度，后世医家誉之为"活人之书"，尊之为"群方之祖"，无不推而广之，使"晋唐以来号名医者，皆出于此"（《金匮要略方论序》）。但在临床应用中，又深感"伤寒有数种"，不可"令一药尽治之"（《肘后备急方》)，运用经方应根据季节气候，地域体质灵活加减的主张应运而生。

到了宋代，麻黄、桂枝汤受到的挑战越来越明显，在辛凉解表法形成辨治体系以前，庞安时首先提出外感病初起用麻桂加寒药的思想，可谓河间热病学说的先导。

庞氏在《伤寒总病论·叙论》中体会到："桂枝汤自西北二方居人，四时行之，无不应验。自江淮间地偏暖处，唯冬及春可行之。自春末及夏至以前，桂枝、麻黄、青龙内宜黄芩也；自夏至以后，桂枝内又须随证增知母、大青、石膏、升麻辈取汗也。"而且，他又在"可发汗证"中谈到桂枝石膏汤的运用，"此方可夏至后代桂枝汤证用之；若加麻黄一两，可代麻黄青龙汤用之。"对于暑病表证，他也采取加减经方的原则，自制代桂枝并葛根证、代麻黄证、代青龙汤证、代葛根麻黄证等寒温并举、表里同治的方剂。

3. 注重寒温鉴别 临床医疗的挑战，导致了寒温辨别的需要。正如庞氏在《上苏子瞻端明辨伤寒论书》中所言："四种温病，败坏之候，自王叔和后，鲜有炯然详辨者，故医家一例作伤寒行汗下……温病误作伤寒行汗下必死。伤寒汗下尚或错谬，又况昧于温病乎！天下枉死者过半，信不虚矣！国家考正医书，无不详备，惟此异气败坏之证，未暇广其治法，安时所以区区略述，欲使家家户户，阅方易为行用，自可随证调治。"庞氏所谓4种温病，即风温、温疟、湿温、温毒。他认为，"风温与中风脉同，温疟与伤寒脉同，湿温与中湿脉同，温毒与热病脉同，唯证候异而用药有殊耳。误作伤寒发汗者，十死无一生。"（《伤寒总病论·伤寒感异气成温病坏候并疟证》）当然，庞氏对于寒温的辨别运不如后世温病学家那样清晰，就其内容归纳为如下几点：

（1）关于发病：伤寒为感寒而即时成病，温热乃内伏之寒随温热之气而变，天行温病即四时自感乖气而成。

（2）关于传变：伤寒循三阳三阴而传，温热之病传变往往不依次第。

（3）关于用药："辛甜姜桂人参之属，是发散寒气之药，其病来传成内热者，为调治之大要药也，决不可虑。其酸苦之药，正治内热病急要之药也。设当行辛甘而用酸苦，设当行酸苦而用辛甘，是昧于阴阳之用，如此医杀之耳。"（《伤寒总病论·发汗吐下后杂病证》）

基于此，庞氏突破了狭义的温病概念，他不仅有4种温病的说法，还提出了天行温病的概念；他把《素问》的五脏热病单独列出以与伤寒相辨，还分析了伤寒热斑、温毒发斑和肺热暴发气斑的证治异同。这些对《难经》的"伤寒有五"是一个较大的补充，为温病学的诞生开辟了门径。

4. 阐发天行温病 自从王叔和在《伤寒例》提出"时行"概念以后，温病的传染、流行性一类就被"时气""天行"所取代。直到庞安时才又把天行归之于温病，称为天行温病，并按四时分五类辨证论治。其论述有三大特点：

（1）天行温病论的范围和性质：《伤寒总病论·天行温病论》称，"四时自受乖气而成腑脏阴阳温毒者，则春有青筋牵，夏有赤脉攒，秋有白气狸，冬有黑骨温，四季有黄肉随，治亦有别法。"另外，他在该书还有"天行之病，大则流毒天下，次则一方，次则一乡，次则偏着一家"的论述，准确地概括了温病的流行性、传染性。庞氏进而指出，温病与伤寒的治疗截然不同，在《伤寒总病论·上苏子瞻端明辨伤寒论书》中力陈："四种温病，败坏之候，自王叔和后，鲜有炯然详辨者，故医家一例作伤寒行汗下……感异气复交四种温病，温病若作伤寒行汗下必死，伤寒汗下尚或错谬，又况昧于温病乎！天下枉死者过半，信不虚矣。"

（2）天行温病的预防：庞氏还专立《辟温疫论》列举"疗疫气令人不染方"，以为"天地有斯害气，还以天地所生之物，以防备之。"（《伤寒总病论·天行温病论》）他列举的方有辟温粉、研雄黄并嚏法、千敷散等7首方剂，均来源于《备急千金要方》等书精选，认识到具有传染性、流行性一类温病是可以预防的。

（3）天行温病的治疗：庞安时尊《备急千金要方》所载治疗瘟疫病诸方，列为四时温疫主方。从五病所列八方的用药频率来看，石膏、栀子、芒硝、大青叶、玄参、葛根等均出现4次以上，黄芩、生地、香豉、升麻等出现过3次，此外还有竹叶、柴胡、车前草、知母、羚羊角、射干、寒水石、茵陈、甘草等。

（五）河间学派与寒温之争

后世医家素有"外感宗仲景，热病宗河间"的说法，任应秋教授说过："刘完素及其门人对火热病理、法、方、药的论述是温热学派的先导，属于温病学的奠基阶段"。也有人认为，"刘河间'六经传受，自浅至深，皆是热证'论，结束了伤寒学对温病学的长期统辖，寒温之争遂起。"

1. 河间学派与温病学派的地域联系　河间学派产生于北方，在刘河间的门人中，有荆山浮屠、罗知悌一脉，罗之悌再传于朱丹溪。朱丹溪是南方人，而且名声很大，因而对河间学派"火热论"在南方的传播有着极大的推动作用。

朱丹溪师从罗知悌，"得罗太无讳知悌者为之师，因见河间、戴人、东垣、海藏诸书，始悟湿热相火为病甚多。"可以看出，朱丹溪相当重视湿热疾病，这与刘河间的火热论思想一致。清人评价："完素主于泻火，震亨则主于滋阴。虽一攻其有余，其剂峻利，一补其不足，其剂和平，而大旨不离其渊源。"刘河间用峻剂泻火清热，而丹溪用药平和滋阴降火，目的都是为了治疗温热病。

2. 玄府气液说与"辛苦寒药治之"　玄府的概念即《黄帝内经》中的"所谓玄府者，汗孔也。"刘河间在《素问·玄机原病式篇》中扩大了汗孔的范围，他认为："玄府者，无物不有，人之脏腑、皮毛、肌肉、筋膜、骨髓、爪牙，至于万物，悉皆有之，乃出入升降、道路门户也。"认为荣卫、气血、津液在玄府中的正常运行称为"气液宣通"，其病理表现则是"热气怫郁学说"。河间说："郁，怫郁也，结滞壅塞而气不通畅，所谓热甚则腠理闭而郁结也。"在治疗上，刘河间主张"当辛苦寒药治之，结散热退气和而已。或热甚郁结不能开通者，法当辛苦寒药下之，热退结散而无郁结也。"他进一步辨析："伤寒表热怫郁，燥而无汗，发令汗出者，非谓辛甘热药属阳，能令汗出也。""凡治上下中外一切怫热郁解者……随其浅深，察其微甚，适其所宜而治之，慎不可悉如发表，但以辛甘热药而已。""石膏、滑石、甘草、葱、豉之类寒药，皆能开发郁结，以其本热，故得寒则散。"

他指出："余自制双解通圣辛凉之剂，不遵张仲景法桂枝麻黄发表之药，非余自炫，理在其中矣。故此一时，彼一时，奈五运六气有所更，世态居民有所变。天以常火，人以常动。动则属阳，静则属阴，内外皆扰，故不可峻用辛温大热之剂。纵获一效，其祸数作。岂晓辛凉之剂，以葱白盐豉。大能开发郁结，不惟中病令汗而愈，免致辛热之药，攻表不中，其病转甚，发惊狂衄血斑出，皆属热药所致。"（《素问病机气宜保命集·伤寒论第六》）

3. 张从正的温病论治　张从正结合自己的临床体会，对温病的治疗进行了深入探索，并指出："人冒风、时气、温病、伤寒，三日以里，头痛身热恶寒，可用通圣散、益元散各五、七钱，水一大碗，入生姜十余片，葱白连须者十余茎、豆豉一撮，同煎三、五沸，去滓，稍热，先以多半投之，良久，用钗子于咽喉中探引吐，不宜漱口，次用少半，亦稍热投之，更用葱醋酸辣汤投之，衣被盖覆，汗出则愈矣。"他同时指出，外感病的治法应因"世"而异"如遇世乱，《黄帝内经》曰：岁火太过，炎暑流行，火气大盛，肺金受邪，上应荧惑，大而明现。若用辛凉之剂解之，则万举万全也。若遇治世人安，可用升麻汤、葛根汤、败毒散，辛温之剂解之，亦加葱根白、豆豉，上涌而表汗。"这些，都是寒温分流的重要前提。

4. 朱丹溪的温病三法　滋阴派代表医家朱震亨，对温病的治疗提出了三法，即"瘟疫，众人病一般者是也，又谓之天行时疫。有三法：宜补、宜降、宜散"，并制定了具体方药。朱震亨也提出对不同季节的温病，应选用不同的方剂："春应温而清折之，邪在肝，身热头疼，目眩呕吐，长幼率似，升麻葛根解肌类也。夏应暑而寒折之，邪在心，身热头疼，腹满自利，理中汤、射干半夏桂甘汤也。秋应凉而热折之，邪在肺，湿热相搏，多病黄疸，咳嗽喘急，金沸草散、白虎加苍术，发黄，茵陈五苓。冬应寒而温折之，邪在肾，多病咽痛，或生赤疹，喘咳挛痛，葳蕤汤、升麻葛根汤；咽痛甘桔汤、败毒散之类。"

（六）易水学派与寒温之争

张元素、李杲、王好古、罗天益诸家，师承授受，以脏腑病机研究为特色，形成了易水学派。到了明代，一些医家在继承东垣脾胃学说的基础上，进而探讨肾和命门病机，从阴阳水火不足的角度探讨脏腑虚损的病机与辨证治疗，建立了以温养补虚为临床特色的辨治虚损病证的系列方法，虽被后人习惯上称之为温补学派，实则为易水学派学术思想的延续，代表医家有薛己、孙一奎、赵献可、张介宾、李中梓等。令人意外的是，主张脏腑温补的易水学派，对温病学的诞生起到了非同寻常的积极作用，尤其关键的是他们对卫气营血和三焦辨证创造性贡献。

1. 李东垣对温病的贡献

易水学派的主要人物、金元四大家之一的李杲，在对"大头瘟"的认识与论治上颇有建树。"大头瘟"也称作"大头天行"，是瘟疫的一种。在金元时期，医工遍阅方书，无与对供者，导致对大头瘟的治疗一度束手无策。李杲根据"大头瘟"的临床表现结合自己的独到见解，对其发病机制进行了详细分析。他指出："湿热为肿，木盛为痛，此邪见于头，多在两耳前后先出。治之，大不宜速，速则过其病，所谓上热未除，中寒复生，必伤人命。此病是自外而之内者，是为血病。况头部分受邪，见于无形迹之部，当先缓而后急。"据此，李杲确定了与伤寒不同的治疗方法，创制了普济消毒饮。普济消毒饮也因其针对性强、疗效显著，成为当时及后世医家治疗大头瘟的主要方剂。

2. 王好古的三焦、气血分治学说　王好古，字进之，晚号海藏老人，金元时期著名医家。早年与东垣同受业于张元素，元素殁，后又师从东垣，尽得其学，成为易水学派的一个中坚人物。王好古重视脏腑辨证、药物归经等易水理念，并独倡伤寒杂病一体论、阴证论等，但其提出的三焦分证对后世温病学的发展亦有深远的影响。

（1）秉元素之学发三焦辨证之说：易水先师张元素重视脏腑辨证，形成了五脏六腑十一经（未及心包经）的辨证体系，并创立了"脏腑标本寒热虚实用药式"。王好古秉承张元素的脏腑辨证理论，将三焦证治从"脏腑标本寒热虚实用药式"的构架模式中分立出来，创造性的采用"三焦寒三焦热用药大例"的体例，对三焦证治进行专门阐述，这种思想在《医垒元戎》中有多处体现，从而形成了三焦分证的独立体系。

（2）以寒热为纲三焦气血分治：王好古论治三焦，分为三焦热证与三焦寒证两大部分，每一部分均设上、中、下三焦的治疗，气分与血分的治疗，以及通治法，皆附以详备的方剂。

王好古论"三焦热用药大例"：上焦热，用清神散、连翘防风汤，凉膈散等；中焦热，用小承气汤、调胃承气汤、洗心散等；下焦热，用大承气汤、五苓散、八正散等。其次提出气、血分有热的治方：气分热，用柴胡饮子、白虎汤；血分热，用清凉饮子、桃核承气汤；最后指出通治大热方：三黄丸、黄连解毒汤。

王好古论"三焦寒用药大例"：上焦寒，用桂附丸、铁刷汤、胡椒理中丸；中焦寒，用二气丸、附子理中丸、大建中汤；下焦寒，用还少丹、八味丸、大真丹。之后，提出气、血分有寒的治疗：气分寒，用桂枝加附子汤、桂枝加芍药、人参新加汤；血分寒，用巴戟丸、神珠丹；最后列出通治大寒，用大己寒丸、四逆汤。

除了三焦分治，王好古还明确提出气分证与血分证之别，并将其列于三焦之后进行论治。在张元素的"脏腑标本虚实寒热用药式"中，虽然亦有对气分、血分寒热的辨证治疗，但分散于心、脾、肾、小肠等脏腑的虚实辨证之中，且有药无方，而王好古则将其列于"三焦寒""三焦热"用药大例里，为后世温病学派所倡导的卫气营血辨证中，采用清热泻火法（如白虎汤、白虎加人参汤等）以治气分证，用清热凉血法（如犀角地黄汤等）以疗血分证有其同源性。

3. 罗天益的三焦与气、血分论治　罗天益生活于金末元初，为元太医。其学术思想遥承于洁古，授受于东垣，又突出脏腑辨证、脾胃理论、药性药理的运用的"易水学派"特色。他将医学知识分经论证而以方类之，历三年三易其稿而成《内经类编》，今佚。至元三年（公元1266年），以所录东垣效方类编为《东垣试效方》九卷。又撰集《卫生宝鉴》二十四卷（公元1283年），讨论方、药及药理，附列验案。罗天益这种以三焦及气分、血分确定方药、辨治热病的方法与王好古的大同小异，但他晚出生20年，亦晚26年去世，似乎继承于王好古，他对于热病的治法与方剂见表3-4。

表3-4　罗天益《卫生宝鉴》中的三焦与气分、血分论治

	方剂	治疗病证
上焦热	凉膈散	治大人小儿积热烦躁，多渴，面热唇焦，咽燥舌肿，喉闭，目赤，鼻衄，颔颊结硬，口舌生疮，谵语狂妄，肠胃燥涩，便溺闭结，睡卧不安，一切风壅
	龙脑鸡苏丸	治胸中郁热肺热，咳嗽吐血、鼻衄、血崩、下血、血淋、虚劳烦热
	洗心散	治心肺积热风壅，上攻头目昏痛，肩背拘急，肢节烦疼，口苦唇焦，咽喉肿痛，痰涎壅滞，涕唾稠黏，小便赤涩，大便秘滞
中焦热	调胃承气汤	治胃中实热而不满
	泻脾散	治脾热目黄，口不能吮乳
	贯众散	解一切诸热毒，或中食毒、酒毒、药毒
下焦热	大承气汤	治痞满燥实，地道不通
	三才封髓丹	降心火，益肾水，滋阴养血，润补下燥
	滋肾丸	治下焦阴虚，脚膝软而无力，阴汗阴痿，足热不能履地，不渴而小便闭

续表

	方剂	治疗病证
气分热	柴胡饮子	解一切肌骨蒸热，积热作发。或寒热往来，蓄热寒战，及伤寒发汗不解。或不经发汗传受，表里俱热，口干烦渴。或表热入里，下证未全，下后热未除，及汗后余热劳复。或妇人经病不快，产后但有如此证，并宜服之
	白虎汤	治伤寒大汗出后，表证已解，心胸大烦渴，欲饮水，及吐或下后七八日，邪毒不解，热结在里，表里俱热，时时恶风，大渴，舌上干燥，而烦欲饮水数升者，宜服之
血分热	桃仁承气汤	治热结膀胱，其人如狂，热在下焦，与血相搏，血下则热随出而愈
	清凉四顺饮子	治一切丹毒，积热壅滞，咽喉肿痛
通治三焦	三黄丸	治三焦热
	黄连解毒汤	治大热甚烦，错语不得眠

4. 张景岳对卫气营血辨证学说的贡献　中医界普遍认为，卫气营血辨证学说的形成，一是《黄帝内经》有关营卫气血生理功能及病理变化的论述奠定了理论基础，二是《伤寒杂病论》将营卫气血的病理引入外感热病领域，三是叶天士进一步阐述了卫气营血的病机传变而具体运用于温病的辨证与治疗，创造性地提出了卫气营血辨证论治的完整纲领。然而，大家都忽视了张景岳的贡献。

张介宾，字会卿，号景岳，明代会稽（今浙江绍兴）人，著《景岳全书》《质疑录》《类经》等。张氏所论命门与赵献可略同，认为命门藏先天之水火，为元阴元阳所居之所。若命门之元阴元阳亏损，则必变生脏腑阴阳虚损之病，所谓"火衰其本则阳虚之证迭出，水亏其源则阴虚之病迭出"。创制左归、右归作为治疗命门先天水火不足的主方。

（1）用卫气营血阐释温病病变层次与传变次第：《景岳全书》指出："营属阴而主里，卫属阳而主表，故营行脉中，卫行脉外。营气者，犹泉源之混混，循行地中，周流不息者也，故曰营行脉中；卫气者，犹雾之郁蒸，透彻上下，遍及万物者也，故曰卫外。"又说："卫主气而在外，营主血而在内。"景岳认为，由于邪毒"藏于营卫之间"，"火证，盖其不在气，即在血。""邪无定体，或入阳经气分，或入阴经精（血）分。""初必发热憎寒无汗，以邪闭皮毛，病在卫也。渐至筋脉拘急，头背骨节痛疼，以邪入经络，病在营也。""邪在卫，肺脾气虚"；"邪在营，肝脾血少"。一方面表明，病邪侵入卫气病变轻浅，侵入营血者病变深重；另一方面说明了卫气营血各病变阶段的病理特点与传变次第：初发于卫分，继传气分，因肺主气属卫，所以卫分与气分的病理特点均与肺气受伤有关，一旦完全进入气分，还会累及中焦脾胃和大小肠，进一步则深入营血。对于血分病变，"凡血分之病，有蓄血者，以血因热结而留蓄不行也；有热入血室者，以邪入血分而血乱不调也。"景岳还概括性地指出，外感热病的传变是外邪"先舍皮毛……然后内连五脏，散于肠胃，阴阳俱盛，五脏乃伤，此邪气自外而内之次也。"可见，景岳已经运用卫气营血来解释温病的病理特点及其传变，远较《伤寒论》《金匮要略》深入。

（2）卫气营血各阶段的组方用药特点："在卫汗之可也，到气才可清气，入营犹可透热转气，入血就恐耗血动血，直须凉血散血。"这是叶天士的温病治疗大法，但景岳的著作中已基本具备。"凡伤寒瘟疫表证初感，速宜取汗，不可迟也。"明确指出"热多者，忌温燥之属"，宜用"柴胡、干葛、薄荷凉散之。""时热火盛，而表不解者，宜以辛甘凉剂散之；时气皆平，而表不解者，宜以辛甘平剂散之。""宜平散者，以其但有外证，内无寒热，而且元气无亏也。"可见，他已阐明了温病初起的辛凉解表与辛平解表法则。并自制柴胡饮，以柴胡配黄芩、生地、芍药，凉散外邪，成辛凉解表之方，称"内热甚者，加连翘"，"热在阳明而兼渴者，加天花粉、或葛根"，"热甚者，加知母、石膏亦可。"他还创制正柴胡饮，以柴胡配防风、芍药等成辛平散剂。他进一步阐明："表证已具而饮食如故，胸腹无碍者，病不及里也。若见呕恶口苦，或胸心满闷不食，乃表邪传至胸中，渐入于里也。若烦躁不眠，干渴语，腹痛自利等证，皆邪入于里也。若腹胀喘满大便结硬，潮热斑黄，脉滑而实者，此正阳明胃腑里实之证。"他不仅提出了寒凉清气的法则，而且"里热者，宜于清降"，"大热之气，必寒以除之，宜抽薪饮、白虎汤、太清饮、黄连解毒汤、玉泉散、三补丸之类主之。"然而，如果邪"在表未散，外虽炽热，内无热症，正以火不在里，最忌寒凉"，即叶天士"到气才可清气"之意。

气分邪热初传入营，遂致斑疹隐现，烦躁难宁，景岳对此虽未明言其治法和方药，但从他对斑疹隐隐，邪热扰乱神明等症，采用透邪煎治疗，使营分邪热向外透发而解，也已体现出了"透热转气"的治疗法则。如果气分邪热累及血分，出现"血气燔灼，大热之候……为烦渴，为狂躁，为斑疹"。景岳认为治须气血两清，"宜玉女煎。"（吴鞠通也说"气血两燔，不可专治一边。故用张景岳气血两治之玉女煎。"吴氏根据临床，将其变更为玉女煎去牛膝、熟地，加细生地、元参方。）若出现"吐血斑黄，及血热血燥，不能作汗，而邪不解者。"景岳认为是"热入血室"，"血室，亦血分也。"治疗"热者宜凉，瘀者宜行"，方"宜局方犀角地黄汤。若热邪闭结血分，大便不通，而邪不能解者，宜拔萃犀角地黄汤。"景岳对血分病变，在病机上从"血热血燥"，"热邪闭结血分"着眼，治疗法则是宜凉宜行，采用犀角（已禁用，今用水牛角）地黄类方，基本体现出叶天士"入血就恐耗血动血，直须凉血散血"的治疗宗旨。并且，同为血分病变，证情略有轻重之别，而选方则有局方、良方、拔萃犀角（已禁用，今用水牛角）地黄之异。

（七）"阳常有余"与"阳非有余"

朱丹溪的"阳常有余"与张景岳的"阳非有余"看起来针锋相对、水火不容，如果从他们各自不同的思维方法着眼，可以看出其实质是相互补充、各有发挥。

1. 推理的逻辑方法不同　朱丹溪使用的是归纳法，请看他得出"阳常有余，阴常不足"的结论所运用的资料：①就天地而言，天属阳，地属阴，天大而地小；②就日月而言，日属阳，月属阴，日恒圆而月常缺；③就人身而言，相火属阳，容易妄动，精血（具有生殖功能的）属阴，来迟去早。可见他并没有，也不可能对整个自然界进行完全、严格的归纳，仅从天地、日月、人身的某些现象和角度来推论（这也是归纳法本身的缺陷），由此，张景岳的批评是中肯的。

张景岳使用的是演绎法。大前提：任何对于人体必须的东西唯其不足，不会有余；小前提：阳气乃人身之大宝；结论：阳非有余。从张氏的著作来看，他所进行的全部论证都只为证实小前提——阳气乃人身之大宝。张氏的缺憾在于他的大前提没有从正面论证，故这个前提未必可靠。

2. 强调的矛盾属性不同　朱氏侧重于阴阳的斗争性，阳动则耗阴，阴虚则阳旺，双方在对立斗争的过程中能够出现任何一方的偏盛偏衰，他根据《素问·太阳阳明》中"阳道实、阴道虚"，《礼记》的养阴思想，以及理学的"太极动而生阳"、五性感动之说，提出"阳常有余，阴常不足"以救滥用"局方"辛燥之弊，即是其思想渊源和历史意义。张氏忽视了阴阳对立斗争，但对阴阳依存互根的思想研究颇精。他认为，"天地阴阳之道，本贵和平，则气令调而万物生，此造化生成之理也"（《景岳全书·传忠录·阴阳》）。因此，"水之所以生万物，唯赖其含有阳气"，从治疗上，创左归饮、左归丸等方剂，以突出"阳中求阴，阴中求阳"的治疗原则，由此可以看出其"阳非有余"的哲学基础。

3. 指的具体内容不同　"相火"和"真阳"，含义不同。朱氏言相火，有常有变，常者为人身之动气，然其动之甚则耗阴，人体阴液难成易亏，阴不足则阳亢。相火离位，变而为害。张氏之真阳单言其常，常则为用，乃人身之大宝，温煦肢体，蒸腾脏腑，化气行水。且朱氏之相火妄动又重在指出人之情欲理应节制；张氏之真阳唯恐不足，又提出人体的气化功能务必保护。故此，分道而扬镳。

4. 禀承的医学流派不同　朱氏倡滋阴降火，属河间学派；张氏重温阳补虚，隶易水学派。前者以研究火热病机为主，后者重在阐述脏腑虚损。所站的角度不同，提出的学说各异，这正是争鸣的产物。而且朱氏生活的年代，有拘于局方、滥用辛燥之习；张氏之时，又有信奉寒凉、多投苦寒之风。他们作为划时代的著名医家，纠正时弊，矫枉过正的提法，也实在有"不过正不能矫枉"之意。

总之，"阳非有余"和"阳常有余"都有其局限性，即他们都不能作为一个具有普遍意义的命题而成立。

（八）戾气学说与寒温之争

明代医家吴又可的《温疫论》是我国的一部传染病学专著，戾气学说是他的传染病病因学。这在微生物学未诞生以前，是一种很有发展前途的医学假说，它的夭折是中医学发展史上的一个沉痛的教训。

1. 戾气学说的创立　明朝末期，封建统治腐败堕落，人民生活穷困不勘，温疫流行频繁。从嘉靖元年到万历17年（公元1522—1589年）67年的时间，单是明史所载的大流行就有几次，遍及陕西、江苏、山东、四川、河北、山西、浙江省，仅嘉靖四年九月山东的一次流行就死了2 128人。严重的如永乐六年和永乐八年的2次大流行，竟死绝了12 000户另84 400人（张廷玉《明史五行志》），由于当时的传染病大流行，吴又可从长期的医疗实践中，深入实际详细观察、累积资料、正确分析，对传染病学提出了新的论述，这对医学是一个突破性创新发展。在戾气学说以前，关于传染病病因曾有过多种说法，如时气说、伏气说、瘴气说等，尤其是"百病皆生于六气"之说对人们束缚太紧。吴氏注重实际，反对守旧，他创立的戾气学说就是对一些传统学说批判的结果。

时气说由来已久，如《礼记·月令》就有"孟春行秋令，则民大疫""季春行夏令，则民多疾疫""仲夏行秋令、民殃于疫"之说。《墨子·尚同篇》也有"故当天降寒热不节，雪霜雨露不时……疾菑戾疫，飘风若雨，荐臻而至"。正如吴氏所云："病疫之由，昔以为非其时有其气，春应温而反大寒，夏应热反大凉，秋应凉而反大热，冬应寒而反大温，得非时之气，长幼之病相似以为疫。余论则不然。夫寒热温凉，乃四时之常，因风雨阴暗，稍为损益，假令秋热必多晴，春寒因多雨，较之亦天地之常事，未必多疫也。"（《温疫论·原病》）对于这个问题，吴氏是从三个方面进行剖析的：①寒热温凉受风雨阴暗的影响，稍有变化，乃天地之常事，而且，温暖乃天地中和之气，能使万物发育，气血融合，不足为病（见《温疫论·诸家温疫正误》）；②有时气候正常，却仍有疫疠流行则无法解释（《温疫论·〈伤寒例〉误》）；③从疾病的反应说来，二三月或八九月天气温凉，亦有病重者大热不止，失治而死的；五六月气候炎热，亦有病轻热微，不药而愈者（同前条），不能简单对应。而且，他并不否认外界的气候对机体的不良刺激可以成为诱发因素。

《素问·生气通天论》的"冬伤于寒，春必病温"《金匮真言论》的"冬不藏精，春必病温"，是伏气说的要领。根据王叔和的解释：由于冬季未能注意摄生，机体抵抗力减弱，就容易感受严寒而致病，如受寒后立即发病的就叫伤寒，没及时发病而寒邪在肌肤中潜伏下来的，到了春季就必然发生温病。这显然是不切实际，且不能解释疫疠的传染性、流行性问题。吴氏认为，冬时寒气直接致病是不会伏入体内，待到春夏而发为温病的。第一，正气邪气势不两立，感冒是风寒所伤之轻者，尚且立即发病，何况冬时严寒所伤，不是正胜邪而不发病，就是邪胜正立即发病，绝不致于过时再发。第二，肌肤为人体之表浅，决不容隐寒邪可留（《温疫论·伤寒例正误》）。但对这个问题吴氏也有含糊之处，如他在《温疫论·行邪伏邪之别》中就谈到温邪先伏、后行的特性，不过他认为这个"邪"不是寒气，而是戾气罢了。

总之，对于温疫发病，古人"或言冬时非节之暖，或言春之温气，或言伤寒过经不解，或言冬时伏寒，至春乃发，或指冬不藏精，春必病温"，吴氏认为"亦无确据，此不过猜疑之说，乌足以为定论。"（《温疫论·诸家温疫正误》）所以，他提出，"夫疫者，感天地之戾气也。疫气者，非寒非暑，非暖非凉，亦非四时交错之气，乃天地别有一种戾气，多见于兵荒之岁，间岁亦有之，但不甚耳。"（《温疫论·〈伤寒例〉正误》）。从历史过程和吴氏研究过程分析，戾气说既是对传染病长期认识的经验积累，也是吴氏实践研究的理论结晶。

2. 戾气学说的基本内容　那么，戾气所指为何呢？正如《温疫论·论气所伤不同》中的"夫物者，气之化也，气者物之变也，气即是物，物即是气。"首先，戾气是一种物质，而且吴氏认为，戾气并非日月星辰水火土石、昆虫草木、瘴气毒雾、四时气候，而是一种无形可求、无象可见、来无时、着无方，触之能病、病之能传的一种特殊物质。当然，我们不能说戾气就是细菌、原虫或病毒，但吴氏确把病原体与传染病的许多关系，传染病的许多特点揭示出来了。由于技术条件的限制他没有也不可能描绘出微生物的生活习性和形态结构特征。下面就其主要的学说内容谈谈。

（1）"为病种种是知气之不一也"，所以戾气又称杂气，"众人有触之者，各依其气而为诸病焉。"（《温疫论·杂气论》）如发颐、大头瘟、虾蟆瘟、疟疾、痹气、痘疮、斑疹、疮疥痈肿、瓜瓤瘟、疙瘩瘟等，都是由各种不同的戾气所伤而致。

（2）"某气专入某脏腑经络，专发为某病"。（《温疫论·杂气论》）所以某时某地流行于的某种疾病，众人之症状相同，说明"病原体"有特异性定位特点。

（3）"所伤不同，因其气而各异也。"所以"牛病而羊不病，鸡病而鸭不病，人病而禽兽不病"（见《温疫论·论气所伤不同》）。即人和不同种属的动物对各种戾气有不同的感受性。

（4）"毒气所却有厚薄"。这一方面是指不同的时间内同种戾气的致病力强弱不同，因而患者症状有轻有重，传染性有强有弱，另一方面表示人们感触戾气的多少也与病之轻重有关系，所以说"温病四时皆有，常年不断，但有多寡轻重耳。"（《温疫论·论气盛衰》）。

此外，对戾气致病的季节性、感染途径、正邪关系等也有许多极其可贵的论述。特别值得指出的是，吴氏把戾气扩展到阐明一切外科感染性疾病的病因问题，如疔疮、发背、流注、流火、丹毒、发斑、疮疡等，历来就有属心属火之说，他大声疾呼，"实非火也，亦杂气所为耳。"（《温疫论·杂气论》）。这样，不仅对传统的"气血不和、营卫失调"或"热盛腐肉、肉腐为脓"的机制是一个修正，而且对于防治外科感染，疾患具有非常重要的理论和实践意义。不幸的是，它没有得到发展，甚至被人们当作"奇端异说"而遗弃了。

3. 关于戾气学说的夭折　微生物学的历史并不久远。法国微生物学家巴斯德发现炭疽菌并确立其致病作用是在1873年，或者再早一点，当人们提出从某些不能看见的微小生物中探索传染病病因时，大概是18世纪。而戾气学说是吴又可于1642年在《温疫论》中提出的，它是吴氏在严重瘟疫流行的情况下，深入疫区调查研究的智慧结晶，尽管直观，却很有见地。可直到今天，人们似乎把它忘记了，岂不发人深省？不过，寻思一下戾气学说夭折的原因，其中也有许多必然的因素。

从社会生产力水平的发展来说，由于文艺复兴运动，西欧各国"在中世纪的黑夜之后，科学以意想不到的力量一下子重新兴起，并且以神奇的速度发展起来"（恩格斯《自然辨证法·导论》）。戾气学说提出45年之后，列文胡克用显微镜发现了霉菌，之后，实验科学突飞猛进，微生物学在此基础上逐渐创立和完善起来，无菌外科、抗生素等也随之诞生，整个医学领域发生了深刻的革命，我国却在封建制度的束缚之下，特别是明清两代，闭关自守，生产发展缓慢，科学研究仍然停滞在直观和经验的水平。因此，尽管吴又可提出了非常可贵的戾气学说，却没有现代实验科学相辅助一起向前发展，最终也必然要落伍下来。

从封建思想的束缚来说，自董仲舒倡导"独尊儒学，罢黜百家"以后，儒家的"贤人作风"和"述而不作，信而好古"之说泛滥成灾。封建统治者所希望的"天不变道亦不变"的正统思想也直接干预了科学技术和生产力的发展，特别明清以来，汉学、宋学之风弥漫学术界，人们不敢面向实际，提出问题，发展学说，医学也被拖入经典理论的发挥引注、咬文嚼字的文字游戏车，在中世纪"经院哲学"的歧途上越陷越深。在这种风气和传统"百病生于六气"观念的制约下，吴氏的"背经离道""数典忘祖"的戾气学说，自然是大逆不道的东西了。

4. 戾气学说能够发展成现代微生物学吗　有人从"科学蒙难"角度剖析了中医体系拒绝"戾气学说"的种种原因，读后让人无限惋惜，似乎进化机制再多情一些，夭折的"戾气学说"会长成现代微生物学的大树，不同凡响的吴又可能成为中国的巴斯德。真是这样吗？

就当时而言，戾气学说是十分"独特的"，可以说，它已经踩着了近代医学的门槛。

（1）不自觉地摆脱着有机自然观：有机自然观是古代科学的基本特征，它对中医学的突出影响是使其人体观、生命观、疾病观、治疗观等人格化。自然化，即以自然现象、社会伦理来解释医疗事实的内在机制。吴又可的著作《温疫论》基本上避开了类似说法，他根据自己的体会，还对某些说法进行了一定的批判。他认为，戾气"不可以年月四时为拘"，亦"非五运六气所能定"，其"为病最多，然举世皆误认为六气"（《温疫论·杂气论》)。他对六气致疫提出异议,"夫寒热温凉,乃四时之常,因风雨阴晴,稍为损益,假令秋热必多晴,春寒因多雨,较之亦天地之常事,未必多疫也"(《温疫论·原病》)。当然,吴氏批判"六气说"是为"戾气说"开辟道路,他不可能以我们今天的高度去认识有机自然观,也没有全面系统地考察中医学体系。

(2) 朦胧的"白箱化"需求:中医学虽在早期有过"白箱化"需求,后来由于文化背景的作用,一直热衷于经验的"黑箱调节"。吴又可在批判"伏寒说"时指出,"肌为肌表,肤为皮之浅者,其间一毫一窍,"岂是留邪之所?似乎有疾病定位的想法,但其"邪伏膜原说"又退回到思辨玄想的茫途。他对"何等中而即病?何等中而不即病?"反复设问,有穷究原委的理性思维倾向,他的"以物制气,一病只有一药之到病已,不烦君臣佐使、品味加减之劳"的见解以及"莫知何物能制之"的感叹,对中医研究提出了要"知物"的新要求。这代表吴氏朦胧的"白箱式"思维取向,与传统中医"援物比类""以象测脏"有较大的差异。

(3) 初步悟出"感觉比经典更可靠":西方医学革命以维萨里向盖仑挑战,研究人体解剖,帕拉塞尔苏斯批判"四元液学说",引进化学方法为起点,吴又可被认为"离经叛道""创异说以欺人",也是因为他跳出了"注经"式著作方式,如王清任所称:"皆独出心裁,并未引古经一语。"他呼吁"守古法不合今病,以今病简古法,原无明论",导致夭亡者"不死于病,乃死于医,不死于医,乃死于圣经之遗亡也"。力求对历代"温疫"之论以正时误。他相信自己的经验和感受,在此基础上总结的戾气说,把病原微生物的某些重要特性完全揭示了出来,如戾气的多样性、特异性定位和种属感受性等,特别是与外科感染性疾病联系起来,具有十分重要的理论和实践意义。

(4) 吴氏无法迈出关键的两步:要跨入近代医学的殿堂,有两个重要的前提,一是构造性自然观,二是受控实验。中国的贤哲没有走上这两步,因而近代科学包括近代医学也就没有在中国产生。翻开《温疫论》,那种闪灼着东方传统的思维方式跃然纸上。吴氏对于他所孜孜以求的"戾气"也表现出"言其所当然,而不复强求其所以然"的洒脱风格。他虽然在与温疫作斗争的长期临床过程中,总结了许多戾气致病的特点和规律,但从方法学上并没有跳出"六淫外感说"的朴素"本体论"模式,因为戾气毕竟是"直观合理外推"的产物,他没有想到要去证实自己的想法,也不知道该怎么证实。然而,当吴又可主观地认为戾气"无形可求,无象可见,况无声复无臭,何能得睹得闻",以"不可知"的神秘色彩草率了结之后不久,荷兰科学家列文虎克就已经开始在显微镜下研究一个微小的新世界。那么,如果此时有一架显微镜,吴氏是否会成为中国的巴斯德呢?人们一定会抱怨,科学发现寓寄了太多的偶然性,我们的祖先很早就通过控制窑内温度和氧化还原时间来制造瓷器,却一直没想到用它来制造玻璃,而公元1世纪的罗马哲学家Seneca就发现,"无论怎样小和难以辨认的字母,都能通过装满水的玻璃球或玻璃杯放大而看得更清楚。"其实,这种抱怨大可不必。要知道,当时的吴又可能否把显微镜下的生物与神秘的"戾气"挂上钩呢(这种联系在西方也延搁了近两个世纪)?他能够把我们陌生的受控实验运用于戾气的研究中吗?既然如此,那种"莫知何物能制之"的感叹和希冀就只能永远停留在传统医学的史册上。

其次是重实用轻理性的传统。我们可以看出,同绝大多数古代医籍相似,《温疫论》中没有逻辑型结构体系,除"原病""杂气论""论气盛衰""论气所伤不同"等极少数几篇中，以一种夹叙夹议的手法阐述自己的理论见解外，其余90%以上篇幅均是临床用药的经验体会。由于传统文化的"重用轻理"倾向和形式逻辑的欠缺，吴氏《温疫论》中的戾气学说也显得混杂零乱。其一是概念不清，没有严格定义和划分的意识。就连其最重要的概念——"戾气"，既没有具体确切的内涵，也没有层次分明的外延。其二是理性程度低，缺少必要的科学抽象。因为"重用轻理"，对于事物规律的形式研究，吴氏同样无法深入，再加上归纳、演绎等逻辑方法的缺憾，仅采用夹叙夹议方式，用具体的事例代替理论陈述以及事物规律的抽象，则无法构成严密的公理化体系。其三是可控实验的无知，不能实现对理论的鉴别和清晰化作用。

（九）《温病明理》的"排叶贬吴"

恽铁樵（1878—1935年），名树珏，别号黄山、冷风、血涵、药盦、焦木。江苏武进县人。13岁时就读于族中私塾，16岁时考中秀才，20岁时已读完全部科举经典。1903年恽铁樵26岁时考入上海南洋公学，攻读外语和文学，成为近代中医界里既精通旧学，又系统接受新学教育的第一人。1906年毕业后，先后在湖南长沙及上海的中学任教。教学之余，翻译并出版了《豆蔻葩》《黑夜娘》以及《波痕夷因》等中篇小说。1912年受聘于商务印书馆，任《小说月报》主编。后因体弱多病，加之子女夭殇，乃发奋钻研医经，并辞去《小说月报》主编之职，专司医学，并多次问业于伤寒名家汪莲石先生，遂渐精《黄帝内经》、伤寒之学，治验颇多。

恽铁樵于1925年创办"铁樵函授中医学校"，先后应授者达1 000余人。恽铁樵从事医学时间虽晚，但勤于著书，总计有22种之多。包括《群经见智录》《伤寒论研究》《脉学发微》《保赤新书》《温病明理》《论医集》《论药集》《生理新语》《伤寒论辑义按》《风劳臌病论》《铁樵杂著》《药盦医案全集》等。《温病明理》为集中反映恽铁樵温病学思想的代表性著作。该书分为四卷本和五卷本。1928年初刊之时为四卷，至1936年再版时新增一卷，为五卷。

1. 主张"热病皆伤于寒"　现一般认为，"温病是由温热病邪所引起的热象偏重，易化燥伤阴的一类外感疾病"恽氏贬叶排吴，首攻其说。他认为，"春之热病伤于风，夏之热病伤于热，秋之热病伤于燥，长夏之热病伤于湿，无有是处"。他的理由是，"凡热之而热，寒之而寒，惟死体为然，生物则否。"他的例证是，"以手搏雪，寒也，然须臾之间，反应则起灼热。夏日拥炉，热也，汗出多，毛窍开，则振寒。故冬日伤寒可以病热；夏日伤热，则起痧气，而为霍乱吐泻，服十滴水辄愈，是其病寒也。故谓受热而病热，无有是处，须知受热竟不病热……其长夏而病发热者，依然是伤寒也。"因此他主张："冬之热病是伤寒，春之热病仍是伤寒，夏之热病，秋之热病，依然是伤寒。"恽氏之论，其偏有三：

（1）偏离了临床医疗的实际情况：寒温混治是"不死于病而死于医"的重要原因，人们经历了漫长的摸索，才终于喊出"温病不得混称伤寒"。恽氏提出"伤寒则病热，伤热则病寒"，是否要人们审因论治，热病用热药呢？如果不是，则又与辨证求因相背。

（2）偏离了中医经典的理论体系：恽氏仅凭《素问·热论》的两句话，"人之伤于寒也，则为病热"，"今夫热病者，皆伤寒之类也"，就引出热病皆伤于寒的论点，是孤立、片面地理解《黄帝内经》原文。从"病机十九条"及其他条文可以看出，中医学的"六淫致病说"强调多因多果和辨证求因。恽氏称"受热而病热，无有是处"则未免主观。

（3）偏离了逻辑思维的运用原则：恽氏单从"以手搏雪"，"夏日拥炉"得出伤寒病热，受热病寒的普遍命题，是运用枚举归纳法直接从特殊跳到一般的草率结论。枚举归纳法的致命弱点是结论常出偏差，它必须与其他逻辑方法配合使用。而且恽氏没有具体分析，搏雪发热，拥炉汗出是机体的一种生理效应，以此推论热病的病因则不免挂一漏万。

2. 批驳"温邪自口鼻而入" 恽氏又把矛头指向明清医家对伤寒、温病邪入途径的区分上，"……不可解者，为伤寒从毛窍入，温病从口鼻入。大约鞠通创混病自口鼻入，为其最得意之语。不知此说，绝不可通。"但他提出理由，"一，《黄帝内经》言凡热病皆伤寒之类，凡邪风之害人，皆始于皮毛。今言从口鼻入，由里出外，是必温病在《黄帝内经》凡热病三字范围之外而后可。二，既言从口鼻而入，鼻通于肺，故在手太阴，然则口通于脾，不在足太阴乎？三，经言天之邪气，感则害人五脏，此言不治皮毛，即有害五脏之可能，所谓病能也。曰水谷之寒热，感则害人六府，此真从口入者。更证之于实验，饮冰而洞泄，触秽而为霍乱，空气中微菌传染为各种疫病，此真从口鼻入者。若云天之邪气，感亦从口鼻入者，于《黄帝内经》无征。四，鞠通谓《伤寒》言中风，是西北方之寒风；彼所言之温病，风为火母，乃从东南方来解冻之温风。寒风从毛窍入，温风从口鼻入，不知出何典记，有何理由？诚咄咄怪事！"

笔者认为，恽氏在贬叶排吴的论述中，一以《黄帝内经》之是非为是非，带有浓厚的厚古薄今色彩。而且，没有弄清中医"六气"与西医"微菌"之间的关系，就划定六气只能自皮毛入，微菌传疫才从口鼻入，难免妄断。恽氏指出《温病条辨》既言从口鼻入，而只谈鼻通于肺，不谈口通于脾，是为明鉴之论，因为湿湿病确以脾胃为重心。当然，《温病条辨》以寒风从毛窍入，温风从口鼻入来区分伤寒与温病尽管显得牵强，但重视外感病邪自口鼻而入的传染途径，毕竟是个了不起的进步。

3. 质疑"热入心包" 叶天士的"温邪上受，首先犯肺，逆传心包"十二字，素为"寒温论争"的焦点。崇叶者奉若信条，贬叶者视为草芥。其中尤对"逆传心包"四字争议最多。陆九芝倡温病为阳明病之说，力主神昏当清泄胃肠之热。恽氏则以西印中，谓"心囊并不能使人神昏，故谓神昏为热入心包者非是。神昏由于神经起变化。神经所以起变化，由于血燥与酸素自燃，用凉血药则差减。生地、玄参是也，犀角（今用水牛角）则误。病属空气与血之关系，谓为从口鼻入，则根本错误。谓为温邪犯肺，逆传心包，亦去题万里。""用药亦无有是处。清宫、增液、一甲、二甲、大小定风珠，一派滋腻之药，无非痴人说梦。"

由于恽民对西医知识不甚了了，勉强汇通就闹出许多非驴非马的东西来，如"酸素燃烧"等。其实，恽氏曾在《群经见智录》中说过，"《内经》的五脏非血肉的五脏"，到贬叶时连心主神也要怀疑，颇为自相矛盾。验之临床，逆传心包之证包括西医学的中毒型流感，各种细菌性、病毒性肺炎引起的中毒性肺炎或并发的脑膜炎等，主要是毒血症导致的急性心血管功能不全，血压降低、组织灌注不足，表现为高热、昏迷或意识不清、谵妄等。而犀角（今用水牛角）清热凉血、泻火解毒，有强心、升压、镇静之功，为治疗热入心包之要药，岂可废弃？

4. 否认"三焦辨证" 温病三焦辨证说在吴鞠通《温病条辨》中自成体系。恽铁樵以为吴鞠通的"三焦辨证说"之"三焦"与《黄帝内经》所言之三焦概念"丝毫无相通之处"，并列举《黄帝内经》《难经》中有关三焦之说来说明其之谬：①《灵枢·本输》

云：三焦者，中渎之府也，水道出焉，属膀胱，是孤之府也，是六腑之所与合者。②《难经·三十八难》：府所以有六者，谓三焦也。有原气之别焉，主持诸气，有名而无形，其经属手少阳，此外府也。③《灵枢·经脉》：三焦手少阳之脉，起于小指、次指之端……下膈，循属三焦。其支者……交颊至目锐眦。是动则病耳聋，浑浑焞焞，嗌肿，喉痹；是主气所生病者，汗出，目锐眦痛，颊痛，耳后、肩臑、肘臂外皆痛，小指、次指不用。

从上述三段引文大意来看，恽铁樵认为三焦有三种：其一，"三焦者，决渎之官"，专指分泌尿液说。其二，三焦者，水谷之道路，气之所终始，专指消化力与卫气说。其三，三焦为手少阳经，为十二经中之一。滑伯仁、徐灵胎皆云：言决渎之官者，为下焦气化之三焦；言手少阳者，是有名无状之三焦；言消化与卫气者，是有名有状之三焦。准此以谈，是古人定名不讲究也。然无论何种，与《温病条辨》皆不合。从而否定吴鞠通温病"三焦辨证"之说。

尽管恽铁樵立论有根有据，然吴鞠通之"三焦辨证"只是对温病发展阶段以上、中、下（或表里）划分的一种尝试，与叶天士之"卫气营血"辨证及张仲景之"六经辨证"一样，是想更好地把握温病病程发展规律，从而为临证认识温病、治疗温病提供辨证治疗思路。经长期的临床实践说明，其不失为可以体现某些类型温热病传变规律的一种辨证论治系统。可以说此"三焦"非彼"三焦"。恽铁樵以功能解剖学概念之"三焦"来批驳温病传变阶段概念之"三焦"，可以说是前提有误，结论自然不足取了。

5. 斥责温病学派用药　恽铁樵在《温病明理》一书中提出温病学派所创立的方剂"无有是处"，所谓"清宫、增液、一甲、二甲、大小定风珠，一派滋腻之药"。其引用伤寒派陆懋修驳斥温病医家临证医案中用药弊端的观点，对叶天士在热病中使用石斛一例大加批判，认为此物最为热病所忌。认为正确的用药当是用生地黄，其解释道："生地黄之功专能凉血，血之就干者，得此可以转润，故暑温证之汗多舌绛者最宜。石斛则非血分药，《神农本草经》言其能厚肠胃，实与血分无与，且此物之功效专能生津。暑温无不兼湿，生津则助湿，胸痞乃益甚，所以不可用"。并痛斥"今之时医，乃以羚羊、犀角（今用水牛角）为习用品，以石斛为藏身之窟，不问伤寒温病。甘凉之剂，一律混施。最可恶者，以石斛施之风温、痧疹，致咳嗽、发热之病，十九成急性肺炎；当出痧子者，痧不得出，终成内陷。病家不知其故，医家不知其故，覆辙相寻，滔滔皆是，皆鞠通、王孟英所造孽也。"

事实上，任何一种治疗性用药均可以说是双刃剑。用之得当则治病，用之不当则增病。石斛如此，生地黄亦如此。恽铁樵所指"清宫、增液、一甲、二甲"的确都是滋腻之品，但用之得当不失为治病之剂。用药过于轻灵，但以花果类入药，不求有功，但求无过，的确是有些温病医家临床用药时存在的问题。但若以此一概否定温病学说的理论，却有失公允。

6. 小结　恽铁樵为民国时期"经方"的积极实践者和捍卫者，著书立说阐发研究张仲景之说颇有心得，并依据伤寒学说和其对《黄帝内经》理论的研读体会，对当时社会上那些视"经方"为"虎狼之药"，崇尚用药"轻灵"的时医们大加贬斥。其著《温病明理》一书，是要"将前此所有诸纠纷一扫而空之，使此后学者有一光明坦平之途径"。恽铁樵对于温病学所持有的态度，确实与其对于西医之于中医的客观汇通态度不一样，甚至与其反驳"废医派"言论时也未曾有过如此的表现。

当然，恽氏《温病明理》的撰书动机不仅是贬叶排吴，关键在于通过此种方法以消除叶吴之后的医学时弊。从这种意义上讲，《温病明理》的历史功绩又是不可抹煞的。笔者深感，中医作为一门经验医学，充满了名医和时弊的对立统一。我们只对外感热病的历史稍加寻索，就可以看出一条清晰的脉络。张仲景《伤寒论》之后，有滥用桂麻之弊，河间起而革之，主六经皆是热证，而寒凉之风遂盛。景岳又以温为补，其偏延至天士，叶吴力救其弊，而清凉滋腻之风又兴。陆九芝之后，近代名家纷纷贬叶排吴，《伤寒论》研究又成时髦。虽然，中医学在这种名家斗时弊、名家兴时弊的反复中不断向前，然而，名家之后即出现时弊的现象不也发人深省吗？

二、顺理成章的统一呼声

尽管寒温之争过程中两派言辞尖锐，互不相让，但争论却使人们明白了寒温的关系在学术上是一脉相承的，认识到伤寒学说和温病学说的缺陷在于"详寒略温"与"详温略寒"。如果把两者结合，融会一体，则可以前后相承，互相充实，弥补完善，共同构成完整的外感病学说。因此在清代末期，就出现了俞根初、吴坤安、杨栗山、雷丰等一批医家，他们从各自的临床实践出发，将寒温由分而合，融会一体，对外感病学的理论进行了深刻的论述和发挥，为形成外感病学独立体系做出了重要贡献。

实际上，他们的这一观点早在晋代葛洪的《肘后备急方》就有所表达，其中《治伤寒时气温病方第十三》："伤寒，时行，温疫，三名同一种耳，而源本小异，其冬月伤于寒，或疾行力作，汗出得风冷，至夏发，名为伤寒，其冬月不甚寒，多暖气，及西风使人骨节缓堕受病。至春发，名为时行。其年岁中有疠气兼挟鬼毒相注，名为温病。如此诊候相似，又贵胜雅言，总名伤寒，世俗因号为时行，道术符刻，言五温亦复殊，大归终止，是共途也，然自有阳明、少阴、阴毒、阳毒为异耳。"可以说，这是寒温统一论的最早源流。

民国时期，主张寒温统一辨证的著作当数《丁甘仁医案》。丁氏把伤寒和温病的辨证方法互相联系，在治疗外感病的过程中，因人制宜，随伍应用。他如何廉臣的《重订广温热论》《全国名医验案类编》，张锡纯的《医学衷中参西录》，吴锡璜的《中西温热串解》，力图以西医理论阐明中医温病有关病机和证治。

20世纪50年代末，章巨膺提出："《伤寒论》为温病学奠定了基础"，裘沛然力主"伤寒温病一体论"，明确指出"六经与三焦不可分割"，"六经本自包括三焦"。张伯讷认为伤寒与温病两者均同属于外感热病，在理论内容上也同属于阐释外感热病的辨证层次和治疗规律，这就构成了伤寒学说与温病学说之间能够统一的基础。方药中指明伤寒学派与温病学派均继承了《黄帝内经》的外感六淫为主的病因学说，温病学派继承了伤寒理论，并将《伤寒论》中许多代表方剂，几乎全部纳入三焦、卫气营血辨证论治体系中。张学文主张"以临床实践来认识和对待温病与伤寒的关系"，"用辨证唯物主义观点评价伤寒学说和温病学说，进一步熔六经辨证、三焦辨证、卫气营血辨证为一炉，用现代科学方法创造一个新的辨证方法。"肖德馨主张用"六经系统"概念做理论框架，统一伤寒的六经辨证和温病的三焦、卫气营血辨证，形成统一的新的"六经系统辨证"方法和体系。姜建国提出由于卫气营血辨证是由表及里的辨证，这种横向层次的辨证更能从本质上体现外感病的演变规律，故主张以其统辖外感病的辨证。石恩权等提出了定病邪、病位、病性、病势和传变趋向的"五定"辨证法，融寒温于一体。刘兰林等提出按病期、病性及病位统一的外感热病三维辨证方法。

另一方面，多名医家出版了关于寒温统一的专著专集，如万友生的《寒温统一论》《热病学讲义》，熊魁悟的《中医热病论》，柯雪帆等的《中医外感病诊治》，吴银根主编的《中医外感热病学》，李洪涛等的《中医外感病学》，曹东义编著《中医外感热病学史》等，使寒温统一的理论更加系统化。

三种辨证方法能否统一？尽管迄今还存在着分歧，但随着外感热病临床实践的深入和"寒温统一"外感热病学的酝酿，多数医家感到几种辨证理论对外感热病的辨证不能较好地适应临床、教学和科研的需要，主张寒温合一的呼声较高，认为外感热病辨证方法有着统一的必要性：①从学术发展的角度来说，寒温统一可以消除伤寒与温病学术上的对立，解决历史上遗留下来的寒温之争，更全面地认识和掌握整个外感热病的辨证论治规律。而且，统一是辨证论治体系系统化的需要，是中医外感病学发展的必然趋势，也是科学发展整体化趋势的要求。②从教学及临床看，由于几种辨证方法的产生时代和立论角度不同，各有长短，易造成后学者莫衷一是，无所适从。例如对同样一个外感病人，由于医者采用六经、或卫气营血或三焦等不同的辨证方法，所用的语言概念不同，得出的病证诊断各异，常常使初学者如坠云里雾中。因此，中医辨证学发展到现在，十分必要对各种辨证方法进行归纳整理，建立一个完整、统一的辨证体系，使中医辨证规范化。

此外，有人从外感热病的病因病机、主证及证型之间的内在联系等方面阐述了统一的可行性。邓氏认为，辨证的命名虽然不一，但论病机基本原则并无二致。伤寒六经，从三阳到三阴是由表及里的过程，温病的卫气营血与三焦，也是由表及里的过程；伤寒化热入里，病及阳明；温病从表（卫、上焦）入里，病及气分或中焦；三者的主证是一致的，证型之间存在诸多共同之处。时振声作图说明几种辨证的统一性，并从脏腑经络定位、临床表现及热病传变等方面阐述统一的可能性，指出伤寒和温病是一个同义语，二种辨证都是对急性热病共性规律的反映，有着内在的联系，应该统一起来。王正直认为，化三为一，创立一种新的辨证方法以适应风寒之邪和温热之邪等六淫外邪侵袭人体所引起的各种病证，对实现中医学外感热病的辨证论治规范化意义重大。

与此同时，也有学者提出目前尚不具备将伤寒与温病融为一体的条件。当然，如周永学认为勉强统一必将影响两种学说的完整性和科学性，目前对于外感热病病因、诊断、辨证等方面还需深入研究，要通过"积累大量地、系统的科研新成果、新理论，伤寒温病的统一，将会水到渠成"。

以下，介绍几位"寒温统一论"医家的学术主张：

（一）俞根初《通俗伤寒论》

俞根初（1734—1799年），名肇源，清绍兴名医，"绍派伤寒"的创始人。俞氏医技卓越，治验颇丰，他结合前人的医学理论及自己的临证心得，勤求古训，博采众长，著成《通俗伤寒论》。《通俗伤寒论》自民国初年出版以来，就被医学界"公认为四时感证的诊疗全书"。它从广义伤寒立论，统论四时的外感疾病，在仲景《伤寒论》六经辨证理论的基础上，把诸多新的内涵融入仲景的辨证理论体系之中。临证从六经辨证入手，多种辨证方法并举，针对疾病的症结表象，层层递入，细致入微，辨证结果前后互参，力图在疾病发展进程中，从总体上把握疾病的转归，并针对即时证候制定出相应的治则治法，最终牢牢把握疾病的转化趋向，促进疾病的向愈。张氏归纳了俞根初的寒温统一观点。

1. 辨六经之形层与三焦之部分以定病位　俞氏认为："伤寒二字，统括了四时六气外感证。"并将伤寒分为本证、兼证、夹证、坏证和变证五个基本类型，明确指出伤寒的概念为"外感百病之总名"。在外感病的命名方式上采取伤寒与温病相结合，如风温伤寒、春温伤寒、湿温伤寒、秋燥伤寒、大头伤寒以及伤寒兼痧、伤寒兼湿、风湿伤寒等。吴氏对外感疾病的命名虽未寒温同时合称，但所收病种有寒病有热病。

不仅如此，俞氏把六经辨证、三焦辨证和脏腑辨证相融通，试图从多层次入手，迅速定位疾病的症结所在。在《通俗伤寒论·伤寒要诀》中，俞氏创"六经形层"说，认为"太阳经主皮毛，阳明经主肌肉，少阳经主腠理，太阴经主肢末，少阴经主血脉，厥阴经主筋膜。"通过辨察六经所主及与六经功能相关联的六个特定的部位，旨在从横向考察人体感邪的深浅层次及病情的轻重发展阶段，故辨"病在躯壳，当分六经形层"。而且，俞氏还提出"六经分主三焦之部分"说，"太阳内部主胸中，少阳内部主膈中，阳明内部主脘中，太阴内部主大腹，少阴内部主小腹，厥阴内部主少腹。"胸膈中者，心肺是也，居于上焦；脘中者，脾胃是也，居于中焦；腹中者，肝肾是也，居于下焦。通过辨察与六经所对应的三焦不同的部位，旨在从纵向考察人体感邪的上中下不同的部位及具体的脏腑，故辨"病入内脏，当辨三焦部分"。辨六经形层和三焦之部分旨在先定其病位。其中，六经辨证为辨证之定法，"以六经钤百病，为确定之总诀"；三焦辨证为辨证之补充，"以三焦赅疫证，为变通之捷经"（何廉臣修订《通俗伤寒论·伤寒总论·六经部分》）。在确定病位过程中，俞氏运用了望目及口齿、观舌、切脉、问诊、腹诊等多种诊法来广泛地收集辨证资料，经过诊断鉴别，迅速给疾病定位。

2. 辨六经气化之标本中见兼证以定病名　六经之气化有标、本、中见三端。六经之为病，太阳本寒而标热，中见少阴之热化；阳明本燥而标热，中见太阴之湿化；少阳本火而标阳，中见厥阴之风化；太阴本湿而标阴，中见阳明之燥化；少阴本热而标阴，中见太阳寒水之气化；厥阴本风而标阴，中见少阳之火化。少阳、太阴易从本化，少阴、太阳可从本化，也可从标化，阳明、厥阴不从标本而从中见而化。俞氏以标证、本证、中见证和兼证来归纳六经的病证。其中，经络为标居表，脏腑为本居里，表里两经络相通，故彼此互为中气。因此，六经标证多见经络体表循行部位的症状，本证多见脏腑所主功能性的病证，中见证多表现为相表里之经的症状。故审病之标、本、中见证和兼证，以确定其为何经之经证、腑（脏）证、中见证，或兼证并见，进而以六经定其病名。

3. 辨邪正之盛衰以定病性　辨清病位以后，还要考察所感邪气的性质以及人体正气的盛衰，即从邪、正两个方面深入辨察其病性。只有对疾病准确定性，才能根据邪正相互之间的对比，制定出相适应的扶正祛邪原则。俞氏通过辨六淫邪气的种类、辨病之新久、辨新感与伏邪、辨所兼夹之证、辨证阴阳之虚实、辨证表里之寒热、辨脏腑气血之虚实、辨病在气营血分等内容进一步定其病性。

（1）辨六气：俞氏认为，"凡勘伤寒，先明六气。"六气的升降运动特征为，"风寒在下，燥热在上，湿气居中，火游行其间。"四时各有其主气，春温、夏热、秋燥、冬寒，四时有序，六气周流，非正即邪，过亢伤人。故春季多风热为患，夏季多暑热为患，长夏多湿热为患，秋季多燥邪为患，冬季多风寒为患。只有辨清所受之邪气的不同，方能正确立法用药，获得佳效。

（2）察病之新久：通过观察病之新久，方知其病属外感、内伤，或外感内伤兼夹，或为虚为实，或虚实兼夹。俞氏认为，"新病易治，久病难已。暴病无虚，久病无实。"

（3）辨伏邪与新感：伏邪致病与新感不同，俞氏认为，"病无伏气，虽感风寒暑湿之邪，病尚不重。重病皆新邪引发伏邪者也。"伏邪致病的临床特征为：病发时表现出致病的邪气与时令季节的主气不甚相符，病起常呈现里热郁盛或表里同病的证候，而且一旦发病，病来势急，病情较为深重，证情容易变化。邪气内伏，往往屡夺屡发，因而殒命。

（4）辨所兼夹之证：《通俗伤寒论》认为，伤寒兼证为感受寒邪兼他邪，或感受他邪兼寒邪，寒邪与他邪兼发而共同致病。伤寒夹证，为外感时病与内伤杂病内外夹发。感受外邪而致的外感病与脏腑功能失调而致的内伤杂病同时发生，有外感夹痰、夹饮、夹食、夹劳、夹瘀、夹哮、夹痞、夹胃脘痛、夹泻、夹疝、夹痨和夹妇人病等之别。由于所感外邪夹杂其间，内伤杂病之虚实相当难辨，故需分清其气血之盛衰及病邪的属性，进而辨明外感内伤、标本缓急，标急治标，本急治本，标本同重则标本兼顾。

（5）辨阴阳虚实：俞氏概括阴阳虚实为，"阴证必目瞑嗜卧，声低息短，少气懒言，身重恶寒。阳证必张目不眠，声音响亮，口臭气粗，身轻恶热。虚证必脉细，皮寒，气少，泄利前后，饮食不入。实证必脉盛，皮热，腹胀闷督，前后不通。"

（6）辨表里寒热："凡头痛身热，恶寒怕风，项强腰痛，骨节烦疼者，皆表寒证。"若寒邪直中阴经，肢厥脉微，下利清谷者，或脾肾阳气虚衰，面色㿠白，形寒肢冷者为里寒证。温热邪气侵犯肌表，见发热，头痛，微恶风寒，口微渴，舌边尖红，为表热证。凡温暑证，始虽微恶风寒，一发热即不恶寒，反恶热，汗自出，口大渴，目痛鼻干，齿板燥，心烦不得眠者，为阳明表热，若身干热无汗，表热犹存，治宜辛凉开达。凡伤寒表邪传里，温热病热结于里，见手足汗，面赤潮热，心烦恶热，胆胀满，绕脐痛，大便干结，小便黄赤，甚则喘冒不得卧，甚或昏谵发狂，皆为里热证。

（7）辨脏腑气血之虚实：气虚当辨肺、脾、肾何脏之虚？肺气虚则气喘息促，中气虚则纳少懒言，元气虚则腰痠耳鸣，畏寒肢冷。气实当辨肺、胃、肠、肝何脏腑之实？肺气实则痰多气壅，咳喘上逆；胃气实则胃脘胀满，嗳腐吞酸；肠气实则腹胀便结，或下利热结；肝气实则气上冲目眩，甚则筋挛瘛疭。血虚当辨心、脾、肝何脏之虚？心血虚则心悸不寐，甚至阴虚夜热盗汗；脾血虚则唇口干裂，甚则肌肤甲错；肝血虚则筋惕肉，甚则痉挛瘛疭。而且，血虚证因虚致病，养血为先；因病致虚，去病为要。血实证则多为瘀血、蓄血证。

（8）辨病在气营血分：邪入气分，证见不恶寒，反恶热，咳嗽，烦渴；邪入营分，证见神烦少寐，脉数舌红；邪入血分，证见舌深绛，目赤唇焦，烦躁不寐，夜多谵语，甚或神昏不语（何廉臣修订《通俗伤寒论》勘语补充）。对于伏邪致病，俞氏认为要辨邪气是否波及气营血分？温热病多由邪伏营分，血与热互结而致。对于伏寒化温者，阳经传入的寒邪潜伏积久，郁而化热，则邪归气分，或归于血分；三阴寒邪化为热，易入于血分，而不归气分。

4. 辨证之三化以明疾病的传变　关于外感病的传变，俞氏以六经气化传变之"三化学说"解释，即火化、水化、水火合化统论外感病传变的趋向和证候转化的规律。他认为，火化证为热证，水化证为寒证，水火合化证为寒热错杂证。"从火化者，多少阳相火证，阳明燥热证，厥阴风热证。从水化者，多阳明水结证，太阴寒湿证，少阴虚寒证。从水火合化者，多太阴湿热证，少阴厥阴寒热错杂证。"其中，疾病的"三化"传变与所感邪气的特性、病者的体质禀赋、阳明经气的旺衰、被侵脏腑生理病理之寒热属性密切相关。故知所感邪气、病者体质之寒热属性及中病之脏腑，则可推知病证的传变趋向和证候之转化。只有对疾病的传变心中有数，才能在疾病的早期治疗中权衡好扶正祛邪之间的关系，做到防微杜渐，截断疾病向纵深发展。

对外感病的辨治，两位医家重在分清六经，明辨卫气营血和三焦。俞氏在"六经治法"中明言："凡病之属阳明、少阳、厥阴，而宜凉泻清滋者，十有七八，如太阳、太阴、少阴；之宜温散温补者，十仅三四，表里双解，三焦并治。温凉合用，通补兼施者，最居多数"。俞氏在对"伏暑伤寒"的辨治时指出："邪伏募原而在气分者，病浅而轻，邪舍于营而在血分者，病深而重"。邪伏募原外寒搏束而发者，初起头痛身热，恶寒无汗，苔白腻而厚或满布如积粉，继则状如疟疾，寒热模糊或但热不寒甚于夜，夜多谵语，烦躁渴喜冷饮，天明得汗身热虽退而胸腹之热不除，舌苔由白转黄甚则转灰黑干而焦燥，此为"伏暑之实证，多吉少凶"。治疗"先以新加木贼煎辛凉微散以解外。再辨暑湿所传而药之，尤辨暑与湿孰轻孰重。若传阳明胃腑而暑重湿轻者，则用新加白虎汤加连翘、牛蒡辛凉透发，从疹而解。传二肠则伏邪依附糟粕，即用枳实导滞汤苦辛通降，从大便而解。解后暂用蒿芩清胆汤清利三焦，使余邪从小便而解"。邪舍于营外寒激动而发者，一起即寒少热多，胸腹灼热如焚，日轻夜重，头痛而晕，目赤唇红，心烦恶热，躁扰不宁，口干不喜饮，饮即干呕，舌色鲜红起刺，别无苔垢，或嫩红而干光，必俟其血分转出气分，苔始渐布薄黄及上罩薄苔黏腻，此为"伏暑之虚证，多凶少吉"。治疗"先与加减葳蕤汤加青蒿脑、粉丹皮滋阴宣气使津液外达，微微汗出以解表，继则凉血清营以透邪，轻则导赤清心汤，重则犀地清络饮两方随证加减"。可见对外感病的辨治，俞氏是据六经、卫气营血、三焦浅深轻重的病理层次加以区别的。

（二）吴坤安《伤寒指掌》

吴坤安少多疾病，遂究心于医，上自《灵枢》《素问》，下迄金元明清诸家医书，无不悉心研求。吴氏对方中行《伤寒论条辨》、喻嘉言《尚论》、柯韵伯《伤寒来苏集》、王晋三《古方注》，认为都能独出心裁，重开生面；对薛生白、叶天士等将温热之治不混于伤寒，则极为赞同。吴氏于伤寒、温热学说兼收并蓄，因著《伤寒指掌》一书，意在将正伤寒和类伤寒分别辨治，是吴氏治疗外感病证三十余年的经验结晶，这是寒温融合的典型代表，是书成于嘉庆元年（公元1796年），共4卷，卷一辨类伤寒及三阳经，卷二述三阴经及瘥后诸病，卷三论伤寒变症，卷四列伤寒类症。郭氏等整理了吴坤安"寒温统一"的学术观点。

1. 立足伤寒，融合温病 吴氏认为伤寒为外感热病的总名："凡感四时六淫之邪而病身热者，今人悉以伤寒名之，是伤寒者，热病之总名也。"所以吴氏的著作以"伤寒"来命名，但其中却包含温病的内容。吴氏首先把外感热病分为三大类，即正病、类病、变病。六气致病，"其因于寒者，自是正病。"如"自霜降以后，天气寒冷，感而病者，伤寒也"。然而"若夫因暑、因湿、因燥、因风、因六淫之兼气，或非时之戾气，发为风温、湿温、寒疫等症，皆类伤寒耳。"并进一步说明：近代的伤寒"正病绝少，类症尤多"，"类症实居伤寒之八九"，"类症虽多，惟温热关于伤寒尤为重要，以今之伤寒，大半属于温热也"。至于变病，系指由误治而出现的一种变证。"变病者，本不应有此病，只因治不中期，或迁延日久，而变生诸症。"伤寒与类伤寒病热虽同，所因各异，不可概以伤寒法治之。其次，吴氏在辨证上以六经辨证为基础，以卫气营血辨证为补充，辨治外感热病。

吴氏认为"仲景伤寒，已兼六气；六经主症，已该杂病，非专指伤寒立言"。因而在《伤寒指掌》中述六经本病两卷，先古法后新法；古法本《证治准绳》等书，新法参《叶案存真》等书，将两种辨证方法有机地结合在一起。

2. 六淫为因，一统病机　清代寒温争论的实质即为辨证体系问题，伤寒执以六经，温病主张卫气营血和三焦，这种把经络与营卫气血分割开来，脏腑与三焦混淆不清，都关系到中医学理论体系的完整性。这样一个重大问题，对中医学的继承与发扬来说很是不利。而两位医家注意到这一不足，恰好解决了争论的问题。他们主张将六经、卫气营血和三焦融会贯通、合为一体，以伤寒六经辨证体系为支架，参合温病卫气营血和三焦辨证来认识和概括外感病的本质特征及发生发展、演变的规律，并以此作为理论思维的形式和辨证论治的模式，从而形成了一个兼取寒温两说之长的统一的外感病辨证论治体系。对外感病的病因病机的认识，吴氏的指导思想是以六淫为病邪，六经结合三焦为病理传变层次而贯穿外感病整个过程。《伤寒指掌》曰："凡感四时六淫之邪而病身热者，今人以伤寒名之。"又曰："其因于寒者，自是正病，若夫因暑、因湿、因燥、因风、因六淫之兼气或非时之戾气而为病者，皆类伤寒。病热虽同，所因各异，不可概以伤寒法治之。苟不辨明，未免有毫厘千里之差。"以风温为例，吴氏认为，天时晴燥，温风过暖，感其气者即是风温之邪，阳气熏灼，先伤上焦，凡人腠理疏豁，风温之邪能直入少阳。或由某人素有伏邪，因风寒外融，其邪直从内发而出于少阳。此例风温之邪"先伤上焦"与"直入少阳""出与少阳"皆系从病机上将六经和三焦联系融会起来。这种由因及病和据病求因的病因认识，较好地说明了外感病发生的复杂性。不仅如此，吴氏还特别提出伤寒与温病病机传变的不同。例如其在"六经新法"的"太阳兼经新法"中指出："北方地厚天寒，人之禀气亦厚，风寒所感只在本经留连，故多太阳正病。若大江南北，地势卑，天气暖，人禀薄，一感外邪，即从太阳而入阳明、少阳，或从太阳而入太阴、少阴，总属太阳兼证"。

3. 古新两法，统一证治　吴氏对外感病辨治特点在于立论归宗六经，施治遵循叶薛。从而有机地将"六经述古"（为《伤寒论》六经病辨治）和"六经新法"（为温热病的辨治）结合起来，融会了伤寒、温病的辨证论治。例如对表寒里热证的治疗，吴氏并不拘守《伤寒论》先表后里治则，而是解表清里同治，尤以清里为主，若证见初起恶寒，即发热不已，目赤多眵，舌苔焦刺，口渴多饮，唇皴齿燥，脉来洪滑，此内有伏火，外感新邪而发，当以阳明为主治，宜凉解之，如犀角、连翘、黄芩、薄荷、栀子、豆豉、竹叶之类。这较之《伤寒论》表里同病解表必以麻、桂辛温者，有了明显突破，是符合温热病的治疗法度的。再如"少阳新法"载有邪发少阳兼营热，症或见微寒，即发热不已，口苦目赤，胸痛胁满，渴而欲呕，神昏谵语，或斑疹外透者，则以鲜生地、犀角（今用水牛角）、连翘、黄芩、薄荷、丹皮、黑栀、钩藤、银花之属，以清胆腑之热，兼解营分之邪。

（三）杨栗山的《寒温条辨》

杨栗山生于1705年，卒年不详。《伤寒瘟疫条辨》成书于清乾隆四十九年（1784年）。杨氏痛感时医辨不明寒温，以至于"无人不以温病为伤寒，无人不以伤寒方治温病。"造成了寒温混淆不清，贻害无穷的局面，进而深入研究伤寒与温病的不同之处，最后"集群言之萃，择千失之得。"从前人的著述和自己的经验中领悟，写成《伤寒瘟疫条辨》一书。该书从病因病机、症状鉴别、处方用药等方面展开，叙述伤寒和温疫各不相同的诊治规律。全书共分六卷，卷一为总论，卷二、卷三辨证，卷四、卷五辨方，卷六辨药。面对临床不少医家墨守伤寒辛温法以治瘟疫的现状，杨氏"条分缕析，将温病与伤寒辨明"，其目的是要使"温病与伤寒另为一门，其根源、脉证、治法、方论灿然昌明于世，不复搀入《伤寒论》中，以误后学"。张氏等择其要义论述如下：

1. 以寒温剖析病因脉证　对寒温的辨识，是临证治疗取效的前提。首先是对伤寒与温病的辨析，然后伤寒与温病又有各自不同的寒温证治规律。杨氏正是循着这样的思路深入，直至具体方药的裁定。

《伤寒瘟疫条辨》以运气开篇，强调一个"变"字。天变无常，故病变亦每每不同，当然治法也就没有定体。"今之非昔，可知后之非今"，因此临证不设成见，唯证为的，这真是一切从实际出发的精神。对于温病的病因，杨氏有过一个冥思苦想以至于顿悟的过程。前贤刘河间、王安道虽也强调寒温为时不一，并立出不同方治，但对于温病所以然之故，终究未能阐发到底。杨氏"一日读《温疫论》，至伤寒得天地之常气，温病得天地之杂气，而心目为之一开。又读《缵论》，至伤寒自气分传入血分，温病自血分发出气分。不禁抚卷流连，豁然大悟"，所谓"千古疑案，两言决矣！"进而感悟《伤寒论·辨脉法》"清邪中于上焦，浊邪中于下焦"之说。杨氏的觉悟，受吴又可的启发，故他对《温疫论》的观点多有继承，首先从病因的源头上将寒温分清，即伤寒得天地之常气，风寒外感，自气分而传入血分；温病得天地之杂气，邪毒内入，由血分而发出气分。伤寒为冬月感冒风寒之常气而发，温病为四时触受天地疵疠旱潦之杂气而成。如此，小伤寒而大温病，为在治法方药上的进一步展开站稳脚跟。

医之为难，难在不识病本。从病因相异出发，杨氏在卷一总论中详细分出二十一节阐述自己的认识，有关于伤寒温病的根源辨、脉证辨、治法辨，从病因、脉证、治法上将寒温一一辨清，使之不再互相混淆。在卷二、卷三中列出证候七十余条，一一与伤寒相对照，"俱从《伤寒论》中驳出温病证治之所异来，令阅者了然于心"，从而不再以温病为伤寒，不再以伤寒方治温病。在这些章节中，杨氏针对临床常见的症状，具体解析出伤寒与温病的不同治法方药，使人有所遵循，杨氏的苦心卓识，于此可以体现。

杨氏除了强调伤寒与温病的表证不同，提出温病无风寒阴证，故禁用麻桂等辛温之剂外，还提出伤寒与温病的里证也相异，即温病无阴证的说法。强调温病由"热变为寒，百不出一，此辨温病与伤寒六经证治异治之要诀也"。温病之里，由邪热炽盛于里所致，杨氏指出温病表现尽管变化多端而难以枚举，但"其受邪则一而已，及邪尽，一任诸证如失，所谓知其一，万事毕"，即温病以热毒一贯到底，为他倡导清泻二法奠定根基。

2. 以寒温区分治法方药　杨氏提出，温病的治法无多，主要以清下二法祛邪而已，这就使温病的治法更加简洁明了地呈现在世人面前。杨氏强调，伤寒与温病的治法在病变的初期就有极大的不同。伤寒急以发表为第一义，温病急以逐秽为第一义。因为伤寒不见里证，一发汗外邪即解，而温病虽有表证，实无表邪，一发汗则内邪愈炽。若误用辛温，犹"抱薪投火，轻者必重，重者必死。惟用辛凉苦寒，如升降、双解之剂，以开导其里热，里热除而表证自解。"

杨氏禀承了喻昌的观点，强调温病的逐秽，当与解毒并行，同时应当区分部位，如邪在上焦者，应升而逐之；邪在中焦者，应疏而逐之；邪在下焦者，应决而逐之。恶秽既通，乘势追拔，勿使潜滋。杨氏补充："所以温病非泻则清，非清则泻，原无多方，视其轻重缓急而救之。"同时，杨氏十分赞同吴又可"承气本为逐邪而设"的观点。同样是苦寒攻下，伤寒与温病的用法也大相径庭，如伤寒里实方下，温病热胜即下；伤寒下不嫌迟，温病下不嫌早。因为伤寒之邪由表入里，而温病之邪是由里出表。

攻下之后，邪去正衰，伤寒与温病之治也有不同，如伤寒后证多补气，温病后证多养血，由于温病无阴证，纵有平素虚损之人，也不可峻用辛温，而应该在温补中加入滋阴之品。

以上这些治疗上的一般规律，其实已为当时的温病学家所共识，杨氏皆能从容应对。

杨氏采摘前人的成方181首，附方34首，作为温病临证的参考，而杨氏留下的治疗温病的15首方剂则是他的经验独创之处。十五首方皆以升降散为基础，升降散以僵蚕为君，蝉蜕为臣，升阳中之清阳，姜黄为佐，大黄为使，降阴中之浊阴，另以米酒为引，蜂蜜为导。全方一升一降，使内外通和，则杂气之流毒顿消。升降散的应用贯穿温病治疗的始终，无论是初起憎寒壮热、头痛如破、烦渴引饮，或是病至吐衄便血、神昏谵语、舌卷囊缩，皆可运用。考升降散，其实在杨氏之前已有临床应用，如《万病回春》治疗虾蟆瘟的内府仙方（即升降散，用姜汁不用米酒），《伤暑全书》也有该方的应用。在升降散的基础上，偏于清者有神解散、清化汤、芳香饮、大小清凉散、大小复苏饮、增损三黄石膏汤等，用于证情较轻者，在药物方面始终以银花、翘翘、黄芩、黄连、知母、黄柏相随，体现了早用、重用清热解毒药的治疗特色。偏于泻者有增损大柴胡汤、增损双解散、加味凉膈散、加味六一顺气汤、增损普济消毒饮、解毒承气汤等，用于证情较重者，在药物的运用上，以前者为基础，再增承气之类攻下，清泻并投，速战速决，体现了杨氏临证的胆识。

杨氏辨析寒温，并不存在对伤寒温病褒贬的问题，相反可以看出他对仲景心法的娴熟，杨氏本人也是从《伤寒论》中体悟临证大法的，正如他所说："读仲景书，一字一句都有精义，后人之千万论，再不能出其范围。"杨氏辨析寒温，也不存在舍弃辛温而偏爱寒凉的问题，他说："古方未有不善者，偏于温补而死与偏于清泻而死，其失等也。人之一身，阴阳气血，寒热虚实尽之，临证者果能望闻问切，适得病情，则寒温补泻，自中病情矣。"同样，吴瑭在谈到吴又可温病禁黄连时也有类似的话语："医者之于药，何好何恶，惟当是求。"寒温之辨，唯此为大，失之毫厘，差之千里。清代医家之所以要另立出区别于伤寒的温病治法，也是出于临床实际的需要，时至清代，对温热病的治疗就如瓜熟蒂落。

作为具体的治法，有别于既往的传统，所以有必要加以强调。杨氏如此执著地要区分温病于伤寒，曾被人问到，你这样做"得勿嫌于违古乎？"杨氏理直气壮地答道："吾人立法立言，特患不合于理，无济于世耳，果能有合于理，有济于世，虽违之庸何伤。"

清代医家在温病证治方面所做的努力，分而言之，各有独到，合而视之，则是一个整体，而对寒温的辨析始终是个不容模糊的问题。

（四）雷少逸的《时病论》

《时病论》八卷，由清代雷丰（字少逸）撰于公元1882年。此书专论时病（指四时感受六气为病），以《素问·阴阳应象大论》中"冬伤于寒，春必病温；春伤于风，夏生飧泄；夏伤于暑，秋必痎疟；秋伤于湿，冬生咳嗽"的理论，分述春温、风温、温毒、伤风、泄泻、痢疾、中暑、疟疾、湿温、秋燥、咳嗽、伤寒、冬温等各种时令病的病因、病

第三章 后张仲景时代疫病（外感病）学说

理、症状特点，以及辨证立法的依据，次列作者自拟诸法及选方。有较高的临床实效，近代医家颇多采用。附论中以运气推究病因也值得进一步探讨。本书有多种刊本，1972年人民卫生出版社重印时，作了部分删节。刘氏等疏理其学术思想如下：

1. 知时论证，辨体立法　雷少逸牢记其父教诲："一岁中杂病少而时病多，若不于治时病之法研究于平日，则临证未免茫然无据。"精于时病的研究。雷少逸所说的时病是"感四时六气为病之证"，而治疗时病的医生则称为时医。由于时病的发生与外在自然环境的变化有关，特别是与春、夏、秋、冬的气候变化密切相关，因此要求"时医必识时令，因时令而治时病。"由于患者感邪微甚不同，发病情况有明显区别，感邪甚者即病，感邪微者邪气伏藏，过时而发。病者属新感，病初多见表证；过时而发者属伏气，病初即见里证。此外，人的体质也有虚实、寒热的差别，妇人尚有经、带、胎、产等特殊情况，因此雷少逸提出"知时论证，辨体立法"的原则，即所谓"按春温、夏热、秋凉、冬寒之候，而别新邪、伏气之疴，更审其体实体虚，而施散补之法"。笔者认为此原则不仅适用于时病的治疗，而且对内伤杂病的诊治同样具有非常重要的指导意义，它是中医学因时、因人制宜治疗原则的具体体现。

2. 虚处容邪，病分新伏　雷少逸以《素问·阴阳应象大论》"冬伤于寒，春必病温；春伤于风，夏生飧泄；夏伤于暑，秋必痎疟；秋伤于湿，冬生咳嗽"为提纲，将全书共分为八卷，记述了一年四季常见时病的诊治，共涉及72类病证，这些病证大体可划分为新感和伏气两大类。

新感为感受当令时气而即病，因此发病初期的症状具有当令时气的致病特征；伏气为感受时邪后过时而发（其发病分为伏气内发或由当令时邪引发），其发病初期的症状比较复杂，一方面可具有当令时气的致病特征，另一方面必见里证，由于伏邪不同所见的里证也必然不同。

雷少逸赞同"最虚之处，便是容邪之处"的观点，同时也认为四时六气"风、寒、暑、湿、燥、火"具有各自不同的致病特点并与不同的脏腑相通应，所以各季节的伏气病证，邪气伏藏的部位是不同的。冬季感受微寒不即病者，对于劳苦动作汗出之人，其气伏藏于肌肤；而对于冬不藏精肾脏内亏之辈，则其气伏藏于少阴。春伤于风不即病者，因风气内通于肝，肝木之邪，不能调达，则其气郁伏于脾土之中。夏伤于暑微而不即病者则舍于营。部分真阳素虚之体则邪气伏藏于肾。如因夏月多食瓜果油腻，郁结成痰，其痰则踞于太阴脾脏。秋初伤湿不即发者，湿气内酿成痰，痰袭于肺；秋末伤燥不即发者，则燥气内侵乎肺。

3. 知常通变，随机活法　《时病论》各卷体例相同，首先论证，其次立法，再次成方，又其次治案。雷少逸意在使后世学者掌握时病诊治规律，在此基础上临证时加以灵活变通，即他所谓"弗执定某证之常，必施某法，某证之变，必施某法，临证时随机活法可也。"

雷少逸强调要掌握"初患六气之常证，通用之定法"，他举例指出：如初起因于风，宜以解肌散表法；因于寒，宜以辛温解表法；因于暑，宜以清凉涤暑法；因于湿，宜以增损胃苓法；因于燥，宜以苦温平燥法；因于火，宜以清凉透邪法。雷少逸同时还强调要掌握"反常之变证，不定之活法"，如寒疫本发于春季，是由于春应温而反寒，人感之为病，如果夏应热而反凉，见证与寒疫相合，虽不名寒疫，但仍可用寒疫之方治疗。如雷少逸治疗暑温过服大寒致变案，患者本病暑温，由于过用凉剂，邪不能透，反深陷入里，而见身热如火，四末如冰，他先予患者服用大顺散加附子、草果，待手足转温，舌苔化燥后，再用清凉透邪法去淡豆豉，加生地黄、麦门冬、蝉蜕、荷叶治疗。雷少逸进一步解释道："明知证属暑温，不宜热药，今被寒凉所压，寒气在外在上，而暑气在里在下，暂当以热药破其寒凉，非治病也，乃治药也。得能手足转温，仍当清凉养阴以收功。"再如雷少逸以甘热祛寒法治疗寒邪直中三阴证，强调药必须冷服，他说"必冷服者，寒盛于中，热饮则格拒不纳，经所谓'热因寒用'，又曰'治寒以热，凉而行之'是也。"

在《时病论》中这类灵活权变的例子不胜枚举。这些告诫我们不仅要抓住时病的一般规律，还要把握好每一位患者的特殊情况，具体问题具体分析，临证时才能达到超乎规矩之外，仍不离乎规矩之中的治疗境界。雷少逸进一步指出如能真正做到"通其活法"，"则不但治时病可以融会，即治杂病亦有贯通之妙耳"。

4. 师法古方，要在损益　《时病论》中记述了雷少逸自创的基本处方共60张，以治法代方名是该书的一大特点。这些处方虽为雷少逸所创，从中却可见古代名方的印记，雷少逸说"诸法皆丰所拟，乃仿古人之方稍为损益"，表明既要师法于古方，又要不拘泥于古方。如清凉荡热法治疗三焦温热，其组方是在白虎汤的基础上加连翘、西洋参、生地黄。其证为冬受寒气，伏而不发，久化为热，待来年春分之后，天气温暖，阳气弛张，伏气自内而动，一达于表，表里皆热，且热已弥漫三焦。

因白虎汤重在清中焦热，所以雷少逸加连翘、西洋参清上焦之热以保津；加生地黄配知母，泻下焦之热以养阴。宣透膜原法治疗湿疟寒甚热微，其组方是在达原饮的基础上加减而来。其证为久受阴湿，湿气伏于太阴，偶有所触而发。因达原饮中知母苦寒、白芍药酸敛有碍于湿邪的祛除，故将两药减去，加入藿香、半夏畅气调脾，生姜破阴化湿。再如，培中泻木法治疗飧泄，其证为春伤于风，风气通于肝，肝木之邪，不能调达，郁伏于脾土之中，中土虚寒，则风木更胜，而脾土更不主升，反而下陷而为泄。痛泻要方本为泻木益土之剂，但治疗本证力量似觉单薄，因此雷少逸在此方基础上加茯苓、甘草增强培中之力；炮姜炭暖土；更加吴茱萸疏肝止痛；荷叶升脾胃清阳之气。

从上述的例证中可以看出，雷少逸虽然学习、继承了古方，但并不刻守古方，因为学习古方只是使人掌握前人遣方用药的规矩，能够灵活运用古方才是掌握了医术的机巧所在，才可以提高临床疗效。正如雷少逸所说"在医者，必须临证权衡，当损则损，当益则益，不可拘于某病用某方，某方治某病，得能随机应变，则沉疴未有不起也。"

（五）丁甘仁与《丁氏医案》

丁甘仁（1866—1926年），字泽周，1866年2月8日生于江苏省武进县通江乡孟河镇。幼年聪颖，下笔成章。先从业于圩塘之马仲清及其兄丁松溪，后又从业于一代宗匠马培之先生。丁甘仁刻苦学习，勤学深研不问寒暑，积累甚丰，对马氏内外两科之长（包括喉科）能兼收并蓄，尽得其真传。学成之后，初行医于孟河及苏州，后至沪上，道乃大行，名震大江南北。丁氏临证经验丰富，于内、外、妇、幼、喉科及疑难杂症无所不通，而在医治外感热病方面更有成效。《丁甘仁医案》404个医案中外感医案68案，涉及伤寒16案，风温19案，暑温8案，湿温25案，痉症5案。这些医案体现了丁氏寒温融合的思想，张氏等介绍了丁甘仁伤寒六经辨证与温病卫气营血、三焦辨证及其主治方药综合运用的临床经验。

第三章 后张仲景时代疫病（外感病）学说

丁氏受叶天士、陆九芝等人寒温融合学说的影响，临证提倡寒温融合思想。他指出，熟读《素问·热论》之后，必须深入领会《伤寒论》，熟悉历来的温病学说。他熟悉和掌握《伤寒论》与温病学说的辨证方法，在治疗外感热病的过程中，必须把两种学说融会贯通，因人制宜，随宜应用。在寒温融合思想的指导下，丁氏对外感热病的研究，宗《伤寒论》而不拘泥于伤寒方，宗温病学说而不拘于四时温病。在治疗外感病方面，他不以经方和时方划分界限，辨证论治中采取伤寒辨六经与温病辨卫气营血及其主治方药的综合运用。

丁氏治疗外感病分伤寒和温病两类，其中伤寒案以六经辨证为主，温病案则以三焦辨证和卫气营血辨证相结合。例如三阳证方面应用麻黄汤、桂枝汤、小青龙汤、麻黄附子细辛汤等法，表寒里热的用桂枝白虎汤、大青龙汤；高热肢冷、汗出神衰的危急病变，用参附龙牡汤救急，以及生津清热、急下存阴、承气等法；若妇人经水适来，邪热陷入血室，瘀热交结，用小柴胡汤加清热通瘀之法。三阴证方面若寒已化热，热又伤阴心烦少寐，渴喜冷饮，用生津清热之法（包括黄芩、黄连、生地黄、竹叶之类）；又有邪陷太阳再传少阴的呕呃便溏，四肢逆冷，用四逆汤加丁香、柿蒂、厚朴、橘皮、半夏等法治疗。表里两感方面，若太阳少阴同病，发热微寒，遍体酸楚，腰痛如折，脉浮而数，偏重于表寒的，用阳旦汤加细辛、葱头之法；若见寒多热少，身疼腰痛，脉沉细而迟，偏重于里寒，用麻黄附子细辛汤加延胡索、五灵脂、生姜之法；发热壮盛而神昏者，用紫雪丹。

丁氏受叶桂影响，认为风温病温邪上受，首先犯肺，逆传心包，变化急剧。他主张："本病利在速战，加风以阳，温化热，两阳相劫，病变最速；尤其是伏湿化火伤阴，来势更急，这是与湿温根本不同之点。"常用如风温证高热，重用白虎汤、麻杏石甘汤、银翘散、桑菊饮；暑温证高热神烦者，重用竹叶石膏汤、黄连香薷饮、牛黄清心丸；湿温证发热不解，重用葛根芩连汤、柴葛解肌汤、黄连解毒饮、苍术白虎汤、调胃承气汤、甘露消毒丹、四逆散等；病变危重者，治热以犀角羚羊汤，治寒以附子理中汤等。风温侵袭肺胃，熏灼气分的病例应用桑菊饮、银翘散、白虎汤等法外；又有发热、咳嗽气急，喉有痰，苔黄，脉滑数，甚至抽搐咬牙之风温痰热交阻肺胃的重症，急用麻杏甘石汤加竹沥芦根之法；又有舌尖红干涸，痰热内陷心包，肺炎叶枯，化源告竭的危症，用黄连阿胶汤、清燥救肺汤等法；又如舌前半光绛，中后腻黄，脉数不静。阴液已伤，阳明府垢不得下达，用调胃承气加花粉、芦根等存阴通府之法；又如表热不扬而里热甚炽，神昏谵语，狂乱，唇焦，渴不知饮，甚则角弓反张，温邪伏营，肝风骤起，用犀角（今用水牛角）、羚羊角、鲜石斛、竹沥、紫雪等清营息风生津涤痰之法。风温证身汗不解，咳嗽痰多，大便溏泄，迭进辛凉清解润肺化痰之剂，其邪不从外达而反陷入少阴，见神识模糊，汗多肢冷，脉象沉细等症，阴阳脱离，即在目前，急用人参、附子、龙骨、牡蛎回阳救逆之法；服后肢温汗止，其脉渐起，危症得以挽回；追阳回之后，阴液大亏，再见阴虚燥热之象时，继用救阴润燥之剂而收全功。

丁氏认为邪在卫分、气分，按三阳经治法：例如湿温初起，表未解而胸闷泛恶，苔白脉濡，用桂枝汤、栀子豉汤、三仁汤等方；若邪留膜原，寒热往来，苔腻，脉濡滑，用柴葛解肌汤、甘露消毒丹等方；若热在阳明，湿在太阴，而热重于湿，壮热口干，苔黄脉数，用苍术白虎汤（重用石膏），再加银翘之类，或热迫于下，身热便泄，用葛根芩连汤法；若湿从热化，势将由气及营，由经入府，宿垢不得下达，舌红绛，苔中后腻黄，脉象沉数，用调胃承气汤导滞通府为主，加入青蒿、白薇、丹皮、赤芍之类，使有形之滞得下，则无形之邪自易解散。湿胜阳微，按三阴经治法：例如，身热泄泻渴喜热饮，舌灰淡黄，脉象濡数，用附子理中合小柴胡汤等方；如湿困太阴，健运无权，水湿泛滥，为肤肿腹满，舌淡苔白，脉象迟弱，用五苓散、真武汤等方；如湿温月余不解，身热汗多，神识昏糊，舌苔干腻，脉象沉细，急用参附回阳、龙牡潜阳之法，得以转危为安。邪热从阳入阴，按温病热传营血治法：如果灼热有汗不解，烦躁少寐，舌红糙无津，脉象弦数，邪热入营，伤阴劫津，化源告竭，有风动痉厥之变，用大剂生津凉营息风之剂（鲜生地、鲜石斛、花粉、羚羊角等）；甚则唇焦齿干，神昏谵语，用犀角（今用水牛角）地黄汤及牛黄清心丸等方。

　　丁氏在临床上并不把经方和时方作为划分界限，而是伤寒方与温病方同时采用。丁氏采用伤寒辨六经与温病辨卫气营血相结合的办法，最早主张伤寒、温病学说统一，打破常规，经方、时方并用治疗急症热病，开中医学术界伤寒、温病统一论之先河。《丁甘仁医案》体现了丁氏的这一思想，论治外感疾病病因病机时，把伤寒学说和温病学说相结合。丁氏曾指出：伤寒初起用辛散是为常法，温病初起亦用辛味药以散邪，两者在临床实践中是统一的。在疾病的不同阶段用不同的治法，如果外感疾病中、后期，病情复杂交错时，尽量用六经辨证，营卫分症明显者就用温病辨证。如在治疗感热病中根据病情常常是经方与时方合用，充分体现熔伤寒与温病学说于一炉的治学态度。

　　比如对于温病的治疗，则于临证中详加辨析证属风温或是湿温。他认为风温邪从上受，首先犯肺，逆传心包，有急剧的变化。"本病利在速战，因风从阳，温化热，两阳相劫，病变最速；尤其是伏温化火伤阴，来势更急，这是与湿温根本不同之点"。除常见的风温侵袭肺胃，熏灼气分的病例应用桑菊饮、银翘散、白虎汤等法外，丁氏尤其注重根据临证表现，随时变通。例如，风温证身热有汗不解，咳嗽痰多，大便溏泄，因迭进辛凉清解润肺化痰之剂，其邪不从外达而反陷入少阴，见神识模糊、汗多肢冷、脉象沉细等症，则急用人参、附子、龙骨、牡蛎回阳救逆之法，以救阴阳脱离之危。迨阳回之后，见阴虚燥热之象时，继用救阴润燥之剂而收全功。丁氏指出："温病用参、附、龙、牡等，是治其变证，非常法也。盖人之禀赋各异，病之虚实寒热不一，伤寒可以化热，温病亦能化寒，皆随邪势的传变而转化。此证初在肺胃，继传少阴，阳素亏，故阳热变为阴寒，迨阳既回而真阴又伤，故前后方法各殊。若犹拘执温邪不能投温剂，势必不起矣。"

　　对于湿温类病证，丁氏认为，湿温之邪常表里兼受，其势弥漫，蕴蒸气分的时间最长，湿与温合，或从阳化热，或从阴变寒，与伤寒六经之传变多相符合，治以宣气化湿、表里双解法为主。概括言之，其治法为：邪在卫分、气分，按三阳经治法；湿胜阳微，按三阴经治法；邪热从阳入阴，按温病热传营血治法。

　　丁氏主张用药和缓、轻灵。在处方用药上，最擅运用"轻可去实"之法，其对轻可去实的运用，根据事实证明，看到使用重剂而不见效、药量无可再加又无法可施之时，改用轻剂，或有转机之望，从而达轻可去实目的。丁氏的这一用药特点，既是治疗疾病的需要，又或考虑用药太重伤患者正气。其轻指药之性缓而量微，所选用药物既能发挥治疗作用而又没有留邪伤正的弊端，如丁氏在治疗湿温病时，用药多轻灵，芳香化湿，惯用藿香、佩兰；利湿则用泽泻、滑石、薏苡仁、茯苓皮等；清热用金银花、连翘、竹叶、青蒿；调中和胃则用砂仁、白扁豆、白豆蔻、枳壳。所用药物的量轻，多则三钱，少则五分，生姜加一片，荷叶取一角，中病即止。

（六）何廉臣与《重订广温热论》

何廉臣（1861—1929年），名炳元，浙江绍兴人。他出身于世医家庭，祖父何秀山为绍派伤寒名家，何氏从小耳濡目染，打下了良好的医学基础。张氏介绍了他的学术思想。

1. 医事活动　20世纪初，何廉臣积极参与创建我国早期中医学术团体等医界社会活动。1907年，周雪樵在上海组建中国医学会，何廉臣担任副会长。该会以"研究医学及药学，交换知识，养成德义，振兴医学"为宗旨，以沟通中西医学为己任，在当时产生了不可忽视的影响。何氏由沪返绍后，1908年6月与绍兴医界同仁一起组建绍兴医药研究社，创办《绍兴医药学报》。该刊是我国近代最早的中医药期刊，何氏任副总编。1909年4月，研究社更名为绍兴医学会，何廉臣担任会长。1912年神州医药总会在上海成立，何廉臣担任该会外埠评议员。1913年底，以上海神州医药总会会长余伯陶为首的中医界人士为争取中医教育合法化北上进京请愿。何廉臣与绍兴医界同仁一起全力支持抗争请愿活动，积极为保存和发扬中医学贡献力量。何廉臣认为："欲保存中国国粹，必先办中医学校。欲办中医学校，必先编医学讲义。"为此，他在《绍兴医药学报》上发表文章，号召中医界组织起来编写教材。1915年，为了更好地把医药两界同仁联合在一起，何廉臣会同胡瀛峤、裘吉生、曹炳章等人将绍兴医药研究社与绍兴医药联合会合并，成立了神州医药总会绍兴分会，三次被选为该会评议长。

1924年，由何廉臣另办《绍兴医药月报》（1928年停刊），《绍兴医药学报》及《绍兴医药月报》前后历时20年，在何廉臣、裘吉生等人的努力下，该刊物成为当时全国中医界的学术中心，为交流学术经验，提高业务水平发挥了重要作用。

1929年，南京政府中央卫生委员会提出"废止中医药案"。这一举措激起了全国中医界的强烈愤慨。为争取中医的合法地位，中医界决定在上海召开全国中医药代表大会，组织医药救亡请愿团，赴南京请愿，抗议"废止中医药案"。为组织此次大会，何廉臣与裘吉生、曹炳章等人做了大量工作。终因年迈体弱、重病缠身，何氏本人未能亲自参加请愿活动。于是令其子幼廉代行，随裘吉生、曹炳章等北上抗议。1929年秋，就在请愿斗争初获胜利之时，何廉臣却悄然泯逝。

辛亥之后，何廉臣年过半百，学验俱丰。他在整理出版前人医籍的同时，也开始撰写结合自己临床经验和学术见解的著作。如《重订广温热论》（1911年刊行）、《感症宝筏》（1912年刊行）、《湿温时疫治疗法》（绍兴医学会著，1913年刊行）等。1916年着手，历时13年重新校勘的《增订通俗伤寒论》，可谓是何氏学术思想的代表著作。此外，他还撰有《新医宗必读》《新方歌诀》《实验药物学》《新纂儿科诊断学》《肺痨汇编》《勘病要诀》以及《何廉臣医案》等。

为使初学中医者尽快找到入学门径，何氏特别强调要汲取古代文献精华，编写医学讲义。经过长达7年的时间，以"古医学为根本，新医学为补助，择其精粹者存之，缺少者补之，传讹者删之，参以新进科学之说明，发皇古典医著"为原则，何氏终于完成了多部教材的编写工作。关于编写教材的方法，早年他就主张要仿照欧美先进国家治科学之法编写。此后更明确提倡，公编教材必须仿西体制，编辑成最具科学系统的讲义，认为应按生理、卫生、病理、诊断、疗法、辨药、制方等7个方面，系统整理中医学术。

为保存民国时期诸多名医的宝贵经验，何廉臣于1924年在《绍兴医药月报》上刊登启事，征集全国名医经验医案，编纂成《全国名医验案类编》。他在征求而来的千则验案中悉心挑选，最终选录了全国80余人的治案300余例汇编成书，于1927年付梓刊行。全书分14卷，上、下两集。每集中以病为纲，上集为四时六淫病案，下集为温疫、喉痧、白喉、霍乱、痢疫等八大传染病病案。其中，尤为可贵的是收录了10例鼠疫验案，显示了中医治疗烈性传染病的功力。该书纲下又列子目，每案虽病因相同，但因有属本证、属兼证、属夹证、属变证的不同而名称各异。每案又都有固定程式，即一病者、二病名、三原因、四证候、五诊断、六疗法、七处方、八效果，案后还附有何氏评议。全书举目张纲，层次分明，分际清晰，阅者可一目了然。该书刊行后，在海内引起极大反响，成为治疗急性热病的重要参考著作。

2. 融合寒温学说　何廉臣以善治热病著称。他早年曾到叶香岩温病学说盛行的苏州实地考察，经过多年的临证实践，感到叶氏学说亦有不妥之处，于是主张以六经辨治热病，商榷卫气营血学说。同时，何氏又是绍派伤寒的继承人，因此对于热病的辨证论治，他往往能熔伤寒、温病于一炉，而于寒温辨治两法的融合运用有着独到经验。

《增订通俗伤寒论》是以清代俞根初所著《通俗伤寒论》为底本加按、校勘、补缺而成。《通俗伤寒论》认为伤寒是外感百病的总称，当时医界奉该书为四时感证之诊疗全书。在辨证上，它采用六经为纲辨治热病；在方药上，宗仲景法则，而处方选药轻灵。《通俗伤寒论》成书后，何廉臣祖父何秀山首先对该书进行了系统研究，他将该书分条分段加以按语，作了阐发补正。传至何廉臣，重新增订该书，并将其师樊开周临证验方补入其中。何氏祖孙俩对该书的补充和发挥，交相辉映，极大地发挥了绍派伤寒和寒温融合的学术思想。

如俞氏"六经形层"一节，把六经假定作机体的六个层次，即太阳经主皮毛，阳明经主肌肉，少阳经主腠理，太阴经主肢末，少阴经主血脉，厥阴经主筋膜（《增订通俗伤寒论·伤寒要诀·伤寒总论·六经形层》）。又以太阳内部主胸中，少阳内部主膈中，阳明内部主脘中，太阴内部主大腹，少阴内部主小腹，厥阴内部主少腹（《增订通俗伤寒论·伤寒要诀·伤寒总论·六经部分》）。这样，就把六经和三焦联系起来。故何秀山指出："六经为感证传变之路径，三焦为感证传变之归宿"（《增订通俗伤寒论·伤寒要诀·伤寒总论·六经部分》）。何廉臣勘语则更进一步指出："张长沙治伤寒法，虽分六经，亦不外三焦。言六经者，明邪所从入之门，经行之径，病之所由起所由传也。不外三焦者，以有形之痰涎、水饮、瘀血、渣滓为邪所搏结，病之所由成所由变也"。并说："病在躯壳，当分六经形层；病入内脏，当辨三焦部分"（同前）。将六经与三焦联系起来作为热病知常达变的诀窍。在诊治温热病方面，何氏悉遵叶天士、薛生白等的治医心得，于温热、暑热、疫疠之病，辨析明白；立法处方，随证变通。

又如，俞根初提出治疗外感病的六经总诀："以六经钤百病为确定之总诀；以三焦赅疫证为变通之捷诀"（《增订通俗伤寒论·伤寒要诀·伤寒总论·六经总诀》），将六经与三焦联系起来作为热病知常达变的诀窍。何秀山复予阐发："病变无常，不出六经之外。《伤寒论》之六经乃百病之六经，非伤寒所独也。惟疫邪分布充斥，无复六经可辨，故喻嘉言创立三焦以施治。上焦升逐，中焦疏逐，下焦决逐，而无不注重解毒，确得治疫之要"（同前），指出在疫证的治疗上，三焦辨证对六经体系的补充作用。何廉臣由此总结出："定六经以治百病，乃古来历圣相传之定法；从三焦以治时证，为后贤别开生面之活法"（同前）。

何廉臣还重订了《广温热论》一书。清戴天章撰《广瘟疫论》4卷。嗣后，陆九芝为之删订，改定其名曰《广温热论》。何廉臣因"见其论温热症甚精，论温热病中种种发现之症，尤极明晰"（《重订广温热论·何廉臣序》），遂又在陆氏《广温热论》的基础上悉心重订，"将原书缺者补之，讹者删之，更择古今历代名医之良方，而为余所历验不爽者，补入其间，务使后之阅者，知此书专为伏气温热而设"（《重订广温热论·何廉臣序》）。何氏将《重订广温热论》改为2卷，并将其师樊开周的经验妙方，补列入卷2中。

何氏还重订了清代吴贞的《伤寒指掌》，并将书名改为《感症宝筏》。该书认为伤寒是热病的总名，书中将伤寒温热从其疑似之处加以分析比较、辨认施治。书中博采外感病证治的古法、新法。分篇叙述伤寒曰述古，立论一本《证治准绳》《医宗金鉴》以及《伤寒来苏集》等；分篇发挥温热曰新法，诊治悉遵叶天士、薛生白等的治医心得，可谓深得前贤要领，于温热、暑热、疫疠之类伤寒，辨析明白；立法处方，随证变通，依从温热病性取治。医林巨匠张山雷先生称其是"颉颃孟英、九芝两家，鼎峙成三而无愧色"（《增订通俗伤寒论·张山雷序》）的医学大家。

（七）蒲辅周的临床经验

蒲辅周（1888—1975年），原名启宇。祖父蒲国桢，父亲蒲仲思，都是精通医道、名闻乡里的医生。蒲辅周7岁开始上私塾，11岁后在上小学同时，还由其祖父讲授医书。15岁起，在祖父潜心教授下，他掌握了不少医药知识。于是，白天随祖父临床侍诊，入晚苦读到深夜。他以《黄帝内经》《难经》《伤寒论》《金匮要略》为基本研读之书，以《外台秘要》《备急千金要方》及历代诸家之书为参考之学。18岁悬壶于乡里。他牢记前人"医乃仁术"之教诲，将名字改为辅周，取辅助贫弱、周济病人之意。

1917年，蒲辅周至成都开业，数年后返回梓潼行医。1927年被选为四川梓潼县商会评议员。1933年被选为四川梓潼县第一区区长，数月后因病辞职。1936年又赴成都行医，在成都亦办起了"同济施医药社"，并与泰山堂订下合同，无钱买药的病人经他免费诊断后，可持他的特定处方去泰山堂抓药，账记在他名下，由他定期去结算。1940年，梓潼霍乱流行，蒲辅周闻讯后，立即汇200银元和处方一张，要他弟弟们将治疗霍乱的药方抄录后四处张贴，广为宣传；把所汇银元买成药品，半价发售，贫穷的分文不取。1945年，成都麻疹流行，蒲辅周常涉水到御河边和城郊劳动人民聚居区，为他们免费诊治。

1955年，卫生部中医研究院成立，蒲辅周奉命调京工作。1956年参加农工民主党。1960年任中医研究院内科研究所内科主任，1962年参加中国共产党，1965年任中医研究院副院长，并曾任全国政协第三、四届常委，第四届全国人大代表，国家科委中医专题委员会委员，中华医学会常务理事，中国农工民主党中央委员等职务。1975年4月29日逝世于北京。

蒲辅周先生是20世纪公认的善治外感热病，特别是治疗急性传染病的临床大师，曾以其医术挽救甚多温病包括乙型脑炎等传染病患者。对若干内、妇科疑难杂证，亦颇有治验。其治病主张灵活辨证，反对泥古不化。其著作有《蒲辅周医案》《蒲辅周医疗经验》《流行性乙型脑炎》《中医对几种妇女病的治疗法》《中医对几种传染病的辨证论治》等多种。蒲氏治疗外感热病的临床经验和学术思想是极其丰富的，有人从如下6个方面予以简要概括。

1. 寒温融合治热病　在对外感热病的辨证论治中，蒲氏能把张仲景及明清各温病大家的学术经验融汇贯通，相互为用。他治疗各种外感热病及西医所谓急性感染性疾病，不仅能非常娴熟的运用温病卫气营血和三焦辨证的诸多治法方药，而且常能别开生面的选用伤寒方拯危救逆。如蒲氏曾会诊治疗一患儿，连续发热已7天不退，伴咳嗽、气促、抽风等症。西医诊为腺病毒肺炎，当时中医诊为春温，曾用西药红霉素等抗生素，并服用大剂麻杏石甘汤复以银翘散加味，寒凉撤热无效。会诊时高烧已达40℃，蒲氏通过仔细辨证，抓住患儿高烧无汗、咳而喘满、面清足凉、唇淡舌淡、苔灰白、脉浮滑不数等寒象，认为属风寒犯肺，营卫不和，宗张仲景"喘家作，桂枝汤加厚朴杏子佳"，用桂枝汤以和营卫；厚朴、杏子宽中利肺气；加僵蚕、前胡祛风、宣肺闭。服1剂而得微汗，热降喘减。因此，他曾告诫后学说："对于炎症要具体分析，不能一听炎症，就清热解毒，随用黄连、黄芩、板蓝根之类。我认为伤于苦寒太过者，即同误下。"

蒲氏还专就有人提出肺炎和麻疹均属温病范畴，用麻黄类方剂，是否会犯辛温之戒的问题作了精辟的解释："时值冬令，外寒而内热，火为寒郁，内闭肺经，火郁则宜发之；况麻黄属苦辛温，不似薄荷、荆芥之辛温而燥，人们敢用芥、薄而不惧，何故独惧麻黄？"在具体运用中，蒲氏常在方中，根据辨证选择加入僵蚕、前胡、牛蒡子、莱菔子等药，以助宣肺祛痰。

此外，蒲氏临床辨证选方，配伍用药，善取众长，即使用清凉之剂亦常反佐以温热之品，或防清凉太过而损阳气，或防寒凝过甚而涩气机，或引诸药以直达病所。夏邦佐治白喉热证，用黄连解毒汤加僵蚕、附子，蒲氏评曰："这是一种苗头，用附子者，用寒不远热，驾诸药而不凝滞，反佐而能捣其巢，攻坚破结"。

2. 重视宣畅表里三焦气机　蒲氏认为：表里气机宣畅是祛邪泄热的重要条件。因此，在论及外感热病的诸治法时，他不仅认为宣透法是中医治疗四时一切温病的准绳，而且还特别强调：温病最怕表气闭郁，热不得越，更怕里气郁结，秽浊阻塞，尤怕热闭小肠，水道不通，热遏胸中，大气不行，以致升降不灵，诸窍闭滞。治法总以透表宣膈，疏通里气而清小肠，不使邪热内陷或郁闭为要点。品味蒲氏临床辨治外感温热病的组方用药，皆有通灵透达的特点，而无滞涩之弊端。另外，蒲氏在辨治外感热病的临床中，还非常重视对患者滞留在里的痰、食、瘀、虫等有形之邪薮的辨察，并适时将祛痰、消食、化瘀、驱虫诸法融入宣透、清热、和解、攻里解等法中，使邪无所附而随即消解，亦体现了蒲氏重视通畅三焦气机的学术观点。即使对热病后期的调补，蒲氏亦反对随便开几味补气补血的药应对，认为气以通为补，血以和为补，必须注意气机通调，血行流畅，做到"补而勿滞"。

3. 祛邪不忘顾本　蒲氏对外感热病的治疗，虽多以祛邪为主，但也总是以祛邪而不损伤正气为度，即祛邪不忘顾本，特别是重视对脾胃之气的保护和恢复，以增强人体自身的抗病和康复的能力。尤其在热病后期余邪未清，或热病误治而致邪未祛而正已伤之际，更以扶正固本为急务。如他曾治疗一七旬老人，热病（肺炎）后期，余邪未尽，阴液未复，犹因饮食不节，恣食羊肉等大热之品，遂致大汗不止，胸闷烦热，心神不宁。蒲氏根据"救阴不在血，而在津与汗"的经验，以生脉散合甘麦大枣汤，加海蛤壳、知母、橘红、冬瓜仁，益气养阴兼清热豁痰，使肺胃阴复，痰热亦去，则诸证随之消失。蒲氏还曾会诊治疗一例麻疹后低热不退，咳嗽而喘，下利颧红，体瘦肤燥，脉沉迟无力，舌淡无苔，奄奄一息，极为危重的患儿，西医诊为麻疹后肺炎，蒲氏诊为疹后余毒内陷肺胃，又因苦寒过剂，以致脾胃阳衰，虚阳外浮，故先用《金匮要略》治疗肺痿的甘草干姜汤，频频灌服，两剂即见转机；次用四君子汤加干姜以益气温中，终用理中汤合半夏人参厚朴甘草生姜汤，仍以脾胃并调为治，而肺炎亦随之消失痊愈。

4. 精研温疫学说　蒲氏认为温疫与四时温病不同，是杂气为病，杨栗山《伤寒温疫条辨》论述颇详。据其高足薛伯寿主任医师介绍，蒲氏认为"治疗急性病，尤其急性传染病，要研究杨栗山的《伤寒温疫条辨》。余治温疫多灵活运用杨氏温疫15方，而升降散为其总方。治温疫之升降散，犹如四时温病之银翘散。烂喉痧用加味凉膈散；大头瘟增损普济消毒饮；春温火毒甚者，选用增损双解散、加味六一承气、解毒承气等方皆有较高疗效"。

还指出："四时温病之中亦偶有兼秽浊杂感者，须细心掌握，治疗须与温疫相参，才能提高疗效"。因此，在蒲氏治疗非传染性外感热病的医案中，亦能见到许多以升降散、达原饮及普济消毒饮等治疫专方加减的方药，且疗效卓著。此外，蒲氏对吴又可的《温疫论》和吴坤安的《伤寒指掌》亦颇有研究，认为《伤寒指掌》"是一部将伤寒、温病汇集在一起的著作，辨证立法，甚为完备，对四时急性传染病的治疗有重要的实用价值"。

5. 根据岁气辨证用药　在《中医对几种急性传染病的辨证论治》一书中，蒲氏论治流行性感冒和麻疹及麻疹并发肺炎，都主张先按季节辨证论治，选方用药；另外，就是同一种外感疾病在同一季节发病，由于当年当时的岁运气候的不同，其治法亦随之而变化，如1945年夏，成都麻疹流行，患儿发烧，麻疹皮下隐伏不透，治以通常使用的辛凉宣透法无效，蒲氏通过昼夜深思，悟到当年暑季成都大雨连绵，麻毒因湿遏热伏，故宣透无功。于是改按湿温法通阳利湿，果然湿开热越，麻毒豁然而出，患儿热退神清而愈。1956年北京地区流行乙脑，开始治疗多借鉴前年石家庄治疗乙脑的有效经验，采用"清热、解毒、养阴"的原则进行治疗，虽亦有效，但效不如前。蒲老则根据当年北京岁气特点，结合患者的临床表现，提出了从湿温论治的法则，运用通阳利湿、芳香化浊法治疗，果然取得了满意的疗效，降低了死亡率。

6. 拟定乙脑等热病治法　20世纪50年代，蒲氏对于北京，乃至于全国各地运用中医药治疗乙型脑炎，曾发挥过卓有成效的临床指导作用。蒲氏认为，乙脑多属暑温，暑温有偏热、偏湿、伏暑、暑风和暑厥之不同，故中医治疗乙脑就不能一法、一方、一药。在此基础上，蒲氏总结出了中医论治乙脑的八法：①辛凉透邪法：邪在卫分，用银翘散或葱豉汤加减；邪在气分，用白虎汤加减，伴胸膈热结选用凉膈散加减；夹湿者，白虎加苍术汤或新加香薷饮加减。②逐秽通里法：逐秽，用安宫牛黄丸或紫雪丹，若三焦俱急，痰涎壅盛，可选陷胸承气汤；通里，诸承气汤加减。③清热解毒法：表里俱热用清温败毒饮，若表里三焦大热用升降散加减，热邪伤阴用清营汤，热入血分用犀角地黄汤之类，若余热久伏阴分可选青蒿鳖甲汤。④开窍豁痰法：若因热闭内窍，用安宫牛黄丸或紫雪丹；若因浊痰闭窍，宜牛黄抱龙丸加减；痰结气闭需辛温开达者，选用苏合香丸或玉枢丹等。⑤镇肝息风法：实证，选用至宝丹或钩藤息风散；若属阴虚风动，宜加减复脉汤或大小定风珠。⑥通阳利湿法：湿热并重，用选用杏仁滑石汤或黄芩滑石汤加减；热重于湿，可用三石汤加减；湿重于热，选用三仁汤加减。⑦生津益胃法：用生脉散或五汁饮之类加减。⑧清燥养阴法：选用清络饮或竹叶石膏汤加减。蒲氏八法提出，则中医临床辨证论治乙脑的治法方药臻于完备。

蒲氏根据其治疗120例腺病毒肺炎的临床经验，总结了治疗该病之9法：①解表法：辨证属风热上受者，宜桑菊饮合葱豉汤加减；属风寒袭肺者，宜杏苏散合葱豉汤加减；属暑风伤肺者，以香薷饮加减。②表里双解法：辨证属表寒里热者，以麻杏石甘汤加味；外寒内饮者，以射干麻黄汤加减；表虚而喘者，以桂枝加厚朴杏子汤加减；表实下利者，用葛根芩连汤加味；表陷结胸者，用小陷胸汤合瓜蒌薤白汤加减。③通阳利湿法：治湿邪闭肺，用千金苇茎汤加味。④清热养阴法：辨证属正虚热闭，以西洋参6g与牛黄散3g，匀5次服；若正虚入营，则宜清营解毒佐以宣闭治之；属余热未尽，以竹叶石膏汤加减；属暑伤肺气，仿王氏清暑益气汤加减。⑤降气豁痰法：辨证属气逆而喘，宜苏子降气汤加减；属肝气上逆，以旋覆代赭石汤加减。⑥益气生津法：治火逆而喘，以麦门冬汤加减。⑦滋阴复脉法：若属阴液枯竭，以三甲复脉汤加味；若肝风内动，以大小定风珠加减。⑧回阳固脱法：以参附汤等为主。⑨病后调理法：以和胃、理脾、补中等方药为主。对危重病例，蒲氏认为中西医结合治疗，是提高疗效的关键。

（八）万友生的《寒温统一论》

万友生（1917—2003年），别号松涛，江西省新建县西山乡人，江西省著名的中医学家、国家级著名老中医、国务院特殊津贴专家。生前曾任省卫生厅中医科负责人、省中医药研究所所长、江西中医学院教授、中华中医学会第一、第二届常务理事等职，倾毕生精力提出寒温统一的外感热病理论体系，在全国中医学术界独树一帜。万兰清等介绍了其主要学术思想如下：

1. 寒温一脉同流　万友生教授认为，每一位有成就的温病学家，都是对《伤寒论》做了深入研究的，温病各家著作中处处显露出羽翼《伤寒论》的用心。如《温热论》针对《伤寒论》太阳病篇风温逆证有证无方的缺陷，发明风温卫、气、营、血各阶段辨证与治法方药；《温病条辨》针对《伤寒论》厥阴病篇对厥阴病主证、病机、主方等论述不清的疑窦，阐明了厥阴温昏、痉、瘛疭等主证的热闭心包、热动肝风等主要病机，并创立了安宫牛黄丸、紫雪丹、至宝丹等（被后世誉为"三宝"）清开法主方。

2. 寒温统一归真　万友生教授晚年致力于伤寒与温病病因病机及其内在联系的探讨，以图从基本理论上使其归于一体。先后发表了"伤寒病因病机论""温病病因病机论""寒温病因病机论"等，认识到两者各自发病的外因（外五淫毒、外五疫毒）、内因（内五淫邪、内五体质）及其疾病发生、发展的内在规律。随之发表了"关于伤寒六经与温病三焦、卫气营血辨证论治的统一问题"和"八纲统一寒温证治，建立热病学科体系"两文。

3. 热病寒温内外统一　万友生教授在从事寒温统一的理论与临床研究过程中，进一步感到外感病常常因为复杂的内伤情况而影响其转归，而大多数内伤热病又常常因外感热病所诱发，或病程中兼夹着外感热病。并认为，这正是张仲景将外感伤寒与内伤杂病汇合，著成《伤寒杂病论》的主旨所在。

因此，万友生教授认为，《伤寒论》与《温病学》合二为一，统一为完整的《外感热病学》，内伤热病的理论也应该系统整理，以与外感热病理论融为一体，形成系统的《热病学》理论。他发现在现代临床上，大多数外感热病由西医接诊，虽然用抗生素一般有效，但无效者大约有以下原因：一是病毒感染；二是夹杂有暑、湿、寒等病因未去；三是正气大虚无力运药。而这些，又常常与患者的个体特异性（如伏邪的存在、体质的阴阳偏颇、内伤疾病的影响等）有关，中医对此有较大优势。最有说服力的莫过于治疗那些躺在病房里奄奄一息、高热不退而所有的最新、高效、广谱抗生素都无效，但中医药力挽狂澜应手起效的病例。他并无西医知识，他熟用的只有辨证论治，当病人奄奄一息，命若游丝之时，无论发烧有多高，炎症有多严重，只有先救即将亡脱之元气把人留住才是第一重要的。此时救亡的主要方法就是甘温除热。大剂红参、白参、西洋参（10~15g），黄芪、党参（30~60g）同用，补中益气汤为主方。常常使患者绝处逢生，不仅高热逐日下降，气力逐日增加，一般情况逐渐好转，甚至连原先的大片感染病灶也随之逐日缩小以致消失，或其他原发病也随之缓解。抗生素作为一种杀灭病原微生物的武器，也是需要人体自身的力量来运用的，当人体的防御系统全面崩溃时，再先进的武器也发挥不了作用，说不定反而加重了人体的负荷，产生了让正气更加受伤的负面影响。这恐怕就是大量、长期使用各种抗生素不仅无效反而病体愈重的原因所在。

客观地说，万老无论对中医、西医、中西结合医是不抱任何成见的，他认为三支力量应该互相尊重、互相学习、互相帮助，共同发展。他常说：中医不要一看到发热就用凉药，用抗生素，不要把老祖宗丢掉了，要知道发热不仅有热证，也有寒证；有外感病，也有内伤病，即外感易造成内伤，而内伤又易招致外感，两者可分而又难分，相互间有千丝万缕的联系，对此要有一个全面的认识；西医也不要认为抗生素万能，当合理使用抗生素无效时，一定不要一条道走到黑，既要看到病原微生物，更要看到病人；中西医结合只要不是简单地中药加西药，废医存药，而是有机结合，有理用药，不存偏见。

他在"论热病的寒温统一和内外统一"一文中，历述了外感热病与内伤热病的内在联系与其不可分割性，认为现今有关热病的理论散见于伤寒、温病、金匮要略、内科、妇科、儿科、各家学说等多门学科之中，很不系统，更不利于临床运用。中医在临床上丢失大片用武之地，与热病理论没有得到系统整理，不规范，不能有效指导学生在临床实践中运用有直接关系。1984年，他著成寒、温、内、外统一的《热病学》初稿，几经寒暑，数易其稿，该书1990年由重庆出版社出版。

如何印证这一学术思想对现代热病临床实践的指导意义？万友生教授老当益壮，带领一班人，提出并设计了"应用寒温统一热病理论治疗急症（高热、厥脱）的临床研究"的科研课题，成功申报国家科委"七五"攻关重点科研项目。以寒温内外统一的热病理论为指导，对多种发热性疾病，和流行性出血热这种包括高热、休克、急性肾衰竭、急性心功能衰竭、急性胃肠功能衰竭等多脏器衰竭在内的急性传染病，进行了前瞻性的研究。通过全省10多个省、市、县中医院和人民医院有关科室以及中、西医务人员的共同努力，在5年的时间里，对照治疗观察各种发热性疾病500例，流行性出血热413例。结果表明，以八纲统三焦、卫气营血和脏腑的寒温内外统一的热病辨证论治理论体系，对当前热病临床实践有较好的指导意义，能启迪临床思路，提高疗效。本课题成果获国家中医药管理局1991年度科技进步奖和江西省科技进步奖。

（九）熊魁梧的《中医热病论》

熊魁梧（1919—2000年），湖北通城人，曾读私塾多年。年甫十五，即别境离乡，立雪于蒲圻名医谢仁哉先生之门，刻苦自学．手不释卷，勤奋攻读，几经寒暑，感动谢师，将毕生经验尽数传授，受益良深。年方十八，乃回乡参师通城妇科名医黎躬厚、儿科名医熊继崇、外科名医刘月庭诸先生门下。以业可自信，即悬壶问世。1938年，日寇攻陷通城，生民涂炭。是年疫疠流行，"家家有僵尸之痛，室室有号泣之哀"，登门求治者，络绎不绝。熊氏参阅经典和前贤论著，靡朝靡夕，奔走于疾疫之家，悉心治疗，效果卓著，是以年虽弱冠，邑内即享盛名。日寇投降后，曾任通城县中医师公会主席和药业同业公会理事长。1957年赴省中医进修学校学习，结业后留校工作，继而转入湖北中医学院任教，曾任中药及内科教研室主任。熊氏学有渊源，重视经典著作研究，旁及诸家，博采众长。他集60年临床教学经验，著成《中医热病论》一书，将《伤寒论》六经辨证、温病卫气营血辨证和三焦辨证融为一体，并参考《伤寒论》《金匮要略》《温病条辨》《温热经纬》以及历代中医学有关著作中的热病部分，以"七淫（风、寒、暑、湿、燥、火、毒）"病机为纲，脏腑证候为目，将热病分为"风寒、风热、风湿、湿热、暑热、里热、低热、燥伤、毒疫、表里寒热虚实真假错杂病"等十大病证，伍氏总结了其学术思想。

1. 寒温融为一体，热病分治十证　自"伤寒崇仲景，热病用河间"后，温热自成一说，形成伤寒和温病两大学派，彼此各是师说，门户之争，沿袭自今。熊老悉心钻研热病，从临证中感到寒温不应割立，两者绝非对峙，于是融《伤寒论》与温病学说为一体，编成《热病论》。是书以《伤寒论》为源，以"温热论"为流，集历代名家论治热病之精华，充实源流，将伤寒六经、温病卫气营血和三焦融为一体，言六经不背离卫气营血，论卫气营血不摒弃六经和三焦，三者相得益彰，互补短长。如此，不仅可掌握以辛温解表治伤寒，辛凉解表治温病，而且尚能用治温病之法治伤寒，治伤寒之法治温病。如是书"风寒病第十三条"中说："风寒在表，法宜辛温解表，若素有阴虚内热者，宜于辛凉解毒表法中求之。"再如风热病第六条中用羌活、白芷等辛温燥热之品治风热袭表，表气被郁之证，即如斯矣。

热病见症错综复杂，是书将繁杂的热证划分为表证、里证和表里证三个阶段，然后归纳为十大病证，即"风寒病""风热病""湿热病""暑热病""里热病""低热病""燥热病""毒疫病""阴阳表里虚实寒热错杂病"。再将八纲辨证统寓于各病证之中，每一病证又分若干脉证和方法，既有证可辨，又有理可论，有法可依，有方可拟，有药可施。

2. 病因首创七淫，病变不离脏腑　自古中医论述热病之因，多以风、寒、暑、湿、燥、火六淫概括。熊老则说："致病之因，不外七淫"。七淫即在六淫的基础上又增加一"毒"。"毒"自《黄帝内经》虽有论述，但无以之与六淫并列，作为热病之因。熊老以《素问·生气通天论》"清静则内腠闭拒，虽有大风苛毒，弗之能客"为例，明确指出："既然把风与毒并列，并将风列为病因，而毒又何尝不能列为病因呢？"他认为"毒"在自然界普遍有之，何况热病过程中易为繁殖毒秽，因此，"毒"理应作为热病之因。只是毒邪感人致病，并非孤立，每多兼感。

如夹风者为风毒，夹寒者为寒毒，夹热者为热毒，夹湿者为湿毒，夹燥者为燥毒，夹火者为火毒，具强烈传染性可致人死亡者为疫毒。毒邪致病如此之广，前人皆未将其列为病因，不能不为一遗憾事。熊老著作中列有疹毒、疖毒、疡毒、大头瘟毒、烂喉病毒、疫毒等，并详列各种毒证之脉候、治则和方药，其中自制治毒之验方，多能切中肯綮，应手取效。

热病辨证虽以六经、卫气营血、三焦为主，但脏腑乃病变之中心。熊老说："病变之所，不离脏腑。"他认为"六经是脏腑的代号，三焦为脏腑的分野，卫气营血是脏腑的产物，经络即脏腑的络属。"七淫之邪殃及六腑，六腑不可能与五脏分割，侵扰五脏的邪法亦必借六腑为出路，何外透泄，如汗液痰浊的外出，斑疹、白㾦之透发，大小二便之下行等，皆是内存七淫之邪外出之标志。热病的辨证如脱离了脏腑，就失去了辨证的内容。因此，熊老提出"七淫病机为纲，脏腑证候为目"为热病辨证的纲领。

3. 经方时方并用，应变自立新方　《热病论》共选方137首，熊老说："其方有经方、有时方、有应变方外之方。"此类方剂皆经屡试而不爽。熊老崇尚医圣仲景，临证治疗热病善用经方，该书选自《伤寒论》及《金匮要略》中的方剂共44首，不仅谨守古方要旨，又注重灵活化裁，故云："若不辨证，而要议方药，将是无的放矢，难取任何疗效。"如"湿热病第十条"治风湿热痹，熊老用加味白虎桂枝汤，此方即《金匮要略》治温证的白虎桂枝汤变化而成。以白虎急折热势，桂枝祛风，加桑枝祛湿通络，牛膝活血化瘀，忍冬藤通络解毒，重用薏苡仁渗湿除痹。这样使热去而不留湿，表解而不助热，渗湿不伤津，祛瘀而不损正。

熊老治热病不仅善用经方，也能集各家之长，选用后世名家之方。是书选录清代以前众多医家著作中治疗热病的方剂67首，真可谓"博采众收，冶于一炉"。热病变化多端，熊老临证时常将数方相合以对之，若无合适之成方，则自拟新方以应变化。是书创制新方26首，治疗热病莫若准绳。如治低热病，熊老认为低热不外阴虚与阳陷。阴虚者必生内热，故治以甘寒清热法；阳陷者其气必虚，故治以甘温除热法。除胃虚阳陷用东垣的升阳益胃汤外，余者均以自拟方。脾阳内陷，低热不退，自拟补阳健脾汤；胃阴津伤，低热不退，自拟养阴益胃汤；肺阴内伤，低热不退，自拟养阴清肺汤；肝阴内虚，肝阳偏胜，低热不退，自拟养阴清肝汤；肾阴不足，肾阳偏胜，低热不退，自拟养阴滋肾汤；阴不胜阳，低热不退，自拟清热凉血汤；气阴两伤，低热不退，自拟益气养阴汤。

（十）赵洪钧的寒温统一观

赵洪钧（1945—），河北省威县人，1969年毕业于原第七军医大学，1978年考取中国中医研究院首届中西医结合研究生，专攻东西方比较医学史。1981年毕业，之后，在河北中医学院任教。1996年辞去教职，辞职前为该院副教授。1990年10月应特邀出席东京第6次国际东洋医学会，作"近代中医在中国"报告。1998—2000年在英国行医1年半，2000年之后主要在故乡行医写作。2006年12月—2007年1月，应邀在南京中医药大学、安徽中医学院和深圳市中医院等地讲学。著有《近代中西医论争史》（安徽科技出版社，1989年）、《内经时代》（1985年内部）、《中西医比较热病学史》（1987年内部）、《伤寒论新解》（中国中医药出版社，1996年）、《希波克拉底文集》（译著，中国中医药出版社，2008年）、《中西医结合二十讲》（安徽科技出版社，2007年）、《医学中西结合录》（人民卫生出版社，2009年）、《赵洪钧临床带教答问》（人民军医出版社，2010年）。

赵氏认为，伤寒学和温病学应该统一，但温病学说只是在枝节上冲破了伤寒学说，没有冲破伤寒体系，更没有冲破中医体系。在这个基础上，参考西医完成两者合流，应是伤寒和温病学说的再一次飞跃。没有西医可供对照时，可以说伤寒与温病是两类性质不同的疾病。两者病因不同，病机不同，邪气侵犯人体的途径不同，辨证理论不同，治法不同。但仲景所研究的，显然也是感染性疾病或传染病，否则不会在十年内，他的家族因病死亡三分之二以上，死于伤寒者占十分之七。事实上，仲景时代已经有了温病学家研究的多数传染病。研究对象全同，两者又同在中医体系之中，为什么不能统一呢？

温病之说，不但见于《伤寒论》，也见于《黄帝内经》，不能认为"温病"就是新病种。从西医观点来看，新病种只能在很封锁的民族中形成。即本来是不新的，因为封锁的解除，病种传到大的、不封锁的民族那里，就是新病种，热病尤其如此。总之，他以为微生物（主要是病毒）的轻微变异，可引起局部传染病小流行，不能视为新病种。

1. 关于病因的统一

（1）病因种类：吴又可的疠气或戾气学说，很快被中医抛弃了。中医的外感病因说仍然限于风寒暑湿燥火（其实就是寒热燥湿四因）。而外感六淫说是《黄帝内经》即已提出并定型了的。总之，温病学家并没有提出新的病因，两者的统一不用再做什么工作。

广义的伤寒在仲景之前就包括温病，所以六淫都可以引起伤寒。吴瑭说："温病者有风温、有温热、有温疫、有温毒、有暑温、有湿温、有秋燥、有冬温、有温疟。"显然六淫都可致温病。不但如此，温病还包括温疟和温疫。引起温疟和温疫的病因是什么呢？读者试看自《黄帝内经》至晚清医书，除吴又可外，只有少数人偶尔提到疠气二字，却从无人说它不属于六淫。人们仍习惯地认为，风寒湿三因致疟。温疫则是非时之气所致。总之仍不出六淫。

吴又可对非时之气导致温疫的旧说，批判得淋漓尽致。所以，尽管非时之气可以看作很有价值的假说，却经不起严格推敲。请看吴氏的批判：

"春温、夏热、秋凉、冬寒乃四时之常，因风雨阴晴稍为损益。假令春应暖而反多寒，其时必多雨；秋应凉而热不去者，此际必多晴；夫阴晴旱潦之不测，寒暑损益安可以为拘，此天地四时之常事，未必为疫。夫疫者，感天地之戾气也。戾气者，非寒、非暑、非暖、非凉，亦非四时交错之气，乃天地别有一种戾气，多见于兵荒之岁，间岁亦有之，但不甚耳。上文所言，长幼之病多相似者，此则为时疫之气，虽不言疫，疫之意寓是矣。"（《温疫论·伤寒例正误》，浙江省中医研究所《瘟疫论评注》，人民卫生出版社，1977年）

《伤寒论》原书通论风寒暑湿（火是多余的病因，见第八讲），唐代的孙思邈作《千金翼方》时，把痉湿暍从中析出，后人更把它们归入杂病。于是，似乎伤寒病因只有风寒。为统一寒温，我们有必要走回头路，承认风寒暑湿均可引起伤寒，即伤寒需再回到广义的伤寒去。

不过，读者应该知道，从明代开始，伤寒学实际上只讨论风寒。而且认为，风寒不宜凿分，风应该统于寒。

为什么风寒要统一于寒，旧作《伤寒论新解》中有比较好的解释，已在第八讲引用。此处从略。《伤寒论新解》不是为寒温合流而作，主张伤寒的概念越准确越好。所以认为伤寒的病因就是寒。

（2）关于伏邪说：病因学方面，温病学不同于伤寒学的突出理论即伏邪说。不过，此说也不是温病学家的创论，而是源于《黄帝内经》。《伤寒例》同样多次提到伏邪说，我们不必考证此说是否仲景原文，因为即便是王叔和所集，也是早在温病学家之前的学说。

不知道读者是否想到过，伏邪之说实际上是对外感六淫说的一大威胁。直觉不能接受风寒或六淫侵入人体，却不立即发病而潜伏半年再发为温病说法。吴又可对此说的批判非常精彩。为方便读者，先予引出。

"风寒暑湿之邪，与吾身之营卫，势不两立，一有所中，疾苦作矣，苟或不除，不危即毙。上文所言冬时严寒所伤，中而即病者为伤寒，不即病者，至春变为温病，至夏变为暑病。然风寒所伤，轻则感冒，重则伤寒。即感冒一证，风寒所伤之最轻者，尚尔头疼身痛、四肢拘急，不能容隐。今冬时严寒所伤，非细事也，反能藏伏过时而发耶？更问何等中而即病？何等中而不即病……何等中而不即病者，感则一毫不觉，既而延至春夏，当其

第三章 后张仲景时代疫病（外感病）学说

已中之后，未发之前，饮食起居如常，神色声气，纤毫不异，其已发之证，势不减于伤寒？况风寒所伤，未有不由肌表而入，所伤皆营卫，所感皆系风寒，一者何其憒憒，藏而不知，一者何其灵异，感而即发。同源而异流，天壤之隔，岂无说耶？既无其说，则知温热之原，非风寒所中矣。"（《温疫论·伤寒例正误》浙江省中医研究所《瘟疫论评注》人民卫生出版社，1977年第1版）

读者可能要问，西医不是也有微生物潜伏之说吗？为什么六淫不可潜伏呢？我想，喜欢思考而悟性又较好的人，很容易对伏邪说产生怀疑。读一下吴又可的见解，更能有所启发。这样说并不是要彻底否定伏邪说。此说确是古人的一种天才假说，也说明古人确实发现有些热病不能用新感六淫来解释。那时，伏邪说是比较好的假说。不过，把伏邪说理解为传染病的潜伏期，自然也可以。确有不少传染病可以潜伏数月，这样理解，就是对"戾气"说的补充。

2. 关于受邪途径的统一　最早提出温病受邪不同于伤寒的人是吴又可。他说："邪从口鼻而入，则其所客，内不在脏腑，外不在经络，舍于夹脊之内，去表不远，附近于胃，是为半表半里，即《针经》所谓横连膜原是也。"

叶天士据以发挥，说："温邪上受，首先犯肺，逆传心包。"这就是后人说的十二字纲领。今天看来这不是什么大发明。在古代，提出外感侵犯人体可以不通过体表（即皮毛），却需要极大的勇气和创新精神。所以，尽管至今还有人反对叶氏的这一纲领，仍应认为这是不同寻常的贡献。若从中西医热病学合流的角度看，叶氏之说实为中西医理论的一大接近。西医承认传染病可以通过皮肤（即接触）传染，但认为以呼吸道、消化道传染最多。风寒袭人由皮毛而入，是《黄帝内经》的成说。仲景没有说风寒不能由口鼻侵入人体，也没有说一定从皮毛侵入。所以，《伤寒论》并不排斥邪气从口鼻而入。我们说外感既可侵犯体表，也可从口鼻而入，伤寒学与温病学就没有不可调和的矛盾。

不过，说温邪上受，从口鼻而入，却又肯定它首先犯肺，也待推敲。为什么从口入，不是首先犯胃呢？至少，犯胃的机会与犯肺略等。犯胃之后该如何逆传，如何顺传呢？看来，我们带着怀疑的眼光去读书，就会发现问题。这不是专门挑刺儿。倘能多读书，则知叶天士本人也承认，"口鼻均入之邪，先上继中，咳喘必兼呕逆䐜胀。"可是，一旦犯胃，病就在里，在中医体系中找不到胃与表有关的说法。故叶氏坚持首先犯肺、先上继中之说。

3. 关于辨证理论的统一　伤寒辨证以六经为主，同时暗含了八纲和卫气营血。伤寒家的三纲鼎立说，就是营卫辨证，所以，温病学的卫气营血辨证理论并非伤寒体系所不容。叶天士说：温病"辨营卫气血与伤寒同，若论治法则大异也"。如此说来，营卫气血是伤寒和温病共有的辨证理论。不过，先看看两家辨证理论的不相容之处：

（1）叶天士提出，温邪上受，首先犯肺，逆传心包。肺主气属卫，心主血属营。又说，肺主皮毛等。吴瑭据此发挥，说凡病温者，始于上焦，在手太阴。伤寒起于太阳之说，一开始就和温病起于太阴，表面上不相容。于是，脏腑理论必须在新理论中贯彻到底。我们知道，仲景体系中不很需要脏腑说。比如，伤寒出现神昏谵语，在仲景是典型的阳明胃家实证的表现。膈上瘀热证，按说应该是肺受邪，但仲景不这样看。小青龙汤证按说是典型的寒邪袭肺，仲景却认为是心下有水气。

（2）伤寒虽可直中，但总以由皮毛而入从太阳起病为多。故一般由表传里，伤寒一般先见表证，而且表证特别受到重视。起病应先治表，就顺理成章。温邪上受，首先犯肺，逆传心包，虽然使初起便有神昏者得到合理解释，可是温病也有表证就不很好说。好在中医原有肺合皮毛之说，叶天士找到退路。到吴瑭竟放弃肺合皮毛、主表之说。于是，无论初起用桂枝还是用辛凉解表，都没有根据。所以，即便自温病学本身看，其说也不能自圆。

（3）《伤寒论》有太阳膀胱蓄血证、桃仁承气汤下瘀血证等，但和温病热入血分用清营凉血的血分证含义不同。清营凉血法确是温病派的一大贡献。有必要将热入血分证纳入新的体系。

4. 关于治法的统一　叶天士说："（温病）辨卫气营血与伤寒同，若论治法则与伤寒大异也。"所以，伤寒温病的最大不同，倒是在治法上。具体来说，温病不同于伤寒的治法有：①初病解表不用辛温，而用辛凉；②热入血分用清营凉血法；③有神昏用开窍法，此为伤寒古法所无；④息风止痉法；⑤滋阴养液法。此外如清气法、和解法在仲景已有，但温病家具体治法更细致，可补其不足。总之，新体系中应能容纳伤寒、温病两家治法。

自吴瑭作《温病条辨》至今，已近二百年。其间温病学或广义的伤寒学有无重大进展呢？应该说没有。假如没有西医传入中国，中医热病学会不会融为一体呢？笔者认为至少可能性很大。就目前趋势看来，寒温融合不是不可能，而是由于西医热病学的飞速进步，使得这种融合的必要性不那么迫切了。换言之，社会对传统的热病学进一步发展的需求不很强烈了。中医界再出现吴又可、叶天士等那样的创新人物，不大可能了。

为什么？因为西医热病学的飞速发展，不但在理论上解决了中医体系内不可能解决的问题，而且在临床上对多数病种的疗效超过了中医。至于预防方面，西医的发明更是中医体系不可能实现的。所以，中医的当务之急是与西医谋会通，解决西医未能解决好的问题。站在中医角度上，首先是采西医之长，补自身之短。为全社会计，是认清如何以己之长补西医之短。这也是中医生存的空间所在。

（十一）刘兰林的三维辨证

继 20 世纪 50 年代开展寒温融会的学术争鸣以来，外感热病统一辨证体系的研究为不少医家所关注。如何建立外感热病的统一辨证方法？运用何种辨证方法才能使六经、卫气营血及三焦辨证统一起来？这是主张寒温统一者正在努力探索的问题，也是寒温统一存在的主要障碍。2002 年由南京中医药大学等单位承担了"中医外感热病辨证方法学研究"课题，进行了相关探讨。

1. 突破原有辨证体系框架，阐明外感热病三维特征　辨证即对证候的思辨，以达到对病期、病位、病性及病机的判断，为治疗准备可行的方案。古代医家认识能力与思维方式的差异成为长期激烈的"寒温之争"学术争鸣的原因之一，如东汉张仲景《伤寒论》所确立的六经辨证方法用于伤寒病，清代叶天士《温热论》、吴鞠通《温病条辨》创立的卫气营血及三焦辨证方法用于温病，使得同属外感热病的伤寒和温病却有着不同的辨证方法。随着外感热病临床实践的深入，医家们感到论述寒温的三种辨证方法产生时代不同，立论角度各异，内容长短互见，方法局限不全，难以适应当前临床、教学和科研的需要。近代以来，不少医家一直在探索六经、卫气营血及三焦等辨证理论的统一，但时至今日未有一种方案能被中医界公认。

统一外感热病辨证理论的基本原则是既要注意对原有理论加以继承，又要从临床实际出发，突出新辨证体系的系统性和完整性。故建立外感热病新的统一的辨证理论，应在继

第三章 后张仲景时代疫病（外感病）学说

承六经、卫气营血和三焦辨证的基础上，取长补短，有所突破。笔者设计了"外感热病临床证候调查表"，在全国13所中医院展开调查，观察到临床上极为复杂的外感热病的证候及其病理变化都是由病期、病位和病性三大基本要素组成的，正如三维空间里要确定任何一个点的位置必须要有三个坐标一样而具有三维特征。所谓病期，是指外感热病病程中各个阶段或层次，其体现出一般外感热病发展过程的顺序规律；所谓病位，是指病变所在的部位，反映了邪正交争的主要场所，一般会出现该部位功能失调的症状；所谓病性，是指病变的性质，其中包括病变的邪正虚实状况、寒热属性、病邪性质等。为此提出外感热病的三维辨证方法，试图通过外感热病三维辨证方法来探讨诸种辨证纲领的共同特征或结合点，确立统一的、扼要的、规范的、能为各家所接受的外感热病辨证方法，从而使中医外感热病辨证方法趋于系统而全面。

2. 设计外感三维辨证方案，确定外感热病证谱类型

（1）依据三维要求，确定三维内容建立外感热病的三维辨证：在吸取原有辨证理论内容的基础上进行整理，去其重复，补其不足，从而形成外感热病的三维辨证方法（表3-5，表3-6）。

表3-5 三维辨证简表

病期	病位	病性
表证期	邪在肌表	表寒或表热证
气分期	邪在肺、脾、胃、胆肠等脏腑	里实热证
营血期	邪在心、肝、肾等脏腑	里实热证
正衰期	三焦所属脏腑的阴阳虚衰	里虚寒、虚热及寒热错杂证
恢复期	余邪留恋脏腑经络	里虚热证

表3-6 外感热病证谱类型

病期	证谱
表证期	太阳表实证，太阳表虚证，肺卫风热证，卫分暑湿证，肺卫表湿证，肺卫表燥证，卫分温毒证
气分期	痰热壅肺证，痰湿阻肺证，肺热炽盛证，燥热伤肺证，热郁胸膈证，热灼胸膈证，痰热结胸证，寒实结胸证，阳明经热证，阳明腑实证，阳明发黄证，正邪分争证，热郁少阳证，中焦湿热证，肝胆湿热证，湿滞肠道证，邪留三焦证，邪伏膜原证，暑伤津气证，太阳蓄水证，膀胱湿热证，痰蒙心包证
营血期	热伤营阴证，热闭心包证，热盛动血证，下焦蓄血证，热入血室证
正衰期	脾胃阴伤证，太阴虚寒证，太阴发黄证，脾胃寒湿证，少阴寒化证，少阴热化证，寒热错杂证，厥热胜复证，热耗真阴证，阴虚火炽证，阴虚动风证，湿胜阳微证，肾虚失固证，正气外脱证
恢复期	邪留阴分证，痰瘀留滞证，余湿未尽证，余毒伤阴证

注：表中外感热病证候的资料来源主要为《伤寒论讲义》（李培生主编，上海科学技术出版社，2000）、《温病学》（杨进主编，人民卫生出版社，2003）、《中医内科学》（张伯臾主编，上海科学技术出版社，2000）、《中医临证学》（郭振球著，湖南科学技术出版社，1981）和《中医外感病学》（李洪涛主编，刘兰林副主编，安徽科学技术出版社，1993）。作者将5本医著中的外感病证寒温融会，归并取舍，纵横交错，相互组合，按病期、病位、病性三维辨证方法综合分析患者的症状体征而显示出证候的命名辨证结果。

（2）辨病期：病期是指在外感热病前后连续发展的过程中，随着正邪双方具体态势不同，表现为诸多性质互异的病理阶段。根据病理阶段的不同时期进行辨证，实为分期辨证。六经、卫气营血及三焦等辨证方法均具有分期辨证的作用。但由于三者各成体系而互相交织，仅执其一则不能概括全部外感热病，同时使用却无法避免重叠繁复，在一定程度上造成了诊断的困难，而三维辨证的辨病期则是对外感热病病理阶段的全面认识。故对病期的划分既要简明扼要地反映出一般外感热病病理演变过程的普遍规律，又要求各期有典型的临床表现和病理变化。具体可划分为：①表证期：即多数外感热病的初期。指外邪初袭，机体卫气抗邪所引起的以邪郁肌表为特征的病理阶段。病位在表，病性有寒有热。包括太阳经证、卫分诸证及上焦病中的肺卫证等。②气分期：为外感热病的中期。指外邪入里，机体正气抗邪有力所引起的以邪势亢盛为特征的病理阶段。病位在里，病性属实属热。包括少阳病证、阳明病证，一般由表证期进一步发展，里热转盛而形成，有脏腑、经络等功能明显失常的表现，但尚未有心、肝、肾等重要脏腑的严重病变，亦未出现动血和阴阳衰竭的病理变化。③营血期：为外感热病的极期。指外邪深入营血，正邪交争阴分所引起的心营损伤，动血耗血所引起的病理阶段。病位在里，病性属实属热。包括营分证、血分证、心包证、蓄血证及血室证等。本期主要为外感热病发展到出现了心、肝、肾等重要脏腑有严重病变，或出现动血、蓄血、热入血室等病理变化。④正衰期：为外感热病的后期。指邪盛伤正，机体抗邪无力所引起的以正气虚衰为特征的病理阶段。一般以邪势渐退而阴津阳气及脏腑功能已明显虚衰为特点。病位在里，病性属虚寒或虚热。包括上、中、下三焦所属脏腑的阴伤虚热证、阳虚内寒证及寒热错杂证等。⑤恢复期：指病邪已退尽或退而未尽，正虚待复的病理阶段。此时患者的主要症状已明显减轻或消失，各脏腑的功能紊乱和实质损害正处于渐次调整和修复的过程。本期常见的证型不外各种余邪留恋。以上五期是就外感热病的完整经过而言，当然不意味着每个患者皆如此。同时，由于临床实际的复杂性，在各个时期及其转变过程中，还会出现由此及彼的过渡类型，数期可重叠出现，如表证期与气分期或营血期重叠，气分期或营血期与正衰期合并出现等，也有各证型间相互交叉的两证或多证并见者。

（3）辨病位：外感热病的病位几乎可以涉及所有的脏腑、经络、组织等，现大体作如下分类：①邪在肌表：以表证症状为其特点，包括了太阳病中的太阳经证、卫分证、上焦病中的肺卫证等。②邪在半表半里：以寒热往来或寒热起伏等症状为特点，包括了少阳病、邪在膜原证、痰热阻于少阳证、湿热留滞三焦证等。③邪在脏腑：以脏腑功能障碍、阴阳失调的症状为特点，包括肺、脾、胃、胆、大肠、小肠、膀胱、胞宫、脑、心、肝、肾等脏腑的病证。④其他病位：如胸膈、血室、筋脉等。外感热病往往有一个中心病位，由此而波及其他部位，亦可从一个病位传至其他病位，或出现几个部位同时病变的情况。

（4）辨病性：外感热病的病证性质涉及人体正气的状态、病邪的属性及邪正相争的整体反应，大致有以下几个方面：①虚实属性：凡正气强盛而邪气亦甚者属实证，凡阴津阳气虚衰或各脏腑功能明显衰退，甚至出现阴竭阳亡者属虚证。②寒热属性：一般是反映外感热病过程中机体的整体反应。以阳气受外寒困遏或阳虚而阴寒内盛者为寒证，包括表寒证和某些外感热病后期的虚寒证；以阳热亢盛者为热证，包括了表热证、里实热证、里虚热证等。③六淫属性：即以六淫的特性对病证性质进行分类，包括了"外六淫"和"内六淫"，在外感热病中有风寒、风热、风湿、肝风内动、暑热、湿热、凉燥、温燥、火热、寒湿、阴液枯竭等证。④其他病邪属性：病邪除了有六淫属性的分类外，还有一些病邪是患者体内原有的病理物质，是在热病过程中产生的病理物质，其中包括痰饮、水湿、瘀血、气郁、食积、燥屎等。

外感热病三维辨证证候的浅深轻重的层次变化，可作为疾病发展过程的传变顺序，基本上反映了外感热病传变的一般规律。外感热病一般多从表证期开始，依次传入气分期、营血期、正衰期及恢复期。当然三维证候也并非一成不变的固定模式，而是一个不断消长和动态变化的过程。在不同的病期中，多种不同的传变方式从不同角度纵横交织地阐明外感热病传变的普遍规律。

三、难以取舍的辨证纲领

外感热病学一直是中医学的精髓，据刘兰林初步统计，自《黄帝内经》成书以来，外感热病专著及专篇有978部，其中秦汉时期至清代约543部，民国时期（1912—1949年）91部，现代（截至2001年）约344部；1949年以后公开发表的有关六经、卫气营血及三焦辨证的专题论文约1 419篇（1949—1977年426篇，1978—2001年993篇）。可以毫不夸张地说，因为传染病的大量流行，中医学正是在与其斗争的过程中发展和壮大了起来。

中国古代医家最著名者，以热病专家为多，如张仲景、刘完素、吴有性、叶天士等。直至近代，最有成就的中医仍以善治热病成名。如张锡纯善用石膏治寒温，恽铁樵用麻杏石甘汤治猩红热，均为人熟知。那时候，中医最足以以己之长与西医抗辩者，即讥西医治热病效果不佳，《近代中西医论争史》载有陆渊雷批评西医对传染病重诊断而疗效不佳的文字。当然，现在情况有了较大的变化，中医药治疗传染病方面逐渐出现了退缩趋势，这是值得注意的动向，如果没有较大的改进，这种局面和趋势还会进一步蔓延。

当然，医学发展有其自身内在的规律，当"温病学"羽翼《伤寒论》不久，统一外感热病辨证体系的呼声就高涨了起来。说明统一是必然趋势，但为什么迟迟不能实现，原因应该是多方面的。

（一）统一外感病辨证方法的若干观点

1. 以六经辨证统一　裘沛然力倡伤寒温病一体论，认为卫气营血只是六经病中部分证候而已，卫气营血及三焦辨证可以统辖于六经之中。郭辉雄氏认为统一三种辨证方法，应以六经特定的结构层次和生理功能的特点及病理演变为依据，提出各型证候可在六经辨证的基础上调整充实，也可不受伤寒六经提纲的局限，而是补充卫气营血、三焦体系中主要证候。黄松章则阐述以六经机制为主体联结温病两机制的"两征六型方案"。孟氏认为伤寒六经辨证是外感热病的综合模型，它以三阴三阳等六个层次表述了热病过程的阶段性，模拟了病因、病位、正邪消长，包含了病程的传变转归，具有辨证论治的实践意义。肖氏从系统论出发，把整个人体和外感病过程分成六个子系统；根据六经的结构定位、功能定性、定量及发展规律定向来确定证型的归属，倡议用"六经系统"概念做理论框架，统一三种辨证纲领，形成新的"六经系统辨证"方法和体系。杨氏结合实验医学知识，从血管神经反射学说来探讨六经本态，描绘出三阳病皮表内脏反射及三阴病内脏反射图，证明六经概念具有科学的内涵，得出以六经系统辨证方法来统一六经、卫气营血和三焦的模式。

2. 以卫气营血辨证统一　姜建国赞成陈亦人教授"六经辨证是疑难病的辨证纲领"

的观点，认为六经辨证并非单纯的外感病的辨证纲领。卫气营血辨证是由表及里横向层次，更能从本质上体现外感病的演变规律，只有卫气营血辨证最适合外感病辨证。邓氏例举2 391例内科热病使用各种辨证方法的数字，适于卫气营血辨证者1 896例，占79.2%，从而得出卫气营血辨证更适合外感热病的辨治。

3. 以八纲辨证统一　万友生认为六经辨证因其阴阳是落实在表里寒热虚实上的，实即八纲辨证。三焦和卫气营血辨证纲领，仍以《伤寒论》的八纲为规范。因此用八纲来统一可以说是顺理成章的。萧教材也认为，三种辨证方法都是建立在八纲辨证的基础上，因此，外感热病统一的辨证论治纲领也应当建立在八纲辨证的基础上。

4. 以分期辨证统领　胡仲翊总结出五期辨证法，即外感病分为恶寒表证期、表里同病期、入里化热期、入营动血动风期、阴阳损伤期，分别充实六经、卫气营血和三焦证候。吴银根等根据外感热病过程中人体的功能和代谢改变，把外感病归类五期，即发热前期、发热期、热盛期、邪盛正损期和虚衰期。黄梅林根据西医学对发热过程的描述，而将外感病分为表寒期（属寒化阶段，以太阳病为主要代表证）、中期（热化阶段，依病情轻重分为化热期、壮热期、热极期，化热期以卫分证或少阳病为主要代表证，壮热期以气分证，包括阳明病、中焦病为主要代表证，热极期以营血分证为主要代表证）后期（正虚期，属正虚阶段，以太阴病，少阴病及温病下焦病为主要代表证）进行辨证论治。

5. 以脏腑气血辨证统一　沈凤阁认为，六经辨证的精髓是充分体现了八纲的具体运用；卫气营血辨证的要旨是辨病邪之在气在血；三焦辨证的核心是突出了以脏腑为病变中心。三种辨证基本病机变化是脏腑气血的功能失常，因此用脏腑为纲，以气血为辨，以八纲为用的脏腑气血辨证统一。

6. 以三维辨证统一　南京中医药大学等单位承担了"中医外感热病辨证方法学研究"课题，根据临床证候调查发现，外感热病的证候及其病理变化都是由病期、病位和病性三大基本要素组成，提出了三维辨证方案，即辨病期（表证期、气分期、营血期、正衰期、恢复期）、辨病位（邪在肌表、邪在半表半里、邪在脏腑）、辨病性（虚实、寒热、六淫、其他）等。

7. 其他　也有人试图通过现代实验手段，运用微观方法探讨外感病的辨证。如符友丰氏认为西医的应激学说与中医外感病层次有惊人的相似，六经中三阳病证，温病上中焦卫气形证颇似应激学说的反抗期；三阴病证、下焦营血证则颇似其衰竭期。当然也有人认为，伤寒与温病是两种性质不同的疾病，辨证方法各异，不是统一在六经之下，也不是统一在三焦之下。凡热病而有三焦程序者就用三焦，有六经程序者则用六经，两者不必强合。

（二）失败原因剖析

以上可以看出，尽管"寒温统一"的呼声很高，也完全符合历史潮流，但为什么迟迟不能实现呢？我们分析有以下原因：

1. 理论构想与临床实际的脱节　科研的成功要素之一是直面问题，紧扣现实。也许我们得追问："寒温统一论"所面对的是什么样的背景，为什么没有从现实与问题之间找到通路？

（1）传染病学的理论背景：医学一刻也不能离开临床实践，如果我们弄不清现在的临床实践如何运作，以及面对的患者、疾病以及相关的政策、法律和现实问题，就忙着设计与临床实践密切相关的诊疗模式，无的放矢而设计出来的东西难免不成为"屠龙之术"。在传染病医院和传染科的病房里，那些"胡子眉毛一把抓"的笼统"外感病"（或"伤寒""温病"）已经不存在了，取而代之的是被现代传染病学分割成门类繁多的病毒感染、细菌感染、立克次体感染、螺旋体感染、原虫感染、蠕虫感染等不同的疾病。我们的医生不可能面临一个能够保持特色的纯中医氛围，也不可能抛弃西医的诊断、治疗而一味强调中医的一体化，更不可能单纯面对那些未经西医诊疗干预的病人，也不可能去解决那些西医已经轻松解决的问题。或许，我们不得不一种疾病一种疾病地研究它们的证候规律和辨证模型，因为每种疾病具有不同的发生发展过程和演变规律，企图简单化地建立一种笼统的"外感病"（或感染性疾病）辨证论治模型应对各种不同的病种是不现实和不可靠的。

（2）循证医学的科技背景：当代中医药科研早已突破那种"司外揣内""个案记录"形式，尤其是循证医学、临床流行病学方法的建立，对中医学发展既是机遇，也是挑战，如果我们不面对现实、大胆突破，而继续在"自主创新"旗号下固守特色就可能就意味着裹足不前。事实上，所谓辨证体系不过是一种理论支撑下不断深化进步的技术模型，是一种从个体化技艺上升为标准化技术的可操作性强的诊疗路径。如果把《伤寒论》的"六经辨证"、温病学的"卫气营血辨证"看得过于神圣，变成不可更改的教条，就不能获得真正的进步。因此，我们必须站在时代的前沿，以证据为基础，制定精细、严格的操作规程。事实上，设计越严密、精细，参数越多，结果越可靠，模型的可操作性越强，规范化越容易；否则，设计得越粗糙，越简单，变异性越大，可操作性就越差。

（3）医院管理的人事背景：在现代医院管理背景下，传染病的分类管理，临床医师的分类使用已经用了规范的指导原则。目前的传染病医院和传染科已经不能接受中医专业的毕业生，中医专业的学生只能到中医科工作。而且，现代临床不能离开西医诊断，中西医传染病医生必须掌握《传染病学》理论，否则可能吃官司。我们的学者、教授如果一厢情愿地搞出来的"寒温统一"方案仍然要保持中医学的独立性，不与"传染病学"的知识更新、临床诊疗的现实需要、传染病诊疗的中西医并存格局接轨，"闭门造车"的设计难免不成为"屠龙之术"。

2. 传统思维模式的局限性　事实上，中医学对于外感病辨证一直采用分期辨证（六经辨证、卫气营血辨证和三焦辨证），但是当采用"中医辨证与西医辨病相结合"中西医结合临床模式后，所有的传染病均采用了的"分型辨证"，这种退让的内在原因在于"寒温统一"时遇到了最大障碍——采用什么辨证方法？并长期纷争不已，无法共识。这种尴尬局面的出现，是因为早期的辨证方法——六经辨证与卫气营血辨证的存在自身难以克服的局限性。

（1）把握临床特征的欠缺：对于外感病临床特征的把握，古代医家有其内在的必然的缺陷，这是因为：①医师从业的方式局限，由于当时的专业分化不全和病种分类模糊而难以对某一疾病进行集中而深入地观察和研究；②资料的搜集方法落后，由于没有数理统计和临床流行病学的介入，个案分析往往导致结论偏倚；③理论移植的实用主义，由于受到笼统的自然哲学支配，可供选择的理论模型非常有限，如六经辨证的分期依据基本上来源于《素问·热论》的"一日巨阳……"，最后不得不忙碌于临床"变数"的应对。

（2）分类病种的不确切性：由于病原学、病理学、发病学研究的欠缺，无法对外感病进行科学的疾病分类：①《伤寒论》虽然将外感病按六经分证，但基本上是对整个外感病笼统而言，而缺少病种的概念；②"温病学"虽然对四时温病进行了风温、春温、暑温、湿温、秋燥、伏暑等分类，但其模型的精细程度、可操作性与临床实际还有较大差距，难以高效指导当代传染病诊疗。

（3）应对变数的处理方式及其不足：在"六经辨证"中，除关于"六经"概念的繁杂纷争，莫衷一是（什么都包括了的理论或概念，可能就什么也说不清）难以构成确切的操作规程外，关于六经传变的观点也纷来沓至。后世医家把"太阳→阳明→少阳→太阴→少阴→厥阴"称之为"循经传"，把不以此序的传经称之为"越经传"（"越经传"中的表里两经相传者为"表里传"），以此来解释临床上碰到的复杂多变的演变特点。有人搜集了《伤寒论》的所有条文，归纳其传经规律为：①太阳之邪可传诸经；②阳明之邪不再传经；③少阳之邪可传阳明、太阴；④太阴之邪可传少阴；⑤少阴之邪可传厥阴；⑥脏邪还腑，阴病出阳。关于"伤寒日传一经"之说，有人指出《伤寒论》自身的修正："伤寒一日有传者"，"伤寒二三日也有不传经者"。有人探讨了《伤寒论》中的本证、兼证、变证、类似证、坏证、复证、经证、腑证内涵和意义，最终认定"要判断是否传经，欲传何经，要点在'观其脉证'，有该经证，即知邪已传该经。"为什么要出现这么多的附加条件？为什么最后不得不"观其脉证，知犯何逆"？就是因为"六经传变"仍然不能揭示外感病的发生发展规律，不能用这一规律来辨别外感病的阶段性变化。

在"卫气营血辨证"中，尽管有"顺传""逆传""合病""并病"等对常规的"卫气营血传变"修饰，但仍然难以用一种简单的模型来解释种类繁多、表现各异的外感病临床过程。要提高临床辨证的准确性，必须根据每个病种或一类疾病的临床特征进行深入研究，以便获得高效、切实可行的辨证模型来指导临床。

不同疾病具有明确不同的临床经过，笼统辨证的结果只能使模型顾此失彼，变数过大。这种模型应用的"常"与"变"，看起来是让我们充分掌握灵活性与原则性的辨证关系，实际上从另一方面反映了模型的粗糙和笼统。一般说来，诊断模型应用的实效性与所揭示普遍性成正比，模型的常规应用越普遍，实效性（或可操作性）越强；模型应用的变数越大，实效性越差。从模型设计看，设计越严密（参数越多，操作规程越严格）、精细，可操作性越强，越容易规范化；设计得越粗糙，越简单，变异性越大，可操作性越差。作为个体化技艺，缺乏众多的技术参数，就需要像庖丁解牛那样熟能生巧，但每个人的掌握情况差异很大，因而难以进行规范化培训（模型粗糙则难以进行规范化培训，后学者各以心悟，易于牵强附会，如"六经"的解释千奇百怪）；而作为标准化技术，可操作性强的模型就需要涉及众多有关操作的方方面面，需要细致而精确的参数，增加其操作的可重复性，从而易于进行规范化培训。

3. 创造性建构的缺如　事实上，所谓辨证体系不过是一种理论支撑下不断深化进步的技术模型，是一种从个体化技艺有待上升为标准化技术的可操作性强的诊疗路径。我们过去把《伤寒论》的"六经辨证"、温病学的"卫气营血辨证"看得过于神圣，变成不可更改的教条。如上所述，目前的"寒温统一"方案都没有涉及西医的内容，谈不上与"传染病学"的知识更新接轨，与临床诊疗的现实需要接轨，与传染病诊疗的中西医并存格局接轨。我们必须站在时代的前沿，以证据为基础，制定精细、严格的操作规程。实际上，设计越严密、精细，参数越多，结果越可靠，模型的可操作性越强，规范化越容易；否则，设计得越粗糙，越简单，变异性越大，可操作性越差。那么，目前的辨证体系就自然

第三章 后张仲景时代疫病（外感病）学说

不能满足现代传染病的规范诊疗，也是必然的。

四、拿来主义的中西汇通

清末民初，西学东渐，西医学在我国流传甚快。与社会大潮相符，"中体西用"的观念也迅速蔓延到医学界，成为学术领域的"先进思维"。"中学为体，西学为用"是洋务派的指导思想，张之洞在其著作《劝学篇》中全面论述了这一思想。"中体"指的是以孔孟之道为核心的儒家学说，"西学"指的是近代西方的先进科技，主要的思维模式是"西学"为"中体"服务。

拿来主义一词是鲁迅首创的，出自鲁迅先生的杂文集《且介亭杂文》的"拿来主义"。他是这样描述的："中国一向是所谓'闭关主义'，自己不去，别人也不许来。自从给枪炮打破了大门之后，又碰了一串钉子，到现在，成了什么都是'送去主义'了……我在这里也并不想对于'送去'再说什么，否则太不'摩登'了。我只想鼓吹我们再吝啬一点，'送去'之外，还得'拿来'，是为'拿来主义'"。这是因为在五四前后，是中国文化受外来文化影响最集中、最剧烈的时期，与以往历次的文化革新不同，这次新文化的倡导者对旧文化几乎彻底发生了怀疑，传统中国似乎"老旧"得只剩下了小脚、八股文和染缸似的大家庭，"全盘西化"因此一度一呼百应。可是没过多久，新文学的过分年轻、稚拙就让不少人大失所望，胡适的两个蝴蝶儿几乎成了笑谈。于是人们发现，一味地模仿西方文化是学不来的，离开人家几千年的根基，这种模仿只能是牙牙学语。针对30年代这种"发扬国光"的复古潮流，鲁迅提出了他的"拿来主义"。当然，"中体西用"早于"拿来主义"，但可以认为它是"中体西用"的主要策略。

（一）张锡纯的《医学衷中参西录》

张锡纯（1860—1933年），字寿甫，河北盐山人，中西汇通派代表人物之一。出身于书香之家，自幼读经书，习举子业，两次乡试未中，遵父命改学医学，上自《黄帝内经》《伤寒论》，下至历代各家之说，无不披览。同时读了西医的一些著作。1911年曾应德州驻军统领之邀，任军医正，以后任过立达医院院长、直鲁联军军医处处长等职，1893年第二次参加秋试再次落第后，张锡纯开始接触西医及其他西学。1904年，中国废科举，兴学校，张锡纯成为盐山县唯一可教代数和几何学的教员。此时张氏开始接触西医及其他西学。受时代思潮的影响，张氏萌发了衷中参西的思想，遂潜心于医学。1900年前后十余年的读书、应诊过程，使他的学术思想趋于成熟。1909年，完成《医学衷中参西录》前三期初稿，此时他年近50，医名渐著于国内。1912年，德州驻军统领聘张氏为军医正，从此他开始了专业行医的生涯。1916年，奉天设近代中国第一家中医院——立达医院，聘张氏为院长。1928年定居天津，创办国医函授学校。

张锡纯成名较晚，而桃李半天下。及门弟子如隆昌周禹锡，如皋陈爱棠、李慰农，通县高砚樵，祁阳王攻酲，深县张方舆，天津孙玉泉、李宝和，辽宁仲晓秋等均为一方名医。私淑其学问者不可胜计。当时国内名中医如汉口冉雪峰，嘉定张山雷，奉天刘冕堂，泰兴杨如侯，香山刘蔚楚，慈溪张生甫，绍兴何廉臣等均常与张锡纯讨论学术，为声气相孚之挚友。近代影响较大的中医杂志多聘其为特邀撰稿人。

代表著作《医学衷中参西录》是其一生治学临证经验和心得的汇集。张锡纯结合中医的情况，认真学习和研究西医新说，沟通融会中西医，按他的说法："今汇集十余年经验之方","又兼采西人之说与方中义理相发明,辑为八卷,名之曰《医学衷中参西录》"。从其著作命名足以看出作者的用心良苦:衷中者,根本也,不背叛祖宗,同道无异议,是立业之基;参西者,辅助也,借鉴有益的,师门无厚非,为发展之翼。针对当时中西两医互不合作的现象,张氏主张:"西医用药在局部,是重在病之标也;中医用药求原因,是重在病之本也。究之标本原宜兼顾。""由斯知中药与西药相助为理,诚能相得益彰。"并验证于临床:典型如石膏阿司匹林汤。张氏自叙:"石膏之性,又最宜与西药阿司匹林并用。盖石膏清热之力虽大,而发表之力稍轻。阿司匹林味酸性凉,最善达表,使内郁之热由表解散,与石膏相助为理,实有相得益彰之妙也。"再有治阴虚发热,肺痨,用醴泉饮送服阿司匹林;治肺病发热,以安替匹林代石膏发汗;治癫痫,用西药镇静剂与中药清火、涤痰、理气之品配伍;治梦遗,加溴化钾或水合氯醛以增加镇脑安神之功。有人总结了张锡纯论治外感热病的学术经验如下:

1. 以仲景六经统治外感热病 张氏对外感热病,主张皆用伤寒六经分治。张氏认为:"无论中风、伤寒、温病,皆可浑统于六经",以纳简于繁;对温病家"伤寒传足不传手,温病传手不传足"之说不以为然。并认为,就是《伤寒论》条文中标明"伤寒"二字的方证,也"恒统中风、温病而言",非专指伤于寒邪。因此说,《伤寒论》诸方也决非只为寒邪而设,即如麻杏石甘汤、大小柴胡汤、大小青龙汤、白虎汤、白虎加人参汤、三承气汤、大小陷胸汤、黄芩汤、白头翁汤、黄连阿胶鸡子黄汤等。

2. 经方运用贵在知常达变 张氏善用经方治疗外感热病。特别是对于石膏等清热药的应用,颇有心得,认为"石膏凉而能散,有透表解肌之力,为清阳明胃腑实热之要药","即他脏腑有实热者用之亦效","(治)外感实热,直胜金丹"。故无论表里,有实热即可选用。如张氏临床用麻杏石甘汤治疗外有表邪,内有蕴热证时,见热之重者,麻黄用3g,石膏用30g;热之轻者,麻黄用4.5g,石膏用18g。用大青龙汤治疗温病时,每重用石膏达120g,且常以连翘代桂枝。张氏认为:小青龙汤能解表涤饮,治外感咳喘有奇效,伤寒、温病皆可用,但见里热明显时,则宜加生石膏30g;小柴胡汤可用于伤寒、中风、温病,而用于温病见呕吐黏涎者,则每于方中加石膏,以清解少阳之火。用白虎汤治湿温时,则常以滑石易知母,以苡米易粳米,以增祛湿之功。还若治外感引发内伏蕴热之"春温",若初病即表里壮热,脉象洪实,舌苔或白而欲黄,则用白虎汤加连翘、茅根等;见发热汗出,则用仲景葛根黄芩黄连汤。

此外,张氏从临床实际出发,对吴鞠通《温病条辨》中所列的用白虎汤之"四禁"说却不以为然,认为脉沉、汗不出、不渴等不能一概视为外感热病使用白虎汤的禁忌之列,要审证求因,辨证看待。张氏认为,如脉沉而有力,属热邪深陷,气分素有虚损,不能托邪外出;脉沉而微细,可能系少阴肾虚,伏气化热,内蕴湿热所致。前者可用白虎加人参汤,以清热生津,益气托邪,脉沉可即起;后者亦可用白虎加人参汤,并以鲜茅根煎汤煮药,使伏热外达,脉可恢复正常。如见汗不出,可能属实热内蕴不达,可予白虎汤以泄热透表,往往汗出热退。至于说不渴不可用白虎汤,张氏认为更是违背经旨。《伤寒论》中对白虎汤证即有渴者加人参的记载,说明有实热而不渴者,单用白虎汤即可,并证之临床无误。张氏之论,对于全面理解白虎汤证及临床辨证论治外感热病,有很好的启发意义。

3. 自拟温病验方 虽然张锡纯认为伤寒方可治温病,但由于温病与伤寒毕竟性质不同,故他亦认为温病的治疗要诀就在于不可用热药,并称:"伤寒初起,宜用热药发其汗,麻黄桂枝诸汤是也；风温初得，宜用凉药发其汗，薄荷、连翘、蝉蜕是也"。因此，他自拟的几首温病验方，多用石膏、知母、连翘、蝉蜕、滑石、山药、玄参等组成，组方简捷而实效。

凉解汤：治春温初起，亦可治风温之发于暑热之时者，药用薄荷叶 9g、蝉蜕 6g、生石膏 30g、甘草 4.5g。

寒解汤：治春温热甚者，亦可治风温之发于暑热而见脉浮而洪者，药用生石膏 30g、知母 24g、连翘 4.5g、蝉蜕 4.5g。

和解汤：治春温、风温汗出者，药用连翘 15g、蝉蜕 6g、生石膏 18g、生杭芍 15g、甘草 3g。里热甚加重石膏用量。

清解汤：治风温之发于春初或秋末者，药用薄荷叶 12g、蝉蜕 9g、生石膏 18g、甘草 4.5g。初起宜加麻黄 3~6g。

宣解汤：治溽暑季节之湿温，舌苔白而滑腻，微带灰色者，药用滑石 30g、甘草 6g、连翘 9g、蝉蜕 9g、生杭芍 12g。

仙露汤：治暑温热甚，初得即见脉洪长，渴嗜凉水者，药用生石膏 90g、玄参 30g、连翘 9g、粳米 15g。

4. 自拟疫病专方　张锡纯认为："伤寒、温病皆为感受四时之常气，其中原无毒菌，不相传染"；"而疫病则是感染天地之戾气，其中含有毒菌"，故"遍境传染，如疫使然"。张氏据此并结合自己的临床经验，吸收历代治疫名方配伍用药的特点，自拟了几首治疫专方。

青盂汤：治瘟疫表里俱热，头面肿痛，其肿或连项及胸；亦治阳毒发斑疹。药用荷叶 1 张、生石膏 30g、羚羊角 6g、知母 18g、蝉蜕 9g、僵蚕 6g、金钱重楼 6g、粉甘草 4.5g。热毒重时，石膏可用至 90g。

清疹汤：治小儿出疹，见表里俱热，或烦躁引饮，或喉痛声哑，或喘逆咳嗽者。药用生石膏 30g、知母 18g、羚羊角 6g、金钱重楼 4.5g、薄荷叶 6g、青连翘 6g、蝉蜕 4.5g、僵蚕 6g。大便滑泄者，去石膏、知母，加滑石、甘草。

护心至宝丹：治瘟疫自肺传心而发生无故自笑，精神恍惚，言语错乱者。该方由生石膏 30g、人参 6g、犀角 6g、朱砂 1g、牛黄 0.3g 组成。

（二）吴锡璜的《中西温热串解》

吴瑞甫，字锡璜，号黼堂，祖籍泉州，家世业医，自幼奉父命习医，曾中举人并授予官职，然而，吴瑞甫先生目睹清廷腐败，外强入侵，国将不国，遂毅然辞官，从此发奋攻读中医名著，专心致力于中医事业。鉴于当时的时代背景及居住在沿海城市，吴先生较早便接触到了东渐的西方医学知识，他说："中医学疏于脏腑形体解剖，而长于脏象气化功能；西医注重局部形质之解剖，而忽略于人身整体之观念，均有不足之处。"并提出了"取彼之长，以补我之短"的主张，先后编著了《中西温热串解》《中西内科学》《诊断学讲义》《中西脉学讲义》等中西汇通方面的书籍，成为近代中西汇通医学的著名医家。

《中西温热串解》是吴瑞甫先生研究中西医学有关温热病论治的重要著作，该书以温热证为论述中心，对温病的因机证治作了精辟的论述，并对温病名家的著作作了精辟的注解，使后学者有据可依，方便了后世医家的学习和研究。惠氏等认为，吴锡璜有不少汇通中西医的见解值得细细体会，在当代中西医结合防治温病中仍然有借鉴启示的作用。

1. 肯定使用体温计测知病人体温的优点　温病中最常见的症状之一是发热，但始终对发热的轻重分级只有模糊概念，不具客观性，医者也不易把握。吴先生认为："中医以四诊为诊病准则，未知病人发热之度数是其缺点，体温计弥补了中医诊病之不足。"在《中西温热串解·卷一》中对于西医关于发热分级做了如下阐述："东洋医学，谓人为温血动物，以热度表测算，通常在摄氏寒温计36.5~37.5℃之间。温特尔里希氏以37.5至38度为次热；38度至38.5为轻热；38.5乃至39.5度名为中热；39.5乃至40.5名为高热；40.5以上名为剧热。但至40度以上，患者必无生望。其以热度表98度起算者规例不同。夫次热、轻热，即温病之类也；高热、剧热，即热病之类也。观此而温与热之名义，涣然冰释矣。"他在《中西温热串解》一书中还详细介绍了三种体温测量的检查部位与方法，并强调了使用体温计的重要性，指出"其身热有所变迁，用体温计均可先见，故医者不可一日而不用热度表也"。

2. 肯定中医舌诊的优势　吴氏认为，西医诊断自较中医精确，其器具之测量，化学之检查亦可补中医之不及；而观审察色，闻声审脉辨证看舌，为中医诊断之特长。温病特有的临床表现形成了辨舌、验齿、辨斑疹及辨发热、汗出异常、神志异常、痉厥等一套较为独特的诊断方法。杂病重脉，温病重舌。在温病的过程中，舌象的变化及迅速又明显，凡脏腑虚实、气血盛衰、津液盈亏、邪正消长、病情轻重、病位浅深、预后好坏等，都能较客观地反映在舌象上。

他认为："穷之诊舌大法，西疏我密西略我详。"并在《中西温热串解》一书卷三中详细介绍了舌诊的内容，包括了看舌十法、辨苔十法、察色八法等六个部分，其中看舌十法包括了看舌的老嫩、干润、荣枯、胀瘪、软硬、歪碎、舒缩、战痿、凹凸、浓淡；辨苔十法包括了看苔的有无、厚薄、松腻、偏全、糙黏、辨晕、真假、常变、苔色；而察色八法除了列举了八种舌色所主的常见证，对于红舌及其及兼证也着重进行了介绍，并提出了"不论病状如何，见绛舌多不吉"的见解，总结出红斑舌、红星舌、红裂舌、红尖出血舌、红色紫疮舌等八种温病中常见的红舌的舌象，为温病的辨证论治提供了有利的依据。吴先生总结出辨舌的内容，挈领提纲，条理朗若列眉。

3. 临证主张配合西药灵活运用　《医学衷中参西录》的作者张锡纯可谓是中西医汇通之鼻祖，他尊重西药学本身的化学药理而辅之以中医"辨证"的观点描述西药（阿司匹林的药性寒凉，体虚慎服），提出了中药有机互补的全新思路，开创了西药中医化的先河。吴瑞甫对西药的使用也进行了尝试和探索，在临证治疗方面，他主张配合西药，灵活运用。在他的医书中，多处出现应用西药治疗疾病的记述，这是他汇通中西医的特点之一。如他在治疗喉疫使用养阴清肺汤的同时，对于危重症，提出配合使用血清注射法，并详细说明注射部位及注射后注意事项；再如在治疗温疟时，提出使用金鸡纳霜，不仅指出服用剂量和时间，而且提出使用的五大禁忌证（热发时不宜服；脉洪大者不宜服；舌苔厚腻者不宜服；耳鸣者不宜服；热无往来者不宜服），可见其对"西药中用"也有研究。吴瑞甫在治病时提出："西人与此证，先主通利，后主收敛，与我国医学大致相同。"并且摘录了西国治病的处方，将之运用于自己的临床实际中。这些均是吴先生在多年临床中汲取西医知识而得出的经验之谈，在当时也治愈了不少西医束手无策的疑难杂症。

此外，吴瑞甫先生在《中西温热串解·卷八》附录中摘录了几种解热药新处方，诸如阿斯必林（阿司匹林）、弗那摄精（非那西丁）等，分别介绍了这几种药物的适应证，详细列举了其用法用量，称之为"解热镇痛之妙药"，这些药物在多种温病的治疗与中药配合，对缓解发热、头痛等症状有着不错的疗效。

中西医的相通与整合，不应是拼凑剪贴，更不光是在给病人看病时采取西医的诊疗手段加中药的诊治方法，汇通中西医需要灵活运用，也需要对中医学和西医学的发展历程做个比较和一点深思，需要在理论上进行整合和构建，治疗上优势互补，正像吴瑞甫先生对汇通中西医所主张的："学无论中西，惟能收伟效，便是良法良药"。只有秉承这种思想，于微妙之中益参微妙，于精致之中更求精致，才能做到真正的中西医结合。

（三）祝味菊的《伤寒质难》

1. 祝味菊其人其事　祝味菊（1885—1951 年），浙江绍兴人。其祖上世代业医，弱冠后其姑丈严雁峰公先后延聘宿儒刘雨笙等教授医经。1917 年，四川省招收军医，祝氏应考入学，攻读 2 年后，因政事动乱，"乃随教师石田东渡扶桑"，在日本接受了新的医学理论。归国后，出任四川省成都市政公所卫生科长，主政官医院 7 年。1926 年为避"川乱"，祝氏自成都至沪上，1 年后感时医对急症重病缺少良法，"遂不顾一切，奋然悬壶"，并一反沪医时风，以擅用温热见长。祝氏临床以内科擅长，尤以善治伤寒著称，遇重病常能起重笃而救险难，章次公称其"在祝先生只是家常便饭"。由于医疗影响日渐扩大，逐渐形成了"祝氏医派"。时有上海儿科名医徐小圃之子，因误用凉药，几致不救。后邀祝氏诊治，先生力排众议，用峻热剂挽救于旦危之际。徐小圃原先崇尚吴门温病学派，经此一事很受震撼，"于是一反过往作风，得心应手，遂有祝派之称"。又有武进陈苏生，"向守其师承轻淡之术"，闻知"小圃先生的用药，是受了祝味菊先生的影响"，为此"不揣冒昧，单独前去拜到门下"，后成为"祝派发扬光大的传人"。又王兆基亦是因病，经他医用辛凉滋阴药久治不愈，经祝氏"改予温潜之剂，其恙若失，因受业于门下"。

祝氏热心中医教育，曾与沪上名医徐小圃共同筹建上海景和医科大学，后因战事未能正式开学。旋即应聘担任中国医学院实习导师，1935 年上海新中国医学院成立，先后出任新中国医学院研究院院长、新中国医学院院长等职。抗战前，曾与德籍医师兰纳在沪合资开设西医会诊所。因博闻强记，极有口才，徐相任先生言其"辩才无碍，辟易千人，国医中之不羁才也。"陆渊雷称其"君心思敏锐，又自幼专力治医，其造诣非余所及。"连生性自负过人的章次公先生，也"奉手承教，俯首无辞"。兰纳是外国医师，与之结交并共同合组诊所后，亦深感获益良多。

祝氏力主中医科学化。章次公说："在 20 年前，我和祝君及陆渊雷君一同在上海国医学院教书。在那时，祝氏就主张中医要革命。他说'要发皇古义，一定要融会新知'。这种主张，当时除我和陆渊雷君外，宗兄巨膺、盟兄徐衡之也是竭力支持的，此外就很少同志了（指在上海）。"

祝氏著作较多，有《伤寒质难》《伤寒方解》《伤寒新义》《金匮新义》《病理发挥》《诊断提纲》《脉学举隅》等，后辑成《祝氏医学丛书十种》。其《伤寒质难》一书，由祝氏口述，陈苏生执笔，于 1950 年出版发行。期望"能够引起中医倾向于科学的趋势，能够引起西医重行检讨中医的兴趣"，从而促使彼此"泯除新旧之成见，合中西医为一家"。《伤寒质难》在付梓前曾经陆渊雷先生作文字修润，陆自称"予交祝氏君久，知其虽工医，颇不汲汲于著书，既得陈君而著书矣。复不汲汲于印行，今竟印行者，诚所谓因缘凑合，非有所勉强也。质难稿初成，予尝为之稍润色。及其砌板，又为校阅一过。"《伤寒质难》

出版后，医界咸为推重。徐相任称"是书于工作方面，则兼采新理；于治法方面，独运匠心。开中西沟通之先声，成古今未有之巨著。"秦伯未谓是书"虽以伤寒为名，绝不同于张仲景一家，上而素灵，下而叶吴，均有论及。"章次公论是书"为我们找到了新的出路，不但在现阶段中西医间筑成了联系的桥梁，而且指示着今后医界研究工作中应努力的方向。"

2. 八纲辨杂病，五段论伤寒　祝氏在《伤寒质难·发凡篇第一》中指出："彼实质诸病，不外形体之变化；官能诸病，不外作用之失调；传染诸病，一言以蔽之，客邪之外侵也。实质官能病，中医谓之内伤，谓之杂病；传染诸病，中医谓之外感。"他提出了"八纲辨杂病，五段论伤寒"的主张，即采用八纲辨证论治内科杂病，采用五段辨证论治外感伤寒。因为他认为，"广义之伤寒，包括一切传染病而言也"。

"八纲"辨证渊源于张景岳的阴阳"六变"说，嗣后清代程钟龄又提出"病有总要，寒热虚实表里阴阳八字而已。"然而，直到祝氏在《伤寒质难》一书中才创造性地提出"八纲"一词，"所谓八纲者，阴阳表里寒热虚实是也。"同时，他第一次给"八纲"中的四对辨证范畴下了定义，确定了相互之间的关系。他说："阴阳者，盖指病能而言也……病之分阴阳，所以别体用之盛衰，测气质之变化也，至于寒化为阴，火化为阳，入里为阴，出表为阳，虚者为阴，实者为阳，隐然又执八纲中之大纲矣。""表里者，指疾病之部位而言也……病之分表里，所以明内外，定远近，别亲疏，知顺逆也。""寒热者，指病能之盛衰而言也……病之分寒热，所以明气血之多寡，察抗力之盛衰也。""虚实者，指正邪消长之形势而言也。"总之，祝氏完成了"八纲"内容与形式的统一，完成了理论从初级阶段向高级阶段的飞跃。当前，对于"八纲"辨证理论，则认为是在祝氏的基础上进一步完善起来的。

五段辨证是祝氏在外感热病辨证上根据五段病理独创的方法。他认为张仲景是"正气为本"的学术中坚，辨伤寒宗六经而不泥，认为"仲景六经名词，系代表人体抗邪所发生之六大类证候，六经所固定之证候，初不能包含一切抗邪情形，是以后人于伤寒六经之外，又有温病三焦之说。"他看到了"六经的局限性，认为要发展伤寒学说，切合临床实际，应该跳出六经的圈子，寻找新的理论。六经证候，既不能包含一切抗邪情形，则六经名称可废也，利用六经名词，以代表各个抗邪程序，则六经名称存之亦可也。"他说：一切外感，有机之邪，"其抵抗之趋势，不外五种阶段。所谓六经症候，亦不出五段范围，于意云何，吾之所谓六经者，乃代表五种抵抗程序耳。太阳为开始抵抗，少阳为抵抗不济，阳明为抵抗太过，太阴少阴同为抵抗不足，厥阴为最后之抵抗。一切外感，足以激起正气之抵抗者，皆不出五种阶段。此吾研究之创获，敢谓前所未有也。"

3. "五段代六经"构建的传染病辨证体系　他谓一切外感性热病，无论其为六淫之袭，菌毒之激，人体未有不起抵抗者，抵抗之趋势，即证候之表现。人体抗邪反应"不外体力之盛衰，抗力之消长"；五段者，抗力消长之符号也。

（1）太阳伤寒，为人体对于邪毒开始适度之抵抗：祝氏认为，太阳为六经证候之首，表病之主症为畏寒发热，发热之原因系邪正相搏，体温调节中枢受激；或为六淫外激致放温障碍，或为菌毒内激致生温亢进。发热之动机，对六淫之邪，欲酿汗而解表；对菌毒之邪，欲令产生抗体，以消内在之菌毒。诊视之要：外观表机之开合，内察正气之盛衰。释曰"开之太过，名曰表亢；合之太甚，名曰表闭。气之太过曰亢，有余曰盛，不足曰怯，怯甚曰衰，不盛不怯曰和"。其治开表以辛，和表以甘，制亢以凉，扶怯以温。故放温障碍，发热无汗；表闭甚而里气不亢者，法主辛温，麻黄汤；气怯而甚者加附子，即麻附细辛汤；表闭而里气盛者，法主辛凉，银翘散；气亢而甚者加石膏，即大青龙汤；表闭而里气和者，辛平宣散，葱豉荆防之属是也。放温激进，发热自汗；表亢而里气怯者，法主甘温；桂枝汤；表亢而里亦亢者，法主甘寒，白虎汤；表亢而里气盛者，法主甘凉，芦豉之类是也；表亢而里气和者，法主甘平，桑菊之类是也。要之，太阳伤寒首重解表，解表者，解除人体因抗邪诱起之反应，调正其本身营卫之不和。祝氏评曰："表何尝有邪，又何尝有风可祛，有寒可逐，有热可清乎！"现代研究认为所谓"病位在表"，只是一种理论抽象，本质是机体对病邪诱袭所产生的一种全身性反应。祝氏释解表主用汗法之机制，"汗法可以调节亢温，可诱导血行向表，协助自然疗能，一举而数善备矣。"但指出："倘汗而不解，则为汗之不得其道也"，其或为"肠有宿垢，或菌毒内踞，或身体之一部遭遇炎性之刺激，或代酬之废物引起自身之中毒"。主张"诱因但治其反应，主因必去其病原"，若无祛除病原之特效专药，则时时扶持其抗力，维护其自然疗能，亦可令正胜而邪却。祝氏进一步提出"治疗外感疾病，不必待病至深入而后方行之"，而应"观察邪行之趋势，以施早期疗法"。当代名医姜春华所创"截断扭转"理论，或即循此思维。

（2）少阳伤寒，为人体对于邪毒抵抗持续不济，未能协调也，但正气有可胜之潜力：其成因为内有障碍，脏腑功能不能自由发挥。如有积饮则汗出不达，肠有积滞则府气不宣。水饮成于三焦之不利，积滞因于脾胃之不适。但此处之积滞，为传化失职，仅令妨碍抗能，未见抵抗太过之象，与阳明腑证有别；故虽曰府实，亦当归于少阳，"此仲景柴胡汤所以有硝黄之加也"。其治：去其障，则正伸而邪达，法用和解；和者协和其正气，解者解除其障碍。喻谓"譬如行旅，征马踟蹰，非马不前也；荆棘瓦砾障于途也；去其障，则昂然奔逸而莫能自制矣"。如湿重而脾运受困者，茅术半夏宣发中阳，助麻桂以收和解达表之功；大便溏薄，则气怯无汗，麻桂柴葛之外，重与术附益果之属以固之，溺频而多，则液阻无汗，麻桂柴葛之外，兼与故纸覆菀之类以摄之；膀胱满而不能下者，法当渗利，五苓散主之。障碍当视其性质之不同各予专药，如柴胡有宣畅气血、散结调经之效，故为少阳和解去障之专药。总之，正气未能协调者，则善为诱导。诱导者，损有余，补不足，以求机体动态平衡。

（3）阳明伤寒，为人体对于邪毒之反应失之过激也：其成因为体实气盛之人，抵抗太过一也；非寒而温，未虚而补，应汗失表，宜攻失下二也。祝氏曰："入经入腑，乃从药效反溯而名之，皆为想象之词；以高热而用清，以排滞而用下，亦似是而非之说。阳明证为伤寒至于极期，正邪双方各为其生存而作殊死之战，抗力岂皆有余哉！清而下之，抑低其抗力，愈虚其虚矣。故阳明虽有可清可下之证，而无必清必下之理。体壮气盛之人，抵抗太过，兴奋太甚，方可制亢以凉，一清而愈，白虎汤为正治。腑实之候，非必承气之证，其有宿滞陈积在上则宜消，在下则宜导；府实而体虚，宜用温通；府实而气盛，必具见仲景可下之证，方可假手于一下而愈"。"下滞之药，为去病之用；温凉之性，为疗人之方，不可治病而忘人！"

或谓邪重而发之暴者，每能直接造成阳明证候，必须用寒凉清下之法。祝氏辩曰：邪无论轻重，必待机体之反应而后症状方显，故疾病为病原与人体合成之产物。人之受邪，邪体虽同，后果各异。以疟疾为例，定期剧寒高热，烦渴引饮为当然病型；然发热后或体力自如，或困顿不堪，或发而自休，或发而不已，其转归亦因人而异。其治，如疟发而虚，即不得用清，仍当用温。俗言疟为"脾寒"，截疟七宝饮即是温药。

（4）太阴、少阴伤寒，同为人体对于邪毒抵抗不足：与少阳伤寒的区别在于，"大凡具有抗力而未能发挥者，谓之少阳；无力反应则谓太阴，少阴。故少阳不足在标，太阴、少阴不足在本"。其成因为先天不足，后天失调；或困于痼疾，或伤于新病，其素禀虚弱则一也。久服寒凉，滥于攻下，发汗过多，伤于药物，致阳气日困，心用日衰二也。如"太阴之为病，腹满而吐，食不下，自利益甚，时腹自痛"，此言胃肠消化功能不足，"少阴之为病，脉微细，但欲寐也。"此言心脏功能之不足。形质指阴，功能指阳，故太阴、少阴伤寒，咎在阳气抗力之不足。不足曰怯，怯者温之，温药有扶阳助正、强壮之意。故其治，不足在表，温以卫之；不足在里，温以和之；形不足者，温之以气；精不足者，温之以味。仲景之理中、吴萸、四逆、真武等，莫非温阳之方。

或谓正虚为病可用温，菌毒炎症为病则不可温，祝氏力斥其非。狭义之伤寒，病菌所致，其治可用温否，方书有载。急性肺炎，其体力不足者，麻膏疗病，枣附强心，此千金越婢汤也，可用温否？痢下赤白，细菌原虫之为患也，实痢用清，虚痢用温，为治痢之要则，温药治疟，已见前述。以寒凉之药治菌毒炎症，用之于体虚之人，无异抑正纵邪，反碍其自然疗能。要之，无论六淫、菌毒，其为病而正属虚者，总不离乎温法。

（5）厥阴伤寒，最后之抵抗：厥者极也。病危而人体抗力不能作最后之调整，则唯死而已：如阳亢不降，热厥不回，则燔灼而死；阴极不回，寒厥不止，则消沉而亡。热厥而身热渐退，为正胜邪衰，其厥自止；寒厥而手足转温，为正胜阳复，为疾病转归之佳兆。寒厥治以回阳救逆，四逆汤或通脉四逆汤，见虚脱之状用四逆加人参汤。热厥治以清法或下法，直折其亢，白虎汤或承气汤类。所谓得凉则安，承乃制也；失凉则危，亢则害也。现代中西医结合抢救感染性休克，即常运用治疗热厥的清、下二法，确有一定效用。病邪既退，得养则昌："真阴虚者，滋以养之；心阳衰者，温以养之；神怠者，养之以酣寐；心劳者，养之以恬淡。毋滞其阴，毋扰其阳，醒脾开胃，以纳谷浆，此外感热病善后之法也。

祝氏总结曰：外感性热病，阳气为抗邪之先锋。"阳衰一分，病进一分；正旺一分，则邪却一分，"因此主张未病重阴，既病重阳，喻为"承平之时，修文为主；荒乱之世，崇武为尚"。故称善理阳气，则"五段"疗法得其要矣。"太阳伤寒，重在和阳；少阳有碍，重在通阳；阳明太过，重在抑阳；太阴、少阴不足，重在扶阳；厥阴逆转，重在潜阳"。这对治外感热病恣用寒凉的偏见，不失为一有益的启示。

4. "五段论"的汇通意义及其进步性

（1）病因与发病：祝氏认为："夫疾病者，健康生活之违和也。一种物体（具备质量之物体如细菌、原虫等），能刺激正气发而为病者，所谓病原体是也。病原体不能直接发为疾病，必待体工（即机体的生理功能，笔者注）之激荡，而后症状乃显，何以故？病原乃发病之源，症状乃疾病之苗。疾病之发生，不能离人体而独立；症状之显露，乃体工反应之表现也。是故疾病非是一种物体，乃物体与身体之共同产物也。"治病既要针对特异的病原体，也要调整身体对病原体的适应过度或适应不力。

祝氏将外感致病因素分为"有机之邪"与"无机之邪"：病原微生物属"有机之邪"，环境气候的理化因素改变属"无机之邪"。"无机之邪"为致病的诱因，"有机之邪"为主因。所谓的六淫之邪,均属"无机之邪",因此并不能入里。受寒八分,即是八分,而并不繁殖。六淫常导致环境理化因素改变而使人体的生理发生变化以至于不能进行适度的调节,从而使"有机之邪"乘而入里繁殖,危害人体。寒热症状的变化乃机体的反应,非致病之源。他说:"寒温之辨,聚讼数百年,其主要之区别,在证候不在原因。"同一疾病,往往甲日伤寒、乙日温病、丙日风温、丁日春温。他明确指出:"寒温皆非致病之原","所谓伤寒,所谓温热,都是一种想象之邪","邪病之用温药而愈者,遂名之曰寒邪,邪病之用凉药而愈者,遂名之曰温邪。""邪机之推测,乃从药效反溯而得之。"祝氏的认识不仅符合西医学对于疾病的客观认识,还提升了中医学的原有理论,使数千年以来隔靴搔痒式的寒温之争悬疑顿解。由于各类病原体特性不一,其侵袭部位和分泌的毒素不同,加之个体反应状态的不同,最终使显现的症状各不相同。章次公赞扬:"他既不鄙弃旧的,也不盲从新的;他不做古人的应声虫,也不做新医的留声机。"

(2)症状与病机:祝氏融会西医知识,认识到中医所重视的恶寒、发热等是机体的保护性反应。他说:"夫异物入喉,激而所咳;浊气刺鼻,郁而为嚏;胃有所恶,逆而为吐;肠有所愤,迫而为泄,反射之用也","生理所需要者,名曰平温(37℃);正气抗邪,病理所需要者,名曰抗温;抗邪太过,生理所难堪,病理所不需要者,名曰亢温。抗温为善温,亢温为害温。"祝氏认为发热是机体产生大量抗体所必需的反应,有助于杀灭病原体。1994年,美国人类行为和进化学会主席R.M.尼斯出版了一本名著 Evolution and Healing(直译为《进化和自愈》,中文书名译为《我们为什么会生病》)。该书中有大量证据表明,单纯性退热并不利于感染的恢复。有研究报告指出,安慰剂治疗组志愿者的抗体水平要明显地高于退热药物治疗组,发热的高低取决于机体的调节能力。治疗应是协助增强机体的调节能力,而不是阻断症状的出现。

(3)治病与治人:当时,西医已获得了针对某些病原微生物的特定抗生素,一些人开始对中医所谓的清热散寒等法产生了怀疑。祝氏基于疾病乃病因与人体的共同产物,认为治疗可以分为针对病原体的特定治疗、消除症状的对症治疗和调节人体抗病状态的治疗。祝氏认为任何药物均无法替代人体经过亿万年进化所具有的自我抗病及调节能力,"病原繁多,本体唯一,病原之发现,随时代而变迁,人体之自然之疗能,历万古而不易";"彼鸟兽无知,患病而不死者,有自然疗能也,人为万物之灵,岂鸟兽之不如哉……肺之有咳、胃之有呕、肠之作泻、司温之发热,类皆含有自疗作用。创口之自然愈合,炎肿之自然消散,疟之自已,等是者皆自然疗能也。病之可以自愈,十常六七";"医者不过顺其自然之趋势,调整阳用,缩短其疾病之过程而已。"这种以阳气(自我抗病调节能力)为中心的治疗思想,对于今天一遇"炎症"或"感染"即用清热解毒之法等以对抗为指导思想的治疗思路无疑具有重要的警醒作用。

因此,祝氏的治疗常从诱导机体进入良性抗病程序着手,以期正胜邪却。寒性药可以调整抗力太过,温性药可以补充抗力不足。近年来的中药药理研究结果亦从一个方面支持了祝氏的科学推测。人体感染或应激时,往往调动机体的整个应激系统,如产热增加、代谢增强、心率呼吸加快、中枢兴奋等,即所谓阳气起越的表现。中医所谓的热证患者,往往符合上述的临床改变;而阳虚(或寒证)患者则均有上述指标的下降。中药中的温热药具有提升上述指标的作用;而寒凉药则多有抑制的作用。因此,祝氏用药尤其注重扶助阳气,好用"附子"(人称"祝附子")。其用法不但突破了温病诸家的藩篱,甚至发展了仲景的应用。如在麻疹初期、肺痨及痢疾的治疗中使用附子，取得了理想的效果。其运用附子与其对温法中药的精妙配伍有着重要的关系，如将附子与磁石、枣仁同伍。章次公称其治病"心狠手辣，一针见血"。

祝氏对仲景方药的理解同样富有新意，"是故放温障碍（即散热障碍），表闭甚而里气不亢者，法主辛温，麻黄汤是也，气怯而甚者加附子，麻附细辛汤是也；表闭而里气盛者，法主辛凉，银翘散是也，气亢而甚者，加石膏，大青龙汤是也。苟表闭而里气和者，辛平宣散，葱、豉、荆、防之属是也。""夫然，放温激进（即散热过度），其疗法亦如是。故表亢而里气怯者，法主甘温，桂枝汤是也；表亢而里亦亢者，法主甘寒，白虎汤是也；表亢而里气盛者，法主甘凉，芦豉之类是也；表亢而里气和者，法主甘平，桑菊之类是也。"

（四）陆渊雷的《伤寒论概要》

1. **陆渊雷其人其事**　陆渊雷（1894—1955年）名彭年，江苏川沙人。民国元年（公元1912年）就读于江苏省立第一师范学校，从朴学大师姚孟醺学习经学、小学，于诸子百家、史、地、物理、算学等书无所不读。毕业后先后在武昌高等师范学校、江苏省立师范学校、国学专修馆、暨南大学、持志大学、中国医学院等处任教。授课之余阅读大量医书，研究中医各家学说。民国14年恽铁樵创办医学函授学校，陆渊雷拜恽为师，协助办校。又师事章太炎学习古文学及中医基础，深得两名家之教益。

1928年先后在上海中医专门学校、上海中国医学院任教。1929年与徐衡之、章次公共同创办上海国医学院，任教务长。以"发皇古义，融合新知"为办学宗旨，率先于教育计划中列入理化、解剖等课程。1932年应四方学者之请，办遥从部，函授中医学，一时遥从函授业者遍及国内与南洋诸地。1933年前后任中央国医馆学术整理委员会委员。1934年创办《中国新生命杂志》，作主编。1950年被特邀出席全国卫生会议。历任上海卫生局顾问、市中医学主任委员、中医门诊所所长、市卫生作者协会副主任委员、中国红十字上海分会理事、上海市科学医学研究会副主任委员等。1954年被委托主办编纂中医教材，1955年任上海中医学院筹备委员会主任委员，次年因病谢世。

陆渊雷一生著作甚丰，除《伤寒论今释》《金匮要略今释》外，尚有《陆氏医论集》《中医生理术语解》《中医病理术语解》《流行病须知》《伤寒论概要》《脉学新论》《舌诊要旨》等著述。

2. **急性热病的发生与治疗原理**　《伤寒论概要》成书于1929年初，是对他先前所编写的《伤寒论今释》的概括、修正以及补充。由于种种原因，此书未能出版，现仅存抄本藏于上海中医药大学图书馆，其中《急性热病药法之原理》一篇对中西医热病学理论有较多融合之论。

陆渊雷在学术上主张远西的理法和中土的方术糅合为一。认为伤寒即今之流行性热性病，太阳病即急性传染病之前驱证，阳明病括清心医之温热病。陆氏认为近世温热学说所谓温邪犯肺，逆传心包者，其病即所谓大叶性肺炎。遇此等病，每视其证候，投以仲景方麻杏甘石、小青龙、麻黄等汤，不过三五日即愈。

他认为，中药之所以对急性热病有效，根本在于用药法则暗合人体抗病力之趋势。利用人体之自然抗病力，因势利导，扶助人体自身的正气，才是中医治疗急性热病的根本原则。对于抗病力，他解释说，"人体一遇菌毒，立即产生抗病力，抗病力由人体自然产生，故能御菌毒而无损己体。"《伤寒论》六经证候群实则为抗病力的不同表现，故"就证候群以分类名之，为太阳，为少阳，为阳明，为少阴，以定药法之大纲"。"抗病力欲外达，从而予以发表药；抗病力欲下夺，从而予以攻下药，皆所谓扶助抗病力也。"因此，所谓发热，是各部位活动的动力，因为人体必须进行新陈代谢。实际上所谓代谢不过是一种缓慢地燃烧，体温就是由此而来的。代谢燃烧，产生的体温，平常时期，亦有定值。如果体力有较大地增加，则代谢功能亦随之亢进，体温亦随之升高。所以人在劳动时需要体力，在吃饭以后消化需要体力，在这两种情况下体温都稍有升高。病毒性感冒的患者，在日常的体温之外，必须增加抵抗病毒的体力。因而新陈代谢亢进，使体温升高而成为发热。所以，恶寒、发热是产生抵抗病毒力的表现；脉浮是当人体发热时，体内的新陈代谢亢进，加强了心脏的收缩力和舒张力，则脉搏增大。患者受病毒的刺激后，立即产生抗毒力。抗毒的方法，可能根据病毒的种类而有所不同。太阳病属于热病初期阶段，病菌学证明：病毒多在血液中。热的"自然疗能"，排除病毒的方法，看来都不如出汗。欲出汗时，血液必须向上半身、向表面充血。因充血而发生头痛。太阳病桂枝汤证，患者平常本来是津津自汗，再用桂枝发表解肌或祛毒，可见桂枝与"自然疗能"的要求是一致的。这种对于"自然疗能"一致的方法，称为"辅助法"。仅靠桂枝的发表还无济于事，还必须靠芍药将病毒从血液中游离出去而成游离状态，桂枝才能起到其发表作用。生姜佐桂枝用以发表，大枣佐芍药用以和血。

3. 急性热病用药的缓急　对于治疗急性热病，陆氏认为必须遵从《伤寒论》"表未解者不可攻，须先解表，表解已，然后攻之"，否则"体力有所分散，不能以全力发生抗病力矣"。他认为，太阳病时，人体自身的抗病力向外，发汗药以助其向外发散，若用攻下则向里的药力不能使病毒向外驱散，从而减轻了人体自身的抗病力。因此，急性热病用药一定要分清阶段，注意轻重缓急。此外，他将《伤寒论》中急当救里、急当救表及急下诸条作为"临时御变之权衡"，则"急性热病之治法大概无亡遗"。对于麻疹、猩红热等急性传染病，《伤寒论》虽然没有提到，他认为也可归于太阳病，"吾因此常用麻桂剂而成绩之佳，较诸用温热法者，病程常缩短一半"，说明温病忌麻黄、桂枝、附子之类并非都对。

（五）赵洪钧的中西医结合观

赵氏认为，中西医热病学融会贯通，需要解决三个问题。一是对病因的认识取得统一；二是对发病原理取得共识；三是治疗原则的取长补短。

1. 病因学的认识统一　赵氏认为，无论《伤寒论》与《温病学》的辨析，外感病与传染病或感染病的分类，都是以病因学作为分类基础，说明古今之人和中、西医无不重视病因学。中西医的病因学差别最大，如何融合也难度最大。赵氏在《中西医结合二十讲》中谈到中西医病因学汇通，认为所谓六淫，实则四淫，即异常的寒热燥湿。风与火是多余的，火即热，风的本质是寒。

制约外感病发病的因素有三：①人体抵抗力，即正气；②致病微生物（和部分寄生虫）；③气候异常或气候环境条件突变——即传统上说的六淫（或四淫，即季节气候中温度和湿度两大要素）。一般情况下，人体抵抗力是决定因素。但是，当微生物致病力很强时（即出现了人群易感性很强的微生物），微生物就是决定因素。这时，多数发病者体质并不衰弱，也常常没有明显的气候异常。最多见的情况是，气候环境条件突变改变了微生物与人体和平共处的状态，使所谓条件致病微生物致病，其中最多见的又是受寒。这时，应该说气候环境条件突变是发病的决定因素，西医看作诱因不妥（不承认气候因素，就无法解释某些传染病的季节性，更不能解释，突然受寒很容易感冒这个直觉常识）。

气候环境条件突变不如微生物重要的关键是：气候因素只在发病前或发病之初起作用。因为，在正常生活条件下，人体会迅速脱离不利的气候环境，但微生物仍然会继续起作用。假如人体不能在表证阶段痊愈，病情就会复杂多变，持续较长时间。换言之，微生物一旦致病，就会在疾病全过程中起作用。这时作为诱因的气候环境条件突变因素，一般早已不存在了。

于是，有必要再次强调人体抵抗力的重要性。任何烈性传染病，都不可能使人群的所有成员得病。在基本生活条件得到保证时，就更是这样。不病的人不一定具有特异免疫力。中医叫做"正气存内，邪不可干"。反之，在人体抵抗力过于低下时，本来不致病的微生物，也会使人得病。这时，可以没有气候异常因素起作用，中医称为正夺，即正夺是发病的主要矛盾方面。

西医的病因学，在认识正气方面有重大缺陷。重视正气因而有扶正祛邪法，是中医病因病理学和治疗学的特色和至今保持的长处。简单说来，外感病或感染性疾病，不过是讨论如何认识正邪关系而已。紧紧抓住正邪关系不放，就是抓住了纲领。换言之，治疗外感病不外恰当地扶正和祛邪，即看正邪哪一方是导致疾病的主要矛盾方面：邪盛为主，治疗即重在祛邪；正夺为主，即重在扶正。当然，也可以祛邪的同时扶正。即攻补温清兼施。

实际上，中医说的外邪，暗含着西医说的致病微生物和寄生虫。假如纯粹是四种物理因素致病，治疗上就是治寒以热、治热以寒、治燥以润、治湿以燥。比如防治冻伤最有效的手段是温暖；防治中暑（日射病、热射病和热痉挛，中医称之为中暍）最有效的手段是凉爽；治热病伤津最好滋阴增液（包括西医输液治高渗脱水和中医用大承气汤治燥屎等）；治水肿利小便等。

所谓正气，就是人体抵抗力及其物质基础。抵抗力显然要靠机体的其他生理功能支持，而一切生理功能都要有物质基础。于是，当人体功能和物质基础明显低下时，治疗就以扶助正气为主。人体补充正气的常规途径是饮食（和呼吸），故治疗外感病乃至任何疾病都要注意保护食欲和消化功能。当机体进食很少或完全不能进食时，要恰当使用西医的支持疗法。如果能口服中药，就要使用扶正法。近来发明了很多静脉用的扶正中药制剂，使中医扶正有了现代给药途径。当代医家应该充分发挥中西医结合扶正的优势。

人们受西医思路影响，认为外感病只需杀灭微生物即可，而杀灭微生物的西医手段就是抗菌药，中医手段就是苦寒清解法。实际上，任何"特效药"都必须通过正气与邪战才能起作用。换言之，没有机体免疫力的参与，任何药物都无效。这就是为什么当正夺为主时，要首先扶正。可惜，包括当代中医在内，很多人没有认识这一点。

中西医融合的原则是，西医学说统一于中医。因为西医最成体系的感染性疾病病因学，是微生物病因学。它知道环境中的气候因素也起作用，只是没有中医奉行至今的六淫说。中医则不但有六淫说，又有戾气说。戾气说具备了微生物病因说的全部要点，因此把微生物病因说看做对戾气说的具体补充，就完成了中西医结合的微生物病因说。而且，戾气说不排斥免疫说。吴又可已经指出，动物对戾气有天然的易感性，也有天然免疫性，即瘟疫流行时，人病牲畜不病，鸡病鸭不病等。至于人工免疫手段，是西医发展中的经验结果，完全可以纳入中西医结合的微生物病因学说中去。

第三章 后张仲景时代疫病（外感病）学说

总之，只要承认风寒暑湿燥火之外，还有微生物起作用，而且比六淫种类多很多，一般比六淫的致病作用和致病的特异性更明显，中西医结合的微生物病因学说就完成了。剩下的问题是，四时对于外感的作用，实际上就是四淫说的放大。比如温病既用六淫定名，又用四时定名。结果风温与春温并存但所指不应是两种病；秋燥与湿温并存实则截然不同。

2. 发病学的中西医结合　这个问题的核心是，微生物病因是否发病的决定因素。在具体问题上，西医承认任何微生物，包括鼠疫杆菌、霍乱弧菌都不能必然使人得病。但是，西医没有"邪之所凑，其气必虚"这样为中医重视的理论。实际上，很多致病微生物，平时就生活在人体中，"不致病"者就更多。特别是消化道内，细菌太少了也不行。还有不少致病微生物，几乎没有人能避免接触。比如，在当今社会中，几乎没有人不接触肝炎病毒，是否发病，就看抵抗力量如何了。关于病毒所致疾病，笔者的看法是：它们永远不能消灭人类，人类也永远消灭不了病毒类疾病。比如，目前已经消灭了天花。但是，人类获得的免疫能力，不可能保持很久。日后一旦有类似病毒出现，还有可能发生爆发流行。此外，还会出现新的病毒。至于所谓条件性致病微生物，则宁可把条件看作发病的决定因素。

3. 治疗原则的取长补短　在外感病的诊治方面，最典型地表现出"辨证论治"与"辨病论治"的中西医特色。将两者结合，就是取长补短。赵氏认为，"辨证论治"时所得之"证"，虽然是标准的中医诊断，但其中一般不包括病因要素。换言之，中医诊断没有病因诊断。即便按中医本身的理论，只能说在病类诊断中有病因要素。此外，就是外感初起，可勉强说有病因诊断。比如，有人可能问：伤寒不是伤于寒邪吗？温病不是伤于温邪吗？寒、温自然是病因，为什么说中医诊断没有病因要素呢？

按字面理解是这样的。不过，即便完全按传统理论理解，中医所谓伤寒，显然不是只伤于寒。即便是，我们能做出这个诊断就据以施治吗？用什么方子呢？伤寒是一个很大的类概念，温病也是这样。所以，中医面对热病的诊疗，如某处发生局部流行性感冒，请一批中医去治，结果往往是：伤寒家说是伤寒，温病家说是温病。那么，病因到底是寒邪呢，还是温邪呢？

总之，除非病人知道"着凉了""冻着了""冷风吹着了""热着了"，医家没有办法弄清起因。实际上，医生一般不必弄清起因，按眼前的脉证施治就是了。至于他已经发现流行，一般认为是瘟疫。但首先的治法却不一定用辛凉。按吴瑭所说，多数也可以用桂枝，这不是和病因矛盾吗？

然而，辨证施治却常常是有效的。应该说，中医没有病因治疗，只有"辨证"治疗。它治的是"证"，即中医治则针对的是病的即时反应状态。严格而言，中医的病因治疗只有"治虚"一法。这正是目前中医最突出的长处。按中西医结合后的发病学理解，此类病的发生，由三方面因素决定，即①人体抵抗力；②致病微生物；③环境气候异常或突变。

气候异常或突变似乎很容易预防，但关键问题是，当人体抵抗力低下——即中医所谓正虚是发病的决定因素时，治疗重点就应该放在提高抵抗力上。中医称之为"扶正祛邪"，也就是补虚法。这正是西医所短。早在西医学中医之初，就有人报道西医治疗无效的败血症，可单用中医疗法治愈。为什么？因为这些病例无例外的是严重正虚。西医至今没有类似中医的扶正或补虚法。目前，以正虚为主的外感病，往往成为临床难题。此类病例，中西医结合的疗效尤其好。如果正虚严重,除非同时"辨证施治"(可以完全停用西药),大都会死。这时单用中医方法,为什么能够治好,其道理应该是不言而喻。

(六)周铭心等关于汇通学派与寒温学派的用药分析

方剂计量学是从文献计量学和数理统计学角度探讨方剂组成配伍法则和临床运用规律的研究领域。其主要任务是对方剂的选药范围、组织配伍等客观特征加以计量描述,并在此基础上开展方剂比较研究。新疆医科大学方剂学重点学科周铭心教授承担了国家自然科学基金地区科学基金项目"运用方剂学计量学构建古今医家临证处方模式判别分析系统"(30660219),对中西医汇通学派与寒温学派的用药情况进行了分析比较,有一定参考价值。

1. 资料来源

(1)医家选择:中西医汇通学派主要代表医家张锡纯、唐容川、恽铁樵、祝味菊、陆渊雷(朱佩文论著中医案较少,且多只写方名,药物罗列不全而未选入)及4位民清时期著名医家作为对照,医案选择及选取医案数如表3-7所示。

表3-7 9位医家医案选录及用药总数

序号	医家	年代	学派	医案医集	出处	入选医案总数	全案用药总数
1	张锡纯	清末民初	中西医汇通	张锡纯医案	学苑出版社 2006.4	258	172
2	唐容川	清末民初	中西医汇通	唐容川中西汇通医学文集	学苑出版社 2012.3	205	217
3	恽铁樵	清末民初	中西医汇通	药盦医案全集	山西科学技术出版社 2012.5	305	226
4	陆渊雷	清末民初	中西医汇通	陆渊雷医案	上海科学技术出版社 2010.1	273	224
5	祝味菊	清末民初	中西医汇通	祝味菊医案经验集	上海科学技术出版社 2007.6	119	145
6	丁甘仁	清末民初	非汇通	孟河丁甘仁医案	学苑出版社 2012.2	295	303
7	叶天士	清初	非汇通	未刻本叶氏医案	上海科学技术出版社 2010.4	370	230
8	薛生白	清初	非汇通	扫叶庄医案	上海科学技术出版社 2010.4	402	240
9	何澹庵	清初	非汇通	何澹庵医案	上海科学技术出版社 2010.4	93	224

(2)纳入标准:①研究医家医案中载有临床症状和方药的方案;②属于口服及汤剂剂型处方。

(3)排除标准:①虽属汤剂但药物罗列不全者;②个别特殊药物,如今已无法考据者;③由地方性偏僻草药组方者;④文字表述不清,容易产生歧义者。

(4)处方样本抽取方法:①单元样本含量确定:单元样本即每位方剂源医家应当抽

取的处方。每单元样本拟定抽取 200 首案例处方。②处方分层抽取：每一方剂源所选医著案例处方数小于 200 者全数收入，大于 200 者则分层抽取。抽样结果：各医家处方总数及用药类数为张锡纯 258/172、唐容川 205/217、恽铁樵 305/226、陆渊雷 273/224、祝味菊 119/145、丁甘仁 295/303、叶天士 370/230、薛生白 402/240、何澹庵 93/224。

（5）传统文献学方法：运用传统中医文献学研究方法，对入选医家医案资料进行甄别与筛选。

（6）方剂计量学方法：①方剂计量学指标的标识：对录入方剂用药四性、五味、归经、功效进行统一代码标识（本研究中药性、味、归经等参考《中华人民共和国药典》2010 年版）。②数据资料的标准化：将所研究文献方剂剂量用度、量、衡、数等不同方法标识的药量换算、折合为统一的标识量级，一般为 g。③方剂用药范围计量指标包括方剂用药频数、方剂用药四性频数、方剂用药五味频数、方剂用药归经频数、方剂用药功能频数。

（7）统计学方法：将入选 9 位医家的临证处方资料数据按编定代码，录入 Excel 表。运用常规统计方法和方剂计量学方法对数据进行分析对比，并将 9 位医家的临证处方资料以医家为基本统计单元进行相关分析，显著性水平界值为 0.05。各项统计分析采用 SPSS18.0 统计软件完成。

2. 结果

（1）各医家临证用药四性五味构成情况：临证处方寒凉（包括大寒、寒、微寒、凉）药性频次 fX_1、温热（大热、热、温）药性频次 fX_2，及辛甘、酸甘、甘淡、咸味、苦味频次 fW_i，淡附于甘、涩附于酸，酸甘实为酸甘淡涩合计。寒温用药比可以显示医家临证处方寒热温凉的用药习惯，简称寒温比，比值越接近 1 表示临证处方寒热均衡，大于 1 表示整体处方药性偏寒，小于 1 表示整体处方药性偏温（表 3-8，图 3-15、图 3-16）。

（2）各医家临证处归经使用情况：临证处方归经频数（某类方中各药归经频数），以经次计算，一经出现一次为单位，凡一药归数经者，分别统计各经经次，据（方剂用药归经频数 / 总处方数），并统计归肝肾及脾胃频数及比值见表 3-9。

表 3-8　9 位医家临证处方寒凉、温热、辛甘酸淡、咸味药每方平均用药频次比较

医家	寒凉药（fX_1）	温热药（fX_2）	寒凉/温热（fX_1/fX_2）	辛甘（fW_1）	酸甘（fW_2）	甘淡（fW_3）	咸（fW_4）	苦（fW_5）
张锡纯	3.04	1.47	2.07	5.64	5.22	4.20	0.46	2.75
唐容川	4.12	1.17	3.51	8.59	6.74	5.60	0.27	4.74
恽铁樵	3.86	3.46	1.12	8.50	5.93	5.05	0.32	4.90
陆渊雷	4.00	4.17	0.96	9.53	7.06	5.82	0.41	4.92
祝味菊	2.00	7.35	0.27	11.44	6.63	5.26	0.85	3.74
丁甘仁	5.64	4.17	1.35	10.85	8.70	7.39	0.55	5.24
叶天士	2.35	2.51	0.94	6.05	6.05	4.77	0.29	2.70
薛生白	2.13	2.79	0.76	6.30	5.84	5.03	0.35	2.50
何澹庵	4.10	2.87	1.43	8.40	7.51	6.45	0.81	4.81

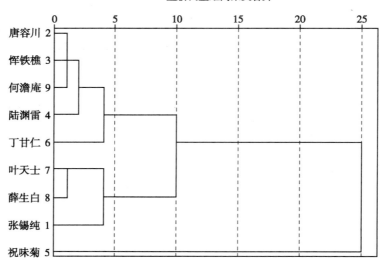

图 3-15　9 位医家临证用药四性聚类分析

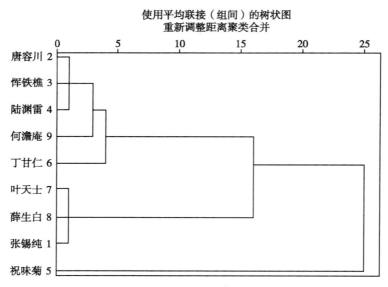

图 3-16　9 位医家临证用药五味聚类分析

表 3-9　9 位医家临证用药归经频次比较表

医家	心	肝	肾	肝肾	脾	胃	脾胃	肺	肝肾/脾胃
张锡纯	2.10	2.34	1.85	4.19	3.02	3.32	6.34	3.55	0.66
唐容川	3.95	3.24	2.59	5.83	4.96	3.87	8.83	4.74	0.66
恽铁樵	2.75	4.42	2.21	6.63	4.16	3.18	7.33	3.85	0.90
陆渊雷	3.74	3.69	2.17	5.85	5.64	3.91	9.54	4.85	0.61

续表

医家	心	肝	肾	肝肾	脾	胃	脾胃	肺	肝肾/脾胃
祝味菊	3.52	4.30	4.07	8.37	6.59	4.24	10.83	4.12	0.77
丁甘仁	3.81	3.89	2.96	6.85	3.99	5.13	9.11	6.05	0.75
叶天士	2.12	2.01	2.56	4.57	3.53	2.39	5.91	2.99	0.77
薛生白	2.54	2.10	2.96	5.05	3.49	2.20	5.69	2.84	0.89
何澹庵	3.15	4.05	2.69	6.74	3.69	2.61	6.30	4.24	1.07

（3）各医家临证处方补益药使用情况：分别统计汇通四家临证处方补益、非补益功效频次，计算温病四家补益/非补益、补气/补血、补阳/补阴、补气阳/补阴血比值。补益非补益比值大于1，医家临证处方偏补益。结果见表3-10。

表3-10 9位医家临证处方气血阴阳功效每方平均用药频次比较

医家	补益药	非补益药	补益/非补益	补气	补阳	补血	补阴	补气阳	补血补阴	补气/补阴	补阳/补阴	补气阳/补阴血
张锡纯	2.29	4.09	0.56	1.45	0.04	0.55	0.24	1.49	0.79	2.64	0.17	1.89
唐容川	2.67	6.85	0.39	1.40	0.12	0.80	0.36	1.52	1.16	1.75	0.33	1.31
恽铁樵	1.87	6.87	0.27	0.51	0.27	0.71	0.38	0.78	1.09	0.72	0.71	0.72
陆渊雷	2.63	7.55	0.35	1.48	0.18	0.72	0.24	1.66	0.96	2.06	0.75	1.73
祝味菊	0.97	9.77	0.10	0.05	0.65	0.26	0.02	0.70	0.28	0.19	32.50	2.50
丁甘仁	2.05	10.54	0.19	0.96	0.23	0.50	0.42	1.19	0.92	1.92	0.55	1.29
叶天士	1.66	5.02	0.33	0.41	0.23	0.35	0.67	0.64	1.02	1.17	0.34	0.63
薛生白	2.17	4.56	0.48	0.68	0.35	0.52	0.61	1.03	1.13	1.31	0.57	0.91
何澹庵	2.88	7.1	0.41	0.77	0.14	0.99	0.98	0.91	1.97	0.78	0.14	0.46

（4）各医家临证处方祛邪药使用情况：分别统计汇通4家临证处方清热、解表、祛湿（包括风湿、芳化、利湿）、化痰、泻下、活血药祛邪6法使用频次，见表3-11。

表3-11 9位医家临证处方祛邪6法每方平均用药频次比较

医家	祛邪	补益/祛邪	清热	解表	祛湿	化痰	活血	泻下	补益
张锡纯	2.69	0.85	1.31	0.40	0.33	0.29	0.29	0.06	2.29
唐容川	5.09	0.52	1.73	1.06	1.04	0.79	0.34	0.13	2.67
恽铁樵	4.38	0.43	1.55	0.76	1.10	0.72	0.19	0.08	1.87
陆渊雷	5.01	0.52	1.54	0.86	0.99	1.12	0.41	0.08	2.63
祝味菊	5.07	0.19	0.08	1.39	1.66	1.60	0.26	0.08	0.97
丁甘仁	7.26	0.28	1.79	1.01	1.62	2.33	0.46	0.04	2.05
叶天士	3.39	0.49	0.81	0.38	1.04	1.01	0.14	0.01	1.66
薛生白	2.87	0.76	0.51	0.26	1.20	0.41	0.17	0.32	2.17
何澹庵	3.95	0.73	0.80	0.54	0.71	1.56	0.34	0.00	2.88

（5）各医家临证处方主要用药情况：分别统计9位医家临证处方用药频数，计算药物每方平均使用频次 $fYi=Yi/\Sigma n$（方剂用药频数/总处方数）。各医家临证处方用药前5位每方平均使用频次结果。张锡纯：炙甘草（0.46），山药（0.45），白芍（0.35），生石膏（0.28），党参（0.23）；唐容川：炙甘草（0.65），白芍（0.36），茯苓、黄芩（0.32），当归（0.31），生地黄（0.24）；恽铁樵：当归（0.55），苦杏仁（0.28），生地黄（0.25），炙甘草（0.245），黄连（0.242）；陆渊雷：炙甘草（0.48），当归（0.32），白术（0.30），白芍、半夏、柴胡（0.28），茯苓（0.27）；祝味菊：半夏（0.78），制附子（0.65），茯神（0.52），磁石（0.50），苍术（0.49）；丁甘仁：半夏（0.32），陈皮（0.28），茯苓（0.27），川贝母、生甘草（0.23），白芍、茯神（0.22）；叶天士：茯苓（0.46），苦杏仁（0.22），半夏（0.20），茯神（0.19），石斛（0.18）；薛生白：茯苓（0.43），陈皮（0.20），人参（0.19），茯神（0.17），厚朴（0.16）；何澹庵：茯神（0.45），半夏（0.40），麦冬、当归（0.32），酸枣仁，石决明、白术（0.30），桑叶（0.29）。统计9位医家临证高频用药前12位药物使用频次及相关分析，聚类分析结果见表3-12，图3-17。前12位药物依次为茯苓、炙甘草、半夏、当归、白芍、白术、苦杏仁、陈皮、附子、生姜、熟地黄、桂枝。

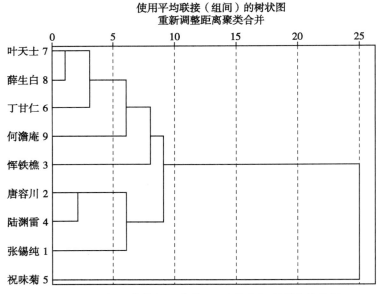

图 3-17　9位医家临证处方前12味药高频用药聚类分析

表 3-12　9位医家临证前12位高频用药相关系数比较

	张锡纯	唐容川	恽铁樵	陆渊雷	祝味菊	丁甘仁	叶天士	薛生白	何澹庵
张锡纯	1								
唐容川	0.826**	1							
恽铁樵	0.163	0.41	1						
陆渊雷	0.701*	0.812**	0.397	1					
祝味菊	−0.274	−0.406	−0.097	0.012	1				

续表

	张锡纯	唐容川	恽铁樵	陆渊雷	祝味菊	丁甘仁	叶天士	薛生白	何澹庵
丁甘仁	0.029	0.091	0.174	0.315	0.29	1			
叶天士	-0.206	0.027	0.034	-0.072	-0.128	0.429	1		
薛生白	-0.076	0.196	0.062	0.155	-0.388	0.325	0.811**	1	
何澹庵	0.245	0.198	0.4	0.444	0.004	0.281	0.091	0.172	1

注：*$P<0.05$，**$P<0.01$。

（6）临证方剂用药味数多寡指标统计：统计中西医汇通派各医家及其他非汇通医家方剂4项用药味数指标值，n 表示方剂用药味数均数，可观察用药多寡习惯，单位为味，计算公式（略）。nd 与 nx 分别表示最大、最小方剂用药数，用于方剂大小比较，计算公式（略）。sn 表示方剂用药数标准差，可观察方剂药数变化，常规计算。对用药味数均值比较，进行非参数检验9位医家之间有统计学差异（数据不符合方差齐性及正态性检验，故采用非参数检验，正态性检验 $Z=6.425$，$P<0.05$，方差齐性检验 $F=75.699$，$P<0.05$，非参数检验卡方值 1 246.07，$P<0.05$，各医家均值之间差异有统计学意义）。并分别进行两两比较，结果见表3-13。

表3-13　9位医家方剂用药味数指标比较

医家	最小药味 nd	最大药味 nx	均值 n	标准差 Sn
张锡纯	1	11	6.49△●○	3.142
唐容川	2	20	9.49▲○	3.545
恽铁樵	3	14	9.2▲○	1.995
陆渊雷	4	20	11.4▲△●	2.161
祝味菊	5	15	11.25▲△●	1.750
丁甘仁	3	17	12.24▲▲●○	1.839
叶天士	3	14	6.51△●○	1.509
薛生白	2	15	6.43△●○	1.533
何澹庵	4	11	9.28▲○	1.305

注：与张锡纯比较，▲$P<0.01$；与唐荣川比较，△$P<0.01$；与恽铁樵比较，●$P<0.01$；与陆渊雷比较，○$P<0.01$。

（7）临证用药方剂剂量计量指标统计：从所建数据库中选取张锡纯、唐容川、恽铁樵、陆渊雷、祝味菊、丁甘仁临证医案进行统计分析（叶天士、薛生白、何澹庵临证医案中无药物剂量，故剔除），对入选方剂用药剂量进行标准化换算，将各方每味药药量转化为相对药量，然后分别计算5项方剂剂量绝对指标值，即最大单药量均值 d_d，反映某类方君药用量；最小单药量均值 dx，反映某类方内使药用量；各方内相对药量标准差之均值 S_d，反映某类方内药量的变化；单方药量均值之均值 d，用于医家间用药量的比较；各方用药总量均值 DZ，用于医家间处方总剂量的比较。各指标计算公式（略）。

（8）临证用药方剂配伍关系指标统计：分别计算6位医家临证处方配伍计量3项相对指标值，标准变异系数均值 C，反映某类方方内药量相对变异状况；极变异系数均值 G，反映某类方方内药量最大变异状况；主药突出指数均值 Z，反映某类方方内主药突出用量状况，各指标计算公式（略），结果见表 3-14，图 3-18。

表 3-14　6 位医家临证处方剂量计量特征指标值比较（叶、薛、何无剂量，剔除）

医家	最大用量均值 d_x	最小用量均值 d_d	相对药量标准差均值 S_d	单方用量均值的均值 d	各方用量总量均值 DZ	标准变异系数均值 C	极变异系数均值 G	主要突出指数均值 Z
张锡纯	71.2 △●○	17.43 △●○	29.24 △●○	37.7 △●○	151 △●○	0.665 △○	7.86 △●○	1.09 △●
唐容川	9.61 ▲●	3.1 ▲●	2.62 ▲●	6.77 ▲●	62.3 ▲●○	0.4 ▲●○	4.62 ▲●○	0.45 ▲●
恽铁樵	12.22 ▲△○	1.61 ▲△○	3.94 ▲△○	6.27 ▲△○	57.83 ▲△○	0.63 △○	10.93 ▲△○	0.89 ▲△○
陆渊雷	21.4 ▲△●	2.9 ▲△●	5.66 ▲△●	9.46 ▲△●	108.54 ▲△●	0.58 ▲△●	6.98 ▲△●	1.19 ▲●
祝味菊	38.1 ▲△●○	4.74 ▲△●○	9.77 ▲△●○	14.41 ▲△●○	163.27 ▲△●○	0.64 △○	8.79 ▲△	1.49 ▲△●○
丁甘仁	17.96 ▲△●○	2.02 ▲△●○	4.89 ▲△●○	7.4 ▲●	91.7 ▲△●○	0.64 ○	11.03 ▲△●○	1.28 △●

注：与张锡纯比较，▲ $P<0.05$；与唐荣川比较，△ $P<0.05$；与恽铁樵比较，● $P<0.05$；陆渊雷比较，○ $P<0.05$。

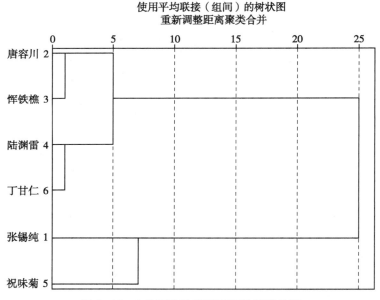

图 3-18　9 位医家临证用药四性聚类分析

3. 讨论　此次研究中，张锡纯前 5 位用药分别为炙甘草（0.46）、山药（0.45）、白芍（0.35）、党参（0.23）、生石膏（0.28），重视补气健脾，尤善用生石膏大清肺胃之热，与中西医汇通其他医家差别较大。张锡纯临证处方中茯苓、半夏、当归、白术、杏仁频次均低于其他汇通医家。而运用生石膏、山药、山茱萸、黄芪、白芍等药物与其他医家风格迥异。尤其前 3 位药物，在最大用量，相对药量标准差，标准变异系数，极变异系数及主要突出指数 5 项指标中，显著高于其他医家（$P<0.05$），提示张氏善用生石膏清热，善用山药，山茱萸补脾益气收敛精气的临证用药特色。张氏临证处方用药中寒凉/温热比值（2.07>1），用药趋势偏寒凉，在祛邪 6 法中以清热为主（1.31）。五味频次偏重于辛甘

（5.64），肝肾/脾胃比值（0.66<1），归经用药显示归肺胃经频次较高（3.6、3.3），提示重视补益后天脾胃的用药特点。补益/非补益比值（0.56<1），其用药特色以非补益为主，攻补兼施。补益中补气阳/补阴血比值（2.07>1）高于其他医家，提示张锡纯用药以补气阳为主，其中补气1.45，补阳0.04，仍以补气为重。方剂药用剂量指标药味均值比较中，张氏最小（6.49），最大用量均值（71.2），单方用量均值的均值（37.7）偏高，提示其用方特点药量大，药味小而精专。聚类分析结果显示，张锡纯临证用药与诸医家均有不同，独立性较强。

唐容川临证处方前5位高频用药分别为炙甘草（0.65）、白芍（0.63）、茯苓（0.32）、黄芩（0.32）、当归（0.31）、生地黄（0.24）。与其他8位医家相比茯苓、白芍用量偏高。唐氏运用炙甘草及白芍，酸甘合化为阴，且入肝脾，可滋补脾阴，与其脾阴理论相当吻合。唐氏用药肝肾/脾胃比值0.66左右，用药归经显示脾、肺、胃（5.0、4.7、3.95）频次较高，提示重视补益后天脾胃的用药特色。补益药使用频次唐容川较高（2.67），仅次于何澹庵。补益/非补益比值（0.39<1），补气阳/补阴血比值（1.31>1），补气频次1.40，补血频次0.80。可见其临证用药以非补益为主，清热多用，补泻兼施，补益中重固护脾胃，气血双补，补气为主。唐氏临证用药寒凉/温热比值（1.17>1），用药偏寒凉，在祛邪6法中以清热为主（1.71）且用药多入血分。在五味频次比较中，偏重于辛甘（8.59），以脾胃经用药较多。此外唐氏临证处方用药变异系数偏小（0.4），显示其用方稳妥，中和。对各医家临证处方常用药物作相关分析及聚类分析，唐氏与中西医汇通医家中张锡纯及陆渊雷相关性显著，相关系数分别为0.826、0.812，与其他医家均不显著（$P>0.05$），与中西医汇通派医家张锡纯，陆渊雷可聚为一类，提示其在临证用药习惯上与中西医汇通医家有相似之处，与非汇通医家差别较大。

恽树珏用药寒凉/温热比值（1.12>1），用药偏寒凉，祛邪6法，以清热祛湿多用。在五味频次比较中，恽氏偏重于辛甘（8.50）。肝肾/脾胃比值（0.9<1），在归经频次中归入肝脾经频次较高（4.4、4.2），入肝经药大于肾经药（2.21），补益/非补益的比值（0.27<1）偏低，补气阳/补阴血值（0.72<1），分别观察补益各类药物频次，补气、阳、血、阴（0.51、0.27、0.71、0.38）提示其用药风格以非补法为主，补泻兼顾，补益中强调先后天并补，精血同调，而更偏重于补肝之阴血。恽铁樵前5位用药分别为当归（0.55）、苦杏仁（0.28）、生地黄（0.25）、炙甘草（0.45）、黄连（0.242），恽铁樵临证处方中当归、苦杏仁、炙甘草频次均高于其他汇通医家，重视补血滋阴，气血两清，攻补兼施；对各医家临证处方常用药物作相关分析，恽铁樵与中西医汇通医家相关性均不显著，对9位医家临证处方前12为高频用药进行聚类分析，恽铁樵单独一类，提示临证处方其他医家多有不同。方剂药用剂量指标极变异系数偏高（10.93），提示恽氏临证用药谨守病机，随证加减，变化自如。

陆渊雷用药寒凉/温热比值（0.96<1）接近1，用药寒热趋向于均衡。祛邪6法，以清热化痰多用，用药偏重于辛甘（9.53），高于其他医家。归经频次以脾肺经为主（5.6、4.9），肝肾/脾胃比值（0.61<1）低于其他医家，提示重视补益后天脾胃的用药特色。非补益药以丁甘仁为最，陆渊雷在汇通4家中居高。补益/非补益的比值（0.35<1），以非补法为主。分别观察补益各类药物频次，补气阳/补阴血比值（1.73>1），显示补气阳为主，且补气、阳、血、阴分别为1.48、0.18、0.72、0.24，以补气为主，补血为辅。陆渊雷临证处方用药排序前5位的药物分别为炙甘草（0.48）、当归（0.32）、白术（0.30）、白芍（0.28）、半夏

（0.28）、柴胡（0.28）、茯苓（0.27），其中半夏、白术、太子参（0.23）频次均高于其他汇通医家。提示其重视补脾胃后天，气血同补，补中有行，补中有散，善于行气化痰之临证特色。因其善用太子参而有陆太子之称。在药味均值比较中，陆氏最大（11.4），用药指数较大（1.19），提示陆氏临证用药方中药味在汇通医家中偏大，单味药物使用突显性强。

综上所述，中西医汇通派4家临证处方有其相似之处，亦有特异性。相关分析聚类分析结果均显示，张锡纯与中西医汇通医家中唐容川及陆渊雷用药风格相似，恽铁樵独具特色，而与其他非汇通医家差异有统计学意义。汇通4家中，张氏、唐氏、恽氏用药偏寒凉，而以张锡纯最为显著。陆氏用药寒热趋向于均衡。汇通医家用药皆偏重于辛甘，尤以陆氏为著。中西医汇通医家临证处方用药排序前5位的药物包括炙甘草、白术、白芍、茯苓、当归，有气血并补，补中有泻之意。各医家以非补法为主，在补益各法中张锡纯、唐荣川及陆渊雷重视后天脾胃，用药多为补气健脾之品。而恽氏偏补肝肾精血，尤以补肝血为要。祛邪6法中，4家均以清热为先，张锡纯喜用生石膏，大清肺胃之热，其使用特点与其他医家迥然不同。唐氏则清热凉血为主，恽氏清热中兼顾祛湿喜用黄连苦燥化湿，陆氏则兼化痰，善用半夏化痰行气开散郁结。方剂药用剂量指标分析结果提示张锡纯用方药量大，药味小而精。恽铁樵药用变化大。陆氏用药单味药物突显性强。而唐氏用方稳妥、中和。

五、"分型辨证"的兴起与流弊

（一）"阶段论"与"随机论"

1. **外感病的证候模型** 曾任科学哲学协会会长的美国明尼苏达大学哲学教授 Ronald Giere，在《不谈规律之科学》（*Science without Laws*，芝加哥大学出版社，1999）指出：科学知识的核心要素是模型，而不是规律。因此，模型是创造出来的，不是发现的；需要回答的经验性问题，不是理论是否为真（是否正确），而是模型对于特定的样例（cases）是否适用？这一理论被称之为"科学哲学的语义学派"，尤其在技术领域非常适用。

在中医学里，自古就存在两种不同的辨证思路。一是纵向的，如六经、卫气营血、三焦辨证等；一是横向的，如八纲、脏腑、气血津液等。对于外感疾病（相对于感染性疾病或传染病），它往往有一个发生发展的过程，六经、卫气营血、三焦辨证的特色是在强调病因、病性、病位和病征的同时，更加注重疾病的演变过程，我们可以称之为"阶段论"（或称分期辨证）；对于内伤杂病，它往往在强调例如病因、病性、病位和病征的同时，更加关注疾病的寒热、虚实、气血津液的消长变化，在临床上应用辨证论治的灵活性，证随机变更加符合个体化治疗，我们可以称之为"随机论"（或称分型辨证）。因此，在中医临床中一直有"外感宗六经（辨证，含卫气营血、三焦辨证等），杂病宗脏腑（辨证）"的说法。

2. **临床表现的三个特征** 当代医学门类越分越细的一个缺陷是，众多专家们在某一病种辛勤耕耘而缺乏整体观念。例如病毒性肝炎的临床诊断，目前分为急性肝炎、慢性肝炎、重型肝炎、淤胆型肝炎和肝炎肝硬化5类，急性肝炎又分黄疸型和无黄疸型，慢性肝炎分轻、中、重度（慢性乙型肝炎又分E抗原阳性和E抗原阴性），重型肝炎又分急性、亚急性和慢性（分早、中、晚期），淤胆型肝炎又分急性和慢性，肝炎肝硬化又根据炎症情况分活动期和静止期，根据机体状态分代偿期和失代偿期，根据肝脏储备功能分 Child-

Pugh A、B、C 级。显而易见，这种分类杂乱无章，缺乏规律性可循。

如果我们借鉴一下中医的共性思维（根据各种外感病的传变规律，寻找某种一致的辨证方法，如卫气营血或三焦辨证），上升到传染病的总体框架进行整体梳理、逻辑分析，将其临床诊断从三个方面考虑，即发病类型（分型）、演变过程（分期）和病情轻重（分级）。那么，急性肝炎、慢性肝炎、重型肝炎、淤胆型肝炎和肝炎肝硬化 5 种类型为第一层次。第二层次一般有早、中、晚期的演变过程，但是疾病的不同发病类型有不同的区分，如急性肝炎有前驱期（相当于中医的表证期）、症状明显期和恢复期；慢性肝炎有静止期（无论是药物控制还是自然病程）和活动期；重型肝炎有急性坏死期、平台期和恢复期/终末期（我们不同意传统的早、中、晚分期，因为"晚期"的规定里面不包括存活的患者，而不少康复患者还有一个恢复期的过程）。第三层次即轻、中、重的分级，它只存在于疾病活动期或症状明显期，如急性肝炎的症状明显期，慢性肝炎、肝炎肝硬化的活动期（Child-PughA、B、C 分级也可考虑改为轻、中、重的分级以便统一），以及重型肝炎。以上考量如果推广至每一种传染病，则可以执简驭繁，脉络清晰，具备科学美的特质。

通过以上共性思考，未来医学同样可以将流行性感冒进行分型、分期和分级，而不仅仅划为轻、重两型或普通型、重型和危重型。我们设想，第一层次包括上呼吸道型、肺型和肺外型（实际上有我们原卫生部专家组对于甲型 H1N1 流感轻型、重型和危重型的意味），第二层次上呼吸道型分为发病期（相当于中医的表证期）和恢复期；肺型分为表证期、里证期和恢复期；肺外型分为表证期、里证期和恢复期/终末期，不同时期还有轻、中、重的分级。当然，以上纯属于个人想法，仅为举例，有没有可操作性还得广泛征求意见。

3. 理想的辨证体系　一个成功的辨证体系应该包括以下内容：①病因：主要原因、次要原因及其在不同时期相互关系的演变；同中求异，异中求同。②病性：主要矛盾，次要矛盾及其在不同时期的演变。③病位：基本病位，牵涉病位及其在不同时期的演变。④病征：基本证候，兼夹证候；表征和里征。⑤病程：疾病是一个连续不断的过程，有不同的临床分期。⑥病情：轻、中、重程度。

同时，一个成功的辨证体系应该满足以下原则：①疾病过程和疾病表现的对立统一（横的走向和纵的走向，空间结构和时间结构）；②规律性和随机性的对立统一（原则性和灵活性，矛盾的一般性和特殊性）；③主要矛盾（或矛盾的主要方面）和次要矛盾（或矛盾的次要方面）的对立统一；④内在资料和外在资料的对立统一（临床表现和实验室检查）；⑤程度变化和性质变化的对立统一（量变和质变）；⑥丰富包容性和内在简洁性的对立统一。

（二）"分型辨证"的兴起

1. 脏腑学说为中医理论核心的提出

（1）"脏腑学说是中医理论体系的核心"：1961 年，在湖北中医学院第二届西医离职学习中医研究班毕业前夕，许自诚、张大钊和李瑞臣 3 人主笔完成《从脏腑学说来看祖国医学的理论体系》一文。1962 年，该文在《人民日报》《健康报》《光明日报》及《中医杂志》和《中国建设》发表。这是新中国成立以来中医理论认识的一件大事，引发了关于"中医理论体系核心"问题的大讨论。50 多年之后，许自诚教授于 2015 年 6 月 15 日在《中国中医药报》发表文章"脏腑学说是中医理论体系的核心"，回顾多年前的情形："我们之所以提出'脏腑学说是中医理论体系的核心'这一论点，是因为经过系统学习中医理论后，认识到中西医学在脏腑理论上有着相同的解剖学基础，且在生理功能和病理表征的叙述上也没有本质区别。相比之下，藏象学说、经络学说虽然也是中医理论体系的组成部分，但不具有脏腑学说的特质，而阴阳五行学说主要还是一种说理工具，唯有脏腑学说方能够称之为中医理论体系的核心。"图 3-19、图 3-20 为湖北中医学院的老师。

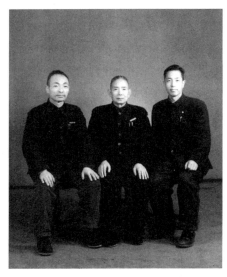

图 3-19 当年的洪子云、张梦龙老师和许自诚（从左到右）

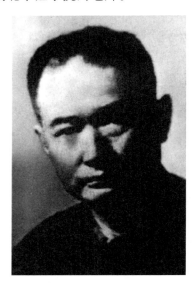

图 3-20 当年的张汉祥院长

在 2014 年 09 月 17 日的《兰州大学新闻网》有一个人物访谈节目——"许自诚：自强不息、厚德载物"。节目中，90 岁的许教授详细地回顾了当年的写作经历（作为一份历史资料，笔者将其保留在这里，并为该访谈中许教授对我们共同的母校湖北中医学院的深深敬意而感动，这两张照片也是珍贵的历史资料）："1961 年，也就是我系统学习中医三年后，国家卫生部郭子化副部长（主管中医）及中医司司长吕炳奎带领一批人考察西医学习中医班的学习情况。在湖北中医学院视察研究班的学习情况时，让学校召集我们全班同学开会，谈谈个人的学习心得体会。在会议上，同学们都发言了。我也发言了。

"我说我学了中医以后，感觉到中医的理论是一个独特的理论体系，与西医学迥然不同，博大精深，确实是一个伟大的宝库。我首先体会到中医理论体系中，它的'心'指的是大脑，把'心'作为人体最高的调节中枢（心是君主之官也），而且它能够调节人体的各个内脏，使它有规律地维持它本身的生理功能。这是古人的一个了不起的发现，在两千年前就已经阐明了这个观点。这种观点在西医学中，在 20 世纪 20~30 年代间，巴甫洛夫通过条件反射的动物实验，阐明了'大脑皮层的高级神经活动是人体的最高调节中枢'，他的弟子贝克夫进一步提出了'大脑皮层内脏相关学说'。我们的先哲在两千年前就提出了这一概念，是一个伟大的发现，我们的祖先真了不起，这是我们的骄傲。在治疗方面我举了个例子，中医治疗是采用'辨证施治、因人而异'的个体化治疗原则，治病处处以整体观念去指导，并且以脏腑为基础。比如失眠，西医学治疗主要是用镇静药，如果一个药不行，就另外换一种药。但中医就不是这样了。中医治疗以'心'为主导，心就是大脑，以脏腑为根据，方法比较多。如辨证为心脾两虚证引起的失眠，是一种治法；如辨证为心肾不调性失眠，就是另一种治疗方法。如此看起来，中医的治疗是辨证的、因人而异的、个体化的治疗方法，这就比较好。发言完了，就散会了。

"在毕业典礼上，我提出了'体表内脏相关学说'，《湖北日报》作了报道。过了两三个月，国家卫生部给湖北中医学院来了一封信，学校领导就找我来了，让我带几个同学到北京写论文。我还愣住了，这怎么办？经学校研究，派湖北中医学院的教务长和我去北京，先问清楚是怎么回事。我1961年10月10日到北京（这是我第一次去北京），我们住在友谊饭店。第二天就到卫生部，见了吕司长。他说，小许你来了，好啊。那时卫生部是平房（摄政王王府）。他问，小许，你那天的发言再有什么新的意见没有？我说，没有。他说，你回去写一个大纲来。我回到饭店连夜写了个大纲，又去卫生部见吕司长。他一看，说，行了，你回去就写这个论文。回来以后，学校组织了一个小组，收集材料，最后让我（第一位）、张大钊、李瑞臣三人为主笔。那时候是冬天，又在困难时期，我们在学校的一个房间里，一张方桌，我们三人就在那里日日夜夜地，经过了三个月的时间，并且征求湖北中医学院专家的意见进行修改，初步定稿后，我和张大钊两人去卫生部交稿子。吕司长说，就这么定了，把题目改为'从脏腑学说来看中医学的理论体系'。我们就回来了。"

"1962年5月29日，这篇论文在《人民日报》摘要刊登，5月30日在《健康报》全文转载，并正式发表于《中医杂志》1962年第六号。文章发表后，在全国中医界和"西学中"反响较大。全国展开了讨论，《人民日报》又发表了讨论情况。后来，脏腑学说被收入我国第一部《中国医学百科全书·中医基础理论》分卷。"

（2）"脏腑学说"与"脏腑辨证"

为什么要详细地介绍"脏腑学说是中医理论体系的核心"这一学术事件，因为脏腑学说的重视与"脏腑辨证"的普及密切相关，而正是"脏腑辨证"（可称之为"分型辨证"）成为之后"辨证和辨病相结合"的标准化方案而一统天下。

我们知道，脏腑辨证是根据脏腑的生理功能，病理特点，对疾病所反映的临床症状、体征等进行分析归纳，从而推断出疾病所在的脏腑病位、性质、正邪盛衰情况的一种辨证方法。中医讲的以五脏为中心的整体观，人的各项生理活动都依赖于脏腑，各种病理变化也与脏腑密切相关。因此，疾病的发生与发展，大多会影响到脏腑，致使脏腑功能出现异常改变的结果。我们也知道，中医有多种辨证方法，各有其不同特点。但在确定病位时，往往必须落实到脏腑。不落实到脏腑，辨证过程就没有结束，治疗也无法下手。脏腑辨证在临床诊治疾病时具有其他辨证方法无法代替的重要作用。

2. 中医辨证结合西医辨病观念的形成

（1）中医"辨证论治"诊疗观的确立：1954年，河北省石家庄市暴发"乙脑"，正当西医束手无策之际，卫生部组织中医防治医疗队，在"辨证论治"思想指导下，采用白虎汤加味治疗，辅以西医急救措施，取得显著疗效。1956年，北京"乙脑"流行，开始亦以白虎汤为基础方，疗效不佳。中医研究院脑炎工作组著名专家蒲辅周指出症结所在，此时气候湿热，宜加燥湿之品，遂以白虎加苍术汤为主，用于临床，疗效甚佳。至此，中医"同病异治"精髓得到充分的彰显，因人、因时、因地制宜精神得以展现，"辨证论治"特色绽放异彩，成为中医诊治的灵魂。从此，中医界开始强调，临床必须遵循"辨证论治"，不能按照"一病一方"的思路机械套用。

从此，中医学界开始按"辨证论治"思路构建其体系。1957年，秦伯未在《中医"辨证论治"概说》中总结辨证"三步骤"，即：先把整体分为上下、中外几个部分，再将内脏和经络分成若干系统，然后按病态分为若干类型。1960年，中医学院第1版统编教材问世，突出"辨证论治"特点，这一特点在后来的教材中逐渐得到彰显。1964年，第2版统编教材出版，在"辨证论治"条下分列：主证、证候分析、治法、方药，这种编写体例也为后来的统编教材所沿用。除《内经讲义》《中医诊断学讲义》及《中医内科学讲义》外，"辨证论治"这一特色还被推广并贯彻到中医外科、中医妇科、中医儿科及针灸学等统编教材之中，使临床各科的基本理论、基本知识和基本技能以此为主轴得以系统化，辨证论治的诊疗特色得到进一步的彰显。

（2）"辨证和辨病相结合"中西医结合诊疗模式的确立：我们知道，中、西医病的概念是不一样的。西医病包含疾病的病因、病位、病变器官的病理变化、整体功能的反应状态、病程演变的阶段和预后等多方面内容。因此，在辨证论治之前，了解上述情况，对中医临床诊治颇有帮助。进一步研究发现，单纯西医辨病、单纯中医辨证都有局限，应当将西医辨病与中医辨证结合起来，发挥各自优势，因此这一时期基于西医辨病与中医辨证的新的诊疗模式就被确立起来了。

1973年，沈自尹在《新医药学杂志》发表《"辨病与辨证相结合"是中西医结合的初步途径》一文，首次依据大量临床实例和科学实验指出：对于某一个病种或某一个病人，深入了解其病因、病理、生理、生化的特殊变化以及疾病发展中的证型演变，从中西医角度辨别剖析，在病与证处找结合点，取长补短，明确现象与本质，或舍病从证，或舍证从病，病证互参，提高临床诊治水平。自此以后，《新医药学杂志》陆续发表了讨论"辨证和辨病相结合"的文章，辨证与辨病相结合逐渐成为中西医结合甚或中医临床诊治的基本模式。

3. **标准化浪潮与诊疗标准的制定**　标准化是近两三百年随着工业革命的开始而发展起来的，1901年，世界上出现第一个国家标准化团体英国标准学会（BSI）；随后10年间，有18个国家正式成立了国家标准团体；1926年，国际标准化协会（ISA）成立；1947年，成立了国际标准化组织（ISO）。现在，国际标准化组织有89个国家的标准化团体成员，中国标准化协会于1978年重新参加这一组织。而且，国务院于1978年批准成立了国家标准总局，1979年7月颁发了《中华人民共和国标准化管理条例》，全国人民代表大会于1988年12月29日通过《中华人民共和国标准化法》。毫无疑问，标准化是技术进步的必然选择，随着各种产品、技术的标准化进步，疾病诊疗技术也逐渐纳入了标准化的进程中。当前，各种诊疗常规、指南的诞生和不断修订，正是标准化浪潮席卷而下的结果。

中医药标准化研究起步较晚，最具代表性的是以朱文锋教授、王永炎院士等牵头制定的《中医临床诊疗术语》成为国家标准（GB／16751.1-1997），于1997年由当时的国家技术监督局发布，并获首届"中国标准创新贡献奖"三等奖。在规划方面，2006年7月，国家中医药管理局颁布了《中医药标准化发展规划（2006—2010）》，提出了中医药标准体系的建设目标；2007年4月，《国家食品药品"十一五"规划》颁布，提出在"十一五"期间，完成中成药部颁标准4 000个品种、1 000种中药材和500种中药饮片的国家标准制修订工作。国家中医药管理局还于2004年发布了中医药标准制定程序，就中医药标准的立项、起草、审查、批准与发布等进行了规范。

在组织机构建设方面，按《国家标准化"十一五"发展规划》部署，经国家标准委批准，已成立中医标准化技术委员会（以下简称"国标委"）、中药标准化技术委员会、针灸标准化技术委员会、中药标准化技术委员会中药材种子（种苗）分技术委员会。中西医结合标准化技术委员会、民族医药标准化技术委员会、中医标准化技术委员会中医药信息分技术委员会正在筹建之中。

在具体标准研究方面，以《中医药标准化发展规划（2006—2010）》为指导，围绕中医药名词术语等基础标准、中医常见病证诊疗指南和临床技术操作规范等技术标准、中医药医疗教育科研机构建设和人员资格等管理标准进行了大量工作。据不完全统计，目前已由国家标准化管理部门发布了中医药国家标准27项，包括《中医病证分类与代码》《中医基础理论术语》《中医临床诊疗术语》《腧穴名称与定位》《腧穴定位图》《耳穴名称与定位》以及灸法、三棱针、拔罐等技术操作规范。由国家中医药管理局及各行业学会发布了中医药行业标准和行业学术组织标准200余项，如《中医病证诊断疗效标准》系列9项，《中医内科常见病诊疗指南》系列标准132项、《中医护理常规技术操作规范》系列标准18项、《肿瘤中医诊疗指南》系列标准21项、《糖尿病中医防治指南》系列标准15项、《亚健康中医临床指南》1项、《中医体质分类与判定》1项。此外，国家中医药管理局联合相关部门发布了有关中医院建设、中医药重点研究室建设、中医药科研实验室分级、中医药教育管理等多项管理标准。

长期以来，我国在中医药国际标准制定方面缺乏话语权。20世纪80年代，我国参与了世界卫生组织《经穴部位》国际标准的制定工作，并在近年来积极参与世界卫生组织国际疾病分类代码（ICD-11）传统医学部分的研究起草工作，世界中医药学会联合会成立以后，陆续制定了一系列的中医药国际行业标准。2007年，由我国与韩、日等国家合作编写的《传统医学名词术语国际标准》由WHO颁布；2008年，由世界中医药学会联合会牵头，经68个国家（地区）200余位专家4年多努力的《中医基本名词术语中英对照国际标准》制定完成；2009年，由世界中医药学会联合会教育指导委员会负责的、近10个国家和地区参与制定的《世界中医学本科（CMD前）教育标准》发布。在国家中医药管理局的领导下，在国标委、外交部、商务部等部门的密切合作和大力支持下，在2009年9月召开的ISO/TMB大会上，国际标准化组织（ISO）同意成立中医药技术委员会（ISO/TC249），秘书处设在中国。这是在世界上最有权威的标准化组织中首次成立与传统医药有关的技术委员会，对我国掌握中医药以及传统医药国际标准制定的主导权和话语权具有重大意义。

但是，由于中医药标准化工作起步晚、基础薄，中医药学本身所具有的独特性，使中医药标准化研究存在一些问题。首先是已制定的中医药标准适应性不强、系统性不够，对中医药临床、科研、教学、对外交流等没有起到足够的规范和促进作用。如制定的中医临床诊疗技术类标准很少在临床医疗实践中采用。有的中医病证基础类标准，在中医的教科书及其他标准中都没有被采用，同一内容甚至有几种不同的表述。其次是已制定的标准大多是国内标准，国际标准非常少，与我国作为中医药的发源地的身份极为不符，在许多中医药国际标准的制定方面，我国的主导地位屡屡受到日本、韩国等国家的挑战。第三是已制定的标准中中医方面较多而中药方面较少，相关标准的缺失已经影响到了中药材的出口，有的国家凭借其技术上的优势对我国造成较大威胁。第四是全行业对中医药标准化的认识有待提高，中医药标准化工作还未完全走上正轨，科研人才缺少，科技投入不足，在中医药科研、医疗、教学、国际贸易和对外交流中还远远没有充分发挥中医药标准化的作用和价值。

"分型辨证"是"中医辨证与西医辨病相结合"的最初产物，也是标准化过程中的仓促选择。今天，当我们深入分析与评价"分型辨证"在传染病辨证体系应用过程中的功过得失的时候，就会发现它自身存在的一些深层问题：①中医学有那么多的辨证方法，分型辨证是如何成为各科疾病包括传染病"辨病与辨证相结合"的唯一选择，而一统天下的？②分型辨证能否全面反映中医学的辨证论治优势，是否存在某些难以克服的理论困惑？③能否根据不同疾病不同类型探讨新的辨证论治模式？

（三）分型辨证在现代传染病诊疗中的应用

尽管统计学无法准确无误地告诉我们脏腑辨证（分型辨证）在今天的传染病诊疗过程中的运用情况，但纵览各种有关传染病辨证的文献，脏腑辨证的影响力依然不可小觑。

1. 病毒感染

（1）流行性乙型脑炎：黄存垣等通过对13例乙脑患者证候特点分析，发现，乙脑有三种证型：①热毒偏盛兼肝风内动型，热毒偏盛兼伤津耗气型，热毒偏盛兼夹外风和热毒偏盛兼风痰上壅型；②湿毒偏盛兼夹肝风，湿毒偏盛兼夹痰湿以及湿毒偏盛兼脾虚内陷；③湿热两盛。但是，被诊断为湿热毒邪两盛的患者最多。因此，作者认为，湿热毒邪两盛及上述兼杂症状为乙脑主要证型。郭千生则通过对50例乙脑恢复期及后遗症病人的治疗，诊断出三种证型：热证、风证和痰证。热证以虚热为主，包括阳虚和阴虚；风证表现为风邪留络和虚风内动；痰证则以痰浊和痰火为表现。

（2）脊髓灰质炎：胡义保等认为，该病以湿热阻络型（瘫痪期）和气虚血滞型（恢复期）为主。前者可见发热不退，肢体疼痛，转侧不利，哭闹不安，拒绝抚抱，不对称肢体瘫痪，少数患儿腹部隆起，大便干结，舌红苔腻。后者则见热退后瘫痪停止发展，肢体痿软无力，舌淡苔薄。

（3）狂犬病：彭胜权等认为，此病由于发病急、病情重，症状具特征性且相类似，所以治疗方面主要是按病施治，而不是辨证论治。杨培明等则认为，此病属中医"急惊风"范畴，可以分型论治。它可以被辨证为毒窜经脉型、毒蒙心肝型及气阴耗竭型。

（4）流行性感冒：杨培明等认为，流行性感冒多由外感疫疠之邪所致。按照脏腑辨证，可以分型为风寒型、风热型、表寒里热型、体虚型。体虚型又可以再分为气虚、阴虚、血虚和阳虚四种类型。作者又强调，临床见证每多兼夹，如体虚兼风热有之，气阴两虚者有之，阳虚兼风寒亦有之。张旭剑认为，流感被分为风寒、风热两大传统证型有失稳妥，应该是风寒束表，内里郁热型。实际上杨培明等人已经论述，即表寒里热型。著名中医任继学则将本病分型为表卫证、毒郁腠理证、热毒闭肺证、热陷心包证和热犯膜原证。

（5）禽流感：《人禽流感诊疗方案（2005版）》将人禽流感辨证分型为毒邪犯肺型、毒犯肺胃型、毒邪壅肺型和内闭外脱型。聂广等则认为，禽流感应按期分型。初期为卫郁肺热型，中期为邪毒壅肺型，极期为痰湿壅肺型，恢复期为肺脾两虚型。周仲英认为本病属"温热疫病"范畴，临床可分为"瘟毒犯肺""湿热中阻"及"瘟毒夹湿"等证型。李振华通过临床辨证，认为此病应区分为3种证型：偏热型、偏湿型和湿热兼杂型。张伯礼认为，此病证型以湿热混杂型为主。路正志认为对于病毒性疾病，主要辨证思路应谨八纲辨证，临证时可以俞昌的三焦分治为参考。王永恒认为该病中医病名可考虑为"肺温毒"或"肺毒疫"。可将该病分为3型：①毒邪犯肺；②毒犯肺胃；③毒邪壅肺。王仰宗认为，此病可分为邪犯肺卫证和疫毒壅肺证。

（6）SARS：作为一种病毒感染和急性传染病，罗慧等认为，此病可按期分型为邪犯肺卫型、热毒壅肺型、痰瘀内阻型和气阴两伤型。李全利认为，此病可分型为肺卫受邪型、邪伏膜原型、湿热壅肺型和湿恋正虚型。王耀光等认为，SARS在临床应辨证分型为热毒闭肺型、肺胃气阴两伤型和瘀阻肺络型。由于天津不同于广州的气候湿热，邪伏膜原型与内闭喘脱证型在天津并不多见。姜良铎等对SARS进行分期分型，划分很细。该病在早期分为疫毒犯肺证、湿热郁阻证、疫毒壅肺证；发展期分为气营两燔证、热人心营证、肺闭喘憋证、喘憋欲脱证、邪入心包证和内闭外脱证；恢复期为气阴亏虚、痰瘀阻络证、湿热内阻证、热瘀阻络证、肝肾阴亏证、脾虚湿阻证、心肺气虚证、肝郁气滞证、心神失养证和瘀毒伤骨证。张广清等认为，本病在早期有湿热阻遏肺卫和邪伏膜原两型；中期有邪阻少阳、湿热壅肺、湿热蕴毒三型；极期有热入营分、耗气伤阴，邪盛正虚、内闭外脱两型；恢复期有气阴两伤证和气虚挟湿挟瘀证。袁长津等认为，此病早期为疫毒袭肺偏热证和疫毒袭肺偏湿证，中期是疫毒壅肺偏热证和疫毒壅肺偏湿证，极期为内闭外脱证，恢复期为气阴两虚证、气虚湿热证和瘀阻肺络证。刘尚义等认为，此病在早期为发热毒盛证，中期为肺实喘咳证，恢复期为肺脾气虚证。董淑萍认为，SARS辨证有两大类，外感发热与内伤发热。外感发热的证型包括，外感风寒型、外感风热型、风湿客表型、暑温感寒型和燥伤肺卫型，内伤发热的证型包括，阳明热盛证、热入心营证、热盛动血证、三焦火毒热盛、邪热内陷心包、热盛动风证，温病后期邪伏阴分、气津两伤。孙霈认为，SARS的两个关键的，需要论治的证型是气分高热，毒犯阳明证和湿热壅肺，气阴两伤证。孙凤霞认为，本病的传变不具备卫气营血的辨证规律，辨证应按照北京中医药大学主编《温病学》对湿热疫的概括，分为表证、里证或表里证。韩刚等认为，SARS可根据患者的临床表现和查体分型为邪毒袭肺、热邪损肺型、温热伤肺、肺热移肠型、邪热壅肺、痰浊阻肺型、风温犯肺、肺胃阴伤型。在SARS的恢复期，曾庆明等建议将该病分型为余热恋肺证、气阴亏损证和气虚夹痰证。胡建华等则通过对病人出院以后的观察，发现正虚和邪恋为两大主要证型。正虚包括肺脾两虚和气阴两伤，邪恋以瘀毒阻络为主。

（7）麻疹：任国珍认为，麻疹可辨证分型为三型：热毒炽盛型，气血不和型和气虚邪恋型。杜丽辉根据麻疹的发展阶段，将此病分型为毒邪犯表型、肺胃热盛型和气阴两虚型。吴兴水认为，麻疹并肺炎是麻疹常见并发症，因此麻毒闭肺证是麻疹常见证型。陈运生认为，此病逆证是危证，被辨证分型为麻毒闭肺证、麻毒熏喉证、毒陷心肝证。朱锦善对麻疹的顺证和逆证都进行了分型，顺证分为麻毒郁表证、肺胃热盛证、肺胃阴伤证；逆证分为麻毒闭肺证、麻毒熏喉证，毒陷心肝证、热迫肠腑证、麻毒后口疳证、麻毒入眼证、麻毒后痧癫证。

（8）风疹：周明君认为，小儿风疹应参照5版教材《中医儿科学》"风疹"辨证分型分2型：邪伤肺胃型和邪毒炽盛型。赵世芬认为，此病可分型为风邪犯肺证和热邪壅肺证。杨培明等认为，此病分型为邪郁肺卫证和邪热炽盛证。方婷娜认为，该病应分型为风热型和热毒型。

（9）水痘：郑峰认为，此病应分型为风热轻证和毒热重证。曾金莲等也认为，此病可分为风热轻证和毒热炽盛证。杨培明等认为，此病分型为风热犯表证和热毒炽盛证。朱锦善则认为，此病应分型为邪郁肺胃证、毒蕴肺胃证和气营两燔证。

（10）流行性腮腺炎：杨培明等认为，该病若是常证，则可辨证为温毒在表和热毒蕴结，若有变证，则有邪陷心肝和毒窜睾腹。洪永健等认为，此病应辨证分型为风热型、湿热型和热毒型三型。孔月梅认为，此病应分型为风热型、热毒型和风热痰湿型。徐爱香则将此病按照水痘的辨证分型分为风热轻证和毒热重证。达富拉认为本病是由于风瘟毒邪瘀阻少阳、阳明之经，将此病分型为瘟毒在表型、热毒蕴结型、邪毒内陷心肝型、邪毒引睾窜腹型。程玲莉将此病分型为温毒在表型和热毒蕴结型。舒云萍参照《中医病证诊断疗效标准》，把此病分型为温毒袭表型、热毒蕴结型、毒陷心肝型及邪窜肝经型。黄云把此病分为温毒在表型、热毒蕴结型和胃气阴两伤型。

（11）登革热与登革出血热：杨培明等则将登革热分为湿重于热型、热重于湿型、胃热亢盛型和邪毒内犯气营型；登革出血热分为则按照卫气营血辨证分为邪盛气分型、气血两燔型和内闭外脱型。彭玉林等分三期七型辨治，①初期分为湿重于热型和热重于湿型；②极期分为胃肠两热型和气血两燔型；③恢复期分为热伤阴液型、胃气不和型脾胃虚弱型。何世东分六型辨治，即卫气同病型、气分热盛型、湿热缠恋型、气血两燔型、肝风内动型和气血两伤或气血两虚之证。邝巧玲根据临床将登革热分为湿热和暑燥型。林德生将登革热划分为三型：暑燥疫型、湿热疫型和血分热毒型。

（12）乙型肝炎：回秀丽根据病人症状及舌脉二诊的结合，对乙型肝炎辨证分型为肝阴不足证、脾胃虚弱证、肝脾血瘀证和肝胆湿热证。姚延平等将乙肝分型为黄疸热重型、无黄疸型和肝胃不和型。杨祚南等根据中国中医药学会内科肝病专业委员会制订的《病毒性肝炎中医辨证标准（试行）》，分五证辨证：湿热中阻证、肝郁脾虚证、肝肾阴虚证、瘀血阻络证和脾肾阳虚证。杨尧森则将乙肝大三阳按肝胆湿热型、脾虚湿滞型和血瘀邪恋型。王峰等对乙肝相关性肝硬变腹水辨证分型为湿热内蕴，气机失宣型、脾失健运，水湿内停型、气滞血瘀，脉络瘀阻型和湿热稽留，脉络瘀阻型。

（13）艾滋病：胡建华等通过临床，将艾滋病分为虚证、实证和虚实夹杂证。虚证包括气血两虚型、气阴两虚型、肺脾两虚型、脾肾两虚型、肾阴亏虚型；实证包括肝郁气滞型、肝经风火型、湿热内蕴型和痰气郁结型；虚实夹杂证包括气虚血瘀型、脾虚湿盛型、肝郁脾虚型、阴虚火旺型，通过对临床的分析，他们发现证型以气血两虚、气阴两虚、气虚血瘀和肝郁气滞为主。崔述贵等认为，此病可分为七种证型：无症状型、肺脾气虚型、肺肾阴虚型、痰聚血瘀型、热毒蕴肺型、热盛痰蒙型和脾肾亏虚型。吕维柏等认为艾滋病应以虚证为主，虚实夹杂，以辨病和辨证相结合的原则分型。早期为肺气阴两虚型，中期为脾虚或肺脾两虚型，晚期为肾阴不足型以及高热神昏等热盛型。他在坦桑尼亚对158例患者按肺型、脾型、肾型3型论治，取得了可喜的苗头。苏诚练按中医理论把临床所见AIDS分为以下四个证型：一是肺胃阴虚型；二是脾胃虚损型；三是脾肾两亏型。崔金才把AIDS分为五型：一是热毒炽盛型；二是气血亏损型；三是气阴两伤型；四是肝肾阴虚型；五是瘀血内阻型。王宝祥等把AIDS分为五型辨证治疗：一是肺气阴两虚型；二是肺脾两虚型；三是心气阴两虚型；四是脾肾两虚型；五是热毒炽盛，痰蒙清窍型。王树将$CD4^+T$细胞计数作为辨证论治的依据，认为$CD4^+T$细胞计数低于$200/\mu l$者，相当于肺脾气虚、气阴两虚证型；若$CD4^+T$细胞计数低于$100/\mu l$相当于脾肾阳虚，命门火衰证型；

第三章 后张仲景时代疫病（外感病）学说

一旦低于 10/μl 以下，即为肾阳衰微，阳气欲脱。郭长河根据艾滋病所致发热证候分型为少阳表虚、痰湿交阻、阴虚血瘀和气血两虚型。李国勤将艾滋病分型为肺气阴两虚型、肺脾两虚型、气阴两虚型、脾肾两虚型、热毒炽盛、痰蒙清窍型。马龙将此病分为肺胃阴虚型、脾胃虚损型、脾肾两亏型和热盛痰蒙型。王健在国外治疗 HIV/AIDS 口腔念珠菌病患者，辨证分型为湿邪困脾、脾胃衰败轻重两型。黄世敬等则将艾滋病分为脾型、肺脾型、肺型、脾肾型和肺脾肾型、脾肾阳虚和肺心肝肾阴虚。方绪则将艾滋病相关综合征期分为气虚外感、阴虚外感和热盛肺胃。李敏将带状疱疹 HIV 携带者分为 3 型：热毒炽盛型、湿热蕴结型和气滞血瘀型。

（14）流行性出血热：李纪云将此病辨证分型为肝肾阴虚和气阴两虚，肾精不固型。张先勇将此病分型为气营两燔证、血脉瘀滞并气阴两伤证与热结肠腑并入营血证。张照琪将此病分型为疫邪瘀阻于里、阴液亏虚，余热未清，但后者可兼心气阴两虚、肝阳上亢、阴血虚损、血瘀。苗相超将此病按发热期分为邪在肺卫、阳明热炽和气营两燔；低血压期为热厥和寒厥；少尿期为热结下焦，肾阴亏虚和邪陷厥阴；多尿期为肾阴阳两虚。杜景海将此病分型为气营（血）两燔型、热厥型、肾瘀型、水毒犯溢型和肾虚失固型。

（15）小儿手足口病：刘利平认为本病以湿热之邪所侵，湿热蕴结脾胃为其主要证型。解晓红认为此病按热毒炽盛型、湿热并重型和脾虚湿聚型来辨证论治。张凡将此病按初期，风热夹湿；极期，湿热夹毒和后期，肺胃阴虚或脾胃气虚来分期分型。

2. 立克次体病

地方性斑疹伤寒：王新垣通过对 54 例病人的辨证论治，将此病分型为邪伏少阳兼表型、少阳阳明合病型、邪伏少阳，热伤营阴型和邪伏少阳，湿郁三焦型。

3. 细菌感染

（1）痢疾：王渊将痢疾分型为湿热夹杂型和脾肾两虚型。彭述宪将痢疾分为 6 型：湿热蕴肠、热毒内聚、寒湿留滞、热毒聚肠、热毒炽盛和大肠滑脱。周金兰把痢疾分型为表里夹杂证，气血亏虚证和内闭外脱证。魏群把细菌性痢疾分型为湿热型、寒湿型、疫毒型、阴虚型、虚寒型和休息痢型。杨培明等把此病按湿热蕴结、寒湿困脾、脾阳亏虚、热毒炽盛和正虚邪恋。

（2）鼠疫：杨培明等通过辨证论治，将此病按照痰毒蕴结、邪热壅肺、毒燔气血（营）和疫毒内陷。

（3）炭疽：中医认为此病是感受湿热疫邪所致。杨培明等根据此病的临床表现，将此病分为湿热外侵，营卫不和、邪热蕴盛，气滞血瘀、邪犯脾胃，胃肠湿热、邪客营血，气营两燔、毒邪内闭，正气暴脱和正虚邪陷。

（4）百日咳：中医认为本病病因是外感时疫、内蕴伏痰所致。张晓库通过对 78 例病人辨证施治，将此病分型为寒痰束肺型、痰热阻肺型、气阴两虚型。许耀恒等将此病按照胃气逆肺型、肺胃热壅型、寒痰停胃脘证、燥结胃腑证、肝逆肺胃证、肺胃阴伤证、脾肺胃气虚证。孙克良等将此病分型为风热证、痰热证和阴虚血热证。

（5）猩红热：中医认为此病是由感受痧毒疫疠之邪所致。李国琼认为此病可按邪犯肺卫、邪入气营、疹后阴伤分型。朱锦善将此病按常证和变证进行辨证。常证按邪郁肺卫证、肺胃热盛证、气营两燔证和阴虚余热证论治；变证按热毒流注证、心气损伤证和水湿停滞证论治。

(6) 淋病：曹艺第一次将此病辨证分型为湿热下注型、肾阴虚夹湿热蕴结型和肾阳虚夹湿浊聚结型。第二次将此病辨证为湿热下注型、气滞血瘀与湿热并见型和肾阳虚夹湿浊聚结型。李秀花等则将此病分型为湿热下注和湿热内蕴。邵长庚等根据文献记载，中医学将此病分期分型为早期热毒下注，中期湿热交炽，晚期肾阴虚或肾阳虚。匡奕璜根据临床，认为此病以湿热下注型最多，其次为脾虚湿阻型、阳虚湿浊型和阴虚湿浊型或与气滞血瘀并见。范玉芹认为，此病应分型为湿热淫毒蕴结下焦、湿热阻滞和肾气虚弱。孙卫国等认为此病应分型为湿热夹毒型、湿热瘀阻型和肾气虚弱型。朱成彬将慢性淋病分2型论治：湿热留滞，肝脾失调及淫毒留恋，肝肾阴亏。王海平将淋菌引起的尿道炎合并前列腺炎分为2型：①肾阴虚加湿毒型；②肾阳虚加湿毒型。谢靳按中医辨证将其分为3型：湿热下注型、肾阴虚夹湿热蕴结型及肾阳虚夹湿浊聚结型。龚长根将此病分型为湿热下注型、湿热蕴结兼肾阴亏虚型、湿浊结聚伴脾肾两虚型和湿热蕴结夹气滞血瘀型。张春风将此病分期分型为急性期，膀胱湿热型、肝胆郁热型、热伤血络型和三焦湿困型；慢性期，肝肾阴虚型、肾阴不足型、中气不足型和气阴两伤型。

(7) 感染性腹泻：黄教授把感染性腹泻按其证候特点分成五个基本证型：①寒湿证；②暑湿证；③湿热证；④疫毒证；⑤脾虚证。祁江宁将此病按照内因分为脾胃两虚和肾阳虚衰。

(8) 流行性脑脊髓膜炎：杨培明等将此病按照卫气同病、气营两燔、内闭外脱、热盛风动和气阴两虚来辨证论治。

(9) 肺结核：强致和按照病情轻重分为肺阴虚证、肺脾气阴两虚证和肺脾肾三脏病证；按症候分类分为肺阴亏虚、阴虚火旺和气阴耗伤。王延章将此病辨证分型为肺阴虚证、肺肾两虚型和气血两虚型。石宝林将此病按发热分为阴虚火旺、阴虚内热和气血两虚；咳嗽分为阴虚火旺、气阴两虚、痰浊咳嗽和外感咳嗽；按咳血分为阴虚火旺、风热伤肺和肝火犯肺；按盗汗分为阴虚内热、气虚不敛和卫阳不固。么洪文将此病按肺阴亏损、阴虚火旺、气阴耗伤和阴阳两虚辨证。张艳萍将秋季肺结核按脾虚型、阴虚肺热型和阴阳两虚型辨证。熊坚对肺结核汗证辨证分型为阴虚火旺型、肺气虚损型和气阴两虚型。陈宗光参照《中医内科学》和《中医基础学》把本病分为肺脾气虚、肝火犯肺、肺肾气虚、肺肾阴虚和心肺气虚。郭爱廷按肺阴虚损证、肺脾两虚证、肺肾阴虚证和阴阳两虚证对此病辨证。

4. 螺旋体病

(1) 钩端螺旋体病：周成龙将此病分型为暑温型、湿温型和暑伤肺络型。杨培明等将此病按邪在卫气、湿热熏蒸、暑湿弥漫、热灼肺络、邪陷心包和肺胃阴伤。

(2) 梅毒：金明亮将此病分型为热毒深伏型和肝脾两虚、余毒未清型。

5. 蠕虫感染

(1) 血吸虫病：王玉润等则按虚实辨证，实证分为一般型、郁热型和血瘀型三种；在虚证中分为脾肾阳虚型、肝肾阴虚型和阴阳两虚的精竭型三种。对于晚期血吸虫病，周德喜回顾了血吸虫病在各疫区的分型。在湖南分型为阳虚、阴虚、郁热精竭五型；上海分型为虚损、寒湿、黄热、轻浅、败象五型（上海）；在昆山分型为腹水、脾大和侏儒、贫血、发热、黄疸、恶病质、杂病七型；在江苏分型为偏实、偏虚、半虚半实三型；在安徽分型为普通、侏儒、腹水、巨脾、出血、发热、黄疸、梗阻、衰竭九型；在江苏分型为普通、巨脾、腹水、呕血、发热、痞块、侏儒、恶病质八型等，在1958年，血吸虫病被全国统一归纳分型为实证（蛊病、一般型、郁热型）和虚证（偏阳虚型、偏阴虚型、阴阳两虚型）。黄文长等总结了晚期肝硬化腹水的辨证分型气滞血瘀型、湿热胀满型、脾胃阳虚型、肝肾阴虚型、脾胃气虚型、肝郁脾虚型、阴虚湿热型，气阴两虚型、阴阳两虚型。张洁等对本病的并发症肝硬化腹水辨证分型为脾肾阳虚型、寒湿困脾型、气滞血瘀型、肝肾阴虚型。刘学知将这一并发症分型为实证、虚证和寒证三类。江起雄对腹水型晚期血吸虫病分型为寒湿困脾、湿热胀满、脾肾阳虚、肝肾阴虚和气血虚弱五型。程华玲对肝硬化腹水的辨证分型为气滞湿阻型、肝脾血瘀型、脾肾阳虚型和肝肾阴虚型。杨培明等将晚期血吸虫病分为单纯血瘀气滞、血瘀气滞偏阳虚和血瘀气滞偏阴虚。彭继东认为晚期血吸虫病要注意三要：非腹水型注重治肝，腹水型注重治脾，久病衰竭者注重治肾。郭振球等对血吸虫病肝纤维化分型为气虚血瘀和气滞血瘀。王定寰对血吸虫病型肝硬化按气结血瘀、湿热郁阻、肝脾虚损和肝肾阴虚四证辨证。彭继东等对慢性血吸虫病的并发证神经衰弱进行辨证，按肝气郁结型、心脾两虚型、心肾阴虚型、肝火亢盛型和肾阳不足型。胡栋梁对晚期血吸虫病肝脾肿大分证为气滞血瘀、瘀热郁阻和肝肾虚损。

（2）包虫病：丁创业等通过临床辨证，发现此病有阴虚火旺型、阴虚津亏型和瘀血内阻型。

（3）丝虫病：张文林等对由于丝虫病导致的乳糜尿按中医分型为湿热下注型、阴虚火旺型、中气不足型、脾肾亏虚型和瘀血内阻型。孙广平等对丝虫病晚期按证分为实证和虚证。邓朝纲则主要针对脾胃气滞进行论治。

（四）分型辨证的缺陷

1. 违背古代训示　自古以来，在中医临床中一直有"外感宗六经（辨证，含卫气营血、三焦辨证等），杂病宗脏腑（辨证）"的说法。为什么会有如此规定或训示？可能因为：①外感病或传染病具有明确的外感病因（病原学）特征；②发病具有一定的集聚性，便于人们认识其演变过程和传变规律；③外感病一般病程较短，易于辨别不同时期的临床特征。但是，在标准化过程中对各科疾病都采取"分型辨证"的策略，虽然操作简单，易于举一反三，但是明显违背了古训。对于外感病（相对于感染性疾病或传染病），我们不仅要关注它的发病类型、病情轻重，往往更关注它的发生发展过程，以便针对不同阶段采用相应的措施，判断其预后转归。因此，虽然将不同类型的外感病一律采取六经辨证，或卫气营血、三焦辨证，有"胡子眉毛一把抓"的笼统性缺陷，但是如果选择分型辨证则又有"削足适履"的嫌疑，我们会丢掉外感病一些自身的特色，而影响辨证论治的精髓。

2. 抛弃病程研究　在标准化过程中对各科疾病都采取"分型辨证"的策略，虽然操作简单，易于举一反三，但是对于外感病（相对于感染性疾病或传染病），我们不仅要关注它的发病类型、病情轻重，往往更关注它的发生发展过程，以便针对不同阶段采用相应的措施，判断其预后转归。不同的辨证体系具有不同的临床价值，例如卫气营血和三焦辨证是"新感温病"的辨证体系，六经辨证是"伤寒"的辨证体系，或者说三焦辨证比较符合消化道传染病的证治，卫气营血和六经辨证比较符合呼吸道传染病的证治，而血液传播性疾病易入难出，病程缠绵，演变复杂，则可能符合"伏气温病"的辨证规律。

3. 忽视病机分析　采用分型辨证的弊端之一是忽视病机分析：①例如慢性肝炎，从肝郁脾虚演变为肝胆湿热，又进展为肝肾阴虚，或瘀血阻络，毫无规律性可言，似乎是一些跳来跳去的疾病表象的排列组合，辨证论治是实际上的对症处理；②从肝硬化看，无论肝气郁结、水湿内阻、湿热内蕴、肝肾阴虚或脾肾阳虚任何一个证型，都不能缺少"瘀血阻络"的临床表现，即"肝络瘀阻"是其本质特征，而所谓其他分型实际上是"肝络瘀阻证"的兼夹证，是"主"与"次"的关系，并非肝硬化本身能够区分为截然不同基本证型；③在重型肝炎，一直未能拿出统一的"分型辨证"方案的根本原因在于，我们局限于应用"中医辨病与辨证相结合"的传统模式，把重型肝炎当成了黄疸、鼓胀、出血、昏迷等四个病，每个病又分为若干型辨证论治，于是病机纷繁杂乱，莫衷一是，更难以获得多数专家的共识。

4. 淡化理论思维　在分型辨证实施了20多年以后，它内在的"去理论化"的实用主义倾向就暴露了出来，可以说基本上抽空了辨证论治的中医理论思维内核。记得在"十一五"重大专项的招标过程中，证候和疗效是两个基本内容。因为疗效太难，大家争先恐后地把注意力转向了证候。因此，艾滋病、肺结核和病毒性肝炎都把证候学放在了重要位置，例如病毒性肝炎里，乙肝病毒携带者、慢性乙型肝炎、慢性丙型肝炎、慢性重型肝炎都包括了证候研究，仅慢性乙型肝炎就有北京302医院、佑安医院、东直门医院、深圳中医院4家搞证候研究，如此重叠、重复的证候研究，基本思路都是"分型辨证"，差别是调查的病例不同。然而，做过证候研究的人会有所体会，采用"分型辨证"的思路对病毒性肝炎进行临床流行病学调查时，往往会走进困境。

一是主、次症很难确定。有的患者症状体征很少，特别是稳定期，常常出现"无证可辨"的情况。你怎么去通过主症多少、次症多少来确立证型？

二是演变过程缺乏内在规律。例如慢性乙型肝炎，从携带者到活动期，通过治疗从活动期转为稳定期，体现在分型辨证中的就是肝郁脾虚到肝胆湿热，再到肝郁脾虚，这样变来变去是什么机制？中医理论如何解释？当我们淡化了中医病机特点和临床规律研究的时候，理论分析就变成了可有可无的事情。

三是证候之间难以区分。例如肝炎肝硬化，每个患者都包含有瘀血阻络的表现，这实际上是基本证候，而肝气郁结、水湿内阻、湿热内蕴、肝肾阴虚、脾肾阳虚只是兼夹证，它们怎么能够截然区分成为不同的证型呢？因为任何一个证型都不能缺少"瘀血阻络"的本质特征，而与所谓其他分型不是并列关系，而是主、次关系。

（五）传染病辨证呼唤新的模式

例如，我们的"西医辨病中医辨证模式"就是为了实现技术标准化而简单化地将每种疾病采取"分型辨证"，其结果是中医临床"去理论化"趋势，可能影响治疗效果。

六、"分期辨证"的构建与前提

（一）中西医融合的客观背景

李氏等探讨了建立中西医结合感染病学的必要性和可行性。

1. 研究对象的共同性　所谓热病学，无论是中医的外感病还是西医学的感染病，其研究对象都是"感染－炎症－发热"这一最古老的医学联系。西医学认为，"发热是机体对感染（与）炎症的一种保护性反应"，致病微生物的感染是病因，炎症（局部炎症反应与全身炎症反应）是病机、病理，发热是临床表现（症状）。除了感染之外，其他如创伤、肿瘤、变态反应等均可引起发热。但是无论是急性发热还是中长期原因不明的发热，最常见的原因还是感染。现代中医外感热病学研究的对象也是外感发热，也是把"感染－炎症－发热"这一大类疾病作为一个整体在全空间上研究其发生、发展、终结的动态变化规律，以及在各个不同时空阶段的临床表现、病机及治疗原则。

2. 演变过程的可相融性

（1）表证与前驱期表现：太阳主一身之表，为六经藩篱。卫分为人体第一道防线，具有抵御外邪侵入和祛邪外出的功能。温邪上受，从口鼻而入实质上指的是呼吸道感邪与消化道感邪。感染病学则认为非特异性宿主防卫功能是抵抗微生物侵入的第一道防线，它包括皮肤黏膜、消化道、呼吸道、泌尿生殖道等与外界相通的管道系统。所以太阳、卫分与宿主非特异防卫功能都是指机体抵御外邪（病原体）的第一道防线。当第一道防线被突破时，在临床上首先出现的一组症候群则分别称为太阳病、卫分证、前驱期（非特异性的急性期反应），它们之间既有区别又有重叠，它们的集合可以较好地解决感染病初期的辨证及治疗问题。

前驱期的临床表现是类似于感冒的一组以发热为主的非特异性综合征，它包括了不同季节、不同表现的感冒、流感及全身各器官系统感染（包括传染病）的初期阶段和某些轻型病例。此时只有在排除所有其他感染之后才能诊断为感冒。在此之前禁用发汗退热、激素及导泻等治疗方法，否则可能引起严重后果。这与伤寒论的思路完全一致。《伤寒论》太阳病篇共187条，占了全书的近一半，其中仅十余条是从正面论述伤寒与中风（普通感冒及流感等）的诊断与治疗，其余都是论述误诊、误治及鉴别诊断问题，并明确指出不能用汗、吐、下、火法治疗温病，否则会引起坏病而导致严重后果。温病学家在总结无数误诊、误治的经验之后，逐渐形成了温病学说，提出了在卫分病时用辛凉解表法及四时感冒初期的诊断及治疗方法，弥补了伤寒的不足。即使现代对于发热初期的诊断及鉴别诊断仍是各科医师临诊时的重点及难点。温病学说卫分证的理论至今仍有重大意义。如流脑、乙脑、流行性出血热、肺炎等在初期均可用银翘散加减治疗；钩端螺旋体病早期用三仁汤治疗等。大大丰富了现代治疗学，而且安全性、针对性更强，对于某些轻型感染病例尚有治愈之效。

（2）气分证与症状明显期：随着病情的发展，前驱期之后为发病期或症状明显期，这是感染性疾病最重要的阶段，这一时期由局部炎症反应形成的红、肿、热、痛、功能障碍等特异性、定位性症状的出现以及全身炎症反应加剧，全身感染综合征的各种病理状态相继出现为其特点。

感染性全身炎症反应综合征（sepsis），定义为宿主对微生物感染的全身炎症性反应，其病原体多为革兰阴性或阳性细菌，但病毒、立克次体、真菌等也可引起，微生物分子讯号或毒素的扩散也可引起。在这些病原中大肠杆菌内毒素是研究最多、最强力的激活剂。Sepsis 包括发热、败血症（毒血症、菌血症、脓毒血症）、感染性休克、弥散性血管内凝血（DIC）、多脏器功能障碍及衰竭等多种急性病理过程，这些病理过程没有明确的界限，可单独发生，也可相继发生，亦可相互交错同时发生。

各器官、系统因部位不同，功能结构相异，当其局部炎症灶形成时往往产生具有特异性及定位性症状及体征。呼吸系统感染（如气管炎、肺炎）会产生咳、痰、喘等。消化系统感染时出现恶心呕吐、腹痛、发热等；若伴有拒按、板样腹，往往是急性腹膜炎；若伴按之软、压痛不明显，往往是胃肠道感染；若数日不大便、压痛，多为肠梗阻及肠道内感染；若胸胁痛，上腹压痛有包块多为胆、胰系统感染。泌尿系统感染会出现尿痛、尿急、尿频等表现。

不同类型的病原体侵入不同的器官系统会引起不同的局部炎症反应与全身炎症反应，根据机体功能状态及其他因素，局部炎症反应的程度与全身炎症反应的病理过程有很大的差异。从某种意义上讲，症状明显期的各种临床表现是由各系统器官局部炎症所产生的特异性定位症状及体征与全身炎症反应各种不同病理状态所产生的症状及体征（往往不具特异性）的不同组合。反过来，可以从一组临床症状及体征判断这组临床表现所反映的病理状态组合（局部炎症反应与全身炎症反应），这就是病机，即中医证的实质。显而易见，由临床表现推论病理状态的过程具有很大的误差，这是中医的缺陷，西医学的检测手段可以弥补中医的不足。

中医认为邪在经络肌表为表证，邪涉脏腑为里证。阳明主里，少阳主半表里，气分为里热亢盛。所以阳明病、少阳病、气分证均为邪涉脏腑的里证热证。由于外邪性质不同，侵袭脏腑不同以及体质等因素，导致各脏腑出现不同的病理变化及临床表现。举例如下：邪热壅肺、咳、痰、轻喘、治用麻杏甘汤。阳明腑实。数日不大便、腹痛等，治用承气类；热实结胸，腹痛拒按板样腹等，治用大陷胸汤；痞证，腹痛、按之柔软等，治用泻心汤类；阳明经证，大热、大渴、大汗出、脉洪大，治用白虎汤；少阳阳明病，胸胁痛、上腹痛可摸到包块、压之痛等，治用大柴胡汤加减；淋证，小便出少、起数涩痛等，治用八正散、三仁汤等。可以看出各器官系统感染的典型临床表现与气分证、阳明病、少阳病中的证有惊人的相似。尽管脏腑与器官在概念上相差甚远，但是它们都是指内脏器官系统，两者在临床上以一组症状、体征及其所反应的病理状态（证）为桥梁相互沟通，以方剂的治疗效果验证了其相互沟通、融合的正确性。近百年来中西医结合的临床治疗研究、药物药理研究、动物实验等反复证明麻杏石甘汤治疗急性气管炎、轻度肺炎；大柴胡汤加减治疗急性胰腺炎、急性胆囊炎；八正散、三仁汤治疗急性泌尿系感染，都是有效的。可以说各器官系统感染的典型临床表现，都可以在中医系统内很容易找到相对应的证。

（3）营分证与DIC：它们的特点除了高热之外，以神志障碍、斑疹隐隐或见斑疹出现为其特点；血分证除了以上表现外，则以出血（提示DIC）为其特点，这些病症符合败血症的临床表现。有的学者提出ET（内毒素）是导致卫气营血传变的重要物质基础。用ET复制的该模型与温病气血两燔证有些相似，用清瘟败毒饮治疗后，证明该方有解热、解毒、顿挫病势的作用。用大肠杆菌内毒素可制造出温病热灼营阴、温病血分证、温病营血证的动物模型。前已述及内毒素是引起DIC、败血症及感染性休克的最强力激活剂，所以营分证、血分证与败血症的病理是一致的。西医学已证明，治疗营、血证的代表方剂如清营汤、犀角地黄汤（《外台秘要》）、清瘟败毒饮、承气类等都对不同类型及轻重不同的败血症有治疗作用。

古代没有抗生素及外科手术，感染性疾病除死亡率高之外，其后遗症、并发症、慢性感染及其复发比现代多得多，且病情更为严重，所以在上述典型急性感染过程之后，慢性病例、营养代谢、功能障碍、衰竭、慢性感染急性发作、变态反应性疾病等必然成为医学家要解决的问题，这就是六经辨证中的三阴经病。在西医这些慢性过程多属内科范畴，在中医则与杂病相伍。许多伤寒学家根据伤寒论中的许多治法与方剂与杂病的治疗相同，特别是现代经方的应用远远超出了感染性疾病的范围，就有"六经钤百病"之说。但是把《伤寒论》及温病的研究范围界定在"感染"这个范围内，有利于实现中西医两大理论体系的初步有机结合。

3. 临床治疗的互补性　西医学从微观角度认识人体的结构和功能特点，揭示疾病的本质，针对病原体和局部病理生理变化进行治疗，抗生素、抗病毒药物的开发应用，使得人类治疗感染性疾病取得了举世瞩目的成绩，但也遇到了不少困惑。

（1）难以直接干预突发新的感染性疾病：在病原体尚未明确的情况下，来不及研制疫苗或药物，或者可以明确诊断而缺少针对性的药物时，难以直接进行对抗性的干预治疗。或只能采用激素及免疫抑制剂，而此类药物由于抑制免疫等毒副反应，常常弊大于利。

（2）细菌、病毒发生突变，无法有的放矢地使用抗生素及抗病毒药物：新型大肠杆菌导致的致命疾病的爆发，即是新型细菌和病毒战胜药物的现象。又如"达菲"被认为是一种抵抗流感病毒的有效药物，但英国、丹麦、日本的科学家们已经发现，甲型 H1N1 流感病例体内流感病毒发生基因突变，对"达菲"呈现抗药性反应，加拿大、美国等也出现了类似病例报道。

（3）抗生素耐药性问题严重：据报道全球每年出现约 44 万多例耐药结核病（MDR-TB）新发病例，至少造成 15 万例死亡；多个疟疾流行国家，对早一代抗疟药物的耐药性十分普遍；有很大比例的医院感染是由耐甲氧西林金黄色葡萄球菌（MRSA）等高度耐药细菌引起的。耐药微生物引起的感染会造成长期患病和更大的死亡风险，使得许多传染病有可能变得无法控制。2011 年世界卫生日的主题是"控制抗生素耐药性：今天不采取行动，明天就无药可用"，说明耐药性问题非常严重。

（4）抗生素的长期广泛应用（滥用）致使人体正常的菌群失调、二重感染不断增加，从而诱发新一类的感染性疾病：以往单纯细菌感染或单一致病菌感染向协同感染、复合性感染方向发展；菌株变异、种群变迁都为抗感染治疗带来一定的困难，传统观念的致病菌引起的外源性感染已明显减少，取而代之的是以往习惯认为不致病的机体"正常菌群"或"条件致病菌"引起的内源性感染或机会性感染，成为现代感染性疾病的主要类型。

4. 中医药治疗感染病的优势

（1）早期干预的优势：中医重视人的整体，讲究辨证，强调调整机体内在的抗病能力、以及邪正双方在体内的消长变化。因此不管新旧传染病，也无论感染的是何种病原体，包括某些病因不明的感染性疾病，中医都可以在辨证基础上对症治疗，对疾病实现早期干预，削弱病原体毒素对人体脏腑器官的损害，减轻患者症状。有研究分别对中医、西学中和西医三类专家进行中医优势病种调查。结果显示，中医药在病毒感染性病变、病变进入慢性期或缓解期以及原因不明或病因病理复杂的病变方面，有较为明显优势。

（2）对抗与保护结合的优势：感染性疾病急危重症中出现神昏、惊厥、出血等症状，这是病原体破坏人体神经血管脏器的反映，若单纯对抗性治疗只能解决"祛邪"的问题，却忽视了属于"扶正"的保护性治疗的重要性。中医的整体观念决定其治疗是对抗病原体与保护脏器组织、保护免疫功能相结合。如对于感染性休克，中医认为是邪盛正虚欲脱，气机逆乱，阴阳不相顺接所致。姜良铎提出排毒解毒与扶正相结合治疗思路，并以西洋参、大黄组成扶正排毒注射液，用于辨证属邪毒炽盛、气阴耗伤的感染性休克患者的治疗取得良效。

对抗病原体，中医是通过多途径、多环节、多靶点发挥作用的，如温病学中的清热法、凉血法、化湿法、化瘀法、通下法等，既有一定直接杀灭细菌、病毒的作用，又有对细菌病毒毒素的拮抗和排毒作用。通过提高机体免疫力，调动机体内在因素驱除病邪，多方面、综合性的协同来削弱病原体，解除病原体毒素。

温病学治法中清心开窍、滋养阴液、益气固脱、回阳固脱等法，从西医学角度认识这些治法具有不同程度的增强心肌功能，增强肺的呼吸功能、纠正电解质紊乱，减少脑细胞损害等作用。感染本身往往免疫功能降低，单纯的对抗治疗有削弱机体免疫的倾向。而中医治疗中的扶正方法，及清热解毒、凉血养阴等，在对抗病原体的同时可以增强免疫功能。如临床观察表明，当重症感染和机体代偿修复功能遭到损害或衰竭时，应用高敏感和大剂量抗生素药难以奏效时早加入益气养阴之剂，常可收到意想不到的效果。另外，新流行的传染病病理变化普遍存在"热瘀"，凉血散血法可减少微循环障碍和组织纤维化，体现中医治疗在改善微循环方面的优势。

总之，中医的治疗是综合疗法，在其杀灭、拮抗细菌、病毒作用的同时，具有显著增强机体免疫力、稳定机体内环境、改善微循环变化和保护脏器受损的作用。

（3）后期调理修复的优势：感染性疾病后期病变中，脏器病理组织的损伤占据主要地位，但抗生素对组织器官的修复是无能为力的，中医将外感病辨证与内伤辨证结合，清除余邪，扶助正气，促进损伤组织的修复，具有调理的优势。如慢性病毒性肝炎残余黄疸为临床难题之一，采用中医辨证，阴黄者居多，正虚为主要病机，治疗重在调补肝、脾、肾，调和气血，并根据兼湿阻、气滞、血瘀的不同佐以以利湿、理气、化瘀，使正气复邪气除，残黄渐退。又如临床上呼吸道感染，后期余邪未尽，咳嗽不已，如仅以抗病原治疗往往会使咳嗽迁延，而采用中医养阴益气法恢复其脏腑功能，则咳自愈，均体现了中医对感染性疾病后期具有调理的优势。

（4）无耐药性、无菌群失调的优势：抗生素耐药性是当今医学界普通存在的难题。中药配方本身具有多重功能，通过调动机体内在力量，共同抗击病毒细菌，从整体上改善机体的状态、减轻病理损害、缩短病程、减少并发症，从而起到非特异性治疗的作用。因此，在发挥疗效的同时，不易出现抗药性、菌群失调等。

抗生素只对特定生物有效，必须在规定的时间内以特定的剂量施用，滥用抗生素催生超级细菌的产生，大量研究发现，杀灭耐药细菌最有效的办法是避免细菌耐药，要达到这一目的，合理使用抗生素是关键。而充分发挥中医药在抗感染中的作用显得更加重要。

5. 中医药治疗对西医学的补充

（1）独特的视角：中医认为感染是因毒邪内侵、正气虚损所致，感染性疾病的演变过程是一个邪正交争的过程。没有病原体的存在不能造成感染病，而仅有病原体，没有病原体与人体的相互作用，也决不能造成感染病。依据整体观念，中医对感染病的着眼点重在病原体作用于机体后产生的反应。因此，中医在治疗这些疾病时，最大的优势是不必等到明确引起病变的病原体才有相应的治法，而是据症状或综合征就能审证求因，据因处方，早期有效地干预治疗。

（2）辨证论治的方法：辨证论治是中医临床医学的精髓，是通过数千年的临床实践形成的。以重视个体化诊疗及人体功能状态的判断与调整为特征。如卫气营血、三焦、六经、脏腑辨证等纲领为感染病的防治提供了科学方法。辨病与辨证结合、分期与定位结合、主证和兼证结合等充分体现中医辨证的多层面性。辨证的本质是对疾病处于某一阶段的各种临床表现进行综合分析，从而对疾病的病因、病性、病位以及机体抗病反应能力作出的病理概括。辨病是从特异的病因出发，把握整个疾病本质及其传变规律。在特定病名下采用证候要素辨证论治，把握证候病机，提取证候要素，应证组合，针对病原体侵袭的主要病变部位及涉及的脏腑组织的相关证候要素，组方遣药，以求病证结合，是辨病与辨证结合的思路与方法的创新。如在2003年SARS的防治中，已经潜移默化地发挥了重要作用。

（3）数千年的经验积累：几千年来，中医在防治疫病实践中不断积累经验，探索新发传染病的规律，形成了系统的理论，制定了许多治法与方剂，留下的大量著作，凸显了自身的独特优势。仅从明末中医第一部急性传染病专著《温疫论》诞生，到20世纪30年代青霉素发明之前，中医现存的各种传染病著作就有500种以上。为感染性疾病的防治提供了原始依据。

如果说西医学对感染的认识是从显微镜了解细菌开始的，那么传统医学则是从瘟疫的流行开始。中医古代将由病原微生物（细菌、病毒等）感染致人发病，且具传染性、流行性的一类疾病，称之为"外感热病""伤寒""温病""温疫""时行病"等。疫病的流行对人类造成了巨大的伤害，但也推动了中医的学术发展。早在两千余年前《黄帝内经》中就记载："五疫之至，皆相染易，无问大小，症状相似"。东汉张仲景，目睹"余宗族素多，向余二百。建安纪年以来，犹未十稔，其死亡者，三分有二，伤寒十居其七"的惨象，其勤求古训，博采众方，结合《黄帝内经》和临床经验，著成了《伤寒杂病论》，伤寒建立的六经辨证体系奠定了中医外感病的辨治基础，是应用于感染性疾病最早的证治纲领。以后的温病学说均在此基础上发展起来。明代崇祯辛巳年，山东、河南、河北、浙江等省疫病流行，吴又可推究病情，悟出疫病的病因："非风非寒，非暑非湿，乃天地间别有一种异气所感"，并把祛邪作为治温疫的第一要务，已很接近西医学传染源的认识和治疗思想。清代温病学派崛起，伤寒与温病、新感与伏气、温病与温疫学术的争鸣，为防治感染性疾病提供丰富的理论与经验。以叶桂、吴瑭为代表的温病学家，创立卫气营血和三焦辨证，是指导中医治疗感染性疾病的又一重大贡献，极大地丰富了中医外感热病学。从《黄帝内经》有关热病的论述到温病学说的形成过程，是一部中医学同感染病斗争的历史。

近年来，当人们面对所发生的SARS、人禽流感、甲型H1N1流感等呼吸道疾病，当人们在新的呼吸道病毒性疾病出现时感到难以应对时，中医学为这些疾病的治疗奠定了坚实基础，有章可循。从病理变化、辨证论治理论，许多既定的证候类型，治疗方法就可以参照传统的方药，有效地指导临床上处方用药。即使今后再出现一些新的病毒性疾病，中医仍然可以在辨证论治理论的指导下，根据目前所遇到疾病的特点，制定相应的治疗方法，探讨新的方药，制定新的治疗方案，以不断提高中医学对这类疾病的治疗效果。

（二）中西医融合的总体构想

1. 预期目标

（1）与现代诊疗实际接轨：鉴于现代传染病诊疗早已超出中医药独立干预的时代，新的辨证模式则必须考虑：①传染病学的理论体系和诊疗模式对中医药干预的现实需要；②现代传染病的临床管理模式对中医药干预的制约性；③西医诊断、治疗措施对患者机体和心理的影响以及患者对中医药接受程度；④传染病医师（包括西医院校医疗系的毕业生）接受的简单性和可操作性（体现着两种医学临床和理论融合的程度）。

（2）与中医理论思维接轨：在西医对传染病临床研究的基础上，体现出中医药的理论思维，而不是如"辨证分型"的实用主义以及"去理论化"倾向，不分外感、内伤，所有的疾病（内外妇儿各科）都千篇一律、大同小异的几个分型，变来变去也不用什么道理可讲，更谈不上足够的理论阐述。

（3）与传染病分类体系接轨：尽管传染病多按病原学分类，如病毒感染、立克次体感染、细菌感染、螺旋体感染、原虫感染、蠕虫感染、真菌感染等，但按传播途径分类与临床表现和疾病的发生、发展过程关系更为密切一些。本研究拟按呼吸道传染病（如流行性感冒、肺结核、腮腺炎、麻疹、百日咳等，为空气传播）、消化道传染病（如蛔虫病、细菌性痢疾、甲型肝炎等，为水、饮食传播）、血液传染病（如乙型肝炎、疟疾、流行性乙型脑炎、丝虫病等，为生物媒介等传播）、体表传染病（如血吸虫病、沙眼、狂犬病、破伤风、淋病等，为接触传播）等划分。

（4）与疾病临床特征接轨：各种传染病或感染病都有其典型的临床特征，在发病类型、演变过程、病情轻重等方面既有共同的普遍规律，又有特殊的临床表现，存在着共性与个性、普遍性与特殊性的对立统一，根据临床表现的差异，可以将出疹性疾病、呼吸道疾病、消化道疾病等进行相应的归类，使其更接近于临床实际。

（5）与西医干预过程接轨

中医辨证治疗的对象往往并非未经干预的单纯患者，例如肺结核、慢性乙型肝炎（含肝硬化）、丙型肝炎、艾滋病、细菌感染性疾病等，病原学治疗是非常重要的前提。临床上，我们不仅首先要建议患者进行病原学治疗，因此也必须考虑病原学治疗前后的证候变化规律，以便形成相应的治疗措施。经历过病原学治疗、对症处理和支持疗法等疗法干预后，疾病的证候与病因病机会有哪些改变？我们应该拿出大规模证候学调查之后的相关数据，从而制定符合临床实际的辨证模式和论治方案，否则就无法满足现代临床需要。

2. 研究定位

（1）中医辨证与西医辨病相结合：在传染病辨证论治体系里，我们仍然遵循中西医结合临床研究的基本模式——中医辨证与西医辨病相结合。即抛弃目前的分型辨证，采用分期辨证与西医辨病的重新融合，尝试一种进一步适应传染病临床需要的诊疗模式。

（2）临床分期的个性与共性相结合：选择临床分期实现考虑传染病（或感染病）的基本分期，即一般分为潜伏期、前驱期、发病期（症状明显期）和转归期（含恢复期和终末期）4期。但对于不同病种可根据临床特点进行适当调整，如肾综合征出血热可区分为发热期、低血压休克期、少尿期、多尿期和恢复期，肺结核、慢性乙型肝炎、丙型肝炎、艾滋病等可考虑区分病原学治疗前后的分期方式。

（3）模型制定的约定性与真理性相结合：约定性是规范的必备的、初步的基本属性，它要求合乎形式逻辑的同一律要求；真理性是规范的非必备的、高级的基本属性，它保证规范具有实际意义。规范必须具备约定性，规范只要具备约定性就可成立。例如，根据各种传染病发生、发展和演变过程，统一采取分期辨证的模式，这就是约定性。而分期辨证是否符合临床实际，应用过程中是否具有较强的可操作性并能否获得大家的共识，则是个真理性问题。

（4）诊疗过程的中西医干预相结合：在分期辨证过程中，中西医具有不同的干预效应，应该考虑两者各自优势，选择性地针对疾病该时期的某一环节，在整体调节的同时，探讨其深层次的中西医结合治疗方案。

3. 模型特征 分期论治：病机、证候与治疗的辨证统一
（1）主要病机与次要病机
（2）基本证候与兼夹证候
（3）中心治疗与辅助治疗
（4）基本方与随症加减
（5）内治与外治

（三）病因学结合的基本思路

毫无疑问，中医外感病学（热病学）与西医传染病学（感染病学）都非常强调病因学说，两者融合的难点也是病因学。赵洪钧先生观点是"西医学说统一于中医"，即"四淫说"（即季节气候中温度和湿度两大要素）和"戾气说"（认为戾气说具备了微生物病因说的全部要点，把微生物病因说看做对戾气说的具体补充），就完成了中西医结合的微生物病因说。事实上，临床上的中西医结合的基本思路是"中医辨证与西医辨病相结合"，联系到传染病学（感染病学）也是这样，即在明确西医病种诊断前提下的中医辨证论治，方能够适应现代临床的实际需要。在这里，笔者根据他的总体思路提出一个具体的方案，即用"疫毒说"囊括西医的病原微生物、寄生虫学概念，或者说用病原微生物、寄生虫学的内容填充中医的"疫毒说"，而舍弃"六淫致病"的"时气说"，供大家讨论。

1. 外感病的病因学说

（1）"时气说"：战国时秦医医和提出最早"六气致病说"，认为六气（阴、阳、风、雨、晦、明）本是自然现象，但"过则为灾"，"淫生六疾"，其后《素问·至真要大论》称，"夫百病之生也，皆生于风、寒、暑、湿、燥、火。"《伤寒例》提出了时行之气为病。"凡时行者……此非其时而有其气。是以一岁之中，长幼之病多相似者，此则时行之气也。"至陈无择《三因极一病证方论》曰："然六淫，天之常气，冒之则先自经络流入，内合于脏腑，为外所因。"

现在认为，六淫致病具有以下特点：①季节性与地域性，如春季多风病，夏季多暑病，长夏初秋多湿病，深秋多燥病，冬季多寒病等，即容易形成季节性多发病以及区域性多发病；②单一性与相兼性，即六淫邪气既可单独致病又可相兼为害；③转化性，即在疾病发展过程中，六淫不仅可以互相影响，而且在一定条件下，其病理性质可向不同方向转化，如寒邪可郁而化热，暑湿日久又可以化燥伤阴，六淫又皆可化火等，这涉及体质从化问题；④外入性，即六淫之邪多从肌表或口鼻而入，侵犯人体而发病，故将其称之为外感病的病因。当然，除了气候因素外，还包括了生物（如细菌、病毒等）、物理、化学等多种致病因素作用于机体所引起的病理反应在内。

（2）"戾气说"：如前，《春秋·左襄元年传》说："在国，天有菑疠"。杜预注："疠，疾疫也"，《汉书·食货志下》说："古者天降灾戾"，颜师古注："戾，恶气也"。菑、灾形异字同，疠、戾声同字通，是"灾戾"亦"菑疠"也。晋代《肘后备急方·治伤寒时气温病方第十三》："其年岁中有疠气，兼挟鬼毒相注，名为温病。"第一次明确地将"疠气"作为温病的病因提出来。而《诸病源候论·伤寒病诸候下》云：伤寒"若因岁时不和温凉失节，人感其乖戾之气而发病者，此则多相染易。故须预服药及为方法以防之。"

当然，"戾气说"的集大成者是明代末年的吴又可，几乎明确的阐明了病原微生物的

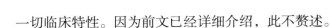

(3)"瘴气说":从字义上看,古人所云"瘴"有两个含义:一是指瘴病,一是指致病的瘴气。瘴气是致病因素,其所致之病则为瘴病。例如,《广韵》称"瘴"为"热病";宋周去非《岭外代答》曰:"南人凡病,皆谓之瘴。"《岭表十说》曰:"岭外……土人不问何病,悉谓之瘴。"这些论述都指"瘴"是一种(或多种)疾病。但《六书故》曰:"瘴,之亮切,山海之厉气,中者辄疾,曰瘴。"唐人刘恂《岭表录异》曰:"岭表山川,盘郁结聚,不易疏泄,故多岚雾作瘴。"宋人范成大《桂海虞衡志》曰:"瘴者山岚水毒与草莱沴气郁勃蒸熏之所为也。"苏辙《和子瞻过岭》诗有"山林瘴雾老难堪"句;清人屈大均《广东新语》说:"雾者瘴之本……盖瘴者风之属,气通则为风,塞则为瘴。"在这里,"瘴"指的是一种可致病的雾气,故《国际标准汉字大词典》以"瘴"为"瘴气"之简称,《辞海》则释"瘴气"为"南方山林间湿热蒸郁致人疾病的气"。而且,《古今医案按》记载有多种,如"毒水瘴""孔雀瘴""桂花瘴""蚯蚓瘴""蚺蛇瘴"等。至于瘴病中包含的疟疾,曾专门有"瘴疟"之名,但仅是"瘴"病中的一种,只是古代并未认识到其与蚊子有关。

所以,"瘴气"表象是指南方常见的潮湿雾气,实际上是对南方的自然地理和气候条件的概括(尤其是指气候异常变化的情况)。清代范端昂《粤中见闻》所言颇能准确概括"瘴气"的性质:"岭南岁中风雨暖寒,罕应其候,蒸变为瘴。非烟非雾,蓬蓬勃勃,多起于水间,与山岚相合。或有草莱沴气所郁结,恒如宿火不散。潦熏中人,其候多与暑症相类,而绝似伤寒,所谓阳淫热疾也。山野间日出时,亦有白气,缕缕自下而上,须臾森弥四布,蒙如轻尘,咫尺不辨人物。此乃浊阴,乘太阳而升。气通则为风,塞则为瘴。"人们不能适应这些环境条件所导致的疾病便是瘴病,其中固然有南方高发的疟疾、脚气等疾病,更多情况下是指岭南常见的湿热证候,甚至反映在长居岭南人士的体质上,这一特点在当代中医临床中尚能见到。恶性疟疾等反映了瘴气危及生命的危害性,而与气候一致的常见湿热证候则体现了"瘴气"为患的弥漫性、长期性,两者合起来才比较完满的解释了文献所言的"瘴气"。至于后来"瘴气"记载的减少,则是由于随着边远地区医学水平的提高,已能用传统"六淫七情"等病因理论结合地域特点解释疾病,不再"凡病皆谓之瘴",因此不再以"瘴"为名,但实际上这一类的证候在医学上仍属常见。

传统医学的瘴气说,虽然也没有量化的指标,但它综合了自然条件和个人体质等多种因素,并通过其病理解说而与中药方剂相对应,形成以调理人体功能和改善症状为主的治疗方案,因此这种瘴气病因说是有积极意义的。

(4)"疫毒说":中医学把"毒"作为一种致病因素和病理产物的论述虽然自古有之,但一直未引起广泛而足够的重视。到了19世纪末,已传入我国的西医学证实,传染病及感染性疾病的发生是病原微生物所致,则进一步引起了中医学界对外感热病因"毒"致病的广泛重视。20世纪30年代,上海名医陆渊雷所著《伤寒论今释》中,即提出了"病毒"和"毒素"的概念。他认为,外感热病(伤寒)的病因主要是细菌感染和分泌毒素,而发热恶寒是人体正气抵抗病毒的表现;并认为中医治外感热病主要是调动人体自身的抗毒能力,仲景发表及攻下等的目的是排除毒素和代谢废物等。

60年代初,秦伯未即提出把"病毒"作为外感热病致病因子的问题,他说:"在研究温病的时候,对于病毒也是一个重要问题,因为假如温病由于某种病毒适应于温暖气候而滋长发病，便是病毒为主因，温邪为诱因，关系到因果颠倒问题。"并称"我的意思是前人认识到外感病中有病毒存在，可是没有确切的说明，这可能与历史条件有关。今天我们有了条件，值得注意这个问题的深入研究了。"可能是在这种观点的影响下，1964年，南京中医学院主编的《温病学讲义》就引入了病毒的概念，认为"温病的致病主因是感染温热病毒"，并具体分为"风热病毒""暑热病毒""湿热病毒""燥热病毒"4类。后来，万友生更提出了"外感病毒"的概念，并将外感病毒分为"外五淫毒"和"外五疫毒"两类，前者不具有传染性，后者具有传染性。

1970年代，重庆中医药研究所黄星垣则明确提出了温病的热象病理表现都是病原微生物毒素的毒害反应。黄氏等通过多年的临床和试验研究认为，急性热病的发病及高热不退、病变横生的主要原因是"毒寓于邪，毒随邪入，热由毒生，毒不除，热不去，变必生"，并认为"毒是各种温邪的共性"，强调了"毒"在温病病因学中的重要地位。根据黄氏的观点，毒是温病高热的主要病因，治疗温病高热的主要治法就不是传统的清热解毒，而是解毒以清热。到了80年代，更有人明确提出，生物性致病因子属于中医学中"毒"之范畴，它具有如下10种特性，即酷烈性、火热性、秽浊性、走窜性、善变性、传染性、免疫性、顽固性、兼夹性等。

2. "时气说"为何一枝独秀　上述可见，中医外感病的病因学说并非一种，但为什么最终由"六淫致病说"成为主导学说，可能与下列原因有关：

（1）《伤寒论》首先突破：我们知道，《黄帝内经》时代的疫病病因说包括疫鬼伤人、气候变异（时气说）、天地疠气等，但各种病因学说并无特别优势。随着《伤寒论》以其第一部中医临床专著成为医家经典著作的时候，以寒邪致病为主的涵括多种气候异常的外感病辨证论治体系建立起来，及至宋代陈无择将疾病病因分为外因、内因、不内外因的"三因学说"，"六淫学说"就占据了外感病病因学的制高点。

（2）寒温之争推波助澜：可以说，寒温之争是发生在"六淫致病说"内部的一场外感病病因学的理念之争。虽然成果之一是吴又可创立了"戾气说"，但仍然因其可操作性欠佳而被打入冷宫，致使"六淫致病说"通过论争而进一步丰富发展，获得了真正的霸主地位。

（3）"内生五邪"及其与治疗学的联系：在古人常常将病因与病机混为一谈的时候，例如《素问·至真要大论》就列出了"病机十九条"："诸风掉眩，皆属于肝；诸寒收引，皆属于肾；诸气膹郁，皆属于肺；诸湿肿满，皆属于脾；诸热瞀瘛，皆属于火（心）；诸痛痒疮，皆属于心（火）；诸厥固泄，皆属于下；诸痿喘呕，皆属于上；诸禁鼓栗，如丧神守，皆属于火；诸痉项强，皆属于湿；诸逆冲上，皆属于火；诸胀腹大，皆属于热；诸躁狂越，皆属于火；诸暴强直，皆属于风；诸病有声，鼓之如鼓，皆属于热；诸病胕肿，疼酸惊骇，皆属于火；诸转反戾，水液浑浊，皆属于热；诸病水液，澄彻清冷，皆属于寒；诸呕吐酸，暴注下迫，皆属于热。"其中与"六淫"相关的就有十三条，而这些与"六淫"相关的病机则被后世概括为"内生五邪"，则是指脏腑阴阳气血失调所产生的内风、内寒、内湿、内燥、内热（火）等五种病理变化，这五种病理变化属于病机范畴而非病因。

中医学素有"辨证求因，审因论治"之说，实际上也是一种误解。因为辨证得出来的是病机而非病因，因此所谓"审因论治"实际上是"审机论治"。这就给"六淫学说"的扩张带来了最为关键的要素，即治疗学意义。而其余的三种学说，其治疗学依据则大打折扣，而"伤寒""温病"及其外感病学基本上以"六淫学说"为基础就不言而喻了。

3. 舍弃"时气说"的几点理由

（1）外感病病因学说的甄别统一：《肘后备急方》卷二称，时气亦名疫疬、天行、时行、时疫。《医学入门·疫疬》："疫疬如有鬼厉相似，故曰疫疬，又曰时气。"《伤寒全生集·时气》："时气者，乃天时暴厉之气流行人间。"《中医大辞典》："天行出《外台秘要·伤寒门》，指由天地间的疫毒戾气流行传播而引起的传染性流行病，如天行温疫、大头天行之类，所以天行是疫病的别称。"可见，时气说、戾气说、瘴气说、疫毒说等相互交错，各自概念的内涵与外延并不清晰，缺乏可靠的科学分类。这种概念与学说交叉重叠的现象，显示出中医理论自身的逻辑学缺陷。因此，有必要进行梳理甄别，规范化处理，从实际出发进行必要的合并或剔除，使之统一起来。

（2）"六淫学说"使"病因治疗"有名无实：上面提到，"六淫学说"中的"内生五邪"实际上是一种病机概念，这种病因学说与病理机制的重叠与含糊不清，导致所谓的"审因论治"实质上变成了"对症处理"（审机论治），而真正的病因学治疗反而无足轻重了。但无论中西医，针对病因的"治病求本"毕竟是外感病（感染病）治疗的最高境界，如果我们连真正的病因都搞不清楚，如何去追求这种最高境界呢？事实上，无论伤寒还是温病，并非是由像"冻伤"（伤于寒）、"中暑"（伤于暑）那样的气候因素所导致，而是实质上的感染。即便是所谓"受凉"因素导致的感染，病因学治疗也是以抗感染为主，而不是搜剔"寒邪"（事实上也搜剔不了寒邪）。

（3）"六淫学说"对中西医结合的干扰性：目前为止，"中西医结合"仍然是中医与西医的"两张皮"，所谓"结而不合""融而不化"。其根本的原因就是双方缺乏一定的让渡，各自都要突出特色，而有时候某种所谓"特色"却恰恰是阻碍学科发展的有害因素或干扰因素。就"六淫学说"而言，大家清楚地知道，所谓"六淫"实质上指的是各种病原微生物（包括寄生虫），对于早已不是吴又可时代的人，却要假装不知道或者说它包含了这些，似乎是很可笑的事情。而且，这样做的结果直接阻碍了中西医结合事业及其进程，对中医药现代化也是不利的。

（4）保留其病机制论要素仍然能够传承中医临床经验：在病因学方面舍弃"六淫学说"，并非完全丢掉风寒暑湿燥火的病机制论特色，仍然可以保留其外感病理法方药的理论分析和临床治疗。事实上，对于外感病，区分"伤寒"与"温病"的表证期恶寒与不恶寒、解表剂的辛凉与辛温，在临床上并非像"寒温之争"所强调的那样重要，而弄清病原并尽早采取针对性治疗往往显得至关重要。至于针对发热的"发汗""清气""通腑"等，针对水湿的"芳香化湿""淡渗利湿""清热利湿""祛风湿"等，针对"燥证"的养阴、生津、补血等，针对"风证"的"镇肝息风""解痉祛风""养血祛风"等，仍然可以正常的发挥临床效应。

4. "疫毒说"与感染病病因学融合的便利性

（1）戾气说、瘴气说、疫毒说的三合为一：笔者认为，在中医学的外感病病因学说里，除"时气说"（六淫学说）外，无论戾气说、瘴气说还是疫毒说都与现代微生物学存在一定的相容性，甚至可以说这三种学说都似乎在等待着现代微生物学的填充。在三种学说中，无疑"戾气说"发展的更加完善、更加符合临床实际，甚至包含了感染免疫学的部分内容。但"疫毒"的概念更新一些,且自古就有"避其毒气"的预防学思想和"解毒"的治疗学思想,因而笔者倾向于用"疫毒说"统一"戾气说""瘴气说"。

(2)"微生物"的多样性填充"疫毒"多样性内涵:无论是现代人归纳的"邪毒致病"的十大特征,还是吴又可观察的戾气(又称疠气、杂气等)致病的种种表现,都说明"疫毒"的多样性特性。尤其是吴又可的"杂气"概念,显然是在没有显微镜的情况下"看"到了五花八门的微生物,让我们今天的后辈不得不赞叹他观察的细致性和推测的合理性。甚至可以想象,如果张仲景生活在今天,他还会假装对病原微生物一无所知而写出《伤寒论》那样一本让后人膜拜不已的经典吗?

(3)"解毒"而"清热"符合病因学治疗"求本"思维:著名中西医结合热病学专家黄星垣认为,毒是温病高热的主要病因,治疗温病高热的主要治法就不是传统的清热解毒,而是解毒以清热。这是很有见地的病因学治疗思想,非常符合中医的"治病求本"原则。临床上常有"火为热之极""毒为热生"的观念,把毒作为一种病理产物,因此通过清热而解毒。如果把"疫毒"当成一类外感病因,则"解毒"而"清热"则顺理成章。

5. 因病制宜:重构传染病辨证体系的重点突破

(1)新感温病:呼吸道传染病;消化道传染病;接触性传染病。

(2)伏气温病(血液途径传染病):缺乏"新感入络"的病因学说;缺乏"伏气温病"的传变理论;缺乏"伏气温病"的辨证体系。

以上是本书阐发的关键内容,因为尚未思考成熟,只留下一点不成熟的想法,有待同仁补充与更正。

附1:中西医疫病学史比较研究

自古以来,我们就在不断地与各种瘟疫进行着艰苦卓绝的生死较量,人类与瘟疫作斗争的历史是人类文明史的组成部分,也是各种疫病学说发生、发展和逐渐成熟的过程。下面,我们就中西医疫病学史作一简略回顾和比较,并期望得到一些有益的启示。

(一)原始崇拜:无奈的上古疫病学

从发生学角度讲,微生物比人类早。可以说,人类诞生之始,就面临着瘟疫的侵袭和折磨。据有关研究,古人类化石就有梅毒、寄生虫病的痕迹;早在1万年前,天花病毒就出现在地球上,3 000多年前的埃及木乃伊上,可以见到天花的瘢痕;肺结核的历史,可追溯到6 000年前的意大利和埃及;麻风病的记载,可见于公元前1900年古巴比伦的《汉谟拉比法典》,被称为"*siptu*"。我国关于瘟疫的文字记载,从殷商时期的甲骨文里就可以看到,其中"疒""疠""疥""疫""疾""痼""蛊"等,均与传染病有关,是目前发现的最早记载。尤其令人感兴趣的是关于"疾年"和"祸风"的描述,表示那时已经有了瘟疫流行的概念和病因的探讨。"大疫"的名词在周代的典籍中已经十分普遍,《礼记》则多次提到,并可见到"疫疠""天行""时行""时气"等说法,说明经常发生瘟疫大规模流行。

瘟疫是人类童年的梦魇,原始人由于生产水平和认识能力的低下,面对瘟疫的暴戾和肆虐,他们是那样怯弱,既无法驾驭,又不能理解,内心充满了恐惧,因此"万物有灵论"和"自然崇拜"应运而生。那时候,几乎有多少种自然现象,就有多少种善恶难分的神灵或魔鬼,各种疾病都有着不同的鬼神来管辖。在古埃及的神话里,赛特神(Set)是魔鬼的化身,掌管播散和治疗流行病。《圣经》记载,耶和华能够直接降下瘟疫,以惩罚和训戒人或牲畜；《撒母耳记》和《列王记》记载了上帝的使者可以使人患上鼠疫，那是一位叫做阿波罗·斯敏吉阿斯（Apollo Smynetheus）的鼠神所为。此外，古希伯莱人的蝇神、古巴比伦的纳加尔神、古希腊的宙斯、古印度的女痘神 Sitala（和天花的病名一样）、古罗马的女神菲波尼斯（Febris）和美菲提斯（Mephitis）等，都是掌管瘟疫的。在古希腊神话里，"潘多拉的盒子"是关于瘟疫的最经典的传说，讲述的即是疫病蔓延，横扫大地，死神肆无忌惮地吞噬人的生命的故事。

在中国的原始神祇中，西王母就是掌管疾病疫疠的，蚩尤也是一个瘟神总管，《述异记》云："太原有蚩尤神昼见，龟足蛇首，大疫。其俗遂为立祠。"传说中颛顼也被认为是"疫神帝"，因为他有3个儿子，死后都变为疫鬼。《山海经》中还讲到一些"见则大疫"的怪兽，造成瘟疫流行。在我国少数民族的神话里，也有不少制造瘟疫的神怪，如云南白族的"大黑天神"，本来是玉皇大帝派他下凡播散瘟疫的，结果他不忍涂炭生灵，把瘟疫种到自己身上，又吞下所有符咒，从而全身变黑。还有一个故事，讲远古大理来了一批瘟神，一对兄妹为民除害的经历。可见在上古之时，世界各民族的先民们都对瘟疫不可理解，最终只能归结于神怪，那是原始崇拜的结果。

既然瘟疫由鬼神所致，超自然力救助就成为必需。古希腊神话中，许多神都有为人类治病消灾的能力，其中专门的医药之神是阿波罗的儿子阿斯克雷庇亚斯（Aesculapius），据说他外出行医，总是带着手杖，手杖上盘绕着一条毒蛇，有以毒制毒的含义。后来这些成为医神的化身和医药的图腾，至今世界卫生组织的会徽还是蛇和手杖。在上古时期，人们对付瘟疫的唯一办法就是祈祷上天，借助于与鬼神打交道的人——巫师来实现。我国古代的巫医，据《山海经·大荒西经》记载："大荒之中……有灵山，巫咸、巫即、巫盼、巫彭、巫姑、巫真、巫礼、巫抵、巫谢、巫罗十巫从此升降，百药爰在。"《山海经·海内西经》说："开明东，有巫彭、巫抵、巫阳、巫履、巫凡、巫相，夹窫窳之尸，皆操不死之药以拒之。"在甲骨文中，商人用祭祀对付疫病的方法主要有：①祮病，染疾后向祖先祮祭，以祈保佑；②御病，在卜辞中，含攘除灾祸之义；③祕（今字"秘"）病，祭名，用祕祭致意神，求神停止疫疾的传播；④卫病，通过卫祭，求神保护，攘病除灾；⑤匄（今字"丐"）病，向鬼神乞求疫止病好。

（二）经验加哲学：巧妙的中古疫病学

毕竟，对鬼神的祈祷并不能达到目的，人们还是要利用本能去探索现实的各种解决问题的办法。随着原始人的思维进步，疾病和医疗的认识逐渐走向"经验加哲学"阶段。

在古希腊历史上，公元前430年雅典爆发的大瘟疫肆虐3年之久，死亡人口达1/4之多。著名哲学家苏格拉底亲身经历了这场大劫难，历史学家修昔底德也曾在这场瘟疫中染病，所幸得以痊愈，逃过一劫。他在其在著作《伯罗奔尼撒战争史》中以平静的方式记录了那至今令人毛骨悚然的场面："人们像羊群一样地死亡着"。由于死的人太多，尸体躺在地上无人掩埋，鸟兽吃了也跟着死亡，以至"食肉的鸟类完全绝迹"，甚至"那些生来就身体强壮的人，不见得比身体衰弱的人更能抵抗这种疾病"。甚至连古希腊繁荣的开创者伯里克利（马克思称他的统治时期是"希腊内部的最盛时代"）以及他的妹妹和两个儿子也难逃此劫，都被夺去了生命。他死前对雅典人民的一篇演讲可以说明当时的尴尬："对于来自敌人方面的打击，我们必须勇敢地抵御；而对于神明所降的灾祸，我们只能驯服地忍受。"

然而，正在人们避之唯恐不及的时候，希腊北边马其顿王国的一位御医希波克拉底

（公元前460-377年）来到雅典，通过这次与瘟疫作斗争的经验体会，他留下了自己的行医记录《论瘟疫》7册，成为世界上第一部传染病学专著。大约在同时，另一部叫《流行病学》的专著出自一位不知名的作者之手，它更像一本行游医生的病例簿。之后，希波克拉底积极探索人的肌肉特征和疾病的成因，结合当时的哲学思想提出了著名的"体液学说"；他建议医生到一个新的城市时，要研究城市的方向、气候、土壤、水源、饮食习惯及居民的生活方式等，并且查明了多种疾病与季节等因素有关系。由于希波克拉底和《流行病学》作者等的观察研究，人们已经开始抛弃了采用神话的观点来解释瘟疫。因此，后人尊他为"医学之父"，并将出自多人之手的《希波克拉底文集》托名于他；该文集奠定了"经验加哲学"古代西方医学体系。后来，有学者指出："当疾病来源于神这种看法逐渐为人们所抛弃之时，出现了一种对科学进程有着同样干扰和反动作用的因素：哲学代替了宗教。希腊哲学在多样化的现象中寻找同一性，并且在建构一个包罗万象的理论化过程中，对同一性的渴求导致对事实的臆断和忽视。正同一种欲望，促使泰勒斯宣称万物皆水，同时使《希波克拉底文集》中一篇论文的作者宣称所有的疾病都是由气所造成的。"

到了古罗马时期，先后发生了5次造成重大损失并且对罗马历史产生重大影响的大瘟疫。盖伦（Calen）是成长于第3次瘟疫大流行的著名医生和哲学家，他是著名皇帝马可·奥勒留的御医，还为以后继任的3位皇帝服务过。盖伦一生致力于医疗实践、解剖研究、写作和各类学术活动，共写了131部著作，是继希波克拉底之后的第2个医学权威。后人评论说，他"是一个奇怪的过渡性人物：对他那个时代充满神秘气氛的环境来说，他是相当的科学化了；而对于后代的科学家来说，他又显得十分神秘。"从此，盖伦的医学一直统治着西方，在经历了黑暗的中世纪之后，文艺复兴吹响了近代科学的进军号，"经验加哲学"西方医学体系才受到彻底地挑战。尽管那时，在古罗马作家瓦罗（M.T.Varro）的著作中，也曾经有过天才的预测：潮湿的地方是危险的，因为那里可能有小动物生活着；虽然这些小动物是如此之小，以至于人们不能看见它们，但它们却会"通过口和鼻孔进入人体，引起严重的疾病"。但由于科技水平和人类认识能力的局限，现代微生物学的产生还为时尚早。

我国的情况大致相同。和伯里克利几乎同期的战国时代（公元前475—前221年）也是中国历史上的一个大变革时期，出现了"诸子烽起，百家争鸣"的学术局面。在医学经验逐渐积累的前提下，诞生了"医家之宗"的《黄帝内经》，成为中医学理论体系创立的标志。尽管，医学的自然哲学化比鬼神观念有了明显的进步，但离客观、准确的疾病观仍相差甚远。因为那时，早期的人们混淆了事物的原因和前发事件，在他们眼里，"没有任何偶然的事情。那些在时间上接近的事件，即使是彼此很远的地点发生的，也很容易被他们认为是因果关系连结起来的"。关于解释瘟疫致病原因的"六淫学说"，就是原始思维特殊的因果律所导致。因为在宏观领域里，人们很容易把气候的失常看成为瘟疫的病因，然后在此基础上推演出一系列的病理变化和药理作用。与盖伦同时期的张仲景，是中医临床辨证论治的创始人，他的著作《伤寒论》来源于东汉末年瘟疫大流行的经验总结。书中把瘟疫的病因主要归结为风寒之邪，以六经证候归纳病理变化，并创造了一整套的理发方药体系，成为后世医家治疗瘟疫和各种疾病的规矩。一直到金元时期，战难频繁，瘟疫流行，再一次带来了中医学的学术争鸣，他们对《伤寒论》的辛温解表治法提出挑战，发展了"火热论"的热病学说。

总之，这一时期的医学，临床靠经验看病，理论采用自然哲学推演。在探索疾病的发生、发展规律时，常常把气候因素和其他诱因当成因果联系，以一般性的平衡失调解释具体的病理机转，用猜测性理论代替客观的事实联系，而且一经约定就相守不移，未曾开动"假说－检验"的双轮车。至于治疗思想，东西方医学都以调整平衡为指导原则，因为具体机制（病理和药理）不清，其理论停留在一种笼统的初级阶段。

（三）扬弃与传承：异质的近代疫病学

文艺复兴后，西方逐渐产生了现代意义上的自然科学，伴随严密求证的科学精神，疫病学研究出现了新的面貌。

首先，传染和传染病概念的讨论是值得注意的。16世纪意大利名医佛拉卡斯托罗（Girolamo Fracastoro）是一位博学家，他的名著《论传染和传染病》首次以科学的方法研究了伤寒、鼠疫、梅毒等的来源与传播，在分析了"传染"各种惯用法之后，下了一个自己认为比较科学的定义："由感觉不到的颗粒的感染，所引起的某种极其精确的相似的腐坏，它在一定组合的物质中发展，从一个事物传到另一个事物。"在16世纪以前，所有的传染病一概叫做瘟疫，从佛拉卡斯托罗的著作开始，人们已能辨别何种传染病，并且能够诊断出它的特别症状。并知道接触传染分为3类：①单纯接触，如疥疮、痨病、麻风病；②间接接触，通过传染媒介如衣服、被褥等，它们携带接触传染的"活动种子"；③远距离传播，如鼠疫、沙眼、天花等。

其次，欧洲的卫生改革对鼠疫等传染病的防治起到了非常重要的作用，被称为人类"第一次卫生革命"。1388年，英国国会通过了第一部《卫生法》，1423年威尼斯当局在拉撒瑞岛上设立了一所传染病医院。1656年，罗马城鼠疫流行时，人们已经意识到公共卫生落后是其重要因素，教皇的特派卫生委员加斯塔尔迪（Gastaldi）采取了一系列有力措施，比如在城门及边界设立卫生监督，所有旅行者都必须持有健康证明书，街道及下水道均需整理洁净，对沟渠水道作定期检查，设立衣服消毒地点，禁止人群集聚等。在他1684年所写的一本书里记有245条法令，都是在防御鼠疫时颁发的，是卫生防疫史上的重要文件。17世纪末，意大利已经开始实施抗痨立法。

至关重要的是传染病学的诞生，真正意义上的对付瘟疫的科学之战始于1865年。这一年，法国化学家巴斯德第一次找到了致病微生物，并把它称之为"病菌"，人类终于知道了瘟疫的真正原因。接着，德国科学家罗伯特·柯赫（Robert Heinrich Hermann Koch），他于1882年提出的"柯赫氏原则"，一直指导着今天确认微生物是否为一已知传染病病原的主要依据。意大利医学史家卡斯蒂廖尼说："细菌学的飞速发展带来了医学思想上的革命。这种革命不仅体现在疾病概念特别是传统概念上，更重要的是它影响了整个医学方法论。巴斯德和柯赫的工作标志着科学的细菌学开始建立。细菌学迅速渗透到医学各个领域，人们从无穷尽的微观世界里找到了许多疾病的发病原因。"伴随着细菌学的发展，免疫学也相应产生，巴斯德在从事牛羊炭疽病和鸡霍乱研究的时候，提出了弱毒免疫理论，并开始用疫苗防治禽畜疾病。1885年，巴斯德发明了狂犬病疫苗，其成功震惊了整个欧洲。事实上，传染病学的进步是与微生物学、免疫学、药理学等基础学科的发展密切相关的，它们在互动激发的加速机制里日新月异。它有两个特点：一是科学实验的引进，二是哲学医学观向科学医学观的过渡。医学从自然哲学的母体中分化出来，经验又一次同哲学分离，与科学的医学观相结合了。而且，这是一个用科学实验代替哲学思辨，逐步淘汰虚构性概念、臆测性学说的脱胎换骨的过程。

在西方传染病学突飞猛进的时候，中国医学又一次选择了沿袭。此期，虽有温病学的诞生，但仍是直观经验和哲学思辨的一脉相承，医学观念和研究方法没有得到根本突破。值得一提的是，戾杂气学说是十分"独特的"，它不约而同地孕育着与西方近似的"奇想"，这种奇想在西方带来了近代医学，在中国却没有落脚之地。我曾在文章中提到，吴又可已经踩着了近代医学的门槛，其理由有：①不自觉地摆脱着有机自然观；②朦胧的"白箱化"需求；③初步悟出"感觉比经典更可靠"。但是，要使戾气学说发展成为现代微生物学，有着难以逾越的巨大屏障。其一是概念不清，没有严格定义和划分的意识。其二是理性程度低，缺少必要的科学抽象，仅采用夹叙夹议方式，用具体的事例代替理论陈述以及事物规律的抽象。其三是可控实验的无知，不能实现对理论的鉴别和清晰化作用。

当然，温病学也是中医学的创新，三大学派丰富和发展了传染性疾病的诊疗理论：①以吴又可为首的温疫学派，《温疫论》为代表作，《疫疹一得》《广温疫论》《松峰说疫》《疫痧草》《治疫全书》等无不宗又可而广其说；②以叶天士为首的温热学派，《温热论》创立卫气营血辨证及其治疗大法，薛生白总结湿温病的因机证治，吴鞠通补充三焦辨证和系统的方药，使新感温病学说成为临床医疗的重要依据；③以柳宝怡为首的伏气温病学派，在温病概念新旧含义的论争和动荡中，清代医家从"伏寒"之说发展为六淫、疫疠皆可伏邪，并从伏邪的部位、病机、证候、治疗进行了广泛的探讨。

（四）主流与非主流：多元的现代疫病学

当西方医学与传教士一切来到中国的时候，两大医学体系开始了共存、交流和冲撞的历史。然而，在这一过程中，它们各自的阵地、领域和学术地位却悄悄地发生着惊人的变化："中医药在'独占'我国医疗市场几千年后，迎来了残酷的市场竞争，至今已失去了大部分医疗市场'领土'。不少中医医院已很难再以'独立'的、'纯粹'的中医药技术支撑门面，要么'门庭冷落'，病人稀少，要么大量增加西医科室，靠西医项目盈利。从国家卫生主管部门最新公布的全国卫生统计数据也可证明：西医558.39万人，中医40.72万人；西医院1.68万个，中医院0.26万个。"邓铁涛教授也证实，"新中国成立前我国有40万~50万人的中医，如今这个数字没有增加，而西医却从不到3万人，增加到现在的500多万人。"为什么出现这样的情况呢？或者说为什么固有的本土医学会逐渐从主流医学退位成非主流医学，而西方医学逐渐从非主流医学上升为主流医学呢？

中、西医疫病学各自的学术力量及其应用价值，也许会给我们提供某些具有启示意义的东西。例如，鼠疫曾经是人类极其恐惧的瘟疫之一，从1898—1918年的20年里，全球1025万人死于鼠疫。鼠疫的有效防治取决于病原和传播途径的正确认识：1894年，法国细菌学家A·耶尔森和日本学者北里柴三郎在中国香港进行流行病学调查时，发现其病原体是一种细菌，后来命名为鼠疫耶尔森氏杆菌，即鼠疫杆菌；1898年，法国科学家西蒙德通过在中国云南和中国台湾省的流行病学调查，揭示了鼠疫的传播途径，为其综合预防提供了依据；到20世纪中叶，抗生素的发现使鼠疫成为容易治愈的疾病。终于，这一肆虐人类数千年的充满恐怖色彩的传染病得到有力控制，而与我国的积极参与有密切关系。1911年清政府外务部委派伍连德在奉天省设"奉天万国鼠疫研究会"，邀请英、美、俄、德、法、奥、意、荷、日、印度各国医生参加，这是我国首次主办的国际医学会议。由于传染病学的进步，采取多种措施防治，各种瘟疫的发病和流行明显减少，是西方医学在我国从非主流医学上升为主流医学的直接原因。

当然，西医学毕竟不能解决所有的疫病，如各种病毒性疾病的抗病毒治疗，抗生素的耐药问题，各种传染病不断以新的面貌出现等，当今的主流医学在一大堆难治性传染病面前常常束手无策。为了抗击人类共同的敌人，东方医学的自然疗法、个体化诊疗风格和整体调节艺术，往往能够发挥意想不到的作用。比如SARS，因为战胜不了"病毒"而使群医束手，因此世界各国的传统医学纷纷出笼，因其多为涵盖身、心、环境整体的医疗，因而极受广大民间的欢迎。因此，医学的多元化是必然的，各种非主流医学与主流医学在多元并存的前提下进行交流、渗透、配合和争鸣也是理所当然的。在我国，中西医结合治疗病毒性肝炎、艾滋病、非传染性肺炎、结核病、流行性脑脊髓膜炎、流行性乙型脑炎、流行性出血热、感染性休克等，均取得一定的效果，体现出现代传染病领域的多元化特征。

西医辨病与中医辨证的结合，可能孕育着未来的临床医学模式。首先从现象学看，可以认为西医有关"病"的诊断，是临床征象（包括症状、体征、实验室结果）在某空间范围内的时间分布，即某些临床征象的发生、发展和演变过程；中医有关"证"的诊断，是临床征象在某一时间点（或片段）上的空间分布，即同一时间内某病人身上各种临床征象的集合，两者是经纬关系。其次从发生学看，西医对病的概括是统计学处理，抹杀了个体差异和偶然因素，成为一种人为的模式；中医学对证的描述，强调因人、因时、因地而异，凡是临床表现的微细差异，就可能构成不同的证，运用不同的治疗。第三，从临床角度看，前者属规范化诊断，病情虽然总在变化，个体也有差异，病的诊断却是一定的，并且是可以检验的；后者属随机化诊断，一切瞬息即变，甚至来不及检验或无法检验，只为治疗提供依据。因此，各自具有纵向和横向、静态和动态、规范化和随机化、原则性和灵活性的不同特征，体现出东西方文化差异互补的景象。

（五）结语：三驾马车的定位思考

2004年12月，中华中医药学会原副秘书长李致重先生在中国香港写了一封致陈可冀先生的公开信——以科学的态度推进中西医配合，指出中西医结合"原本始于上级行政领导提出的一种号召或口号"，时至今日，"靠口号来推动中医和中西医结合的时代，已经一去不返了……对'中西医结合'上的混乱理解和各行其是，必须冷静反思。""按照这些观点，宪法中'发展现代医药和我国传统医药'的规定可以不要了，'中西医并重'的新时期卫生工作总方针也可以不要了。而且更为尴尬的是，按照这些观点，中西医结合的根，便被中西医结合界自己亲手挖掉了……那么，被称之为的'中西医结合'和'中西医结合医学'，其存在的土壤和价值，究竟在何处呢？如果'结合'的最终结果是把中医的经验，'化'到西医体系之中了，中医也便失去了存在的意义。"

我认为，李致重的操心是"门户之见"式的"杞人忧天"。医学发展有它自身的规律，我国"三驾马车"的医疗卫生格局形成和政策导向也是正确的。只是随着时间和实践的推移，有些理解可以稍作变化：①已经成为主流的西医学继续按照它的发展规律运行，关键是我国的医务工作者要多多争取做出我们自己的贡献；②已成为非主流医学的中医学有两个发展方向，一是完全按照中医学的理论体系，维持其继续为人类健康服务的"替代"或"补充"地位；一是殚精竭虑，将完整的中医学理论体系提高到与西医学并驾齐驱主流医学地位；③中西医结合工作则稍改初衷，从创造统一的中西医结合医学，走向与主流医学相汇合的"整合医学"方向。其实，中西医结合工作者没有必要在继承和发扬的取舍上左右摇摆,我们的使命就是要通过深入持久的科研工作,将中医药的有效经验逐一肯定疗效,阐明机制。用陈可冀和韩济生院士的话来说,就是"应当充分应用现代科学包括西医学的知识和方法,进行整理、研究和开发,提高其科学性,促进国际医学科学界的认同。为了更好地将各种医疗手段科学而合理地用于治病救人,提高疗效,减少毒副反应,补充/替代医学应当与现代主流医学互相整合,互相取长补短,丰富世界医学。我国半个世纪以来实施的中西医结合医疗实践和研究成果,也充分印证了这一点。""只有在理论上把非主流医学的假说纳入现代科学的框架加以理解,主流与非主流医学真正融合为'整合医学'的可能性才能变为现实。"

附2:中西医结合传染病研究的目标与任务

(一)一种观点

在我国,中医、西医、中西医结合"三驾马车"长期共存,取长补短,是医疗卫生的基本方针,也是长期发展形成的基本格局。但现实的困难是,中医与中西医结合的目标和任务交错和重叠,存在定位不准的情况。例如在研究生的论文、开课等方面有时难以区分。我们认为,关键在于定位:中医学应该以继承和发扬中医学为目标,采用中医学的理、法、方、药,进行临床诊疗和科学研究;中西医结合则稍改初衷,从创造统一的中西医结合医学,改为与西医学相汇合的"整合医学"方向。中西医结合工作者的使命就是要通过深入持久的科研工作,将中医药的有效经验逐一肯定疗效,阐明机制。用陈可冀院士的话来说,就是"应当充分应用现代科学包括西医学的知识和方法,进行整理、研究和开发,提高其科学性,促进国际医学科学界的认同。为了更好地将各种医疗手段科学而合理地用于治病救人,提高疗效,减少毒副反应……丰富世界医学。"

鉴于以上,中西医结合传染病研究的目标是:瞄准西医学的薄弱环节和不足之处,发掘中医学的宝贵经验和理论优势,进行临床验证和机制研究,以纳入西医学的框架,为世界医学作出贡献。

(二)两个层次

1. 临床研究 通过严谨的临床研究,探讨中西药物防治传染病的确切治疗作用和机制。首先,根据西医学的生物学原理,针对各个病种及其病型、病程和并发症,进一步探讨更为合理的中西医结合治疗方案;其次,遵循循证医学的原则进行课题设计,如严格的病例选择和排除、肯定的随机双盲对照、确切的考核指标(如可靠的病原学检测数据、用药前后的组织学观察并长期随访等)、可靠的统计分析等,保证实验结果的真实性。目前,刘建平教授采用系统评价方法,从不同角度研究了多项中医药治疗病毒性肝炎的临床试验文献,发现随机分配注意不够、盲法与安慰剂对照使用较少、组间对照可比性差、中草药质量难以控制、治疗效果可信度低、副性事件缺少报告等是主要的问题。我们认为,应该在严格按照循证医学原则的前提下开展以下工作:

(1)建立传染病病证结合的诊断评价标准:在辨病的基础上辨证分型论治,是中西医结合传染病临床特色,需要建立的评价标准应包括对疾病的纳入、排除、病程及疗效等的评价标准,在用循证医学广泛分析文献的基础上,通过设立问卷,在全国范围内开展专家咨询,经过严格的数据统计分析,从效度、信度和反应度加以评价,还要进行微观辨证的研究,建立相对"金标准"的证候量表,有助于国际医学界接受。

（2）建立中西医结合传染病疗效评价体系：①对疾病的公认的常规疗效评定标准；②构成证候的指标变化的评定标准；③生存质量的评定标准，含通用的生存质量评定量表、体现中西医结合传染病特点的通用生存质量量表和疾病特异性的生存质量量表。

（3）探讨各种传染病的不同类型、不同时期的中西医结合治疗方案：根据生物医学原理，利用循证医学方法，对以往的有效经验进行严格验证，对疗效确切的中西医疗法进行优化组合，并设计和筛选新的治疗方案。在此基础上，制订各种传染病的中西医结合诊疗指南，从而规范临床应用。例如某种传染病，应该如何治疗，用什么药物，不能用什么药物，什么治疗方案为首选或一线用药，什么治疗方案为次选或二线用药，最好能像国际防痨和肺病联合会制订的肺结核治疗方案一样，一至三线药物有哪些，初始病例用什么，耐药病例用什么，巩固期用什么，如何联合用药、用药的时机、用药的完整疗程、用药的剂量和规律等，都有明文规定。在准确用药方面要进行方药作用机制的研究如作用原理、构效关系、量效关系、配伍效应、药代动力学等，方能进一步提高辨证论治的疗效。

2. 基础研究

（1）中药研究：包括道地药材与中药标准化的研究、中药的毒理学研究、制定中药质量标准的研究等。

（2）剂型研究：以高效、速效、长效、计量小、毒性小、副作用小和生产储存、携带运输、服用方便为原则，研制受国际医学界欢迎的中药新剂型，充分吸收现代药剂学的理论和方法学基础，不断推出适合中药的经皮吸收、控释系统、靶向药物等新剂型，同时加强用可靠准确的科学数据和理论阐述中药的安全性和有效性。

（3）优化组方研究：拆方研究是优化组方的前提，可以根据不同的研究需要，采用正交试验法、正交T值法、撤药分析法、聚类分析法、均匀分析法等进行。有效组合成分（部位）的提取研究包括系统提取分离法、化合物群分离法、三元论结构分析法、单药提取研究法、目标成分提取法等，采用整体和离体相结合的方法，找出有效组合成分（部位），并研究主要有效成分、次要有效成分和无效成分间相互作用（增效、减毒），在此基础上考察有效组合成分（部位）的相互作用，再回到多指标的药理试验、计算机优化处理，找出能代表总体药效的最佳活性成分及其配比，并进一步研究最佳组合的作用机制。

（三）三项任务

1. 感染性疾病的免疫调节　临床上，有时应用足量抗生素来处理敏感菌所致感染，结果也未必完全令人满意，原因在于人体的免疫功能在与病菌斗争中起决定性作用。许多中药复方的抗感染作用也主要是通过调节机体的自身免疫力，调动机体的抗病能力来实现的。不少临床报道提示，中医药对机体内环境的改善作用，可与抗感染治疗发挥协同效应。

2. 细菌、病毒耐药株的治疗　细菌耐药性的发展几乎遍及临床的常见病菌，也涉及各类常用抗生素，有些抗菌新药面世不久就出现了严重的细菌耐药性问题。因此，减缓和防止细菌耐药性的关键，已不能完全寄希望于新药的研发，而应以预防为主，合理用药。然而，中医药对改善细菌耐药问题有不少办法，机制包括逆转细菌耐药性、消除质粒作用、增敏作用和抑菌作用等；中医药对病毒耐药也应该引起高度重视。西医学的难点，往往就是我们开展工作的突破点，一是发挥整体调节的优势，二是结合药物筛选，如青蒿素对于疟疾耐药性的治疗，就是典范。

3. 感染性疾病的功能和组织学恢复

（1）减少毒性作用：对于感染性疾病出现的毒性反应以及抗生素的毒副作用，中医药配合可以"菌毒并治"或"细菌、内毒素、炎症介质并治"，发挥减轻症状、拮抗毒性的效应：①直接灭活细菌产生的内毒素，或加速毒素的排除；②改善内环境，调节机体整体功能；③拮抗抗生素的毒副作用，治疗所引起的不良效应；④缓解症状，减轻病人痛苦。我们可以借鉴北京友谊医院中西医结合治疗感染性多脏器功能不全综合征的经验，争取找到"1+1≥2"的临床效果。

（2）改善临床症状：无论细菌性还是病毒性传染病，都可导致一些甚至是严重的临床症状，通过中西医结合整体调理方法，往往有明显的改善临床症状作用，从而减少患者痛苦，提高生命质量。关键是如何设计实验，并拿出过硬的临床数据，以获得国际上承认。

（3）促进脏器功能和组织学恢复：临床证实，中医清热解毒、行气通络、活血化瘀、祛湿化痰等治疗配合西医学方法，治疗各种传染病，完全可以促进脏器功能和组织学恢复，改善愈后。关键也在于遵循循证医学原则，拿出严格的临床数据来。

（四）四大疾病

1. **病毒性肝炎** 病毒性肝炎的发病率已经开始降低，关键是已感染 HBV 和 HCV 的 1 亿多人中，部分正在向慢性肝炎和肝硬化、肝癌演变，这是中西医结合传染病研究的艰巨任务之一。对于这些患者的治疗，基本原则是清除病毒、逆转组织病理、预防并发症、改善预后。目前在清除病毒方面，西医优于中医，在逆转组织学方面，中医优于西医，中西医结合治疗具有明显的协同作用。下一步的任务是加大临床和基础研究的力度，拿出具有明确的有说服力的数据，使慢性乙型肝炎、慢性丙型肝炎的诊疗指南变成实实在在的中西医结合的诊疗指南。当然，要做的工作很多，任务也非常艰巨。

重型肝炎的治疗也是中西医结合研究的重要课题。由于患者免疫功能低下，重型肝炎常常合并感染，表现为条件致病菌的混合感染，症状不典型，药物副作用大，易产生耐药性；而感染又恰恰是导致病情恶化的重要原因。近年来中西医结合治疗，在增强免疫功能、减少耐药性、降低药物副作用方面展现出良好的势态，为重型肝炎的抗感染治疗开辟了新的途径。值得进一步研究的是采取中西医结合方法：①直接灭活细菌产生的内毒素，或加速毒素的排除；②改善内环境，调节机体整体功能；③拮抗抗生素的毒副作用，治疗所引起的不良效应；④缓解症状，减轻病人痛苦。例如我们已知，黄芪、人参、丹参、川芎等可促使内毒素灭活；穿心莲、蒲公英、板蓝根、金银花、山豆根等对内毒素有破坏作用；大黄、丹参、栀子、金银花、紫花地丁、黄连、黄芩等可抑制肠道大肠杆菌生长，减少内毒素的产生；大黄、芒硝可以阻止内毒素在肠道内滞留，从而减少其吸收；清热解毒中药可以保护细胞线粒体结构及活力，防止内毒素所致的过氧化损伤。

2. **艾滋病** 在我国，艾滋病正处入快速增长期，而且疫苗问题、副作用问题、耐药性问题、反弹问题等，依然是艾滋病防治的难点。中西医结合研究的重点包括：①抗 HIV 中药和复方的进一步筛选，尤其是早期治疗和耐药株治疗的方药；②对于 HAART 治疗的病人，配合中药治疗以减毒增效，增加依从性，促进免疫重建；③艾滋病复杂多变的临床特点，确定辨病结合辨证的中西医结合治疗方案；④观察改善症状体征、改善生存质量以及减少机会性感染的中西医结合措施。据悉，国家已将重大传染病的防治单独立项，重点资助，艾滋病为首要。相信随着国家的重视和资助力度的加强，中西医结合治疗艾滋病一定会取得更大的成绩。

3. 结核病　近几年，全球结核病发病率有增高趋势，特别是耐多药结核病给许多发展中国家甚至发达国家的人们造成了严重威胁。我国随着发病率的严重反弹，抗结核药物的应用以及导致的毒副作用和耐多药结核病明显增多。在临床上，配合中药以改善症状、减轻毒副反应、恢复肝功能和调节免疫功能，往往是常用的中西医结合治疗方案。有些药物如白及、炙百部等，对结核杆菌有明显抑制作用，可用于耐药性结核病的治疗。国外有研究表明，天竺葵属植物 *Pelargonium sidoides* 根的含水丙酮提取物可以有效抑制结核杆菌的生长，获效的原因可能与其抗菌作用和免疫调节作用有关。奥地利格拉茨大学发现，欧前胡中的有效成分欧前胡素有很好的体外抗结核杆菌活性，与乙胺丁醇、异烟肼等相当。澳大利亚和德国的科学家报道，利用桉树精油制成吸入剂可以治愈结核病，几乎没有毒副作用。下一步研究包括：①中医药配合西医抗结核治疗的减毒增效作用观察；②耐药性结核病的中西医结合治疗。

4. 新发传染病　中西医结合治疗新发传染病已经获得不少经验，例如"人禽流感诊疗方案"已经制定，基本是中西医结合模式；中西医结合治疗传染性非典型肺炎，在缩短平均发热时间、改善全身中毒症状、促进肺部炎症吸收、降低重症患者病死率、改善免疫功能、减少激素用量、减轻临床常见副作用等方面具有六大优势。总之，对于新发传染病，我们应该积极态度，勇敢应对，及时总结经验教训，相信大有可为。

参 考 文 献

1. 叶峥嵘,吴琳.气候变化对中医药寒热相关理论形成的影响.河南中医,2011,31(6):576-578
2. 王侃,秦霖,吕渭辉,等.初探气候变化对明清时期寒温争鸣的影响.浙江中医杂志,2003,32(9):369-370
3. 陈志远,齐颖娜.浅谈伤寒和温病学说形成的气候因素.天津中医学院学报,1993,22(4):11-12
4. 冯维斌,岑鹤龄.试评叶天士的卫气营血辨证.现代中西医结合杂志,1999,8(12):1919-1920
5. 黄政德.张景岳对卫气营血辨证学说的贡献.湖南中医学院学报,1998,18(1):20-21
6. 郭海,龚婕宁.从实际病例探讨温病传变规律的新特点.中国中医急症,2008,17(11):1626-1627
7. 黄玉燕.中医疫病传变规律探讨.中医杂志,2014,55(2):157-160
8. 郭辉雄.六经是寒温统一的基础.北京中医学院学报,1983,6(4):7
9. 黄松章.伤寒六经为基础的寒温综合论.北京中医学院学报,1983,6(2):6
10. 孟庆云.从模型法看伤寒六经.北京中医学院学报,1985,8(1):19
11. 肖德馨.六经辨证纲要.北京中医学院学报,1981,4(3):1
12. 杨麦青.外感病辨证纲要之我见.北京中医学院学报,1983,6(4):9
13. 姜建国.论六经辨证与寒温统一.山东中医药大学学报,2000,24(1):10
14. 邓铁涛.外感病辨证统一小议.北京中医学院学报,1983,6(3):6
15. 万友生.八纲统一寒温证治建立热病学科体系.北京中医学院学报,1983,6(3):2
16. 萧敏材.论伤寒与温病学派之争.中医杂志,1962,6(11):1
17. 金雪明,胡之璟.胡仲翙治疗外感热病的经验.江苏中医,1996,15(12):5
18. 严世芸,吴银根,沈庆法.中医外感热病学.上海:上海科学技术出版社,1991:38
19. 沈凤阁.关于六经、卫气营血、三焦辨证如何统一的探讨.新医药学杂志,1979,20(4):7
20. 刘兰林,杨进,倪媛媛.构建外感热病辨证体系的探讨.中华中医药杂志,2005,20(1):18-20
21. 杨进.外感热病辨证的"三维观".陕西中医,1988,9(11):509
22. 符友丰.论外感病辨证中的层次特征.医学与哲学,1986,7(12):31
23. 姜春华.伤寒与温病.北京中医学院学报,1964,3(1):2

24. 周鸿艳,宋诚挚.寒温之辨对中医学术流派的影响.中医药信息,2008,25(3):4-6
25. 刘兰林,王灿晖,杨进.中医外感热病辨证方法古今主要文献研究.中医文献杂志,2004,5(1):52-54
26. 彭坚.对外感病辨治体系的历史考察.中华医史杂志,1999,29(2):7073
27. 刘纳文.《时病论》学术思想初探.河北中医,2008,30(3):315-316
28. 朱松生.温病学术流派分类集释源流考.中医药学刊,2001,19(4):335-337
29. 祝味菊.伤寒质难.福州:福建科学技术出版社,2005
30. 农汉才.近代名医祝氏味菊史实访查记.中华医史杂志,2004,34(3):143-147
31. 陆拯主编.近代中医珍本集·医案分册.杭州:浙江科学技术出版社,2003
32. 张宏瑛.浅析俞根初《通俗伤寒论》的特色辨证.浙江中医杂志,2011,46(1):7-8
33. 郭凤鹏,周利,张彩丽.《伤寒指掌》一书的内容与特色.中国中医药现代远程教育,2013,11(15):123-124
34. 刘兰林.试论清代两位寒温融会医家的外感病观.中国中医基础医学杂志,2000,6(11):721-724
35. 裘沛然.伤寒温病一体论.上海中医药杂志,1982(1):1-3.
36. 赵立岩,刘晖桢.论近代寒温融合流派的产生与发展.中医杂志,1997,2(2):73.
37. 张再良.条分缕析辨寒温——读杨栗山《伤寒瘟疫条辨》.四川中医,2007,25(6):38-39
38. 万兰清.万友生学术思想简介.江西中医药,2007,38(1):6-15
39. 伍定邦.熊魁梧论治热病经验.光明中医,2001,16(92):51-52
40. 熊斌,林飞.熊魁梧《中医热病学》评述.湖北中医药大学学报,2013,15(6):80
41. 章巨膺.统一伤寒温病学说的认识.上海中医杂志,1959(3):4
42. 万友生.寒温统一论.云南中医杂志,1981(1):1
43. 马超英.寒温统一的理论与实践.江西中医学院学报,1992,4(2):6
44. 张伯讷.伤寒与温病之争的今昔.上海中医药杂志,1981(2):2
45. 方药中.评伤寒与温病学派之争.中医杂志,1984,25(2):4
46. 张学文.伤寒与温病关系的探讨.陕西中医学院学报,1980,3(2):20
47. 肖德馨.统一寒温辨证体系之我见.温病汇讲.北京:人民卫生出版社,1986
48. 姜建国.论六经辨证与寒温统一.山东中医药大学学报,2000,24(1):10
49. 石恩权,邹克扬,黄琴,等.外感热病"五定"辨证当议.贵阳中医学院学报,1987(1):8
50. 周永学.正确认识和评价伤寒学说与温病学说.陕西中医函授,2000(5):5
51. 彭坚.对外感病辨治体系的历史考察.中华医史杂志,1999(2):70
52. 钟嘉熙.统一中医外感病学的先行者俞根初.北京中医学院学报,1984,7(2):8
53. 张玉才.丁甘仁辨治外感病的特点.安徽中医临床杂志,1998(3):182
54. 朱文锋.建立辨证统一体系之我见.北京中医学院学报,1984,7(3):2
55. 时振声.六经辨证与卫气营血及三焦辨证的统一性.北京中医学院学报,1984,7(6):8
56. 王正直.从历史发展角度谈寒温统一.国医论坛,1993(1):22
57. 裘沛然.伤寒温病论争中的若干问题.北京中医学院学报,1983,6(4):5
58. 郭辉雄.六经是寒温统一的基础.北京中医学院学报,1983,6(4):7
59. 黄松章.伤寒六经为基础的寒温综合论.北京中医学院学报,1983,6(2):6
60. 姜建国.论六经辨证与寒温统一.山东中医药大学学报,2000,24(1):10
61. 袁长津.论20世纪中医外感热病临床学术的创新发展(四).中医药导报,2007,13(4):5-7
62. 万友生.八纲统一寒温证治建立热病学科体系.北京中医学院学报,1983,6(3):2
63. 萧教材.论伤寒与温病学派之争.中医杂志,1962(11):1
64. 沈凤阁.关于六经、卫气营血、三焦辨证如何统一的探讨.新医药学杂志,1979,20(4):7
65. 杨麦青.外感病辨证纲要之我见,北京中医学院学报,1983,6(4):9
66. 金雪明.胡仲翱治疗外感热病的经验.江苏中医,1996(12):5
67. 吴银根.中医外感热病学.上海上海科学技术出版社,1991:38
68. 赵洪钧.回眸与反思:中西医结合二十讲.合肥:安徽科学技术出版社,2007

69. 张奔夫,魏文先.外感热病统一辨治探讨.国医论坛,1999,14(6):12-14
70. 常淑枫,肖照岑.寒温争鸣与融合的历史与现状.辽宁中医药大学学报,2006,8(4):40-42
71. 冯堃,吕军伟.丁甘仁治疗外感病经验.中医药学报,2010,38(3):11-12
72. 张家玮,王致谱,鲁兆麟.何廉臣生平及学术思想研究.北京中医药大学学报,2004,27(6):18-20
73. 李洪涛,刘兰林.中医外感病学.合肥:安徽科学技术出版社,1993
74. 刘兰林.疠气学说创立基础及发展迟滞的原因.安徽中医学院学报,2003,22(2):2
75. 惠毅,奚娜,谢正幸.浅谈吴瑞甫在温病中西汇通方面的贡献.光明中医,2006,21(11):48
76. 李同宪,李月彩.中医外感热病学与现代感染病学两大理论体系可相融性的探讨.医学与哲学,1999,20(11):51-52
77. 王秀莲.再论中医治疗感染性疾病的优势.天津中医药大学学报,2011,30(4):193-195
78. 陆翔.恽铁樵温病观评析.中医杂志,2011,52(11):907-909
79. 沙塔娜提·穆罕默德,刘佩珍,周铭心.近代中西医汇通派医家张锡纯与恽铁樵临证用药方剂计量学研究.中华中医药.学刊,2014,32(8):1827-1830
80. 沙塔娜提·穆罕默德,毕肯·阿不得克里木,周铭心.近代中西医汇通派4位医家临证用药方剂计量学研究.世界科学.技术——中医药现代化,2014,16(1):11-20
81. 张永跟,陈馨馨,李友林,等.脏腑辨证在中医辨证体系中的重要地位.环球中医药,2009,2(5):365-367
82. 黄存垣,李金华.辨证论治"乙脑"13例体会.江西中医药,1997,28(6):21-21
83. 郭千生.辨证治疗乙脑恢复期后遗症经验初探.甘肃中医学院学报,1996,3(1):52-53
84. 胡义堡,王健民,范刚启,等.辨证论治脊髓灰质炎268例疗效观察.甘肃中医,1992,5(2):15-16
85. 彭胜权,李永宸.狂犬病的中医认识嬗变.中华医史杂志,2007,37(1):23-26
86. 张旭剑.宣解清感饮治疗流行性感冒152例.中医研究,2003,16(4):36-37
87. 任继学.时行感冒.中国中医药现代远程教育,2004,5(2):26-28
88. 聂广,林巧.人禽流感中医病因病机的探讨.世界中医药,2008,3(3):131-133
89. 王永恒.自拟"双翘解毒汤"加减对人禽流感的辨证论治探讨.光明中医,2006,21(6):171
90. 王仰宗.热病理论在新发传染病中的应用.中华实用中西医杂志,2007,3(20):202-205
91. 罗慧,赵冬梅,褚松龄,等.80例SARS的中医辨证分析.中国医药学报,2003,18(11):698-699
92. 李全利.SARS的辨证论治.山西中医,2003,19(增刊):16-17
93. 王耀光,吴深涛.SARS辨证施治之我见.中医药通报,2006,5(6):16-20
94. 姜良铎,张晓梅,付义.SARS的病因病机与辨证治疗.中医药临床杂志,2004,16(5):397-400
95. 张广清,林毓霞,罗海丽,等.中西医结合治疗传染性非典型肺炎的辨证施护.南方护理学报,2003,10(4):23-25
96. 袁长津,葛金文,周慎,等.中医对SARS的认识及辨证治疗方案——92篇中医药防治SARS文献研究小结.中国医药.学报,2004,19(6):371-373
97. 刘尚义,贾敏.中医温病学术发展述要及对SARS病辨证论治思考.贵阳中医学院学报,2004,26(1):3-6
98. 孙霈.传染性非典型肺炎(SARS)两个关键证型的论治.中国民间疗法,2003,11(5):4-5
99. 孙凤霞,王晓静.谈谈SARS的病机与辨证.中医药临床杂志,2004,16(5):400-401
100. 韩刚,李全,黄象安.SARS的中医辨证分型初步探讨.中国医药学报,2003,18(11):701-702
101. 曾庆明,张炜宁,周晓.SARS恢复期常见症状的中医辨证调治.深圳中西医结合杂志,2003,13(4):217-220
102. 胡建华,李秀惠,勾春燕,等.85例SARS患者出院后症候学分析报告.中华实用中西医杂志,2004,4(17):3386-3388
103. 任国珍.辨证治疗小儿麻疹合并肺炎37例.湖北中医杂志,2001,23(5):35-35
104. 吴兴水.麻疹并肺炎证治体会.江西中医药,1995,26(5):32-32
105. 陈运生.小儿麻疹辨治概要.江西中医学院学报,2002,14(4):55-56
106. 朱锦善.中医儿科临证心法——第26讲麻疹(上).中国农村医学,1997,25(12):5-8

107. 周明君.辨证治疗小儿风疹的临床观察.湖南中医学院学报,1995,15(1):21-23
108. 方婷娜.小儿风疹辨治138例.广州医药,2005,36(5):64-66
109. 郑峰.水痘的辨证施护.中国中医急症,2003,12(5):485-485
110. 曾金莲,熊冠华,胡运涛,等.中西医结合治疗小儿水痘的研究.现代中西医结合杂志,2009,18(23):2757-276
111. 洪永健,陈维挺.辨证分型治疗流行性腮腺炎的临床举隅.中国乡村医药杂志,2001,8(7):28-28
112. 孔月梅.辨证治疗流行性腮腺炎附230例病案观察.陕西中医学院学报,1990,13(1):17-18
113. 徐爱香.流行性腮腺炎的辨证施护.中国民间疗法,2004,12(3):57-58
114. 达富拉.流行性腮腺炎的辨证施治.中国民间疗法,2006,14(4):48-48
115. 程玲莉.流行性腮腺炎的辨证施治与护理.咸宁学院学报(医学版),2005,19(2):141-142
116. 舒云萍.中医辨证治疗流行性腮腺炎.四川中医,2003,21(6):59-60
117. 黄云.中医治疗流行性腮腺炎浅识.实用中医内科杂志,2006,20(4):434-434
118. 邝巧玲.登革热的辨证与治疗.中国社区医师综合版,2004,6(7):38-39
119. 林德生,朱正丹.中医药治疗登革热临床体会.世界中医药,2008,3(2):95-96
120. 胡建华,李秀惠,刘翠娥,等.100例艾滋病患者中医辨证分型研究.北京中医,2007,26(2):97-98
121. 崔述贵,何东来,李郁馥.艾滋病的辨证论治探微.中医函授通讯,1994,13(5):32-35
122. 吕维柏.中医药治疗HIV/AIDs血清抗体阴转8例报告.中国中西医结合杂志.1997,17(5):271-273
123. 苏诚练.中医试治艾滋病30例临床报告.中医药学报,1991,19(2):31
124. 崔金才.艾滋病中医辨证分型.天津中医,1989,6(11):37
125. 王宝祥.中医药抗艾滋病的临床研究.空军军医高专学报,1998,20(1):54-56.
126. 王树.在澳大利亚用中医药治疗艾滋病的体会与研讨.天津中医,2000,17(1):1
127. 郭长河.艾滋病所致发热的辨证治疗.河南中医学院学报,2005,20(6):4-5
128. 李国勤.艾滋病中医辨治体会.江苏中医,1994,15(2):5-7
129. 马龙.辨证治疗艾滋病120例临床观察.浙江中医杂志,2008,43(9):517-517
130. 向楠,李晓东.中医药治疗艾滋病研究进展.湖北中医学院学报,2004,6(4):92-93
131. 尤松鑫.艾滋病中医证治概述.江苏中医,1999,20(3):4
132. 王健.艾滋病人口腔念珠菌病的辨治体会.北京中医,1996,1:19-21
133. 方旭.艾滋病相关综合征期的食疗.东方食疗与保健,2006(3):21-21
134. 黄世敬,危剑安,孙利民,等.中医治疗十年以上21例艾滋病病例报告.中国医药学报,2004,19(12):731-732
135. 李敏.针灸治疗带状疱疹HIV携带者的临床观察.中国针灸,2000,20(2):81-82
136. 李纪云.辨证分型治疗流行性出血热多尿期57例.湖南中医学院学报,1995,15(2):33-34
137. 张茂江.辨证治疗流行性出血热27例.四川中医,1998,16(3):21-22
138. 张先勇.辨证治疗流行性出血热DIC42例临床分析.江西中医药,1993,24(6):19-20
139. 万兰清.流行性出血热的辨证论治.中国医药学报,1992,7(5):40-44
140. 张照琪.流行性出血热多尿期的中医辨证论治治疗.河北中医,1987(3):6-7
141. 苗相超.浅谈治疗流行性出血热的粗浅体会——附37例辨证分析.光明中医,2009,24(7):1295-1296
142. 杜景海.中医辨证流行性出血热.辽宁中医学院学报,2003,5(2):98-98
143. 刘利平.分期辨证治疗小儿手足口病48例.山东中医杂志,2008,27(9):593-594
144. 解晓红.小儿手足口病的辨证论治.中医药研究,2009,16(1):15-16
145. 张凡.小儿手足口病的中医辨证施治.四川中医,2004,22(1):15-17
146. 王新坦.辨证治疗地方性斑疹伤寒54例.河北中医,2002,24(8):573-574
147. 彭述宪.痢疾治疗概述.实用中医内科杂志,1989,3(2):15-16
148. 周金兰.小儿痢疾的中医辨治.甘肃科技,2001,17(5):58-58
149. 魏群.细菌性痢疾的辨治.安徽中医学院学报,2002,21(5):30-31

150. 张晓库.顿咳汤治疗百日咳78例.医学信息,2009,22(6):1045-1046
151. 许耀恒,梅炳南.百日咳从胃论治六法.成都中医学院学报,1993,16(1):26-29
152. 孙克良,孙艳英.对百日咳的辨证论治.河北中医,1982(1):39-40
153. 李国琼.31例猩红热证治体会.云南中医中药杂志,2001,21(4):14-14
154. 朱锦善.中医儿科临证心法.中国农村医学,1997,25(8):6-8
155. 曹艺.辨证施治淋病56例疗效初探.北京中医杂志,1990(3):31-32
156. 曹艺.再谈淋病的辨证施治——附384例15床总结.中国医学研究与临床,2006,4(5):70-71
157. 李秀花,王奇.辨证治疗淋病性前列腺炎33例.长春中医药大学学报,2008,4(1):76-76
158. 邵长庚,叶干运.从淋病在我国历史中的记载浅谈其防治.中国性科学,2006,15(2):6-7,11
159. 匡奕璜.近年来中医药治疗淋病概况.南京中医药大学学报,1995,11(5):58-59
160. 范玉芹.淋病的辨证施治.实用中医内科学,2005,19(3):224-224
161. 孙卫国,张华,周竞蒙,等.淋病的中西医结合治疗.中国医学杂志,2006,4(2):14-15
162. 朱成彬.中医药治疗慢性淋病的体会.江苏中医,1999,20(8):13-15
163. 王海平,王大雨.中药治疗淋病双球菌引发的尿道炎合并前列腺炎的临床报告.中国中医药信息杂志,2000,7(3):56
164. 谢靳.淋病的中医治疗研究近况.湖北中医杂志,1997,19(5):49-50
165. 张春凤,李晶.热淋分期辨治.中国乡村医生,1999,15(12):29-30
166. 祁江宁.祛寒除湿法治疗非感染性腹泻体会.光明中医,2007,22(12):23-25
167. 王延章.辨证新治肺痨102例临床疗效观察.四川中医,1994,12(1):22-23
168. 石宝林.肺痨四种主要症状的辨证施治.中医函授通讯,1991(2):36-37
169. 么洪文.肺痨之中医辨证施治.中国社区医师,2004,20(6):24-25
170. 张艳萍.秋季老年肺痨患者的辨证施护.湖北中医杂志,2002,24(7):55-56
171. 熊坚.辨证分型治疗肺结核汗症90例疗效分析.中华现代中医学杂志,2007,3(2):143-144
172. 陈宗光.辨证治疗结核病化疗药物副作用43例.福建中医药,2001,32(4):31-32
173. 郭爱廷.中西医结合治疗复治性肺结核80例分析.实用中西医结合临床,2005,5(2):8-9
174. 周成龙.中医辨证治疗钩端螺旋体病43例.湖南中医药导报,1997,3(5):35-36
175. 金明亮.中医辨证治疗梅毒血清抵抗14例.中华实用中西医杂志,2003,16(13):1920
176. 杨扶国.老中医杨志一运用六经辨证治疗血吸虫病的经验介绍.江西中医药杂志,1980(2):34-34
177. 王玉润.中医药治疗晚期血吸虫病肝硬化的回顾和展望.上海中医药杂志,1985(6):8-8
178. 周德喜,刘水英.中医药治疗晚期血吸虫病肝纤维化研究的回顾.中国血吸虫病防治杂志,1999,11(1):62-63
179. 闵卫平,黄文长.中医药治疗晚期血吸虫病性肝硬化腹水研究进展.现代诊断与治疗,1991,2(1):62-68
180. 张洁,郝晓君.辨证治疗晚期血吸虫病肝硬化腹水90例.安徽中医临床杂志,1996,8(4):151-152
181. 刘学知,彭继东.辨证治疗晚期血吸虫病肝硬化腹水——附241例临床总结.湖南中医杂志,1989,12(2):2-3
182. 江起雄.腹水型晚期血吸虫病的中医辨证论治.湖南血防科技,1992(1):37-39
183. 程华玲,彭继东.晚期血吸虫病肝硬化腹水的辨证施护.中华护理杂志,1990,25(11):588-589
184. 彭继东.晚期血吸虫病论治三要.实用中医内科杂志,1991,5(3):13-14
185. 郭振球,杨玉高.血吸虫病肝纤维化气血辨证与免疫系统的关系.南京中医药大学学报,1996,12(3):12-15
186. 王定寰.论血吸虫病性肝硬化之证治.湖南中医杂志,1989,12(1):4-6
187. 彭继东,贺治品.辨证分型治疗慢性血吸虫病合并神经衰弱175例.湖北中医杂志,1993,15(5):24-25
188. 胡栋梁.晚期血吸虫病肝脾肿大的中医辨证治疗.湖南血防科技,1992(1):39-40,52
189. 丁创业,吕世明,王生满.青蒿鳖甲汤治疗肺包虫病术后发热.云南中医中药杂志,1996,17(1):7-8

190. 张文林,丁沧清.196例乳糜尿辨证初探.辽宁中医杂志,1995,22(9):398-399
191. 孙广平,杨艳君,吕桂月,等.分型辨治乳糜尿316例.山东中医药大学学报,1998,22(5):355-356
192. 武斌.人类瘟疫的历史与文化.长春:吉林人民出版社,2003
193. 韩济生.主流医学、非主流医学与整合医学.辽宁医学杂志,2001,15(4):169
194. 陈可冀.译后评论:主流医学与补充医学整合的可能性和必然性.英国医学杂志中文版,2002,5(3):139
195. 聂广.中医感悟录.北京:中国医药科技出版社,2006
196. 聂广.中西医结合传染病研究的目标与任务.中国中西医结合杂志,2006,26(9):842-845
197. 聂广.温病概念的历史演变.中医研究,1991(3):7
198. 聂广.医学新观念的播种者——论吴又可和王清任.中医研究,1989(3):3
199. 聂广.吴又可戾气学说的学术价值.中医药学报,1983(1):20
200. 聂广.风温概念的衍变.中医药信息报,1988(2):4
201. 聂广.《温病明理》贬叶排吴的功过得失——兼与柴中元同志商榷.湖南中医学院学报,1988(1):25
202. 聂广.温病气分病及其多途径治疗.新中医,1988(12):1
203. 聂广.温病论治,不离辨证——兼谈截断疗法和顺应调节.中医药信息报,1988,(4):2
204. 聂广.湿温病治法刍议.中医药信息报,1989(8):5
205. 聂广.温病气分证运用透法举要.中医报,1989(8):7
206. 聂广.比较与定位:中西医疫病学史述要.中国中西医结合传染病杂志,2006,1(1):47
207. 聂广.中西医诊断的模型差异.医学与哲学,1990,10(3):8
208. 聂广.辨病与辨证的模型差异及其互补.医学与哲学,1992,13(7):6
209. 聂广.杂气学说能够发展成现代微生物学吗?医学与哲学,1989,9(3):27
210. 聂广.从蒲老辨治乙脑经验的实验设想看中西医学思想与方法的互补性.科研通讯,1986(1):26

各论：分期辨证体系构建

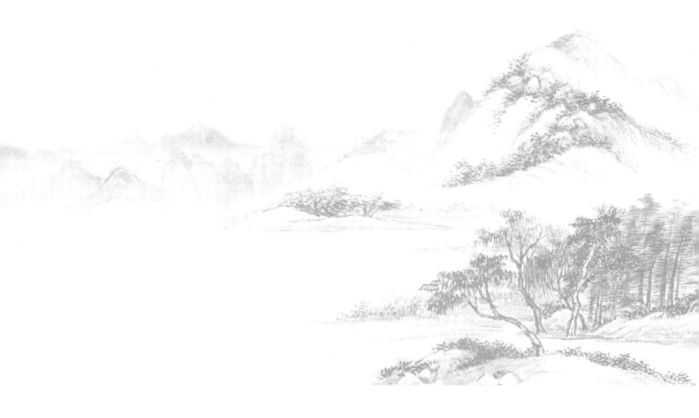

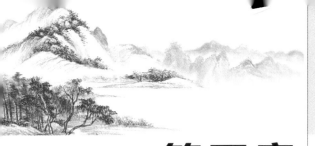

第四章

慢性病毒性肝炎

"毒损肝络"假说最先由北京中医药大学2003级博士生孟捷提出。他在"药物性肝病与毒损肝络辨识"(《中医药学刊》2005年第2期)一文中阐述了该假说的5个要素:①药毒侵入是直接致病因素;②病变部位在肝之络脉;③脾胃虚弱是发病的内在因素;④毒损肝络是病机关键;⑤解毒通络是重要治则。

随后,姚乃礼教授发表了"慢性乙型肝炎毒损肝络病机探讨",结合古今文献论述了慢性乙型肝炎的病机特点;王亚平发表了"痰瘀'伏毒'损伤肝络说在脂肪性肝炎临床辨治中的意义",认为痰瘀'伏毒"为脂肪性肝炎的主要病因,"毒损肝络'广泛存在于脂肪性肝炎的病理损害过程中,解毒化痰通络法能有效改善其病理损害,在脂肪性肝炎的防治中有较高的实用价值;于淼等发表了"2型糖尿病胰岛素抵抗从毒损肝络论治的理论初探",在中医文献研究、临床实践,并结合西医学研究进展的基础上提出"毒损肝络"为2型糖尿病、胰岛素抵抗(IR)的病理基础;牛建昭教授等发表了"酒精性肝纤维化'毒损肝络'病机假说的形成及临床意义",结合西医学的技术手段和研究成果,深化和发展传统中医"络病学"理论,提出了酒精性肝纤维化的"毒损肝络"病机假说。

在以上专家探索的前提下,笔者从以下几个方面进一步延伸"毒损肝络"假说的实际范围和应用价值,尤其是探讨分期辨证在慢性病毒性肝炎中的应用。

第一节 病邪与病位

一、毒与疫毒

毒的本义指毒草,故《说文解字》载:"毒,厚也,害人之草。"在古代,毒被广泛地引申运用,或苦痛、或危害、或毒物等。"毒"在中医学中主要包括四方面内容:①泛指药物或药物的毒性、偏性和峻烈之性,如《素问·脏气法时论》载:"毒药攻邪,五谷为养五果为助";②指病证,如疔毒、丹毒等;③指治法,如拔毒、解毒等;④指发病之因,即对机体产生毒性作用的各种致病因素,即毒邪。如《金匮要略心典》载:"毒,邪气蕴结不解之谓。"《古书医言》亦载:"邪气者,毒也。"

我们认为,肝脏是一个解毒的器官,各种毒素都要经过肝脏的处理,以转化和排泄。

从"察同"的角度看，所谓的肝炎病毒、细菌（伤寒、副伤寒等）寄生虫（血吸虫、血吸虫、疟原虫等）、化学毒物（酒精、四氯化碳、二甲氨基偶氮苯、二乙基亚硝胺、黄曲霉毒素、内毒素等）都是中医"邪毒"的范围。不管是外来之邪毒还是内生之邪毒，对肝病的发生中均起重要作用，故有医家提出"乙肝病毒"应按中医"疫毒"论治，如《诸病源候论》言："因为热毒所加，故卒然发黄，心满气喘，命在倾刻，故云急黄也。"吴又可《温疫论》说："疫邪传里，移热下焦，小便不利……其传为疸，身目如金。"清代沈金鳌指出，"天行疫毒，以致发黄者……杀人最速。"周仲瑛教授提出了"伏毒"学说，认为伏毒是指毒邪具有潜藏人体、待时而发的病理特质，感邪之后未即发病，邪气伏藏，遇感而发，且发病迟早不一，一旦发病，既可表现为发病急骤，亦可见迁延难愈。

二、络脉与肝络

络脉是经脉支横别出的分支，《灵枢·脉度》曰："经脉为里，支而横者为络"，"络之别者为孙"。络脉又有支络、别络、孙络、浮络之分，从大到小，遍布周身内外，五脏六腑，五官九窍。络脉犹如网络，纵横交错，遍布全身，内络脏腑，外联肢节，具有贯通表里上下、环流气血津液、渗灌脏腑组织等生理功能，对于维持人体正常的生命活动具有重要意义。以往的研究成果表明："络脉"是经络系统的子系统，使气血流注从经脉的线状扩展为面状弥散；既是沟通机体内外、保障脏腑气血灌注的功能性网络，也是协调机体内外环境统一和维持机体内稳态的重要结构。

从西医角度看，肝脏血流供应非常丰富，有门静脉和肝动脉双重血液供应。门静脉是肝脏的功能血管，入肝后不断分出侧支，将富含营养的血液输入肝血窦，肝血窦中的血浆与肝细胞充分物质交换后汇入中央静脉，经小叶下静脉入肝静脉；肝动脉是肝脏的营养血管，入肝后反复分支形成小叶间动脉，部分营养肝脏被膜和小叶间组织，部分进入肝血窦。肝细胞以中央静脉为中心向四周放射状排列形成肝板，肝血窦是肝板之间的血流通道，经肝板之间的孔隙相连构成血窦网。门静脉血中富含来自消化道吸收的营养物质，在肝血窦中经交换被肝细胞摄取，其中的毒物和体内内生的毒物经肝脏解毒后随胆汁尿液排出体外。肝血窦的这种结构和功能与祖国学医学所描述的络脉具有相似之处，可以说是肝络的基本构成。

《临证指南医案·积聚》指出"初为气结在经，久则血伤入络"，提出了积聚属络病，其病位为肝络。肝主疏泄，喜条达恶抑郁，调畅气机，肝藏血，储藏血液，肝脏是气血运行的枢纽，而肝络连接内部表里，是运行气血的途径，肝络又是气血汇聚之处，故毒邪致病侵袭人体，易入血分，循经入络，结聚于肝络，久则湿、热、毒、瘀凝滞积聚肝络，肝络受损，脏腑气血失调，造成严重的危害。

第二节 发病学特点

一、"新感入络"与"伏气温病"

1. 慢性肝炎的伏气温病特点 搜索中医理论，对于血液传播性疾病如 HBV 感染、HIV 感染、HCV 感染、血吸虫病、疟疾等，与伏气温病学说有许多共同之处。

(1) 伏邪性质：关于"伏邪"的成因，中医学有伏寒化温说、伏暑晚发说、异气（杂气）说、六淫伏邪说、阴虚内热说等五种学说。结合慢性 HBV 携带者的病因病机，多数医家认为元气不足是根本，即肾阴肾气不足，而这与"冬不藏精，春必病温"及"阴虚内热"的学说相一致。如果正气充足，湿热毒邪如何能深入营血和脏腑经络，缠绵难祛呢？笔者根据 HBV 感染的临床表现，以及大多数人的观点认为，慢性 HBV 携带的病邪性质属于"疫毒内伏"。

(2) 发病特征：中医理论认为，伏气温病往往由新感引动，里病外发。例如俞根初提出"伏邪内发，新寒引来，有实有虚。实邪多发于少阳募原，虚邪多发于少阴血分、阴分。"结合慢性 HBV 感染，其病情活动常常因为药物（免疫抑制剂、化疗药物等）、酒精、劳累、情绪所致；HIV 感染出现临床症状，也往往由于机会性感染导致。

(3) 致病特点：笔者根据中医理论，描绘了 HBV 感染的病机演变模式图（图4-1），将 HBV 携带阶段定义为"毒伏肝络"。但血液作为感邪门户，最初只能是新感，而中医理论只有"久病入络"之说，即叶天士在《临证指南医案》中多次提及的"初病在经，久病入络，以经主气，络主血"，"初为气结在经，久则血伤入络"，"病久、痛久则入血络"等。笔者认为，中医理论不能仅仅拘于旧说，应随着医疗实践和知识更新而与时俱进。因此，HBV 携带者的致病特点是"新感入络"，HIV 感染、HCV 感染、血吸虫病、疟疾等也属于此种类型。

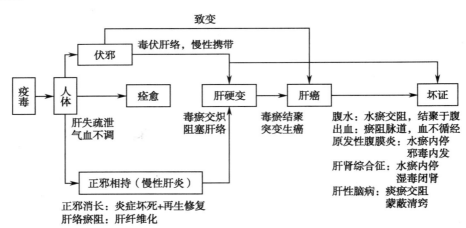

图4-1 HBV 感染的病机演变模式图

(4) 伏邪部位：中医学对于伏气温病的伏邪部位，有王叔和的"邪伏肌肤说"、巢元方的"邪伏肌骨说"、张景岳"寒毒藏于营卫之间说"、吴又可的"邪伏募原说"、柳宝诒的"邪伏少阴说"等。根据慢性 HBV 携带者的形成原因，邪伏少阴说与之相近。但慢乙肝携带者病变部位在肝，与邪伏少阴说不完全相符。还有人认为湿热之邪深伏血分，是慢乙肝携带状态的原因所在。换句话说，病邪伏匿深藏，部位在血分，而肝主藏血，因此可以推断病邪部位与肝之血分相关。李振伟虽未明确论述病邪部位，但亦认为病邪易深入营血和脏腑经络。经络是运行气血的地方，络脉又是经脉的细小分支，若络脉瘀阻，气血运行不畅，则病邪不能从人体祛逐外出，自然造成了慢乙肝携带的状态。李梦伊等人提出，病络是温病营血分证的主要病理基础，络脉是外感温热之邪深入营血的主要途径的观点。我们认为，湿热疫邪（HBV）自血脉侵袭人体，正气强盛则逐邪外出，成为一过性感染；如果为稚阴稚阳之体，先天禀赋未足（肾气未充），或后天失养，正气亏虚，则形成慢性 HBV 感染，即所谓"邪之所凑，其气必虚"。正虚络脉失养，毒邪侵入肝络，伺机待发，日久营卫失调，气血津液生化不足，肝络益虚，毒邪深伏，正所谓"最虚之处，便是容邪之处"。

这幅来源于 2009 年 Lancet 的模式图（图 4-2，与原图相比，增加了肝细胞内 HBcAg 分布特征的描述），可以帮我们建立一个有关慢性 HBV 感染伏邪部位的假说。在 Liaw 和 Chu 描述的慢性 HBV 感染的自然史中，认为在免疫耐受期，肝细胞内 HBcAg 主要分布于细胞核；在免疫清除期为细胞核/细胞质，非活动携带期为阴性。这一观点源于早期的一个看法，认为是在 CHB 炎性时肝细胞再生可能导致 HBcAg 由细胞核向细胞浆的 shifting（漂移），与肝细胞的复制周期相关，进一步可将其归纳为"肝细胞内 HBcAg 漂移假说"：在 HBV 感染生物学行为中，无论是垂直传播还是一过性感染，病毒的清除过程，都是 HBcAg 在肝细胞内逐渐由细胞核向细胞浆膜层漂移的过程。

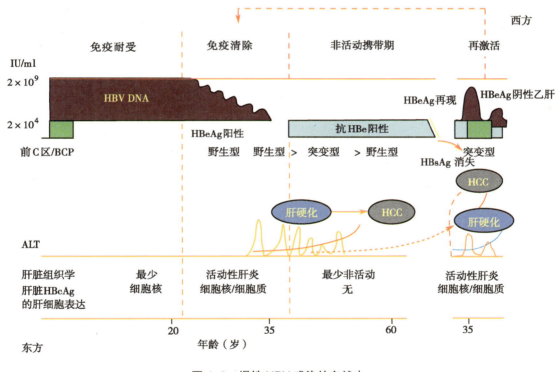

图 4-2 慢性 HBV 感染的自然史
Liaw & Chu Lancet 2009

2. "新感入络"与"伏气温病"的突破 通过慢性乙型肝炎的病因病机研究，它对传统的"伏气温病"理论至少有以下突破：

（1）在感邪途径方面，提出了"新感入络"的概念，认为乙肝病毒通过血液传播，侵入肝细胞复制和扩增，并潜伏体内候机而发，这一临床特点是对叶天士"久病入络"理论的突破，也是对卫气营血辨证辨证学说的突破。

（2）在伏邪部位方面，提出了"毒伏肝络"的观点，认为肝细胞内 HBcAg 分布特征与"毒伏肝络"的具体部位有一定相关性。对传统的"邪伏肌肤说""邪伏肌骨说""寒毒藏于营卫之间说""邪伏募原说""邪伏少阴说"有所突破,而且可以采用现代病理学技术检验证实,对过去的猜测性理论有了本质上的进步。

(3)在病理机制方面,根据姚乃礼教授的"毒损肝络"假说,在证候学调查基础上,提出了不同疾病阶段的病因病机特点和演变模式,较过去的六经传变、卫气营血传变、三焦传变等学说有了更加坚实的临床观察的和流行病学依据。

(4)在辨证模式方面,初步建立"辨病征"("表征"和"里征")"辨病程""辨病情""辨兼夹"和"辨坏证"(5个终末期表现)的诊疗设想,填补了中医学"伏气温病"缺乏辨证体系的缺憾。

二、"毒损肝络"与"瘀阻成积"

1. "'积'是'毒损肝络'的不良结局" 在HBV相关肝病中,"慢性肝炎-肝硬化-肝癌"三步曲的演变过程已经被临床和流行病学所证实。在中医学里,肝硬化和肝癌都是"积病"的范畴,但从发展的观点看,肝硬化和肝癌应该有进一步的区分,包括病因病机、临床表现和治法方药,两者之"积"毕竟不同(图4-3,4-4)。

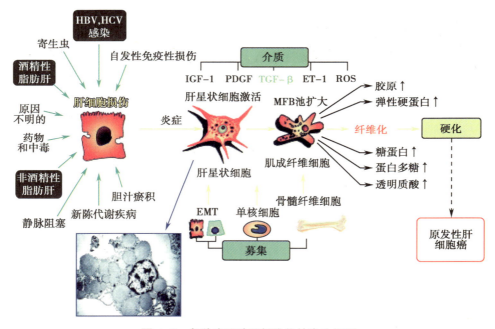

图4-3 各种病因致肝纤维化的发生机制
Cressner Olav A,et al.Comparative Hepatology,2007,6:7

2. "瘀为积之体,虚为积之根,毒为积之因" 刘平教授研究了对历代医家对"虚劳""积聚"的病因病机认识,提出了肝硬化的"虚损生积"学说。认为在"积"的发生发展过程中,毒是启动因子,即外在原因;虚是内在因子,即内在原因;瘀是枢纽因子,即"积"的本体。其内涵是指肝脏形质损伤,肝脾肾精气亏虚,瘀血日积月累而为癥瘕的本虚标实之证。

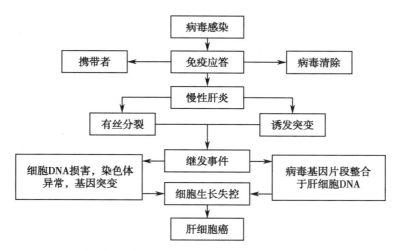

图 4-4　慢性病毒性肝炎致肝癌的发生机制

3. "无虚不成积，无瘀不成积，无损不成积"　在"积"的形成过程中，毒、瘀、虚三位一体，相互影响：络损致虚、络损致瘀；络虚致损、络虚致瘀；络瘀致虚、络瘀致损。"毒损肝络"的基本病理变化为毒瘀作祟、阻滞于肝络，其中络虚是内在因素，毒邪入侵是始动因素，络脉瘀阻为肝病形成的病理基础，而化毒为害则是络病迁延和深化的关键所在，它标志着一种正虚邪实、病势胶着的病理状态。其中，"毒"是启动因子，即"肝络之损"由"疫毒"启动；"肝络之损"导致"肝络之瘀"和"肝络之虚"，引起"肝络之变"（一是癌变，二是坏证之变）。"瘀"是其枢纽因子，是各种慢性肝病的中心环节，也是"肝炎－肝硬化－肝癌"三步曲的关键环节。这可能是由于"毒自络入，深伏为害"，易致"络伤瘀阻"。"气不虚不阻"，"至虚之处，便是留邪之地"，"络虚气聚"。

从西医学看，肝络之虚表现在 3 个方面：一是免疫功能低下，或者是免疫耐受，或者是免疫清除不足，导致乙型肝炎慢性化和病情反复活动；二是肝窦毛细血管化，致使肝窦内皮细胞去窗孔化及内皮下基底膜的形成，从而阻碍血流与肝细胞的直接接触，致使肝细胞发生缺血、缺氧、变性坏死，功能障碍（络脉失养）而损伤的持续存在又产生、维持和加重纤维化的发展，甚则形成肝硬化；三是慢性肝病反复发作，影响肝脏和其他系统的病理损伤，导致合成和代谢功能障碍，机体缺乏必要的营养物质。

第三节　病机枢纽

如上所述，"疫毒"致病，损伤肝络，络脉受损则导致气血瘀阻（肝纤维化），而血瘀是其病理产物，邪毒内侵导致肝络瘀阻证的机制如下。

一、疫毒致瘀

1. 外来之毒致瘀　瘀可化毒，毒可致瘀。在疾病过程中，由邪毒（尤其是热毒）与瘀血相互搏结而形成毒瘀，是一种常见病理变化。邪毒导致瘀血的原因有：

（1）邪毒煎熬熏蒸，血液被煎炼成瘀：王清任《医林改错》言："温毒在内烧炼其血，血受烧炼，其血必瘀。"

（2）邪毒伤络，血溢成瘀：脉络为血流运行之道，邪毒损伤血络，血为热扰，不归经脉，妄行外溢而出血，妄行离经之血，必然为瘀。

（3）邪毒壅滞气机，血脉凝滞：如陈平伯云："热毒内壅，络气阻遏。"

（4）邪毒损脏，血行受阻：人体内血液的运行与脏腑的功能密切相关，如湿热邪毒侵犯肝脾两脏，肝为藏血之脏，邪毒伤肝，易入血分，瘀结肝脏；或脾主运化水湿，脾运障碍，则化生痰湿，影响气血运行，而成瘀血。如《张氏医通》言："诸病虽多湿热，然经脉血瘀，无不瘀血阻滞也。"

2. 内生之毒致瘀　内生之邪毒多因肺脾肾功能失调所致，其导致瘀血的原因有：

（1）气虚致瘀：肝病之人，脾气虚而元气不足，无力推动血运，致使血行迟缓，而致血流凝滞或为瘀。如王清任《医林改错》言："元气既虚，必不能达于血管，血管无气，必停留成瘀。"

（2）血虚致瘀：血液的运行要靠自身的充盈，才能畅流无阻，阴血亏少，脉无以充，而成瘀阻。如周学海所言："血如象舟，津如象水。"

（3）气滞致瘀：脾虚生湿，水湿停滞，中焦壅塞，气机不利，血液凝滞，归于肝脏而成瘀血，如《灵枢·五邪》言："邪在肝，恶血在内。"

（4）痰凝成瘀：邪毒久羁，化生痰湿，痰浊阻络，血行不畅，遂成瘀血，终致痰瘀胶结，蓄而不化。如龚信《古今医鉴》言："胁痛者……或痰积流注于血，与血相搏。"

二、"毒损肝络"的基本病机

就肝络瘀阻证的发病原委而言，基本的病理变化为虚瘀毒作祟、阻滞于肝络，这其中络虚是其产生的内在因素，毒邪入侵是始动因素，络脉瘀阻为肝病形成的病理基础，而化毒为害则是络病迁延和深化的关键所在，它标志着一种正虚邪实、病势胶着的病理状态（图4-5）。

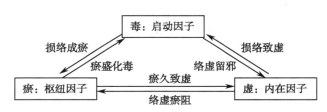

图4-5　毒、瘀、虚在毒损肝络中的相互关系

1."毒"　综上所述，"毒"泛指对机体有不利影响的物质。在肝络瘀阻证中，"毒"是其启动因子，即"肝络之损"由"邪毒"启动。"肝络之损"导致"肝络之瘀"和"肝络之虚"，引起"肝络之变"（一是癌变，二是坏证之变）。中医学中有"邪盛谓之毒"的观点，内外之毒，存入体内，可损伤肝络，败坏形体，从而造成病势缠绵或变证多端。故其治以祛邪为要，排毒解毒，祛邪外出，给毒邪以出路，促使机体恢复生理平衡，邪去则正安。

2."瘀"　其本质是"血行失度"，《证治准绳·杂病·蓄血篇》中指出"百病由污血者多"，《临证指南医案》也有"血流之中，必有瘀滞，故致病情缠绵不去""内结成瘀"以及"久病在络，气血皆窒"等论述。在肝络瘀阻证中，"瘀"是其枢纽因子，是各种慢性肝病的中心环节，也是"肝炎－肝硬化－肝癌"三步曲的关键环节。重点强调"瘀滞"

的存在，表明其中医特色和鲜明的病理学和病理生理学意义。"瘀"可与"毒"互结为害，既可结聚成块，又可阻塞络道，是肝硬化、肝癌和各种严重并发症的要害病机。我们认为，治疗重在涤除瘀邪，疏通络道，瘀祛络通而病可向愈。

3."虚"　清代韦协梦在其《医论三十篇》中说"气不虚不阻"，叶氏亦云"至虚之处，便是留邪之地""络虚气聚"，提示虚证的病机特点不仅是精气的虚少，其深层次的病机为"无虚不成积"。在肝络瘀阻证中，"虚"是其内在（或伴随）因子，伴随着整个肝络瘀阻证的发生和发展。

由此，肝病反复，逐渐加重的根源是：邪毒入侵，损伤肝络，由气累血，因虚致瘀或伤络致瘀，络因瘀阻，瘀久更虚，形成恶性循环。根据古今研究，疫毒内侵，精气虚损，瘀血阻络，肝脏形质（络脉）结构改变，是其基本病理变化，也是导致肝络瘀阻证的重要因素和病理机转。瘀、毒互结，痹阻络脉，虚实夹杂，由此而经久难愈，终成痼疾。

第四节　演变过程

以 HBV 感染为例来分析"毒损肝络"的病机演变过程（见图 4-6，4-7）：

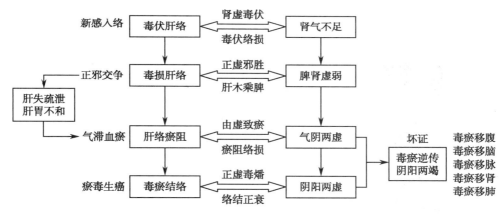

图 4-6　HBV 感染的"伏气温病"病机演变模式

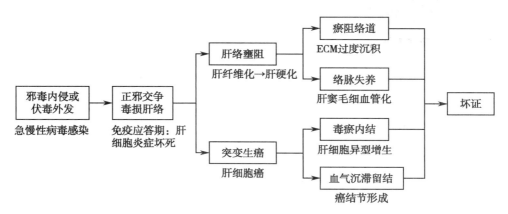

图 4-7　"毒损肝络"的病机演变过程

一、毒伏肝络期

邪毒自血脉侵袭人体，正气强盛则逐邪外出，成为一过性感染；如稚阴稚阳之体，先天禀赋未足，或后天失养，正气亏虚，则形成慢性 HBV 感染，即所谓"邪之所凑，其气必虚"。正虚络脉失养，毒邪侵入肝络，伺机待发，日久营卫失调，气血津液生化不足，肝络益虚，毒邪深伏，正所谓"最虚之处，便是容邪之处"。

导致慢性 HBV 携带的一个重要因素是感染年龄（见图4-8）：新生儿感染约 90%~95% 成为慢性携带者，儿童期（3岁~12岁）感染乙肝病毒后约20%，成人约10%发展为慢性携带状态。为什么从新生儿到婴幼儿时期感染 HBV 易于成为慢性 HBV 携带？

结合中医理论，可能与该年龄段"肾气未充"有关。肾气包括寓于肾中的元阴、元阳，它禀于先天，依赖后天水谷精微之气的不断充养，在小儿成长过程中逐渐充盛。《素问·上古天真论》说："女子七岁，肾气盛，齿更发长；二七而天癸至任脉通，太冲脉盛，月事以时下，故有子……丈夫八岁，肾气实，发长齿更；二八，肾气盛，天癸至，精气溢泻，阴阳和，故能有子。"这说明，人到七、八岁肾气方实，齿更发长。在此之前，可以说是"脏腑娇嫩，形气未充"，吴鞠通将其概括为"稚阳未充，稚阴未长"。具体体现如下：肾精未充，则婴幼儿二便不能自控或自控能力较弱等；心气未充，则脉数、易惊吓，思维及行为的约束力较差；肝气未实，好动，易惊惕、抽风。

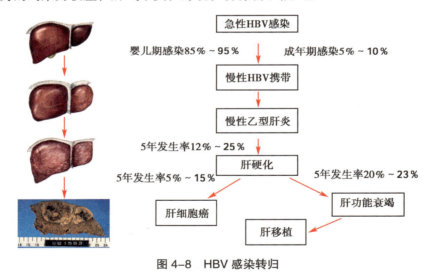

图4-8 HBV 感染转归

二、毒损肝络期

1. 正气旺盛，驱毒外出　若邪毒（HBV）侵袭，正气未虚，则正邪交争，肝络受损而致胁痛、黄疸等病证，不久即正气强盛，驱毒外出，症状体征消失，机体康复。

2. 正邪互搏，邪盛正衰　若邪毒壅盛，正气力争，两强相搏，正不胜邪，则邪毒嚣张，内闭心神，外迫血道；瘀阻肝络，脏腑衰竭，则变证丛生。

3. 正虚邪恋，缠绵难愈　导致"毒邪侵入"的原因，往往由于失治误治、饮食不节、劳逸太过、七情所伤、复感外邪等。一方面使急性病变迁延日久，成为慢性；另一方面是打破正气与毒邪的"相对平衡状态"，使伏邪更盛，正气益虚，或外邪触动内毒，引起正邪交争，缠绵难愈。作为正邪交争的战场，正盛欲驱毒外出，邪实则全面顽抗，肝脏络脉累累受损。若正气虽盛，但不足以驱毒邪外出，或治不得法，导致正虚邪恋，均可致毒邪复伏肝络，反复发作，病情缠绵，屡治难效，最终演变成积聚。当然，正邪交争的结果，还往往取决于正气的盛衰，或者最终战胜邪毒，邪祛而正安；或者正不胜邪，脏腑衰竭，而变证丛生。

三、肝络瘀阻期

疾病反复，缠绵失治或毒伏肝络日久，毒损瘀结，壅阻络道，形成典型的肝络瘀阻证。有两种不同的演变过程：一是正邪交争，病情反复发作的显性过程；一是正虚邪恋、缠绵难愈的隐性过程。同时，它也有两种不同的结局，关键取决于正气的盛衰：一是正盛邪衰，虽然毒瘀尚存，机体仍然处于"相对平衡状态"，病情稳定，脏腑功能正常；一是邪盛正衰，由于毒瘀久聚损络，反复地伤津耗气，损伤脏腑，败坏形体，病情逐渐加重，最终导致变证丛生，难以逆转。

四、毒瘀阻络（突变生癌）期

毒瘀久聚肝络，可以出现的严重后果是突变生癌。它可发生于"毒损肝络"的不同时期，但常常继发于肝络瘀阻之后，是正邪交争的后果。由于邪盛正衰，毒瘀互结，阻滞肝络，气血不通，日久生变，导致癌症。此时内外之毒，相互引动，一般病情进展较快，最终各种变证相继发生，出现终末期表现。

五、变证丛生期（毒瘀逆传）

1. 瘀积不去，久可致水　津液是血的重要组成部分，渗入脉内则为血；血行脉内，渗于脉外则成津液。瘀血内阻，阻滞三焦，气机不畅，水道不通，又兼肝血瘀滞，血流不畅，血液渗于脉外而成津，留聚局部，则成水，而成臌胀、水肿等证。正如《血证论》言："瘀血化水，亦发水肿。"《黄帝内经》言："血道不通，日大不休，俯仰不便，趋翔不能，此病荥然有水。"《格致余论·臌胀论》言："清浊相混，隧道阻塞，气化浊血瘀郁而为热，热留为湿，湿热相生，遂成胀满，经曰'臌胀'是也。"

2. 瘀阻脉道，血行脉外　血行脉内，脉道通畅，则无出血之患；瘀血阻滞脉道，血不循经，溢于脉外则见血证。邪毒内侵，肝血瘀滞，瘀血阻滞脉络，复因瘀血内阻，正气受戕，脾气虚弱，邪毒郁久化热，则血不循常道，溢于脉外，而成出血，临床上可见呕血、黑便等证。如《明医掌指·黄疸》言："瘀血发黄，则发热，小便自利，大便反黑，脉芤涩是也。"

3. 瘀血阻络，邪毒内发　邪毒内侵留著，正气存内，而不致发病；瘀血阻滞，气血运行不畅，抗邪无力，则发病。瘀血内停，郁而化热，蓄而成毒，正气内虚，邪毒内陷，以致血肉腐败，熟腐成脓，热毒炽盛，深入营血，直犯神明，临床上可见腹痛、发热、厥证等症。

4. 瘀血内闭，邪毒封肾　肾者水脏，主津液，以三焦为通道，气机调畅，水道通利，则肾的气化正常。肝血瘀滞，经隧阻塞，三焦水道不通，气机不畅，气化不行，则成尿闭之症。如《景岳全书》言："凡癃闭之症……则或以败精，或在槁血阻塞水道而不通也。"《续名医类案·小便秘》言："患小便淋沥不通，面青胁胀，诸药不应，此肝经滞而血伤。"

5. 痰瘀交阻，蒙蔽清窍　痰浊内生，瘀血阻滞，痰瘀胶结，阻闭清窍，而致阴阳逆乱，神明被蒙，临床可见神昏等症。如《证治汇补·黄病》言："瘀血发黄，喜忘如狂，溺清便黑……瘀热入心发黄。"《伤寒六书》言："凡见眼闭目红，神昏短语，眩冒迷妄，烦躁漱水，惊狂谵语……皆瘀血证也。"《通俗伤寒论》言："热陷包络神昏，非痰迷心窍，即瘀阻心孔。"

第五节　辨证要点

一、辨病征

我们在临床上体会，"表征"（外在资料）虽然是传统中医学的辨证依据，但"表征"反映内在变化的贡献度远远不及"里征"（内在资料）。因为自然辨证法的一个根本观点就是：表象虽然能够反映本质，但是，它可能全面地反映本质，也可能片面地反映本质，甚至可能颠倒地反映本质。在确立诊断的时候，我们以各个"表征"和"里征"的贡献度为依据，制定一个崭新的中西医结合诊疗标准，并进行较为严格的临床验证。

例如，胁肋胀痛或刺痛、固定不移，或胁下有癥块，推之不移或有触痛，面部晦暗或有蟹爪纹理、朱砂掌、蜘蛛痣、腹壁脉络怒张、衄血或皮下出血、舌质瘀紫、舌下络脉迂曲、脉迟涩或结代等为肝络瘀阻的主要表征，但是它存在明显的局限：①虽有表征，并非瘀血，例如手赤痕和血痣可出现于正常人、嗜酒者、强劳动者、月经或妊娠期妇女，见证者不一定有瘀血。②虽有瘀血，并非阻于肝络，例如胁肋胀痛或刺痛、固定不移，可由外伤所致者，虽有瘀血，不在肝络，而在胁下；或因情志不舒，饮食不节，导致气滞血瘀，也不在肝络，亦非邪毒所致；或由于风湿或寒凝，胁肋胀痛或刺痛，或游走，或固定不移，常在表皮或在肋间，亦未必在肝络。又如舌质瘀紫、舌下络脉迂曲、脉迟涩或结代，虽然是典型的瘀血证表征，但病位未必在肝，且常常与心系病变的关系更为密切。③虽为肝络瘀阻，并非必然见证：例如手赤痕和血痣，在肝络瘀阻期发生率不高，一般10%左右，而且与病情轻重不完全对等。肝络瘀阻重的患者，手赤痕和血痣并不一定有（或）重；手赤痕和血痣有（或）重的患者，肝络瘀阻并不一定严重。④虽有肝络瘀阻，并非单一证候：例如腹壁脉络怒张是典型的肝络瘀阻期表征，但由于病情严重，往往兼夹其他证候。

我们提出"里征"这一概念，并认为"里征"比"表征"具有更加确切和更加重要的临床意义。例如肝络瘀阻的"里征"包括：①肝穿刺活组织学检查，以明确肝细胞外基质沉积（异常增生）、肝窦毛细血管化、再生结节/假小叶形成、肝细胞异型增生（LCD）、癌结节形成、肝/门静脉栓塞等；②超声波检查，以明确肝脏切面形态失常、肝脏表面不光整、肝实质回声紊乱、肝内管道系统失常、脾脏肿大、门脉高压、肝静脉变细、肝动静脉短路形成、弥漫性结节型肝癌等；③血清学肝纤维化指标检测，包括单胺氧化酶（MAO）、脯氨酸肽酶（PLD）、Ⅲ型前胶原（PCⅢ）、Ⅳ型胶原（Ⅳ-C）、透明质酸（HA）、层黏连蛋白（LN）等；④胃镜检查，包括食管胃底静脉曲张、门脉高压性胃病等；⑤腹腔镜检查，可见肝脏表面有大小不等的结节状改变，表面不规则，经皮肝穿活检对肝硬化的准确率高于经皮肝穿，或对肝细胞癌，腹腔镜检查可见肝脏表面有不规则的肿块，质硬，并可见有否其他脏器及腹腔转移，直视下细针穿刺能够取得病理依据；⑥血清蛋白电泳，慢性肝炎、肝硬化、肝癌均可见到白蛋白降低、γ-球蛋白增高；⑦凝血功能检测，我们曾经探讨了"邪毒致肝络瘀阻"在重型肝炎的发生发展过程中的意义，说明重型肝炎（急黄）的肝络瘀阻是十分严重的，与肝硬化、肝癌（积聚）的表现有一致性；⑧CT和MRI检查，可以诊断早期肝硬化（肝脏大小的变化、各叶大小比例轻度失调，脾脏稍肿大等）、门脉高压（可出现静脉曲张，脾门附近出现粗大、迂曲的血管影像，肝裂增宽和肝门移位）和肝脏占位性病变；⑨弹性超声技术，可以通过测定肝脏组织的弹性度来判断肝纤维化程度。

二、辨病程

见图4-9，根据毒伏肝络期、毒损肝络期、肝络瘀阻期、毒瘀阻络（突变生癌）期和变证丛生期等不同疾病阶段的病机和证候特点，以期理法方药的一致性。

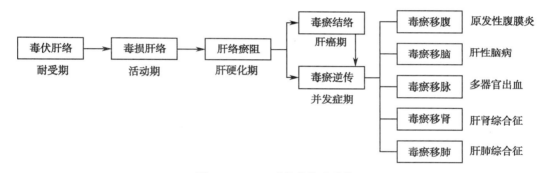

图4-9　HBV感染的临床分期

三、辨病情

采取"拿来主义"，对毒损肝络期（慢性肝炎阶段）按照西医轻、中、重的划分，对于肝络瘀阻期（肝硬化阶段）已经有了现成的肝脏储备功能的Pugh-Child分级方案，我们即按照A、B、C分级来区分病情轻重。

四、辨兼夹

在各种肝病诊疗中，根据"毒伏肝络""毒损肝络""毒瘀壅阻肝络"和"毒瘀变生坏证"等不同病程（临床分期），若出现"阴液亏少""湿热壅阻""肝郁脾虚""气血亏虚""肝胃不和""血热毒炽""阳虚水泛"和"痰湿凝结"等兼夹证候，则随机而辨，审证求因，在确立主要证候的前提下，进一步分辨次要证候，形成"主证分期""兼证为辅"的肝病辨证论治体系。

五、辨坏证

即"变证丛生期"（终末期），最主要的5个并发症表现（图6-9）。

1. 瘀毒内结，水湿泛滥（毒瘀移腹） 瘀血内阻，阻滞三焦，气机不畅，水道不通，又兼肝血瘀滞，血流不畅，血液渗于脉外而成津，留聚局部，则成水，而成臌胀、水肿等证。正如《血证论》言："瘀血化水，亦发水肿。"《黄帝内经》言："血道不通，曰大不休，俯仰不便，趋翔不能，此病荣然有水。"《格致余论·臌胀论》言："清浊相混，隧道阻塞，气化浊血瘀郁而为热，热留为湿，湿热相生，遂成胀满，经曰'臌胀'是也。"如热毒炽盛，深入营血，直犯神明，临床上可见腹痛、发热、厥证等症。

2. 瘀阻脉道，血行脉外（毒瘀移脉） 血行脉内，脉道通畅，则无出血之患；瘀血阻滞脉道，血不循经，溢于脉外则见血证。邪毒内侵，肝血瘀滞，瘀血阻滞脉络，复因瘀血内阻，正气受伐，脾气虚弱，邪毒郁久化热，则血不循常道，溢于脉外，而成出血，临床上可见呕血、黑便等证。如《明医掌指·黄疸》言："瘀血发黄，则发热，小便自利，大便反黑，脉芤涩是也。"

3. 瘀阻气络，毒发于肺（毒瘀移肺） 邪毒内侵留着，瘀血阻滞，气血运行不畅，则百脉不能朝肺。肺脏气机紊乱，纳气失常，导致发绀、进行性呼吸困难、杵状指（趾）、直立性缺氧、仰卧呼吸等。

4. 瘀血内闭，邪毒封肾（毒瘀移肾） 肾者水脏，主津液，以三焦为通道，气机调畅，水道通利，则肾的气化正常。肝血瘀滞，经隧阻塞，三焦水道不通，气机不畅，气化不行，则成尿闭之症。如《景岳全书》言："凡癃闭之症……则或以败精，或在槁血阻塞水道而不通也。"《续名医类案·小便秘》言："患小便淋沥不通，面青胁胀，诸药不应，此肝经滞而血伤。"

5. 痰瘀交阻，蒙蔽清窍（毒瘀移脑） 痰浊内生，瘀血阻滞，痰瘀胶结，阻蔽清窍，而致阴阳逆乱，神明被蒙，临床可见神昏等症。如《证治汇补·黄病》言："瘀血发黄，喜忘如狂，溺清便黑……瘀热入心发黄。"《伤寒六书》言："凡见眼闭目红，神昏短语，眩冒迷妄，烦躁漱水，惊狂谵语……皆瘀血证也。"《通俗伤寒论》言："热陷包络神昏，非痰迷心窍，即瘀阻心孔。"

第六节 辨证模式

一、慢性 HBV 携带者

1. 肾气未充是 HBV 慢性携带的根本原因 从肾虚的角度探讨慢性乙型肝炎的治疗，中医论述较多。肝肾两脏在生理和病理上关系密切。两脏同居下焦，经脉皆起于足，循行于下肢内侧，入腹达胸，并有多处交会，经脉相通。肝主疏泄，肾主封藏，相互制约调节，保持藏泄平衡。肝藏血，肾藏精，精血相互化生，而肝肾互相滋养。另外，肝肾同居于下，均属阴脏，在五行中肝属木，肾属水。肝肾同源，又为母子之藏，虚则补其母，故补肾又是补母治本之法。西医学认为，一切免疫活性细胞都来源于骨髓干细胞，而肾主骨生髓，采用补肾法可调节患者的免疫功能，起到"肝肾同治""补肾托邪"作用。著名中医肝病专家王灵台教授亦强调扶正祛邪、标本兼顾是该病的治疗原则，应以补肾为主、清肝为辅、不忘脾胃。贾正平亦提出 HBV 携带者应紧抓"培补肝肾，扶正以达邪""祛除毒邪，切断致病根源"两个原则进行治疗。对于慢性 HBV 携带者，元气不足是根本。但疫毒伏藏于肝络，一是应该先天后天兼顾，健脾益气以充养元阳元阴；二是只注重补益恐仍然不足，还应该标本兼顾，辅以清透之法。周大桥教授根据治疗 HBV 携带者的经验体会，总结出这两种治法的干预方案，并得到广大专家认可才领衔主持"十一五"国家科技重大专项，之后又滚动进入"十二五"继续研究。

2. 体质与证候学调查结果分析　由王琦设计制定的中医体质量表经中国中医药学会发布，从体质角度对慢性 HBV 携带者进行中医辨证有了统一标准。根据其"9 种基本中医体质类型"标准，李子征等对 192 例 HBV 携带者进行体质辨证，其中平和质 53 例（27.6%）、气虚质 30 例（15.6%）、阳虚质 9 例（4.7%）、阴虚质 27 例（14.1%）、痰湿质 30 例（15.6%）、湿热质 38 例（19.8%）、其他体质 5 例（2.6%）。项凤梅等调查的 213 例 HBV 携带者中，平和质 30 例（14.1%）、气虚质 37 例（17.3%）、阳虚质 10 例（4.7%）、阴虚质 18 例（8.5%）、痰湿质 40 例（18.8%）、湿热质 46 例（21.6%）、其他体质共 32 例（15.0%）。刘苏认为 HBV 携带者在 9 种基本中医体质中以气虚质、阳虚质、阴虚质、痰湿质、湿热质、血瘀质、气郁质常见。周大桥教授领衔主持的国家重大科技专项课题"慢性乙肝病毒携带者的证候规律及中医药治疗方案研究"，联合单位覆盖全国东西南北中各地域，采用统一的辨证和体质判定标准进行大样本调查（共发出调查表 3 000 份，收回有效调查表 2 837 份），在 2 837 例调查对象中，2 021 例可进行体质类型判断，其中平和质 1 389 例（48.9%）、肾虚质 201 例（7.1%），其次为气虚质 114 例（4.0%）、阳虚质 106 例（3.7%）、气郁质 58 例（2.0%）、湿热质 57 例（2.0%）、阴虚质 46 例（1.6%）、瘀血质 24 例（0.8%）、痰湿质 19 例（0.7%）、特禀质 7 例（0.2%）。中医证型分类结果显示：肾虚大类（包括肾阳虚 268 例、肾阴虚 266 例、肾气虚 349 例、肾精不足 22 例）共 905 例（31.9%）；脾虚大类（包括脾气虚 462 例、脾阳虚 117 例）共 579 例（20.4%）；其余肝气郁结 480 例、肝胃不和 244 例、肝胆湿热 209 例、肝阴虚 187 例、湿热中阻 169 例、湿困中焦 130 例、肝血虚 115 例。

3. 补肾法治疗慢性 HBV 携带者研究　周大桥教授等在主持完成的"十一五"国家重大科技专项课题中，采用多中心、双盲、随机、安慰剂对照的方法，将患者分为治疗组与对照组，应用"补肾清透"法和"补肾健脾"法中药冲剂进行干预，其中补肾清透组与补肾健脾组各 200 例，对应安慰剂组各 100 例，疗程 52 周。剔除脱落病例，最终进入疗效统计的病例数为补肾清透组 191 例，补肾健脾组 174 例，补肾清透安慰剂组 94 例，补肾健脾安慰剂组 93 例。治疗 52 周后结果为：①补肾清透组 HBV DNA 较基线下降 >1log10 79 例，补肾健脾组 80 例；补肾清透组较基线下降 >2 log10 37 例，补肾健脾组 38 例，与治疗前及对应安慰剂组比较差异有统计学意义（$P<0.05$）；而各组较基线下降 >3 log10 及 HBV DNA 阴转比例比较，差异无统计学意义（$P>0.05$）。②补肾清透组、补肾健脾组 HBeAg 均值较基线下降与治疗前及对应安慰剂组比较，差异均有统计学意义（$P<0.05$），而各组 HBeAg 阴转及转换比例比较差异无统计学意义（$P>0.05$）。③补肾清透组、补肾健脾组 HBsAg 均值基线下降 >0.5 log10 比例与治疗前及对应安慰剂组比较，差异均有统计学意义（$P<0.05$）；而各组下降 >1 log10、下降 >2 log10 及 HBsAg 阴转比例比较，差异无统计学意义（$P>0.05$）。④补肾清透方与补肾健脾方均能大幅度提高 IL-2 水平（分别为 60.4% 和 75.7%）和干扰素 γ 水平（分别为 37.4% 和 60.1%），大幅度降低 IL-4、IL-10 水平（分别为 42.1% 和 48.4%），而安慰剂组 2 种方对各细胞因子水平几乎无影响。

二、慢性肝炎

目前，慢性病毒性肝炎已经广泛采用抗病毒治疗。世界卫生组织今年发布了首个乙型肝炎指南，特别强调中低收入国家要进一步提高慢性乙型肝炎患者抗病毒治疗的可及率，而且要采用一线抗病毒药物如恩替卡韦、替诺福韦等。而且，丙型肝炎治疗已经有了突破性进展，其治愈率达到90%以上。因此，中医药治疗慢性病毒性肝炎必须考虑这一临床特点。

我们曾对深圳市第三人民医院2006年9月—2009年8月门诊和住院的慢性乙型肝炎患者400例进行证候学调查，以探讨其不同治疗对证候学方面的影响。其中抗病毒治疗前患者100例（A组），男性69例，女性31例，平均年龄31.4±7.6岁；抗病毒治疗期患者200例，包括核苷类似物治疗100例（B组），干扰素治疗100例（C组），男性145例，女性55例，平均年龄36.7±7.9岁；抗病毒治疗结束患者100例（D组），男性70例，女性30例，平均年龄33.7±11.2岁。结果如下：

1. 症状体征频数（表4-1）　我们将慢性乙型肝炎的临床表现归为四大类：①湿热邪毒（含肝胆湿热、脾胃湿热）及其所导致的气机逆乱、脏腑功能失调，包括30个症状、体征；②肝络瘀阻，包括12个症状、体征；③阳气亏损，包括13个症状、体征；④阴血不足，包括12个症状、体征。

表4-1　400例慢性乙型肝炎患者的临床症状、体征表达频数及其聚类

症状和体征	频数	%	症状和体征	频数	%	症状和体征	频数	%
（1）肢体困重	122	30.5	头重	26	6.5	发热	102	25.5
胸闷	86	21.5	脘痞	144	36.0	口干苦	142	35.5
皮肤痒	27	6.8	身黄	52	13.0	目黄	55	13.8
尿黄	156	39.0	便秘	86	21.5	便溏	104	26
腹泻	24	6.0	恶心呕吐	78	19.5	泛酸	42	10.5
口臭	102	25.5	嗳气	68	17.0	呃逆	7	1.8
两胁不适	131	33.8	急躁易怒	66	18.5	肋胀痛	56	14.0
抑郁	169	42.3	腹胀	134	33.5	脉弦	128	32.0
脉滑	65	12.3	脉数	65	16.3	苔黄腻	143	35.8
苔黄	149	37.3	苔白腻	57	14.3	舌色红	72	18.0
（2）胁肋刺痛	32	8.0	肝大	86	21.5	面色晦暗	17	4.3
蜘蛛痣	38	9.5	肝掌	49	12.3	齿龈衄	56	14.0
肌衄	9	2.3	鼻衄	6	1.5	月经不调	36	9.0
脉迟涩	8	2.0	舌色紫暗	19	4.8	舌色瘀斑	42	10.5
（3）畏寒肢冷	25	8.3	腰膝酸软	35	8.8	下肢浮肿	1	0.3
夜尿多	14	3.5	神疲乏力	198	49.5	自汗	8	2.0
纳谷不馨	122	30.5	面萎黄	22	5.5	气短	18	4.5
脉沉迟	13	3.3	舌色淡红	292	73.0	舌边有齿痕	102	25.5
舌苔薄白	175	43.8						

续表

症状和体征	频数	%	症状和体征	频数	%	症状和体征	频数	%
（4）五心烦热	43	10.8	两目干涩	55	13.8	视物模糊	37	9.3
盗汗	27	6.8	耳鸣	15	3.8	多梦寐差	174	43.5
眩晕	24	6.0	脉细	152	38.0	舌瘦小	14	3.5
舌色绛	18	4.5	苔黄干	56	14.0	花剥苔	10	2.5

2. 病机观察　由表4-2可见，慢性乙型肝炎的主要证素集中在湿热邪毒、气机逆乱、正气亏损三个方面。在证素归属方面，我们采取了以下原则：①有些症状、体征如身黄、目黄、尿黄等，则同时划分在湿、热不同的证素内；②有些症状、体征如腹胀等，则根据不同情况分别划分在气郁、气滞等不同的证素内；③有些症状、体征如口干苦等，部分同时划分在湿、热不同的证素内，部分划分在阴虚的证素内。虽然从一定意义上说，临床症状、体征是证素的反应，证素是症状、体征的本质，但是临床上仍然要具体问题具体分析。

表4-2　400例慢性乙型肝炎患者的临床证素分析[n（%）]

证素		总例数（n=400）	A组（n=100）	B组（n=100）	C组（n=100）	D组（n=100）
湿热邪毒	热	155（38.8）	46（46.0）	5（5.0）	88（88.0）	16（16.0）
	湿	192（48.0）	68（68.0）	12（12.0）	92（92.0）	20（20.0）
气机逆乱	气郁	222（55.5）	72（72.0）	33（33.0）	76（76.0）	41（41.0）
	气滞	128（32.0）	43（43.0）	11（11.0）	48（48.0）	26（26.0）
	气逆	109（27.3）	35（48.0）	9（9.0）	47（47.0）	18（18.0）
肝络瘀阻	血瘀	37（9.3）	8（8.0）	6（6.0）	15（15.0）	8（8.0）
正气亏损	气虚	206（51.5）	53（53.0）	24（24.0）	65（65.0）	33（33.0）
	阳虚	64（16.0）	12（12.0）	5（5.0）	39（39.0）	8（8.0）
	血虚	74（18.5）	15（15.0）	4（4.0）	42（42.0）	13（13.0）
	阴虚	120（30.0）	22（22.0）	12（12.0）	65（65.0）	21（21.0）

结果表明：抗病毒治疗前（A组）和干扰素治疗（C组）患者的临床表现有一定的相似性，均呈现"正邪相争，气机紊乱"的病机特点，而且有脏气虚衰的表征；核苷类似物治疗（B组）和抗病毒治疗结束后（D组）患者的临床表现有一定的相似性，均呈现"正胜邪退，气机复常"的病机特征，表明机体处于恢复期。进一步分析可见，前者相当于疾病活动期，后者相当于病情稳定期；前者可采取"清利湿热，疏畅气机"的治法，后者则可以根据体质和脏腑功能情况进行适当调整。

鉴于以上，我们可以把慢性乙型肝炎分为二期：活动期的主要证候确定为"湿热中阻"，兼夹证则可有气虚、血虚、阴虚、阳虚、血瘀等；稳定期的主要证候确定为"余邪未净"，兼夹证也可有气虚、血虚、阴虚、阳虚、血瘀等。

3. 证型分布（表4-3） 我们根据1992年中华中医药学会内科肝胆病专业委员会制定的《病毒性肝炎中医辨证标准（试行）》，初步发现，所有病例主要集中在肝郁脾虚和湿热中阻两型，细分则疾病活动期（A组、C组）以湿热中阻为主，病情稳定期（B组、D组）以肝郁脾虚为主。目前的证型分布情况，可能与抗病毒治疗有密切关系，病情稳定者增多，疾病活动和危重者减少。

表4-3 400例慢性乙型肝炎患者的证型分布情况 [n(%)]

组别	肝郁脾虚	湿热中阻	肝肾阴虚	脾肾阳虚	瘀血阻络
A组	43（10.75）	47（11.75）	6（1.50）	2（0.50）	2（0.50）
B组	78（19.50）	9（2.25）	7（1.75）	2（0.50）	4（1.00）
C组	38（9.50）	49（12.25）	8（2.00）	3（0.75）	2（0.50）
D组	66（16.50）	15（3.75）	9（2.25）	3（0.75）	7（1.75）

但是在辨证过程中，我们感受到有些慢性乙型肝炎患者证情复杂，难以取舍。对于一个患者，往往可以根据不同的侧重，辨别为不同的几个证型。例如某些慢性乙型肝炎患者被辨证为瘀血阻络，实际上也包含有肝肾阴虚或湿热中阻的表现，某些脾肾阳虚或肝肾阴虚的患者也包含有肝郁脾虚或湿热中阻的表现，并不能截然分开。对于即此即彼的情形，我们只做唯一选择是不公正的，原因就在于"分型论治"模式自身的矛盾性。事实上，绝对单一的证型在临床上是不存在的，我们即此即彼的情形下所做的选择必然减少了研究结果的可靠性和说服力。而且，对于一位轻度慢性乙型肝炎患者，多表现为肝郁脾虚证，一旦病情活动就演变为湿热中阻证，经过治疗后肝功能复常，则又体现为肝郁脾虚证。临床上如此变来变去，遵循的什么规律？中医理论怎么解释？

4. 分期辨证 关于慢性乙型肝炎，鉴于目前的"分型论治"模式具有一定的局限性，我们根据临床症候学调查，提出了"正邪相争，气机紊乱"的活动期与"正胜邪退，气机复常"的稳定期划分（"分期论治"模式），可能有以下优势：①符合"外感宗六经"的传统思路，重视了外感疾病发生发展的阶段性特征；②符合"与时俱进"精神，因为在慢性乙型肝炎的诊疗过程中，我们不可能不面对西医抗病毒治疗的干预，不可能遇到未经干预的自然病程的患者，只有根据实际情况制定的诊疗方案才可能更具有应用价值；③符合操作技术的"简洁性"原则，虽然按照两期论治，但体现了主要病机与次要病机、基本证候与兼夹证候的逻辑一致性，以及"主方加减"的治疗思路。

近几年，证素的研究已成为新的热点，多数学者归纳出的证素达30余种。慢性乙型肝炎的证素相对单纯一些，我们将其归纳为湿热邪毒、气机逆乱、肝络瘀阻、正气亏损四个方面，以便执简驭繁。研究发现，尽管增加了治疗干预，慢性乙型肝炎的临床分期只有活动期与稳定期的区分。

尽管如此，我们仍然根据"分型论治"的标准，统计了400例慢性乙型肝炎患者的证型分布情况，结果表明，所有病例主要集中在肝郁脾虚和湿热中阻两型，疾病活动期（A组、C组）以湿热中阻为主，病情稳定期（B组、D组）以肝郁脾虚为主，这进一步说明了"分期论治"的合理性。很显然，在"分型论治"的模式里，"瘀血阻络""脾肾阳虚"和"肝肾阴虚"均分布较少，只能按兼夹证处理比较合适。我们希望，通过本研究逐渐形成一个慢性乙型肝炎的辨证新模式，以取代目前通行的辨证分型方案。

三、乙型肝炎肝硬化

对深圳市第三人民医院 2005 年 1 月—2008 年 12 月住院的乙型肝炎肝硬化患者进行回顾性分析，其中乙型肝炎肝硬化 Chlid A 级 100 例，男性 73 例，女性 27 例，平均年龄（38.4±7.6）岁，合并脂肪肝的 12 例，合并胆囊结石 16 例，合并脾功能亢进的 19 例，合并电解质紊乱 1 例，合并食管静脉曲张 12 例（部分病人未做胃镜、消化道钡餐检查）；乙型肝炎肝硬化 Chlid B 级 100 例，男性 69 例，女性 31 例，平均年龄（46.7±7.9）岁，合并脂肪肝的 7 例，合并胆囊结石 12 例，合并脾功能亢进的 17 例（部分病人切脾），合并自发性腹膜炎 15 例，合并电解质紊乱 11 例，合并食管静脉曲张 31 例（部分病人未做胃镜、消化道钡餐检查），合并上消化道出血 6 例，合并肝性脑病 5 例，合并肝肾综合征 3 例；乙型肝炎肝硬化 Chlid C 级 102 例，男性 74 例，女性 28 例，平均年龄（53.7±11.2）岁，合并脂肪肝的 6 例，合并胆囊结石 19 例，合并脾功能亢进的 54 例（部分病人切脾），合并自发性腹膜炎 39 例，合并电解质紊乱 43 例，合并食管静脉曲张 36 例（部分病人未做胃镜、消化道钡餐检查），合并上消化道出血 20 例，合并肝性脑病 31 例，合并肝肾综合征 9 例，合并肝肺综合征 3 例。结果如下：

1. 症状体征频数　如表 4-4，将乙型肝炎肝硬化的临床表现归为 6 大类：①湿热邪毒（含肝胆湿热、脾胃湿热）及其所导致的气机逆乱、脏腑功能失调，包括 29 个症状、体征；②肝络瘀阻，包括 20 个症状、体征（含 3 个影像学指标）；③阳气亏损，包括 19 个症状、体征；④阴血不足，包括 13 个症状、体征；⑤水气泛滥，包括 6 个症状、体征；⑥神志错乱，包括 8 个症状、体征。统计表明，表达频数超过 50% 以上的症状、体征有：抑郁 64.57%，两胁不适 53.11%，尿黄 64.90%，脉弦 55.63%，脾大 61.26%，肝表面不光整 83.42%，神疲乏力 83.77%，多梦寐差 54.30%，腹胀 57.62%。但是值得注意的是：一方面，部分病人脾切除，会影响"脾大"和"血虚"的统计数据；部分病人未做胃镜、消化道钡餐检查，会影响"食管静脉曲张"的统计数据；另一方面，两胁不适、抑郁、神疲乏力、腰膝酸软、多梦寐差等症状，由于主观性强，往往受到暗示，或患者本身也不易确定，也会影响其统计数据。

以上结果可以看出，邪毒所致的肝郁、湿热；肝络瘀阻；气虚、阴虚等三个方面代表了本病的主要病因病机和证候学特点；至于其他临床表现，则属于次要病机、兼夹病机，或次要证候、兼夹证候。这一结果与刘平、张均倡、徐列明等教授的研究结论基本相同。

表 4-4　302 例肝炎肝硬化患者的临床症状、体征表达频数及其聚类

症状和体征	频数	%	症状和体征	频数	%	症状和体征	频数	%
①肢体困重	138	45.70	头重	36	11.92	发热	38	12.58
胸闷	39	12.91	脘痞	44	14.57	口干苦	142	47.02
皮肤痒	54	17.88	身黄	73	24.17	目黄	115	38.08
尿黄	196	64.90	便秘	39	12.91	便溏	133	44.04
腹泻	63	20.86	恶心呕吐	38	12.58	泛酸	32	10.60

续表

症状和体征	频数	%	症状和体征	频数	%	症状和体征	频数	%
口臭	102	33.77	嗳气	67	22.19	呃逆	31	10.26
两胁不适	161	53.31	急躁易怒	26	8.61	胁胀痛	126	41.72
抑郁	195	64.57	脉数	57	18.87	脉弦	168	55.63
脉滑	63	20.86	舌色红	72	23.84	苔黄腻	143	47.35
苔黄	49	16.23	苔白腻	57	18.87			
②脾大	185	61.26	肝大	61	20.20	面色晦暗	127	42.05
蜘蛛痣	79	26.16	肝掌	57	18.87	腹壁静脉曲张	66	21.85
胁肋刺痛	92	30.46	鼻衄	24	7.95	肌衄	19	6.29
齿龈衄	71	23.51	便血	54	17.88	呕血	26	8.61
月经不调	11	3.64	脉迟涩	41	13.58	舌色瘀斑	62	20.53
舌色紫黯	39	12.91	舌下络脉迂曲	102	33.77	肝缩小	111	36.75
食管静脉曲张	79	26.16	肝表面不光整	252	83.44			
③畏寒肢冷	75	24.83	腰膝酸软	136	45.03	下肢浮肿	86	28.48
夜尿多	74	24.50	神疲乏力	253	83.77	自汗	28	9.27
纳谷不馨	122	40.40	面萎黄	32	10.60	气短	87	28.81
发绀	11	3.64	性欲减退	54	17.88	男性乳房发育	75	24.83
脉濡	86	28.48	脉细缓	87	28.81	舌边有齿痕	72	23.84
脉沉迟	33	10.93	舌色淡红	62	20.53	舌色淡白	35	11.59
舌苔薄白	75	24.83						
④五心烦热	63	20.86	两目干涩	55	18.21	视物模糊	37	12.25
盗汗	47	15.56	耳鸣	75	24.83	多梦寐差	164	54.30
下肢抽搐	26	8.61	眩晕	54	17.88	舌瘦小	54	17.88
舌色绛	18	5.96	苔黄干	9	2.98	花剥苔	20	6.62
脉细	112	37.09						
⑤腹部膨隆	41	13.58	腹胀	174	57.62	腹痛拒按	39	12.91
胸水	11	3.64	尿少	147	48.68	尿闭	12	3.97
⑥精神恍惚	44	14.57	表情淡漠	47	15.56	生活节律错乱	18	5.96
嗜睡	35	11.59	狂躁	11	3.64	谵妄	11	3.64
扑翼样震颤	35	11.59	肝臭	5	1.66			

2. 病机特点　由表 4-5 可见，乙型肝炎肝硬化的主要证素集中在湿热邪毒、肝络瘀阻、气机逆乱、水气泛滥、正气亏损五个方面，但是在证素归属方面，我们采取了以下原

则：①有些症状、体征如身黄、目黄、尿黄等，则同时划分在湿、热不同的证素内；②有些症状、体征如腹胀等，则根据不同情况分别划分在气郁、气滞、水气等不同的证素内；③有些症状、体征如精神恍惚、表情淡漠等可由低钠或肝性脑病导致，前者同时划分在水气、失神等不同的证素内，单纯的后者（无腹水患者）则仅归于失神的证素内；④有些症状、体征如口干苦等，部分同时划分在湿、热不同的证素内，部分划分阴虚的证素内。虽然从一定意义上说，临床症状、体征是证素的反应，证素是症状、体征的本质，但是临床上仍然要具体问题具体分析。

表4-5　302例乙型肝炎肝硬化患者的临床证素分析 [n（%）]

证素		总例数（n=302）	Chlid A 组（n=100）	Chlid B 组（n=100）	Chlid C 组（n=102）	χ^2	P值
湿热邪毒	热	129（42.72）	36（36.00）	47（47.00）	46（45.10）	2.83	0.24
	湿	147（48.68）	49（49.00）	45（45.00）	53（51.96）	0.99	0.61
肝络瘀阻	血瘀	285（94.37）	83（83.00）	100（100.00）	102（100.00）	36.39	0.00
气机逆乱	气郁	238（78.81）	56（56.00）	85（85.00）	97（95.10）	49.65	0.00
	气滞	134（44.37）	41（41.00）	50（50.00）	43（42.16）	1.95	0.38
	气逆	108（35.76）	46（46.00）	38（38.00）	24（23.53）	11.42	0.00
水气泛滥	水	70（23.18）	2（2.00）	14（14.00）	54（52.94）	80.66	0.00
正气亏损	气虚	256（84.77）	68（68.00）	86（86.00）	102（100.00）	40.22	0.00
	气闭	2（0.66）	0（0.00）	0（0.00）	2（1.96）	3.95	0.14
	气脱	3（0.99）	0（0.00）	0（0.00）	3（2.94）	5.94	0.05
	阳虚	35（11.59）	4（4.00）	13（13.00）	18（17.65）	9.47	0.01
	亡阳	3（0.99）	0（0.00）	0（0.00）	3（2.94）	5.94	0.05
	血虚	89（29.47）	21（21.00）	32（32.00）	36（35.29）	5.42	0.07
	阴虚	164（54.30）	43（43.00）	52（52.00）	69（67.65）	12.68	0.00
	亡阴	2（0.66）	0（0.00）	0（0.00）	2（1.96）	3.95	0.14
	失神	41（13.58）	0（0.00）	5（5.00）	36（35.29）	62.98	0.00

表4-5结果进一步表明：血瘀（肝络瘀阻）证素高达94.37%；其次是气虚（84.8%）和阴虚（54.30%），表明正气虚弱是本病辨证论治的重要特征；湿和热的证素虽然都没有达到50%，但气郁（78.8%）、气滞（44.37%）和气逆（35.78%）往往由湿热所致，再加上湿（48.68%）、热（42.72%）自身的证素比例，可以看出湿热邪毒仍然是决定本病进展和证候特点的基本证素。

3. 证型分布（表4-6）　我们根据2003年重庆会议讨论制定的《肝硬化中西医结合诊治方案（草案）》，初步发现，Chlid A级组以肝气郁结和湿热蕴结为主，似乎说明乙型肝炎肝硬化早期病变部位在气分，邪气亢盛而正气未衰；Chlid B级组证型分布比较平均，似乎说明各型均可见到，有虚有实，但是正虚不显，邪实不盛；Chlid C级组以水湿内阻和瘀血阻络为主，体现出正气虚弱，邪气嚣张，邪实而正衰的晚期病变模式。

表 4-6　302 例乙型肝炎肝硬化患者的证型分布情况 [n（%）]

组别	肝气郁结	水湿内阻	湿热蕴结	肝肾阴虚	脾肾阳虚	瘀血阻络
Chlid A	40（40.00）	0（0）	29（29.00）	14（14.00）	8（8.00）	9（9.00）
Chlid B	15（15.00）	11（11.00）	18（18.00）	19（17.00）	11（11.00）	26（26.00）
Chlid C	0（0）	34（33.33）	11（10.78）	18（17.65）	13（12.75）	32（31.37）

但是在辨证过程中，我们明确地感受到晚期肝硬化患者证情复杂，难以取舍。对于一个患者，往往可以根据不同的侧重，辨别为不同的几个证型。实际上，所有乙型肝炎肝硬化患者都有瘀血阻络，所有肝硬化腹水患者都有水湿内阻。对于即此即彼的情形，我们只做唯一选择是不公正的，也是容易出现主观性错误的。例如，我们将一个肝肾阴虚的肝硬化腹水患者判断为肝肾阴虚型，那么把他放在水湿内阻型或瘀血阻络型又何尝不可呢？在这种情况下，无论判断为哪一型都会带来很多争议，都无法获得统一意见，这正是本研究中遇到的最为尴尬、最为棘手的问题，也正是本研究结果缺乏可靠性、缺乏说服力的重要原因。

4. 辨证模式　乙型肝炎肝硬化采取脏腑辨证有其难以克服的缺陷：①注重"证型"差异，而忽视了疾病本质的研究。目前的方案容易使人产生误解，各证型之间缺乏有机联系，似乎证型一变，病因病机都改变了。原因在于我们没有把乙型肝炎的共性认识注入临床辨证论治的体系之中，没有区分主要病机、次要病机和兼夹病机，以及相应的主证、次证和兼夹证，将"辨证论治"搞成了"对症处理"。这是一种重视症状组合，淡化病机研究，本质上是由于"重实用轻理论"的价值取向所造成的。②注重病征组合，而忽视了疾病过程的研究。HBV 感染有"肝炎 – 肝硬化 – 肝癌"三步曲的临床过程，即使乙型肝炎肝硬化也有评价肝脏储备功能的 Child-Pugh 分级法能够区分 A、B、C 相应的疾病阶段。

鉴于以上，我们初步制定了乙型肝炎肝硬化的"伏气温病"辨证新模式：

（1）辨病征：在临床上既注重传统的外在资料（症状、体征），更注重通过实验室检查获得的内在资料。如肝掌、蜘蛛痣对于确立"肝络瘀阻"的贡献度，远远不及病理的"再生结节/假小叶形成"和超声波的"肝表面不光整"。

（2）辨病程：根据"毒伏肝络期""毒损肝络期""肝络瘀阻期""毒瘀阻络（突变生癌）期"和"变证丛生期"来对 HBV 感染进行辨证论治。

（3）辨病情：采取现成的肝脏储备功能的 PughChild 分级方案，按照 A、B、C 分级来区分病情轻重。

（4）辨兼夹：在疾病的不同病程（临床分期）确立主要证候的前提下，进一步分辨次要证候，形成"主证分期""兼证为辅"的思路，若出现"阴液亏少""湿热壅阻""肝郁脾虚""气血亏虚""肝胃不和""血热毒炽""阳虚水泛"和"痰湿凝结"等兼夹证候，则随机而辨，审证求因。

（5）辨坏证：即辨别"变证丛生期"最主要的 5 个并发症，以分析病机，确立治则，判断预后。

总之，我们希望通过本研究逐渐形成一个乙型肝炎肝硬化相对优越的辨证新模式，以取代目前通行的辨证分型方案。这个新模式要体现出：①本病的主要病机、次要病机和兼夹病机；②本病的主证、次证和兼夹证；③主方加减的治疗策略。这只是我们的初步想

第四章 慢性病毒性肝炎

法，还需要积累更多的临床资料，并在积累过程中逐步完善。

四、慢性重型肝炎

对深圳市第三人民医院2005年1月—2009年9月住院的慢性乙型重型肝炎患者400例进行证候学调查，其中暴发期100例（A组），男性82例，女性18例，平均年龄（33.4±8.5）岁；平台期100例（B组），男性88例，女性12例，平均年龄（36.7±7.9）岁；坏证期100例（C组），男性90例，女性10例，平均年龄（35.6±11.2）岁；恢复期100例（D组），男性83例，女性17例，平均年龄（32.5±8.1）岁。结果如下：

1. 症状体征频数　如表4-7，我们将慢性乙型重型肝炎的临床表现归为六大类：①湿热邪毒（含肝胆湿热、脾胃湿热）及其所导致的气机逆乱、脏腑功能失调，包括26个症状、体征；②肝络瘀阻，包括14个症状、体征；③阳气亏损，包括12个症状、体征；④阴血不足，包括7个症状、体征；⑤水湿内停，包括6个症状、体征；⑥神志错乱，包括6个症状、体征。

表4-7　400例慢性乙型重型肝炎患者的临床症状、体征表达频数及其聚类

症状和体征	频数	%	症状和体征	频数	%	症状和体征	频数	%
①肢体困重	138	45.70	头重	236	59.0	发热	138	34.50
胸闷	326	81.50	脘痞	362	90.50	口干苦	312	78.00
皮肤痒	82	20.50	身黄	376	94.00	目黄	381	95.25
尿黄	385	96.25	便秘	159	39.75	便溏	163	40.75
腹泻	83	20.75	恶心呕吐	238	59.50	泛酸	112	28.00
口臭	302	85.50	嗳气	167	41.75	呃逆	68	17.00
两胁不适	281	70.25	急躁易怒	224	56.00	抑郁	295	73.75
脉弦数	256	64.00	舌色红绛	259	64.75	苔黄腻	134	33.50
苔黄	162	40.50	苔白腻	61	15.25			
②脾大	234	58.50	肝大	162	40.50	面色晦暗	184	46.00
肝缩小	108	27.00	肝掌	62	15.50	蜘蛛痣	58	14.50
腹壁静脉曲张	46	11.50	便血	54	13.50	呕血	36	9.00
齿龈衄	150	37.50	鼻衄	23	5.75	肌衄	28	7.00
舌色瘀斑	76	19.00	舌色紫黯	63	15.75			
③畏寒肢冷	52	13.00	腰膝酸软	136	34.00	下肢浮肿	156	39.00
夜尿多	176	44.50	神疲乏力	323	80.75	自汗	78	19.50
纳谷不馨	252	63.00	气短	125	31.25	脉沉迟	33	8.25
舌色淡红	32	8.00	舌边有齿痕	132	33.00	舌苔薄白	65	16.25
④五心烦热	83	20.75	两目干涩	66	16.50	多梦寐差	263	65.75
盗汗	77	19.25	耳鸣	63	15.75	下肢抽搐	36	9.00
舌瘦小	52	15.50						

续表

症状和体征	频数	%	症状和体征	频数	%	症状和体征	频数	%
⑤腹部膨隆	63	15.75	腹胀	254	63.50	腹痛拒按	67	16.75
胸水	13	3.25	尿少	161	40.25	尿闭	28	7.00
⑥精神恍惚	85	21.25	嗜睡	135	33.75	昏迷	68	17.00
生活节律错乱	88	22.00	狂躁	76	19.00	扑翼样震颤	124	31.00

从表4-7可以看出，表达频数相对较高的症状体征有：尿黄96.25%，目黄95.25%，身黄94.00%，脘痞90.50%，口臭85.50%，神疲乏力80.75%，胸闷80.50%，是各期普遍存在的表现。但是值得注意的是：①慢性乙型重型肝炎的临床表现复杂多变，由于我们在收集的时间不同，同一分期的症状体征也会有一些差异，可能在结果分析时会出现一定的偏倚；②一些住院患者留住时间较长，我们选择其不同阶段的如暴发期、平台期、坏证期和恢复期的临床表现分别统计，因此实际病人并没有400例，只是400例次而已。但是有些死亡病例可能只收集了平台期和（或）坏证期的临床表现，有些痊愈病例可能收集了暴发期、平台期和（或）恢复期的临床表现；③由于瘀血证候表现形式不一，我们发现几乎所有病人都有不同形式、不同程度的瘀血表现，黄疸、脘痞、口臭、神疲乏力、胸闷等临床表现在各期均占绝大多数，它们代表着慢性乙型重型肝炎的主要病机或基本病机。

2. 病机分析　由表4-8可见，慢性乙型重型肝炎的主要证素湿热邪毒、肝络瘀阻、气机逆乱、水气泛滥、正气亏损五个方面。在证素归属方面，我们采取了以下原则：①有些症状、体征如身黄、目黄、尿黄等，则同时划分在湿、热不同的证素内；②有些症状、体征如腹胀等，则根据不同情况分别划分在气郁、气滞、水气等不同的证素内；③有些症状、体征如精神恍惚、表情淡漠等可由低钠或肝性脑病导致，前者同时划分在水气、失神等不同的证素内，单纯的后者（无腹水患者）则仅归于失神的证素内；④有些症状、体征如口干苦等，部分同时划分在湿、热不同的证素内，部分划分阴虚的证素内；⑤狂躁属于实火，在闭证范围内，我们为了精简将其划分在气逆的病机中。虽然从一定意义上说，临床症状、体征是证素的反应，证素是症状、体征的本质，但是临床上仍然要具体问题具体分析。

表4-8　400例慢性乙型重型肝炎患者的临床证素分析[n(%)]

证素		总例数 (n=400)	A组 (n=100)	B组 (n=100)	C组 (n=100)	D组 (n=100)
湿热邪毒	热	315（78.75）	96（96.0）	89（89.0）	88（88.0）	42（42.0）
	湿	339（84.75）	98（98.0）	95（95.0）	92（92.0）	54（54.0）
气机逆乱	气郁	345（86.25）	92（92.0）	97（97.0）	96（96.0）	60（60.0）
	气滞	323（80.75）	89（89.0）	93（93.0）	98（98.0）	43（43.0）
	气逆	235（58.75）	46（46.0）	82（82.0）	89（89.0）	18（18.0）
肝络瘀阻	血瘀	398（99.5）	100（100.0）	100（100.0）	100（100.0）	98（98.0）
水气泛滥	水	168（42.0）	12（12.0）	65（65.0）	86（86.0）	5（5.0）

续表

证素		总例数 （n=400）	A组 （n=100）	B组 （n=100）	C组 （n=100）	D组 （n=100）
正气亏损	气虚	360（90.0）	87（87.0）	100（100.0）	100（100.0）	73（73.0）
	气脱	74（18.5）	15（15.0）	4（4.0）	42（42.0）	13（13.0）
	阳虚	120（30.0）	22（22.0）	12（12.0）	65（65.0）	21（21.0）
	亡阳	55（13.75）	0	0	55（55.0）	0
	血虚	212（53.0）	12（12.0）	56（56.0）	86（86.0）	58（58.0）
	阴虚	250（62.5）	18（18.0）	67（67.0）	89（89.0）	76（66.0）
	亡阴	64（14.0）	0	0	64（64.00）	0
	失神	87（21.75）	0	2（2.0）	85（85.0）	0

表4-8结果表明：血瘀（肝络瘀阻）证素高达98.00%~100%，接下来的是湿热邪毒及其所导致的气机逆乱、脏腑功能失调占主要地位，再有以气虚（73%~100%）和阴虚（18%~89%）、血虚（12%~86%）等为主的正气亏虚，可见，毒、瘀、虚贯穿了慢性乙型重型肝炎的整个过程，是决定本病进展和证候特点的基本证素，即基本病机。进一步分析可见，对于死亡病例暴发期、平台期和坏证期的毒、瘀、虚特别明显，病情逐渐由正邪剧争向邪盛正衰转化；对于存活病例，暴发期、平台期和恢复期的病机转化，则表现出正邪剧争向正胜邪衰的转化。

3. 证型分布（表4-9） 我们根据1992年中华中医药学会内科肝胆病专业委员会《病毒性肝炎中医辨证标准（试行）》所制定的6型基础上再增添肝郁脾虚型，初步发现，主要病例集中在热毒壅肝、邪陷正脱、肝郁脾虚三型，代表本病发生发展和转化的基本证候，并呈现出热毒壅肝向邪陷正脱或肝郁脾虚转化的趋势（前者越来越重，后者经过正邪搏斗后病情越来越轻）。而瘀血内阻、阴虚血热、脾肾阳虚等分布较少，可以认为仅仅是兼证而已。

表4-9　400例慢性乙型肝炎患者的证型分布情况［n（%）］

组别	热毒壅肝	瘀血内阻	阴虚血热	脾肾阳虚	痰闭心窍	邪陷正脱	肝郁脾虚
A组	63（15.75）	24（6.00）	12（3.00）	1（0.25）	0	0	0
B组	58（14.50）	25（6.25）	11（2.75）	4（1.00）	2（0.50）	0	0
C组	0	0	8（2.00）	5（1.25）	21（5.25）	66（16.50）	0
D组	0	11（2.75）	7（1.75）	6（1.50）	0	0	76（19.00）

同样，我们在辨证过程中明显感受到慢性乙型重型肝炎患者证情复杂，常常难以取舍。例如我们辨证为热毒壅肝的患者，他们实际上也存在瘀血内阻和/或阴虚血热的表现，而单一的纯粹的证型几乎是不存在的。因此对于一个患者，根据不同的侧重辨别为不同证型的现实，本身就是辨证分型方案自身难以克服的缺陷，是证候规范化、客观化研究的主要障碍。

4. 分期方案

（1）现行分期方案的张冠李戴：所谓分期，即区别疾病演变过程中具有标志性差异的阶段性特征。但是，目前关于重型肝炎的分期却没有体现这一目标：①虽然使用了早期、中期和晚期的名词，实际上装进去内容却是分级（区分病情轻重）的标准，有点张冠李戴，不伦不类；②如果我们从分期的角度理解，所有的重型肝炎患者都是由轻及重（早、中、晚），谈不上有痊愈患者；③如果单从分级（轻、中、重）的角度理解，似乎注重于并发症，而忽视了肝脏的储备功能（见"肝衰竭诊疗指南"，它移植于亚急性和慢性重型肝炎）：

早期：①极度乏力，并有明显厌食、呕吐和腹胀等严重消化道症状；②黄疸进行性加深（血清总胆红素≥171μmol/L 或每日上升≥17.1μmol/L）；③有出血倾向，30%< 凝血酶原活动度（prothrombin activity，PTA）≤40%；④未出现肝性脑病或明显腹水。

中期：在肝衰竭早期表现基础上，病情进一步发展，出现以下两条之一者：①出现Ⅱ度以下肝性脑病和（或）明显腹水；②出血倾向明显（出血点或瘀斑），且20%<PTA≤30%。

晚期：在肝衰竭中期表现基础上，病情进一步加重，出现以下三条之一者：①有难治性并发症，例如肝肾综合征、上消化道大出血、严重感染和难以纠正的电解质紊乱等；②出现Ⅲ度以上肝性脑病；③有严重出血倾向（注射部位瘀斑等），PTA≤20%。

（2）分期建议：总结重型肝炎发生演变过程，不同分型均可划分以下阶段（图4-10）：①坏死期（黄疸快速增长期）：以黄疸进行性加深为主要特征；②平台期：即肝坏死与肝再生拉锯时期，可有感染、电解质紊乱、肝性脑病等并发症（一般并发症较少）；③终末期：不可逆转的坏死，各种并发症导致多脏器功能衰竭，为死亡病例的最后阶段；④恢复期：成活患者经历平台期的反复胶着后，再生占主导地位，病情处于恢复过程中。

需要讨论的问题是：拐点的确定和相关指标的划分？极少数已经进入恢复期后又出现病情反复甚至重新跨入终末期的患者，该如何划分病理阶段？

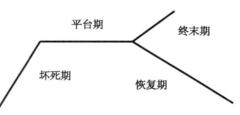

图4-10 重型肝炎分期建议的模式图

（3）急性重型肝炎的分期问题：现行的重型肝炎分期方案里，急性重型肝炎是排除在外的。难道急性重型肝炎没有发生演变过程，不可以划分阶段？即使该方案有分级的内涵，难道急性重型肝炎没有轻、中、重的程度区分？答案应该是否定的，只不过我们没有进行高度地概括而已。按照我们的分期理念，急性重型肝炎也完全具备上述过程，不过坏死期更快一点，平台期更短一点，恢复期更特殊一点。的确，如果急性重型肝炎患者经过肝移植，他的恢复期确实比较特殊，我们也必须根据恢复期的不同实际采用相应的对策，以实现其个体化诊疗。

（4）重型肝炎的分期论治：慢性重型肝炎一直没有统一的辨证论治方案（中华中医药学会内科肝胆病专业委员会虽然制定的《病毒性肝炎中医辨证标准》，但是重型肝炎只拟出了6型证名，没有具体的辨证内容），过去以"分型论治"为主，或分期结合分型，或主证结合分型，各家自行取舍。鉴于慢性乙型重型肝炎有明确的疾病过程和分期标准，我们根据临床症候学调查结果，提出了暴发期（黄疸迅速上升，肝脏大块或亚大块坏死）、平台期、坏证期或恢复期的分期论治模式：对于存活患者而言，即暴发期（正邪剧争，湿热雍盛)、平台期(正邪割据，毒燔瘀结)和恢复期(正胜邪衰，气血渐复);对于死亡病例而言，即暴发期、平台期和坏证期(瘀毒两燔，脏气衰竭)。对于坏证期，我们又根据主要并发症的情况，大致区分为:①瘀毒移脑，窍闭气脱(肝性脑病);②瘀毒移肾，气化失职(肝肾综合征);③瘀毒移腹，三焦不利原发性腹膜炎);④瘀毒移脉，气血失藏(多脏器、部位出血);⑤瘀毒移肺，呼纳失司(肺肾综合征)。当然，每一时期还存在兼夹证，如痰湿、水饮、气虚、血虚、阴虚、阳虚、血瘀等。

以上分期有如下意义:①西医的早、中、晚分期只反映了死亡患者的临床经过，没有反映存活患者的临床经过，显然存在严重缺陷;②对于存活患者，中医药在暴发期、平台期和恢复期均有所作为，更能够体现中医药的治疗价值和辨证论治特色;③符合"简洁性"原则，虽然按照三期论治，但体现了主要病机与次要病机、基本证候与兼夹证候的逻辑一致性，以及"主方加减"的治疗思路。

第七节 论治原则

一、基本治法

1. 剔毒 治疗肝络瘀阻证，当注重搜邪。吴又可治正虚疫邪陷于经脉、营血相结之"主客交"，立"三甲散"，方由鳖甲、龟板、穿山甲、蝉蜕、僵蚕、牡蛎、当归、白芍、甘草、䗪虫等所组成，通络注重搜邪，搜邪不忘扶正。薛生白治"湿热证七八日，口不渴，声不出，与饮食亦不却，默默不语，神识昏迷"，认为系"邪入厥阴，主客浑受"，仿吴氏三甲散，用醉地鳖虫、醋炒鳖甲、土炒穿山甲、生僵蚕、柴胡、桃仁泥等味。我们认为，肝络之毒，可用虫药配合解毒之品，或采用柴胡等引经。当然，临床结合抗病毒治疗十分必要。

2. 通络 《素问·调经论》指出"病在血，调之络"，治疗上可选用多种通络法，并辅以针对病因、病机的其他治疗，方能取得较好疗效。《本草纲目》中许多活血化瘀的药物，如当归、川芎、桃仁、红花、芍药、桂枝、牡丹皮、地黄、益母草、苏木等均为入肝经药，也从治疗学的角度说明活血通络对肝病治疗的重要性。我们认为，在肝络瘀阻证中，活血通络是中医药的特色和优势，但不同时期、不同兼夹的肝络瘀阻证，其活血通络的内涵和治疗方法应该是有差别的，这是要重点研究的问题之一。

3. 补虚 "久病延虚，攻邪须兼养正"，治当通补结合，通不致虚，补不留邪。应用活血通络药物时，注意血瘀常与气虚并存，同时加用补气药，使气行则血行;血瘀常与肝阴虚并存，与养阴柔肝药并用，常常选用熟地、白芍、旱莲草、丹参等药。肝络瘀阻证乃病程日久，正气伤残，气虚则血滞，气郁则血瘀，从无形到有形，有一个从量变到质变的过程，症积其来也渐，其去也缓，当恪守"养正则积自除"之古训，而不斤斤于化癥散结。当然，也可配合西医支持疗法，给肝脏再生创造机会。

二、分期治疗

1. 毒伏肝络期 我们认为，在毒伏肝络期，如无临床表现，可以观察为主，暂不用药;合并兼夹证者，可随证治之。因为任何治疗都有利有弊，如果患者不能从治疗中获益，就只能从治疗中获害。有时候，不治疗是更好的治疗。当然，我们也可探讨"毒伏肝络期"的"剔毒通络"治法。

2. 毒损肝络期　即正邪交争期，正气虽盛，但不足以驱毒邪外出，导致正虚邪恋，治疗以祛邪为主，配合剔毒通络，根据不同的兼夹证随证之。但应注意以下问题：①尽量采用抗病毒治疗，以减少对肝脏的损害；②实验研究表明，某些清热解毒和活血化瘀药物具有明确的肝损害作用，采用剔毒通络治法时，应该注意避免应用；③应该根据不同的病期、病情和兼夹证，探讨适当的药物组合和治疗方法。

3. 毒瘀互结期　以剔毒通络为主，根据不同的病期、病情和兼夹证辨证论治。但应注意以下问题：①应该探讨不同的病期、病情和兼夹证的"剔毒通络"的具体方药和治法，进行规范的实验研究和临床研究。②应该区分肝硬化和肝癌两类不同的毒瘀互结期的肝络瘀阻证，采取相应的治疗方法。同时，如有病毒复制，应该采用抗病毒治疗；如为肝细胞癌，必须采用抗肿瘤或手术治疗。

4. 变证丛生期　以救逆为主，采用中西医结合治疗。临床根据不同的坏证，采用相应的治疗方法，配合针对主要病机的剔毒通络治法。

三、兼夹证治疗

1. 兼阴液亏少，治以补益肝肾，如山茱萸、枸杞、沙参、麦冬、山药、生地等。
2. 兼湿热壅阻，治以清热利湿，如茵陈蒿、栀子、大黄、金钱草、海金砂、蒲公英、虎杖等。
3. 兼肝郁脾虚，治以疏肝健脾，如柴胡、郁金、枳壳、白芍、黄芪、党参、白术等。
4. 兼气血亏虚，治以补气养血，如黄芪、党参、白术、白芍、当归、熟地、川芎、鸡血藤，对提高白蛋白、改善气血功能亢进有一定疗效。
5. 兼肝胃不和，治以舒肝和胃，如柴胡、郁金、姜半夏、黄连、木香、神曲、煅瓦楞、炒灵脂等。
6. 兼血热毒炽，治以清热凉血活血，如丹皮、生地、水牛角、紫草、大黄、三七、丹参、茜草、赤芍等，提高血小板及凝血机制，比炭类效果好。
7. 兼阳虚水泛，治以温阳利水，如炮附子、干姜、肉桂、茯苓、泽泻、防己、车前子、大腹皮等。
8. 兼痰湿凝结，治以化痰软坚散结，如牡蛎、穿山甲、鳖甲、王不留行、川贝母、皂刺、海藻、昆布等。

参 考 文 献

1. 周晓娟,聂广."毒损肝络"假说及其应用价值.湖北中医学院学报,2010,12(2):45-49
2. 聂广,樊群.慢性病毒性肝炎.北京:中国医药科技出版社,2010
3. 聂广,张赤志,唐智敏.察同求异:邪毒致肝络瘀阻证的研究思路.中西医结合肝病杂志,2007,17(6):321-325
4. 刘红,夏章,聂广,等.慢性乙型肝炎患者证候学调查与分期辨证模式探讨.环球中医药,2011,4(2):109-113

5. 袁虹,曹廷智,聂广,等.302例乙型肝炎肝硬化患者中医证候学探讨.中西医结合肝病杂志,2009,19(6):346-349
6. 袁虹,夏章,聂广,等.慢性乙型重型肝炎分期辨证模式研究.中西医结合肝病杂志,2010,20(5):277-280
7. 聂广.重症肝炎的分型、分期与分级.中西医结合肝病杂志,2011,21(1):55-57
8. 聂广,余绍勇,江福生,等.重型肝炎中医辨证分型标准的初步研究.中国中西医结合急救杂志,2001,8(3):172-176
9. 张国良,吴其恺,聂广,等.260例慢性乙型肝炎中医证型与肝组织病理改变的相关性研究.中国中西医结合杂志,2007,17(7):613-615
10. 樊群,聂广.重型肝炎并感染的中西医结合防治.世界中医药,2007,2(2):122-124
11. 胡建华,钱英,聂广,等."截断逆挽法"治疗慢性乙型重型肝炎临床疗效观察.中西医结合肝病杂志,2010,20(4):200-203
12. 张国良,聂广."截断扭转"在急性重症传染病早期干预中的应用与意义.世界中医药,200,3(2):76-79
13. 王毅,聂广.邪毒致瘀在急性传染病中的病理生理学意义及活血化瘀法应用的探讨.世界中医药,2008,3(1):10-14
14. 徐晓婧,杨大国,冉云,等.100例慢性重型乙型病毒性肝炎患者中医证型及临床特点分析.山西中医学院学报,2011,12(2):42-43
15. 刘亚敏,沈强,李兴鹏.从"伏邪温病"论慢性乙肝的发病与治疗.中华实用中西医杂志,2006,19(15):1806-1807
16. 蔡春江,裴林,李佃贵.伏邪理论在慢性乙型肝炎治疗中的应用.浙江中医杂志,2002(2)51-52
17. 叶吉晃.周仲瑛教授"伏毒"学说初探.中国中医药现代远程教育,2006,4(10):4-7
18. 刘震,姚乃礼.慢性乙型肝炎毒损肝络病机探讨.辽宁中医杂志,2005,32(11):1126-1127
19. 王伯祥,张赤志,聂广.肝胆病中西医诊疗学.北京:中国中医药出版社,2000
20. 刘绍能,陶夏平,王融冰,等.慢性乙型肝炎中医病因病机演变规律研究.中国中医药信息杂志,2007,14(12):14-16
21. 刘绍能,陶夏平,王融冰,等.慢性乙型肝炎中医证素研究.中西医结合肝病杂志,2008,18(6):324-326
22. 中华医学会传染病与寄生虫病学分会肝脏病分会.病毒性肝炎防治方案.中华肝脏病杂志,2000,8(6):324-329
23. 中国中医药学会肝病专业委员会.病毒性肝炎中医辨证标准(试行).中医杂志,1992,33(5):397-398
24. 王立福,李筼,张晓峰.中西医结合治疗慢性乙型重型肝炎724例.实用中医内科杂志,2009,23(3):46-47
25. 胡建华,李秀惠,勾春燕,等.慢性乙型重型肝炎症候学前瞻性调查分析.中华实用中西医杂志2007,20(8):665-670
26. 李秀惠,胡建华,勾春燕,等.260例乙型重型肝炎症候学前瞻性调查分析.中西医结合肝病杂志,2006(4):236-238
27. 张秋云,李秀惠,王融冰,等.慢性病毒性乙型重型肝炎中医证候分布及组合规律研究.北京中医药,2008,27(2):87-90.
28. 张秋云,李秀惠,刘绍能,等.慢性病毒性乙型重型肝炎中医证候分布特点分析.中国中医基础医学杂志,2006,12(12):929-930
29. 张秋云,李秀惠,刘绍能,等.慢性病毒性乙型重型肝炎中医辨证与舌诊客观化指标的关系探讨.天津中医药,2006,23(5):365-367
30. 中国中西医结合学会消化系统疾病专业委员会.肝硬化中西医结合诊治方案(草案)诊断.中国中西医结合杂志,2004,24(10):869-871
31. 中国中西医结合学会消化系统疾病专业委员会.肝硬化临床诊断、中医辨证和疗效评定标准(试行方案).中国中西医结合杂志,1994,14(4):237-239
32. 范江勇,罗欣拉,张赤志.119例慢性重型肝炎中医分型与预后的关系.中西医结合肝病杂志,1999,9(5):

33-34

33. 陈菊梅,邹正升,陈黎明,等.对重型病毒性肝炎(肝衰竭)诊断标准与分类上一些不同意见探讨的结果.传染病信息,2007,20(3):132-134

34. 王宇明,陈耀凯,顾长海,等.重型肝炎命名和诊断分型的再认识——附477例临床分析.中华肝脏病杂志,2000(8):261-263.

35. 王宇明,王小红.肝衰竭的定义及分型诊断探讨.中国实用内科杂志,2005,25(9):782-784.

36. 顾长海,王宇明,张瑞,等.重型病毒性肝炎临床分型新探.中华肝脏病杂志,1994(2):243-245

37. 王泰龄,刘青,郑丽虹,等.结合病理学改变探讨重型肝炎的分类及时限划分.中日友好医院学报,2002,16(1):3-7

38. 中华医学会传染病与寄生虫病学分会、肝脏病分会.病毒性肝炎防治方案.中华肝脏病杂志,2000,8(6):324-329

39. 危北海,张万岱,陈治水,等.肝硬化中西医结合诊治方案(草案).中国中西医结合杂志,2004,24(10):869-871

40. 张琴,刘平,章浩伟,等.900例肝炎后肝硬化中医证候判别模式的研究.中国中西医结合杂志,2006,26(8):694

41. 王岭,张均倡,张朴,等.肝硬化的形态学变化及其与中医证候要素关系的探讨.中西医结合肝病杂志,2006,16(1):4-7

42. 赵长青,顾宏图,徐列明,等.肝硬化合并糖代谢异常的中医证候特点研究.上海中医药大学学报,2007,21(5):38-40

43. 朱文锋,甘慧娟.证素内容的辨析.湖南中医药导报,2005,11(1):11

44. 李知玉,杨大国,邓欣,等.500例不同年龄段慢性乙型肝炎病毒携带者中医证候调查.中医药信息,2010,27(3):1-4

45. 廖雪姣,杨大国.从瘀论治慢性重型肝炎黄疸.中医药信息,2011,28(5):105-106

46. 陈文林,陆坚,李炜,等.慢性丙型肝炎中医证候量表分析.山西中医学院学报,2010,11(1):33-35

47. 钟旬华,李泽松,张国良,等.应用蛋白芯片技术观察慢性肝病患者血清细胞因子的变化规律.中国中西医结合急救杂志,2007,14(5):267-270

48. 李丽,何清,杨大国,等.扶正化瘀胶囊治疗慢性乙型肝炎肝纤维化有效性和安全性的系统评价.中国循证医学杂志,2008,8(10):892-897

49. 邓欣,杨大国,李晓良,等.肝硬化伴高甲胎蛋白血症的中医证候分析.中西医结合肝病杂志,2007,17(4):195-197

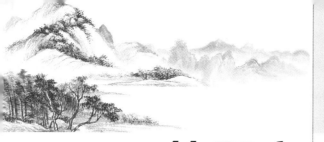

第五章

获得性免疫缺陷综合征

第一节 中医思考

一、思考与"发笑"

1. 人类一思考，上帝就发笑　有一句来自犹太人的格言"人类一思考，上帝就发笑"颇为脍炙人口。这句格言在米兰·昆德拉1985年5月获耶路撒冷文学奖时，他把它用做演讲词的题目，此文收录与米兰·昆德拉的《小说的艺术》，也存在于《生命中不能承受之轻》中。"为什么人们一思索，上帝就发笑呢？因为人们愈思索，真理离他愈远。人们愈思索，人与人之间的思想距离就愈远。因为人从来就跟他想象中的自己不一样。"米兰·昆德拉在这篇演讲词中提出了自己的理解。

在这里，笔者有一种恰恰相反的理解："人们愈思索，真理离他愈近"。为什么这样？笔者把上帝看成是知道真相的一个特殊的"人"，当上帝看着人类的思考与真相（真理）总是有隔着一段距离的时候，他忍俊不住偷偷地笑出了声。但人类的思考不屈不挠，持之以恒，并且代代相传，尤其是对未知的认识方面。由于他们不断地抛弃谬误，我想最终会有让上帝点头称是的时候。当后来的思考者懂得了谦卑而不再自以为是的时候，知道自己永远不可能完全掌握"终极真理"而只是不断地接近真理的时候，上帝一定会改变看法。在人类承先启后地探索未知的伟大勇气面前，在人类为了追求真理而不断地更新认识的时候，我相信：上帝一定会笑，不过那是带有敬意的微笑……

2. 中医一思考，世人就发笑　回到本文，因为人体感染人类免疫缺陷病毒后导致免疫缺陷，并引发一系列机会性感染及肿瘤，严重者可导致死亡的综合征。中医学者将本病归为"疫毒""早期瘟疫、晚期虚劳""伏气温病""阴阳易""湿温""积聚""癥瘕""瘰疬"等范畴，这种思考是把现代发现的"病"按图索骥地在古代文献中寻找答案，但获得性免疫缺陷综合征（AIDS，简称艾滋病）毕竟是20世纪80年代新生的一种恶性传染病，古人那里并没有现成的答案。当临床事实逼着中医人进行思考的时候，以上几种说法与未免让人嘲笑也是在所难免的事情。不过，中医人并没有停止思考，他们开始了"否定之否定"的过程。其想法不过是为了既接近科学事实，又在老祖宗那里找到依据，为实现这样一个简单的要求而孜孜不倦地努力。显然，西医学已经有了既定的说法，而且他们还在那里不停地推陈出新。中医人似乎总是跟在他们的后面，用现代人的成果包装古人的思维，而且看起来都是"新玩意"，然而在别人眼里总觉得是到不伦不类、非牛非马。最后不得不笑着说："你们的'创新'实在太容易，动不动就是'国际先进'。"

这种思考的价值在哪里？我们究竟是在努力创造一个"新医学"，还是把中医的丰富的经验和认识纳入到西医学的诊疗体系中？抑或仅仅是为传统的疗法贴上一个现代的标签，还是扎扎实实地通过现代研究真真切切地提高其某一方面的疗效？我们认为，世人之笑无可厚非，但关键是要明确我们的思考要达到什么目标，实现什么目的。中医药要介入艾滋病的治疗，必须要借助自己的理论思考，经验知识包括以学说为形式的经验知识如何在当代的艾滋病诊疗过程中发挥最大效益。

二、思考者反思

正在大家热衷于把西医学的病种纳入到古人设想传统病名中进行辨证论治的时候，李正、徐立然等学者提出了自己的看法："艾滋病就是艾滋病，其本身具有特异性，是一种复杂而特殊的传染病，不能简单将其归类于任何一种中医传统病症的范畴之中。"值得欣慰的是，他们正是最早将现代艾滋病知识纳入传统医学理论体系，提出"艾毒伤元"假说的中医人。下面是他们的反思，为了对比更加直观，我们将其观点列表如下（表5-1）：

表5-1 李正等对艾滋病中医思考者的反思

中医学说	立论依据	批驳要点
"疫毒"说	认为AIDS具有传染性强、易于感染流行、发病后病情较重、死亡率高的特点，这与中医学疫气为病概念十分符合，故应将AIDS归于中医疫病范畴，而HIV为疫疠之气。	①从传播途径来讲，疫毒是由天地疫疠之气所化生，多经口鼻皮毛侵袭人体，而艾滋病的主要传播途径是血液传播、性传播和母婴传播。②传统疫毒侵袭人体常兼夹六淫而致病，其病邪性质无外乎风、寒、暑、湿、燥、火（热）等，而艾滋病是在病理演变过程中的某一阶段，由于人体正气渐虚，无力抗邪从而易感外邪，但并无特异性和规律性。③虽然艾滋病患者的发病早晚、病情轻重与正气强弱有一定关系，但其感染"疫毒"与否与正气强弱无关。
"早期瘟疫、晚期虚劳"说	就其中医病因病机及临床证候而论，艾滋病属中医"疫毒"范畴。早中期可按温病的卫气营血辨证论治。晚期则出现气血阴阳虚衰，临床证候如发热、消瘦、神疲乏力、四肢厥冷、食少纳呆、长期顽固性腹泻、鹅口疮等一派脏腑元气亏损，精气不足的病理表现，类似中医"虚劳"病症。	①虽然艾滋病早期出现的发热、头痛、腹泻、淋巴结肿大等症状和体征与传统中医之瘟疫颇为相似，但两者的传播途径、病因性质等都明显不同。②艾滋病患者在晚期可出现类似虚劳的症状，但"虚劳"是由多种原因所致的脏腑阴阳气血严重亏损，久虚不复的多种慢性衰弱病证。艾滋病虽在某种程度上符合由慢性传染病向内伤杂病演变的病理过程，但毕竟始终具有传染性，而虚劳不具传染性。③艾滋病是人体感受艾滋病"疫毒"，而传统虚劳病乃因禀赋不足、劳倦过度、饮食不节、大病久病失于调理或失治误治等引起。④传统虚劳以"虚则补之""损者益之"为基本治疗原则，以补益为主。而艾滋病在本虚的基础上，还兼有标实之证，故治疗时应该将补虚和祛邪相结合。

续表

中医学说	立论依据	批驳要点
"伏气温病"说	本病感受毒邪之后，发病与否，则取决于正气的强弱。正气强者，可不发病，或仅呈带毒状态；正气虚者，则毒邪乘虚而入，发为艾滋病。由于疫毒深重，病发多直入营血，然后由里出表，一如"伏气温病"。	①伏气温病并没有很长时间的潜伏期，所谓"冬伤于寒，春必病温"，而艾滋病潜伏期较长，平均为8~10年。②伏气温病是因感受外邪后，因邪轻而未能随即发病，潜伏于机体的某个部位，随着时间的推移，郁而化热，在气候或外感时邪等诱因下自里透出。而艾滋病"疫毒"发病途径相对固定（性传播、血液传播、母婴传播），病邪潜伏于体内，在与正气抗争后，正气渐衰，日久侵及脏腑经络，耗伤元气，破坏机体的免疫系统，从而继发他病，其发病与否与气候等外界因素无关。
"阴阳易"说	本病的传播方式与古代医家对"阴阳易"的病因、病理、预后、症状等的论述相似。	①性传播仅为艾滋病传播方式中的一种，艾滋病不仅在男女之间传播，还可在同性恋者之间传播。②艾滋病"疫毒"侵及人体后，可以潜伏于膜原，通过三焦弥漫至全身，直接损伤人体元气，从而百病丛生，与"阴阳易"明显不同。③阴阳易主要由热毒之邪所致，发病途径和病邪性质相对固定，而艾滋病"疫毒"虽可夹杂风、寒、暑、湿、燥、火（热）等，但并没有规律性和特异性。④阴阳易经过正确和系统治疗大多预后良好且不易复发，而艾滋病"疫毒"侵袭人体后，逐渐破坏人体的免疫系统，目前仍没有任何方法和药物可以治愈。
"湿温"说	艾滋病临床表现多种多样，且起病相对来说比较缓慢，传变慢，病程缠绵，从这些特点来说与"湿性黏滞"有类似情况。	①湿温是主要是外感湿热之邪，经口鼻侵袭人体，而艾滋病是感受艾滋病"疫毒"，主要传播途径为性传播、血液传播、母婴传播。②湿温乃湿热邪气经口鼻侵袭人体，遏阻卫气，困阻中焦脾胃，进而弥漫全身，阻滞气机，艾滋病是"疫毒"侵袭人体后伏于膜原，通过三焦弥散全身，损伤人体元气，导致五脏气血阴阳俱虚。③湿温病好发于夏秋之交，有明显的季节性，艾滋病在四季均可感邪而发病。
"癥瘕""积聚""瘰疬"说	本病淋巴结肿大，属中医之"瘰疬"，随着病情进一步发展，可发生肝脾肿大及多种恶性肿瘤而出现中医之癥瘕积聚、痰核包块，以及失荣等病证。	艾滋病过程中出现的淋巴结肿大等体征，是在艾滋病发展的基础上导致人体正气亏损，气虚会直接影响血与津液的生成、运行等方面，导致血与津液运行输布失常，从而产生血虚、血瘀、痰湿、水饮等与血、津液相关的病理变化。癥瘕、积聚、瘰疬等均为气血津液运行及输布失常后的病理产物，并非艾滋病本身所特有。

三、思考再出发

2010年，以河南中医学院艾滋病研究所为主的项目组完成了国家"973"重点基础研究发展计划项目（No.2006CB504802）。他们在该项目中，提出了"艾毒伤元"假说，并且分别采用文献研究、病例对照研究、流行病学调查（现况）研究、临床随机双盲对照等研究，对艾毒的特性及艾毒伤元的机制进行了系统探讨（详细内容见后"'艾毒伤元'假说"。我们结合该项研究，提出以下思考供同道参考：①基础研究的生命力在于创新，该项目有哪些创新，科学性如何？②作为"973"项目，该研究的现实意义有哪些？③艾滋病中医药研究的未来方向？

1. 关于科学性　创新性与科学性紧密相连。科学理论的形成过程包括"假说"的提出和验证两个步骤，"艾毒伤元"假说的提出应该遵循什么原则，验证应该设计什么实验？必须要有严格规定不可随意而为。

（1）科学概念的无歧义性："艾毒伤元"假说的重要概念是"艾毒"和"元气"，但项目组始终没能给出一个清晰的内涵而摇摆不定。因为如果是单一指艾滋病毒，一方面失去了中医特色，更重要的是缺乏创新性。但如果是包括艾滋病毒且不完全是艾滋病毒的概念，又缺乏无歧义性，而不能够上升为清晰的科学概念。元气的概念也是这样，既指物质又指功能的"元气"本来就不可思议，那么"艾毒"所伤害的，究竟是以 $CD4^+T$ 淋巴细胞为主的细胞还是以免疫功能为主的人体功能？在科学假说设计过程中，这种概念的歧义性本身就应该力图避免，或者说是设计之前就应该解决的理论问题。

（2）实验设计的可操作性：据研究所得，"艾毒"的特性包括4个方面，即"疫""毒""湿""热"，单凭证候学调查是肯定不能完成这一艰巨任务的。首先，"一病自有一气"，"艾毒"其气是否包括肺部感染、肺结核等各种机会性感染的病原微生物等，我们的证候学调查剔除了这些因素吗？其次，要研究"艾毒"的"疫""毒""湿""热"特性，我们应该设计怎样的可操作性实验才能够确认？如果"艾毒"和"元气"都无法确定其内涵，可操作性实验如何设计，"艾毒伤元"假说如何验证？还有，我们该设计哪些指标、哪些实验来评价"元"伤的程度和性质，以及研究"元"伤过程中的规律性？

（3）假说验证的可确定性：鉴于以上，如果我们拿不出可操作性的实验设计，没有一系列严谨的实验过程和数据，不经过严格的科学检验，"艾毒伤元"这个假说如何上升到科学理论？

2. 假说的现实意义　就科学性而言，"艾毒伤元"假说可能并无太大价值，但它的现实意义却依然存在。

（1）汇聚作用：作为过渡性假说，它可使中医药关于艾滋病的知识体系化，并为中医药、中西医结合诊疗艾滋病提供一个学术探讨、经验汇聚的理论框架。

（2）桥梁作用：实际上，"艾毒伤元"假说不过是让西医学的艾滋病知识披上一件中医学的旧马甲，以显示研究者对中医学的尊重，对特色的坚守，以及与现代的接轨，而且关键是获得了那么大的项目、那么多的经费资助。虽然成果不伦不类，非牛非马，但仍然提供了一个平台、一次机会，让传统与现代在这里表白、比较和交融，并成为新的经得起考验的假说、疗法滋生、发展的土壤或桥梁。"艾毒伤元"假说毕竟让我们意识到，中医药特色只有在抓住"病毒"、免疫以及由此而导致的多器官损害这个基本点，才能真正展示它的魅力。

3. 未来艾滋病的中医药研究　通过"艾毒伤元"假说的"研究成果"，似乎可以得出这样的结论：艾滋病中医药研究的出路在临床。

（1）艾滋病辨证论治模式的梳理、筛选和优化。

（2）针对艾滋病演变过程中某一环节的中医药和中西医结合疗法的研究。

（3）筛选和评价中医药疗法在抗病毒和调节免疫方面的作用，以及通过现代方法提高其干预效应。

（4）消除和减少高效抗逆转录病毒疗法（HARRT）毒副作用的研究。

第二节　病邪与病位

一、病毒特性

能够引起艾滋病的病原体是一种能生存于人的血液中并攻击人体免疫系统的病毒，是只有两条单链、带有包膜的逆转录病毒。现已发现有HIV-1型和HIV-2型两种型别的病毒。HIV-1型至少可以分为M、O、N三个不同的亚型组，M组包括A、B、C、D、E、F、G、H、I和J10个亚型，加上O、N两个亚型，共有12个亚型。HIV-2型至少有A、B、C、D、E、F6种亚型。

1. 理化共性　HIV病毒在人体外生存能力极差，不耐高温，离开人体不易生存，常温下，在体外的血液中只可生存数小时，对热敏感，在56℃条件下30分钟即失去活性，且病毒在离开体外的瞬间失去传染性，日常生活接触不会感染。不加稳定剂时，病毒在-70℃冰冻下失去活性；而添加35%山梨醇或50%胎牛血清，在-70℃时冰冻3个月仍保持活性。对消毒剂和去污剂亦敏感，0.2%次氯酸钠、0.1%漂白粉、70%乙醇、35%异丙醇、50%乙醚、0.3%H_2O_2处理5分钟能灭活病毒，1%NP-40和0.5%Triton-X-100能灭活病毒而保留抗原性。艾滋病病毒加热100℃持续20分钟，可被迅速灭活。但对紫外线、γ射线及1%的甲醛溶液不敏感。

2. 生物学特性　成熟的病毒呈球形颗粒，直径90~100nm（图5-1）。病毒外膜是磷脂双分子层，来自宿主细胞，并嵌有病毒的蛋白gp120与gp41；gp41是跨膜蛋白，gp120位于表面，并与gp41通过非共价作用结合。向内是由蛋白p17形成的球形基质（Matrix），以及蛋白p24形成的半锥形衣壳（Capsid），衣壳在电镜下呈高电子密度。衣壳内含有病毒的RNA基因组、酶（逆转录酶、整合酶、蛋白酶）以及其他来宿主细胞的成分（如tRNAlys3，作为逆转录的引物）。病毒内部含有病毒的RNA基因组，它是两条相同的正义RNA，每条RNA长约9.2~9.8kb。两端是长末端重复序列（long terminal repeats，LTR），含顺式调控序列，控制前病毒的表达。已证明在LTR有启动子和增强子并含负调控区。LTR之间的序列编码了至少9个蛋白，可分为三类：结构蛋白、调控蛋白、辅助蛋白。结构蛋白包括Gag、Pol、Env。gag基因产生55kD的蛋白p55。p55由病毒编码的一个蛋白酶切成4个小蛋白：MA（p17基质）、CA（p24衣壳）、NC（p9核衣壳）、及p6。Gag-Pol融合蛋白是经过mRNA上一个顺式调控模件（cis-acting motif）导致的核糖体移位（frame shifting）事件产生，使得pol基因的阅读框（reading frame）被使用。这种情况发生的几率是5%，所以，Gag与Gag-Pol产物的比率维持在20∶1。融合蛋白由病毒编码的一个蛋白酶切为4个小蛋白：Pro（p10蛋白酶）、RT（p50逆转录酶）、RNase H（p15 RNA酶H）、及IN（p31整合酶）。Env起先是160kD的蛋白，在高尔基体中经糖基化，在天冬酰胺上被加上25至30个复杂的N连糖链，成为gp160；这个糖基化过程对感染性是必要的。之后，宿主细胞的一个蛋白酶将gp160切为gp41与gp120。调控蛋白包括Tat、Rev、nef。其中，Tat基因编码的调节蛋白上调HIV前病毒体的转录速度；Rev基因编码的调节蛋白通过控制病毒 RNA 的转录模式而调控病毒结构蛋白和酶蛋白的产生；nef 基因产生的调节蛋白使 HIV 感染细胞更适宜产生 HIV 病毒体；辅助蛋白包括 Vpu、Vpr、Vip，影响病毒的传染性和致病作用。

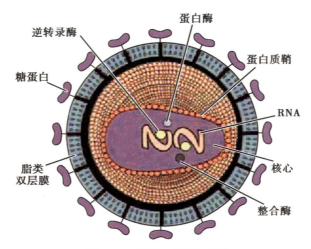

图 5-1　人类免疫缺陷病毒
（Human Immunodeficiency Virus，HIV）

3. 感染过程　从毒株种类分，艾滋病毒有 HIV-1 和 HIV-2 之分，目前广泛流行于全球的毒株是 HIV-1 型。HIV-2 毒株虽然发现于西非地区，随着时间的推移，该毒株在欧洲、美国和南美、亚洲一些感染者中也被检测到，尤其亚洲印度的 HIV-2 感染者数量正在迅速增加，我国在新疆、上海等地区也已陆续发现。当然不论从全球乃至我国，HIV-1 是当前主要的艾滋病流行毒株，大量的研究也证明 HIV-2 在每次性活动中 HIV-2 比 HIV-1 的传染性低 5~9 倍，在母婴传播中 HIV-2 比 HIV-1 低 15~30 倍。感染 HIV-2 机体自然可发展成艾滋病，但潜伏期相对长，症状表现较轻，存活期则长。

病毒进入靶细胞，病毒颗粒便去包膜而释放 RNA（图 5-2，图 5-3）。HIV RNA 在 pol 基因产生的逆转录酶的作用下形成宿主细胞的前病毒 DNA，在 HIV 整合酶的作用下插入宿主细胞的 DNA 基因中。HIV 进入靶细胞并建立感染后，由感染细胞释放出的病毒颗粒将随血液循环而播散至全身各部位。单核巨噬细胞系统包括淋巴结、肝脏、脾和骨髓等部位的细胞均可能成为感染细胞。此外，胃肠黏膜下的淋巴组织将可能是 HIV 在淋巴结之外的另一储存场所。在 HIV 感染的临床潜伏期，由于病毒在淋巴组织中活跃复制，而在外周血中则难以观察到病毒。

4. 致病特点　HIV 选择性的侵犯带有 CD4 分子的，主要有 T4 淋巴细胞、单核巨噬细胞、树突状细胞等。细胞表面 CD4 分子是 HIV 受体，通过 HIV 囊膜蛋白 gp120 与细胞膜上 CD4 结合后，gp120 构像改变使 gp41 暴露，同时 gp120-CD4 与靶细胞表面的趋化因子 CXCR4 或 CXCR5 结合形成 CD4-gp120-CXCR4/CXCR5 三分子复合物。gp41 在其中起着桥的作用，利用自身的疏水作用介导病毒囊膜与细胞膜融合。最终造成细胞被破坏。其机制尚未完全清楚，可能通过以下方式起作用：

（1）由于 HIV 包膜蛋白插入细胞或病毒出芽释放导致细胞膜通透性增加，产生渗透性溶解。

第五章 获得性免疫缺陷综合征

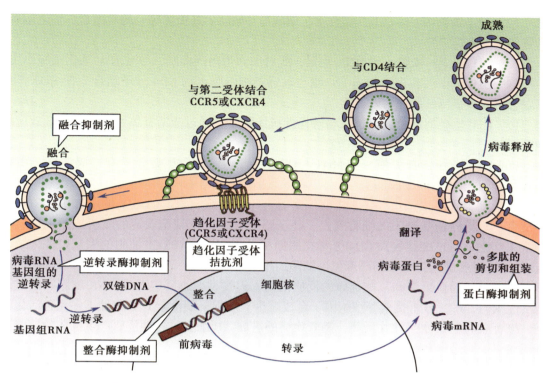

图 5-2 HIV 生命周期以及不同抗逆转录病毒药物的作用靶点

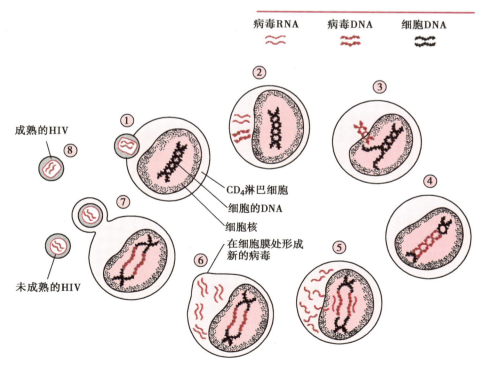

图 5-3 HIV 感染细胞及细胞核之间的基因整合过程

（2）受染细胞内 CD-gp120 复合物与细胞器（如高尔基氏体等）的膜融合，使之溶解，导致感染细胞迅速死亡。

（3）HIV 感染时未整合的 DNA 积累，或对细胞蛋白的抑制，导致 HIV 杀伤细胞作用。

（4）HIV 感染细胞表达的 gp120 能与未感染细胞膜上的 CD4 分子结合，在 gp41 作用下融合形成多核巨细胞而溶解死亡。

（5）HIV 感染细胞膜病毒抗原与特异性抗体结合，通过激活补体或介导 ADCC 效应将细胞裂解。

（6）HIV 诱导自身免疫，如 gp41 与 T4 细胞膜上 MHC Ⅱ 类分子有一同源区，由抗 gp41 抗体可与这类淋巴细胞起交叉反应，导致细胞破坏。

（7）细胞程序化死亡：在艾滋病发病时可激活细胞凋亡。如 HIV 的 gp120 与 CD4 受体结合；直接激活受感染的细胞凋亡。甚至感染 HIV 的 T 细胞表达的囊膜抗原也可启动正常 T 细胞，通过细胞表面 CD4 分子交联间接地引起凋亡 $CD4^+T$ 细胞的大量破坏，结果造成以 T4 细胞缺损为中心的严重免疫缺陷，患者主要表现：外周淋巴细胞减少，T4/T8 比例配置，对植物血凝素和某些抗原的反应消失，迟发型变态反应下降，NK 细胞、巨噬细胞活性减弱，IL2、γ 干扰素等细胞因子合成减少。病程早期由于 B 细胞处于多克隆活化状态，患者血清中 Ig 水平往往增高，随着疾病的进展，B 细胞对各种抗原产生抗体的功能也直接和间接受到影响。

艾滋病人由于免疫功能严重缺损，常合并严重的机会感染，常见的有细菌（鸟-胞内分枝杆菌复合体，MAI）、原虫（卡氏肺囊虫、弓形体）、真菌（白色念珠菌、新型隐球菌）、病毒（巨细胞病毒、单纯疱疹病毒、乙型肝炎病毒），最后导致无法控制而死亡，另一些病例可发生 Kaposis 肉瘤或恶性淋巴瘤。此外，感染单核巨噬细胞中 HIV 呈低度增殖，不引起病变，但损害其免疫功能，可将病毒传播全身，引起间质肺炎和亚急性脑炎。

艾滋病病毒进入人体后，首先遭到巨噬细胞的吞噬，但艾滋病病毒很快改变了巨噬细胞内某些部位的酸性环境，创造了适合其生存的条件，并随即进入 CD_4^+T 淋巴细胞大量繁殖，最终使后一种免疫细胞遭到完全破坏。

HIV 感染后可刺激机体生产囊膜蛋白（Gp120，Gp41）抗体和核心蛋白（P24）抗体。在 HIV 携带者、艾滋病病人血清中测出低水平的抗病毒中和抗体，其中艾滋病病人水平最低，HIV 携带者最高，说明该抗体在体内有保护作用。但抗体不能与单核巨噬细胞内存留的病毒接触，且 HIV 囊膜蛋白易发生抗原性变异，原有抗体失去作用，使中和抗体不能发挥应有的作用。在潜伏感染阶段，HIV 前病毒整合入宿主细胞基因组中，因此 HIV 不会被免疫系统所识别，单单依靠自身免疫功能无法将其清除。

二、"艾毒"的概念

我们知道，艾滋病病毒是艾滋病的致病病原，这是西医学通过病毒学方法发现的。有人借助这一成果，根据中医理论创造性地提出"艾毒"的概念。古人云"一病自有一气"，病不同则其病因不同，病因不同则导致的疾病不同，临床表现亦异。"艾毒"这一中医病因的提出，对于探讨艾滋病的病因病机、解释其临床表现、探索其发生发展规律以及辨证论治等，都具有积极意义。

1. 中医病因的命名原则　根据项目组的观点，艾滋病中医病因的命名绝对不是简单地将"艾滋病病毒"缩减为"艾毒"，而是根据传统中医理论及已经确定的命名原则而提出的。即病因的命名必须要正确反映本病的特征，科学地体现本病病因的特殊性，准确揭示本病的实质内涵。病因的命名还要体现独占性（或称唯一性），且简明扼要，易于表述。艾滋病临床表现为湿毒者颇多，有人曾建议命名为"湿毒"，如是则与传统的"湿"和"毒"颇难区分，不符合独占性，且临床亦有表现为"热毒"者，故命名"湿毒"有失偏颇，不够全面。"艾毒"之命名符合上述有关命名原则，且"艾毒"二字既简单又响亮，易被包括西医在内的广大医学界同仁所接受。一个"艾"字就确定了"艾毒"只能是艾滋病的独有病因，而不能是其他疾病的病因，一个"毒"字就揭示出了艾滋病的独有特征，故命名为"艾毒"颇为妥当。

2. 命名为艾毒的依据　艾毒的提出主要是基于 20 世纪 90 年代开始的临床实践、文献研究及理论探讨、大量的流行病学调查资料的支持，又经过项目组成员临床及科研的初步验证，经过反复论证才初步形成的。前期研究所涉及的项目主要有"艾滋病中医证候分布规律及证候标准建立与验证"（国家自然科学基金，编号：90409004）、"适合艾滋病防治示范区河南省艾滋病综合防治研究"（国家科技部十五科技攻关项目，编号：2004BA719A13）、国家"973"重点基础研究发展计划项目（No.2006CB504802）等。根据中医学关于"毒"的含义和特性，认为艾毒之毒与传统之毒的含义吻合，致病特点一致，故命名为艾毒最为合适恰当。以毒兼夹湿邪为例，从 1 198 例艾滋病人证候样本数据中可以看出：湿热证候在艾滋病患者中所占比例为 67.95%，远远高于正常人群中该证型的比例 19.91% $P<0.001$，有极显著性差异。在申报国家"973"计划时，该项目组曾提出了"艾毒伤元"假说，其中艾毒部分有"传染性强，易于流行，致死率高；兼挟他邪，内外相合，证候多变"等项内容，后证明这些提法都是正确的。

（1）艾毒与杂气、异气、疫毒、疠气的关系：艾毒是艾滋病的独有病因。而杂气、异气、疠气的范围较广，都是指某一类疾病的病因。吴又可提出"杂气"说：认为杂气"非风、非寒、非暑、非湿，乃天地间别有一种异气所感"。杂者，因其致病物质"种种不一"，故而为杂，且有繁杂之意，乃言其多；异气强调是六淫之外的一类致病物质，与六淫有别，故称异气。异气与杂气名有异而实则一，都是指具有强烈传染性并能引起流行的一类疾病的病因，两者只有偏重点之不同。而疠气（又称戾气）则是指杂气（异气）中"致病最严重者"，是致病最严重的一类致病邪气。可见疠气包括在杂气（异气）中，但其致病暴戾的程度超过了一般的杂气（异气）。疫毒之"疫"，意指传染流行；"毒"者，乃指具有毒的特征。疫毒致病有轻有重，流行范围有大有小，其中为病严重又造成广泛流行者，此时即可称为疠气。

该项目组收集 1986 年—2009 年 24 年间相关文献 300 余篇，近半数的文献提到了艾滋病的外因，表述较多的是疠气、疫毒。但仅以疠气、疫毒命名，范围似嫌过大，易与其他疠气、疫毒混淆，缺乏针对性。本课题组提出艾毒就厘清了有关概念之间的关系，艾毒仅仅是指艾滋病这一个病的病因，但依据其特性及临床表现，可归属于杂气（异气）之中，属疫毒之一种，致病最严重又造成广泛流行者，又可为疠气之一种。

（2）艾毒本身所具有的特性为疫毒：艾毒本身所具有的特性为疫、为毒。"艾滋病的病因是疫毒"，这是前期研究综述了古今有关文献所得出的认识。该项目文献研究表明，

61.7%的研究者认为毒（包括疫毒）为艾滋病的主要外因。

《说文解字》云："疫者，民皆病也"。通过文献研究、临床流行病学调查，根据艾滋病所具有的强烈传染性与流行性特点以及发病和临床表现的相似性，认为艾滋病当属"疫病"，其病因最明显的特性就是疫毒。该项目之文献研究数据显示，152篇文献中提到外因162次，其中认为外因为疫毒的最多（64次）。疫有"无问老幼，触之即病"的强烈传染性，如文献报道，我国未采取任何干预措施的孕产妇艾滋病母婴传播水平高达34.78%；本项目临床调查的病例中56.6%是通过血液途径感染的，只要感染过的血液或血制品进入血络，感染率几近100%，此即为触之即病。由此看出，艾毒的本质特征符合疫病的特点。结合西医学分析，艾毒之疫具有强烈的传染性并能造成流行的本质特性亦符合疫病的特点。艾毒之所以称为毒，是因为其本身具有毒的特性。毒的概念较多，包括疫之为毒、邪甚为毒、局部邪结为毒、邪结化毒等。疫之为毒，正如伤寒名家何秀山云："疫必有毒，毒必传染"。该研究所涉及的对象均有较明确的感染疫毒的途径，50%以上为有偿供血感染，35%左右为性传播感染，母婴传播等途径约为15%。邪甚为毒，正如《说文解字》："毒，厚也"。即程度较重之意。《素问·五常政大论》王冰注："夫毒者，皆五行标盛暴烈火之气也"。可见，邪气过盛即为毒。艾毒致病所显示出来的各种症状均比普通病邪深重、难愈，如艾滋病导致的腹泻病情重、难治愈，常成为导致死亡的原因。局部邪结为毒的主要特征就表现在局部症状，由于元气耗伤，抵御病邪能力下降，常出现疮疡病变，表现为皮肤黏膜病变的疱疹红肿热痛及溃破糜烂等。常见的有各种斑疹、蛇串疮、癣、口糜等。艾毒所导致的这些疮疡的性质有热、湿、风、瘀之分，热者出现红肿热痛、舌质红等症，湿者出现溃烂流水、舌苔腻等症，风者痒窜流走，瘀者坚硬疼痛。邪结化毒者正如尤在泾所言："毒，邪气蕴结不解之谓"。说明邪气蕴结日久即可化毒。艾毒侵入人体，或从阳化为火毒；或从阴化为寒毒；或结于皮肤，发为疮毒；或积于体内，成为癌毒。另外，尚有伏邪为毒者等。

（3）艾毒兼有湿、热等邪之特性：艾毒除了本身所固有的疫、毒等特性外，还兼有湿、热等邪的特性，此即为其相兼性。艾毒常常兼有湿之特性。湿为阴邪，具有重浊、阻遏气机、损伤阳气、黏滞、趋下、易袭阴位等特点。湿邪致病常见体倦发热，头胀而痛，身体困重，四肢沉困甚则酸痛，脘痞胸闷，食少纳呆，咳痰黏滞，大便溏泄，女子带下过多，舌苔滑润甚则腻，脉濡或缓或弱等，且病情缠绵难愈，病程较长。该项目606例，证候流行病学研究显示，出现在前3位的依次是肢体倦怠、身体困重、神疲，出现率分别高达67.27%、64.97%、59.54%，除了脾气亏虚因素外，湿邪也是主要原因之一；另外，脘满胸闷、呕恶、口淡口黏、头晕、食少纳呆、舌苔润滑及腻等的出现频率也都在20%以上。从证素分布看，69.2%的患者具有湿的证素，湿在10个主要证素中居第2位，在5个病性证素中居第1位，并且随着病程进展而更加显著（由HIV期的第5位进至AIDS期的第3位）。研究结果提示，湿邪在艾滋病的发病中占有非常重要的位置。因湿有内外之别，从本病的起因及临床表现看，此湿以内生为主，且多伴痰饮（两者兼夹率达63.7%，两者相关系数在所有证素中最高）。艾毒常常兼有热之特性。本项目文献研究结果显示，53.5%的病例舌质红（包括黯红），32.5%的病例舌苔黄，37.0%的病例出现数脉，提示该病多有热象，病邪具有热毒属性；该项目流行病学研究显示，15.6%的病例出现发热，40.6%的病例为红舌，28.7%的病例出现黄苔，21.6%

的病例出现数脉，这些症状体征一定程度上反映出艾毒热的特性；从证素诊断结果看，23.7%的病例具有热的证素；相关性分析显示，热与湿呈高度相关关系。这些均提示热与湿在艾滋病慢性进展期中的重要性。

（4）艾毒的杂合与转化性：艾毒的杂合与转化最为复杂。艾毒本身的疫毒之性不但常常兼湿、热等六淫之邪为患外，还常常诱发转化为水湿痰饮、瘀血等病理产物，此时即为"病理产物形成的病因"。必须说明的是，此处所讲的转化，并不是说艾毒本身的疫毒及兼合的湿、热等六淫之邪可变成另外一种邪，而是指艾毒及其兼合的六淫之邪所致的临床证候可以发生转化。正因为有多种因素的参与，从而导致临床上变证丛生。

三、"艾毒伤元"假说

该课题组主要成员在前期大规模临床救治和大样本流行病学调查的基础上，组织有关伤寒、温病及临床专家，通过对 AIDS 患者的大量临床观察，并参阅有关文献，认为 AIDS 病邪既不同于普通的六淫邪气，又不同于传统温病学中的疠气，发现在 AIDS 发生、发展过程中，毒邪伤及元气是主要的病因病机，其临床常见症状有腹泻，倦怠乏力，气短，胸脘痞满，身热不扬，舌质红，苔厚腻，脉濡数或滑数。其发病是 HIV 由损伤的皮肤黏膜侵入表络，经由三焦布散全身，损伤人体元气，初起卫气抗邪，出现发热、淋巴结肿大、咽痛等表证；继之潜伏痼滞于体内三焦，毒邪逐渐浸淫，正气缓慢损耗，此期无明显临床症状；及至正不胜邪，进入发病阶段，早期、中期元气虚损未甚，脾肺两脏先虚，多易生湿受风，气机升降失常，而出现乏力气短、纳差腹泻、汗出易外感等；中期、后期元气虚损日甚，多脏功能失调，气血阴阳紊乱，湿聚痰凝血瘀，热盛营血神蒙，变证险象叠生，终至阴阳离决，从而提出了"艾毒伤元"的病因病机假说。该课题组又分别采用文献研究、病例对照研究、流行病学调查（现况）研究、临床随机双盲对照等研究，对艾毒的特性及艾毒伤元的机制进行了系统探讨。

1. 文献研究 一些学者对毒邪致病和元气受损理论渊源，以及其与 AIDS 的关系进行了系统的探讨，制订了 AIDS 中医药病因病机相关文献的纳入标准、排除标准，收集自 1986 年至 2009 年间符合纳入标准的中医药防治艾滋病文献共计 334 篇，其中理论文献 145 篇、临床文献 189 篇。同时也制订了文献信息提取表，规范了名词术语和提取原则，组织专家对古医籍和现代理论文献、临床文献、外文文献及质量评价相关信息进行提取，建立了 AIDS 中医病因病机 Epi Data 数据库，对提取的信息进行了统计分析，对病因、病机、症状、体征等进行了频数分析，对病位、病性要素、证候进行了因子分析，对临床文献的质量进行了荟萃分析。文献研究提示，AIDS 的病因主要是感受疠气或疫毒；病机主要为邪毒入侵，久伏于内，损伤正气；感染途径主要为血络和皮肤黏膜；病位主要涉及脾、胃、肺、肾等，这一结果在一定程度上支持了"艾毒伤元"的 AIDS 中医病因病机假说。文献质量评价显示，中医药治疗 AIDS 临床治疗性文献的质量较低，在科学研究设计、随机化、对照组的设立、样本含量、疗效判定标准、统计学方法的运用等方面有待进一步加强。

2. 病例对照研究 选取国家中医药管理局五省中医药艾滋病试点项目"症状、体征指标观察组"中临床病历记录完整和"综合指标观察组"中临床观察登记表完整、实验室指标完整的病历，共查阅"五省中医药治疗艾滋病项目"病例 1 574 例，根据纳入标准要求，共纳入病例 496 例，其中以临床常见的发热（72 例）、咳嗽（282 例）和腹泻（142 例）

病例为具体研究对象。通过对中医临床症状、中医证候分析进行审证求因，运用统计学方法进行描述性分析，并在单因素分析的基础上进行因子分析。

研究结果提示，AIDS 咳嗽多为内伤（里证），病位在肺，累及脾肾，以虚为主、虚实夹杂，多伴气虚、湿热等致的全身性症状体征；AIDS 腹泻病位主要在脾、可及于肾，病性主要为气虚，其次为湿邪内犯，证候以虚证多见、虚实夹杂；AIDS 发热病位主要在肺，病性主要为气虚、阴虚。对 AIDS 咳嗽、腹泻和发热病例的综合分析提示，AIDS 以里证为主、可兼表证，以虚证为主、虚实夹杂，病位主要在肺、脾、肾三脏，可及胃肠、皮肤，病性主要为气虚，可兼阴虚、湿停、邪热等。

3. 流行病学调查　在河南省、新疆维吾尔自治区、云南省、广东省 4 个省区抽取 HIV/AIDS 患者和同地区、基本人口学特征相似的非 HIV 感染人群作为对照，共调查病例 1 220 例，其中 HIV/AIDS 患者 606 例，对照组病例 614 例；从地区分布看，广东省 249 例，新疆维吾尔自治区 241 例，云南省 183 例，河南省 547 例；从病程分期看，HIV 期 206 例，对照组 224 例，AIDS 期 400 例，对照组 390 例。对上述病例进行了分期、分层、分地区的证素提取及统计分析。结果提示，尽管患者的地域、传播途径、感染阶段及病程各不相同，但机体感染 HIV 之后，其基本的病理过程是一致的，即在病性证素上均表现为气虚、血虚、阴虚、阳虚和湿、痰等，在病位证素上均以肾、肺、脾、肝等脏为主，且随着病情由无症状 HIV 感染期到 AIDS 期而加重，说明在从无症状 HIV 感染期到 AIDS 期的漫长过程中，尽管临床证候多样、病症不一，但其基本病因病机一致，"艾毒伤元"可以提纲挈领地概括 AIDS 的中医病因病机、指导临床治疗和科学研究。

4. 临床验证研究　选取河南省 AIDS 高发区脾胃虚弱证 HIV/AIDS 患者 72 例，随机分为两组，其中验证治疗组、对照治疗组各 36 例，对照治疗组为辨证治疗，运用补益脾胃中药进行治疗；验证治疗组在辨证治疗基础上加服补益元气中药。3 个月为 1 个疗程，连续服用 3 个疗程。观察两组在症状体征、生存质量、免疫指标、病毒载量等方面的变化，结果显示，验证治疗组能明显改善患者的临床症状、体征和生存质量，证明了 HIV/AIDS 患者元气损伤的核心病机。

5. 小结

（1）艾毒是 AIDS 的基本病因：艾毒为疫毒之一根据 AIDS 强烈传染性与流行性的特点以及发病和临床表现的相似性，当属中医学"疫病"范畴。而导致 AIDS 的疫疠之邪，无论是病邪性质、致病途径，还是传变规律、发病特点等，均不同于以往任何疫疠之邪，当为一种既往未见的别样疫毒。中医学认为，"一病自有一气"，一气当有其特定的名称，为便于学术交流及指导临床，课题组命名其为"艾毒"。

艾毒的病邪特性表现以下四个方面：①疫之特性，一是致病力强、病情深重、病死率高；二是具有强烈的传染性，"无问老幼，触之即病"，"延门阖户，众人相同"。②湿之特性，即湿性重浊；湿为阴邪，易阻遏气机，损伤阳气；湿性黏滞；湿性趋下，易袭阴位。③毒之特性，体现在疫之为毒、邪之甚为毒、邪结化毒及其致病与毒邪的致病特点相符四个方面。④热之特性，温疫是指温病中具有强烈传染性和流行性的一类热病。

（2）伤元是 AIDS 的基本病机：中医元气学说元气之论，古已有之，最早属中国古代哲学概念，指产生和构成宇宙万物的原始物质。《黄帝内经》把先秦哲学的气论思想应用到中医学，开启了以"气"为核心的人体生命科学的理论构建；《难经》首先将元气引入医学领域,创立了中医元气学说。其包含着以下四个方面:①元气是功能又是物质,既有元阳又有元阴,元气损伤为根本性损伤,可累及气、血、阴、阳、精、津等的受损;②元气为脏腑之气的本原,元气受损则脏腑之气无源而匮乏,脏腑之气受损则元气无流而不充;③元气的盛衰与肾、脾二脏关系最为密切,肾、脾气虚是元气不足的主要原因之一;④机体的根本性损伤是元气损伤的表现形式与结果。

元气为艾毒的攻击目标艾毒对机体的损伤是多系统的,本研究显示在 HIV 感染期,艾毒损伤的不只是某脏某腑,而是五脏系统均有涉及,表现为全身性损伤;艾毒对机体的损伤是全方位的,涉及气、血、阴、阳、精等诸方面;艾毒对免疫系统的损伤是根本性的,临床观察到,AIDS 后期,百药难医,病死率高,也是因元气耗竭之故。综上所述,艾毒进入机体后,其攻击目标直指元气,渐进性消耗机体元气,导致多脏腑气血、阴阳进行性损伤。随着元气的受损,机体水液代谢及三焦气化功能失常,产生痰饮、瘀血等各种病理性产物,形成实邪,这些实邪与各种虚衰互为因果、相互作用,出现多脏腑气血、阴阳虚衰与各种机会性感染及肿瘤并见之状态,其病变广泛而深重,致死性强,死亡率高。其病理过程决非一脏一腑亏虚所能概括,亦非先天或后天受损所能解释。

第三节 发病学特点

一、"伏气温病"特征

1. 艾滋病作为"伏气温病"的理由

(1) 血行性传播相当于"新感入络":艾滋病的传播途径如表 5-2,图 5-4。HIV 感染者是传染源,科学家曾从血液、精液、唾液、尿液、阴道分泌液、眼泪、乳汁等分离获得 HIV。但下列途径一般不会传播,如握手、拥抱、接吻、游泳、蚊虫叮咬、共用餐具、咳嗽或打喷嚏、日常接触等。

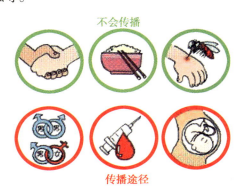

图 5-4 艾滋病传播途径

从中医伏气温病理论看,外邪直接从络脉途径侵入,易于深伏其中导致隐性感染,即"伏而不发";从西医学看,大多数血行传播性疾病如 HIV 感染、HBV 感染、HCV 感染、血吸虫病、疟疾等都具有这种特性,存在一定阶段的无症状携带状态。可见,从"新感入络"到"伏而不发"存在着某种天然的联系。

表 5-2 艾滋病的传播途径

性接触传播	HIV存在于感染者精液和阴道分泌物中，性行为很容易造成细微的皮肤黏膜破损，病毒即可通过破损处进入血液而感染。无论是同性、异性、还是两性之间的性接触都会导致艾滋病的传播。艾滋病感染者的精液或阴道分泌物中有大量的病毒，在性活动（包括阴道性交、肛交和口交）时，由于性交部位的摩擦，很容易造成生殖器黏膜的细微破损，这时，病毒就会趁虚而入，进入未感染者的血液中。值得一提的是，由于直肠的肠壁较阴道壁更容易破损，所以肛门性交的危险性比阴道性交的危险性更大。
血液传播	人体被输入含有HIV的血液或血液制品、静脉吸毒、移植感染者或病人的组织器官都有感染艾滋病的危险性。
母婴传播	感染了HIV的妇女在妊娠及分娩过程中，也可把病毒传给胎儿，感染的产妇还可通过母乳喂养把病毒传给吃奶的孩子。

（2）疾病演变过程中存在"伏而不发"阶段：艾毒自血络进入人体后，部分患者毒邪即发，外出营卫，表现为发热、恶寒或寒战、瘰疬结节、疱疹等一派外感症状，即艾滋病的急性期。大部分感染者毒不即发，或急性期后邪毒潜伏，且潜伏时间通常较长，一般可长达数年或十数年（一般8~10年），此期即通常所说的无症状HIV感染期，其实是一种隐匿的缓慢进展期。在这个过程中，艾毒时伏时动，潜伏之时相安无事，躁动之时则破坏人体元气。

（3）机会性感染类似于"新感引动伏邪"：中医理论认为，伏气温病往往由新感引动，里病外发。例如俞根初提出"伏邪内发，新寒引来，有实有虚。实邪多发于少阳募原，虚邪多发于少阴血分、阴分。"结合慢性HIV感染，临床症状出现，往往由于机会性感染导致。其发病机制则由于"艾毒伤元"，机体抗病能力减弱，而两感于邪（即机会性感染）所致。

2."艾毒"伏邪部位探讨

（1）毒伏血络：艾毒必入络而后致病。络者，血络也。当恣情纵欲、房事过度，或押妓嫖娼、不洁交媾，或吸食毒品等，耗伤真阳，致正气亏虚，艾毒由破损的皮肤乘虚而入，伏于血络；或艾毒由母体带入，或经他途直入，舍于血络，成为发病之源。殊途同归，必入血络。从西医学看，不论性传播、母婴传播还是血液传播，其最终也是通过血液循环进人体内。从临床表现看，艾滋病的临床症状主要有发热、咳嗽咳痰、腹泻、神疲乏力、纳呆食少、呕恶、消瘦、口糜、口腔溃疡、淋巴结肿大、卡波济肉瘤等。"毒"是启动因子，即"络脉受损"由"毒邪"启动"络脉受损"导致"络脉血瘀"和"络脉空虚"，引起"络脉病变"；"瘀"在"毒邪伏络"过程中，"瘀"是其枢纽因子，是艾滋病发展的中心环节，也是艾滋病恶化的关键环节。这可能是由于'毒自络入，深伏为害"，易致"络伤瘀阻"。"络虚气聚"，"虚"为"气不虚不阻"，"至虚之处"，便是留邪之地。

（2）毒伏三焦膜原：感染HIV后，部分患者出现急性感染过程，如发热、淋巴结肿大、咽炎、红色丘疹样痒疹、肌肉痛、头痛、腹泻、恶心或呕吐、肝脾肿大、体重减轻、鹅口疮等。从中医角度辨证分析，系秽湿热毒直犯少阳、壅遏三焦，累及营血与卫分，消烁气阴，甚者逆传厥阴心包，热盛动风、痰蒙心窍。然而，临床多数患者无明显急性期症状，或急性感染期后正胜邪伏，疫毒匿伏三焦膜原，进入8~10年潜伏期。

膜原，《黄帝内经》最早多处记载，至清代得到医家重视与发挥。张志聪在《黄帝内经素问集注·举痛论》注"盖在外则为皮肤、肌肉之腠理，在内则为横连脏腑之膜原，皆三焦通会元气之处。"薛生白更明确指出"膜原者，外通肌肉，内近胃府，即三焦之门户，实一身之半表半里也"(《湿热病》)。膜原，即上中下三焦气化升降、出入、枢机必经之处。在膜原病理一面，以吴又可等为代表的众医家，已经认识到疫毒秽邪多直犯膜原，由膜原侵及三焦。如吴又可首先提出，疫病"邪自口鼻而入，则其所客……乃表里之分界，是为半表半里也，即所谓横连膜原是也"(《温疫论·原病》)。

艾滋病潜伏期，疫毒（秽湿热毒）潜伏膜原，由膜原侵及三焦、壅遏气机、津血失布、痰浊瘀血互结，常出现持续性淋巴结肿大；同时，疫毒消烁脏腑气阴，损耗三焦元气，感染者容易疲劳、体重波动、易患感冒、肺结核、感染性疾病等；从中医舌、脉象看，常见舌质淡黯或有裂纹、脉弱等。该阶段正邪相持，总体处于正胜邪伏态势。

(3) 毒伏元气命门：元气之论，古已有之。"元者，始也"，为宇宙的本原。后来一些思想家认为元气是物质世界的本源，宇宙万物皆由元气所化生，即"万物之生，全禀元气"。了解元气学说的本原，将有助于对人体元气的深刻理解。元气为一身之本。《难经》首先将元气引入医学领域，又称原气，如"脐下肾间动气者，人之生命也，十二经之根本也，故名曰原"。其后，金元四大家之一的李东垣及明代孙一奎、赵献可、张景岳等医家，进一步发展和完善了元气学说。归纳起来，狭义的元气，指藏于肾脏命门、由先天父母精气所化的先天本原之气；广义的元气，指形成人体本身并维持机体生命活动的根本之气，它源于先天，系于命门，充养于后天，通过三焦输布全身，以激发、维持各脏腑经络组织的生理活动和机体防御外邪的功能，是人体整个气系统的核心。所以，有学者认为，人体元气损伤为根本性的病理损伤，其病变范围可涉及三焦多脏腑系统，病变层次深达肾系之命门，临床表现往往具有广泛而深重的特点。艾滋病临床表现恰恰就具有这种特征，随着艾毒不断地损伤元气、阻遏三焦，多脏腑气血阴阳虚衰与各种机会性感染及肿瘤并见，呈现全身性寒热虚实错综复杂之证，与命门元气三焦系统的病理过程相一致。其病变广泛而深重，致死性强，死亡率高，当责之元气受损，本衰难复。

3. 艾滋病毒的潜伏病位　长期以来，医学界在临床治疗时发现，所有接受强化治疗的艾滋病病毒携带者在停止治疗后身体中很快又重新出现艾滋病病毒，并由此推断在感染者的机体中不但存在艾滋病病毒的藏身之所，而且机体的免疫系统难以对其进行有效控制。

(1) 肠淋巴结：科学家经过进一步研究发现，肠淋巴结中的 $CD8^+T$ 淋巴细胞（细胞毒素T淋巴细胞）活力较差，其他组织中的这种被称为杀手的淋巴细胞通常能够消灭被感染的细胞，控制病毒，但肠淋巴结中的这种淋巴细胞缺乏这一能力，从而导致艾滋病病毒在其中藏身，并逐渐扩散到其他器官，使病情加重。随后，研究人员证实导致肠淋巴结中 $CD8^+T$ 淋巴细胞功能缺损的是 TGF-β 细胞因子，正是它抑制了 $CD8^+T$ 淋巴细胞的活性，导致其早衰。这一研究可能为彻底战胜艾滋病提供了新思路，比如抑制 TGF-β 细胞因子，修复功能受损的 $CD8^+T$ 淋巴细胞，以及加强针对肠淋巴结的治疗等。

(2) 记忆T细胞：记忆T细胞是一种人体免疫细胞，它是艾滋病病毒的藏身天堂。当其细胞活着时，病毒也就活着；细胞死亡，病毒便释出，感染更多的健康细胞。但另一方面，它也在一定程度上能限制这些病毒的活动。

(3) $CD4^+T$ 淋巴细胞：艾滋病毒会附着在 $CD4^+T$ 淋巴细胞上，再进入 $CD4^+T$ 淋巴细胞并感染它。当一个人被艾滋病毒感染时，病毒便在感染者体内免疫系统内制造更多的病毒细胞，把它变成制造病毒的工厂。艾滋病毒会不断复制，$CD4^+T$ 淋巴细胞则被破坏殆尽，免疫系统会再制造新的免疫细胞替代死亡的免疫细胞，但是新制造出的免疫细胞仍免除不了被艾滋病毒感染。即使感染艾滋病毒者感觉身体良好，没有任何症状，但这时可能已经有亿万个 $CD4^+T$ 细胞被破坏了。CD4 是最重要的免疫细胞，感染者一旦失去了大量 $CD4^+T$ 淋巴细胞，整个免疫系统就会遭到致命的打击，对各种疾病的感染都失去抵抗力。

二、"正虚"与"邪实"

1. "痰湿""瘀血"是"毒伏血络"的不良结局　毒伏血络日久，出现络伤瘀阻，表现为肝气郁结，心血瘀阻，多见胀满疼痛，积聚癥瘕，皮肤甲错。或者痰湿内蕴，肺失肃降，肺气壅滞，水气凌心，心阳被抑，脾失健运，胃失和降，水湿内生，聚湿生痰，阻遏气血，多见咳喘胸闷，惊悸怔忡，恶心纳呆，肢体麻木，皮下肿块。

2. 毒为病之因，湿和瘀为病之枢，虚为邪之所凑　"毒"是启动因子，即"络脉受损"由"毒邪"启动"络脉受损"导致"络脉血瘀"和"络脉空虚"，引起"络脉病变"；艾毒为体内伏邪，一旦由"新感"触动则变证频生，尤以湿邪见长，湿困于肢体则见倦怠、困重，湿扰清阳可发神疲，湿热煎熬成痰，留驻于肺脏可发咳嗽、咳痰。湿遏脾阳，脾失健运，可见食少纳呆，久之可日渐消瘦，《素问·五运行大论》："湿伤肉"。湿性黏滞，故此病一旦罹患即缠绵难愈，病邪易耗伤肾精、亏乏气血，肾精不足多发健忘、腰膝酸软症状。气血亏虚，失荣于表可见面色少华、唇甲色淡等。《素问·生气通天论》："因于湿，首如裹，湿热不攘，大筋缒短，小筋弛长，缒短为拘，弛长为痿"，有人采用《WF-Ⅲ中医（辅助）诊疗系统》将艾滋病期临床常见、多发的症状体征进行了证素转化与评分，以便更客观地观察艾滋病的发病特征，并将湿邪与其他证素要素进行了相关性分析，结果提示湿邪与证素痰、心、肝、脾、肾、阳虚、气虚和精亏等呈中度线性相关。从脏腑辨证来讲，这些发病率超过 50% 的临床症状以脾系和肾系症状为主，肾为先天之本，脾为后天之本，艾滋病耗伤精血，动摇了先后天之本亦即人身之根本。因此，"湿"在"毒邪伏络"的过程中，"湿"是其枢纽因子，是艾滋病发展的中心环节；"瘀"在"毒邪伏络"过程中，"瘀"是其恶化的关键环节。这可能是由于"毒自络入，深伏为害"，易致"络伤瘀阻"。"虚"为"气不虚不阻"，"至虚之处"，便是留邪之地，"络虚气聚"。艾滋病急性感染期可有外感症状或无症状；潜伏期呈机体抵抗力逐渐下降的趋势，多无明显的不适；到了发病期，正气渐衰，邪气渐盛。

3. "艾毒"常兼夹发病　多数学者认为，该疫毒性质具有：温热性、秽浊性或秽湿性、毒烈性，一旦侵入人体，将壅遏三焦气血，消烁阴精，损耗元气。此外，常与其他因素兼夹发病：①合并其他外邪侵袭，包括六淫、秽浊、疫毒等。艾滋病疫毒藏伏机体，造成气血阴阳广泛损伤，患者在不同阶段病理状态下，处于不同季节气候与地域环境中，极易并发相应的外邪侵袭；②七情、饮食、劳倦等因素的影响。特别是患者得知感染 HIV 后，长期处于焦虑、恐怖、愤怒、抑郁甚至绝望等负性心理变化，七情过极即可导致人体气血运行紊乱、脏腑功能失调，加重艾滋病病理过程；③合并基础疾病、不同年龄段生理改变与个体体质因素；④毒品影响，见于静脉吸毒感染 HIV 者；⑤抗病毒药毒副作用的影响（当接受抗病毒药治疗后，常伴随化学药物对机体的多种毒副反应等）。由此不难看出，艾滋病的发病和证候特点常常是多因素交互作用的极为复杂的病理过程。

三、"艾毒伤元"内涵

1. 侵蚀细胞　现已证实 HIV 是嗜 T4 淋巴细胞和嗜神经细胞的病毒。HIV 由皮肤破口或黏膜进入人体血液，主要攻击和破坏的靶细胞 T4 淋巴细胞（T4 淋巴细胞在细胞免疫系统中起着中心调节作用，它能促进 B 细胞产生抗体），便得 T4 细胞失去原有的正常免疫功能。当激活免疫反应的 T4 细胞几乎全部被 HIV 消除，T4 细胞抑制细胞在数量上巨增，相反病人体内 T4 细胞在数量上骤减，从而导致病人的免疫功能全部衰竭，为条件性感染创造了极为有利的条件。

HIV 对神经细胞有亲合力，能侵犯神经系统，引起脑组织的破坏，或者继发条件性感染而致各种中枢神经系统的病变。

2. 无视抗体　艾滋病病毒进入人体后，首先遭到巨噬细胞的吞噬，但艾滋病病毒很快改变了巨噬细胞内某些部位的酸性环境，创造了适合其生存的条件，并随即进入 $CD4^+$ 淋 T 巴细胞大量繁殖，最终使后一种免疫细胞遭到完全破坏。HIV 囊膜蛋白易发生抗原性变异，原有抗体失去作用，使中和抗体不能发挥应有的作用。在潜伏感染阶段，HIV 前病毒整合入宿主细胞基因组中，免疫会把 HIV 忽略不被免疫系统识别，自身免疫无法清除。

人体免疫系统具有压制早期艾滋病病毒的能力。最近的研究表明，大多数新感染患者都会发展出中和抗体。这些抗体是附着在病毒之上的水滴状血液蛋白，如果它们仅面对一个目标，它们就能允许患者作出自我防御。但问题是，艾滋病病毒具有变异的能力，其掩饰自身的本领足以使其逃避来自抗体的压力，艾滋病病毒最终会瓦解免疫系统，使其耗竭。一些艾滋病病毒会使部分外层蛋白发生变异，变异后一种酶就有可能将一个糖分子附着其上，干扰抗体的攻击。但这种"聚糖盾牌"现象并不能在所有病例中观察到。其他病毒则会使中和抗体直接粘连的部分外层蛋白发生变异。

HIV-1 会入侵名为 T 淋巴细胞的免疫系统细胞，"劫持" T 淋巴细胞的"分子机器"从而制造更多 HIV-1，最终摧毁宿主细胞——这导致被感染的人群更易受到其他致命疾病的影响。然而，T 淋巴细胞也不是易被击中的目标。在它们的反病毒防御系统里有一类名为 APOBEC3s 的蛋白质，后者具备阻止 HIV-1 自我复制的能力。然而，HIV-1 也具备反防御机制———种名为病毒体感染因子（Vif）的蛋白质，它能够导致 T 淋巴细胞摧毁自己的 APOBEC3s。

3. 助发癌变　HIV 和其他逆转录病毒一样，当逆转录酶使病毒的 RNA 作为模板合成 DNA 而成前病毒 DNA 整合到宿主细胞的 DNA 中时，HIV 带有的致癌基因可使细胞发生癌性转化，特别是在细胞免疫遭到破坏，丧失免疫监视作用的情况下，细胞癌变更易发生。

4. 夺取生命　艾滋病患者的存活时间长短与其被感染的亚型病毒种类有很大的关系。艾滋病患者的平均存活时间因被感染的亚型种类不同而有很大的差异，尽管这些研究对象被感染的病毒数量基本上是一样的。A 亚型病毒感染者的平均存活时间为 8.8 年，而 D 亚型病毒感染者的平均存活时间降至为 6.9 年，而 D 亚型和 A 亚型病毒的混合感染者的存活时间更短，平均只有 5.8 年。

第四节　病机枢纽

一、"艾毒"与虚实病机

如上所述，"艾毒"致病，损伤血络，血络受损，则致湿邪为患，瘀阻丛生。瘀湿交织，则元气愈虚，邪气愈实。最终气血阴阳亏虚，艾毒独胜而亡。艾毒内侵，虚实错杂的机制如下（见图5-5）：

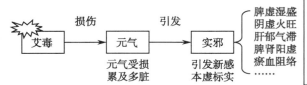

图5-5 艾毒伤元导致虚实错杂的机制演变

1. 虚引毒犯 "正气存内，邪不可干"；正气若虚（君火失明，相火扰动），则艾毒乘虚而入，伺机作乱。对于这一点，王小平等认为：艾滋病疫毒自外而入，潜伏膜原，每因正气虚弱而发病。因为"膜原者，外通肌肉，内近胃府，即三焦之门户"，所以，疫毒由膜原侵及三焦，损伤脏腑气阴，致使气机失调，气化失常，津血失布。郭敬志等认为，"元气亏虚"贯穿于艾滋病感染和发病的全过程，"邪之所凑，其气必虚。"无论任何病邪的入侵，气虚都是重要的前提条件，HIV也不例外。机体即使没有气虚的表现，也有气虚的趋势。当机体感染HIV后，作为温邪耗伤人体元气，通过"壮火食气"使人体处于气虚状态。杨小平等认为，艾滋病急性感染期可有外感症状或无症状；潜伏期呈机体抵抗力逐渐下降的趋势，多无明显的不适；到了发病期，正气渐衰，邪气渐盛，脏腑气血功能减损，多表现出"虚劳"征象。

2. 毒伏元损 疫毒潜伏于内而不断繁殖，则暗损营血，渐耗正气，逐渐酿成邪盛正虚之败势，以至于邪毒壅盛，内犯脏腑，外侵肌肤，酿灼津血而为痰瘀，壅涩经络而成肿核。正气衰微，则内外诸邪更得以重创感染之机会，从而形成一个恶性循环。日久终成邪毒泛滥，五脏虚损，气血津液耗尽，阴阳离决而亡。久则正气日耗邪气渐盛，病情频频发作，此时加之外邪，病情往往恶化而导致阴阳离绝，患者死亡。

3. 脾虚湿聚 艾滋病"疫毒"侵入，首先损伤人体元气，致先天元气受损，而元气自身无力修复，只能靠后天脾脏的运化输布来补充，在后天滋养先天的同时，后天脾脏也受到损伤。艾滋病"疫毒"侵袭人体，损伤元气，而后导致脾脏运化功能失常，气血化生乏源，一方面水谷精微不能吸收输布，渐致他脏受损；另一方面，脾为中土，喜燥恶湿，脾运不健，则湿邪内生，继发痰饮、水湿等病理产物而进一步加重病情。还有人证明，湿邪与心、肝、脾、肾、阳虚、气虚和精亏等呈中度线性相关。湿聚，于肺脏可发咳嗽、咳痰，于胸膈可见满闷、呕恶，于肢体则见倦怠、困重，于肠胃可见食少纳呆，口淡口黏，腹泻乏力，舌苔润滑及腻，日久消瘦；湿之甚者，热炼成痰，导致淋巴结肿大。

4. 累及多脏 在对新疆艾滋病高发1 151例艾滋病感染者中医证候调查基础上，由名老中医进行多次专家辨证及讨论，总结并提出的新疆地区艾滋病中医证候，有独特的病机特点，其证候特征以肺、脾、肾三脏虚损最为明显。HIV病毒入侵人体，不断损伤人体正气，正气不足以抗邪，导致肺、脾、肾三脏功能失常。新疆地区多食牛羊肉，口味以咸、辣、油腻为主，导致脾胃损伤，运化失职，湿浊内生，遂成气虚湿阻证；或因新疆天气寒冷，湿易从寒化，成为寒湿之证，阻遏卫阳，形成气虚湿阻证；由于天气严寒，故多食酒酪，湿邪多从热化，脾气虚而湿热丛生。脾为生气之源，脾运不健，则湿邪内生，故脾气亏虚伴有湿邪，进而导致五脏气血阴阳俱虚，尤其是脾、肺、肾三脏气虚是贯穿艾滋病全过程的基本病机。小儿于潜伏期或发病期，毒犯脾肾，致脾肾气阳两虚，成慢性腹泻，大便溏烂，甚者泻下如水注，顽谷不化，或五更泄泻，畏寒肢冷，食少纳差，日渐神疲乏力，夜寐不安，面色无华或萎黄，毛发稀疏，皮弱肉薄，性急易怒，或表情呆滞，舌淡红，苔少或腻，脉细弱，指纹淡，甚至形成疳气、疳积等。也有人认为，艾毒入侵，不仅肺、脾、肾三脏脏气受损，更是血、阴、阳皆虚，统括心、肝、肾。如，肝血虚者，肝血不足，营血亏损，筋脉失养，多见头晕目眩，手足震颤，肢体麻木，两目干涩；心血虚者，血脉失充，心神失养，多见面色苍白无华，心烦，失眠多梦，头痛头晕，健忘；肺阴虚者，多见干咳无痰，口干咽燥，声音嘶哑，潮热盗汗；肝阴虚者，肝阴不足，多见烦躁不安，肢体麻木，手足抽搐，颈项强拘，视力减退；肾阴虚者，阴液暗耗，相火亢盛，多见形体消瘦，头晕耳鸣，颧红盗汗，腰膝酸软，骨蒸潮热。有人在208例HIV感染者的证素分析中，发现病性首位是气虚，其他依次为血虚、肾虚、阴虚、湿痰、阳虚等。随着元气与各脏腑之气的亏损加剧，机体抗御外邪功能减退，对风、寒、湿、热等外淫的抵抗力不足而容易伴发多重的感染。

5. **虚深毒重** 由于元气耗伤，抵御病邪能力下降，常出现疮疡病变，表现为皮肤黏膜病变的疱疹红肿热痛及溃破糜烂等。常见的有各种斑疹、蛇串疮、癣、口糜等。艾毒所导致的这些疮疡的性质有热、湿、风、瘀之分，热者出现红肿热痛、舌质红等症，湿者出现溃烂流水、舌苔腻等症，风者痒窜流走，瘀者坚硬疼痛。元损日久，艾毒成灾。或从阳化为火毒；或从阴化为寒毒；或结于皮肤，发为疮毒；或积于体内，成为癌毒。

6. **虚就瘀成** 艾毒入络，耗气伤精。精亏气损，新血难生，血中之气难行，故成瘀血，留滞伤精而耗气。小儿先天不足，艾毒伏于经络肌肤，则见颈部瘰核肿大或全身瘰疬，压之疼痛，痛处不移；艾毒深伏脏腑，则腹中癥瘕积聚，舌淡或黯红，有瘀斑瘀点，指纹紫涩，脉弦或细涩。瘀深热亦重。症可见口咽干燥，或头面疱疹，或肌肤斑疹、溃烂，或外阴瘙痒、疼痛、红疹。或高热，舌红，苔黄厚或黄腻，脉数。

7. **因虚致实** 感染HIV后，部分患者出现急性感染过程，如发热、淋巴结肿大、咽炎、红色丘疹样痒疹、肌肉痛、头痛、腹泻、恶心或呕吐、肝脾肿大、体重减轻、鹅口疮等。从中医角度辨证分析，系秽湿热毒直犯少阳、壅遏三焦，累及营血与卫分，消烁气阴，甚者逆传厥阴心包，热盛动风、痰蒙心窍。

针对急性感染过程中出现发热、咽炎、头痛、腹泻、恶呕等症，李发枝等分别将不同症状根据不同病情统一在不同证型之中，条理清晰，言之有据。比如发热，因外感分为四种证型：风热郁卫证、风寒袭表证、邪犯少阳证、湿热郁遏卫分证。发热亦有因内伤而分为中气亏虚和气血亏虚两种证型，但多为病情迁延日久，故表现出"虚"的临床症状。再比如急性感染期的头痛，分为风热上壅和热盛风动证。风热上壅证表现为头胀痛，遇热加重，黄涕，或伴发热，舌质红，苔薄黄，脉浮或浮数。热盛风动证主要表现为剧烈头痛，喷射性呕吐，或伴肢体抽搐，或角弓反张，或便秘，或发热，舌质红，苔黄，脉弦数。皆为鲜明的实症表现，只宜清解，不宜补虚。

8. **实邪演变** 艾滋病在疾病发展的过程中，与实邪关系密切，并在不同的病情阶段，表现为不同的病理特点。王振坤认为，HIV感染后的混合感染，常辨证为痰血内热，初期兼外感；中期表现为痰湿秽浊在脾胃；后期则形成肉瘤疖肿。同为感染，在感染的不同阶段，表现各有侧重。同为瘰疬，在急性感染期可伴随咽痛红肿，皮肤红色斑疹，头痛身痛，腹痛腹泻，恶心呕吐，鹅口疮或口糜等，予以清解透热、凉血解毒之法；在艾滋病前期则以瘰疬（持续性全身性淋巴结肿大）为主，无外感症状，采用清热解毒、软坚散结之法。此外，若单从邪实而论，从急性感染期艾毒首犯肺卫，到艾滋病前期艾毒邪入三焦，最后艾滋病期，艾毒气营两燔，表现艾毒在不同的病情阶段纵深发展、演变的过程。

二、"伤元"与免疫受损

1. HIV 感染对 CD4⁺T 淋巴细胞的影响　HIV 感染 CD4⁺T 淋巴细胞后，首先引起细胞功能的障碍。表现有对可溶性抗原如破伤风毒素的识别和反应存在缺陷，虽然对有丝分裂原植物血凝素（PHA）的反应仍然正常。细胞因子产生减少，IL-2R 表达减少和对 B 淋巴细胞提供辅助能力降低等。当 HIV 病毒在宿主细胞内大量繁殖，导致细胞的溶解和破裂。HIV 在细胞内复制后，以芽生方式释出时可引起细胞膜的损伤。由于 HIV 可抑制细胞膜磷脂的合成从而影响细胞膜的功能，导致细胞病变。HIV 还可以感染骨髓干细胞导致 CD4⁺T 淋巴细胞减少。

当受 HIV 感染的 CD4⁺T 淋巴细胞表面存在的 gp120 发生表达后，它可以与未感染的 CD4⁺T 淋巴细胞 CD4 分子结合，形成融合细胞，从而改变细胞膜的通透性，引起细胞的溶解和破坏。游离的 gp120 也可以与未感染的 CD4⁺T 淋巴细胞结合，作为抗体介导依赖性细胞毒作用的抗原，使 CD4⁺T 淋巴细胞成为靶细胞，受 K 细胞攻击而损伤。gp41 透膜蛋白，能抑制有丝分裂原和抗原刺激淋巴细胞的增殖反应，从而使 CD4⁺T 淋巴细胞减少。HIV 感染后一般首先出现 CD4⁺T 淋巴细胞轻度至中度降低，该细胞总数可持续数年不变，反应病毒为免疫应答所抑制。历经一段时间后，CD4⁺T 细胞逐渐进行性下降，表明病毒逐渐逃脱了免疫应答的控制。当 CD4⁺T 淋巴细胞一旦下降至 0.2×10^9/L（200 细胞/μl）或更低时，则就可出现机会性感染。

2. HIV 感染对其他免疫细胞的影响。

（1）单核巨噬细胞：因其表面也具有 CD4 受体，所以也易被 HIV 侵犯，但其感染率远远低于 CD4⁺T 淋巴细胞。研究发现被 HIV 感染的单核巨噬细胞有播散 HIV 感染的作用，它可以携带 HIV 进入中枢神经系统。在脑细胞中受 HIV 感染的主要是单核 - 巨噬细胞，如小胶质细胞。HIV 感染的单核 - 巨噬细胞释放毒性因子可以损害神经系统。当一定数量的单核 - 巨噬细胞功能受损时，就会导致机体抗 HIV 感染和其他感染的能力降低。并且 CD4⁺T 淋巴细胞功能受损，也和单核 - 巨噬细胞功能损害有关。

（2）CD8⁺T 淋巴细胞：在 HIV 感染初期，CD8⁺T 淋巴细胞具有抑制病毒复制和传播作用，当功能受损时 HIV 感染者病情发展。在 HIV 感染的进展期，HIV-1 特异的细胞毒 T 淋巴细胞（CTL）的数目进行性减少，说明 CD8⁺T 淋巴细胞对 HIV 特异的细胞溶解活力的丧失，可能与 CTL 减少有部分关系。HIV 选择性变异和由于 CD4⁺T 淋巴细胞的破坏也是促使 HIV 特异性细胞溶解活力丧失的原因。

（3）B 淋巴细胞：HIV 感染后，可通过多克隆抗体激活 B 淋巴细胞，使外周血液中 B 淋巴细胞数量增加，分泌免疫球蛋白，使 IgG 和 IgM 的水平增高。同时 B 淋巴细胞对新抗原刺激的反应性降低。因此，在 HIV 感染进展时，化脓性感染增加，而对流感 A 病毒疫苗和乙肝疫苗的抗体反应降低。HIV 感染，B 淋巴细胞多源活化的机制不明，可能是由于缺乏正常 T 细胞的调节，B 淋巴细胞被 Epstein-Barr 病毒激活阶段，或 HIV 直接激活 B 淋巴细胞。

第五节 演变过程

图 5-6 是 HIV 感染的自然病程，它清晰地描述了病毒载量和 CD4$^+$T 淋巴细胞数以及与病程的相互关系。表 5-3 显示了艾滋病不同时期的诊断标准。在此基础上，我们绘制了其中医病机演变过程（见图 5-7）。与所有血液感染性疾病一样，艾滋病也具有明显的无症状期（潜伏期），从这个模型可以看出：①疾病发展演变的过程；②不同时期的病机特点和证候特征；③西医干预的主要时机及对证候的影响；④中医药干预环节和背景的选择。这个模型还可以为中医药分期辨证制订方案提供依据。

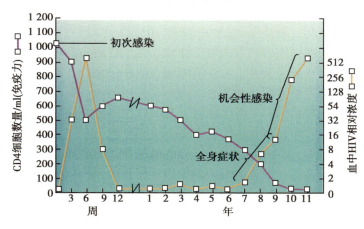

图 5-6 HIV 感染的自然病程

表 5-3 艾滋病不同时期的诊断标准

临床分期	诊断标准
急性期（艾毒入络）	病人近期内有流行病学史和临床表现，结合实验室 HIV 抗体由阴性转为阳性即可诊断，或仅实验室检查 HIV 抗体由阴性转为阳性即可诊断。80% 左右 HIV 感染者感染后 6 周初筛试验可检出抗体，几乎 100% 感染者 12 周后可检出抗体，只有极少数患者在感染后 3 个月内或 6 个月后才检出。
无症状期（艾毒伏络）	有流行病学史，结合 HIV 抗体阳性即可诊断，或仅实验室检查 HIV 抗体阳性即可诊断。
艾滋病期（艾毒伤元，可分为早、中、晚期）	有流行病学史，HIV 抗体阳性加上以下任何一项：①原因不明的持续不规则发热 38℃以上，>1 个月；②慢性腹泻次数多于 3 次/日，>1 个月；③6 个月之内体重下降 10% 以上；④反复发作的口腔白念珠菌感染；⑤反复发作的单纯疱疹病毒感染或带状疱疹病毒感染；⑥肺孢子虫肺炎（PCP）；⑦反复发生的细菌性肺炎；⑧活动性结核或非结核分枝杆菌病；⑨深部真菌感染；⑩中枢神经系统占位性病变；⑪中青年人出现痴呆；⑫活动性巨细胞病毒感染；⑬弓形虫脑病；⑭青霉菌感染；⑮反复发生的败血症；⑯皮肤黏膜或内脏的卡波西肉瘤、淋巴瘤。

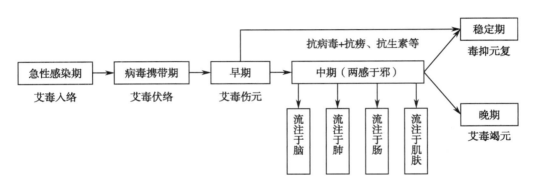

图 5-7 艾毒伤元假说及病机传变模式图

一、艾毒入络期

即艾滋病急性感染期，通常发生在初次感染 HIV 后 2~4 周左右。部分感染者出现 HIV 病毒血症和免疫系统急性损伤所产生的临床症状。大多数病人临床症状轻微，持续 1~3 周后缓解。临床表现以发热最为常见，可伴有咽痛、盗汗、恶心、呕吐、腹泻、皮疹、关节痛、淋巴结肿大及神经系统症状。此期在血液中可检出 HIV-RNA 和 P24 抗原，而 HIV 抗体则在感染后数周才出现。$CD4^+T$ 淋巴细胞计数一过性减少，同时 $CD4^+/CD8^+$ 比值亦可倒置。部分病人可有轻度白细胞和血小板减少或肝功能异常。

艾毒必入络而后致病。络者，血络也。当恣情纵欲、房事过度，或不洁交媾，或吸食毒品等，耗伤真阳，致正气亏虚，艾毒由破损的皮腠乘虚而入，伏于血络；或艾毒由母体带入，或经他途直入，舍于血络，成为发病之源。正气强者不即时发病，而潜伏于三焦膜原，或伏于营分血络；正气虚者，可出现急性感染综合征，此时疫毒湿热之邪流布三焦，郁伏血分，卫气营血俱可受累。

二、艾毒伏络期

艾滋病病毒侵入人体后一部分人一直无症状，直接进入无症状期。艾滋病潜伏期的长短个体差异极大，这可能与入侵艾滋病病毒的类型、强度、数量、感染途径以及感染者自身的免疫功能、健康状态、营养情况、年龄、生活和医疗条件、心理因素等有关。一般为 6~10 年，但是有大约 5%~15% 的人在 2~3 年内就进展为艾滋病，称为快速进展者，另外还有 5% 的患者其免疫功能可以维持正常达 12 年以上，称为长期不进展者。

就中医理论而言，随着正邪交争，邪势渐衰；然而疫毒酷烈，正不达邪，继之潜伏于三焦膜原或营阴血分，进入长达数年无症状感染期。伴随着正气的耗竭，疫毒之邪将伺机待发。日久营卫失调，气血津液生化不足，血络益虚，毒邪深伏，正所谓"最虚之处，便是容邪之处"。

三、艾毒伤元期

即潜伏期后开始出现与艾滋病有关的症状和体征，直至发展成为典型的艾滋病的一段时间。该期有很多命名，包括"艾滋病相关综合征""淋巴结病相关综合征""持续性泛发性淋巴结病""艾滋病前综合征"等。此期病人已具备了艾滋病的最基本特点，即细胞免疫缺陷，只是症状较轻而已。

主要的临床表现有：①淋巴结肿大，主要是浅表淋巴结肿大，发生的部位多见于头颈部、腋窝、腹股沟、颈后、耳前、耳后、股淋巴结、颌下等，约30%的病人临床上只有浅表淋巴结肿大，而无其他全身症状；②常有病毒性疾病的全身不适，肌肉疼痛等症状，约50%的患者有疲倦无力及周期性低热，夜间盗汗，约1/3的患者体重减轻10%以上，有的患者头疼、抑郁焦虑，有的出现感觉神经末梢病变，有的可出现反应性精神紊乱，3/4的患者可出现脾肿大；③经常出现各种特殊性或复发性的非致命性感染。

从中医外感病学看，艾滋病"疫毒"侵入，首先损伤人体元气，致先天元气受损，而元气自身无力修复，只能靠后天脾脏的运化输布来补充，在后天滋养先天的同时，后天脾脏也受到损伤。艾滋病"疫毒"侵袭人体，损伤元气，而后导致脾脏运化功能失常，气血化生乏源，一方面水谷精微不能吸收输布，渐致他脏受损；另一方面，脾为中土，喜燥恶湿，脾运不健，则湿邪内生，继发痰饮、水湿等病理产物而进一步加重病情。还有人证明，湿邪与心、肝、脾、肾、阳虚、气虚和精亏等呈中度线性相关。湿聚，于肺脏可发咳嗽、咳痰，于胸脘可见满闷、呕恶，于肢体则见倦怠、困重，于肠胃可见食少纳呆，口淡口黏，腹泻乏力，舌苔润滑及腻，日久消瘦；湿之甚者，热炼成痰，导致淋巴结肿大。

四、毒邪两感期

即典型的艾滋病期，此期具有三个基本特点：①严重的细胞免疫缺陷，特别是T4细胞的严重缺损；②发生各种致命性机会性感染，特别是卡氏肺囊虫肺炎（PCP）；③发生各种恶性肿瘤，尤其是卡波西肉瘤（KS）。

PCP和KS可以单独发生，也可以同时发生。艾滋病患者发生PCP的比例占64%。同时发生PCP和KS的比例占60%，同时发生PCP和KS时迅速死亡。近些年来由于结核病又开始严重流行，并发结核病已成为艾滋病死亡的重要原因。艾滋病的终极时期，免疫功能全面崩溃，患者出现各种严重的综合病征，直至死亡。此期相当于艾滋病期的早期阶段。为感染HIV后的最终阶段。病人CD4$^+$T淋巴细胞计数明显下降，多<200/mm^3，血浆HIV病毒载量明显升高。

各系统常见的机会性感染及肿瘤如下（详见常见机会性感染诊断部分）：①呼吸系统，如肺孢子菌肺炎，肺结核，复发性细菌、真菌性肺炎；②中枢神经系统，如隐球菌脑膜炎，结核性脑膜炎，弓形虫脑病，各种病毒性脑膜脑炎；③消化系统，如白念珠菌食管炎，巨细胞病毒性食管炎、肠炎，沙门菌、痢疾杆菌、空肠弯曲菌及隐孢子虫性肠炎；④口腔，如鹅口疮，舌毛状白斑，复发性口腔溃疡，牙龈炎；⑤皮肤，如带状疱疹，传染性软疣，尖锐湿疣，真菌性皮炎，甲癣；⑥眼部，如巨细胞病毒性及弓形虫性视网膜炎；⑦肿瘤，如恶性淋巴瘤，卡波西肉瘤。

从中医外感病学看，患者免疫功能显著下降，诸脏精气衰竭，病及元阴元阳，同时邪毒鸱张，弥漫三焦上下内外，邪毒壅盛，内犯脏腑，外侵肌肤，酿灼津血而为痰瘀，实者愈实，虚者愈虚。也有观点认为，随着疾病的进展，人体的元气逐渐损伤，五脏阴津耗伤，易引起阴虚发热，特别是在艾滋病期，阴虚内热证占发热的比重较大，宜滋阴清热。不论是以阴虚为主，还是邪毒弥漫三焦，在艾毒炽盛期，艾毒可流注于肺、肌肤、脑、胃肠等各大器官与组织，从而表现为多系统的破坏与损害。从中医的角度，无论侵犯何器官、组织，都可能牵涉五脏。

艾毒灼肺，一方面以嗽、痰、哮为主要表现。其证型可有，热毒内蕴兼肺卫表证，伴咳嗽咳痰；湿热侵犯少阳（肝、胆），伴胸脘痞满；湿热疫毒，壅滞三焦，伴咳吐黏痰；热伏阴分，伴五心烦热，骨蒸盗汗，口咽干燥。若仅就中医之"肺"而言，可表现为痰热壅肺（咳痰黄稠，咳嗽或喘，鼻塞流黄涕），外寒内饮（咳嗽或哮喘，或有痰鸣，无汗，遇风寒则咳喘加重，咳痰清稀或白黏，或无痰，舌质红或稍淡，苔薄白而滑，脉紧）。

马素娜等通过对282例艾滋病患者咳嗽的分析，却发现其病因以虚为主，归结为元气亏虚，同时受外感六淫之邪气的侵扰主要为"风""湿""热"。另一方面，以呼吸困难为主要表现。中医认为"肺为气之主，肾为气之根"，呼吸困难的基本病机为本虚标实，本虚责之肺脾肾；肺虚则气失所主、少气不足以息，或肾元不固，摄纳失常，则气不归元，致气逆于肺而喘，脾失健运，则聚湿生痰；标实为痰浊、湿热、瘀血内阻于肺。刘志斌等认为，脾胃虚弱是艾滋病的基本证型；李发枝等提出艾滋病"疫毒"首先损伤脾脏，在脾肺气虚的基础上复感外邪，从而导致肺失宣降，肺气上逆，或以邪实为主，或以正虚为主，或见虚实相兼。张明利认为艾滋病呼吸困难属本虚标实证，其病机为邪毒内蕴、水凌心肺，同时肺气亏虚，致肺气宣降不利，出现喘促胸闷。刘爱华等提出艾滋病毒为湿热性质的疫疠之气，由于湿热疫毒弥漫三焦上下内外，破坏人体全身气机和气化功能，导致正气虚弱及痰饮、瘀血等病理产物形成，艾滋病人所见的多种症状均与此相关。

艾毒侵犯肌肤表现为口腔溃疡、带状疱疹、淋巴结肿大（广泛部位）等皮肤病变。皮肤病变病机复杂，不但涉及五脏，还涉及其他。以口腔溃疡为例。有人认为心开窍于口，脾开窍于舌，故口腔溃疡与心、脾密切相关，可分为脾胃湿热，心火上炎，脾虚寒湿证。还有人认为，舌与脏腑关系密切，舌尖属心肺，中央属脾胃，边缘属肝胆，舌根属肾，腮、颊、牙龈属胃。艾滋病复发性口腔溃疡的发生是由于感受毒邪、饮食不节、过食肥甘辛辣、酒食热毒，损及脾胃等致心脾积热，熏蒸于上，发为口疮；或劳倦过度，脾胃亏虚，水湿不运，湿遏热伏，上渍口舌，而致口疮；或胃虚不能调剂上下，而致上热下寒之寒热错杂证，上热（火）致口腔溃疡，下寒致大便溏泻；或患者素体阴液不足，或久病阴损，虚火内生，灼伤口舌，乃至口舌生疮。病变部位在口，与心、脾、胃、肝、肾关系密切。还有人认为，艾滋病口腔溃疡与风寒湿热燥，痰饮、瘀血等密切相关（艾滋病疮疡病因病机）。这说明，口腔溃疡不但与五脏相关，还与内生六淫，及痰饮、瘀血等病理产物相关，说明其病机复杂，相关甚广。

艾毒犯胃肠亦涉及多个脏腑，有人认为，以脾胃、肝、胆、大肠为主。归纳起来，与两个方面有关，一为正气虚弱，一为抗病毒治疗损伤脾胃阳气。正气虚弱体现为，AIDS发展过程中，邪毒耗伤患者机体元气，脏腑功能失调，水液代谢障碍，肺、脾、肾代谢水液功能失职，从而使水湿下注于肠道而致。药毒损伤则是AIDS病人在接受高效抗反转录抗病毒治疗后，药毒损伤机体脾胃元气，使脾失健运而致。从内外因的角度，外因主要归因于湿邪，湿邪入侵，损伤脾胃，运化失常，所谓"湿盛则濡泄"；内因与脾虚关系密切，脾虚失运，水谷不化精微，湿浊内生，混杂而下，发生泄泻。也有人认为，艾毒犯胃肠，与三焦、肝相关，乃湿热浊毒，壅滞三焦所致，表现为肠鸣腹痛，大便溏泻，黏滞不爽。与肝相关，乃肝气郁结不舒，元气亏虚，湿邪流滞不去，肝郁脾虚，导致腹痛腹泻，胁胀或痛，面色青黄。

艾毒犯脑则表现为神经系统症状，或头痛、或痴呆，不一而足。头痛病因病机复杂，形式纷繁。或六淫之邪外袭，阴阳气血失调，艾毒上注，可导致头痛；或因长期受病毒侵袭，以致脏腑虚衰，调摄失宜，或复感于邪、饮食不节、抗艾滋病毒药物、情志失调，湿邪内阻，痰浊稽留，清阳不升，气机逆乱，瘀阻脉络，气血不能上注于头，脑失所养，故见头痛；或因性欲妄动、房事过度，或因吸毒成瘾而耗伤肾精，乙癸同源，肝肾精血亏虚，髓海不足，可见头痛，因此，艾滋病头痛病与肝肾密切相关，反复发作，迁延不愈。

若热毒上扰，头胀痛如裂，伴高热、恶心呕吐，项背强直，身痛恶风，甚则神昏谵语，舌质红，苔黄，脉数。合并外感者，头部胀痛或头重如裹，全身酸痛不适，或恶风发热，或鼻塞声重流涕，苔薄白或薄黄，脉浮。痰浊阻络：头痛昏蒙或刺痛，痛处固定不移，久治难愈；痰湿重者，头目不清，伴呕恶胸痞，食欲不振，身体肥胖，苔白滑或腻，脉滑或濡；瘀血重者，头痛如刺，多有头部外伤史。舌紫黯或有瘀斑，脉细涩。气血两虚：头晕头痛，痛势绵绵，卧床休息则痛减，劳累活动则痛剧，面色无华，食欲不振，神疲乏力，心悸多梦；舌质淡，苔薄白，脉细弱无力。肾虚精亏：头部空痛，常伴眩晕，动则痛甚，伴腰膝酸软，神疲乏力，或五心烦热，耳鸣少寐，舌红或淡，苔薄少，脉沉细尺弱；阴虚阳亢者，可见头胀痛，伴眩晕，面部潮红，心烦易怒，夜寐多梦，肢体麻木。

痴呆，有医家认为，多因艾滋病疫毒损伤脾肾所致其病机有虚实之别（属实者多因疫毒伤脾，痰浊内生，疫毒与痰浊蒙蔽清窍与神明；属虚者则为疫毒伤肾，髓海空虚，脑腑失养。一为脾虚痰浊阻窍证主要表现为神情呆滞，表情淡漠，少言寡语，行动迟缓，反应迟钝；一为肾精亏虚证，与脾虚痰浊阻窍证相类，但舌质正常或偏红，苔少或薄白，脉沉细或尺脉无力。

五、艾毒竭元期

相当于艾滋病终末期，出现多器官功能衰竭，如呼吸衰竭、循环衰竭、肝衰竭、肾衰竭等。

从中医外感病学看，该期属于艾滋病晚期，元气耗损殆尽，多脏腑气血阴阳俱衰，寒热虚实错杂，变证险证重生，随时有生命危险。但留得一分元气，便多一分生机。因此，元气若能恢复，则艾毒竭元期变为毒竭元复期，机体尚有可为；元气不能恢复，则该期为艾滋病终末期，毒盛元竭，阴阳离绝。

在艾毒竭元期，有人认为，肾气虚不但是艾滋病病情进展的关键因素，更是晚期元气耗损殆尽的关键。肾乃先天之本，气之根。先天不足，肾精亏虚，或后天失养，脾气虚损无法充养先天之根，均可导致肾气亏虚。张苑莉认为，肾虚是艾滋病发生发展的根本原因。无论先天之精或是后天之精都蕴藏于肾中无故不泄于外。元气乃肾中所含先天之精所化生并依赖于后天水谷之精的充养，肾精封藏于内则机体各脏腑功能正常运转，肾精盛则元气足。元气足则正气旺。正气旺则达邪外出，免受邪侵。艾滋病病毒侵袭人体，损伤人体正气，导致元气不足，肾精亏虚，肾虚则神经－内分泌－免疫系统调节失调，而整体失衡机体免疫系统遭到破坏而无力抗邪继发他病。从国内外艾滋病患者的临床表现分析来看，在艾滋病的发展过程中，以肾阴虚和肾阳虚为主，虽然艾滋病患者在晚期表现为五脏俱虚，但以肾虚为根本。

也有人认为，肾精亏耗和脾肾阳虚为该期的主要表现。肾精亏耗导致阴阳两虚，表现为低热盗汗，畏寒肢冷，五更泄泻，腰膝酸痛，健忘耳鸣，发脱齿落，阳痿或闭经，倦怠嗜卧，动则气喘，舌淡暗少苔，脉沉细尺部尤弱。脾肾阳虚则表现为暴泻如注，畏寒肢冷，神倦疲惫，气短懒言，消瘦干枯，眼窝深陷，食欲不振，舌苔白腻，脉沉细弱。

六、毒衰元复期

在艾滋病期，经抗病毒治疗可以达到"毒衰元复"，即患者病毒受到抑制，实现免疫重建，恢复到无症状期的状态。

此期虽然机体元气恢复，脏安腑畅，但艾毒仍然伏于络脉深层，抗病毒药物的毒副反应仍然存在，需要中医药调理脏腑功能以增效减毒。

第六节 证治概要

根据艾滋病的发病机制和临床表现，我们模拟了中西医的干预模式图（图5-8），实线箭头表示已有较好效应的干预方向，但仍然有待进一步提高疗效；虚线箭头表示干预力度不够，需要努力提高的研究方向。当然，无论哪一个作用环节，都需要中西医两个方面既竞争又合作，从而获得总体效应的提高。

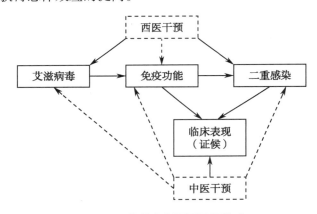

图5-8 艾滋病中西医干预模式

一、辨证论治

2004年，国家中医药管理局修定了《艾滋病中医临床治疗技术方案（试行）》，根据艾滋病发病的不同阶段，将急性感染期、无症状HIV感染期、AIDS期（艾滋病期）进行按期辨证论治。

1. 急性感染期

（1）风热型：症见身热、头痛、咽痛、微恶风、咳嗽痰黄稠、自汗出、脉浮数、舌苔薄白或兼黄。治以辛凉解表，银翘散加减，可配合板蓝根冲剂、VC银翘片。

（2）风寒型：症见恶风、恶寒明显，头痛剧烈，发热汗不出，周身肌肉疼痛，脉浮紧，舌苔薄白。治以辛温解表，荆防败毒散加减，可配合川芎茶调散、正柴胡饮。

2. 无症状期

（1）气血两亏型：平素体质虚弱，面色苍白，畏风寒，易感冒，声低气怯，时有自汗，舌质淡，脉虚弱或细弱。治以气血双补，八珍汤或归脾汤加减，可配合人参归脾丸。

（2）肝郁气滞火旺型：平素性格内向，情感脆弱，情绪易抑郁，得知自己感染 HIV 后，更是焦虑恐惧，胸胁胀闷，失眠多梦，不能控制自己的情绪，甚至产生轻生念头，妇女可有月经不调，乳房少腹结块，查体可较早出现淋巴结肿大，舌苔薄白，脉弦。治以疏肝理气，柴胡疏肝散加减，可配合丹栀逍遥丸。

（3）痰热内扰型：平素饮食不节，或嗜食辛辣厚腻，易于心烦急躁，口苦吞酸，呕恶嗳气，失眠，目眩头晕，苔腻而黄，脉滑数。治以化痰清热，理气和中，温胆汤加减。

3. 发病期

（1）热毒内蕴，痰热壅肺：咳嗽、喘息、痰多色黄、发热、头痛为主症；胸痛，口干口苦，皮疹或疱疹，或大热、大渴、大汗出、日晡潮热为次症；舌红苔白或兼黄，脉浮数或弦数。治以清热解毒，宣肺化痰，清金化痰汤合麻杏石甘汤加减，可配合羚羊清肺散、二母宁嗽丸。艾滋病机会性感染之上呼吸道感染、肺炎（包括PCP）初、中期可参考此型论治。

（2）气阴两虚，肺肾不足：低热盗汗，五心烦热，干咳少痰，痰稠黏难咳出，乏力为主症；口干咽燥，午后或夜间发热，或骨蒸潮热，心烦少寐，颧红，尿黄，或面色白、气短心悸，头晕，咳嗽无力，咳痰困难或夹血丝，或恶风、多汗，皮肤受风后起痒疹、如粟粒或成片状为次证；舌脉：舌质干红，少苔，脉细数。治以补肺益气，滋肾养阴，生脉散合百合固金汤加减，可配合生脉饮口服液或胶囊，养阴清肺丸。艾滋病呼吸系统机会性感染（包括PCP）之后期可参考此型论治。

（3）气虚血瘀，邪毒壅滞：乏力气短，躯干或四肢有固定痛处或肿块，甚至肌肤甲错，面色萎黄或黯黑为主症；口干不欲饮，午后或夜间发热，或自感身体某局部发热，或热势时高时低，遇劳而复发或加重，自汗，易感冒，食少便溏，或肢体麻木，甚至偏瘫，或脱发为次症；舌质紫暗或有瘀点、瘀斑、脉涩。治以益气活血，化瘀解毒，补中益气汤合血府逐瘀汤加减，可配合血府逐瘀口服液或胶囊，补中益气丸。艾滋病见周围神经炎、带状疱疹后遗症、脂溢性皮炎等可参考此型论治。

（4）肝经风火，湿毒蕴结：疱疹，口疮，不易愈合为主症；皮肤瘙痒或糜烂、溃疡、或小水泡、疼痛、灼热，或发于面部躯干，或发于口角、二阴，口苦，心烦易怒为次症；苔腻质红，脉滑数。治以清肝泻火，利湿解毒，龙胆泻肝汤加减，可配合龙胆泻肝丸、皮肤病血毒丸或防风通圣丸，冰硼散、锡类散、湿毒膏外涂患处。艾滋病见带状疱疹、单纯性疱疹、脓疱疮、脂溢性皮炎、药疹等可参考此型论治。

（5）气郁痰阻，瘀血内停：瘰疬肿块，抑郁寡欢，病情常随情绪而变化，善太息，按之不痛或轻痛，胸胁胀满为主症；梅核气，或大便不爽，妇女可见月经不畅或痛经或兼血块为次症；舌淡红苔薄白，脉弦。治以利气化痰，解毒散结，消瘰丸合逍遥丸加减，可配合内消瘰疬丸、牛黄解毒片。艾滋病出现的卡波西肉瘤，或淋巴瘤紫色丘疹和结节，或颈部淋巴结核等可参考此型论治。

（6）脾肾亏虚，湿邪阻滞：腹泻便溏，脘闷食少为主症。次症：大便如稀水，间歇发作，或持续不断而迁延难愈；或泄泻清稀，甚则如水，腹痛肠鸣，恶寒发热，泻下急迫；

或腹痛，大便不爽，粪便黄而臭，肛门灼热，烦热口渴，小便短黄；或泻下粪臭如败卵，得泻而痛减，伴不消化之物，脘腹痞满，嗳腐酸臭；或大便时溏时泻，时发时止，日久不愈，水谷不化，稍进油腻等难消之物或凉食则发，食少腹胀，面色萎黄；或五更泄泻，甚则滑泄不禁，迁延反复，形寒肢冷，腰膝酸软，腹痛绵绵，下腹肿胀，脱肛；或恶心、呕吐、食欲不振，腹痛腹胀，泄泻频多，经久不愈；或伴腰酸腿软，消瘦痿弱，毛发疏落，耳聋耳鸣。舌淡苔白或黄腻或厚腻秽浊，脉沉细或滑数，或濡缓。治以和胃健脾，利湿止泻，参苓白术散加减，可配合参苓白术丸、葛根芩连微丸、四神丸。艾滋病以消化道为主的各种慢性疾病可参考此型论治。

（7）元气虚衰，肾阴亏涸：主症为消瘦脱形，乏力身摇，水谷难入。此症为四肢厥逆，神识似清似迷，冷汗淋漓，或喘脱息高；耳鸣重听，齿摇发脱，排尿困难，鸡鸣泄泻，下利清谷或洞泄不止；或口腔舌面布满腐糜；或面色苍白，疲惫腰酸，两耳不聪，小便频数，夜尿增多，甚至失禁；女子月经不行，带下清稀或子宫脱垂；口干咽燥，声音嘶哑。舌苔灰或黑或舌光剥无苔，脉沉弱或虚大无力或脉微欲绝。治以大补元气，滋阴补肾，补天大造丸加减，可配合参麦注射液合六味地黄丸或左归丸。艾滋病晚期恶液质可参考此型酌情治疗。

二、对症治疗

1. 发热　对因严重感染造成的高热持续不退者，可选用白虎汤加淡竹叶、丹皮、大黄、山栀、水牛角等药物；对因感染结核杆菌引起的低热、盗汗等，可选用沙参麦冬汤加银柴胡、青蒿、地骨皮、知母、丹皮等；对间断持续不规则低热者，属气虚者可选用补中益气汤加淡竹叶、黄芩、丹皮等药物。林长军以小柴胡汤加味治疗艾滋病发热17例服药后有8例24小时内体温降至正常，5例在48小时内体温降至正常，其余4例中有3例体温在48小时内稍有下降，但仍有低热，另外1例效果欠佳，病情加重，而转院治疗。有效率为92.7%。

2. 腹泻　寒湿阻滞者，可选用桂枝、茯苓、陈皮、猪苓；湿热内蕴者，可选用白头翁、滑石、茯苓、金银花。脾胃虚弱者可选用参苓白术散；脾胃阳虚者，可选用补骨脂、吴茱萸、附子、肉豆蔻。屈冰等以半夏泻心汤治疗艾滋病相关腹泻68例，结果治愈24例，好转31例，未愈13例，有效率占80.88%。杨巧红以理中汤合四神丸治疗艾滋病脾肾亏虚型腹泻38例，结果治愈21例，有效12例，无效5例，有效率86.3%。杨国红等以参苓白术散治疗47例为治疗组，诺氟沙星22例为对照组治疗艾滋病脾胃虚弱证比较得出中药疗法治疗体倦乏力、脘腹胀闷、腹痛方面疗效优于西药疗法（$P<0.05$）。

3. PCP　治疗原则以宣肺平喘、止咳化痰为主，可在麻杏石甘汤的基础上加用桔梗、桑叶、蒲公英、石膏、贝母、地龙等。有学者采用中西医结合治疗艾滋病卡氏肺孢子虫肺炎，急症期（早期）以宣肺泻肺平喘为主，葶苈大枣汤合定喘汤加减，后期补益肺气、滋肾养阴，以生脉散合百合固金汤加减。发现接受中西医结合治疗的患者疗效明显，复发率明显低于单纯西医治疗者。

4. 卡波西肉瘤（KS）　治疗原则是活血化瘀、软坚散结、清热解毒，可用血府逐瘀汤、消瘰丸及犀角地黄汤（用水牛角代替犀角）加减。根据具体症状，如淋巴结肿大可加入山慈菇、黄药子、瓦楞子、生牡蛎等，如热毒明显可加白花蛇舌草、半枝莲、龙葵、紫草等,下肢肿胀明显可加牛膝、蛤蚧、益母草、茯苓。赵晓梅等曾采用以益气活血、软坚散结、清热解毒内服之剂治疗艾滋病卡波西肉瘤。

5. 带状疱疹　治疗原则是解毒化湿止痛,可选用龙胆泻肝汤加延胡索、五灵脂、地肤子、白鲜皮、赤芍、薏苡仁、紫草、蒲公英等,也可用炉甘石洗剂外涂。马敏君对30例艾滋病并发带状疱疹者辨证治疗,肝经热盛型治宜泻肝胆实火,兼以清热利湿,方用龙胆泻肝汤加减;湿毒蕴结型治宜健脾利湿,清热解毒,方用参苓白术散合胃苓汤加减;邪毒阻络气滞血瘀型治宜益气活血化瘀,通络止痛,方用血府逐瘀汤加减。结果痊愈24例,显效6例,有效率100%。

6. 鹅口疮　治疗原则是清心泻脾,可选用甘草泻心汤加黄柏、板蓝根、贯众、薏苡仁、藿香、苍术等。李发枝教授以甘草泻心汤治疗艾滋病顽固性口腔溃疡湿毒蕴结,蒸熏为热之证,效果显著。崔永华等采用大黄黄连泻心汤治疗艾滋病口腔溃疡患者30例,并以制霉菌素片;氟康唑片;维生素 B_2 口服,为对照组20例。结果治疗组30例中,有效17例,显效10例,无效3例,有效率90%。李耀清等以参苓白术散加味治疗 HIV/AIDS 口腔溃疡65例证属脾虚湿困,虚火上泛者治愈42例,有效18例,无效5例,有效率为92.3%。

7. 周围神经病变　治疗原则是益气活血、通经活络。可选用独活寄生汤加川芎、当归、桃仁等。刘翠娥等采用中药独活寄生汤加减内服治疗36例 AIDS 合并周围神经病变患者,对照组23例采用维生素 B_1、B_{12} 和能量合剂治疗,治疗组有效率为88.89%;对照组有效率为52.17%,治疗组疗效优于对照组($P<0.01$),表明益气活血、通经活络中药能明显缓解 AIDS 患者的周围神经病变。王芳梅亦用独活寄生汤加减内服联合外用治疗36例 AIDS 合并周围神经病患者,并与23例西药治疗组对照,前者的疗效、有效率、总有效率分别为41.67%、47.22%和88.89%,后者分别为21.74%、30.43%和42.17%,差异有统计学意义($P<0.01$)。此外有临床报道采用益气养阴、软坚散结、清热解毒、祛风等治则针对艾滋病并发肺结核、淋巴结肿大、皮疹、皮肤瘙痒等症状的治疗。

三、实验研究

1. 单味药的有效成分抗 HIV 活性筛选研究　有学者从数千种中药中,筛选出部分具有抑制 HIV 的活性作用的中药,如紫草、紫花地丁、金银花、野菊花、乌梅、肉桂、女贞子等。一些从中药中提取的生物活性物质也表明有抑制 HIV 或增强免疫功能的作用(表5-4),如多糖类(如人参多糖、远志多糖、黄芪多糖、灵芝多糖、猕猴桃根多糖等)、蛋白质类(如芦荟中的糖蛋白、天花粉中的天花粉素、苦瓜中的苦瓜素、蓖麻毒蛋白等)、生物碱类(如澳粟精胺和秋水仙碱等)、萜类(如穿心莲内酯、五味子萜、甘草甜素等)等。其中天花粉素由于作用突出受到了广泛关注,目前已经用于 AIDS 和 AIDS 相关合并症病人的 Ⅰ 和 Ⅱ 期临床试验研究。

许多中药或中药提取物可能通过免疫系统、细胞因子或其他途径来削弱 HIV 感染,例如黄芪、冬虫夏草能促进辅助性 T 淋巴细胞的增生,提高 $CD4^+/CD8^+$ 比值。紫草素可以下调 C 趋化因子受体 5(CR5)和 CR5 信使核糖核酸(mRNA)的表达。甘草可以诱发干扰素和增强自然杀伤细胞(NK)的功能。

2. 中药复方　中药复方的研究概况见表5-5。一般认为,相对单味药的有效成分、抗

HIV 活性筛选而言，治疗艾滋病中药复方的研究与现代技术结合程度明显低于单味药，大多数局限于小样本临床观察，病例对照或随机对照研究鲜见。国内目前仅有唐草片一种中成药获批国药准字号，被批准为治疗艾滋病的辅助用药。

表 5-4　治疗艾滋病的中草药活性成分

药物	抗 HIV 作用
甘草甜素	在 HIV 感染的细胞培养中，可抑制病毒抗原表达，巨细胞形成及 HIV 的复制，可能阻碍 HIV 与细胞的结合有关；甘草甜素与抗艾滋病的药物叠氮胸苷又具有相加作用，大量静脉注射可使病毒从血中消失，使血清免疫学指标发生改变。不仅对疱疹病毒等多种病毒有抑制作用，同时通过试验也显示甘草甜素有较强的抑制艾滋病毒增殖作用，其抑制率达 98%。日本东北大学用静脉滴注甘草甜素对 9 名 HIV 感染者进行治疗，剂量为每日 200~400mg 且疗程 11 周，结果 8 例 T 细胞显著增加。日本池松正次郎和雨田雅男也用甘草甜素治疗 4 名住院的艾滋病人，其中 1 例每日静点 800mg 3 例每日静点 1 600mg2~7 周后，有 3 例 HIV 阳性反应消失或病毒检测转阴，T 淋巴细胞恢复正常
A-MMC	苦瓜子蛋白中唯一具有抗 HIV-1 活性的成分，对 HIV-1 ⅢB 诱导 C8166 细胞形成合体有显著的抑制作用，A-MMC 显著地抑制了 HIV-1 急性感染 T 细胞中 P24 抗原的表达水平和减少了 HIV 抗原阳性细胞的百分率
山地香茶提取物	在（0.625~2）mg/ml 剂量范围内，H-9 在（0.312 5~0.625）mg/ml 剂量范围内对 HIV-1 有一定抑制作用，其 50% 有效浓度分别为 0.567mg/ml 和 0.215mg/ml
灵芝提取液	在体外对 T4 细胞具有免疫调节作用，其作用对受 HIV 感染的细胞较为显著
天花粉蛋白	在适当浓度时，能对艾滋病毒感染的巨噬细胞产生明显的毒性反应，杀灭感染的细胞，还可抑制艾滋病毒在受感染的 T 淋巴细胞内的复制。能切开核糖体，能选择性杀死受 HIV 感染的巨噬细胞，并可影响细胞免疫和体液免疫。有人发现它能增加 HIV 病人的 $CD4^+T$ 淋巴细胞，但存在引起痴呆等不良反应
黄芩苷元	静脉滴注黄芩苷元可使 P24 抗原降低，$CD4^+$ 细胞增加
银耳多糖及其衍生物	抑制牛免疫缺陷病毒的研究表明，银耳多糖及其硫酸酯在 0.2mg/ml 时具有抑制牛免疫缺陷病毒引起的合胞体作用
苦瓜提取物	从苦瓜中分离出的 α-苦瓜素、β-苦瓜素、MAP-30 新型蛋白，能使艾滋病毒核糖体灭活，抑制艾滋病病毒蛋白表面活性
金丝桃素	采用金丝桃素与乙基金丝桃素对人免疫缺陷病毒逆转录酶的抑制活性研究表明，乙基金丝桃素对 HIV-1 逆转录酶的抑制作用优于其母体化合物金丝桃素
大蒜 GO889	体外抗 HIV 病毒的实验研究显示，GO889 对有一定的抑制作用，50% 抑制 HIV-1 浓度为 0.19，最高抑制率为 94.76%
红毛五加多糖	能提高和促进细胞免疫，主要表现为促使 $CD4^+T$ 细胞数增多，$CD4^+/CD8^+$ 比值增加，可改善患者 $CD4^+T$ 淋巴细胞低下及贫血
香菇多糖	是一种宿主防御强化因子可通过免疫细胞的成熟、分化、增殖，恢复或增强宿主对淋巴细胞因子的应答能力，使 HIV 诱生的细胞病理效应和抗原表达完全被抑制、HIV 诱生的合胞体形成阻滞、HIV 和靶细胞的结合抑制
夏枯草提取物	促进 HIV-lgp41 六螺旋束破裂，是病毒与宿主细胞膜融合作用的另一个靶点

续表

药物	抗HIV作用
奎宁酸	抗HIV-1逆转录酶活性，其没食子酸成酯的羟基数目越多，相应的活性越大
木脂素	香菇菌丝的水溶性木脂素EP3，可抑制对HIV具有较强的抑制活性作用，且有免疫促进活性和加强骨髓细胞增生作用；五爪金龙中提取的芳基丁内脂类木脂素，能抑制HIV活性；南五味子植物中获得的木脂素联苯环辛烷有显著的抗H19淋巴细胞中HIV复制作用
喜树碱	对急性感染HIV病人细胞中的HIV复制抑制率达89%~93%；罂粟碱有抑制HIV复制的作用，但值得注意的是与其共存的吗啡却具有刺激HIV生长的作用
山楂叶提取物	山楂叶（3.5kg）在室温下经甲醇和正丁醇提取3次，真空回收溶剂，得到的干燥提取物悬于水，依次用二氯甲烷、乙酸乙酯和正丁醇提取，二氯甲烷部分经硅胶柱分离，得到了抑制HIV-1蛋白酶的活性成分乌发醇（1 306.8mg）和熊果酸（2 976.5mg）。山楂叶甲醇提取物浓度在100mg/ml时抑制活性最强（44.3%），二氯甲烷部分在浓度20mg/ml时抑制活性最强（85.8%），乙酸乙酯部分浓度100mg/ml时抑制率为53.5%，而正丁醇部分浓度100mg/ml时则未显示抑制活性

表5-5　不同作用机制的应用于艾滋病治疗的中药复方

作用机制	品种
调节免疫功能	扶正抗毒丸、益爱康胶囊、五味灵芝胶囊、六味地黄丸、金龙胶囊
抑制HIV病毒	喘可治注射液、小柴胡汤、双黄连粉针剂、苦瓜"阴速康"祛毒增宁（ZL-1）胶囊、银翘散、复方SH、安体维康胶囊、艾泰定、热毒清注射液、中研I号、乾坤宁片、艾乃吉系列、复方三黄颗粒
调节免疫同时抑制HIV病毒	艾乃吉系列、康爱保生丸、爱康1号、扶正抗艾颗粒、复方甘草酸苷、公明抗一HIV注射液、扶正逐毒丸、扶正排毒片、红毛五加多糖胶囊、艾灵颗粒、艾通颗粒、艾可清胶囊、中研2号（艾宁颗粒）、唐草片、克艾特胶囊

四、临床研究

2012年底，美国食品及药物管理局批准了第一个治疗AIDS腹泻的植物药（Fulyzaq），说明植物药改善艾滋病人症状的作用开始受到重视。近年来，中医药治疗AIDS的临床研究疗效作用点，主要集中在增强免疫功能、改善临床症状体征、提高生存质量、针对AIDS相关机会性感染和不良反应等方面，降低病毒载量的报道较少。国家传染病重大专项"中医药防治AIDS综合研究"项目，包括临床课题3个分别以无症状期、免疫重建、机会性感染为切入点，初步形成了针对无症状期HIV感染者、机会性感染、减小HAART不良反应和HAART后免疫功能重建等4个中医药综合治疗方案。

1. 增强免疫功能及改善临床症状　乾坤宁胶囊、复方三黄散、Restore Plus颗粒剂等3个随机对照试验表明，6~12个月的治疗能有效提高免疫功能、降低病毒载量。4个随机对照试验表明，唐草片、艾复康胶囊、艾宁颗粒和中研4号治疗6~12个月，能明显提高受试者的免疫功能，但对病毒载量影响两组差异无统计学意义。中药免疫1号方联合

HAART,对228例HIV/AIDS病人免疫重建影响的6个月的多中心随机对照临床研究显示,对于$CD4^+$ T淋巴细胞(简称$CD4^+$T淋巴细胞)计数在(200~350)个/mm^3的病人,治疗组免疫重建有效率优于对照组。中药免疫2号方联合HAART,对264例HIV/AIDS病人免疫重建影响的多中心随机对照临床研究显示,治疗后6个月,免疫2号方能够提高病人$CD4^+$、$CD45RA^+$、$CD45RO^+$细胞的绝对计数,提高免疫重建有效率,促进免疫重建。一些临床试验说明,中医药能改善病人的症状(如乏力、腹泻、发热、皮疹等),提高生存质量,提高或者稳定免疫功能,对病毒载量效果的报道不多见。10个RCT试验表明,中药对HIV相关口腔念珠菌感染、周围神经炎、皮疹、腹泻具有一定疗效。例如消糜颗粒可能对HIV相关口腔念珠菌感染有效,独活寄生汤可能对减轻周围神经炎有效,参苓白术散可能对HIV相关腹泻有效,半夏泻心汤可能对消化道不良反应有效。但以上结果仍有待于进一步放大样本量,做更为严格的试验来验证。2009—2011年开展的158例AIDS相关腹泻的随机双盲对照研究表明,泻痢康胶囊组可较西药对照组有效缓解腹泻的症状,且不良事件发生频率与对照组相比差异无统计学意义。

2. 无症状HIV感染中医药早期干预 "十一五"传染病科技重大专项研究采用多中心随机、双盲、安慰剂平行对照的方法,观察中医药早期干预对1 188例无症状HIV感染者$CD4^+$细胞计数及亚群的影响,结果中医药早期干预对稳定$CD4^+$T淋巴细胞、$CD4^+CD45RA^+$计数,升高$CD4^+$ $CD45RO^+$计数有一定作用,可使无症状HIV感染者发病率降低7.6%。

3. 中西药合用的临床和实验研究 HAART的广泛开展为中西药联合应用提供了基础。一些体外药效学实验表明,某些中药有增效作用,如艾宁颗粒据报道可能延长抗病毒西药印地那韦在体内的代谢时间,艾可清胶囊可增加蛋白酶抑制剂的生物利用度。中西药合用的临床研究,多为针对AIDS相关机会性感染和不良反应,或观察其增强免疫功能和改善症状的效果。180例以评价消脂颗粒及二陈汤和桃红四物汤为组方的中药制剂,与血脂康胶囊治疗HAART致血脂异常的12周的多中心随机对照试验结果显示,治疗组高密度脂蛋白的升高优于对照组。观察中西医结合治疗与单纯西医治疗,对164例AIDS合并肺部感染病人症状影响的28天的多中心随机对照试验显示,中西医结合疗法对于缓解发热和头痛两个主要症状具有明显的优势。

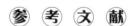

参 考 文 献

1. 李正,徐立然,郑志攀,等.对艾滋病中医病症归属范畴的探讨.环球中医药,2013,6(7):552-554
2. 彭勃,李华伟,谢世平,等.论艾毒伤元.中华中医药杂志(原中国医药学报),2010,25(1):17-20
3. 彭勃,刘学伟,黄朝阳.对艾滋病中医病因病机调查表的结果分析.中华中医药杂志,2008,23(1):9-12.
4. 彭勃,刘学伟.艾滋病中医病因探析.河南中医学院学报,2008,23(1):5-6.
5. 彭勃,李华伟.论艾滋病的慢性进展期.中华中医药杂志,2010,25(5):658-660
6. 许前磊,谢世平,郭会军,等."艾毒伤元"假说与艾滋病中医发病机制研究.中医学报,2012,27(9):1080-1082
7. 许前磊,许向前,武兴伟,等.运用中医体质学说论治艾滋病的理论探讨.中华中医药杂志,2014,29(4):1151-1153
8. 张海燕,彭勃,谢世平,等.艾滋病"艾毒伤元"发病机制中湿邪作用的探讨.世界中医药,2014,9(5):568-570

9. 李正,徐立然,郑志攀,等.艾滋病相关中医学病因、病机、病性、病位的评价和探讨.中医研究,2013,26(6):1-4
10. 郭选贤,谢世平,孙林,等.艾滋病中医病因病机研究概况.中医研究,2007,20(5):59
11. 郭选贤,郝秀梅,谢世平,等.艾滋病中医病因命名探讨.河南中医学院学报,2008,23(5):5-6
12. 薛敏,谢世平,梁润英,等.艾滋病中医临床文献病因病机信息初步分析.上海中医药,2008,42(6):1-3
13. 王勇,谢世平,梁润英,等.基于现代文献的艾滋病中医证候规律研究.中医学报,2011,26(2):129-131
14. 梁润英,谢世平,闫国立,等.中医药治疗艾滋病临床文献质量评价.中医研究,2008,21(3):34-36
15. 桑海艳,谢世平,武兴伟.艾滋病腹泻病例回顾的因子分析.光明中医,2011,26(3):457-459
16. 姜枫,符林春,马建萍,等.HIV感染者和艾滋病患者的中医证素分布特点.中西医结合学报,2011,9(9):955-962
17. 姜枫,符林春,马建萍,等.艾滋病中医病因病机中的地域因素.中国中西医结合杂志,2012,32(6):748-750
18. 姜枫,彭勃,谢世平,等.基于"艾毒伤元"假说的艾滋病中医病因病机临床调查表的制定.时珍国医国药,2011,22(11):2777-2778
19. 李静茹,马建萍,马秀兰,等.新疆气虚湿阻型艾滋病病因病机初探.中国民族民间医药,2015,(7):42.
20. 艾军,汪受传,戴铭.小儿艾滋病病因病机探析.南京中医药大学学报,2012,28(5):401-403
21. 杨小平,周立华.试述艾滋病的中医病理基础.中医研究,2007,20(4):7-8
22. 谢世平,郭选贤,胡研萍,等.试论艾毒的病邪特性和致病特点.中华中医药杂志,2015,30(1):26-28
23. 杨凤珍,王健,邹雯.艾滋病中医发病与病机演变、辨治思路及原则的探讨.中国中医基础医学杂志,2010,16(11):993-995
24. 宗亚力,尹燕耀,林云华.中医从"毒邪伏络"论治艾滋病的思考.中国中医基础医学杂志,2011,17(4):363-365.
25. 杨凤珍,王健,邹雯,等.艾滋病中医发病与病机演变、辨治思路及原则的探讨.中国中医基础医学杂志,2010,16(11):993-995
26. 艾军,戴铭.从伏疫学说探讨艾滋病的病因病机.新中医,2009,41(1):3-4
27. 李发枝,徐立然,何英.河南省中医药治疗艾滋病常见病症辨证治疗要点.中医学报,2010,25(1):1-5
28. 邱红,谢世平,郭选贤.艾滋病的中医证候与辨证论治研究.河南中医学院学报,2005,20(5):5-7
29. 杨凤珍,烟建华,王健,等.HIV/AIDS中医分期辨证治疗.中国医药学报,2004,19(4):240-242
30. 王江蓉,陈军."阴虚与艾滋病相关"假说.河南中医,2012,32(9):1155-1156.
31. 马素娜,谢世平,郭会军,等艾滋病及病毒携带者282例咳嗽病例回顾性分析.中医学报,2011,26(5):513-516
32. 潘菊华,黄世敬,郑军,等.艾滋病复发性口腔溃疡中医诊疗规程的问卷调查.中国中药杂志,2013,38(15):2484-2487
33. 苗慧,陈晓蓉.中医辨治艾滋病相关性腹泻研究进展.中国艾滋病性病,2014,20(6):466-468
34. 吴巍,黄世敬,薛柳华,等.艾滋病头痛中医诊疗标准规程问卷调查研究.世界科学技术——中医药现代化中医研究,2013,15(7):1587-1591
35. 袁长津.艾滋病的中医临床证治研究概要.中医药导报,2006,12(11):8-11
36. 李赫,张轶铭,李陆琦,等.中医药治疗AIDS研究进展.中医药信息,2014,31(1):120-121
37. 李红阳.针灸防治艾滋病研究概况.现代诊断与治疗,1991,2(2):166-170
38. 王福彦.中医对艾滋病非药物治疗探讨进展.内蒙古中医药,2006,(5):62-63
39. 石小玲,应小平.中医药治疗艾滋病的研究进展.山西中医,2004,20(4):57-59
40. 中华中医药学会防治艾滋病分会.艾滋病中医诊疗指南(2013版).中医学报,2014,29(5):617-620
41. 邱红,谢世平,郭选贤.艾滋病的中医症候与辨证论治研究.河南中医学报,2005,20(5):5-7
42. 邓鑫,苏齐鉴,张亚萍,等.无症状HIV感染者中医病因病机分析.云南中医中药杂志,2011,32(2):8-10
43. 谢世平,潘万旗,梁慕华.艾滋病中医证型的相关文献分析.河南中医学院学报,2006,22(1):6-8

44. 王勇,谢世平,梁润英,等.基于现代文献的艾滋病中医证候规律研究.中医学报,2011,26(2):129-131
45. 谢世平,刘爱华,潘万旗,等.HIV/AIDS中医证候调查表的初步研制.辽宁中医杂志,2007,34(11):1510-1511
46. 谢世平,侯明杰,祝应俊,等.艾滋病中医基本证候专家问卷调查分析.中国中医基础医学杂志,2009,15(1):56-58
47. 程五中,谢世平,刘爱华,等.1323例HIV/AIDS患者舌苔分析.北京中医药大学学报,2009,32(11):790-782
48. 谢世平,潘万旗,许前磊.281例艾滋病患者常见中医证型与免疫指标相关性研究.中国中医基础医学杂志,2008,14(7):25-26
49. 谢世平,刘爱华,潘万旗,等.艾滋病中医药诊疗标准化研究的思考.中华中医药杂志,2007,22(5):259-261
50. 杨永利,施学忠,时松和,等.因子分析在艾滋病中医证候研究中的应用.中国卫生统计,2007,24(5):480-482
51. 陈建设,谢世平,许前磊,等.艾滋病常见实证量化诊断的Logistic回归分析.中医杂志,2009,50(7):632-634
52. 谢世平,陈建设,许前磊,等.HIV/AIDS证候分型及量化诊断的结构方程模型分析.中国中医基础医学杂志,2010,16(7):577-579
53. 谢世平,胡研萍,许前磊.用循证医学模式及方法制定《艾滋病中医诊疗指南》.中华中医药杂志,2009,24(9):1115-1117
54. 许前磊,武兴伟,谢世平,等.艾滋病中医证候研究的实践与思考.中华中医药杂志,2012,27(7):1757-1759
55. 尤松鑫.艾滋病中医证治概述.江苏中医,1999,20(3):4
56. 秦国政,李庆生,张春和,等.艾滋病中医发病学特点及中医证候数据库建立研究简报.云南中医学院学报,2008,31(2):43-45
57. 邓鑫,李永亮,张亚萍.论艾滋病的中医学发病机制.江苏中医药,2011,43(1):3-5
58. 张国梁,李泽庚,尚莉丽,等.艾滋病中医药防治实践回顾性分析研究.中医药临床杂志,2011,23(11):992-1002
59. 曾耀英,肇静娴.HIV病发病学新概念:肠淋巴组织主要病灶论.中国病理生理杂志,2005,21(3):607-613
60. 吴钦梅,吴昊.HIV1进入细胞机制及进入抑制剂的研究进展.中国病原生物学杂志,2006,1(3):229-231
61. 刘学伟,郭会军,刘琦,等.艾滋病从"毒邪"论治探析中医杂志,2006,11(47):217
62. 郭敬志,周立华.元气亏虚是艾滋病发展的关键因素.世界中西医结合杂志,2009,4(3):216
63. 金培祥.运用系统温病学理论防治AIDS浅析.中医研究,1998,12(6):33
64. 杨凤珍,王健,赵敏,等.72例HIV/AIDS患者中医证候与T淋巴细胞亚群和病毒载量相关性研究.中国医药学报,2004,19(12):733
65. 孙利民,危剑安,黄霞珍,等.从中医理论谈艾滋病的发病机制.中华中医药杂志,2005,20(2):100
66. 张国梁,徐经凤,刘健,等.473例艾滋病毒感染者和艾滋病患者中医临床症状和证候分布规律初探.安徽中医学院学报,2009,28(5):21
67. 王大伟,金晓阳,罗翌.当代名老中医治疗艾滋病的辨证论治统计分析.临床医学工程,2011,18(8):1316-1317
68. 王安林,范中有,任文,等.HIV/AIDS患者中医症状群分析.医药论坛杂志,2009,30(22):36
69. 杨凤珍,陈珠峰,魏文斌,等.坦桑尼亚HIV/AIDS患者合并疟疾的中医药治疗.中国中医药信息杂志,2009,16(10):77
70. 张苑莉.中医治疗艾滋病的理论基础和方法的探讨.天津中医,1994,11(2):46
71. 王健,邹雯.中医药治疗艾滋病的研究进展.中国艾滋病性病,2014,20(16):794-797

72. 章顺意. 中医药防治艾滋病的免疫药理研究概述. 天津中医, 2000, 17(4): 54
73. 陈峥. 天然药物治疗艾滋病的研究进展. 国外医学·流行病学传染病学分册, 2003, 30(3): 166
74. 李艳萍, 和丽生, 赵远, 等. 治疗艾滋病中药复方制剂研究现状与新思路. 中草药, 2014, 45(3): 303-307
75. 王健, 许建阳. 中医药治疗艾滋病的现状及前景. 武警医学, 2003, 14(10): 581-585

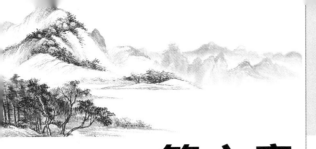

第六章

肺 结 核

第一节 病种区划

中医学历来将疾病分为两大类，即外感和内伤；两类疾病有不同的证治特点，也有不同的辨证模式。那么，肺痨是外感还是内伤？这个问题值得研究。有人说，中医对肺痨的认识大致分为三个阶段，一是汉以前认为本病属于虚劳病的范围；二是从汉至唐代，认识到该病具有传染性；三是宋代以后，对其病因病机认识及理法方药日趋系统全面。这个总结符合事实，但是没有解决肺痨的归属问题，或者表明肺痨是一种具有传染性的内伤杂病。因为肺痨属于"风、痨、鼓、膈"四大杂症之一，并没有因为"痨虫感染"而改变其内伤杂病的性质和定位。

一、肺痨的内伤杂病性质

1. 论病因　宋元时代，葛可久出版于元至正5年（公元1345年）的《十药神书》，是我国现存第一部治疗肺痨的专书。葛氏认为气血津液亏虚为肺痨发病的根本原因。明代医家绮石所著《理虚元鉴》，也是论述以肺痨为主的虚劳病，他把肺痨成因归纳为六个方面：①先天之因，父母体弱年衰，精血不旺，致生子怯弱；②后天之因：七情色欲、饮食劳倦致精气虚损，日久成劳；③痘疹及病后之因：疹施治失当．或病后元气尚亏，失于调养；④外感之因：肺有伏火之人，复感风邪，久咳不已，肺肾两伤，酿成劳嗽；⑤境遇之因：情志抑郁，日久耗损气血，渐成劳损；⑥医药之因：本非劳证，实因药误，正气屡伤，日久成劳。现代医家李可同样认为阴阳气血虚损为肺痨的发病原因。当然，也有不少医家认为肺痨的病因为"痨虫"，但是"痨虫"非寒非热，无病机演变之由，无辨证论治之据，不过是当代"抗酸杆菌"的一种有名无实的依托。

2. 论病机　我们知道，历代医家基本达到一致共识，肺痨（肺结核）以阴虚为病机枢纽。么洪文认为病变脏器主要在肺，以肺阴虚为主。久则损及脾肾两脏，肺损及脾，以气阴两伤为主；肺肾两伤，元阴受损，则现阴虚火旺之象。李可分析肺痨的病机，肺痨多投以甘寒之品，甘寒养阴伤脾阳，苦寒泻火致戴阳；久病气血大虚，脾肾元气动摇；因久病气血耗伤过甚，损及脾肾元气，生命根本动摇；肺痨潮热，乃肝脾肾虚极之假热。高等院校教材《中医内科学》指出：肺痨"在病理性质方面，基本以阴虚为本，并可导致气阴两虚，甚则阴损及阳。"病机是临床上辨证论治的根本，从病机分析可以看出，古今医家从来没有把肺痨作为外感病，甚至没有把它当做实证，而只是虚劳的一种代表性疾病而已。

3. 论证候　《黄帝内经》《金匮要略》等医籍中无肺痨病，大多归于"虚损""虚劳"一类病证中，《素问·玉机真藏论》说："大骨枯槁，大肉陷下，胸中气满，喘息不便，内痛引肩项，身热，脱肉破……肩髓内消"。《灵枢·玉版》篇说"咳，脱形，身热，脉小以疾"。《金匮要略》中的虚劳病即包括本病在内，指出"若肠鸣，马刀挟瘿者皆为劳得之。"《外台秘要》对本病的临床表现观察尤为详细，指出"骨蒸……旦起体凉，日晚即热，烦躁寝不能安，食都无味……因兹渐渐瘦损，初著盗汗，盗汗以后即寒热往来，寒热往来以后即渐加咳，咳后面色白，面颊见赤，如胭脂色，团团如钱许大。左卧即右出，唇口鲜赤。"《外台秘要·灸骨蒸法图四首》又说"或腹中有块，或脑后近下两边有小结，多者乃至五六。"

至于证候，《中医内科学》教材总结：一般说来，肺痨初期表现为肺阴亏损之候；继则肺肾同病，而致阴虚火旺，或因肺脾同病，导致气阴两伤；后期肺脾肾三脏交亏，阴损及阳，出现阴阳两虚的严重局面。因此，它把肺痨分为四型：肺阴亏损，阴虚火旺，气阴耗伤，阴阳两虚。从此疾病演变过程看来，现代医家仍然把肺痨作为虚劳的代表，丝毫也找不到外感病的踪迹。

4. 论治疗　正因为古代医家把肺痨作为四大杂症之一，一系列扶正补虚的治疗方法应运而生。若阴阳气血津液亏虚，当补阴、补阳、补血、填精、生津、增液，施阴阳相济、精气互生、益气生血、生津养液等补虚之法；若累及五脏，兼及五脏六腑，当滋肾水、涵肝木、补命火、养心血、补脾气、润肺金、养胃阴等。葛可久在《十药神书》提出了代表肺痨基本治法的十首方药，大致可分为四类，而益气养阴则是贯穿十方的总原则。绮石通过五脏关系的分析，对虚劳的论治大法提出了"三本""二统"的主张。他说：治虚有三本，肺脾肾是也。肺为五脏之天，脾为百骸之母，肾为性命之根，治肺、治肾、治脾，治虚之道毕矣。绮石后提出治虚二统说：凡阳虚为本者，其治之有统，统于脾也；阴虚为本者，其治有统，统于肺也。

另一方面，历代医家也注意到祛邪治疗的必要性，虽然明代虞抟《医学正传·痨瘵》提出了"治之之法，一则杀其虫，以绝其根本。一则补其虚，以复其真元。"明代李中梓《医宗必读·虚痨》强调"法补虚以补其元，杀虫以绝其根"，《仁斋直指方》提出"治瘵疾，杀瘵虫"。但是，如何杀虫？清代名医唐宗海的"既变成虫，则从虫治之，而亦须兼去瘀血以除其根，清湿热以涤其源，息风木以靖其机，聚毒药以杀其类"，仍然让人不得要领，因为中医药体系里确实没有可靠的"抗痨治疗"。

二、肺痨的临床辨证模式

目前肺结核的辨证模式主要是分型论治，比较常见的分型有肺阴虚证、气阴两虚证、阴虚火旺证、阴阳两虚证等。分型辨证有如下缺陷：

1. 忽视外感病的演变过程和传变特点　外感病的发病均有一定的规律性，张仲景认为寒邪自皮肤而入，循六经传变；叶天士创温病学说，认为邪自口鼻而入，按卫、气、营、血规律传变；吴瑭分上焦、中焦、下焦，按三焦顺序传变。上述辨证模式在强调病因、病性和病征的同时，更加注重疾病的演变过程，这是因为外感病具有明显的发生发展过程，临床诊疗必须根据疾病不同阶段的不同特点进行辨证论治。而分型辨证则是在强调病因、病性、病位和病征的同时，更加关注辨证论治的灵活性，主张证随机变，个体化治疗。目前，肺结核主要分型有肺阴虚证、气阴两虚证、阴虚火旺证、阴阳两虚证，这种辨证模式难以体现出肺结核的演变过程。笔者曾做证候学调查，将肺结核病人分为化疗前、化疗中、化疗后进行辨证，统计药物干预的疾病不同阶段症状、体征的发生频率，以证素分析归纳不同时期的证型特点，从而进行辨证论治，是一种值得尝试的思路。虽然样本量较小，研究范围较窄（初治肺结核远远不能满足肺结核证候演变规律研究的总体目标），但仍然得出了初步的证候特点及其演变规律。

2. 忽视基本病机和疾病本质的研究　一般而言，外感病在发生发展的演变过程中，各种证候表现体现了主要病机和次要病机相互作用的临床特点，不同时期的证候表现也是主要病机和次要病机相互作用的临床反映。这些，只能经过大规模的临床流行病学调查才能获得。目前的分型辨证虽然重视证型的差异，但未进行深入的疾病本质的研究，没有区分主要病机、次要病机和兼夹病机，以及相应的主证、次证和兼夹证，特别是没有体现外感病正邪斗争的矛盾转化，而仅仅是一种自始至终的虚劳表现。笔者通过分期辨证，统计出化疗前肺结核病人的主要症候有咳嗽、咳痰、消瘦、潮热失眠，次要症候有口渴、盗汗、纳差、畏寒其，证素为肺、火（热）、阴虚、脾。化疗中的主要症候是尿黄、消瘦、口干、咽痒、口渴、胸痛、咳嗽、咳痰，次要症候有纳差、便溏、腹胀、失眠、心烦、急躁易怒，证素为肺、阴虚、脾。化疗后病人的主要症候是胸部隐痛、口渴、口干、咳嗽、咳痰，病性主要是阴虚，病位在肺。通过症候及证素的研究进一步分析不同时期的病因病机。

3. 难以与肺结核的西医诊疗体系接轨　一种科学的辨证体系应该是能与日新月异的临床知识更新接轨，能与临床诊疗的现实需要接轨，与肺结核的中西医并存格局接轨，同时能代表当代水平的包容中外传染病先进理念，而目前的分型辨证模式无法满足上述要求。例如，在临床已经很少见到没有经过抗痨干预的自然病程的肺结核患者，抗痨干预对证候及其转化有什么影响？耐药性肺结核又有那些证候特点？中医药如何配合西药诊疗？都是值得探索和研究的课题。从临床上看，肺结核病人在经过正规的抗痨药物治疗后，很少出现阴阳两虚证，只有在合并其他系统的严重的疾病时才会出现阴阳两虚的证候。笔者还发现，抗痨药物治疗前的患者有明显的邪实（火热）表现，既然是外感病则必然有"温邪上受，首先犯肺"的病变过程，然后伤阴耗气，导致正气亏虚。在这里，邪热伤阴与阴虚火旺是不同的概念，前者代表我国疾病，后者只能是内伤虚损。

综上所述，外感病的辨证模式必须既能体现疾病的发病规律、演变过程，又能反映出不同时期证候的主要病机、次要病机及其相互作用，还要研究抗痨干预前后的证候特点和转化规律，从而更好地与现代西医肺结核的诊疗现实接轨。

三、肺痨纳入外感病体系的途径

我们设想，把肺痨与"温邪上受，首先犯肺"联系起来，就为其理论学说转化为临床应用提供了可能。那么，肺痨果真有温热病的性质吗？

1. 火性上炎　我们对化疗前、中、后各100例初治肺结核患者进行了证候的流行病学调查，初步结果表明，100例在服用抗痨药之前的病人多表现为发热、咳嗽、咯血、失眠、急躁易怒等火热的证候表现。肺为火迫，治节无权，精微失布，滞而为痰，痰结气壅，咳嗽咳痰便作；邪热伤肺，损其血络，遂致痰中带血，甚则发为咯血；热伤心营，心肾不交可见失眠，急躁易怒等。

2. 易化燥伤阴　吴鞠通在《温病条辨》中所说：温热阳邪也，阳盛伤人之阴。在分析化疗前、化疗中、化疗后肺结核患者的临床资料，发现不同阶段的病人均会出现不同程度的口渴舌干、咽痒、唇燥等由于阴液受损而出现的干燥征象。

3. 易内陷生变　若正气亏虚，正不敌邪，可致使邪热深陷于里，产生严重病变而出现一系列重险证候。西医学证实，Ⅱ型肺结核是结核菌从结核病灶由血行播散的结果，易造成结核性脑膜炎，表现有恶心、呕吐、嗜睡、意识障碍、手足抽搐等，此为邪热内陷心包。

4. 抗痨治疗后火热症状明显减轻　观察发现，服用抗痨西药后的100例病人结核中毒症状较用药前明显减轻，如发热、咳嗽、咯血、失眠、急躁易怒等，但多数患者仍然表现出不同程度的干燥征象，如口渴、咽痒、唇燥等。似乎表明抗痨西药有类似于清热解毒药物的功效，结核杆菌被抑制或杀灭后，火热症状减轻，但体内阴液受损的状况仍然没有得到改善。这一点，中药药理学方面也有间接依据，因为大多数对结核分枝杆菌有抑制作用的中医都是清热解毒的，如黄连、水车前、山豆根、大蒜素片、狼毒大戟根不同提取物、苦参碱、白头翁、巴豆油等。另外，教科书上一般认为肺阴亏虚为肺痨早期，阴虚火旺为中期，这与我们的观察结果明显不同。我们发现，100例化疗前肺痨患者以火热症状为主，阴虚为辅，似乎表明初期表现为一种火热伤阴的病理过程；化疗中和化疗后的患者火热症状明显减少，可认为是邪热渐清，阴液未复。这些，为外感病正邪交争、虚实转化提供了依据，也为肺痨的外感病性质和归属提供了基础。

综上所述，中西医结合研究确实能够拓宽我们的思路，把西医的抗痨（祛邪）与中医的扶正（调整脏腑功能）结合起来，不仅能够将"肺痨"还原成真正的外感病，而且在治疗上互相配合，有可能获得理想疗效。

第二节　病邪性质

一、结核分枝杆菌的特性

早在1882年，德国细菌学家科赫（Robert Koch，1843—1910）就已证明结核分枝杆菌是结核病的病原菌。本菌可侵犯全身各组织器官，但以肺部感染最多见。随着抗结核药物的不断发展和卫生生活状况的改善，结核的发病率和死亡率曾一度大幅下降。20世纪80年代后，由于艾滋病和结核分枝杆菌耐药菌株的出现、免疫抑制剂的应用、吸毒、贫困及人口流动等因素，全球范围内结核病的疫情骤然恶化。据WHO统计，全世界约每3个人中就有1个人感染了结核分枝杆菌，在某些发展中国家成人中结核分枝杆菌携带率高达80%，其中约5%~10%携带者可发展为活动性结核病。近二十年由于艾滋病的流行，感染了HIV的结核分枝杆菌携带者，由于病毒破坏了机体的免疫功能，发展为活动性结核病的可能性比未感染HIV者高30~50倍，且结核的病程发展更快。此外，在HIV感染的发展进程中，结核是最早发生的一种机会性感染，结核病加重了HIV感染者或艾滋病人的疾病负担，使其更易死亡。21世纪以来全球每年约出现8百万结核新病例，并导致约3百万人死亡。中国每年死于结核病的人约25万之多，是各类传染病死亡人数总和的两倍多。因此，结核病又成为了威胁人类健康的全球性卫生问题，并成为某些发展中国家和地区，特别是艾滋病高发区人群的首要死因。

1. 生物学性状

（1）形态染色（见图6-1）：结核杆菌细长略弯曲，端极钝圆，大小（1~4）μm×0.4μm，呈单个或分枝状排列，无荚膜、无鞭毛、无芽胞。在陈旧的病灶和培养物中，形态常不典型，可呈T、V、Y字形以及颗粒状、串球状、短棒状、长丝形等。一般常用萋-钠氏（Ziehl-Neelsen）抗酸性染色法染色，结核杆菌染成红色，其他非抗酸性细菌及细胞浆质等呈蓝色。其抗酸性取决于胞壁内所含分枝菌酸残基和胞壁固有层的完整性有关。

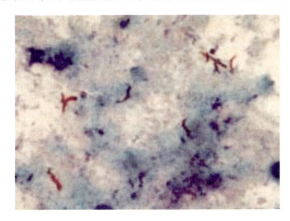

图6-1 结核杆菌抗酸染色阳性（红色）

（2）培养特性（图6-2）：结核杆菌为专性需氧菌。营养要求高，在含有蛋黄、马铃薯、甘油和天门冬素等的固体培养基上才能生长。最适pH值6.5~6.8，最适温度为37℃，生长缓慢，接种后培养3~4周才出现肉眼可见的菌落。菌落为干燥、坚硬、表面呈颗粒状、乳酪色或黄色，形似菜花样。在液体培养内呈粗糙皱纹状菌膜生长，若在液体培养基内加入水溶性脂肪酸，如Tween-80，可降低结核杆菌表面的疏水性，使呈均匀分散生长，此有利于作药物敏感试验等。

（3）抵抗力：结核杆菌对某些理化因子的抵抗力较强。在干痰中存活6~8个月，若黏附于尘埃上，保持传染性8~10天。在3%HCl或NaOH溶液中能耐受30分钟，因而常以酸碱中和处理严重污染的检材，杀死杂菌和消化黏稠物质，提高检出率。但对湿热、紫外线、酒精的抵抗力弱。在液体中加热62~63℃ 15分钟，直射日光下2~3小时，75%酒精内数分钟即死亡。

（4）变异性：结核分枝杆菌可发生形态、菌落、毒力、免疫原性和耐药性等变异。卡介苗（BCG）就是Calmette和Guerin 2人（1908）将牛结核分枝杆菌在含甘油、胆汁、马铃薯的培养基中经13年230次传代而获得的减毒活疫苗株，现广泛用于预防接种。

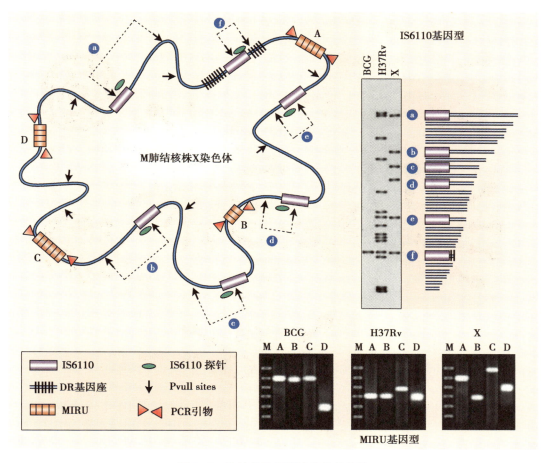

图 6-2 结核分枝杆菌培养的条件性

近年来世界各地结核分枝杆菌的多耐菌株逐渐增多，甚至引起暴发流行。结核分枝杆菌的耐药可由自发突变产生（原发性耐药）或由用药不当经突变选择产生（继发性耐药）。但多耐的产生主要可能由于后者。耐药基因在染色体上，对不同药物的耐药基因不相连接，所以联合用药治疗有效。对异烟肼耐药与 KatG 基因丢失有关。易感株有该基因，耐药株无。利福平主要作用于 RNA 多聚酶。编码该酶的基因（rpoB）突变则引起对利福平耐药。

2. 致病性　结核杆菌可通过呼吸道、消化道和破损的皮肤黏膜进入机体，侵犯多种组织器官，引起相应器官，引起相应器官的结核病，其中以肺结核最常见。其致病作用可能是细菌在组织细胞内顽强增殖引起炎症反应，以及诱导机体产生迟发型变态反应性损伤有关（图 6-3）。人类肺结核有两种表现类型。

（1）原发感染：即首次感染结核杆菌，多见于儿童。结核杆菌随同飞沫和尘埃通过呼吸道进入肺泡，被巨噬细胞吞噬后，由于细菌胞壁的碳酸脑苷脂抑制吞噬体与溶酶体结合，不能发挥杀菌溶菌作用，致使结核杆菌在细胞内大量生长繁殖，最终导致细胞死亡崩解，释放出的结核杆菌或在细胞外繁殖侵害，或被另一巨噬细胞吞噬再重复上述过程。如此反复引起渗出性炎症病灶，称为原发灶。原发灶内的结核杆菌可经淋巴管扩散在肺门淋

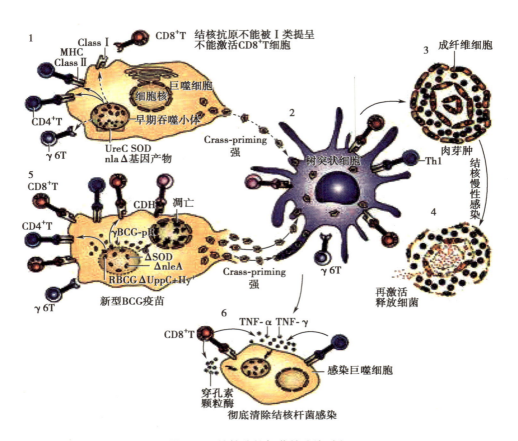

图 6-3 结核分枝杆菌的感染过程

巴结，引起淋巴管炎和淋巴结肿大，X 线胸片显示哑铃状阴影，称为原发综合征。随着机体抗结核免疫力的建立，原发灶大多可纤维化和钙化而自愈。但原发灶内可长期潜伏少量结核杆菌，不断刺激机体强化已建立起的抗结核免疫力，也可作为以后内源性感染的来源。只有极少数免疫力低下者，结核杆菌可经淋巴、血流扩散至全身，导致全身粟粒性结核或结核性脑膜炎。

（2）继发感染：也称原发后感染，多见于成年人。大多为内源性感染，极少由外源性感染所致。继发性感染的特点是病灶局限，一般不累及邻近的淋巴结，主要表现为慢性肉芽肿性炎症，形成结核结节，发生纤维化或干酪样坏死。病变常发生在肺尖部位。

3. 病灶中的菌群分布　在结核分枝杆菌感染的病灶中，菌群常包括数种生长速度不同的结核菌。

（1）A 群：生长繁殖旺盛，存在于细胞外，致病力强，传染性大，多在疾病的早期活动性病灶内、空洞壁内或空洞内，易被抗结核药物所杀灭，尤以异烟肼效果最好，起主要杀菌作用，链霉素及利福平亦有效，但不及前者。

（2）B 群：为细胞内菌，存在于巨噬细胞内，细菌得到酸性细胞质的保护能够生长，但繁殖缓慢，吡嗪酰胺在 pH<5.5 时，杀菌效果较好。

（3）C 群：为偶尔繁殖菌，存在于干酪坏死灶内，生长环境对细菌不利，结核菌常呈休眠状态，仅偶尔发生短暂的生长繁殖，仅对少数药物如利福平敏感。B 群与 C 群菌为顽固菌，常为日后复发的根源，仅暂时休眠，可能存活数月、数年。亦称"持续存活菌"。

（4）D群：为休眠菌，病灶中有少量结核菌完全处于休眠状态，无致病力及传染性，对人体无害。任何药物对其作用，多数自然死亡或被吞噬杀灭，很少复发。

二、关于"痨虫学说"

1. "痨虫学说"由来 我们知道，发现肺结核由结核分枝杆菌感染引起是近代科学的贡献，但我国古代医家早在晋代就已经认识到痨虫在肺痨发病中的重要作用，这不能不说是一个天才的猜想。

葛洪在《肘后备急方》中就已认识到本病属于慢性传染性消耗性疾病，"积年累月，渐就顿滞，乃至于死"。《肘后备急方·治尸注鬼注方》进一步认识到本病具有传染性，言其"死后复传之旁人，乃至灭门"，并创立"尸注""鬼注"（肺结核）之名。如《三因极一病证方论·痨瘵诸证》指出："诸证虽日不同，其根多有虫。"即因直接接触本病患者，如问病吊丧、看护、骨肉亲属与患者朝夕相处，"痨虫"侵入人体而成病。《普济本事方》明确指出本病的病因为"肺虫"。如《诸虫飞尸鬼注》篇说："肺虫居肺叶之内，蚀人肺系，故成瘵疾，咯血声嘶。"唐代《备急千金要方》把"尸注"列入肺脏病篇，明确病位主要在肺，指出本病的病因是"劳而生虫在肺"。并在唐代关于肺虫说的基础上，创立了"痨虫""瘵虫"之说。《古今医统·痨瘵门》则谓："凡此诸虫……著于虚弱之人。"甚至认为引起肺痨的原因部分是一种痨虫，而且其致病与虚弱有关。

2. "痨虫学说"为什么不能纳入中医临床体系 但是，仅仅把具有传染性的"痨虫"作为肺痨的病因，仍然不能进行中医辨证论治，如同"戾气学说"不能融入中医临床体系一样。因为：

（1）病因不能与病机结合，构成理法方药的一致性：痨虫学说与戾气学说一样，无法形成与传统理论体系契合的病机分析，也难以完成其证候归类，从而实现辨证论治。

（2）外感与内伤的定位冲突，无法达到理论分析的逻辑自洽：事实上，古今医家一直把肺痨作为虚劳的代表性疾病进行临床诊疗，至于作为病因的痨虫学说不过是用来解释传染性的一种说法。到后来因为结核杆菌的发现及其与肺结核因果关系的确立，从某种意义上讲，它又成为一种标签，或"古已有之"的证明。它的矛盾之处在于：为什么既有痨虫感染的病因，却不能在病机分析、证候归类和治疗方案是体现出来，难道不需要治病求本？如果辨证求因，又能够得到什么样的"因"呢？或许可能是阴虚。

（3）治疗学跟进不力，缺乏可靠的抗痨药物：清代朱时进《病因赋·类方卷》载《十药神书》中治传尸痨瘵，祛邪杀虫的壬字号方："痨症之有虫，如树之有蠹，去其蠹而后培其根，则树木生长。痨症不去虫，而徒恃补养，未见其受益者，古法具在，不可废也。"驱虫丸：明雄黄一两，芫荑、雷丸、鬼箭羽、各五钱，獭肝一具，丹参一两五钱，麝香二分五厘。炼蜜丸如桐子大，每食后开水下十丸，日三服。紫金丹亦效，或用真苏合香丸治之尤佳［原版《十药神书》的壬字号方为壬字白凤膏（黑嘴白鸭、大京枣，参苓平胃散、陈煮酒），"驱虫丸"可能为后世修订］。古人虽然从肺痨的传染性认识到了肺痨由痨虫感染而致，但由于受条件的限制，选择的杀虫药并没有特异性。如芫荑的驱虫作用，现代研究其芫荑醇浸提取物在体外只对猪蛔虫、蚯蚓、蚂蟥有显著杀虫效力；以乙醚提取的挥发油,予兔口服1g/kg未见毒性。用于感染肺吸虫的猫,口服10%芫荑煎液24ml/(kg·d-),未见治疗效果。因此芫荑的现代用法也主要是用于蛔虫感染。而雷丸的驱虫作用也主要是驱绦虫的作用,体外试验对猪蛔虫有效,但对蛔虫感染者无效。可见其尽管有了"痨虫"的认识,仍然缺乏抗痨的治疗药物。

(4)缺乏基础研究,无法采用"痨虫"进行药物筛查:痨虫学说仅仅是一种猜测,古人并未想办法去证时它,获得其致病的证据,从而进一步研究。

三、"痨毒损肺"假说

根据肺结核的发病特点和病机演变过程,笔者提出了"痨毒损肺"假说(图6-4)。

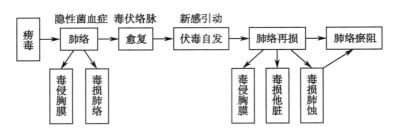

图6-4 毒损肺络的病机演变过程

1. 从"痨虫"到"痨毒"

(1)"痨虫"不是"虫":笔者推测,古代医家之所以把虫与肺痨联系起来,是因为空洞型肺结核的病理特点造成的。因为,该型患者的局部表现确实类似于"虫蚀样"改变。但在现代生物学里,结核分枝杆菌与所有细菌一样属于原核生物,是一类形状细短,结构简单,多以二分裂方式进行繁殖的原核生物。而"虫"的概念里与结核分枝杆菌最为接近的是"原虫",是一种单细胞真核动物,如疟原虫、阿米巴原虫、弓形虫、隐孢子虫等。

真核生物与原核生物的根本性区别是前者的细胞内含有细胞核,因此以真核来命名这一类细胞。许多真核细胞中还含有其他细胞器,如线粒体、叶绿体、高尔基体等。由于具有细胞核,因此真核细胞的细胞分裂过程与没有细胞核的原核生物也大不相同。而且真核生物是由原核生物进化而来。

(2)选择"痨毒"的原因:根据以上原则,选择"痨毒"也并非符合逻辑,因为"痨毒"不是"毒"。但我们在编写本书的时候有一个约定,即将西医病原微生物的内容纳入中医"疫毒"的范畴。肺结核的病因是结核分枝杆菌,虽然可以用痨虫来解释,但其他病原微生物却不能纳入痨虫的范畴。我们选择"痨毒"这一概念,尽管其准确性有所下降,但直接对接与结核分枝杆菌也未尝不可,而且能够维持其逻辑自洽性,即全书在概念上的一致性和确定性。

2. 从"肺络受损"到"肺外病变" 结核分枝杆菌感染,80%发生在肺部(即"肺络受损"),其他部位如颈淋巴、脑膜、腹膜、胸膜、肾、肠、皮肤、骨骼、睾丸等也可继发感染("他脏受损")。由于时代局限,古代医家仅仅猜测到了"痨虫",仍然不能把不同部位、不同病变的结核病联系起来。但是到了今天,我们已经清楚地认识到它们之间的关系,就应该把"肺络受损"扩展到"肺外病变",也是"痨毒损肺"假说的延伸(图6-5)。

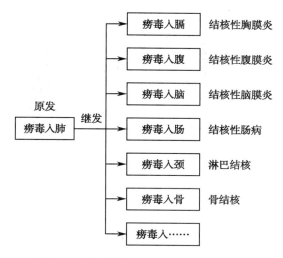

图 6-5 从"肺络受损"到"肺外病变"

3. 抗痨药物与病原学治疗　近年来，国内外科研工作者研究发现了一些直接对抗结核杆菌的中药，如巴豆油、山豆根、远志、苍术、夏枯草、淫羊藿、大蒜素等，人们发现巴豆油培养基不仅保持稳定的杀菌和抑菌作用，而且在反复接种传代后，低浓度培养基也出现一定的抑菌效果，而且抗结核菌作用不诱导其耐药性；高浓度大蒜素对结核杆菌有很强的杀菌和抑菌作用，其机制可能系大蒜素能抑制结核杆菌蛋白质的合成，同时抑制细菌旋转酶而使 DNA 复制受阻、降解而致结核杆菌死亡。当然，目前中药里没有发现像"青蒿素"那样特异性的抗疟原虫药物，但病原学治疗仍然是肺结核治疗的根本方法。一方面，我们需要加大力度开发新的抗痨药物，尤其是在在大量多重耐药肺结核病例存在的今天；另一方面，从绝大多数患者首先采用抗痨药物治疗的诊疗现实看，将其纳入到中医药辨证论治体系是当代中医药工作者不可推卸的责任和任务。

4. "避其毒气"与预防措施　前已述及，古代医家早就认识到肺结核的传染性，也有"避其毒气"的预防措施。只有结合结核分枝杆菌的生物学特性、传播方式等，"避其毒气"的预防措施才能进一步落到实处。

第三节　发病学特点

一、感邪门户

呼吸道感染是肺结核的主要感染途径，飞沫感染为最常见的方式（图 6-6）。传染源主要是排菌的肺结核患者（尤其是痰涂片阳性、未经治疗者）的痰液。健康人吸入患者咳嗽、打喷嚏时喷出的飞沫而受感染。小于 $10\mu g$ 的痰滴可进入肺泡腔，或因其重量轻而飘浮于空气中较长时间，在室内通风不良环境中的带菌飞沫，亦可被吸入引起感染。感染的次要途径是经消化道进入体内。少量、毒力弱的结核菌多能被人体免疫防御机制所杀灭。仅当受大量毒力强的结核菌侵袭而机体免疫力不足时，感染后才能发病。其他感染途径，如经皮肤、泌尿生殖系统等，均很少见。

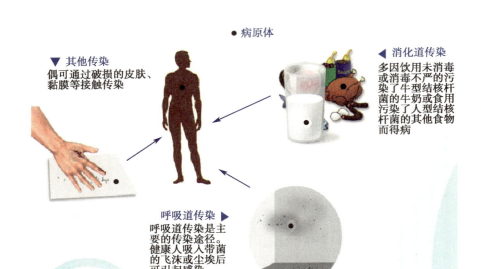

图 6-6 结核分枝杆菌的传播途径

二、"正气存内,邪不可干"

1. 感染率与发病率　20世纪80年代后,由于艾滋病和结核分枝杆菌耐药菌株的出现、免疫抑制剂的应用、吸毒、贫困及人口流动等因素,全球范围内结核病的疫情再次出现恶化。据 WHO 统计,全世界约每3个人中就有1个人感染了结核分枝杆菌,在某些发展中国家成人中结核分枝杆菌携带率高达80%,其中约 5%~10% 携带者可发展为活动性结核病。21世纪以来全球每年约有800万结核新病例,并导致约300万人死亡,居各种疾病死亡原因之首。

尽管如此,肺结核呈现的"高感染率与低发病率"现象,仍然体现出《黄帝内经》"正气存内,邪不可干"特点。虽然大约三分之一的世界人口有潜伏性结核,但大多数并未发病,也不会传播。在已经感染了结核菌的人群中,一生中因结核病而病倒的危险性为10%。但是,像是艾滋病毒携带者、营养不良或糖尿病等免疫系统受损的人,或者烟草使用者,他们的患病风险会高很多。

人体对结核菌的自然免疫力(先天免疫力)是非特异性的。接种卡介菌或经过结核菌感染后所获得的免疫力(后天性免疫力)则具有特异性,能将入侵的结核菌杀死或严密包围,制止其扩散,使病灶愈合。获得性免疫显著强于自然免疫,但两者对防止结核病的保护作用是相对的。人体感染结核菌后,因具有免疫力而不发展成结核病。锻炼身体有助于增强免疫;反之,麻疹、糖尿病、矽肺、艾滋病及其他慢性疾病营养不良或使用糖皮质激素、免疫抑制剂等,减低人体免疫功能,容易受结核菌感染而发病,或使原先稳定的病灶重新活动。年龄可影响人对结核感染的自然抵抗力,老人与幼儿是易感者,与老年时细胞免疫低下及幼儿的细胞免疫系统尚不完善有关。

2. 免疫与变态反应　结核杆菌的免疫原 rRNA 和变应原结核菌素可诱发机体产生由 T 淋巴细胞介导的两种免疫应答反应,即细胞免疫和迟发型变态反应。

(1)免疫性:人类对结核杆菌的感染率很高,但发病率却较低,表明人体感染结核杆菌可获得一定的抗结核免疫力。抗结核免疫力的持久性，依赖于结核杆菌在机体内的存活，一旦体内结核杆菌消亡，抗结核免疫力也随之消失，这种免疫称为有菌免疫或传染性免疫。抗结核免疫主要是细胞免疫，包括致敏的T淋巴细胞和被激活的巨噬细胞。致敏的T淋巴细胞可直接杀死带有结核杆菌的靶细胞，同时对释放多种作用于巨噬细胞的淋巴因子，使巨噬细胞聚集在病灶周围形成以单核细胞为主的增生性炎症。被激活的巨噬细胞极大地增强对结核杆菌的吞噬消化，抑制繁殖，阻止扩散，甚至消毁的能力，充分发挥细胞免疫的作用。

（2）免疫与变态反应的关系（见图6-7）：在结核杆菌感染时，细胞免疫与迟发型变态反应同时存在，此可用郭霍氏现象（Koch's phenomenton）说明：①在健康豚鼠皮下首次注射一定量结核杆菌，10~14天后注射部位缓慢地出现溃疡，深而不易愈合，邻近淋巴结肿大，细菌扩散至全身，此时结核菌素测试为限性。②用相同等量的结核杆菌注入曾感染已康复的豚鼠皮下，在1~2天内即迅速发生溃疡，但溃疡浅而易愈合，邻近淋巴结不肿大，细菌也很少扩散，结核菌素测试为阳性。③在康复的豚鼠皮下注射大量结核杆菌，则引起注射局部及全身严重的迟发型变态反应，甚至导致动物死亡。上述三种现象表明，首次感染出现的炎症反应偏重于免疫预防，溃疡浅而愈合，细菌不扩散，说明机体尚未建立起抗结核免疫力；再

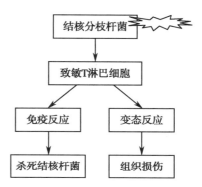

图6-7 肺结核的免疫反应与变态反应

次感染发生的炎症发应则偏重于免疫预防，溃疡当浅而愈合，细菌不扩散，说明机体对结核杆菌已具有一定的细胞免疫力，而溃疡迅速形成，则说明在产生免疫的同时有迟发型变态反应，表现出对机体有利的一面；用过量的结核杆菌进行再次感染，则引起剧烈的迟发型变态反应，说明迟发型变态反应对机体不利的一面。人类的原发性肺炎结核，继发性肺结核，严重而恶化的肺结核，相当于郭霍氏现象的三种情况。

结核病的免疫主要是细胞免疫，表现为淋巴细胞的致敏与吞噬细胞功能的增强。入侵的结核菌被吞噬细胞吞噬后，经加工处理，将抗原信息传递给T淋巴细胞，使之致敏。当致的T淋巴细胞再次接触结核菌，可释出多种淋巴因子（包括趋化因子、巨噬细胞移动抑制因子、巨噬细胞激活因子等），使巨噬细胞聚集在细菌周围，吞噬并杀灭细菌，然后变成类上皮细胞及朗格汉斯（Langhans）巨细胞，最终形成结核结节，使病变局限化。

总之，入侵结核菌的数量、毒力及人体免疫力、变态反应的高低，决定感染后结核病的发生、发展与转归。人体抵抗力处于劣势时，结核病常易于发展；反之，感染后不易发病，即使发病亦比较轻，且易治愈。

三、"痨毒"致病的泛嗜性

结核分枝杆菌80%发生在肺部，但亦可感染人体不同组织，侵犯多个部位，如颈淋巴、脑膜、腹膜、肠、皮肤、骨骼、睾丸等。

四、"肺络受损"的多样性

1. 结核病的基本病理变化　人体免疫力及变态反应性、结核菌入侵的数量及其毒力，

与结核病变的性质、范围,从一种病理类型转变为另一类型的可能性与速度均有密切关系。因此病变过程相当复杂,基本病理变化亦不一定全部出现在结核患者的肺部。

(1) 渗出为主的病变:表现为充血、水肿与白细胞浸润。早期渗出性病变中有嗜中性粒细胞,以后逐渐被单核细胞(吞噬细胞)所代替。在大单核细胞内可见到吞入的结核菌。渗出性病变通常出现在结核炎症的早期或病灶恶化时,亦可见于浆膜结核。当病情好转时,渗出性病变可完全消散吸收。

(2) 增生为主的病变:开始时可有一短暂的渗出阶段。当大单核细胞吞噬并消化了结核菌后,菌的磷脂成分使大单核细胞形态变大而扁平,类似上皮细胞,称"类上皮细胞"。类上皮细胞聚集成团,中央可出现朗汉斯巨细胞。后者可将结核菌抗原的信息传递给淋巴细胞,在其外围常有较多的淋巴细胞,形成典型的结核结节,为结核病的特征性病变,"结核"也因此得名。结核结节中通常不易找到结核菌。增生为主的病变多发生在菌量较少、人体细胞介导免疫占优势的情况下。

(3) 变质为主的病变(干酪样坏死):常发生在渗出或增生性病变的基础上。若机体抵抗力降低、菌量过多、变态反应强烈,渗出性病变中结核菌战胜巨噬细胞后不断繁殖,使细胞混浊肿胀后,发生脂肪变性,溶解碎裂,直至细胞坏死。炎症细胞死后释放蛋白溶解酶,使组织溶解坏死,形成凝固性坏死。因含多量脂质使病灶在肉眼观察下呈黄灰色,质松而脆,状似干酪,故名干酪样坏死。镜检可见一片凝固的、染成伊红色的、无结核的坏死组织。

上述三种病变可同时存在于一个肺部病灶史,但通常有一种是主要的。例如在渗出性及增生性病变的中央,可出现少量干酪样坏死;而变质为主的病变,常同时伴有程度不同的渗出与结核结节的形成。

2. 基本病变与病原学、机体免疫状态的关系　肺结核的基本病变与结核分枝杆菌的数量、毒力以及机体的免疫状态有着密切的关系,大致情况见表6-1。

表6-1　结核病基本病变与机体免疫状态的关系

病变	机体状态		结核杆菌		病理特征
	免疫力	变态反应	菌量	毒力	
渗出为主	低	较强	多	强	浆液性
增生为主	较强	较弱	少	较低	结核结节
坏死为主	低	强	多	强	干酪样坏死

五、毒损肺络假说中的正邪关系与转归

1. 正旺邪伏

(1) 隐性菌血症:人体初次感染结核菌时,它可被巨噬细胞吞噬,但结核菌可使巨噬细胞麻木而不被消化,并经淋巴管带至肺门淋巴结,少量结核菌可进入血循环播散至全身,但可能并无显著临床症状(隐性菌血症)。

(2) 结核球:一般为单个、直径2cm以上的由纤维组织包绕干酪样结核病变或阻塞性空洞被干酪物质充填而形成的球形病灶,呈圆形、椭圆形或分叶状,多位于肺的上叶;一般表现为球形块状影,轮廓清楚,密度不均可含有钙化灶或透光区,周围可有散在的纤维

增殖性病灶，常称为"卫星灶"。是相对稳定的病灶，可长期保持静止状态，但当机体抵抗力降低时，病灶可恶化进展。

2. 正虚邪盛

（1）病灶扩大：病变恶化进展时，在病灶周围出现渗出性病变（病灶周围炎），其范围不断扩大，并继而发生干酪样坏死。坏死区又随渗出性病变的扩延而增大。

（2）溶解播散：干酪样坏死物发生溶解液化后，可经体内的自然管道（如支气管、输尿管等）排出，致局部形成空洞。空洞内液化的干酪样坏死物中含有大量结核杆菌，可通过自然管道播散到其他部位，引起新的病灶。如肺结核性空洞通过支气管播散可在同侧或对侧肺内形成多数新的以渗出、坏死为主的结核病灶。此外，结核杆菌还可通过淋巴道蔓延到淋巴结，经血道播散至全身，在各器官内形成多数结核病灶。

结核病理改变的演变与机体全身免疫功能及肺局部免疫力的强弱有关。纤维化是免疫力强的表现，而空洞形成则常表示其免疫力低下。

3. 正盛邪退

（1）吸收消散：为渗出性病变的主要愈复方式。渗出物逐渐通过淋巴道吸收，病灶缩小或完全吸收消散。较小的干酪样坏死灶和增生性病变如治疗得当也可被吸收。

（2）纤维化、纤维包裹及钙化：增生性结核结节转向愈复时，其中的类上皮细胞逐渐萎缩，结节周围的增生成纤维细胞长入结核结节形成纤维组织，使结节纤维化。未被完全吸收的渗出性病变也可通过机化而发生纤维化。小的干酪样坏死灶（1~2mm）可完全纤维化；较大者难以完全纤维化而由坏死灶周围的纤维组织增生，将干酪样坏死物质加以包裹，以后干酪样坏死逐渐干燥浓缩，并有钙质沉着而发生钙化。

病灶发生纤维化后，一般已无结核杆菌存活，可谓完全痊愈。在被包裹、钙化的干酪样坏死灶中仍有少量细菌存活，病变只处于相对静止状态（临床痊愈），当机体抵抗力下降时病变可复燃进展。

鉴于以上，结核病的转化方式见表6-2。

表6-2 结核病的转化方式

分类	病理表现
愈复	吸收消散：渗出性病变的主要愈复方式。
	纤维化、纤维包裹与钙化：增生及坏死性病变的主要愈复方式。
恶化	浸润进展：原病灶扩大，出现病灶周围炎。
	溶解播散：经血道、淋巴道、自然管道播散至其他部位，出现新的病灶。
	急性空洞：干酪样肺炎、自发性气胸、慢性纤维空洞

第四节 疾病过程与病机演变

一、原发性肺结核与继发型肺结核

肺结核分原发性与继续性两大类。所谓原发性肺结核，是指结核菌初次感染而在肺内发生的病变，常见小儿。此时，人体反应性较低，病灶局部反应亦轻微，结核菌常沿淋巴管抵达淋巴结。继发性肺结核通常发生在曾受过结核菌感染的成年人。此时人体对结核菌具有一定的免疫与变态反应。潜伏在肺内细菌活跃，病灶部位多在肺尖附近，结核菌一般不播及淋巴结，亦很少引起血行播散。但肺内局部病灶处炎症反应剧烈，容易发生干酪样坏死及空洞。可认为是发生在人体内的 Koch 现象。

从感染结核菌到形成肺结核的演变过程，以及由此而形成的常见临床类型叙述如下（图 6-8）。必须指出，大多数病变可在病程发展的某个阶段吸收消散或硬结钙化，尤其在合理使用抗结核化疗药物后更容易愈合，临床痊愈。仅少数患者因抵抗力过低或治疗不当，病变进展恶化。

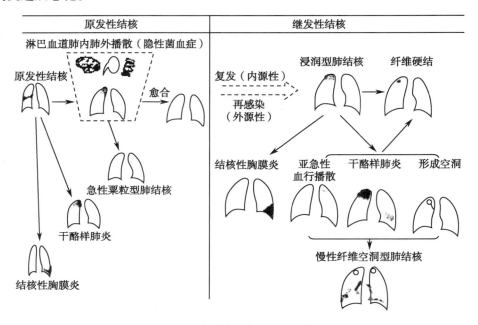

图 6-8　肺结核病自然过程示意图

二、病变活动性分期

在判定肺结核的活动性及转归时，应综合患者的临床表现、肺部病变、空洞及痰菌等。按肺结核病变的活动程度可将其分为三期：

1. 进展期　确定为进展期，应具备下述一项：①新发现的活动性病变；②病变较前恶化、增多；③新出现空洞或空洞增大；④痰菌阳性。

2. 好转期　确定为好转期，应该具有以下一项：①病变较前吸收；②空洞闭合或缩小；③痰菌转阴。

3. 稳定期　确定为稳定期，应具备：病变无活动性改变，空洞闭合，痰菌连续阴性（每月至少查痰 1 次）达 6 个月以上。如空洞仍存在，则痰菌素须连续阴性 1 年以上。

稳定期患者属非活动性肺结核，列为初步临床治愈；若经观察两年，病变仍稳定与痰菌持续阴性，可视为临床治愈；如仍有空洞存在，则需观察 3 年以上，如无变化，亦可视为临床治愈。

进展期与好转期均属活动性肺结核，其中进展期患者除少数（如急性血行播散粟粒型结核)外,几乎均有排菌。部分好转期患者亦仍排菌,均属开放性肺结核。另一部分好转期患者痰菌阴性则不属开放性。活动性肺结核凡痰中排菌者均需隔离治疗。

活动性肺结核是指渗出性浸润病变或变质性病变如干酪样坏死、空洞形成、支气管播散及血行播散粟粒型结核,临床上症状比较突出。开放性肺结核是指肺结核进展期与部分好转期患者,其痰中经常有结核菌排出,具有较强的传染性,故必须隔离治疗。

三、病机演变过程

根据肺结核患者活动性分期标准,结合中医学理论,我们将肺结核的病变过程区分为三个时期,即毒伏肺络期、毒损肺络期和肺络瘀阻期,并进一步分析其病因病机演变特点(图6-9)。

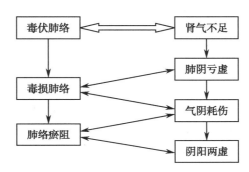

图6-9 毒损肺络假说中正邪虚实的关联性

1. 毒伏肺络期 中医学认为,"至虚之处便是留邪之所",其实,"有一分邪气便有一分正气亏虚","有一分正气亏虚便有一分邪气产生",这是"虚实相因""邪正消长"的道理。笔者认为,在原发性肺结核与继发性肺结核之间的漫长时期,虽然机体免疫力旺盛而没有发病,但结核分枝杆菌存留体内,仍然是一种"毒伏肺络"的潜伏状态。所谓"有一分邪气便有一分正气亏虚",笔者把此期称之为毒伏肺络期。另一方面,上述稳定期也可以认为是毒伏肺络期,虽然病情稳定,但也有虚中夹实、实中夹虚等虚实错杂的病理变化,只不过双方处于和平静止阶段而已。因此,笔者认为本期的病机特点是肾气不足,毒伏肺络。

2. 毒损肺络期 毒损肺络期相当于进展期,既可出现在原发性肺结核,也可出现在继发型肺结核时期中;既可出现在未经抗痨治疗的初治患者,也可出现在多重耐药而疗效欠佳的复治患者中。疾病处在进展之中,包括血行播散型肺结核、浸润性肺结核、干酪性肺炎、结核性胸膜炎、慢性纤维空洞型肺结核等多重病变。病机特点是正邪交争,虚实错杂。而在"虚"的方面主要体现在肺阴亏虚、气阴耗伤(图6-9)。

3. 肺络瘀阻期 瘀血学说是中医学的特色之一,肺络瘀阻是肺结核患者必然表现。为什么会出现肺络瘀阻?中医学认为,肺朝百脉而主气,而气虚与气滞均可导致"血瘀";且"阴虚""血热"亦可引起"血瘀"。不过,从西医学看,虽然肺结核患者的"肺络瘀阻"与慢性肝病导致的"肝络瘀阻"但是机体对本病的一种修复过程,但两者有所不同的是:代表着肺络瘀阻的"硬结钙化"往往是局灶性改变,尤其在有效的抗痨药治疗后,甚至可以起到包裹结核菌让感染趋向于静止的作用;而代表肝络瘀阻的"肝硬化"则往往是弥漫性改变,甚至形成门脉高压而严重影响人体功能活动。

四、病机枢纽

毒损肺络的基本病理变化为虚、毒、瘀。其中络虚是肺痨(肺结核)产生的内在因素,痨毒入侵是其始动因素,导致正邪交争,肺络受损;络脉瘀阻为的继发因素,而痨毒伏络则是其迁延和深化的关键。整个过程标志着一种正虚邪实、病势胶着的病机状态(图6-10)。

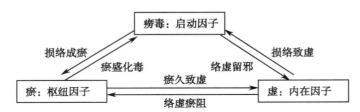

图6-10 毒、瘀、虚在毒损肺络中的相互关系

1. 毒(痨毒) 在毒损肺络的过程中,"毒"是其启动因子,即"肺络受损"由"痨毒"启动,正邪交争则"络脉受损",尤其在多重耐药、"痨毒"有恃无恐的情况下。"肺络之损"导致"肺络之瘀"和"肺络之虚"。中医学中有"邪盛谓之毒"的观点,内外之毒,相互呼应,可损伤肺络,败坏形体,从而造成病势缠绵或变证多端。故其治以祛邪为要,排毒解毒,祛邪外出。

2. 瘀 其本质是"血行失度",《临证指南医案》也有"血流之中,必有瘀滞,故致病情缠绵不去""内结成瘀"以及"久病在络,气血皆窒"等论述。在肺络瘀阻的过程中,血行播散型肺结核、浸润性肺结核、干酪性肺炎、结核性胸膜炎、慢性纤维空洞型肺结核等多重病变都可导致"肺络瘀阻",因此"瘀"是其枢纽因子。肺结核强调"瘀滞"的存在,有其中医特色和鲜明的病理学和病理生理学意义。"瘀"可与"毒"互结为害,既可结聚成块,可阻塞络道,亦可包裹结核菌使其趋于平稳期,是机体免疫力增强的表现。

3. 虚 清·韦协梦在其《医论三十篇》中说"气不虚不阻",叶氏亦云"至虚之处,便是留邪之地""络虚气聚",提示虚证的病机特点不仅是精气的虚少,其深层次的病机为"无虚不成痨"。在毒损肺络过程中,"虚"是其内在因子,伴随着整个肺结核的发生和发展过程。

由此,肺痨反复,逐渐加重的根源是:邪毒入侵,损伤肺络,由气累血,因虚致瘀或伤络致瘀,络因瘀阻,瘀久更虚,形成恶性循环。根据古今研究,疫毒内侵,精气虚损,瘀血阻络,肺脏形质(络脉)结构改变,是其基本病理变化,也是导致肺络瘀阻的重要因素和病理机转。瘀、毒互结,痹阻络脉,虚实夹杂,由此而经久难愈,终成痼疾。

五、疾病分型

2004年我国实施新的结核病分类标准,突出了对痰结核分枝杆菌检查和化疗史的描述,取消按活动性程度及转归分期的分类,使分类法更符合现代结核病控制的概念和实用性。

1. 原发型肺结核 含原发综合征及胸内淋巴结结核。多见于少年儿童,无症状或症状轻微,多有结核病家庭接触史,结核菌素试验多为强阳性,X线胸片表现为哑铃型阴影,即原发病灶、引流淋巴管炎和肿大的肺门淋巴结,形成典型的原发综合征。原发病灶一般吸收较快，可不留任何痕迹。若 X 线胸片只有肺门淋巴结肿大，则诊断为胸内淋巴结结核。肺门淋巴结结核可呈团块状、边缘清晰和密度高的肿瘤型或边缘不清、伴有炎性浸润的炎症型。

2. 血行播散型肺结核　含急性血行播散型肺结核（急性粟粒型肺结核）及亚急性、慢性血行播散型肺结核。急性粟粒型肺结核多见于婴幼儿和青少年，特别是营养不良、患传染病和长期应用免疫抑制剂导致抵抗力明显下降的小儿，多同时伴有原发型肺结核。成人也可发生急性粟粒型肺结核，可由病变中和淋巴结内的结核分枝杆菌侵入血管所致。起病急，持续高热，中毒症状严重，约一半以上的小儿和成人合并结核性脑膜炎。虽然病变侵及两肺，但极少有呼吸困难。全身浅表淋巴结肿大，肝和脾大，有时可发现皮肤淡红色粟粒疹，可出现颈项强直等脑膜刺激征，眼底检查约三分之一的患者可发现脉络膜结核结节。部分患者结核菌素试验阴性，随病情好转可转为阳性。X 线胸片和 CT 检查开始为肺纹理重，在症状出现两周左右可发现由肺尖至肺底呈大小、密度和分布均匀的粟粒状结节阴影，结节直径 2mm 左右。亚急性、慢性血行播散型肺结核起病较缓，症状较轻，X 线胸片呈双上、中肺野为主的大小不等、密度不同和分布不均的粟粒状或结节状阴影，新鲜渗出与陈旧硬结和钙化病灶共存。慢性血行播散型肺结核多无明显中毒症状。

3. 继发型肺结核　多发生在成人，病程长，易反复。肺内病变多为含有大量结核分枝杆菌的早期渗出性病变，易进展，多发生干酪样坏死、液化、空洞形成和支气管播散；同时又多出现病变周围纤维组织增生，使病变局限化和瘢痕形成。病变轻重多寡相差悬殊，活动性渗出病变、干酪样病变和愈合性病变共存。因此，继发型肺结核 X 线表现特点为多态性，好发在上叶尖后段和下叶背段。痰结核分枝杆菌检查常为阳性。

继发型肺结核含浸润性肺结核、纤维空洞性肺结核和干酪样肺炎等。临床特点如下：

（1）浸润性肺结核：浸润渗出性结核病变和纤维干酪增殖病变多发生在肺尖和锁骨下，影像学检查表现为小片状或斑点状阴影，可融合和形成空洞。渗出性病变易吸收，而纤维干酪增殖病变吸收很慢，可长期无改变。

（2）空洞性肺结核（影像改变见图 6-11）：空洞形态不一。多由干酪渗出病变溶解形成洞壁不明显的、多个空腔的虫蚀样空洞，伴有周围浸润病变的新鲜的薄壁空洞，当引流支气管壁出现炎症半堵塞时，因活瓣形成，而出现壁薄的、可迅速扩大和缩小的张力性空洞以及肺结核球干酪样坏死物质排出后形成的干酪溶解性空洞。空洞性肺结核多有支气管播散病变，临床症状较多，发热、咳嗽、咳痰和咯血等。空洞性肺结核患者痰中经常排菌。应用有效的化学治疗后，出现空洞不闭合，但长期多次查痰阴性，空洞壁由纤维组织或上皮细胞覆盖，诊断为"净化空洞"。但有些患者空洞还残留一些干酪组织，长期多次查痰阴性，临床上诊断为"开放菌阴性综合征"，仍须随访。

（3）结核球（影像改变见图 6-12）：多由干酪样病变吸收和周边纤维膜包裹或干酪空洞阻塞性愈合而形成。结核球内有钙化灶或液化坏死形成空洞，同时 80% 以上结核球有卫星灶，可作为诊断和鉴别诊断的参考。直径在 2~4cm 之间，多小于 3cm。

（4）干酪样肺炎：多发生在机体免疫力和体质衰弱，又受到大量结核分枝杆菌感染的患者，或有淋巴结支气管瘘，淋巴结中的大量干酪样物质经支气管进入肺内而发生。大叶性干酪样肺炎 X 线呈大叶性密度均匀磨玻璃状阴影，逐渐出现溶解区，呈虫蚀样空洞，可出现播散病灶，痰中能查出结核分枝杆菌。小叶性干酪样肺炎的症状和体征都比大叶性干酪样肺炎轻，X 线呈小叶斑片播散病灶，多发生在双肺中下部。

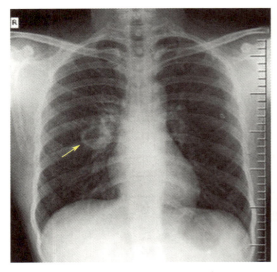

图 6-11 空洞性肺结核影像学改变

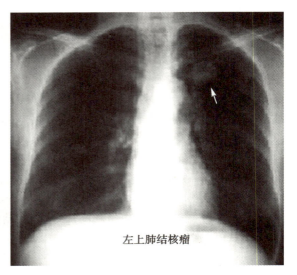

图 6-12 结核球影像学改变

（5）纤维空洞性肺结核：纤维空洞性肺结核的特点是病程长，反复进展恶化，肺组织破坏重，肺功能严重受损，双侧或单侧出现纤维厚壁空洞和广泛的纤维增生，造成肺门抬高和肺纹理呈垂柳样，患侧肺组织收缩，纵隔向患侧移位，常见胸膜粘连和代偿性肺气肿。结核分枝杆菌长期检查阳性且常耐药。在结核病控制和临床上均为老大难问题，关键在最初治疗中给予合理化学治疗，以预防纤维空洞性肺结核的发生。

4. 结核性胸膜炎　含结核性干性胸膜炎、结核性渗出性胸膜炎、结核性脓胸。

5. 其他肺外结核　按部位和脏器命名，如骨关节结核、肾结核、肠结核等。

6. 菌阴肺结核　菌阴肺结核为三次痰涂片及一次培养阴性的肺结核，其诊断标准为：①典型肺结核临床症状和胸部 X 线表现；②抗结核治疗有效；③临床可排除其他非结核性肺部疾患；④ PPD（5IU）强阳性，血清抗结核抗体阳性；⑤痰结核菌 PCR 和探针检测呈阳性；⑥肺外组织病理证实结核病变；⑦支气管肺泡灌洗（BAL）液中检出抗酸分枝杆菌；⑧支气管或肺部组织病理证实结核病变。具备①～⑥中 3 项或⑦～⑧中任何 1 项可确诊。

第五节　证候学调查

在承担"十一五"传染病重大项目过程中，我们对深圳市第三人民医院 2008 年 6 月—2009 年 12 月结核门诊和住院的初治肺结核化疗前、化疗中、化疗后各 100 例患者进行证候学调查，试图探讨肺结核的分期辨证及病因病机特点。

一、化疗前

100 例化疗前患者临床症状、体征，通过统计软件分析其频数及聚类情况如表 6-3。结果提示，化疗前肺结核患者的主要临床表现有消瘦（80%）、咳嗽（71%）、咳痰（58%）、潮热（56%）、失眠（51%），相对高频的证素是肺、火（热），基本病机为痨虫感染，阴火灼肺，主要证候为阴火灼肺，阴虚火旺。

表 6-3　100 例化疗前肺结核患者临床症状、体征表达频数及其聚类

症状体征	频数	百分数（%）	症状体征	频数	百分数
（1）阴虚			（4）阳虚		
盗汗	44	44	自汗	16	16
五心烦热	25	25	形寒肢冷	15	15
消瘦	61	61	五更泄泻	3	3
潮热	56	56	面浮肢肿	5	5
胸部隐痛	33	33	咳逆喘促	8	8
干咳	42	42	女子经少或经闭	8	8
口干	31	31	男子遗精	16	16
咽痒	18	18	舌质淡	13	13
颧红	22	22	脉微或虚大无力	7	7
舌红少津	28	28	（5）血瘀		
脉细数	25	25	咯黯红色血	9	9
（2）火（热）			痰中夹有血块	5	5
心烦	57	57	胸部刺痛	4	4
失眠	51	51	舌红少苔	21	21
急躁易怒	41	41	脉细涩	3	3
盗汗	44	44	（6）肺		
骨蒸	6	6	咳嗽	71	71
口渴	49	49	咳痰	58	58
尿黄	16	16	咯血	19	19
呛咳	13	13	胸部隐痛	33	33
咳黄色黏痰	21	21	（7）脾		
咯血	19	19	面色萎黄	24	24
胸胁掣痛	2	2	纳差	48	48
舌红而干	17	17	便溏	8	8
苔薄黄或见剥苔	16	16	腹胀	13	13
脉细数	25	25	痰白清稀	15	15
（3）气虚			舌淡	19	19
气短	23	23	苔白滑	17	17
自汗	17	17	（8）肾		
畏寒	42	52	腰膝酸软	15	17
咳嗽无力	21	21	五更泄泻	3	3
神疲乏力	14	14	耳鸣	5	5
面色㿠白	11	11	耳聋	0	0
舌淡、边有齿痕	9	9	男子遗精	16	16
脉细弱	7	7	女子经少或经闭	8	8

表中，在肺结核患者使用抗痨药之前主要症候有咳嗽、咳痰、消瘦、潮热、失眠，次要症候有口渴、盗汗、纳差，其临床表现可能与以下情况相关：①100例肺结核病人中有15例因体检发现肺部阴影就诊，无咳嗽、发热、盗汗等任何临床表现，后经实验室检查确诊；②病人反映一般在发烧的时候会出现畏寒，该症状不应归于气虚或阳虚的表现；③病人易出现失眠、纳差、急躁易怒等症状，与疾病带给患者的精神及经济的压力有很大关系；④某些症状如骨蒸，我们的解释是"发热自骨髓蒸蒸而出"，患者大多不能理解，可能影响到数据的采集；⑤其临床表现还受其他因素的影响。如长期吸烟的病人易咳黄色黏痰；食物的颜色影响到舌苔的颜色；⑥调查中发现100例患者中有56例发热，但其中有20例患者发热没有规律性；⑦理论上讲肺结核以阴虚者居多，但我们发现，表现为细脉的患者并不多见。同时舌象多是虚实夹杂之征，单纯阴虚证的舌红少津之象亦不多。

二、化疗中

100例正在接受化疗患者临床症状、体征，通过统计软件分析其频数及聚类如表6-4。结果提示，化疗中的主要症候是尿黄（70%）、消瘦（68%）、咳嗽（60%）、口干（57%）、胸痛（54%）、咽痒（47%）、口渴（44%）、咳痰（42%），相对高频的证素有肺、阴虚，主要病机为肺阴亏虚，基本证候为肺阴虚证。

表6-4　100例化疗中肺结核患者临床症状、体征表达频数及其聚类

症状体征	频数	%	症状体征	频数	%
（1）阴虚			骨蒸	3	3
盗汗	18	18	口渴	44	44
五心烦热	16	16	尿黄	70	70
消瘦	68	68	呛咳	9	9
潮热	9	9	咳黄色黏痰	15	15
胸部隐痛	54	54	咯血	4	4
干咳	42	42	胸胁掣痛	3	3
口干	57	57	舌红而干	16	16
咽痒	47	47	苔薄黄或见剥苔	16	16
颧红	16	16	脉细数	25	25
舌红少津	21	21	（3）气虚		
脉细数	23	23	气短	21	21
（2）火（热）			自汗	10	10
心烦	28	38	畏寒	32	32
失眠	32	41	咳嗽无力	16	16
急躁易怒	25	35	神疲乏力	7	7
盗汗	18	18	面色㿠白	6	6

续表

症状体征	频数	%	症状体征	频数	%
舌淡、边有齿痕	9	9	咳嗽	60	60
脉细弱	8	8	咳痰	42	42
（4）阳虚			咯血	5	5
自汗	15	15	胸部隐痛	54	54
形寒肢冷	20	20	（7）脾		
五更泄泻	4	4	面色萎黄	17	17
面浮肢肿	5	5	纳差	38	34
咳逆喘促	7	7	便溏	28	28
女子经少或经闭	12	12	腹胀	30	37
男子遗精	20	20	痰白清稀	15	15
舌质淡	14	14	舌淡	19	19
脉微或虚大无力	4	4	苔白滑	17	17
（5）血瘀			（8）肾		
咯黯红色血	4	4	腰膝酸软	24	24
痰中夹有血块	2	2	五更泄泻	3	3
胸部刺痛	4	4	耳鸣	19	19
舌红少苔	21	21	耳聋	0	0
脉细涩	2	2	男子遗精	20	20
（6）肺			女子经少或经闭	12	12

通过分析，100例正在接受化疗的肺结核病人的主要症候有尿黄、消瘦、口干、咽痒、口渴、胸痛、咳嗽、咳痰，次要症候有纳差、便溏、腹胀、失眠、心烦、急躁易怒。此期患者情况与以下因素有关：①抗痨治疗后病人症状能及时缓解（一般用药2周~1个月），表中此期仍以咳嗽、咳痰等为主要症状，但相对于用药前病人自觉好转；②6例病人用药3个月以上仍有发热、盗汗等结核中毒症状，不能排除患者产生耐药；③抗痨药对各种症状、体征的影响，如70例病人反映服用利福平后尿黄明显，部分病人出现失眠、急躁易怒不能排除异烟肼的影响，出现耳鸣的病人明显较用药前增多与链霉素有关，腰膝酸软病人增多为吡嗪酰胺药物代谢中致血液中尿酸过多有关。

三、化疗后

100例化疗后患者临床症状、体征，通过统计软件分析其频数及聚类如表6-5。结果提示，化疗后患者的主要症候是咳嗽（59%）、胸部隐痛（55%）、咳痰（44%）、口渴（32%）、口干（23%），相对高频的证素为肺、血瘀、阴虚，主要病机是肺阴亏虚，瘀血阻络，基本证候为阴虚血瘀证。

表 6-5　100 例化疗后肺结核患者临床症状、体征表达频数及其聚类

症状体征	频数	百分数（%）	症状体征	频数	百分数（%）
（1）阴虚			（4）阳虚		
盗汗	9	9	自汗	18	18
五心烦热	6	6	形寒肢冷	23	23
消瘦	34	34	五更泄泻	5	5
潮热	13	13	面浮肢肿	7	7
胸部隐痛	55	55	咳逆喘促	9	9
干咳	38	38	女子经少或经闭	2	2
口干	23	23	男子遗精	6	6
咽痒	31	31	舌质淡	16	16
颧红	8	8	脉微或虚大无力	9	9
舌红少津	13	13	（5）血瘀		
脉细数	11	11	咯黯红色血	2	2
（2）火（热）			痰中夹有血块	0	0
心烦	22	22	胸痛	55	55
失眠	21	21	舌红少苔	16	16
急躁易怒	16	32	脉细涩	21	21
盗汗	11	11	（6）肺		
骨蒸	3	3	咳嗽	59	59
口渴	32	32	咳痰	44	44
尿黄	12	12	咯血	3	3
呛咳	4	4	胸部隐痛	55	55
咳黄色黏痰	20	20	（7）脾		
咯血	3	3	面色萎黄	12	12
胸胁掣痛	0	0	纳差	15	15
舌红而干	6	6	便溏	11	11
苔薄黄或见剥苔	4	4	腹胀	9	9
脉细数	17	17	痰白清稀	26	26
（3）气虚			舌淡	18	18
气短	10	10	苔白滑	12	12
自汗	13	13	（8）肾		
畏寒	23	23	腰膝酸软	10	10
咳嗽无力	15	15	五更泄泻	3	3
神疲乏力	20	20	耳鸣	5	5
面色㿠白	7	7	耳聋	0	0
舌淡、边有齿痕	9	9	男子遗精	6	6
脉细弱	7	7	女子经少或经闭	2	2

表 6-5 提示化疗后患者主要症候是胸部隐痛、口渴、口干、咳嗽、咳痰,此期患者咳嗽及胸痛均减轻。需注意以下几点:① 100 例病人中有 28 人经治疗后无任何症状;② 5 人停药后再次出现咳嗽、咳痰、潮热、盗汗等结核中毒症状,不排除结核复发;③ 另有 7 人因上呼吸道感染致发热、咳嗽、咳痰加重。

四、证素分析

证候学调查结果表明,化疗药物干预在证候的发展演变过程中具有重要意义,从化疗前、化疗中到化疗后基本病机和证候呈现阴火灼肺→肺阴亏虚→阴虚血瘀的变化规律;兼夹证候有阴火未净、肺脾气虚、肾元不充和肺络瘀阻等。表 6-6 和图 6-13 是证候学调查之后的证素分析情况。

表 6-6 不同阶段肺结核患者的证素分析

证素	化疗前(100 例)	化疗中(100 例)	化疗后(100 例)
阴虚	46	64	30
火(热)	52	24	11
气虚	28	14	12
阳虚	9	7	9
血瘀	6	4	36
肺	71	69	61
脾	42	32	16
肾	18	9	10

第六节 辨证论治

一、分期论治

1. 化疗前的中医治疗 我们通过分期辨证,统计出化疗前肺结核病人的主要症候有咳嗽、咳痰、消瘦、潮热失眠,次要症候有口渴、盗汗、纳差、畏寒,肺阴虚证、阴虚火旺、气阴两虚证均多见。这一时期,因为没有西药的干预,患者出现严重的结核中毒症状较多见,因此这个阶段的治疗重点在缓解症状。

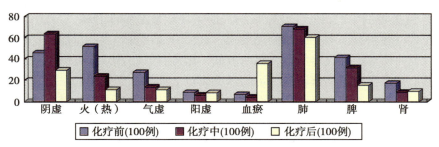

图 6-13 不同阶段肺结核患者的证素分析

中医认为盗汗是"痨虫"耗夺肺阴，阴虚内热，虚热蒸逼，津液外逼所致。邓小娥方投当归六黄汤治疗结核病盗汗证30例，方药组成：当归、生地黄、熟地黄、黄芩、黄柏、黄连、黄芪、百部、丹参。结果治愈26例，好转3例，无效1例，总有效率96.7%。罗运勤探讨五倍子敷脐治疗肺结核盗汗，将77例肺结核患者随机分成两组，在规则抗结核治疗基础上，治疗组加用五倍子脐疗，对照组常规抗结核治疗，结果显示治疗组盗汗好转情况明显优于对照组。

临床上有1/3的肺结核病人合并咯血。大量咯血需紧急处理，中医在中、小量咯血方面有其特有的优越性。邓红霞等观察田七止血汤治疗肺结核咯血68例的疗效，全方由田七、白及、白茅根、白果、仙鹤草等组成，结果显示田七止血汤的效果明显优于常规西药止血治疗。梁傍顺将肺结核咯血分为阴虚火旺、气阴两虚、肺气虚弱三型，以白及为君，辨证施治，取得显著效果。

发热是肺结核病人常见症状之一。临床有少量病人长期发热，西药效果不佳。采用中西医结合的方法，收到很好的效果。欧炯昆认为肺结核发热缠绵不愈是肺肾阴虚．瘀血阻络，邪热深伏阴分所致，以滋阴化瘀汤治疗顽固性肺结核午后发热。方药组成：沙参、麦门冬、生地黄、牡丹皮、当归、赤芍药、丹参、青蒿、鳖甲、知母、胡黄连、地骨皮、甘草。结果显示在9例肺结核发热病人中，服药7剂左右痊愈（体温降至正常）4例，服药15剂左右痊愈3例，服药2剂左右痊愈1例，1例因合并肺部肿物而转外院治疗。吴谈娇将肺结核发热分为阴虚潮热、阴虚火旺、湿阻阳遏三型，分别予以青蒿鳖甲汤、清骨散加减，秦艽鳖甲散及二陈汤合二妙散治疗，取得显著疗效。

2. 化疗中患者的中医治疗　　化疗中的主要症候是尿黄、消瘦、口干、咽痒、口渴、胸痛、咳嗽、咳痰，次要证候有纳差、便溏、腹胀、失眠、心烦、急躁易怒；化疗中主要的证型是肺阴虚证，部分患者为气阴两虚证，肺阴虚证治宜滋阴润肺、化痰止咳。气阴两虚型多由抗痨西药引起的肝功能异常致腹胀、纳差、便溏等脾虚的症状。因此应该注意加用相应的护肝的中药，有效防治抗痨引起的肝损害。

欧阳碧霞认为抗痨药物对肝脏损害，致肝胆湿热或肝郁脾虚。以茵陈蒿汤合龙胆泻肝汤加减治疗抗结核药物致肝损30例，结果显效20例，有效9例，无效1例，总有效率96.7%。

除了成方和自拟方，临床上有很多上用于治疗抗结核药物所致的肝损伤的中成药。常用的有护肝片、护肝宁片、健肝乐颗粒、五酯微丸、水飞蓟宾胶囊、水飞蓟宾葡甲胺片、强肝胶囊、茵栀黄颗粒、复方甘草酸苷注射液（片）、复方甘草酸单铵注射液、甘草酸二铵注射液（胶囊）等。

3. 化疗后患者的中医治疗　　化疗后病人的主要症候是胸部隐痛、口渴、口干、咳嗽、咳痰；化疗后以肺阴虚证多见。我们还发现，这个阶段出现轻度胸部隐痛的患者居多，我们分析，一方面阴虚经脉失养所致，另一方面，因病程长，病灶呈纤维样收缩，周围淋巴管血管瘀阻不畅，瘀血阻络致胸痛，虽临床上表现为面黯、肌肤甲错、舌质黯红的患者并不多，但我们分析其胸痛由局部的瘀血阻络所致。故此期除了滋阴润肺之法外，我们还需考虑采用针灸、中药等方法可以促进病灶的吸收。黄瑞彬用狼毒枣合抗痨药治疗慢性纤维空洞型肺结核25例，结果治愈24例，占96%，1例临床症状减轻，实验室检查和X线胸片均有所好转。并指出狼毒具有抗痨、化痰、止血、愈伤、杀虫和消积等作用，红枣味甘性平，入脾经，具有补脾养营，缓和药性，培土生金之功。

综上所述，我们对不同时期的基本证候和兼夹证候探讨了辨证论治，同时考虑到具体情况，结合西医的病理进行随证加减。比如化疗后期即恢复期，考虑到病灶呈纤维样收缩致胸痛，需加用活血药促进病灶的吸收；如果在用抗痨药时能同时配合中医中药则更可尽快改善症状，减轻抗痨药的毒副反应，提高患者生活质量。我们相信，中医中药在结核病的治疗中仍有用武之地，人类要征服结核病离不开中医中药。

二、辨证要点

我们根据朱文锋教授提出的证素及证素辨证的概念，同时查阅肺结核的辨证的相关文献，总结出肺结核包括盗汗、潮热、消瘦、纳差、失眠、心烦等60余项症状体征。将其归为阴虚、火热、气虚、阳虚、肺、脾、肾六个证素。把不同证素对应的症状、体征归类并制成调查问卷的形式，收集化疗前、化疗中、化疗后各100例病人的资料。并做如下分析：

1. 辨病证　通过分期辨证，统计出化疗前肺结核病人的主要症候有消瘦（80%）、咳嗽（71%）、咳痰（58%）、潮热（56%）、失眠（51%），次要症候有口渴（49%）、纳差（48%）、盗汗（44%）；化疗中病人的主要症候是尿黄（70%）、消瘦（68%）、咳嗽（60%）、口干（57%）、胸痛（54%）、咽痒（47%）、口渴（44%）、咳痰（42%），次要证候有纳差（38%）、便溏（28%）、腹胀（30%）、失眠（32%）、心烦（28%）、急躁易怒（25%）；化疗后病人主要症候是咳嗽（59%）、胸部隐痛（55%）、咳痰（44%）、口渴（32%）、口干（23%）。

2. 辨证素　先分析疾病不同阶段的症状、体征，进而确定其病位及病性等病理本质，最后根据证素做出证候诊断。化疗前证素相对高频的证素是肺、火（热），相对低频的有阴虚、脾、气虚、肾、阳虚、血瘀；化疗中的相对高频的证素有肺、阴虚，相对低频的证素为火热、脾、气虚、阴虚、肾、阳虚、血瘀；化疗后相对高频的证素为肺、血瘀、阴虚，相对低频的有脾、气虚、肾、阳虚。

3. 辨病机　化疗前肺结核的基本病机为痨毒感染，邪热灼肺，次要病机为：①子盗母气，脾失健运；②素体阳虚，元气不充；③邪热灼肺，瘀血阻络。化疗中肺结核的主要病机为肺阴亏虚，次要病机为：①邪热未净；②脾胃气虚；③素体阳虚；④肺络瘀阻。化疗后主要病机是肺阴亏虚，瘀血阻络，次要病机为：①邪热未净；②脾胃气虚；③素体阳虚。

4. 辨证候　化疗前的主要证候为邪热灼肺，阴虚火旺，兼夹证候为肺脾气虚证、肾元不充证和肺络瘀阻证；化疗中肺结核基本证候为肺阴虚证；兼夹证候为邪热未净证、肺脾气虚证、肾元不充证和肺络瘀阻证；化疗后肺结核基本证候为阴虚血瘀证；兼夹证候为邪热未净证、肺脾气虚证和肾元不充证。

综上所述，我们采用临床流行病学方法，结合证素分析，创立肺结核的分期辨证模式。该辨证模式集症候、证素、病因病机、证候一体化，能够体现出肺结核的本质，同时符合肺结核现代西医的诊疗现实，是一种值得推荐和进一步深入研究的辨证模式。

三、干预途径

全球 2 000 万例肺结核病中至少有 2/3 发展为耐多药肺结核。我国 2000 年全国结核病调查总耐药率为 27.8%，异烟肼、利福平（HR）的耐药率为 10.7%，我国是高耐药国家。耐多药肺结核（MDR-TB）的治愈率仅为敏感病例的 50%~60%，治疗失败率为敏感病例的 80 倍。耐多药结核杆菌的流行使常用的抗痨西药受到极大的冲击，再次使结核病成为难治愈的疾病，中医药治疗研究再次受到关注。我们通过文献研究发现，中医药干预肺结核的途径有：杀灭或抑制结核杆菌、改善临床症状、减轻抗痨西药的毒副作用、治疗耐药结核、提高机体免疫力、促进病灶的吸收等。

1. 杀灭或抑制结核杆菌　中药对结核杆菌的杀灭或抑制作用，决定了中药在结核病治疗中的应用价值。近年来国内外科研工作者研究发现了一些直接对抗结核杆菌的中药。赵中夫等在用分离培养的耐利福平（RFP）、雷米封（INH）二重耐药菌株，分别接种于含有不同浓度巴豆油以及含 INH、RFP 的豆浸液结核分枝杆菌对照培养基，观察各组结核分枝杆菌的生长情况。结果显示巴豆油培养基不仅保持稳定的杀菌和抑菌作用，而且在反复接种传代后，低浓度培养基也出现一定的抑菌效果。结果表明：巴豆油抗结核菌作用不诱导其耐药性。刘金伟等观察了大蒜素片对结核分枝杆菌的体外抑菌效果，结果显示高浓度大蒜素对结核杆菌有很强的杀菌和抑菌作用，其机制可能系大蒜素能抑制结核杆菌蛋白质的合成，同时抑制细菌旋转酶而使 DNA 复制受阻、降解而致结核杆菌死亡。

另外，据蒋成全报道山豆根、远志、苍术、夏枯草、大蒜、淫羊藿等中药对结核杆菌有抗菌作用。山豆根，又称北豆根，是传统的抗结核病常用药。苍术抗菌机制可能主要是通过调理机体的免疫机制来完成的。夏枯草抗菌作用机制可能是夏枯草苷和挥发油所起的抗菌活性。

2. 改善临床症状　中医药应用于肺结核的各个阶段，以辨证论治为主，辅助西药缓解肺结核病人如盗汗、咯血、潮热、干咳、口干舌燥等症状。

中医认为盗汗是"痨虫"耗夺肺阴，阴虚内热，虚热蒸逼，津液外逼所致。邓小娥方投当归六黄汤治疗结核病盗汗证 30 例，方药组成：当归、生地黄、熟地黄、黄芩、黄柏、黄连、黄芪、百部、丹参。结果治愈 26 例，好转 3 例，无效 1 例，总有效率 96.7%。罗运勤探讨五倍子敷脐治疗肺结核盗汗，将 77 例肺结核患者随机分成两组，在规则抗结核治疗基础上，治疗组加用五倍子脐疗，对照组常规抗结核治疗，结果显示治疗组盗汗好转情况明显优于对照组。

临床上有 1/3 的肺结核病人合并咯血。大量咯血需紧急处理，中医在中、小量咯血方面有其特有的优越性。邓红霞等观察田七止血汤治疗肺结核咯血 68 例的疗效，全方由田七、白及、白茅根、白果、仙鹤草等组成，结果显示田七止血汤的效果明显优于常规西药止血治疗。梁傍顺将肺结核咯血分为阴虚火旺、气阴两虚、肺气虚弱三型，以白及为君，辨证施治，取得显著效果。

发热是肺结核病人常见症状之一。临床有少量病人长期发热，西药效果不佳。采用中西医结合的方法，收到很好的效果。欧炯昆认为肺结核发热缠绵不愈是肺肾阴虚．瘀血阻络，邪热深伏阴分所致，以滋阴化瘀汤治疗顽固性肺结核午后发热。方药组成：沙参、麦门冬、生地黄、牡丹皮、当归、赤芍药、丹参、青蒿、鳖甲、知母、胡黄连、地骨皮、甘草。结果显示在 9 例肺结核发热病人中,服药 7 剂左右痊愈(体温降至正常)4 例,服药 15 剂左右痊愈 3 例,服药 2 剂左右痊愈 1 例,1 例因合并肺部肿物而转外院治疗。吴谈娇将肺结核发热分为阴虚潮热、阴虚火旺、湿阻阳遏三型,分别予以青蒿鳖甲汤、清骨散加减,秦艽鳖甲散及二陈汤合二妙散治疗,取得显著疗效。

3. 减轻抗痨西药的毒副作用　肝损害是结核病抗痨过程中最常见的并发症,是造成治疗中断的主要原因。在服用西药护肝治疗的基础上加服中药能有效防治抗痨引起的肝损害。刘鹤岭观察疏肝解郁汤对抗结核药物所致肝损害的防治效果。观察初治肺结核 84 例,应用"2HRZE(S)/4HR"方案抗结核治疗,治疗组 44 例,全程加服疏肝解郁汤;对照组 40 例,全程加服葡醛内酯片。结果显示治疗组出现肝损害 3 例(6.82%),其中 HBsAg 阳性患者出现 3 例(6.82%);对照组出现肝损害 13 例(32.50%),其中 HBsAg 阳性患者出现 10 例(25.00%),两组比较有显著性差异($P<0.01$)。欧阳碧霞认为抗痨药物对肝脏损害,致肝胆湿热或肝郁脾虚。以茵陈蒿汤合龙胆泻肝汤加减治疗抗结核药物致肝损 30 例,结果显效 20 例,有效 9 例,无效 1 例,总有效率 96.7%。

除了成方和自拟方,临床上有很多上用于治疗抗结核药物所致的肝损伤的中成药。常用的有护肝片、护肝宁片、健肝乐颗粒、五酯微丸、水飞蓟宾胶囊、水飞蓟宾葡甲胺片、强肝胶囊、茵栀黄颗粒、复方甘草酸苷注射液(片)、复方甘草酸单铵注射液、甘草酸二铵注射液(胶囊)等。

4. 耐药结核的治疗　耐药结核尤其是耐多药结核的出现给西药的抗痨治疗带来新的挑战。西医通过联合用药和延长疗程解决这一问题,但是疗效欠佳。在西药治疗的基础上联合中药的治疗能弥补西药的不足。何汉林观察劳迪治疗耐药性、复治性肺结核 40 例的疗效,发现劳迪和抗痨化学药物联合使用,对治疗耐药性、复治性肺结核疗效显著,并无毒副作用,患者症状改善快,病灶吸收好,能提高痰菌转阴率,抗痨药物显效快,易被患者接受。武维屏认为应从补虚培元、抗痨杀虫及对症治疗三方面来加强中医的耐药结核的治疗。并强调体质虚弱是结核病发病的条件,更是结核病耐药的基础。同时将耐多药结核病分为肺脾两虚、肺肾阴虚及阴阳两虚三型,分别辨证施治。

5. 提高机体免疫力　结核菌感染人体后能否发病或者病情的轻重,主要取决于机体的免疫状态,尤其是细胞免疫功能的强弱。因此在常规抗痨药的基础上加用中药增强免疫,有利于患者的康复。周义乾等探讨黄芪注射液对肺结核患者细胞免疫功能的影响及近期疗效。疗程结束后治疗组 CD3,CD4 明显高于对照组($P<0.01$),CD8 变化不大,治疗组痰菌转阴率 88.9%,高于对照组的 50.0%($P<0.05$),肺部病灶吸收率治疗组 90.0%,显著高于对照组的 57.7%($P<0.05$),空洞缩小或闭合率治疗组也明显高于对照组($P<0.05$)。这可能与黄芪注射液增加机体的非特异免疫功能,调节体液免疫和促进细胞免疫功能有关。

6. 促进病灶的吸收　结核病的恢复期,在服用西药的基础上,采用针灸、中药等方法可以促进病灶的吸收。黄瑞彬用狼毒枣合抗痨药治疗慢性纤维空洞型肺结核 25 例,结果治愈 24 例,占 96%,1 例临床症状减轻,实验室检查和 X 线胸片均有所好转。并指出狼毒具有抗痨、化痰、止血、愈伤、杀虫和消积等作用,红枣味甘性平,入脾经,具有补脾养营,缓和药性,培土生金之功。茚建日等用理气活血汤治疗结核性胸膜肥厚粘连 36 例,结果痊愈 19 例,有效 15 例,无效 2 例。其作用机制在于方中太子参、陈皮、香附、川楝子、枳壳理气和中，当归、赤芍、桃仁、红花活血化瘀，桔梗、甘草开宣肺气。引药入肺，而使气行血行，瘀血通畅，故病灶消散。

7. 小结　中药可广泛应用于结核病的各个阶段。早期能改善临床症状，中期有效防治抗痨西药的毒副作用，晚期提高机体免疫力，并促进病灶的吸收，同时能控制耐药结核菌。但是，中医药的研究依然存在如下问题：

（1）目前结核病缺乏统一的辨证分型标准，上述文献均是针对病例数稍少的散在研究，缺乏大样本、多中心的系统调查分析，因此不能很好地指导临床医生的用药。

（2）中药成分复杂，目前针对其抗痨机制的研究局限于单味中药，很少文献提到复方抗痨机制的研究，应加强中药复方的药理及药化的实验研究，从而促进中医的现代化进程。

（3）中药不能取代西药的抗痨作用，但可以通过上述的干预靶点来发挥其作用，有利于患者的康复。当然，在结核病合并糖尿病、耐多药结核等诸多方面，仍然需要我们进一步探讨和研究。

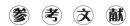

参　考　文　献

1. 聂广，李静．肺痨纳入外感病辨证体系的探讨．环球中医药，2010，3(6)：442-445
2. 李静，聂广，余卫业，等．抗痨药干预过程的肺结核分期辨证模式的探讨．环球中医药，2011，4(3)：174-177
3. 李静，聂广．中医药治疗结核病的"干预靶点"．湖北中医杂志，2010，32(5)：27-29
4. 李静，聂广．中药抗结核杆菌的实验研究进展．湖北中医杂志，2010，32(8)：35-37
5. 詹能勇，聂广，黄慧谦，等．青蒿琥酯及二氢青蒿素逆转耐药结核分枝杆菌的初步研究．中山大学学报，2009，30(S3)：8-11
6. 张红梅，杨大国，李静，等．艾滋病合并结核病与单纯性结核病的临床特点分析．临床肺科杂志，2010，15(6)821-822
7. 刘利，关晓光．《十药神书》对肺结核病治疗的现代价值．中医药学报，2007，35(3)：37-38
8. 傅沛藩．试析绮石论治虚劳的特点．湖北中医杂志，1997，19(3)：31
9. 孙其新．肺痨阴阳气血虚——李可学术思想探讨之六．中医药通报，2007，6(5)：17
10. 吴曦．明清医家肺痨证治特色探析．河南中医，2008，28(9)：97-98
11. 陆城华，张惠勇．中医药治疗肺结核病研究现状．山西中医，2014，30(4)：56-57
12. 石俊仕，张慧敏，徐博．肺结核病人发现的历史沿革研究．中国热带医学，2008，8(4)：607
13. 张胜．《十药神书》学术价值浅探．时珍国医国药，2001，12(2)：178
14. 唐宋琪，谢毅强，郑翔鸿，等．辨证中药联合标准化疗方案治疗肺结核的"减毒"作用研究．药物与人，2014，27(6)：90
15. 童佳兵，王传博，杨程新，等．中国成立60年中医药防治肺结核实践的文献计量分析．中医药临床杂志，2014，26(5)：460-461
16. 叶品良，陈西平，张传涛，等．中医药防治耐药性肺结核的分子机制探索．中医药信息，2014，31(5)：127-130
17. 孙钧，柴玲霞，杨树声，等．耐药肺结核的中医辨证思路．中医研究，2013，26(11)：1-2
18. 田明，叶庆，黄晓秋，等．中西医结合治疗继发性肺结核的随机对照研究．中华中医药学刊，2012，30(11)：2394-2396
19. 周兴华，钟森，钟振东，等．中医药辨证治疗肺结核证候规律研究．辽宁中医药大学学报，2012，14(11)：49-51

20. 么洪文.肺痨之中医辨证施治.中国社区医师,2004,20(6):24.
21. 邹正荣.浅谈中医学对肺痨的认识.中国医疗前沿,2009,4(1):29-30
22. 谭邦华,谭怀兵.中医辨期论治在肺结核治疗中的应用.中国中医急症,2008,17(3):401-402
23. 宋海林.中药对肺结核病的防治作用.中国医院药学杂志,2007,27(3):368
24. 韦衮政.肺痨阴虚证的物质基础.临床肺科杂志,2007,12(1):85
25. 张峰,高鹏,彭俊华.黄芪多糖及黄芪甲苷对巨噬细胞吞噬结核杆菌作用的研究.西北国防医学杂志,2005,26(6):434-436
26. 高鹏,张润玲,刘燕玲,等.荧光定量PCR方法探讨黄芪注射液对巨噬细胞吞噬结核杆菌的影响,2005,26(10):894-896
27. 杜德兵,罗世珍,余平.等.黄芪联合丹参预防肺结核肺纤维化的研究.中国防痨杂志,2007,29(4):339-342
28. 吴广伟,杨湘宇.穴位注射改善肺结核化疗后胃肠反应的观察.国际医药卫生导报,2007,13(14):58-60
29. 张玉明.猫爪草胶囊加基本化疗方案治疗初发肺结核.临床肺科杂志,2002,7(4):85
30. 蔡妙国,林琴,张海燕.丹参辅助治疗初治痰阳肺结核患者疗效观察.中国乡村医药杂志,2007,14(5):42
31. 张红卫,贾望谦,吕锁俊.中药治疗抗痨药物胃肠道副作用163例临床观察.实用医技杂志,2007,14(4):496
32. 康琳平.百贝益肺颗粒治疗肺结核的免疫学观察.现代中西医结合杂志,2008,17(12):1825
33. 宿成君.抗痨保肺丸治疗肺结核临床观察.吉林中医药,2007,27(7):23
34. 王素平.平肺汤治疗肺结核256例.临床观察.实用医技杂志,2007,14(10):1322
35. 袁巨平.痰热清注射液联合抗结核药治疗初治菌阳肺结核120例效果分析.临床肺科杂志,2008,13(4):466
36. 于清源,杨东霞,周东光.益肺止咳胶囊联合化疗治疗194例肺结核的疗效观察.中国防痨杂志,2007,29(4):360-361
37. 陈福连.中西医结合治疗浸润型肺结核病88例.江苏中医药,2002,23(2):281
38. 邓红霞.当归六黄桑叶汤治疗肺结核盗汗59例临床观察.湖南中医药大学学报,2007,8(27):58-59
39. 刘红艳,南琴.百合固金汤加味配合西药治疗肺结核咯血82例.陕西中医,2008,29(4):397-398
40. 孙长明,杜天虹.茵陈蒿汤加味治疗抗结核药致肝损害观察.中医中药,2007,10(28):73
41. 刘才.抗痨颗粒辅助治疗难治性肺结核的疗效分析.中国医药导报,2007,4(9)105
42. 刘晔红.中西药结合治肺结核55例疗效观察.内蒙古中医药,2007,4(11):29-30
43. 漆正旭.中西医结合治疗难治性肺结核临床观察.湖北中医杂志,2008,30(1):31
44. 韩龙蜂,喻新华.中西医结合治疗肺结核的临床观察.湖北中医杂志,2007,29(1):30
45. 农文燕.中西医结合治疗3型肺结核60例.实用中医药杂志,2000,16(7):271
46. 陈社军.中西医结合治疗肺结核并咯血21例.中国社区医师,2007,9(163):81
47. 田明涛.中西医结合治疗复发性肺结核34例.山东中医杂志,2007,26(7):473
48. 吴骁东,王玲.抗结核中药的研究进展.医学综述,2007,13(6):475-476
49. 赵中夫,刘明社,武延隽.巴豆油抗多重耐药结核分枝杆菌作用实验研究.长治医学院学报,2004,18(4):241-242
50. 刘金伟,王金河,仲斌,等.大蒜素对结核分枝杆菌体外抑菌效果观察.人民军医,2001,44(4):236-237
51. 蒋成全.中药抗结核杆菌的研究概况.中国实用医药,2007,2(22):96
52. 邓小娥.当归六黄汤治疗结核病盗汗证30例.四川中医,2006,24(7):68
53. 罗运勤.五倍子治疗肺结核盗汗39例疗效观察.中外医疗,2008,24:76
54. 邓红霞,罗文辉,刘建和.田七止血汤治疗肺结核咯血68例疗效观察.湖南中医学院学报,2001,21(4):54-55
55. 梁傍顺.白及治疗肺结核咯血举隅.中国临床医生,2003,31(4):54

56. 邵艳新,赵良义,张笑丹,等.中药在治疗结核病中的作用与临床应用.现代中西医结合杂志,2009,18(7):831.
57. 何汉林,邓厚明.劳迪治疗耐药性、复治性肺结核40例疗效观察.贵州医药,2004,28(10):921
58. 黄瑞彬,黄周红.狼毒枣合抗痨药治疗慢性纤维空洞型肺结核25例疗效观察.中华现代中医学杂志,2008,(4):56-57
59. 茆建日,葛伟廷,郭燕蓉.理气活血汤治疗结核性胸膜肥厚粘连36例.临床军医杂志,2005,33(6):671
60. 吴虢东,王玲.抗结核中药的研究进展.医学综述,2007,13(6):475-476
61. 张敦熔.肺结核的诊断与治疗.北京:人民军医出版社,2004
62. 梁傍顺.白及治疗肺结核咯血举隅.中国临床医生,2003,31(4):54
63. 欧炯昆.滋阴化瘀汤治疗顽固性肺结核午后发热9例.河北中医,2001,23(3):185.
64. 吴淡娇.辨证分型治疗肺结核发热58例.河南中医,2003,23(10):23-24.
65. 黄瑞彬,黄周红.狼毒枣合抗痨药治疗慢性纤维空洞型肺结核25例疗效观察.中华现代中医学杂志,2008(4):56-57.
66. 石宝林.肺痨四种主要症状的辨证施治.中医函授通讯,1991(2):36
67. 赖平芳,杨慧敏.肺结核的中医辨证治疗体会.现代中医药,2004,2:35-36
68. 刘炜.肺痨的辨证论治体会.黑龙江中医药,2008(1):3-4
69. 冯国安.肺痨30例临证治疗体会.中医函授通讯,2004(44):241-242
70. 雷芳玉,刘定安,王博.肺结核辨病论治与辨证施治.陕西中医,2006,27(4):454
71. 段有文.肺结核病中西医结合诊治思路与临床观察.光明中医,2007,22(9):82-84
72. 陈四清.从阴虚毒瘀治疗肺结核.江苏中医药,2005,26(3):33
73. 程元柱.中西医结合治疗肺结核的临床体会.山西中医学院学报,2005,6(4):30-31
74. 洪广祥.肺痨辨治与用药经验.中医药通报,2008,7(3):7-10

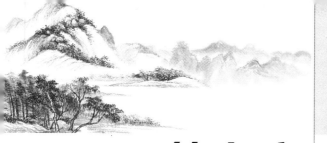

第七章

流行性感冒

第一节 概念及区分

许多人对"感冒"的概念并不清楚,存在许多误解。实际上,流感(流行性感冒的简称)、感冒、上感(上呼吸道感染的简称)的概念是不同的,预防和治疗的方法也不完全一样。流感和普通感冒虽然都是由病毒感染呼吸道引起的,但它们是两种不同的疾病。

一、流行性感冒

流行性感冒简称流感(influenza),是由流感病毒引起的急性呼吸道传染病,发病率较高,易引起暴发性流行或大流行,病原体为甲、乙、丙 3 种类型流行性感冒病毒,主要通过空气飞沫传播。临床上有急起高热、乏力、全身肌肉酸痛、眼结膜炎明显和轻度呼吸道感染症状,虽有自限性,但老年人及伴有慢性呼吸道疾病、心脏病者易并发肺炎。流感的最主要特点是流行,可引起区域性、全国性,甚至世界性的大流行,因此流行是临床医师诊断流感的主要根据。由于流感病毒尤其是甲型病毒极易变异,因此每一年发生的流感的病毒株,或病毒血清型往往是不同的,一般 3 年一个流行高峰,发病人数多,全身症状严重,影响健康和劳动能力。2015 年 11 月,中国香港出现副流感四型病毒的流行,造成严重影响。

二、普通感冒

感冒(common cold)包括流行性感冒和普通感冒。普通感冒俗称"伤风""着凉",是急性上呼吸道病毒感染中最常见的病种,虽多发于初冬,但任何季节,如春天、夏天也可发生,不同季节的感冒的致病病毒并非完全一样。其主要病原体有鼻病毒,其次为副流感病毒、腺病毒、埃及病毒、柯萨奇病毒以及呼吸道合胞病毒,常易合并细菌感染。普通感冒起病较急,早期症状有咽部干痒或灼热感、喷嚏、鼻塞、流涕,开始为清水样鼻涕,2~3 天后变稠;可伴有咽痛;一般无发热及全身症状,或仅有低热、头痛。普通感冒大多为散发性,不引起流行,但冠状病毒感染可引起某些流行。感冒多自限性,一般经 5~7 天痊愈。

三、急性上呼吸道感染

急性上呼吸道感染简称上感，指自鼻腔至喉部之间的急性炎症的总称，是最常见的感染性疾病。90%左右由病毒引起，细菌感染常继发于病毒感染之后。其范围更广，除感冒外，还包括急性上呼吸道感染还包括急性咽炎、急性扁桃体炎、急性喉炎和急性气管炎等疾病。

四、临床辨别

从外延看，流感、感冒和上感是自下而上的三个不同范围的疾病概念，上感范围最宽，感冒次之，流感最窄。"流感"和"普通感冒"的区别如下（表7-1）：

表7-1 "流感"和"普通感冒"的临床辨别

	流感	普通感冒
传染性	丙类传染病	非传染病
季节性	明显季节性（多为11月~次年3月）	季节性不明显
发热程度	多高热（39~40℃）可伴寒战	不发热或轻、中度热，无寒战
发热持续时间	3~5天	1~2天
全身症状	重，头痛，全身肌肉酸痛、乏力	少或没有
并发症	可以出现中耳炎、肺炎，甚至脑炎或脑膜炎	罕见
病程	5~10天	1~3天
病死率	较高，死亡多由于流感引起原发病（肺病、心脑血管病）急性加重	较低

第二节 病邪性质

一、病毒分类

流行性感冒病毒（influenza virus），是正黏病毒科（orthomyxoviridae）的代表种，简称流感病毒，包括人流感病毒和动物流感病毒，人流感病毒分为甲（A）、乙（B）、丙（C）三型（图7-1），是流行性感冒（流感）的病原体。其中甲型流感病毒抗原性易发生变异，多次引起世界性大流行。例如1918—1919年的大流行中，全世界至少有2 000万~4 000万人死于流感；乙型流感病毒对人类致病性较低；丙型流感病毒只引起人类不明显的或轻微的上呼吸道感染，很少造成流行。甲型流感病毒于1933年分离成功，乙型流感病毒于1940年获得，丙型流感病毒直到1949年才成功分离。

根据流感病毒感染的对象，可以将病毒分为人类流感病毒、猪流感病毒、马流感病毒以及禽流感病毒等类群，其中人类流感病毒根据其核蛋白的抗原性可以分为三类：甲型流感病毒（influenza A virus），又称A型流感病毒；乙型流感病毒（influenza B virus），又称B型流感病毒；丙型流感病毒（influenza C virus），又称C型流感病毒。

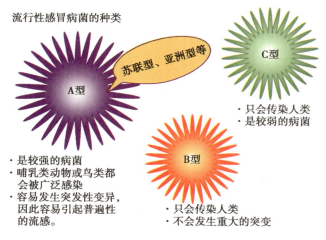

图 7-1 流感病毒的分类

感染鸟类、猪等其他动物的流感病毒，其核蛋白的抗原性与人甲型流感病毒相同，但是由于甲型、乙型和丙型流感病毒的分类只是针对人流感病毒的，因此通常不将禽流感病毒等非人类宿主的流感病毒称作甲型流感病毒。

在核蛋白抗原性的基础上，流感病毒还根据血凝素 HA 和神经氨酸酶 NA 的抗原性分为不同的亚型（图 7-2）。

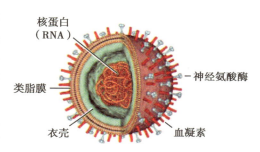

图 7-2 流感病毒的结构

二、病毒变异

流感病毒变异有抗原性变异、温度敏感性变异、宿主范围以及对非特异性抑制物敏感性等方面的变异，但最主要的是抗原性变异。抗原性变异与其他病毒不同，特点是表面抗原 HA 和 NA 易变异。变异有两种形式，即抗原性转变和抗原性漂移。

流感病毒表面抗原变异幅度的大小，直接影响到流感规模。若变异幅度小，属于量变，称为抗原漂移，产生病毒的信株，可引起中小型流行。如果抗原变异幅度大，属于质变，称为抗原性转变，形成新的亚型，此时人群普遍缺乏对它的免疫力，往往引起较大的流行，甚至世界性流行。如甲型流感病毒的 HA，NA 容易发生抗原转变，构成 HA，NA 的大部分或全部氨基酸均可发生改变，出现抗原性完全不同的新亚型。变异由量变累为质变。当新的流感病毒亚型出现时，人群普遍对其缺乏免疫力，因此容易引起大流行。

1. 抗原转变　抗原性转变（antigenic shift）变异幅度大，属于质变，即病毒株表面抗原结构一种或两种发生变异，与前次流行株抗原相异，形成新亚型（如 H1N1 → H2N2、H2N2 → H3N2），由于人群缺少对变异病毒株的免疫力，从而引起流感大流行。如果两种不同病毒同时感染同一细胞，则可发生基因重组形成新亚型。1978 年前苏联流行的甲型流感病毒 H1N1 与中国香港甲型流感病毒 H3N2 同时感染人则分离出 H3N1 亚型，这说明自然流行情况下可发生这样的变异。过去一直认为新旧亚型病毒株间的交替是迅速的，一旦新亚型出现，旧亚型就很快消失。但1997年夏甲1型（H1N1）虽再度出现，却至今尚未能替代甲3型（H3N2），而是两者共同流行。直到1998年甲3型（H3N2）代表株的抗原发生了变异，武汉株被悉尼株所取代，人们对新株没有免疫力，造成了新的流行。

2. 抗原漂移　抗原性漂移（antigenic drift）变异幅度小或连续变异，属于量变，即亚型内变异。一般认为这种变异是由病毒基因点突变和人群免疫力选择所造成的，所引起的流行是小规模的。

在感染人类的三种流感病毒中，甲型流感病毒有着极强的变异性，乙型次之，而丙型流感病毒的抗原性非常稳定。乙型流感病毒的变异会产生新的主流毒株，但是新毒株与旧毒株之间存在交叉免疫，即针对旧毒株的免疫反应对新毒株依然有效。

甲型流感病毒是变异最为频繁的一个类型，每隔十几年就会发生一个抗原性大变异，产生一个新的毒株，这种变化称作抗原转变亦称抗原的质变；在甲型流感亚型内还会发生抗原的小变异，其表现形式主要是抗原氨基酸序列的点突变，称作抗原漂移亦称抗原的量变。抗原转变可能是血凝素抗原和神经氨酸酶抗原同时转变，称作大族变异；也可能仅是血凝素抗原变异，而神经氨酸酶抗原则不发生变化或仅发生小变异，称作亚型变异。

对于甲型流感病毒的变异性，一些学者认为，是由于人群中传播的甲型流感病毒面临较大的免疫压力，促使病毒核酸不断发生突变。另一些学者认为，是由于人甲型流感病毒和禽流感病毒同时感染猪后发生基因重组导致病毒的变异。后一派学者的观点得到一些事实的支持，实验室工作显示，1957年流行的亚洲流感病毒（H2N2）基因的八个节段中有三个是来自鸭流感病毒，而其余五个节段则来自H1N1人流感病毒。

甲型流感病毒的高变异性增大了人们应对流行性感冒的难度，人们无法准确预测即将流行的病毒亚型，便不能有针对性地进行预防性疫苗接种，另一方面，每隔数十年便会发生地抗原转变更会产生根本就没有疫苗的流感新毒株（表7-2）。

表7-2　甲型流感病毒抗原变异情况

亚型名称	抗原结构	流行年代	代表病毒株
原甲型（A0）	H0N1	1930—1946	A/PR/8/34（H0N1）
亚甲型（A1）	H1N1	1946—1957	A/FM/1/4/（H1N1）
亚洲甲型（A2）	H2N2	1957—1968	A/Singapore/1/57（H2N2）
中国香港亚型（A3）	H3N2	1968—1977	A/Hongkong/1/68（H3N2）
新A1与A3交替型	H3N2 H1N1	1977—至今	A/USSR/90/77（H1N1）；A/BeiJing/32/92（H3N2）

*代表病毒株命名法：型别/分离地点/毒株序号/分离年代（亚型）

三、六淫学说的起点

1. 感冒与中医外感病起源　"感冒与医学起源"，当写下这句话的时候，笔者遗憾的是竟然没有检索到相关资料，但我们仍然坚信，感冒这个病对医学起源的贡献是巨大的。我们在以前章节回顾了中医外感病学说的发展历程，在各种学说提出和论争过程中，感冒作为一种最古老、最常见的疾病，尤其当古人对流感、感冒和上感尚无法清晰区分的时候，这种疾病的频发长期地拷问着古代医家的智慧与学问。可以说，对于感冒因机证治的探究伴随着中医外感病学发生、成长以及论争的全过程。

（1）疾病的古老性：感冒是一种古老的疾病，甲骨文中的"祸风"即是最早的记载，《黄帝内经》在有关伤寒、风病的描述也是感冒的记载，因此而称"风为百病之长"。张仲景称之为"伤寒""中风"，《诸病源候论》又称"时气病"（后世改为"时行感冒"最为确切），"感冒"一词源于北宋《仁斋指直方·诸风》，《丹溪心法·伤风》提出了"伤风"的命名，温病学中的"风温""春温""暑温""秋燥"实际上也是指感冒。

（2）无与伦比的高发性：感冒是人类有史以来最常见的疾病，几乎人人都难以幸免。现代研究提示，人一生要感冒200次，如果按每次5天计算，总时间近3年。据加拿大职业卫生与安全中心等机构统计，成年人每年平均会有2~3次感冒，而小孩则有5~7次，多者几乎月月感冒。中国人口13亿，每年估计有40亿次感冒发生，因此产生经济损失达数百亿乃至上千亿。

（3）病因学的复杂性：除甲、乙、丙三大类流感病毒外，能引起感冒症状的病毒有200多种，而且每种病毒还会不断变异。除了病毒以外，一些细菌、杆菌、支原体、衣原体等微生物感染也能引起感冒；除此之外，寒冷和过敏反应也能引起感冒。近年来，学术界提出一种综合病因说，即受凉、疲劳和免疫力低下是内因，病毒感染为外因，以此来磨合中西方观点。

（4）临床表现的多重性：感冒症状复杂多变、难以区分。普通感冒的症状常表现为打喷嚏、鼻塞、流涕、咽痛，有时有轻微咳嗽，有轻度发热、头痛、全身乏力等，如无并发症则多在3~5天减轻，5~10天消退。与过敏性鼻关炎、上呼吸道疾病（急慢性咽炎、扁桃体炎、中耳炎等），下呼吸道疾病（支气管炎、细支气管炎、肺炎等）症状相似。还有许多疾病早期临床表现也与感冒极其相似难以辨别，如麻疹、猩红热、流行性腮腺炎、流行性脑膜炎、病毒性肝炎以及肺结核等。

（5）免疫学调节的生物适应性：从生物进化史的角度看，感冒是一种人类进化过程中免疫力发育促进剂。人体正是在与各种微生物的长期相处中获得机体免疫功能的完善。比如人体肠道中的微生态群落中就含有大约1kg的细菌，而其他各种体腔的表面，甚至体内脏器，也含有各种各样的细菌与病毒。它们在健康状态下与人体和平共处，甚至互相依靠，共同发展。但是，人体一旦因各种原因免疫力下降，它们和人体之间的平衡就被打破。所以人类对感冒这种小病的应对能力，一定意义上反映了机体健康度，多数健康人的感冒症状是轻微的不适，可在3天内自行好转。因此，人类的健康状态是指机体的稳态调节能力，健康人具有较强的适应性稳态调节能力。感冒就是一种机体上呼吸道对外界微生物抵抗的轻微失稳态，几乎人人难以避免出现这种状态，通过这种反复的感冒，可以锻炼这种失稳态自动回归稳态的能力。大多数感冒可能是天然的免疫调节剂，据认为从来不感冒的人罹患重大疾病的风险会增高，比如来自海外的研究认为罹患癌症的几率会提高5倍。无论如何，感冒是一个人健康生活的一部分，几乎没有人能避免。

2. 诱因与病因学误解　由于历史局限，古人常常将流感、感冒、上感混为一谈，又因此在病因学研究时将诱因误认为病因。这些，固然是古人难以避免的错误，但并非完全不靠谱。

（1）感冒多数有明确诱因：各种原因的机体免疫力下降最常见，如受寒、淋雨、疲劳、熬夜等。感冒初始症状一般在诱因发生大约24小时后出现，这个时间正是病毒经由呼吸道黏膜入侵人体后可以迅速繁殖到对人体有杀伤力的时间。

（2）从"风为百病之长"到"六淫学说"：考古证实，甲骨文中的"祸风"指的是现在的感冒。赵洪钧先生考证认为，古人最早重视的外因是"风"，因此《素问·刺节真邪》说"邪气者，虚风之贼伤人也。"《素问·风论》亦曰："风者，百病之长也，至其变化乃生他病也。"（王冰注曰："长，先也，先百病而有也。"）《素问·骨空论》亦曰："风者，百病之始也。"风之外，较早认识到的是"寒"与"湿"，再加上"暑"。故《灵枢·口问》曰："百病之始生也，皆生于风雨寒暑，阴阳喜怒"。《素问·至真要大论》提出："夫百病之生也，皆生于风寒暑湿燥火，以之化之变也。"这时候，"六淫外感"之说已经跃然纸上。

毫无疑问，在那样的对病原微生物一无所知年代能够认识到感冒的"诱因"，已经是从临床观察到理论总结最可靠的结论了。在这样的基础上，鉴于感冒病原学的复杂性和临床表现的多样性，后人又将感冒分为风寒、风热、风湿、暑热、燥热（虽然看起来是病因学差别，实际上是临床表现的差异），根据中医"体质学说"又将感冒分为气虚、阳虚、血虚、阴虚之不同类型，确实是外感病学对于现代医疗保健的独特贡献。

（3）寒冷与感冒的纠葛：当然，西方认识感冒的病因学也经历了一个漫长的过程。英语里感冒叫"common cold"，也和冷有关系。100多年前，科学界或多或少地认为，寒冷的天气会让人感冒。因为这种观点很直观，不过很快有人开始注意到一些例外的情况。1933年5月，Paul和Preese在美国卫生学杂志（*The American Journal of Hygene*）上发表了一篇论文。他们发现，位于北极圈内的挪威斯匹次卑尔根岛（Spitsbergen）有很特别的感冒流行期。在这里，感冒会在每年5月左右开始爆发，到10月又归于平静。Paul和Preese发现，这种现象产生的原因是由于卑尔根岛在漫长的冬季处于与世隔绝的状态。每年5月，第一艘货船才会来到这里。船只不仅带来了货物，还带来了感冒。只有当一年中最后一艘船只在10月离开以后，感冒流行才会逐渐中止。这个现象很清楚地说明，感冒源于某种可以被传染的病原体，而温度很可能不是导致感冒的主要因素。

二战结束后，英国病毒学家Christopher Andrewes和他的同事们认为，是时候好好研究导致感冒的病原体了。在此之前，一些研究结果显示，导致感冒的很可能是一种或几种病毒，不过仍然没有充足的证据证明这一点。1946到1950年间，Christopher Andrwes和他的同事对感冒做了很多研究工作。他后来在《新英格兰医学杂志》（the New England Journal of Medicine）上总结了这些工作：他们将志愿者分成两组，一组的鼻腔中被滴入感冒病人的鼻腔分泌物，另外一组被滴入生理盐水作为对照。实验的结果非常清晰，被滴入病人分泌物的231名实验组志愿者中，有137人得了感冒；而被滴入生理盐水的63人中没有一个生病。研究还发现，造成感冒的病原体可以穿过140mμ的小孔，说明导致感冒的是一种病毒。这样一来，寒冷不是感冒的直接原因，那寒冷有没有可能会促进感冒的发生呢？为了研究这个问题，他们把18个实验对象分成三组。其中6人接种了稀释过的病毒溶液，6人在洗完澡以后穿着湿漉漉的浴袍呆站了至少半个小时——他们的体表温度因此下降了好几度，另外6个志愿者在挨冻的同时也被接种了病毒。结果只要没有接触过病毒，即使挨冻也不会感冒。而接受病毒的人里，如果受凉的话，染上感冒的概率是不受凉的两倍。但是，Andrews觉得18个人的样本量太小，所以他又重复了一次实验。结果与第一次实验完全相反,在第二次实验中,受冻的人患感冒的几率只有不受冻的二分之一。

此后的十几年中,类似的研究还做了好几次。1968年,贝勒大学医学院(BaylorUniversity College of Medicine)的三名医学博士联合在新英格兰医学杂志上发表了一篇论文。他们发现,无论是待在4℃的室内,还是泡在32℃的热水中,在接种了15型鼻病毒以后,染上感冒的概率不会发生变化。因此这篇论文写道:"这项研究显示,在低温下暴露并不会影响身体对鼻病毒感染的抵御能力。"基于这些研究,很多现代病毒学教科书并不承认寒冷和感冒存在因果关系。

到21世纪,之前的研究结论又开始受到一些挑战。2002年,英国卡迪夫大学(Cardiff University)的教授Ronald Eccles发表了一篇综述文章。他在总结前人的研究时发现,体表温度的降低会导致鼻黏膜中的毛细血管收缩,随后血管供血量减少,免疫细胞数量也会下降,进入鼻腔的病毒会有更大的概率感染细胞。此外,相当一部分人即使被病毒感染,也不会出现任何症状,他们自己也不知道已经得了感冒。因此他认为,虽然低温不是感冒的直接原因,但是却可以降低人的免疫力,让那些已经感染病毒却没有明显症状的人病情加重。换句话说,各种感冒病毒总是长存于人间,只是到了低温的季节才会让重症状患者多起来。为什么之前的结果显示感冒和低温无关呢?Eccles认为那些实验都有一个缺陷:没有模拟正常情况下的病毒感染过程。一个人在日常生活中可能接触到的感冒病毒剂量比实验室中接种的病毒剂量要低得多。所以,这些实验不能正确地模拟出感冒症状由轻到重的过程。不过,之前Andrews的研究使用的是稀释过的病毒,接种的志愿者也没有全部出现感冒症状,Eccles没有解释这一点。

在科学领域,只提出理论是不够的,还要通过实验验证才行。Eccles从他所在的大学里找了180个学生做实验。这些学生被随机分成两组,一组学生把脚放在10℃的冷水中泡20分钟,而另外一组只是把脚放到空盆里作为对照。实验结束以后,Eccles并没有给这些学生人工接种病毒,而是让他们回家记录下自己的身体状况。如果出现了感冒症状,还要根据严重程度打分。结果发现,那些泡过冷水的学生在第4天和第5天更容易出现比较严重的感冒症状,说明低温和感冒之间存在某些关系。不过,这样的关系似乎并不会立刻出现,因为在实验的当天以及第2天,对照组还是实验组的学生都几乎没有出现感冒的症状。所以,这项研究同样不能支持一些民间流传的观点,比如"冬天打湿头发出门,回来就感冒了",或是"晚上没有盖好被子,早上起床就会感冒",因为受凉以后,感冒症状并不会立即出现。

但是,Eccles的实验并没有彻底推翻以前的研究,因为他的实验也并非没有缺陷。其中一个明显的不足就是,这项研究不是单盲的。毕竟把脚放到冷水中和放到空气中的感觉完全不同。所以那些浸过冷水的学生可能在心理暗示的作用下感觉自己的感冒症状更重一些。Eccles并没有在实验前做一个问卷调查,看看这些参与研究的志愿者们是否相信低温会导致感冒,然后尽量排除心理因素。虽然,他对此作出了一些解释,但仍然不很圆满。而且,Eccles也没有进行更深入的病毒学研究,来验证低温,免疫力以及感冒病毒之间的关系。看来,在更多更有说服力的研究出现之前,寒冷让人更容易感冒这个流行了上百年的说法还会一直争论下去。

第三节 发病特点

一、感邪门户

1. 感冒病毒的传播方式

（1）普通感冒病毒：即鼻病毒、冠状病毒及副流感病毒等。这些病毒存在于病人的呼吸道中，经飞沫传染给别人。普通感冒较流行性感冒传染性要弱得多，一般人在受凉、淋雨、过度疲劳后，因抵抗力下降，才容易得病。所以普通感冒往往是个别出现，很少像流行性感冒流行时，病人成批出现。鼻病毒感染，在成人主要引起普通感冒等上呼吸道感染；在婴幼儿和慢性呼吸道疾病患者，除上呼吸道感染外，还能引起支气管炎和支气管肺炎。病毒主要通过接触和飞沫传播，经鼻、口、眼黏膜进入体内，在鼻咽腔内增殖。潜伏期1~2天，临床症状有流涕、鼻塞、喷嚏、头痛、咽痛和咳嗽等，体温不增高或略有增高。该病毒引起为自限性疾病，一般1周左右自愈。感染后可产生局部SIgA，对同型病毒有免疫力，但持续时间短，故常发生再感染。

（2）流感病毒：传染源主要是患者，其次为隐性感染者，被感染的动物也可能是一种传染源。主要传播途径是带有流感病毒的飞沫，经呼吸道进入体内，少数也可经共用手帕、毛巾等间接接触而感染。病毒传入人群后，传染性强并可迅速蔓延，传播速度和广度与人口密度有关。进入人体的病毒，如果不为咳嗽反射所清除，或不为机体的特异IgA抗体中和及黏膜分泌物中非特异性抑制物灭活，则可感染少数呼吸道上皮细胞，引起细胞产生空泡、变性并迅速产生子代病毒体扩散至邻近细胞，再重复病毒增殖周期。病毒的NA可降低呼吸道黏液层的黏度，不仅使细胞表面受体暴露，有利于病毒的吸附，而且还促进含病毒的液体散布至下呼吸道，在短期内使许多呼吸道细胞受损。流感病毒一般只引起表面感染，不引起病毒血症（图7-3）。

流感病毒侵袭的目标是呼吸道黏膜上皮细胞，偶有侵袭肠黏膜的病例，则会引起胃肠型流感。

病毒侵入体内后依靠血凝素吸附于宿主细胞表面，经过吞饮进入胞浆；进入胞浆之后病毒包膜与细胞膜融合释放出包含的ss-RNA；ss-RNA的八个节段在胞浆内编码RNA多聚酶、核蛋白、基质蛋白、膜蛋白、血凝素、神经氨酸酶、非结构蛋白等构件；基质蛋白、膜蛋白、血凝素、神经氨酸酶等编码蛋白在内质网或高尔基体上组装M蛋白和包膜；在细胞核内，病毒的遗传物质不断复制并与核蛋白、RNA多聚酶等组建病毒核心；最终病毒核心与膜上的M蛋白和包膜结合，经过出芽释放到细胞之外，复制的周期大约8个小时。

流感病毒感染将导致宿主细胞变性、坏死乃至脱落，造成黏膜充血、水肿和分泌物增加，从而产生鼻塞、流涕、咽喉疼痛、干咳以及其他上呼吸道感染症状，当病毒蔓延至下呼吸道，则可能引起毛细支气管炎和间质性肺炎。

人群普遍易感，潜伏期长短取决于侵入的病毒量和机体的免疫状态，一般为1~4天。起病后患者有畏寒、头痛、发热、浑身酸痛、乏力、鼻塞、流涕、咽痛及咳嗽等症状。在症状出现的1~2天内，随分泌物排出的病毒量较多，以后则迅速减少。无并发症患者发病

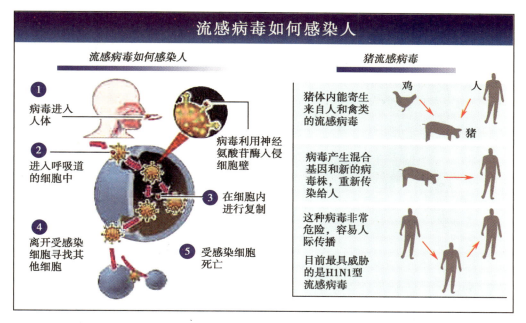

图 7-3　流感病毒的传变方式

后第 3~4 天就开始恢复；如有并发症，则恢复期延长。流感的特点是发病率高，病死率低，死亡通常由并发细菌性感染所致。常见的细菌有肺炎链球菌、金黄色葡萄球菌、流感嗜血杆菌等。并发症多见于婴幼儿、老人和慢性病（心血管疾病、慢性气管炎和糖尿病等）患者。

（3）新发呼吸道病毒：感染的传播及特征

2014 年 11 月，Lancet Infect Dis 上发表了"新出现的呼吸道病毒"系列文章，其中第 3 篇回顾了这些新出现病毒的流行病学，包括其地理分布、传播方式及人畜共患特征。

自从 2003 年认识了重度急性呼吸综合征（SARS）以来，全球不同地区出现了多种新的病毒（表 7-3、表 7-4）：① 2012 年，沙特阿拉伯和约旦首次发现了中东呼吸综合征冠状病毒（MERS-CoV），并且在曾去过中东的欧洲旅行者中证实了多个病例。截至 2014 年 7 月，已确诊了超过 840 例人感染 MERS-CoV 病例。大部分患者为呼吸道疾病，其临床表现广泛，从轻度无症状到重度多系统受累；死亡率约为 38%。②人腺病毒 14（HAdV14）于 1955 年首次发现，2006 年该病毒在美国再次出现，且发生了轻度变异（HAdV-14p1）。暴发感染仅限于美国和中国，总计有数百人感染，死亡率低。③甲型流感病毒 H7N9 于 2013 年初在中国东部出现，而中国以外地区的病例很少。截至 2014 年 6 月，已确诊了超过 448 例人感染病例，死亡率估计为 39%。④禽流感病毒 H10N8 是几十年前从鸟类分离到的首个病毒株，于 2013 年出现并感染至少 3 名中国人，其中 1 例死亡。⑤ 2011 年，一种新型猪流感病毒变异体 H3N2 在美国的 2 个州出现，导致 12 人感染。到 2013 年底，病毒传播至 10 个州，导致至少 340 人感染（1 例死亡）。最新研究表明，2014—2015 年流行季中，流感病毒 H3N2 亚型在全球都广泛流行，并造成了大量的感染和死亡。研究者通过模拟近年来 H3N2 病毒的抗原进化，发现了这次 H3N2 病毒分化为两个抗原类共同流行：SW13 和 HK14（图 7-4）。

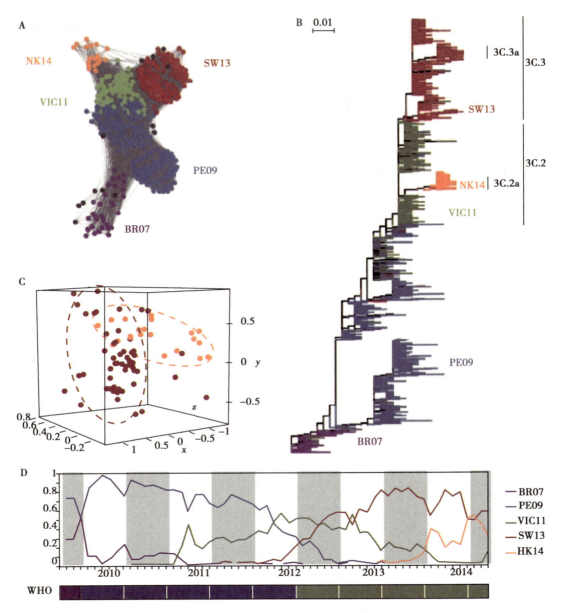

图 7-4　2010—2014 年 H3N2 病毒的基因和抗原进化

表 7-3　新出现的呼吸道病毒（截至 2014 年 6 月）

	感染数	死亡数	聚集性病例	环境特征	R_0
中东呼吸综合征冠状病毒	841	327	家庭和医疗护理机构	在低温和低湿条件下稳定存在	0.60–0.69 vs 0.8–1.3
人腺病毒 14p1	许多	13	军事基地和学校	未知	未知
禽流感病毒 H7N9	448	157	家庭	在环境中能存活数月	0.11–0.45
禽流感病毒 H10N8	3	1	无	在水中持久存在	未知
变异型流感病毒 H3N2	340	1	老年病房	未知	未知

表 7-4　新出现的呼吸道病毒可能的来源和传播方式

	可能来源	传播方式
中东呼吸综合征冠状病毒（MERS-CoV）	人类病患、骆驼、蝙蝠和环境（骆驼农场）	人际间（59%），散发
人腺病毒 14p1	人类病患和无症状排毒者	散发，人际间（密切和频繁接触）
禽流感病毒 H7N9	活的鸟类、家禽、环境（鸟类市场、家禽养殖场、农贸市场-土壤和地面水）和人类病患	与活禽直接接触，人际间（可能但为局限性和非持续性）
禽流感病毒 H10N8	活的鸟类和家禽、环境（土壤和地面水）	与家禽接触
变异型流感病毒 H3N2	猪、有猪的环境（农贸市场）和人类病患	直接或间接接触猪，人际间（可能但为局限性和非持续性）

2. "皮毛而入"与"温邪上受"　在中医理论里，感冒的感邪门户一直存在争议，寒温之争的源头即是以病邪的侵入途径为起点。

的确，感冒与表证密不可分，表证的"表"在何处？自然是"肌肤"。事实上，无论伤寒与温病，表证的受邪部位都是指的肌肤。《伤寒论》称"太阳主一身之表"，温病学家认为"肺合皮毛"，因此无论是"寒邪外感"，还是"温邪上受"，表证的病位都是肌表。但寒温之争纠结了上千年，重要的是对于感邪门户的认识不同。

我们今天都明确知道，感冒病毒主要由呼吸道传播。从这一点看，"温邪上受"（口鼻而入）的认识确实进步了许多，说明后世温病学家还是比张仲景观察的仔细。而所谓恶寒发热的病位在肌表，不过是上呼吸道感染的全身表现而已。古人争来争去，强词夺理，往往是因为临床事实不太清晰的原因。一旦认识到感冒病毒及其传播方式，所谓感邪门户之争就自然变得无足轻重了。

二、"正气存内，邪不可干"与"五疫之至，皆相染易"

在中医理论里，有两种说法可能容易让人产生误会，那就是"正气存内，邪不可干"与"五疫之至，皆相染易"。表面看起来，两者相互矛盾，实际上各自都是来源于临床观察，尤其体现在感冒这个"病"中。下面，笔者根据其现代研究进展分述之。

1. 普通感冒与季节性流感　在普通感冒与季节性流感中，"正气存内，邪不可干"确实是不可违背的铁律。我们知道，人的免疫功能包括特异性免疫和非特异性免疫两个方面。体现在普通感冒与季节性流感中，这个"正气"的含义包括：①即未经寒冷、疲劳、饥饿、疾病等因素而降低的人体非特异性免疫功能；②通过疫苗、母体、感染所获得的对某种病毒或亚型特异性免疫功能，有人说"感冒尊老爱幼"，其实"尊老"不常发生，"爱幼"后果也并不严重。

2. 禽流感等新发呼吸道病毒　由表 7-4 可知，近 10 年的新发呼吸道病毒基本上都属于感冒病毒范畴。它们的感染免疫状态各有其细微差别，介乎"正气存内，邪不可干"与"五疫之至，皆相染易"之间。

（1）"人传人"机制的建立与否：除 HAdV-14p1 仅在人类中发现外，MERS-CoV、H7N9、H10N8 和 H3N2 感染为人畜共患病（证据表明，骆驼可能是 MERS-CoV 的储存宿主，进而导致人类感染；H7N9 和 H10N8 的储存宿主包括家禽、鸭子和野生鸟类；H3N2 的储存宿主为猪）。可见其传染性强弱与这类疾病的人畜共患特征密切相关，即种属差异造成的。因此，其传播与否既不取决于人体正气（特异与非特异性免疫功能），但也不是"五疫之至，皆相染易"。

（2）人际间局限性和非持续性散发：表 7-4 还显示了另一种现象，即除 H10N8 外，HAdV-14p1、MERS-CoV、H7N9 和 H3N2 均可在人际间呈现局限性和非持续性散发状态。为什么会这样？大约是绝大多数人尚不具备这些病毒感染的受体，具体机制还需要进一步深入研究。但这种现象，也可能成为流感大流行的可能前奏。

3. 关于大流感 《素问·刺法论》云："五疫之至，皆相染易，无问大小，病状相似。"《诸病源候论·温病诸候》说："人感乖戾之气而生病，则病气转相染易，乃至灭门。"《温疫论·原病》说："疫者，感天地之疠气……此气之来，无论老少强弱，触之者即病，邪从口鼻而入。"显然，古人的这些描述完全打破了"正气存内，邪不可干"的经典理论，但每一次大流感暴发都展现了这样的情景，发病率与死亡率大幅度攀升。说明：①病原微生物是一种由于变异产生的新型病毒（可能是人畜共患病毒演变而来）；②新型病毒的毒力大、传染性强（呼吸道病毒经过数代传代之后毒力下降）；③由于缺乏特异性免疫，易感人群广泛；④由于病毒成功变异，广泛的"人传人"机制已经建立。我们的主要预防措施就是隔离传染源与迅速研制特异性疫苗，当然也包括对新型病毒的基础性研究。

三、顺证与逆证

1. 流感的临床分型

（1）单纯型流感：最常见的一种，病人畏寒发热、体温可达 39℃ ~40℃，伴随而来的有头昏、头痛、鼻塞等，一般经 3 ~ 5 天症状逐渐减轻，退热后全身软弱乏力，可持续 1 ~ 2 周。部分轻病人类似其他病毒性上感，1~2 日即愈。

（2）肺炎型流感：症状是高烧不退，咳嗽严重，呼吸急促，吐黏痰或血痰，气急发绀，可伴发心力衰，病情可延长至 3 ~ 4 周，少数可导致死亡。

（3）中枢神经型流感：中枢神经型流行性感冒的症状是高热不退，头痛、头昏，甚至昏迷，谵妄，血压下降，儿童可有抽搐。

（4）肠胃型流感：全身有中毒症状，伴恶心、呕吐、腹泻等胃肠道症状。

（5）其他：还有心肌炎、心包炎型、肌炎型等。

2. 顺证与逆证 在流行性感冒的临床表现中，人们常常在单纯型流感中进一步区分轻型与重型。其实，对于单纯型流感而言这种区分临床意义不大，远不如中医外感病学中区分顺证与逆证的临床价值大（见图 7-5）。所谓顺证，即指正气未衰，抗病能力尚足、病邪不能损害重要器官，疾病按一般规律发展，整个发热期无并发症，或症状由重而轻有好转趋势；所谓逆证，指病情不按一般规律发展，突然加重而出现的证候，多因正虚邪盛，或治疗及护理失当所致。在中医学中，无论代表"表解而愈"的单纯型流感，还是代表"顺传"的胃肠型、肺炎型（轻）、肌炎型流感，都无性命之忧，属于顺证之列；而代表"逆传"的肺炎型（重）、中枢神经型、心肌炎心包炎型流感，则属于逆证范畴，必须慎之又慎，处理不当可能会有较大风险。

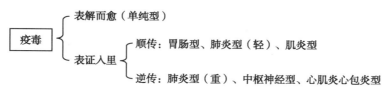

图 7-5　流行性感冒的顺证与逆证

可见,"顺证与逆证"是外感病学解释病情轻重与预后密切相关的最具特色的传统理论。与之相关,另两种解释外感病病情轻重的还有《素问·热论》的"两感"学说与《伤寒论》的"直中"学说,比较而言其临床价值则逊色许多。所谓"两感"学说,指的是患者"两感于寒":"两感于寒者,病一日则巨阳与少阴俱病,则头痛口干而烦满;二日则阳明与太阴俱病,则腹满身热,不欲食谵语;三日则少阳与厥阴俱病,则耳聋囊缩而厥,水浆不入,不知人"(《素问·热论》)。而且,"伤于寒者"均为顺证、轻症,"两感于寒"者均为逆证、重症(死证)。所谓"直中",即寒邪直接侵入三阴经者,往往病情重笃,预后不良。那么,西医学是如何认识的呢?

3. 重症病例分析

(1) 遗传易感性:据 2008 年 J Infect Dis 报道,已有动物模型实验和人类流行病学调查显示,重型致死性流感具有遗传易感性。美国 Albright 教授等调查了犹他州近 100 年的致死性流感病毒感染引起的死亡以及家族信息,结果有 4 855 人的死亡与流感有关,这些死者的直系或近亲死于流感的风险也相对较高,与接触和遗传有关。重型流感患者表现为高热持续,病情日益加重,多在 5~10 日内死于呼吸与循环衰竭,称之为原发性流感病毒性肺炎。

中医外感病学历来重视个人禀赋、体质与感冒的关系。《类证治裁·伤风》称:"惟其人卫气有疏密,感冒有浅深,故见症有轻重。"《证治汇补·伤风》:"如虚人伤风,屡感屡发,形气病气俱虚者……恐脾气益虚,腠理益疏,邪乘虚人,病反增剧也。"看来,东西方都曾经注意到流感患者病情轻重与机体状态与遗传背景的相关性。

(2) 二次感染:甲型 H1N1 流感在一些国家肆虐时,为什么有些患者的病情明显比其他患者严重?美国研究人员推测,其原因之一可能是流感病毒会使某些患者的免疫系统在较长时间内功能失常,从而容易感染其他细菌,使这些人患上肺炎等更严重的疾病。他们调查了一些患有重度流感的儿科患者血浆中的细胞因子水平,发现虽然上述患者血浆中的细胞因子水平有所升高,但他们体内 Toll 样受体的反应却有所减少。他们推测,Toll 样受体活性降低会导致部分流感患者免疫系统功能失常,这就增加了二次感染的机会。沙利文表示,这项研究有助于解释为何一些流感患者仅仅是感冒而已,另一些患者却病情严重甚至因此丧命:也可以解释为何在因为流感而死亡的儿童中,1/4 的人其实是死于细菌感染。

其实,这类似于《素问·热论》的"两感"学说。《素问·热论》认为,"两感于寒"者病情重笃可能还是有一定的临床观察基础的,不过在讨论发病机制时不免有臆测成分而没有也不可能进一步实验验证。

(3) "细胞因子风暴":Ferrara 等 1993 年首次提出"细胞因子风暴"的概念,但其很大程度上是由于 2005 年 H5N1 禽流感病毒感染而进入公众视野。所谓细胞因子风暴,普遍认为是促炎性细胞因子的过度或失控释放,是机体感染微生物后引起体液中多种细胞因子如

TNF-α、IL-1、IL-6、IL-12、IFN-α、IFN-β、IFN-γ、MCP-1 和 IL-8 等迅速大量产生的现象。

细胞因子风暴在流感病毒感染中的病理表现趋化因子和细胞因子是"免疫系统的信使",对免疫反应的协调和控制起重要作用,这一平衡的改变可能会引起肺部炎症反应失控,导致多器官功能衰竭。香港大学和越南医务研究人员分别采集了 1 例死于 1997 年中国香港禽流感的患者(H5N1/97)和 2 例 2004 年越南患者(H5N1/04)及 1 例季节性流感患者(H1N1)的病毒株,他们用这些病毒感染从非流感患者中采集的肺组织标本,经过定量 RT-PCR 和 ELISA 测定其细胞内细胞因子和趋化因子水平发现,被 H5N1 禽流感病毒感染的细胞,其炎性蛋白水平比人流感病毒 H1N1 感染细胞的高 10 多倍。

流感病毒感染中枢神经系统所引发的细胞因子风暴和免疫病理损伤存在一定关系。流感病毒 H1N1 和 H3N2 感染星形胶质细胞后可诱导正常胶质细胞趋化因子及促炎细胞因子转录水平显著上调,引发细胞因子级联反应。2009 年爆发的甲型 H1N1 流感大流行,在深圳超过 1 200 例证实感染的患者中有 3 位年轻患者死于严重的肺炎。其中,2 名男童发展为神经系统并发症,而细胞因子风暴似乎是一个重要的致病机制。

儿童感染流感病毒后可引发全身性的细胞因子风暴有可能导致失血性休克,急性坏死性脑病,严重的导致复杂的多器官功能衰竭(MOF)和弥散性血管内凝血(DIC),死亡率很高。Akiyama 等报道了 1 例女性感染甲型 H1N1 流感引起血栓性微血管病并发症的案例。该患者循环系统中产生明显的高比例血管性血友病因子(von Willebrand factor,vWF)。其原因可能就是流感介导的细胞因子风暴诱导血管内皮细胞大量释放 vWF 多聚体,机体在微循环产生高剪切应力下形成血小板血栓。细胞因子风暴在流感病毒感染过程的致病作用中涉及内皮细胞、浆细胞样树突状细胞、上皮细胞、神经胶质细胞、巨噬细胞和 $CD8^+T$ 细胞等。此外,可溶性蛋白酶和补体系统也参与其中,发挥着重要作用。

(4)基础病:流感死亡指的是流感相关死亡,美国疾控中心声明说,流感死亡的绝大多数病例都不是因为流感死亡,在相关统计分类上,流感死亡指的肺炎流感死亡,因流感死亡占其中 8.5%。图 7-6 显示美国 27 年间发生的流感死亡率,虽然儿童属于高发人群,但死亡事件非常罕见。使用特卡蒙塞社区研究的发生率数据进行调整后,可见除了婴儿、成年人高外,1 岁以上的儿童跟成年人没有区别,在成年人到了 35 岁以后,死亡率就显著攀升。

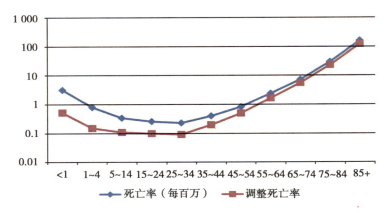

图 7-6 美国 1979—2006 年流感死亡率与调整死亡率(数据源于美国死亡统计,使用特卡蒙塞社区研究数据进行调整)

老年人有基础病的比例高，由于感染流感病毒，常常会引起基础病如糖尿病、心脑血管病等的加重或复发，造成病情严重。在患有流感或者感冒后因病死亡的病例中，的确可能有一些人是死于感冒这最后一根稻草，或在他们死亡前因为身体抵抗力下降，而伴发了感冒。

四、跨种传播

过去普遍认为，某个亚型的流感病毒只能在其适应的宿主体内繁殖，不能跨宿主传播和复制，感染人的病毒通常是人型流感病毒或者是人型流感病毒和禽型流感病毒的重组毒株。但是，禽流感感染病例的出现打破了人们以往的认识，8个节段RNA完全来自于禽型流感的病毒也可有效感染人类，因此越来越多的科学工作者开始研究流感病毒尤其是禽流感病毒的跨种传播机制。

1. 与血凝素有关的跨种传播　流感病毒的表面抗原HA的主要作用是同宿主表面的唾液酸受体相结合，介导病毒进入宿主细胞内并成功释放基因组，因此HA的特异性决定了病毒能够感染的细胞种类。人的呼吸道上皮细胞以α-2,6型唾液酸受体为主，而禽类的呼吸道则以α-2,3型唾液酸受体为主。一般人流感病毒的HA优先识别α-2,6型唾液酸受体，而禽流感病毒的HA则优先识别α-2,3型的唾液酸受体，这是由HA受体结合位点上的氨基酸序列决定的。然而，猪流感在此位点为甲硫氨酸，既可识别α-2,6唾液酸受体，也可识别α-2,3唾液酸受体，这意味着猪流感既可感染人类，也可感染禽类。同时，猪呼吸道内同时存在α-2,6唾液酸受体和α-2,3唾液酸受体，可以同时被禽流感和人流感感染，猪因此成为流感病毒不同毒株基因重组或重排、产生新亚型毒株的"混合器"。

除猪外，家禽也与流感病毒的跨种传播有关。与从野生水禽中分离到的H5N1型病毒相比，从鸡中分离到的H5N1病毒与α-2,3唾液酸受体的亲和力较低，虽然其与α-2,6唾液酸受体亲和力也不高，但从鸡中分离到的H5N1病毒似乎处于一种典型的人流感病毒和禽流感病毒之间的中间状态。此外，鸡中分离到的H5N1病毒拥有与人流感病毒相似的两个特征：一个是HA球部结构中也含有一个糖基化位点，另一个是NA颈部结构中含有一段缺失。因此，家禽可能介导了禽流感从野生水禽到人的跨种传播。

除了通过猪和家禽等媒介进行禽流感病毒的跨种传播之外，研究还发现人的下呼吸道也存在α-2,3唾液酸受体，并且可以支持禽流感病毒的复制，这样禽流感病毒就可以不经由其他动物媒介，直接由禽类传染给人。但是，大规模的人际传播还是需要流感病毒表面的HA，来识别广泛存在于人上呼吸道的α-2,6唾液酸受体，因此HA能够识别α-2,6唾液酸受体被认为是导致大流行的前提。1918、1957、1968年的流感疫情毒株，其HA皆能识别α-2,6唾液酸受体。

2. 与神经氨酸酶有关的跨种传播　NA是流感病毒包膜上除了HA外的另一个重要表面抗原，NA能够切割病毒HA同宿主表面唾液酸受体之间相连接的糖苷键，促进新生成病毒的释放。由于人流感病毒和禽流感病毒的受体特异性不同，人型NA和禽型NA的酶切特异性也不同：禽型NA对α-2,3唾液酸具有高度的活性；而人型NA对α-2,6唾液酸具有较高活性。1957年流行的H2N2，其NA具有严格的剪切α-2,3唾液酸的活性，NA的活性同古老禽流感的特异性相匹配。1968年爆发的H3N2，其NA依然保持着对α-2,3唾液酸的剪切活性，但是此时的NA却对α-2,6唾液酸剪切活性有所增强，后续分离的流感病毒 NA 对 α-2,6 唾液酸剪切活性也都有所增强。这就意味着，随着古老禽流感同人流感的重组不断适应人类，在 HA 的宿主特异性发生改变的同时，NA 剪切 α-糖苷键的特异性也发生着改变。HA 和 NA 在功能上的平衡性对病毒的跨种传播和病毒对宿主的适应起着很大的作用。

NA 的颈部是连接头部的酶活性中心和跨膜结构域以及细胞质结构域的一段结构。随着生物信息学的发展、反向遗传技术的广泛应用，许多研究表明，NA 颈部的长度跟病毒的跨种传播和致病力相关。自禽流感 H5N1 爆发以来，2000 年首次在 H5N1 病毒中发现 NA 颈部 48-69 位缺失 20 个氨基酸的病毒。此后，2000-2007 年间 H5N1 病毒中 NA 颈部 48~69 位缺失的分离率呈现逐年增长的趋势，而且短颈 NA 的 H5N1 病毒更易于表现高致病性。因此，人们推测这种缺失模式的短颈 NA 可能是水禽流感病毒传播到陆生家禽，并对其逐渐产生适应性的一个重要分子标记。

3. 与 PB2 亚基有关的病毒跨种传播　除 HA、NA 外，聚合酶亚基 PB2 蛋白可能是最受关注的一个与流感病毒跨种传播有关的蛋白。自 1997 年爆发禽流感 H5N1 后，人们发现分离到的 H5N1 流感病毒的致病性有高低之分，通过基因序列的比对和反向遗传学重组病毒技术，发现 PB2 的 627 位点的赖氨酸决定了这种病毒在小鼠中的高致病力，若该位点是谷氨酸，则此病毒在小鼠中的致病力较低。通过对体外聚合酶活性检测实验，发现 627 位点对重组聚合酶在哺乳动物细胞中的活性起到了关键作用。

有研究提示 627 位可能同病毒的温度敏感性有关，当 627 位为赖氨酸时，病毒更适应低温环境，更易在体温较低的人的上呼吸道中复制；当 627 位为谷氨酸时，病毒更适应较高的温度，更易在温度较高的禽类肠道内复制。还有，PB2 的 627 位点与聚合酶复合物的整体结构有关，特别是 PB2 与 NP 的相互作用。在哺乳动物细胞中，含有 627 位赖氨酸的 PB2 能更好地和 NP 结合，而当 627 位是谷氨酸时，PB2 与 NP 的结合减弱，这种结合对聚合酶转录病毒 RNA 至关重要，在禽细胞中则无此现象。

在研究 H5N1 的传播力中发现，当 PB2 的 701 位为天门酰胺时，该流感病毒可在豚鼠间有效传播，而 701 位为天冬氨酸时，病毒的传播力则比较弱。在小鼠上也证明，PB2 的 701 位为天门酰胺时，能够一定程度上弥补 627 位为谷氨酸时造成的病毒减弱现象。同时，发现 PB2 的 701 位为天门酰胺时，可以显著增强病毒蛋白同入核转运蛋白 α 的结合，使病毒聚合酶蛋白更顺利地进入宿主细胞核内进行复制和转录。另外，在研究高致病性禽流感 H7N7 时，也发现 PB2 的 714 位会通过影响聚合酶活性来影响病毒的致病性。通过结构生物学的方法对 PB2 的 C 末端进行结构分析，结果提示 PB2 的 627、701、714 这三个氨基酸位点均位于蛋白质三维结构的外表面，从而表明这些位点可能参与了 PB2 与宿主蛋白的相互作用。

4. 其他结构蛋白在病毒跨种传播中的作用　在体外聚合酶检测系统中，通过重组实验发现：禽型 PB1 比人型 PB1 在哺乳动物细胞内具有更高的聚合酶活性。研究也证明 H5N1 的 PB1 的 473 位为缬氨酸时和 598 位为脯氨酸时，能够增强病毒在哺乳动物细胞中的聚合酶活性，并可使一株 PB2 的 627 位为谷氨酸的病毒在小鼠体内得到很好的复制。

同样，PA 亚基也可能与跨种传播有关。例如 2009 年的甲型 H1N1 流感，是由北美三系重组病毒株 H1N1 或 H1N2 同欧亚谱系的猪流感 H1N1 重组而来。测序发现，甲型流感的 PB2 627 和 701 位均为较弱的禽型谷氨酸和天冬氨酸，但其 PA 蛋白的活性很强，对该病毒在哺乳动物细胞中的复制能力和聚合酶活性有重要作用。

第四节 证候特点

一、发病年龄

感冒在人的一生中是很常见的,而每一次感冒都让我们针对特定的病毒产生抗体,到了 65 岁,我们都经历了数百次感冒,体内有数百种抗体,这些抗体还能针对相似的病毒结构攻击,我们理所应当越来越少感冒,而老年更少免疫过度,我们可能更多地不产生感冒就把病毒消灭了,两种效应叠加,老年人未必比年轻人健康,但感冒却是更为鲜见。

感冒病毒有着"尊老爱幼"的传统,从此前给出的统计数据,我们就知道儿童是感冒病毒的最佳土壤,它们很大程度上就在儿童之间循环传播,成年人的感冒流行状态都很大程度上取决于他们跟儿童接触的频率与方式。中国老年人可能比国外老年人感冒要多一些,因为中国的爷爷奶奶跟儿童接触的机会远比国外的要多。

为什么儿童是感冒病毒的最爱?一是因为儿童的免疫力普遍弱于成年人,这是主要原因;二是因为儿童尚未建立针对这些病毒的特异性免疫——也就是跟老年人不得感冒的一个相反的过程,他们缺乏针对病毒的抗体,感染是一种机会性的结果。

在美国,有数个大型研究显示感冒及其他呼吸道疾患呈典型的随年龄递减的规律。美国特卡蒙塞社区进行的研究年龄分别到了 60 岁以上,老年人平均每年呼吸道疾患发病率为 1.3。在婴幼儿时期,男女之间并无差异,而到了青春期后,女性则显著比男性有更多机会发生感冒。在图 7-7 中还可以看到发病率在达到生育年龄时突然窜高,主要是因为此时年轻父母开始抚养小孩,有了更多的机会接触小孩以及从他们而来的病毒所致,而女性之所以比男性更多感冒,也与她们更多地照顾小孩有关。

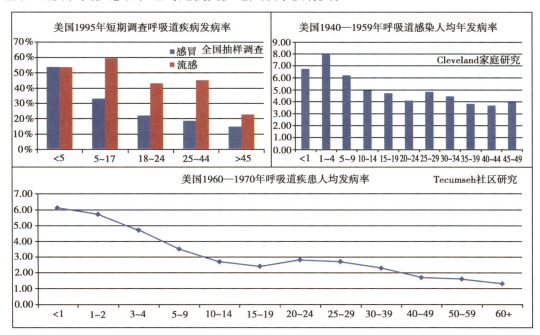

图 7-7　美国呼吸道疾病按年龄发病率分布(数据来源:JAMA.1974;227:164-169;Vital Health)

因为特卡蒙塞社区研究中的呼吸道疾患包括了其他不是感冒的呼吸道感染与疾病，因此健康的老年人每年平均感冒的发生率可能平均不超过1次。

儿童发生感冒后，的确他们会排放更多的病毒，排放时间越久，显示他们的免疫力越弱，然而，儿童的病程如果不比成年更短的话，起码不会更长。由于流行病学资料一般不收集病程信息，而在药物治疗对照研究中才有病程统计，我们可以通过这些研究管中窥豹（表7-5）。

表7-5 儿童及成年人感冒的病程研究
（项目采集自针对维生素C与锌预防与治疗感冒的科克兰回顾研究）

研究项目	研究对象	平均年龄	病程（天）
Kurgol 2007	1~10岁儿童	5	6
Kurgol 2006	2~10岁儿童	5	5
Macknin 1998	学校儿童	13	8.5
Petrus 1998	成年人		4.8
Prsad 2000	成年人		6.2
Prsad 2008	成年人		5.6
Anderson 1974	成年人	34	4.86
Anderson 1975	成年人	33	5~5.4
Cowan 1950	年轻成年人		10~13
Elwood 1977	成年人		6~9
Audera 2001	成年人	39	8~10
Karlowski 1975	成年人		6~7
Tyrrell 1977	成年人		7~9

二、流行季节

1. 流行性感冒　古代医家之所以把感冒跟寒凉联系在一起，原因之一就是感冒发生的季节性，它在冬季更常见，而在夏季则减少，在高峰季节的发生率可以数倍于低潮季节。因此，我们不难理解为什么《黄帝内经》会把夏季发生的疾病归罪于冬季寒冷侵袭而藏于身这种说法。这种分布规律是全球性的。在南半球，其冬夏时节与北半球相反，感冒（包括流感）的季节分布同样地在呈冬高夏低的趋势，而在热带地区，这种趋势就不那么明显。图7-8是英国学者对全球甲型流感爆发的统计，在南半球，爆发的高峰集中在7月，而北半球则在1月。

在2001年，荷兰学者Huynen等人针对荷兰近20年的数据回顾，认为在最佳温度（约17℃）以下，每降低一度，人因为呼吸道疾病而死亡的风险增加5.2%，在1985—1986年冬季，荷兰因为极寒而增加的额外死亡达到117%。研究欧洲寒冬的学者还发现那些居室不暖、着衣精简、缺乏户外活动、以及一般不善于御寒保护者都有显著增加的得呼吸道疾病的风险。

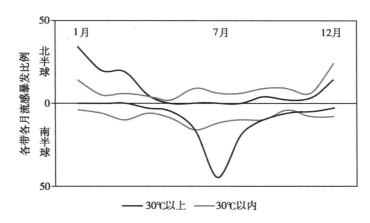

图 7-8　甲型流感在全球的季节性爆发分布（1964—1975 年）

以色列的学者研究证明很大一部分新生儿的死亡跟受冻有关，他们认为美国那些死于流感、肺炎、以及猝死的新生儿可能多达 10% 都是保暖不够造成的。

2. 四时感冒　当然，并非所有能引起感冒的病毒都呈典型的季节分布。比如最常见的鼻病毒，尽管它也能引起秋季爆发，但它的主要活动时间是春夏两季，每年的高峰爆发时间在五六月间；副流感病毒，其最常见的 3 型爆发高峰在 5~7 月，而另外不那么常见的 1 型与 2 型则在 9~11 月；引起手足口病以及感冒的肠病毒则主要是在 5~6 月爆发。各种常见引起感冒或者上感的病原的季节性分布见图 7-9。

病原	月份											
	1	2	3	4	5	6	7	8	9	10	11	12
鼻病毒												
流感病毒												
肠病毒												
腺病毒												
副流感病毒			3	3	3	3	3	1,2	1,2	1,2	1,2	
呼吸道合胞病毒												
冠状病毒												
偏肺病毒												
A 型链球菌												

■ 流行及其亚型　□ 不流行

图 7-9　上感常见病原的季节性分布

3. 维生素 D 与季节性学说　为什么感冒有季节性？医学界有诸多解释，其中一个较为普遍的认识，是相信由于气候的影响，人们减少户外活动，更多地在狭窄的空间中活动，造成了更多的细菌、病毒的传染机会，从而导致了感冒这类感染性疾病的季节性。

英国流行病学家霍斯·西普森（R.E.Hope-Simpson）在详细研究了流感的发病规律后认为，流感的爆发跟人接受紫外线照射有关，在夏季，由于有充足的日照，人不易发生流感，而在冬季则因为紫外线不足而易于发病。他发现，相对亚热带地区的典型季节性变化，热带地区流感的发生没有四季规律，但是热带雨季却因为减少了人的日照时间而产生流感爆发的小高峰。

一批来自加拿大与美国的学者在研究流行病学资料后认为，霍斯－西普森的紫外线机制是通过维生素D起作用的。维生素D会因为缺乏日照或者营养不良而缺乏，冬季不仅日照短，而且还有可能伴有食物中维生素的缺乏。维生素D缺乏的季节性分布跟流感与感冒是平行的。这些学者还注意到，在传统的维生素D缺乏引起的佝偻病患者中，他们易于感冒，发生肺部感染。

流感与感冒的维生素D季节性学说的诞生尚不到10年，目前没有更多的证据证实它，用维生素D预防感冒则基本是一种猜测。在1994年印度学者报道在维生素D缺乏的亚临床状态的27名儿童接受了6周的维生素D补充剂，他们经常性的感冒感染被遏制，达到正常儿童一样的状态。还有报道给肺炎儿童使用抗生素的同时，使用一剂大剂量的维生素D，从而达到了预防肺炎复发的效果的。然而，针对正常人的大规模的临床实验显示补充维D要么没效果，要么效果有限。

三、特殊人群的临床表现

1. 儿童流感　在流感流行季节，一般健康儿童感染流感病毒可能表现为轻型流感，主要症状为发热、咳嗽、流涕、鼻塞及咽痛、头痛，少部分出现肌痛、呕吐、腹泻。婴幼儿流感的临床症状往往不典型，可出现高热惊厥。新生儿流感少见，但易合并肺炎，常有败血症表现，如嗜睡、拒奶、呼吸暂停等。在小儿，流感病毒引起的喉炎、气管炎、支气管炎、毛细支气管炎、肺炎及胃肠道症状较成人常见。

2. 老年人流感　65岁以上流感患者为老年流感。因老年人常存有呼吸系统、心血管系统等原发病，因此老年人感染流感病毒后病情多较重，病情进展快，发生肺炎率高于青壮年人，其他系统损伤主要包括流感病毒性心肌炎导致的心电图异常、心功能衰竭、急性心肌梗死，也可并发脑炎以及血糖控制不佳等。

3. 妊娠妇女流感　中晚期妊娠妇女感染流感病毒后除发热、咳嗽等表现外，易发生肺炎，迅速出现呼吸困难、低氧血症甚至急性呼吸窘迫综合征可导致流产、早产、胎儿窘迫及胎死宫内。可诱发原有基础疾病的加重，病情严重者可以导致死亡。

4. 免疫缺陷人群流感　免疫缺陷人群如器官移植人群、艾滋病患者、长期使用免疫抑制剂者，感染流感病毒后发生重症流感的危险性明显增加，由于易出现流感病毒性肺炎，发病后可迅速出现发热、咳嗽、呼吸困难及发绀，病死率高。

四、重症患者病机演变特点

中国香港理工大学中医药临床研究服务中心李春生教授总结人高致病性禽流感的病机演变主要是按三焦传变，即疫毒上受，首先犯肺，下及胃肠，逆传心包，伤津动风。如吴鞠通所言："温病由口鼻而入，鼻气通于肺，口气通于胃。肺病逆传，则为心包；上焦病不治，则传中焦，胃与脾也；中焦病不治，即传下焦，肝与肾也。始上焦，终下焦"。其病机演变特点是：

1. 肺脏损伤为其中心病理环节　肺气通于天，疫疠之邪自口鼻而入，肺先受邪。肺司呼吸，其气宣发肃降，主通调水道，朝百脉，主治节。正邪交争，热邪深入，导致疫毒壅肺，肺气不宣，肺络郁闭，清气难升，浊气难出，化源欲绝，脏腑失养，危及生命。吴鞠通所云"化源绝，乃温病第一死法"即此义。综合重型致死性流感病例报道，在发病初期影像学特点常表现为单侧肺叶大片密度增高模糊影，在短期内病变范围迅速扩展，出现双肺多叶段高密度影或毛玻璃样改变，形成特征性"白肺"表现，至疾病后期多伴有纤维化的形成。病理检查发现细支气管及肺泡上皮坏死脱落、增生，肺泡腔内见成团的鳞状上皮化生；肺泡含气减少，充以多种渗出成分（浆液、纤维素、红细胞和中性粒细胞），部分肺泡腔有明显透明膜形成；部分肺泡内渗出物机化；部分肺泡萎陷及代偿性气肿。

2. 演变迅速，并发多脏器损害　肺气郁闭，气不布津，水道失调，三焦不畅，水湿内停，郁而化热，湿热熏蒸肝胆，肝失疏泄，胆汁外溢而发为黄疸；肺朝百脉，助心行血，肺气不宣，气行不畅，血脉瘀滞，变生瘀血，瘀血夹痰浊侵犯心脉，可见不同程度的心悸胸闷，严重者可致心阳暴脱；瘀血湿痰，阻塞经隧，三焦水道不利，毒素无从下泄，壅积体内致癃闭、关格之变证；高热稽留不退，"壮火食气"，耗气伤阴，阴不潜阳，虚风内动，扰乱神明，出现神昏谵语之证，若精血津液进一步枯竭，可发展为阴阳离决之危境，即所谓"阴阳离决，精气乃绝"。目前所有高致病性人禽流感病例的回顾研究表明大部分患者都有多器官功能损害，除 ARDS 外，还包括心、肝、肾衰竭，DIC，Reye 综合征等，实际上这均与系统性炎症反应综合征（SIRS）有关，以致发展成多器官功能障碍综合征（MODS），多死于严重感染性休克、呼吸衰竭、循环衰竭。病理也发现有广泛的心肌细胞水肿、空泡变性，肝细胞存在脂肪变性及水样变性，肾小管出现坏死，肾脏微血栓形成。

五、不同基础病流感患者的病机特点

韩艳武等对 2009 年 5 月 30 日至 2010 年 2 月 17 日间收治在北京地坛医院等 26 家医院的 770 例甲型 H1N1 流感病例进行了回顾性病例研究，以探讨不同内伤基础甲型 H1N1 流感的中医病因病机特点，结果如下：

1. 无内伤基础病患者　297 例住院患者（其中轻症 9 例，重症 207 例，危重症 81 例），临床具有易侵袭肺卫，生痰生湿，耗气动血的特点。

2. 素有肺系内伤者　共 10 例，其中重症 4 例（40.0%），平均年龄为（59.0±8.0）岁；危重症 6 例（60.0%），平均年龄为（58.7±10.1）岁。由于患者具有肺气虚损，痰瘀内伏的基本状态，其患甲流后无疑将加重原有状态，并且由于其久病而使肺脏正气虚弱因素更突出，虽然急性期表现为痰湿较显著，但其元气也更加不足，气脱的危险更高，预后较差。

3. 素有心系内伤者　共 21 例，其中轻症 3 例（14.3%），平均年龄为（61.7±13.3）岁；重症 8 例（38.1%），平均年龄为（44.3±27.8）岁；危重症 10 例（47.6%），平均年龄为（57.1±17.5）岁。由于患者心气不足，血脉不畅，在风热毒邪损伤肺气的情况下，宗气运行虽然受到影响，但并非直接波及原有状态，因素虽多，却非一脏之气的虚上加虚，脏腑元气尚好，预后也较好。

4. 素有肾与膀胱内伤者　共 7 例，其中重症 3 例（42.9%），平均年龄为（7.3±4.5）岁；危重症 4 例（57.1%），平均年龄为（36.5±12.8）岁。由于患者肾虚水气上凌心肺，加之外邪伤肺，肺气虚弱，肺、心、肾三脏功能受到影响，尤其肺脏在气虚热毒损络基础上受水邪所迫，因而易致痰中带血甚至吐粉红色血水，虚实交迫，肺脏元气受损亦较重，故而病情较重，预后较差。需要说明的是，本病血证与《温病条辨》上焦篇第 11 条记载血

证当有所区别。按《温病条辨》原文，仅提到"太阴温病，血从上溢"，有无内伤基础或者其他元气不足的伴随表现不得而知。因此，原文的清络育阴法在此处明显力不能及，适当应用固肾益元、肃肺宁络、化气利水等法可能更为妥当。

5. 素有消渴内伤者　共20例，其中轻症1例（5.0%），年龄为41岁；重症9例（45.0%），平均年龄为（57.4±13.3）岁；危重症10例（50.0%），平均年龄为（56.8±19.9）岁。由于患者感受风热毒邪极易化热伤津耗气，加重原先的阴津不足，导致气阴两虚，病程迁延，同时热毒又易灼津为痰湿，气虚、阴虚、痰湿、热毒并存，病机亦较复杂和矛盾，因此预后也较差。

6. 素有肝胆内伤者　共18例，其中轻症1例（5.6%），年龄为51岁；重症12例（66.7%），平均年龄为（33.8±14.0）岁；危重症5例（27.8%），平均年龄为（34.8±4.7）岁。若内伤基础病尚处于早期，正气较强，则感受风热毒邪后由于同气相求，以外感风热，气机郁滞表现为主，若内伤基础病进展到中后期，正气较弱，则外感后原有内伤基础病易迅速进展，证候上除毒损肺气外，脾肾气虚表现得更为显著，预后也较差。

第五节　流行病学调查

为了进一步探讨甲型H1N1流感的分期辨证模式，笔者对2009年3月—2010年3月深圳市第三人民医院收治的确诊患者472例住院病人进行了证候学调查，结果如下：

一、表证期症状、体征的表达频数

表证期的主要临床表现是全身性中毒症状和上呼吸道卡他症状（表7-6），相对高频的有：发热90.46%，疲乏68.21%，咳嗽50.29%，恶寒44.51%，咽痒咽痛34.10%，头晕头痛33.24%，白痰32.37%，流涕30.06%等，咽充血72.83%，扁桃体肿大83.53%。

表7-6　346例甲型H1N1流感患者表证期的临床症状、体征表达频数

临床表现	例数	百分比（%）	临床表现	例数	百分比（%）
发热（T≥37.3℃）	313	90.46	黄痰	53	15.32
疲乏	236	68.21	口渴	50	14.45
咳嗽	174	50.29	纳差、脘痞	42	12.14
恶寒	154	44.51	胸闷、气喘	41	11.85
咽痒、咽痛	118	34.10	恶心	33	9.54
头晕、头痛	115	33.24	心悸	27	7.80
白痰	112	32.37	声音嘶哑	19	5.49
流涕	104	30.06	关节痛	11	3.18
肌肉酸痛	68	19.65	咽充血	252	72.83
喷嚏	57	16.47	扁桃体肿大	289	83.53

在临床观察中发现：①一些症状如心悸、胸闷、气喘、关节痛等可能与其他疾病如高血压、哮喘、类风湿等病史有关；②少数患者临床症状不明显，仅仅因为咽拭子检测病毒为阳性。

二、里证期症状、体征的表达频数

里证期的主要临床表现是全身性中毒症状和肺部感染体征（表7-7）。相对高频的有：发热、烦躁、咳嗽、小便黄、口渴等为100%，神昏为90.48%，咽痛为81.75%，疲乏为80.16%，胸痛为76.98%，胸闷为73.02%，纳差、脘痞为72.22%，扁桃体肿大等为76.19%。

三、恢复期症状、体征的表达频数

我们把体温恢复正常作为恢复期的标志，此期患者大多数已经没有什么症状、体征，相对高频的有：疲乏30.29%，纳差、脘痞17.58%，小便黄17.16%，咳嗽11.23%，咽充血15.47%。其他可见到一些正气受损的表现如小便清长、少寐、畏冷等（表7-8）。

表7-7 126例甲型H1N1流感患者里证期的临床症状、体征表达频数

临床表现	例数	百分比（%）	临床表现	例数	百分比（%）
发热（T≥37.3℃）	126	100	白痰	55	43.65
烦躁	126	100	黄痰	36	28.57
咳嗽	126	100	恶心、呕吐	33	26.19
口渴	126	100	呼吸困难	22	17.46
神昏	114	90.48	发绀	22	17.46
咽痛	103	81.75	哮喘	7	5.56
疲乏	101	80.16	水肿、抽搐	5	3.97
胸痛	97	76.98	小便黄	126	100
胸闷	92	73.02	低血压	27	21.43
纳差、脘痞	91	72.22	扁桃体肿大	96	76.19

表7-8 472例甲型H1N1流感患者恢复期的临床症状、体征表达频数

临床表现	例数	百分比（%）	临床表现	例数	百分比（%）
疲乏	143	30.29	自汗	24	5.08
纳差、脘痞	83	17.58	白痰	22	4.66
小便黄	81	17.16	畏冷	17	3.60
咳嗽	53	11.23	盗汗	13	2.75
小便清长	39	8.26	咽充血	73	15.47
少寐	31	6.57	扁桃体肿大	21	4.45

四、不同时期的病机特点

证素能够反映患者某一时期的病因病机特点。由表7-9可见，本组新型甲型H1N1流感患者的主要证素特点是：表证期以风热（100%）、气虚（71.39%）和痰湿（46.82%）为

主，基本符合"时行感冒"的病机——风热袭表、阳气郁滞（疲乏是全身性中毒表现，也可理解为"邪之所凑，其气必虚"），而痰湿不过是风热之邪煎熬津液而成；里证期以郁火（100%）、气虚（80.16%）和痰湿（76.98%）为主，类似于"风温病"的"热郁胸膈证"和"邪热壅肺证"的组合；恢复期以正气受损（气虚、阴虚、阳虚）、余邪未净为病机特点，其中气虚34.75%、郁火（余邪未净）20.76%、阴虚13.14%频数较高。

表7-9 472例甲型H1N1流感患者临床证素分析[n(%)]

	风热	痰湿	郁火	气虚	阴虚	阳虚
表证期	346（100）	162（46.82）	52（15.03）	247（71.39）	7（2.02）	11（3.18）
里证期	126（100）	97（76.98）	126（100）	101（80.16）	39（30.95）	0
恢复期	0	24（5.08）	98（20.76）	164（34.75）	62（13.14）	9（1.91）

五、小结

1. 表证期的证候特点 《中医诊断学》所列的临床表现有：发热、恶风寒、头痛、鼻塞、咳嗽、脉浮、舌苔薄白。恶寒发热是诊断表证的重要依据，古人云"有一份恶寒，便有一份表证"，我们的观察结果表明，表证期相对高频的症状、体征有：发热90.25%，扁桃体肿大83.77%，咽充血72.08%，疲乏69.16，咳嗽49.35%，恶寒43.83%，咽痒咽痛43.83%，头晕头痛33.12%，白痰32.14%，流涕29.87%等，可见表证阶段不一定都有恶寒。

2. 里证期证候特点 在新型甲型H1N1流感的临床研究中，我们接受杨进教授的观点，以肺部出现实质性病变为表证期转化为里证期的标志。本组资料显示，里证期患者大都起病于秋冬季节，且起病较重，大多数患者在起病之初就以肺部出现实质性病变为体征，其主要病机为疫毒化热入里.致肺热壅盛，毒热亢盛，肺络受损。

姜良铎等的研究中将重症患者根据病程发展分3期：I期毒热闭肺期；II期毒损肺络，津血外溢期；III期毒邪内陷，内闭外脱期。不同分期的临床表现又各有不同的特点。我们的观察结果表明，里证期的相对高频的症状、体征有，发热、烦躁、咳嗽、小便黄、口渴等为100%，神昏为90.48%、咽痛为81.75%，疲乏为80.16%，胸痛为76.98%，胸闷为73.02%，纳差、脘痞为72.22%，扁桃体肿大等为76.19%。

3. 恢复期的证候特点 恢复期的病机特点为邪去正衰。经治病邪已十去其九，热邪耗气伤津，正气为之大伤，主要耗损人体之气阴。这一阶段证型主要表现为气阴两伤，临床表现以热退、神疲乏力、纳差、口渴等、舌红少津、脉细数为特征.相对高频的有：疲乏30.29%，纳差、脘痞17.58%，小便黄17.16%，咳嗽11.23%，咽充血15.47%。

4. 关于坏证期 与手足口病一样，我们还是倾向于将流行性感冒分为表证期、里证期、恢复期/坏证期，这类似于重型肝炎的分期建议。但手足口病与流行性感冒都有"表解而愈"的实际情况，许多单纯性流行性感冒，实际上不经过里证期而直接进入恢复期，因此稍作调整，即成为手足口病与流行性感冒的分期示意图（图7-10）。由于本组病例没有危重型患

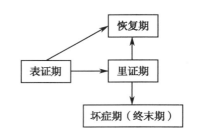

图7-10 流感与手足口病的分期示意图

者，因此无法获得"坏证期"患者的证候学调查数据。这是本研究的不足之处。

第六节 辨证论治

一、分期论治

目前，各地都有一些分期辨证论治方案，关于流行性感冒和人感染高致病性禽流感的，分期各有不同，但论治大致相似。

1. 天津"人感染高致病性禽流感中医药诊治方案"

（1）初期（邪袭肺卫证）

症状：发热，恶寒，鼻塞，流涕，咳嗽，咽痛，头痛，肌肉酸痛，口干口渴；舌苔白或黄，脉浮数或浮紧。

治法：辛凉解表，轻清宣透。

方药：银翘散合升降散加减。金银花、连翘各10~15g，芦根15~30g，蝉衣、僵蚕、桔梗、淡竹叶、荆芥、淡豆豉、牛蒡子、薄荷（后下）、甘草各6~10g。

若恶寒重、肌肉酸痛明显可加羌活、独活、防风；咽喉肿痛可加射干、山豆根；关节酸痛可加桑枝、威灵仙；胸膈满闷苔腻可加藿香、佩兰；湿热下利，腹痛泄泻，可加葛根、黄芩、黄连；咳嗽声重可加浙贝母、杏仁、前胡等。中成药：口服药可选用银翘解毒片、清瘟解毒片、双黄连口服液等，注射剂可选用清开灵注射液、穿琥宁注射液等。

（2）进展期（分两种证型论治）

邪毒壅肺证

症状：高热，咳嗽，喘憋，汗出，烦渴，咯痰黄稠或带血，或胸闷腹胀，肢酸倦怠，小便黄赤；或身目发黄，舌红苔黄或黄腻，脉滑数。

治法：清热解毒，泻肺平喘。

方药：麻杏石甘汤合葶苈大枣泻肺汤加减。炙麻黄3~10g，生石膏15~60g，金银花、连翘10~30g，鱼腥草15~30g，知母、桑白皮、葶苈子各10~15g，杏仁、清半夏、甘草各6~10g，大枣5枚。

咯血可用白茅根、侧柏叶、仙鹤草；胸闷腹胀，肢酸倦怠，小便黄赤或身目发黄，可合甘露消毒丹加减以清热解毒化湿。中成药：口服药可选用清肺消炎丸等；注射剂可选用鱼腥草注射液、痰热清注射液等。

气血两燔证

症状：高热、口渴、汗出、烦躁不安，甚或神昏谵语；舌质绛红、苔黄糙，脉洪滑或滑数。

治法：气营两清，凉血解毒。

方药：清瘟败毒饮和犀角地黄汤加减。生石膏30~60g，水牛角粉10~30g（先煎代水），黄连9~10g，生地、连翘、玄参、赤芍、牡丹皮各10~15g，黄芩、栀子、知母、甘草各6~10g。

中成药：双黄连注射液等。

（3）极期（分两种证型论治）

喘脱证

症状：喘促，烦躁，胸闷憋气，汗出如珠，意识模糊，心悸，舌质紫暗；脉细数或沉细。

治法：益气养阴固脱。

方药：生脉注射液配合丹参注射液。

神昏证

症状：神昏谵语或不语，烦躁不安，气短息促，手足厥冷，冷汗自出，舌绛，脉细疾或沉弱。

治法：凉营解毒、清心开窍

方药：清营汤加减送服安宫牛黄丸或紫雪丹。

若气短息促，脉细急者可选生脉散加减；若手足厥冷，冷汗自出，脉沉弱甚脉微欲绝者，可选参附汤加减，分别送服安宫牛黄丸或紫雪丹。中成药：醒脑静注射液合参脉注射液。

（4）康复期（余热未清，肺胃阴伤）

症状：低热或不发热，干咳或痰少而黏，胃纳不佳，心烦，心悸失眠，口舌干燥而渴，或腹泻，舌干红少苔，脉细数。

治法：滋养肺胃，兼清余热。

方药：竹叶石膏汤或沙参麦门冬汤加减。生石膏 15~30g，沙参、玉竹、麦门冬各 10~15g，淡竹叶、清半夏、甘草各 6~10g。

腹泻明显合用葛根芩连汤加减；心烦明显可合栀子豉汤加减；余热未清，低热明显可合蒿芩清胆汤加减。中成药：生脉注射液等。

2. 洪炳根对人禽流感的辨证论治

（1）早期：症见发热、恶寒、无汗，头痛，身痛乏力，干咳，短气胸闷，口渴咽干，舌尖边红，苔薄白或薄黄，脉浮滑数。此系疫毒袭肺，肺气郁闭，治当清热解毒，宣肺止咳，疏表通络。方选银翘散合宣解汤加减。若兼见身重脘痞，口干不欲饮，大便溏，小便黄，苔黄腻，脉濡数，此乃疫毒壅肺，湿热阻遏。宜清热化湿解毒，宣肺透邪，方用三仁汤合宣解汤加减。此期中成药可配合使用双黄连、痰热清、鱼腥草注射液等。

（2）中期：高热头痛，周身疼痛，胸闷喘促，咳痰稠黄，难以咳出，口渴喜饮，大便秘结，小便短赤，舌红苔黄，脉滑数。此乃疫毒袭肺，表里热炽。治当清热泻肺，解毒平喘，方拟宣白承气汤加减。夹湿者口渴不欲饮，大便溏，小便黄赤，脘腹胀满，舌红苔黄腻，脉濡数，此乃湿热蕴结，充斥表里，气机阻遏，治宜清热化湿，宣肺解毒，方取甘露消毒丹化裁。中成药可使用醒脑静注射液、双黄连、喜炎平等针剂，并口服紫雪散等。

（3）极期：喘促气急，倦怠嗜卧，汗出肢冷，面色发绀，舌绛苔腐，脉微欲绝或沉细而迟。此乃热毒壅盛，邪盛正虚，气阴两伤，内闭外脱，治疗比较困难。应益气解毒，化痰利气，活血通络，通闭开窍。先以参麦注射液 60~80ml 加入 5% 葡萄糖生理盐水注射液 500ml 静滴，以益气养阴，配合西医学方法救治，待厥回脱固后再用下法。醒脑静 20~40ml 加入 5% 葡萄糖生理盐水注射液 500ml 静滴，以通闭开窍；清气解毒针 40ml 加入 5% 葡萄糖生理盐水注射液 250ml 静滴；血必净 60~80ml 加入 5% 葡萄糖生理盐水注射液 250ml，静滴，每日 2 次，以清热解毒。口服可用清瘟败毒饮加减。

（4）恢复期：低热，胸闷咳嗽，动则喘甚，腹胀纳呆，舌苔微腻，脉虚无力等。恢复期以气阴两伤、肺脾两虚为主。治疗当以益气养阴、补脾益肺为主，方选生脉散、竹叶石膏汤、参苓白术散加减。中成药可选用生脉注射液，并口服宁心宝或金水宝胶囊等。

3. 深圳市首例人禽流感患者的证治经历

（1）表证期：患者以邪郁卫表，肺气失宣，正邪相争为病机特征。临床上主要为邪犯肺卫证，治宜辛凉解表，宣泄肺热，方以银翘散加减，若疫毒兼夹湿邪出现腹泻者，加用藿香、黄芩等。

（2）高热期：本期以疫毒侵肺，邪热炽盛，充斥表里，热移阳明，扰营动血为病机特征。临床上分疫毒壅肺、肺热移肠、气营同病3种证候，属疫毒侵肺，表里热盛者，宜清热解毒，泻肺降逆，可选用清肺解毒汤；属肺热移肠下利者，宜通腑泻热止利，方取葛根芩连汤加减；属气分热盛，扰动营血者，宜气营两清，泻火解毒，选用清瘟败毒饮加减。

（3）喘憋期：本期以热毒壅盛，邪盛正虚，肺气郁闭，聚湿成痰，瘀血内生，气阴损伤，内闭外脱为病机特征。有湿热化毒、肺气郁闭，痰瘀阻络、痰浊蒙窍，内闭外脱3种证候。属湿热化毒、肺气郁闭者，宜清热化湿，宣肺开闭，方取麻杏甘石汤合菖蒲郁金汤加减；属痰瘀阻络、痰浊蒙窍者，宜活血通络，豁痰开窍，选用菖蒲郁金汤送服安宫牛黄丸加减；属邪盛正虚，内闭外脱者，宜益气固脱，通窍开闭，选用参附汤合生脉散加减。

（4）恢复期：患者以余热未清，气阴两亏，肝肾不足为病机特征，有气阴两伤、余热未尽，肝肾不足、筋骨损伤两种证候。属于气阴两伤、余热未尽者，宜清涤余邪，益气养阴，方用沙参麦冬汤加减；证属肝肾不足、筋骨损伤者，宜滋补肝肾，化瘀通络，方取阳和汤加减。

二、重症患者立法思路

1. 早期介入，顿挫病情　吴又可在《瘟疫论》中指出："欲为万全之策者，不过知邪之所在，早拔去病根为要耳"，及早的介入中药干预可使病人早日解除病痛，而且人体正气的损害较少，有利于康复。湖北中医学院附属医院曾采用多法联用（取银翘散、小柴胡汤、白虎汤、大承气汤等各两味主药加味）治疗早期病毒感染导致的高热取得了良好的效果，并减轻肺脏瘀血，促进炎症吸收。以往文献报道早期（发病后1~5天左右）应用中药有可能截断传染性非典型肺炎的发展，使病人直接进入恢复期，从而缩短病程。

2. 立足祛邪　重症流感是外来之邪所致，并进而造成人体功能失调和实质损伤，所以祛邪是治疗重症流感的关键。对重症流感的疫邪强调祛邪务早、务快、务尽，诚如《瘟疫论》中所提出的："大凡客邪贵乎早逐，乘人气血未乱，肌肉未消，津液未耗，病人不至危殆，投剂不至掣肘，愈后亦宜平复"。对于重症流感的祛邪，应当重视"透"与"泄"。所谓"透"是侧重于使病邪由里向外，特别是通过体表向外透达，用药上注意运用轻清宣透之品，不仅在表之邪可通过"透"而外解，在里之邪热也运用"达热出表""透热转气"等法而向外透解。所谓"泄"则包括了祛邪外出的各种治法，其中使病邪从下而外出的"泄法"目的不仅为了通利二便，更重要的是使病邪通过二便得以外泄。

3. 审察病机　重症流感在不同阶段的病变机制各不相同，所用的治则和治法亦有差异，所以辨察重症流感的病机变化及其规律是辨证论治的关键。重症流感的过程，主要表现为卫气营血和三焦所属脏腑的功能失调和实质损害，因此掌握卫气营血和三焦辨证就可以明确病变的部位、性质等情况，据此而确立治则治法。如叶天士根据卫气营血不同阶段的病理变化，提出"在卫汗之可也，到气才可清气，入营犹可透热转气……入血就恐耗血动血，直须凉血散血"的治疗大法。吴鞠通则在三焦辨证的基础上提出："治上焦如羽（非轻不举），治中焦如衡（非平不安），治下焦如权（非重不沉）。"

4. 顾护正气　重症流感的治疗重视祛邪，但并不意味着可以忽视人体的正气，祛邪的目的在一定意义上就是为了保护人体的正气。扶正不仅可以补充人体损伤的正气，而且增强人体的抵抗能力，从而有助于祛邪外出。一般而言，在重症流感的初期和中期多以邪实为主，治疗当主以祛邪，若出现正气受损时，当配合扶正之法；而在疾病后期多以正虚为主，治疗当以扶正为先；病变过程中由于邪盛正损，形成虚实夹杂的病变时，治疗必须祛邪与扶正并举。祛邪必须注意防止克伐之品损伤正气，扶正也应避免滋腻之品恋邪不解。人的体质情况是决定重症流感发生发展和预后的主要内在因素，所以是疾病治疗过程中不可忽视的环节。如叶天士对素体阳气不足患者使用清法时提出应用十分之六七，不宜寒凉过度而更伤其阳气；另一方面，对素体阴虚火旺者，在使用清热法后纵然热退身凉，仍须防其"炉烟虽熄，灰中有火"。

5. 注重整体，着眼局部　当疫邪侵犯人体而引起疾病后，必然会造成整体脏腑与气血的病变，同时还有局部病变，而局部病变与整体病变密切联系、相互影响，局部病变往往是全身病变的一部分，全身病变又常常由局部病变所引起。所以在治疗时既要着眼于局部的病变，根据局部病变的各种症状进行有针对性的治疗，又要密切注意全身性的变化，并采取相应的治疗大法。

6. 知常达变，灵活运用　重症流感的发展变化，既有一定的规律，也有特殊的变化，因此治疗必须知常达变，灵活运用，不能拘泥固守一法。在临床上，由于病证的复杂性，常若干治法合并使用，如宣透、清气、化湿、凉血、散瘀法的合用等。重症流感属火热之病，治疗当用寒凉而忌用温热药，这是一个基本原则，但在疾病后期出现心阳暴脱、阴阳离决等危象时，就必须改用温热药以回阳固脱。

三、中西医治疗禽流感经验

目前国内人禽流感病例均散在发生，中医药未能及时介入，给观察中西医结合疗效带来了困阻，我们在抢救深圳市首例人禽流感患者的过程中，首次积极采用中西医结合的方法，有效地遏止了病情发展，显示了独特的优势。

1. 改善症状　本例患者于发病第 16 天气促喘憋明显，剧烈咳嗽，大量黄色黏稠痰，表明热毒壅盛，痰瘀互结，肺气郁闭严重，给予清热涤痰化瘀治疗后气促喘憋、咳嗽均显著减轻，第 20 天热毒波及营血，皮肤注射部位及抽血处出现瘀斑，仅服用清营透热凉血方药 7 天，就使病情得到缓解，瘀斑明显消退，凝血功能显著改善。可见，在病情极期及时介入中医药，可有效顿挫病势，改善病情。

2. 减轻西药毒副作用　在长期使用呼吸机及大量使用激素的情况下，本例患者曾发生肺部继发多重耐药铜绿假单胞菌感染，药敏结果仅显示对多黏菌素 B 敏感，在使用该药过程中出现明显的毒副作用，如恶心、呕吐、纳差、皮疹等，加入理气和胃中药方剂后，迅速缓解不良反应，从而为足量、足疗程的使用抗生素打下了用药基础。同时激素也好比一把"双刃剑"，一方面可以减轻全身炎症反应，改善病情，另一方面又可加重继发感染，降低免疫力，导致消化道出血及骨质疏松等，而中药可以弥补其不足之处，不仅可以减轻激素使用剂量，预防其副作用，更为尽早撤减激素，防止撤减激素后病情反复起到良好作用。

3. 改善免疫功能　本例患者T淋巴细胞亚群$CD4^+$及$CD4^+/CD8^+$比值一直处于低水平，$CD4^+T$细胞绝对计数最少至5个/μl，这与王辰、徐娟等既往所报道的SARS患者$CD4^+T$细胞变化相一致，我们推测其机制可能为H5N1禽流感病毒直接攻击杀伤$CD4^+T$细胞；或病毒及其产物、成分作为超抗原多克隆激活T细胞，并在此基础上发生活化诱导细胞凋亡；或病毒作用于免疫系统，使$CD4^+T$细胞异常分布。另外值得关注的是本例患者$CD8^+T$淋巴细胞比例基本正常，这又与SARS有所差异，以上结果表明：(1) H5N1禽流感病毒识别结合的受体与SARS不同，应为$CD4^+T$细胞表面特有的受体；(2) H5N1禽流感病毒作用于机体的靶细胞后，使之发生损伤的作用机制可能与SARS病毒不同。上述内容也是我们今后将要深入研究探讨的课题。李筠等曾对48例重症SARS患者进行观察，发现采用中西医结合治疗在减轻淋巴细胞的抑制状态、提高T细胞亚群水平、增强机体免疫力作用方面明显优于单纯西药组（$P<0.05$）。本例患者虽然至出院时$CD4^+T$细胞也未能恢复正常，但在治疗过程中，我们以西医支持对症治疗为基础，于病程第24天开始加用冬虫夏草增强免疫力，通过中西医结合治疗后患者$CD4^+T$细胞比例逐渐提高，$CD3^+T$细胞比例也稳步上升，且至第27天恢复正常，从而为防治继发细菌、真菌感染提供了保证。同时药理实验也证明黄芪、太子参、麦冬、甘草等中药能保护肾上腺皮质功能，促进网状内皮系统吞噬能力和增强自然杀伤细胞的活性，从而达到增强机体免疫功能，提高机体抵抗力的效果。

4. 控制肺纤维化　肺纤维化是本例患者发病过程中的重要病理变化，导致肺脏顺应性降低，肺容量减少，呈限制性和弥散性通气障碍。王昌明等观察腹腔注射丹参酮对博来霉素致SD大鼠肺纤维化的影响，发现丹参酮能明显降低肺组织脂质过氧化物含量，减轻博来霉素致肺纤维化的程度；侯杰等也研究发现川芎嗪可以抑制$α_1$（Ⅰ）前胶原mRNA而起到抗肺纤维化的作用。我们认为肺纤维化中医病机主要为瘀血阻络，在方剂中使用了丹参、水蛭、桃仁等多味活血化瘀中药，并根据"异病同治"的思想使用具有良好抗肝纤维化作用的中成药大黄䗪虫丸，取得了满意的疗效。患者出院前复查胸片仅显示左中下肺野少许纤维化病灶，这对于曾经出现双侧广泛弥漫性炎症的肺组织来说无疑是一个良好的结局。

5. 恢复期调理作用　在疾病后期，患者体质虚弱明显，出现脚软无力，气短，活动后心悸，口唇干裂等征候，辨证属余热遗留于肺，肺热叶焦，气阴两伤，发为痿躄之证，给予生脉散加减鼓舞正气，祛散余邪，调节阴阳平衡，从而协助体质康复，减少并发症、后遗症，同时注重中医心理治疗，采用移情易性之法调畅情志，减轻患者思想负担，使其走出人禽流感所遗留的阴影，增强战胜疾病的信心。中医病后调理的方法众多，除中药调治、情志调理外，尚包括饮食调理、运动调理、针灸推拿等，在人禽流感患者后期康复中值得应用。

6. 中药早期干预，截断病情

本例患者在发病第9天才转来我院，错过早期使用中药截断病情的良机，未免遗憾。对人禽流感的治疗应"以逐邪为第一要义"，并且祛邪务早、务快、务尽，正如《瘟疫论》中所云："大凡客邪贵乎早逐，乘人气血未乱，肌肉未消，津液未耗，病人不至危殆，投剂不至掣肘,愈后亦易平复",及早地祛除病邪不仅可以使病人早日解除病痛,而且正气损害较少,有利于康复。本例患者发病之始,疫毒初犯机体,病情较轻,应尽早投以具有宣透之功的解毒中药,抑制病毒复制,同时结合通里攻下之法,注重釜底抽薪,加快毒素排出,减轻肺脏瘀血,促进炎症吸收,缩短热程,从而阻断病情向重症方向发展。

参 考 文 献

1. 夏章,李秀惠,聂广,等.新型甲型 H1N1 流感的分期辨证模式研究.湖北中医杂志,2010,32(8):31-33
2. 黄练秋,刘映霞,聂广,等.472 例新型甲型 H1N1 流感的分期辨证与病因病机规律探讨.深圳中西医结合杂志,2011,21(2):72-76
3. 聂广.中西医诊断的模型差异.医学与哲学,1990,10(3):8-10
4. 聂广.证的探索.中医研究,1990,3(2):6-9
5. 聂广.辨病与辨证的模型差异及其互补.医学与哲学,1992,12(7):6-8
6. 聂广,林巧.人禽流感中医病因病机的探讨.世界中医药.2008,3(3):131-133
7. 陈剑声.人类禽流感的辨证食疗探讨.药膳食疗,2004(4):17-18
8. 狄冠麟,尹新中.中医药防治人禽流感研究概况.山东中医药杂志,2006,25(5):306-307
9. 耿耘,马超英.中西医结合治疗呼吸窘迫综合征的临床观察.江西中医学院学报,1997,9(1):3
10. 耿耘,夏红梅,马超英.加减陷胸桃承汤合参麦注射液对 ARDS 大鼠肺组织 NF-κB 表达的影响.四川中医,2006,24(2):13-15
11. 耿耘,马超英,王宁.加减陷胸桃承汤合参麦注射液对 ARDS 模型鼠肺组织形态的影响.上海中医药杂志,2004,38(12):33-34
12. 耿耘,卫敏,马超英.泻热通瘀逐水扶正法对 ARDS 大鼠 Fas 和 Fas-L 表达的影响.四川中医,2005,23(1):13-14
13. 高阳,董雪,康廷国,等.牛蒡苷元体外抗流感病毒活性.中草药,2002,33(8):724-726
14. 郭惠,姚灿,何士勤.鱼腥草抗流感病毒诱导细胞凋亡的研究.赣南医学院学报,2003,23(6):615-617
15. 郭晏华,沙明,孟宪生,等.中药羌活的抗病毒研究.时珍国医国药,2005,16(3):198-200
16. 侯钧.禽流感中医预防小探.医学动物防治,2004,20(5):312
17. 罗凡,侯炜,杨占秋,等.草血竭抗流感病毒的研究.武汉大学学报(医学版),2006,27(1):72-74
18. 洪炳根.中医防治流感、非典、人禽流感初探.福建中医药,2005,36(4):54-55
19. 胡兴昌,郑伟强.板蓝根粗提液抑制流感病毒的实验研究.上海师范大学学报(自然科学版),2003,32(1):62-64
20. 胡克杰,孙考祥,王璐,等.绿原酸体外抗病毒作用研究.哈尔滨医科大学学报,2001,35(6):430-432
21. 李春生.对人高致病性禽流感发病规律和中医药治疗方案的初步探讨.中华中医药杂志,2006,21(3):134-139
22. 李翠萍,王永恒."双翘解毒汤"加减预防人禽流感、流感的探讨.光明中医,2006,21(3):19-21
23. 李丽娅,凌秋,崔洪波,等.黄芪多糖抗流感病毒的试验研究.中国中医药科技,2002,9(6):354-356
24. 李致重.太乙天符年人、禽流感的中医学解析.浙江中医学院学报,2006,30(1):1-6
25. 梁志伟,何达辉,翁维雄,等.中国香港地区人禽流感防治的回顾与启示.中华结核和呼吸杂志,2004,27(4):253-257
26. 刘盛,陈万生,乔传单,等.不同种质板蓝根和大青叶的抗甲型流感病毒作用.第二军医大学学报,2000,21(3):204-206
27. 马丙祥,段晓颖,王志超,等.双花喷雾剂治疗小儿上呼吸道感染临床与实验研究.中国中西医结合杂志,2000,20(9):655-657
28. 马超英,王宁,肖诚,等.泻热通瘀、逐水扶正法对 ARDS 大鼠 Bax 和 Bcl-2 表达的影响.中国中医基础医学杂志,2005,11(2):116-121

29. 田在善,沈长虹,李东华,等.大承气汤对内毒素引起肺损伤保护作用的实验研究.中国实验方剂学杂志,1997,3(1):12-15
30. 天津市人禽流感中医药防治专家组.人感染高致病性禽流感中医药诊治指导方案(天津).天津中医药,2005,22(6):441-443
31. 王胜春,党峻英,贾旭东.柴胡与黄芩伍用清热与抗病毒作用.中草药,1997,29(1):27-29
32. 宣文.关于应用中医药防治人感染高致病性H5N1禽流感的可行性分析.上海中医药杂志,2006,40(1):18-19
33. 杨子峰,徐活腾,刘妮,等.贯叶金丝桃醇提物抗流感病毒作用的研究.现代中西医结合杂志,2004,13(6):712-713
34. 张伟,温乐英,陆敏,等.江西省首例高致病性H5N1人禽流感临床特点分析.中华结核和呼吸杂志,2006,29(5):300-306
35. 赵文华,石任兵,刘斌,等.连翘病毒清胶囊抗病毒有效部位化学成分的研究.中成药,2005,27(4):449-451
36. 赵英凯,崔蒙.应对可能暴发的(禽)流感大流行的中医潜在优势分析.中国中医药信息杂志,2006,13(1):2-4
37. 郑腾,陈枝华.禽流感的历史和公共卫生意义.生物学通报,2002,37:13-15
38. 王玉光,王晓静,杜宏波,等.6例甲型H1N1流感确诊病例中西医证治报告.北京中医药,2009,28(6):403-406
39. 梁建庆.甲型H1N1流感辨证治疗体会.新中医,2010,42(10):122-123
40. 刘清泉,王玉光,张伟,等.18例甲型H1N1流感危重症病例中医临床分析.北京中医药,2009,28(12):915-918
41. 郭立中,金妙文,周学平,等.周仲瑛教授对防治甲型流感的思考.环球中医药,2010,3(1):23-25
42. 姜良铎,傅骞,王玉光,等.甲型H1N1流感的中医病因病机初探.环球中医药,2010,3(1):20-22
43. 周平安,杨效华,焦扬.甲型H1N1流感防治述要.环球中医药,2010,3(2):114-116
44. 顾植山.顾植山对当前甲型H1N1流感疫病防治的几点建议.浙江中医药大学学报,2009,33(3):297-299
45. 韩鑫冰,颜新.应用五运六气理论解读"甲型H1N1流感"疫情.辽宁中医杂志,2009,36(10):1742-1743
46. 张海祥,谢鑫,张科进,等.细胞因子风暴在流行性感冒病毒感染中的作用及防治研究.细胞与分子免疫学杂志,2013,29(5):556-559
47. 韩艳武,张伟,王融冰,等.不同内伤基础甲型H1N1流感的中医病因病机初探.中华中医药杂志(原中国医药学报),2013,28(5):1418-1422

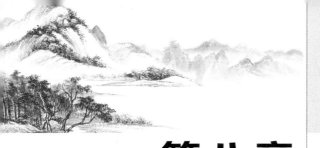

第八章

手足口病

第一节 病邪性质

一、肠道病毒特性

能够引起手足口病的病原体主要为小 RNA 病毒科、肠道病毒属的柯萨奇病毒 A 组 4、5、7、9、10、16、19 型，B 组 2、5 型，埃可病毒和新肠道病毒 71 型（EV 71），其中以 EV 71 及 Cox Al6 型最为常见。

1. 理化共性 一般而言，肠道病毒适合在湿、热的环境下生存与传播，对乙醚、乙醇等消毒剂及去污剂和弱酸有抵抗力，75% 酒精亦不能将其灭活，人的胃酸、胆汁不易将其杀死，在污水或含有机物的水中可长期存活。病毒的耐酸性决定了其可通过粪－口传播，耐热性决定了其在较高温度下仍可自我复制。但病毒对紫外线及干燥敏感，各种氧化剂（高锰酸钾、漂白粉等）、甲醛、碘酒都能灭活病毒。病毒在 50℃ 可被迅速灭活，但 1mol/L 浓度二价阳离子环境可提高病毒对热灭活的抵抗力，病毒在 4℃ 可存活 1 年，在 -20℃ 可长期保存，在外环境中病毒可长期存活。

2. 生物学特性 柯萨奇病毒的最大特点为能使小白鼠致病，根据其乳鼠致病的不同，可分为 A、B 两大组。A 组病毒至今已发现 23 个型（A1~24 型，其中 23 型已归入埃可 9 型），此组病毒可使乳鼠发生广泛的骨骼肌肌炎和坏死，引起弛缓性瘫痪。但大多不易在组织培养中分离。B 组病毒已发现 6 型（1~6 型），可使乳鼠发生局灶性肌炎及棕色脂肪坏死、心肌炎、肝炎、脑炎、胰腺炎等，引起肢体震颤和强直性瘫痪，B 组病毒可在组织培养中分离。

埃可病毒已发现 31 个型（1~34 型，其中 10、28、34 型已归入其他病毒），只对人类有感染性，而对乳鼠不致病。猴肾或人肾细胞对埃可病毒很敏感，常用以分离病毒。自 1986 年以来又发现了免疫特异性与已知柯萨奇病毒及埃可病毒不同的新肠道病毒 68~71 型。肠道病毒各型之间一般无交叉免疫，仅少数型别之间有抗原性交叉。

3. 感染途径和致病特点 病毒从咽部或肠道侵入，于局部黏膜或淋巴组织中繁殖，并由局部排出，此时可出现局部症状。继而病毒又侵入局部淋巴结，并由此进入血循环导致病毒血症（第一次病毒血症）。病毒可随血流带至全身各器官如中枢神经系统、皮肤黏膜、心脏、呼吸器官、肝、胰、肌肉等处，在该处进一步繁殖引起病变，并再次进入血循环，引起病毒血症（第二次病毒血症）。

不同病毒株具有组织亲嗜性不同，靶器官各异，引起不同系统病变。病理变化视所侵犯的器官及程度而不同。中枢神经系统病变和脊髓灰质炎相似，但一般较轻，以脑膜炎症为多见。脑炎患者有灶性单核细胞浸润及退行性变。柯萨奇B组病毒感染在新生儿常引起广泛病变，涉及脑、肝、心，以灶性坏死为主，伴淋巴细胞及中性粒细胞浸润。心肌炎患者常有间质瘀血及炎性细胞积聚，心肌纤维灶性坏死，细胞核固缩、破裂、心包炎性浸润等。肌肉可见严重细胞浸润或肌纤维坏死。

4. 手足口病不同病原学感染的时间分布　广东省疾控中心调查了2009—2011年手足口病普通型病例不同病原学检测情况（表8-1），在此基础上，国家疾控中心进一步统计了2010年–2011年手足口病不同病原学感染的时间分布（图8-1）。总的看来，不同病原学感染并无明显规律。

表8-1　广东省2009—2011年手足口病轻症病例病原学检测情况

时间	实验室确诊率（%）	EV71（构成%）	CoxA16（构成%）	其他EV（构成%）
2009年	2.6	15.4	58.0	35.2
2010年	1.8	46.9	25.5	27.6
2011年1—7月	2.1	31.6	26.5	41.9

数据来源：广东省传染病疫情网络报告系统（2009—2011年，截至7月31日24时）

二、审证求因

审症求因是确立病邪性质另一种手段，或者说方法。我们在行业建设项目实施过程中，对不同类型的手足口病患者进行了证候学调查和专家的问卷调查，得到了如下结果。

1. 北京地坛医院　327例手足口病并发中枢神经系统患儿进行证候学调查，按证候分型结果为：湿大于热型208例（63.8%），热大于湿型79例（24.2%），温热型40例（12.2%），不同证型的病原学统计无差异。

2. 深圳市第三人民医院等　对2 115例手足口病患者进行证候学调查和证素分析，结果提示表证期患者的风热证素频数6 109，证素频数/总频数为40.55%；湿热证素频数5 743，证素频数/总频数为38.13%。

三、问卷调查

在国家中医药管理局行业建设项目（200907001-3）执行期间，我们调查了29位中医和中西医结合手足口病专家，统计对手足口病病邪性质的认识，选择温热的占62.1%，湿热占62.1%，热毒占44.8%，戾气占17.2%（表8-2）。

各论：分期辨证体系构建

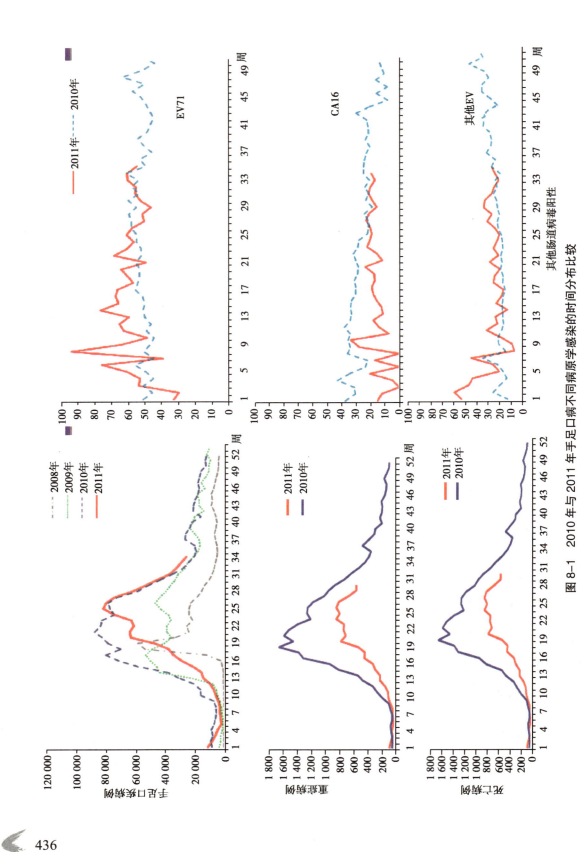

图 8-1 2010 年与 2011 年手足口病不同病原学感染的时间分布比较

表 8-2 调查表主要数据统计

病因	温热 62.1%	湿热 62.1%	热毒 44.8%	戾 17.2%		
重症因素	体质 89.6%	邪性 75.9%	病变 55.2%	地区 24.1%	季节 20.7%	
皮疹因素	邪性 89.6%	体质 75.9%	季节 20.7%	地区 24.1%		
重症发热因素	邪性 75.9%	体质 72.4%	病变 55.2%	季节 17.2%		
按卫气营血传变	是 55.2%	否 37.9%				
逆传主征	呕惊抖 82.8%	高热 68.97%	唇发绀 68.97%	疲乏嗜睡 58.6%	胸闷气短 48.3%	疹稠色黑 31%
辨证	分期（69%）	分型 34.5%	六经 20.7%	脏腑 31%	卫气营血 34.5%	
病位	肺（93.1%）	脾 86.2%	心 62.1%	肝（58.6%）		
病机特点	热 96.6%	痰 48.3%	瘀 34.5%	余 27.6%		
传变过程	疹前–出疹–坏死–恢复 82.8%	卫气营血 24.1%	六经 17.2%	三焦 10.3%		
皮疹走行	肺经 55.2%	脾 51.7%	卫 24.1%	气 24.1%	营 17.2%	血 13.8%
皮疹感邪	太阴湿热 65.5%	新感 44.5%	阳明热毒 20.7%	营分热毒 17.2%	气分热盛 13.8%	其他 6.9%
皮疹传变	新感 51.7%	直中 13.8%	太阴风热窜血 37.9%	经 10.3%	其他 3.4%	
斑疹、咽峡疱疹	是 48.3%	否 41.4%				
分期辨证为特色	是 65.5%	否 24.1%				

注：体质指患儿体质，邪性指病邪的性质，病变指疾病的变化，余指其他。符叶指符合叶天士"温邪上受，首先犯肺，逆传心包"论述；呕、惊、抖指呕吐，易惊，肢抖，斑疹；咽峡疱疹是"它们是否意味阳明燥热迫于血分是血分证"的缩写。

四、理论分析

1. 肠道病毒的特性和手足口病的发病季节、气象因素看，手足口病的病邪性质以湿温为宜。但根据临床调查结果显示，病邪仍然存在不夹湿的风热或温热属性，这符合"疹为太阴风热"（风热侵袭手太阴肺经）"疱为太阴湿热"（湿热侵袭足太阴脾经）的认识。尽管在第三人民医院的证素分析中似乎风热（温热）更占优势，但由于临床上疱疹与丘疹往往兼夹，实际上湿热的情况应该更多一些。

2. 关于"戾气学说"，虽然更能体现手足口病的传染性特征，但在中医学临床体系中，传染与不传染存在重大差异，但那只是体现的预防领域内，西医学对此有更加深入的认识。遣方用药的依据往往是病邪性质。因此，辨别风热（温热）还是湿热还是最重要的事情。

3. 鉴于以上，手足口病的病邪性质以湿热为主，风热为辅，或笼统称为风热夹湿。

后一种似乎更加贴切，因为风热可夹湿，也可不夹湿。

第二节 感邪途径

一、肠道病毒的传播途径

病毒由消化道进入人体在肠道内繁殖，子代病毒会随血流而扩散到其他敏感组织和系统包括中枢神经系统。但该病传播途径复杂，方式多样，总以通过人群密切接触传播为主。病毒可通过唾液、疱疹液、粪便等污染的手、毛巾、手绢、牙杯、玩具、食具、奶具以及床上用品、内衣等引起间接接触传播；患者咽喉分泌物及唾液中的病毒可通过飞沫传播；如接触被病毒污染的水源，亦可经水感染；门诊交叉感染和口腔器械消毒不合格亦是造成传播的原因之一。

二、感邪门户

根据肠道病毒的特点，手足口病的感邪门户符合口鼻而入的特点。但是，在"寒温之争"中，温病学家常常称：伤寒是感受寒邪，外邪经皮毛而入，邪袭太阳膀胱经，形成风寒表实证和表虚证；温病是感受温邪，外邪自口鼻而入，首先犯肺，形成邪袭卫表之证。实际上，这种区分是"温病学"希望自立门户的强词夺理（另一方面发展了中医学）。到"寒温合流"的时候，就发现两者都是外感病（起点都是流感），从现代意义上讲，病原性质和传播途径并无明显差异。那么，我们现在是否仍然要坚持"寒温之争"对于病邪性质、感邪门户的区分呢？事实上，两者都是主要研究呼吸道传染病的，不同的是两者选择了不同的辨证模型而已：皮毛外感强调的是两者共有的邪袭卫表的临床表现，口鼻而入强调的是上呼吸道的临床表现。

1. 邪郁肌表说　倪振华认为本病乃由湿毒内蕴，外感时邪，郁结肌表。孙桂芳认为是肺脾经内蕴湿毒外泄与外感风温之邪结肌表所致。解晓红认为是由于夏令湿热，腠理失固，致湿热蕴肤。殷子斐等认为外感时疫之毒与内蕴湿热交争，上蒸心经之火于口舌，熏蒸脾胃于四肢，发为疱疹。笔者认为，从疹的角度，邪郁肌表说有一定道理。而且孙桂芳认识到肺脾经内蕴湿毒外邪，这与笔者看法相近。其余四位医家则没有考虑到手足口病可以先发高热，后出疹。他们阐述的病机同样适合于高热，但不能解释有些病人是先发热，后出疹。而且，邪郁肌表说不能解释该病全部的临床表现。手足口患儿通常有精神较差，食欲睡眠不太好，甚至大便秘结的表现。这恐怕不太好用邪郁肌表说进行解释。

2. 经络感邪说　李妮认为此病以风热邪毒侵袭心、脾两经为主，尤其脾经。张同园认为是由内湿热和外时邪客留肺、脾、心三经而成。易瑶玲认为是时热疫毒滞于肺、脾二经。吴以岭认为是疫毒外侵，热毒袭肺，壅阻肺络。笔者认同诸位医家经络感邪的说法，但笔者也有个人的想法同医家们商榷。第一，毒邪侵犯哪几条经脉的理论依据是什么？是皮疹，所有症状的综合，疾病的发展抑或治疗？即使仅从皮疹出发，手足口病所侵袭经脉包括手太阴肺经、手厥阴心包经、手少阴心经、足阳明胃经、足太阴脾经、足少阴肾经和督脉。如果一定要说以哪一条经或者哪几条经为主，笔者认为，宜视皮疹分布的部位和患部的疏密程度而定。然后，根据皮疹指向的穴位，结合患者情况，来断定受邪的经脉。第二，既然是经脉受邪,那根据"理法方药一体"的理论,治疗方法须依据药物的归经理论来遣方用药或针刺的方法。可是据笔者对文献的了解,能有意识按上述两种治疗方法施治的医家确实不多。

3. 脏腑受邪说 张立秋认为是外感时行邪毒客蕴肺脾。张敏涛认为病机关键是心脾积热。周恒民以为是风夹湿热犯于肺卫,蕴郁脾胃。张同原认为重症手足口病为热毒夹湿,客于肺脾,旁波及肝。笔者以为,除周恒民强调风以外,其余医家都强调毒和热。这是很有见地的。据笔者对临床的认识,多数患儿主要是热毒作祟。但是,热毒作用于何脏何腑,或同时或先后作用于几脏几腑,难有定论。

第三节 传变规律

一、肠道病毒的泛嗜性

从手足口病的临床表现看,肠道病毒的泛嗜性显而易见,这一点对于研究其传变规律尤为重要(图8-2)。

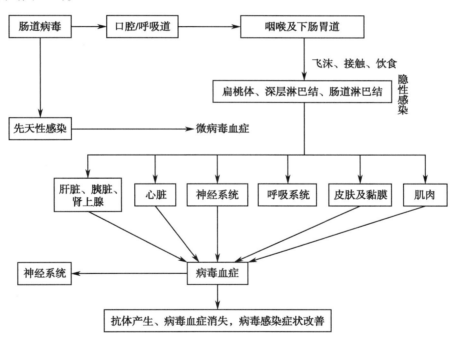

图8-2 肠道病毒感染致手足口病发病机制

二、皮疹的病位问题

手足口病皮疹的病位问题,目前存在着两派意见:一是"邪犯气营,内病外发":孙贵福、张发平、张凡等认为,皮疹是温邪经口鼻而入,客蕴肺脾,波及营分,外发肌肤而成。刘宇、张显彬、周文等也认为皮疹是邪犯气营,不同的是邪毒侵袭心脾二经为主。这一说法可能来自章虚谷的"热闭营中,故易成斑疹。斑从肌肉而出,属胃;疹从血络而出,属肺。"二是"风热夹湿,蕴于肌表":朱清静等认为,热毒郁而为疹,湿气聚而成疱。张建花、范莹、卢有亮等多执此说。

1. 我们的观点　与后者类似，拟明确把皮疹归为"表证"范畴。其理由有三：①皮疹发病在早，在风疹、麻疹、水痘等出疹性病毒性疾病里，许多患者甚至没有疹前期，仅仅以皮疹为首发；②只有皮疹继发肺部感染等（即内传脏腑）才是病情加重的标志，否则均可"表解而愈"；③皮疹的病位在表（皮肤、黏膜）；④古人称"疹为太阴风热"，说明丘疹与风热侵袭手太阴肺经有关，而疱疹则为湿热侵袭足太阴脾经，皮疹的病机可理解为腠理开合失利，络脉受损，是"新感入络"的表现。

2. "邪犯气营，内病外发"的不足之处

（1）对于以皮疹为首发的患者不好解释（因为病位在表，病程在早），如果说手足口病属于"伏气温病"不符合本病的临床表现和发病特征。

（2）内传脏腑是疾病由表入里的基本特征，只有皮疹而无内传脏腑的相应表现，是可以通过"表解而愈"的，但不能说是邪犯气营。

（3）《黄帝内经》虽然没有"新感入络"的概念，但有一系列相应描述（参见《络病学》）。

3. 其他看法　也有人执不同看法，认为手足口病所致斑丘疹和疱疹常与高热紧密联系，或先出疹，或先发热，或发热、出疹并见。即使重症患者，疹退和热降的时间间隔不会太长。太阴风热入腠理或邪结络脉，气滞血热似与手足口病斑丘疹不相符合。所谓"太阴风热"，按陆廷珍的原意，是指足太阴脾经和手太阴肺经感受风热之邪。具体到手足口之疱疹和丘疹，临床以感受热毒之邪居多，风邪只是作为辅助的角色。通过前文对病因病机的论述，热既来自夏季之暑热蒸腾，又来自小儿"阳（心）常有余，阴常不足"之体质，致热邪更易入体内化热，使五脏饱受毒热之煎熬。因此，疹乃风热之说值得进一步探讨。而从疹分布的部位来看，所侵袭的经络包括手太阴肺经，手厥阴心包经，手少阴心经，足阳明胃经，足太阴脾经，足少阴肾经和督脉，远超过手太阴肺和足太阴脾经的范围。而且从治疗的角度，心经药用的较多，其次是肺经用药，如导赤散、银翘散等加减。

三、不传、顺传与逆传

1. "表解而愈"与普通型手足口病　确定手足口病皮疹的病位在表的另一个意义就是，能够解释普通型患者的自然转归，它属于"表解而愈"的"不传"，临床上属于普通型手足口病患者。

因为多数患者并无"疹前期"，那么以出疹为首发者是"表证"还是"里证"？如是表证，无论外感病的"六经""卫气营血"和"三焦"辨证，其表证（或卫分证）中均无"疱疹"或"丘疹"的表现，那么它们就一定是里证吗？"久病入络"是我们过去非常熟知的观点，我们从《黄帝内经》对经脉、络脉的阐述中知道，"新感"也是可以从络脉、经脉开始的，尤其对外感的出疹性疾病，几乎是唯一可行的理论解释。《素问·皮部论》："邪客于皮则腠理开，开则邪客于络脉，络脉满则注入经脉，经脉满则入舍于腑脏也。"说明外感病可以循"腠理→络脉→经脉→腑脏"由表入里。《素问·阴阳应象大论》："故邪风之至，疾于风雨。故善治者治皮毛，其次治肌肤，其次治经脉，其次治六腑，其次治五脏。治五脏者，半生半死也。"说明我们可以根据"皮毛→肌肤→经脉→六腑→五脏"的顺序治疗外感疾病。张景岳《类经》言："以络脉而言，则又有大络、孙络，在内、在外之别，深而在内者，是为阴络……浅而在外者，是为阳络。"说明阳络在外，经脉在中，阴络在里，形成了人体经络系统以"经"为主干的系统，在外通过络脉实现其与筋肉、皮肤的连属，在内通过络脉实现其与脏腑的连属。而病邪的传变一般是由阳络至经脉，由经脉至阴络乃至脏腑之络，渐次深入。

疹发于肌表，或为邪入腠理（太阴风热），开合不利；或为邪结络脉，气滞血热（此病机尚未找到古人的类似论述，值得进一步研讨）。这是我们对"新感入络"的认识。在这个传变模型中，我们认为，温邪主要包括风热和湿热，而风热侵犯手太阴肺经，湿热侵犯足太阴脾经，故皮肤有丘疹和疱疹之分。那么，疹子为什么单单出现在手足口和臀部呢？西医学没有给出解释，我们或许可以从经络学说来寻求答案。《灵枢·经脉》云："肺手太阴之脉……循前臂内侧前缘，入寸口，循鱼际，出拇指内侧端（少商）。""大肠手阳明之脉，起于大指次指之端，循指上廉，出合谷两骨之间，上入两筋拇长伸肌腱、拇短伸肌腱的过腕关节处之中……其支者，从缺盆上颈，贯颊，入下齿中，还出挟口，交人中，左之右，右之左，上挟鼻孔。""脾足太阴之脉，起于大趾之端，循趾内侧白肉际，过核骨第一蹠骨的头部突起后，上内踝……挟咽，连舌本，散舌下。""胃足阳明之脉，起于鼻之交頞鼻根中，旁纳太阳之脉，下循鼻外，入上齿中，还出挟口环唇，下交承浆，却循颐口角后，下颌部后下廉……其支者，从大迎前下人迎，循喉咙……其支者……下循胫外廉，下足跗，入中指内间；其支者，下膝三寸而别，下入中趾外间；其支者，别跗上，入大趾间，出其端。"

以上可以得出：病邪由口鼻而入，首犯太阴。手太阴肺经入寸口循鱼际，出拇指内侧端，足太阴脾经起于大趾之端，循趾内侧白肉际，邪袭肌表则疹发手足；足太阴脾经又上行挟咽，连舌本，散舌下，邪毒循经上攻故见口舌疱疹。此外，手、足太阴与手、足阳明相连，且互为表里，其循行部位亦包含手、足、口等部位。当然，经络学说不能完全解释手足口病的疹子分布原因，其内在机制仍需进一步探讨。

2. 内传脏腑的标志界定　对于手足口病患者，温邪由皮肤、经脉内传相应的脏腑（肺、大肠和脾、胃）才是表证的结束，里证的开始。那么，应该从哪几方面来考察手足口病的"内传脏腑"？我们认为，内传脏腑的概念应该约定为：①顺传和逆传都属于内传脏腑的范围；②顺传指温邪由经脉内传所属脏腑，即手太阴肺经内传肺脏（大肠），足太阴脾经内传脾脏（胃）；③逆传指温邪逆五脏相生的顺序传变（肺金→脾土→心火→肝木），而按五脏相生的顺序传变则应该是脾土→肺金→肾水→肝木。

3. 顺传徐缓，逆传迅猛　根据我们对2024例手足口病患者的临床观察，80%的患者没有发生传变，往往表愈而解。发生内传脏腑的患者，以顺传肺脾者缓和而平稳，病情虽然超过一周，但易于控制，常无大碍；逆传心肝者，部分患儿病势迅猛，三天之内由表及里，并出现坏证，甚至死亡。这些患儿都在3岁以下，表证期很短，转瞬即逝，一进入里证期，旋即出现坏证，充分体现了少儿疾病进展迅猛的特征。

4. 五脏皆有危候，此疾重在心肺　国家CDC总结了2010年635例死亡患儿的临床表现，死亡诊断为病毒性脑炎、肺水肿、肺出血、心衰、呼衰、循环衰竭等，但根据中医理论，基本上可以概括在心阳亡脱、肺气衰竭的病机之内。

四、"湿热动风"与"逆传心肝"

1. "湿热动风"的理论意义　北京地坛医院调查了327例手足口病并发中枢神经系统

患儿，根据《黄帝内经》"因于湿，首如裹，湿热不攘，大筋缀短，小筋弛长，软短为拘，弛长为痿"、《湿热条辨》"湿热证，三四日即口噤，四肢牵引拘急，甚则角弓反张，此湿热侵入经络脉隧中，乃湿热夹风者"的经典论述，提出了"湿热动风"的假说。

按照《中医基础理论》教材（孙广仁主编）的观点，手足口病并发中枢神经系统病变者属于"内生五邪"的"肝风内动"，主要病机源于肝阳化风、热极生风、阴虚风动、血虚生风。如果"湿热动风"的假说能够成立，则是对中医理论的一种突破，湿热能否引动肝风不能仅仅通过上述两条经文即完成论证过程，而上述经文并没有"湿热动风"的涵义。

2."逆传心包"的定义 《温病学》将"逆传心包"定义为"温热病邪侵犯肺卫之后不从卫分顺传气分，而径入心包，扰及心神的病理变化。"但是根据我们对原文的理解，如果心包属于营血分证（包括不属于营血分证），难道"卫→气"是顺传，"卫→营血"就是逆传？我们认为，在五行学说里，"火→土→金"是相生，我们理解叶天士的原意是：如果按照相生的顺序传变就是顺传，如果逆相生的顺序传变就是逆传。

在该传变模型中，叶天士所指的"逆传心包"主要证候有高热、神昏、谵语，甚则昏迷不醒、四肢厥逆，或见抽搐等，可见于各型脑炎、化脓性脑膜炎、大叶性肺炎、中毒性痢疾等急性热病的极期。但是当疾病涉及神经系统的时候，病位往往不止是心包，而包括"肝风内动"了。五行之中，肝木在心火之前，也属于逆传，我们结合手足口病的临床实际，将"逆传心包"改为"逆传心肝"。

3."逆传心肝"的现代涵义

（1）神经系统病变的概括：我们在2024例手足口病患者中发现412例出现神经系统表现，其中肢体抖动占99.03%，易惊和惊跳占70.14%，精神差或疲乏占68.69%，在危重症中颈项强直、双目上视、角弓反张、抽搐等8例，占80%，软瘫7例，占70%，嗜睡、神昏1例，占10%。

（2）心肺功能衰竭的表现：目前认为可能与脑干炎症后自主神经功能失调或交感神经功能亢进有关，表现为心率、呼吸增快，出冷汗、皮肤花纹、四肢发凉，血压升高，继而出现心动过速（个别患儿心动过缓），呼吸急促，口唇发绀，咳粉红色泡沫痰或血性液体，持续血压降低或休克。亦有病例出现频繁抽搐、严重意识障碍及中枢性呼吸循环衰竭等。

（3）侵犯神经系统而导致心肺功能衰竭者传变迅猛：据CDC总结的2010年635例死亡患儿中（内部资料），发病至24小时转危重者71.1%，3日内转危重者98.7%，5日内转危重者99.4%；从发病到死亡天数平均4.4天，3天内60.1%，5天内86.9%，10天内95.2%。

五、"肤表－经脉－脏腑"的传变假说

在上述研究的基础上，我们提出了手足口病的"肌表－经脉－脏腑"传变假说（图8-3），认为该病首先是外感风热和湿热病邪，侵犯手太阴肺经和足太阴脾经，继而或顺或逆传入脏腑，顺传者入肺（大肠）、胃（脾），逆传者心、肝。总的内涵可以归纳为"温邪外感，首犯太阴，顺传脾肺，逆传心肝"等十六字，并提出了"不传、顺传、逆传"等三种传变模式。而且，可以根据病程分为表证期、里证期、恢复期/坏证期，各期通过证素分析提炼出主要病机、次要病机，以便确立基本证候和兼夹证候，再根据"理法方药"原则采取相应的"主方加减"论治策略。

第八章 手足口病

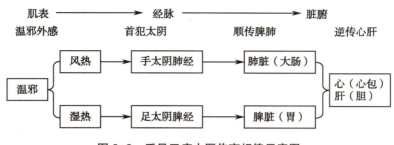

图 8-3 手足口病中医传变规律示意图

第四节 证候特点

一、发病年龄

手足口病疫毒普遍存在于自然环境中,疫毒可以侵犯普通人群,侵犯人体后有两种结局,正气强者,自行清除病邪,可以无任何表现或成为病邪携带者,正气弱者则发病,因小儿脏腑娇嫩,易感受外邪,故手足口病多见于 6 个月~5 岁的婴幼儿,偶发于青少年及成人,男性多见女性,据中国疾病预防控制中心(CDC)报告,2009 年报告病例男女性别比为 1.82,主要以婴幼儿为主,5 岁及以下病例占 93.09%,3 岁及以下病例占 74.66%,其中 2 岁组发病最高,本课题组数据男女比例约为 1.98∶1(图 8-4)。

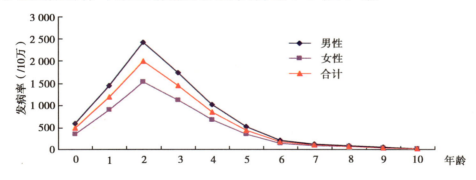

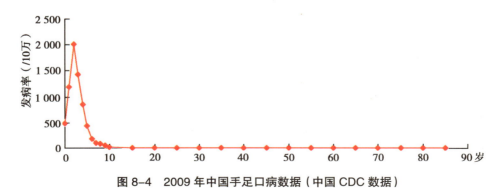

图 8-4 2009 年中国手足口病数据(中国 CDC 数据)

二、流行季节

据国家 CDC 统计，我国手足口病一年四季皆有发生，2008—2011 年高发季节以春夏之交开始到夏秋之交结束（第 12~31 周，见图 8-5、图 8-6，表 8-3），但由于各个地区发病率的波动，每年的发病季节有所变迁。例如 2009 年发病高峰较 2008 年早移 4 周（由 17 周提前到 13 周，见图 8-5），2011 年发病高峰较 2009 年、2010 年后移，其原因主要在于广西、河南、广东、湖南、浙江、河北、山东和陕西等 8 省报告病例数减少导致，8 个省份减少的病例数占总差异的 69.24%。

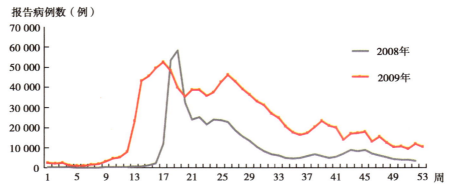

图 8-5　2008 年和 2009 年我国手足口病疫情周分布

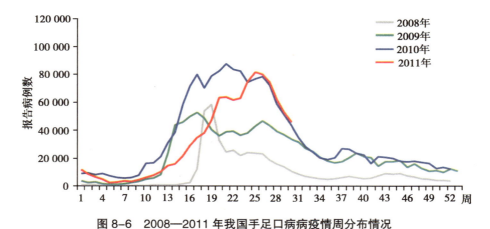

图 8-6　2008—2011 年我国手足口病病疫情周分布情况

表 8-3　2009 年我国不同时间段手足口病发病情况

时间分段	时间范围	报告病例数（例）	占病例总数（%）	死亡病例数（例）	占死亡病例总数（%）	病死率（%）
第一段	3~5 月	431 956	37.38	156	44.19	0.036
第二段	7~8 月	259 767	22.48	86	24.36	0.033
第三段	10~11 月	137 801	11.93	26	7.37	0.019
合计	—	829 524	71.79	268	75.92	0.032

三、区域演变

手足口病在全球范围均有分布，主要集中在热带、亚热带、温带地区，无严格地区性，如表 8-4，地处亚热带，气候潮湿，人口基数大，流动人口多，是手足口病的多发地方。

表 8-4 手足口病的各地区流行事件

发生时间	国家/地区	主要病原体	发病人数	死亡人数
1957	加拿大		新西兰学者首次报告	
1958	加拿大		首次分离 Cox16	
1959	英国		首次命名手足口病	
1969	美国加州		首次分离 EV71	
1968—1972	美国加州	EV71	-	-
1969—1970	日本	Cox16	-	-
1975	保加利亚	EV71	750	44
1978	匈牙利	EV71	1 550	47
1973	日本	EV71	-	-
1978	日本	EV71	-	-
1980	中国台湾省	EV71	20	0
1986	中国台湾省	EV71	-	0
1994	英国	Cox16	-	-
1997	马来西亚	EV71	2 628	34
1997—2000	日本	EV71 和 Cox16	-	-
1998	中国台湾省	EV71 和 Cox16	129 106	78
2000	中国台湾省	EV71	S291	25
2001	中国台湾省	EV71	S389	26
2000	日本	EV71 和 Cox16	-	-
2000	新加坡	EV71	3 790	5
1981	中国上海	Cox16	-	-
1983	中国天津	Cox16	62	0
1986	中国北京	Cox16	7 000	0
2000	山东招远	EV71 等	2 026	4
2005	中国 CDC 决定将手足口病纳入疫情监测报告系统			
2006	中国	EV71 等	13 637	6
2007	中国	EV71 等	83 344	17
2008年5月1日—5月31日	中国	EV71 等	17.6	40
2008年2月	卫生部将手足口病纳入丙级传染病			

注："-"表示数据不详

四、重症分布

国家CDC统计了2009—2011年我国手足口病重症和死亡病例的时间分布（图8-7），发现2010年重症病例和死亡病例均居高，其分布与发病人数呈正相关，均集中在高发季节，也可能与当年患者的EV71感染比例有关。从2010和2011年上半年我国手足口病发病和死亡情况的时空分布看，说明不同地区的发病和死亡情况每年呈规律性变化，并影响全国的总体变化。

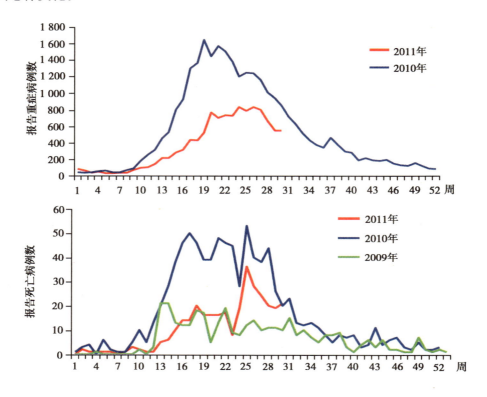

图8-7 2009—2011年我国手足口病重症和死亡病例的时间分布

五、气象关系

气象因素虽不是引起手足口病等肠道传染病的直接原因，却是影响传染病发生发展的重要因素之一，更是中医外感病因学说的基础。气温、湿度、气压等气象要素不仅可以影响人体的免疫力，而且对生活在环境中的手足口病等肠道病毒和媒介生物的繁殖及传播也有很大的影响。陈澜祯等对局部地区手足口病流行期间的气象环境资料进行分析，认为引发手足口病的肠道病毒在亚热带湿润气候条件下极易生存与传播，手足口病的流行产生与气候等环境异常有密切关系。

刘立等通过对石家庄市2009年手足口病报告发病数与同期温度、露点、湿度、气压、风速等多个气象要素的分析，结果随气温逐步上升达到病毒繁殖所需的基本温度后，手足口病就开始急剧增多，并逐渐在高温高湿低气压的气候条件下达到最大值，秋季迅速下降,冬季维持最低发病水平,说明肠道传染病的周期性变化源于气象条件的变化。进一步分析发现,4月份每日报告手足口病发病数随着气温的升高、湿度的增大而增加,随着气压的降低而增高,与日平均气温成正比,与气压成反比(图8-8)。将平均温度、最高温度、最低温度、露点、平均湿度、最高湿度、最低湿度、气压、风速等气候因素与同期日报告发病数进行相关分析,结果日报告手足口病发病数与日最高气温、最低气温、露点、最高湿度、最低湿度、平均湿度、风速无关,与日平均气温和每日气压相关。高气温、低气压的天气条件不仅抑制了污染物扩散,同时人体常因缺氧引起呼吸急促、心率加快、头痛、恶心、呕吐和无力等症状,从而使机体抵抗力下降,可以导致更多的手足口病病例发生。从全年来看,手足口病的发生与高气温、高湿度(相同压力,同一温度时,相对湿度大的气体的露点温度比相对湿度小的气体的露点温度高)、低气压等气象因素密切相关。

席林华等研究发现,本病易发生在温差变化大,低气压高温高湿条件下,风向集中在吹偏东、偏南的潮湿风向。即以温差(日最高气温－日最低气温)为6.11~8.10℃最易发病,其次在4.11~6.10℃及8.11~10.10℃,温差在4℃以下极少发病。最小相对湿度45%以上,持续高温高湿天气,发病住院数明显增加。平均气压小于1 015hPa,占总病例数的97.13%。

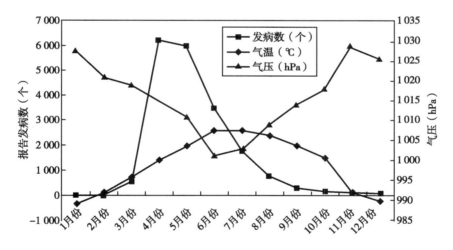

图8-8 石家庄市2009年手足口病报告发病数与同期月平均气温和气压的变化趋势

第五节 临床分期

我们在本课题组根据出疹性病毒性疾病的临床特点,参照肠道病毒(EV71)感染诊疗指南及相关学者研究,现总结手足口病的分期如下:

一、手足口病/疱疹性咽峡炎期(上呼吸道感染－手足口病)

持续约数天,以发热、手、足、口、臀部出现斑丘疹、疱疹为主要表现,发热可呈高热或伴有上呼吸道感染症状,手足水疱较典型手足口病小(约针尖大小),大多数患者可自然痊愈，无后遗症，高危病例可能向后期发展。

二、神经系统受累期（神经症状－脑膜脑炎）

肠道病毒感染侵犯中枢神经系统可能有两个时间段，其一是疾病一开始在轻微的病毒血症，是时病毒就侵入中枢神经；其二是在手足口病/咽峡炎期，发热之后出现明显病毒血症时病毒侵入中枢神经，大部分患者中枢神经侵犯约在发病2~5天左右。神经系统的症状归纳起来主要有两大类，非特异神经症状和特异神经症状。

1. 非特异神经症状　根据神经症状的表现无法确定某特定脑功能区受到侵袭，包括如下表现。

（1）一般表现：常见中枢神经系统感染的症状如头痛、呕吐、颈抵抗、嗜睡等。

（2）情绪改变：部分患儿在急性期呈现表情淡漠，本来活泼可爱多语的孩子表情木然，一语不发，甚至接受侵袭性检查与治疗时，表情茫然不会哭。

（3）不自主肢体抖动：有两个阶段可以出现这一症状，一是在发病约24~48小时后产生类似婴幼儿在睡眠之初的惊吓反应，进一步发展为不自主肢体抖动，清醒状态下亦可出现，另外急性期睡眠会有"夜惊"的现象，睡眠中突然醒来有幻听、幻视现象。

（4）心动过速、尿潴留、腹胀等，部分患儿瞳孔缩小。

（5）睡眠障碍：发病第一天就可出现，第3~4天达到高峰后逐渐消失。

2. 特异神经症状

（1）脑干病变：多见于脑干受侵犯，主要表现为肢体平衡异常、共济失调、对侧肢体麻痹和呼吸中枢受影响。

（2）平衡协调障碍：肢体共济失调、意向性震颤、眼球震颤以及说话不清。局部肌无力表现为小儿麻痹症样单肢、多肢无力或合并颅神经麻痹表现。

（3）自主神经功能障碍：严重者主要是心肺中枢受损而表现为心肺功能衰竭，表现为突然出现呼吸急促、面色苍白、发绀、出冷汗、心率快、吐白色或粉红色血性泡沫样痰、肺部罗音增多、血压明显异常、频繁的肌阵挛、惊厥和（或）意识障碍加重等。

3. 神经系统表现的病程　由于少数病例病情恶化快速，患儿到达医院时往往是判定症状严重与否的关键时点。有病人抵达医院时已经呈现明显神经症状；如肢体麻痹、颈项强直或休克、呼吸衰竭瞳孔散大等现象；有些则是入院后神经及心肺症状才陆续出现。观察神经症状出现的时间点有助于早期做预防的处置。神经症状出现的病程分为五个阶段（表8-5）：

（1）发病阶段：患儿无论严重与否，临床的症状变化不大，无神经系统受累的表现。多以发热及皮肤症状开始。有些没有手足皮肤的症状，只有咽喉部的表现。

（2）一般症状阶段：约在前述症状开始后24~48小时出现。除维持第一阶段之症状外，常见的其他症状有哭闹、烦躁不安、睡眠不好；有呕吐、腹胀，甚至会有类似麻痹性肠梗阻的表现。此阶段开始出现一些神经症状；如久已不见的睡眠时"惊吓反应"再度出现。很多个案在这阶段停止恶化而逐渐恢复。此阶段约维持12~48小时。部分患儿开始有第三阶段的脑干症状。

（3）脑干阶段：进入此期的患儿中枢神经脑干的症状更明显。根据患儿的症状这一期的症状可分为三大类。其一为一般脑干症状。延续上阶段的惊吓反应，症状更为明显，在白天清醒安静躺卧时也会出现。其他非特异性神经症状，如嗜睡、面无表情、视觉平衡幻觉等。其二为脑干局部症状。呈现单肢或多肢无力的现象，有明显肢体共济失调，无端惊慌，眼球共轭障碍的现象。若仔细观察，患儿多少有合并颅神经受侵犯的表现。

受侵犯的颅神经以第Ⅵ、Ⅶ、Ⅺ、Ⅻ最常见。轻者的可见单侧面肌无力，嘴角下斜流涎；重者呈现眼球内斜，或眼球不时上翻（upward gaze）。其三是自主神经症状。表现为呼吸急促、盗汗、四肢冰冷苍白，皮肤出现大理石花纹。阵发性心动过速，超过160次/分，肠蠕动减弱，腹胀。这三类的症状可单独也可同时出现。但最早出现在发病后48小时，最晚可在72~96小时左右。此阶段除少部分表现表情淡漠外，一般意识正常。

表 8-5 手足口病神经系统受累期不同阶段的表现

Ⅰ：发病阶段（symptom onset stage）	24~72 小时
发烧、食欲不振、喉咙或口腔发炎、流涎	
皮肤症状（skin manifestation）、咳嗽（cough）	
Ⅱ：一般症状阶段（General stage）	12~24 小时
哭闹躁动不安、不能入睡	
腹胀、呕吐、头痛	
惧光、惊吓反应增加	
Ⅲ：脑干阶段（Brain stem stage）	12~24 小时
一般脑干神经症状：脸无表情、四肢反射性抖动	
嗜睡、视听幻觉	
脑干局部症状：单侧或全身肢体	
肢体共济失调、无端惊慌	
眼球共轭失调	
颅神经麻痹——Ⅵ，Ⅶ，Ⅸ，Ⅹ，Ⅺ，Ⅻ	
自主神经症状：呼吸急促、冷汗	
外周循环不差	
突发性、间歇性心律增快（>160次/min）	
Ⅳ：恶化阶段（deteriorating stage）	6~12 小时
低体温、肺及消化道出血现象	
持续心律增快（>200次/min）、突发性呼吸困难	
反射性眼震颤状运动、神经性休克现象	
意识不清	
Ⅴ：终末阶段（terminal stage）	
心肺衰竭、成人型呼吸窘迫症状昏迷、死亡	

（4）急性恶化阶段：自主神经症状明显的患儿易进入此阶段。通常让临床医师措手不及。患儿心率往往维持在 200 次/min 上下。脸色苍白，表情淡漠，外周血管循环差，呼吸急促，体温不高。此时有鼻胃管者，少数可观察到消化道出血的现象。

大部分患儿观察到呼吸困难濒临衰竭时，突然由口鼻溢出粉红色带泡沫的分泌液。气管插管时，血性分泌物大量涌出，充满呼吸道，必须不断地抽取以维持呼吸道的通畅，多数患儿在此阶段需要机械通气，患儿自主呼吸仍存在。经过 1~2 小时自主呼吸才消失，出现昏迷。

（5）终末阶段：恶化期维持 5~6 个小时，成人型的呼吸窘迫症逐渐恶化，肺换气功能逐渐下降，提高氧浓度也无法维持血氧稳定，心脏功能及血压的状况也逐渐恶化而致死亡。恶化期病程约为 3 天。若病情稳定下来，生命体征将逐渐好转。包含一些自主神经功能。肺部气体交换，心脏循环系统都逐渐脱离药物控制达稳定状态。约在第 10 天可评估后遗症。

整个神经系统受累期病程约为 5~7 天。年龄较大者进行至第三阶段即停止，然后维持 3~5 天后进入恢复期，可能须另外的 7~10 天逐步恢复。小于 3 岁的者有较高的危险性进入第四、第五个阶段。

三、心肺衰竭期

在原发病的基础上突然出现呼吸急促、面色苍白、发绀、出冷汗、心率快、吐白色或粉红色血性泡沫样痰、出现肺部啰音增多、血压明显异常、频繁的肌阵挛、惊厥和（或）意识障碍加重等以及高血糖、低氧血症、胸片异常明显加重或出现肺水肿表现。心肺衰竭期又分为 A、B 两期。

1. 第三 A 期（高血压—肺水肿、出血—自主神经失调）　肺水肿也发生在发热或手足口病 2~4 天后，持续数小时至 1 天左右，为最主要死亡原因。呼吸浅快是肺水肿的早期征象，需密切关注，血压上升为最早征兆、有些合并呕吐、抽搐或肢体无力，高热、然后突然喘息、呼吸急促、发绀，需气管插管，插管后气管内冒出大量泡沫痰，继而变成粉红色泡沫痰（即肺水肿），一半以上也会从气管内冒出鲜血（即肺出血），肺部啰音增多、血氧含量降低，胸片表现从正常变成几乎全白。出现肺水肿后，一半以上患儿在插管 12 小时内死亡。在加护病人中，心率增快，达 200 次/min 以上，心率增快是病情转重的重要线索，血压不稳定，需要使用升压素。高血糖（>200mg/dl），急性期心脏超声心脏射血分数约在 40%~50% 左右。频繁的肌阵挛、惊厥和/或意识障碍加重，神经症状持续恶化，昏迷指数降低、四肢无力加剧。此外，患儿全身苍白，四肢冰冷，但身体中心很热，有些持续高烧不退，并伴有冷汗不止。并迅速陷入昏迷，部分表现为抽搐、眼睛上斜或瞳孔大小不等。

2. 第三 B 期（低血压：心力衰竭、心肌损害）　持续 2~7 天，心率逐渐下降但血压可能更低，面色苍白、末梢循环不良、肺水肿出血逐渐好转但自主呼吸差，仍需呼吸机辅助呼吸，血糖降至正常，神经系统表现：垂直眼震颤、斜视、肢体无力、抽搐等，此阶段因脑血灌注差可能导致缺氧缺血性脑病。

四、生命体征稳定期（逐渐恢复－神经系统后遗症）

持续时间数月或数年，心脏功能完全恢复，肺功能可能不好但能满足换气功能，但因病人自主呼吸、吞咽功能不好有严重影响呼吸功能，所以仍需呼吸机支持。病人逐渐清醒，但可能留下神经系统严重的后遗症，可反复发生肺炎。

多数病人可呈现这四个不同的临床阶段，少数病人可无手足口病的前驱表现而发生肺水肿，或出现神经系统表现而无肺水肿，或无高血压的表现。

此外，中国台湾大学黄朝庆教授提出，可通过头颅 MR 表现对肠道病毒侵犯神经系统进行分期，分为神经系统症状期、无菌性脑膜炎期、脑干脑炎期和急性肢体麻痹期，其中脑干脑炎期又分为 3 级（1 级：肌阵挛抽动；2 级：肌阵挛抽动伴脑神经受累；3 级：心和肺功能衰竭）。神经系统的分期对临床医生帮助有限，但对影像学医生来说较有意义。

第六节 证候学调查

我们参照以上临床分期，设计了符合中医术语描述的分期辨证模式，对来自深圳、北京、广州、湖北、湖南等多中心的 3 000 余例手足口病患者进行了回顾性证候学调查，并进行了证素分析，研究结果如下：

一、表证期

数据显示约 98.32%（2286/2325）患儿可出现皮肤小疱疹或丘疹，口腔黏膜及舌面小疱疹，伴乏力、纳差、拒食，或有流涎，或咽喉灼痛，可伴发热、恶寒、流涕、舌红、苔白腻（因为大部分舌、脉数据缺失，未进行统计），近 17.98%（418/2325）患儿也可无明显不适，或仅表现为轻度的精神不振。表证期持续时间最短 10 小时，最长 180 小时，平均（106.73±33.45）小时。从表 8-6 可以看表证期以丘疹（95.27%）、疱疹（84.77%）、发热（82.02%）、口咽痛（65.33%）、精神差或疲乏（57.72%）为主要表现，其次可有纳差（35.69%）、咳嗽（24.30%）、恶风寒（4.22%）、流涕等症状。

从证素分布可以发现基本证素有风热、湿热、气机逆乱、气虚 4 个方面（表 8-7）。其中，出现频率高的证素为风热（40.19%）和湿热（38.06%），其次为气虚（13.35%）和气机逆乱（8.40%），说明表证期主要病机为风热或湿热病邪侵犯人体，首犯肌肤、经脉，伴卫阳虚损的表现。表证期虽病邪在表，但极少出现恶寒、头痛等典型表证表现，说明外邪偏热。因此归纳其主要病机为温邪犯表，络脉受损，次要病机为正气亏虚。

表 8-6　2 325 例手足口病患者表证期症状、体征频数

症状体征	频数（次）	比率（%）	症状体征	频数（次）	比率（%）
发热	1 907	82.02	口咽痛	1 519	65.33
恶寒（风）	98	4.22	纳差	753	36.69
精神差或疲乏	1 342	57.72	丘疹	2 215	95.27
咳嗽	565	24.30	疱疹	1 971	84.77

表 8-7　2 325 例手足口病患者表证期的证素频数分布

证素	频数（次）	证素频数/总频数（%）
风热	6 307	40.19
湿热	5 973	38.06
气机逆乱	1 318	8.40
气虚	2 095	13.35
总频数	15 693	100.00

二、里证期

2 325 例手足口病患者中，1 407 例普通型患者均表解而愈，进入里证期的患者 918 例，男女比例为 1.89∶1，平均年龄（26.59±14.18）月；里证期病程最短 1.0 天，最长 18.4 天，平均（159.16±45.74）小时。表 8-8 可见，里证期主要表现为发热（99.24%）、丘疹（97.93%）、肢体抖动（92.05%）、纳差（89.98%）、疱疹（89.98%）、口咽痛（72.98%）、精神差或疲乏（72.44%）、易惊和惊跳（70.04%），其次可出现呕吐（43.03%）、咳嗽（33.66%）头痛（23.97%）、大便干结（18.41%）和大便溏稀（14.05%）。归纳起来，里证期的证候特点可概括为热陷肺脾，引动肝风。热陷肺脾是指患者几乎都有发热，且多数为壮热（71.84%）；几乎所有的患者都有丘疹或疱疹，皮疹可以分布于手、足、口腔、肘、膝、臀部、肛周、背部，最多见的部位为手、足和口腔咽部（皮疹特点为突起丘疹或小疱疹，触之稍硬，周围有红色浸润）为表里同病；患者有纳差和口咽疼痛、呕吐、咳嗽、头痛、大便干结和大便溏稀。引动肝风是指几乎所有的患者出现易惊、肢体抖动等症状，严重者甚至出现颈项强直和抽搐等症状。值得重视的是，一旦出现嗜睡、软瘫、抽搐、喘促、四肢厥冷等表现，则要高度警惕进入热深厥重、扰乱心神，肺气欲脱的坏证阶段。

表 8-8　918 例手足口病患者里证期症状、体征频数

症状	频数（次）	比率（%）	症状	频数（次）	比率（%）
发热	911	99.24	嗜睡	76	8.28
精神差疲乏	665	72.44	头痛	220	23.97
咳嗽	309	33.66	头身困重	14	1.53
口咽痛	670	72.98	四肢厥冷	19	2.07
纳差	826	89.98	肢体抖动	845	92.05
腹痛	75	8.17	易惊和惊跳	643	70.04
呕吐	395	43.03	抽搐	22	2.40
大便干	169	18.41	软瘫	18	1.96
大便溏泻	129	14.05	丘疹	899	97.93
喘促	22	2.40	疱疹	826	89.98

从证素分布可见（表8-9），邪热（26.41%，风热之邪由表入里，即为邪热）和湿热（28.01%）仍然为主要证素。邪郁肌表，故皮疹未消。温邪循经顺传肺脾，阻滞气机（13.52%），则脏腑功能紊乱，表现为咳嗽、呕吐、纳差、腹痛。温邪逆传心肝，扰动肝风（17.81%），则出现抽搐、肢体抖动、惊跳、软瘫等表现。疫毒炽盛（厥逆，0.78%），耗损正气（13.46%），遂出现疲乏或精神差、嗜睡、大便溏稀、四肢逆冷等。综合分析，归纳里证期的主要病机为邪热内陷，引动肝风，次要病机为气机逆乱、正气虚衰。

表 8-9 918 例手足口病患者里证期证素频数分布

证素	频数（次）	证素频数/总频数（%）
邪热（风热入里）	3 178	26.41
湿热	3 371	28.01
气机逆乱	1 627	13.52
内风	2 143	17.81
厥逆	95	0.78
气虚	1 620	13.46
总频数	12 034	100.00

三、坏证期

在918例里证期患儿中，141例进入坏证期（即危重型），其中男83例，女58例，平均年龄（21.18±17.05）月。坏证期患儿主要表现为易惊或惊跳（98.58%）、纳差（94.32%）、壮热（89.36%）、丘疹（78.01%）、嗜睡（71.63%）、四肢厥冷（67.38%）、精神萎靡（61.70%）、疱疹（58.16%），其次可见咳粉红色泡沫痰（43.96%）、发绀（32.62%）、双肺干湿啰音（29.78%）、喘促（26.95%）、皮肤花白（22.70%）、昏迷（17.02%）、软瘫（12.77%）等（表8-10、表8-11）。

表 8-10 141 例手足口病患者坏证期症状、体征频数

症状或体征	频数（次）	比率（%）	症状或体征	频数（次）	比率（%）
壮热	126	89.36	纳差	133	94.32
精神萎靡	87	61.70	恶心	2	1.42
嗜睡	101	71.63	腹胀	2	1.42
昏迷	24	17.02	大便干结	10	7.09
肢体抖动	13	9.22	尿黄	28	19.86
软瘫	18	12.77	皮肤花白	32	22.70
喷射性呕吐	8	5.67	四肢厥冷	95	67.38
易惊或惊跳	139	98.58	发绀	46	32.62
咳嗽	2	1.42	丘疹	110	78.01
双肺干湿啰音	42	29.78	疱疹	82	58.16
喘促	38	26.95	无皮疹	13	9.22
咳粉红色泡沫痰	62	43.97			

坏证期患儿证候特点为"神伤""高热""惊厥"。"神伤"是指危重型患者由于疫毒炽盛，内陷厥阴，多出现不同程度的神志症候。同时危重型手足病患儿多有持续高热，其中绝大多数最高体温大于39℃，同时发现坏证期与里证期手足口病患儿中，易惊和四肢抖动出现都比较频繁，但坏证期比里证期患儿多出现四肢厥冷（67.38%）及皮肤花白等表现，且43.97%出现咳粉红色泡沫痰，提示着肺气欲脱，亡阳等危重病情，需要及时抢救治疗。

表8-11 141例手足口病患者坏证期证素频数分布

证素	频数（次）	证素比例（%）
邪热	311	16.00
湿热	225	11.57
气机逆乱	289	14.87
内风	178	9.16
厥逆	220	11.31
正气虚	323	16.62
亡阳，气脱	398	20.47
总频数	1944	100.00

从证素分析，主要包括外邪入里、正气损伤、脏腑功能紊乱等三个方面。外邪以邪热（16.00%）为主，湿热（11.57%）也是热重于湿；正气损伤，如正气虚（16.62%）、亡阳、气脱（20.47%）；脏腑功能紊乱为内风（9.16%）、厥逆（11.31%）。综合分析，邪毒炽盛，逆传心肝，扰动肝风可见易惊、肌肉抖动、头痛、喷射性呕吐、软瘫（肌肉痿软无力）等；入心（心包）者，或蒙蔽心神，或心阳虚衰，亡阳气脱，临证可见嗜睡、昏迷、心率增快、皮肤晦暗、四肢冰冷，继而喘促欲脱，甚至血色泡沫痰外溢，脉微欲绝。归纳此期主要病机为邪毒炽盛，心肝肺俱损（心阳虚衰，肝风内动，肺气外脱），次要病机为气机逆乱。

四、恢复期

恢复期以体温恢复正常，皮疹结痂为标志，由于绝大多数患者进入恢复期后，大多出院调养，故此期未能对所有患者进行有效统计。笔者选取了30例住院患者做了初步统计，此期开始时间在起病的第7天（开始于（6.78±1.85）天）左右，患者精神、食欲、睡眠均较里证期好转，但较之常人仍未完全恢复，可见疲乏、纳差、口渴、夜热早凉、皮肤干燥、大便干等表现，证素分析表明，此期患者的病机可概括为气阴两虚（见表8-12，8-13）。

表8-12 30例手足口病患者恢复期症状、体征频数

症状体征	频数（次）	比率（%）	症状体征	频数（次）	比率（%）
夜热早凉	5	16.67	大便干结	3	10.00
精神差或疲乏	14	46.67	大便溏泻	2	6.67
纳差	10	33.33	皮肤干燥	4	13.33
口渴	6	20.00			

表 8-13　30 例手足口病患者恢复期的证素频数分布

证素	频数（次）	证素频数/总频数（%）
气虚	26	59.10
阴虚	18	40.90
总频数	44	100.00

第七节　辨证模式

一、分期论治

1. 表证期

临床表现：以丘疹（95.27%）、疱疹（84.77%）、发热（82.02%）、口咽痛（65.33%）、精神差或疲乏（57.72%）为主要表现；其次可有纳差（35.69%）、咳嗽（24.30%）、恶风寒（4.22%）等。

主要病机：温邪犯表，络脉受损。

次要病机：正气亏虚。

论治模式：主方加减。推荐治法为清透湿热，推荐主方为甘露消毒丹加减：连翘、金银花、黄芩、青蒿、牛蒡子、藿香、佩兰、通草、生薏米、滑石（包煎）、生甘草、白茅根。

2. 里证期

临床表现：主要为发热（99.24%）、丘疹（97.93%）、肢体抖动（92.05%）、纳差（89.98%）、疱疹（89.98%）、口咽痛（72.98%）、精神差或疲乏（72.44%）、易惊和惊跳（70.04%）等；其次可出现呕吐（43.03%）、咳嗽（33.66%）头痛（23.97%）、大便干结（18.41%）和大便溏稀（14.05%）等。

主要病机：邪热内陷，引动肝风。

次要病机：气机逆乱、正气虚衰。

论治模式：主方加减。推荐治法为解毒清热、息风定惊；推荐主方为羚羊钩藤汤加减：羚羊角粉（冲服）、钩藤、天麻、生石膏、黄连、生栀子、大黄、菊花、生薏米、全蝎、白僵蚕、生牡蛎。

3. 坏证期

临床表现：主要为易惊或惊跳（98.58%）、纳差（94.32%）、壮热（89.36%）、丘疹（78.01%）、嗜睡（71.63%）、四肢厥冷（67.38%）、精神萎靡（61.70%）、疱疹（58.16%）等；其次可见咳粉红色泡沫痰（43.96%）、发绀（32.62%）、双肺干湿啰音（29.78%）、喘促（26.95%）、皮肤花白（22.70%）、昏迷（17.02%）、软瘫（12.77%）。

主要病机：邪毒炽盛，心肝肺俱损（心阳虚衰，肝风内动，肺气外脱）。

次要病机：气机逆乱。

论治模式：主方加减。推荐治法为回阳救逆；推荐主方为参附汤加味：人参、炮附子、山萸肉。

4. 恢复期

临床表现：低热，乏力，或伴肢体痿软，纳差，舌淡红，苔薄腻，脉细。

基本病机：气阴两虚。

论治模式：主方加减。推荐治法：益气养阴，化湿通络；推荐主方为生脉散加味：人参、五味子、麦冬、玉竹、青蒿、木瓜、威灵仙、当归、丝瓜络、炙甘草。

二、常用治法

1. 泄卫透表法

根据手足口病在表之邪有风热、暑湿、湿热、燥热等不同，本法就临床证候的不同主要可分为疏风散热、解表清暑、宣表化湿、疏卫润燥。根据病情的需要，泄卫透表法常与滋阴、益气、化痰、消导、清气、透疹、解毒、凉血等治法配合使用，尤其是在小儿手足口病初期，普通型患儿，泄卫透表法常常使用，小儿手足口腔部的疱疹在初期，透发不畅，泄卫透表法与透疹凉血化瘀相结合使用，能较快缓解病情，减少传变的发生。解表泄卫法在与其他治法配合使用时均须以有助于祛邪外出、解除表证为原则，若配合他法反而妨碍解表，则是本末倒置。运用泄卫透表法应当注意，温病一般忌用辛温发汗，否则可助热化火，出现发斑、出血、谵妄等，此即吴鞠通所说："温病忌汗，汗之不唯不解，反生他患。"其"客寒包火"证不排除辛温之品的应用，但也只需微辛轻解，迨至表邪一解，即当清里为主。现代研究提示，本法具有促进汗腺分泌功能及血管舒张反应，加快人体散热，促使体温下降，增强人体免疫功能，改善全身和病变局部的循环功能，促进局部炎症消散等功能。

2. 清热解毒　现代药理研究证实清热解毒方药具有解热、抗菌、抗病毒、抗内毒素、抗炎等作用，部分还具有提高免疫力及对出凝血机制的影响。清热解毒类药物多具有抗感染作用，对细菌、病毒、某些螺旋体及原虫都具有抑制作用，如板蓝根、金银花、黄芩、大青叶、黄连、栀子、黄柏等。

清热解毒法为温热类病温邪犯卫而施，温邪犯卫，临床表现除具有卫表（发热微恶风寒）特征外，尚具有热毒伤阴（口渴、咽痛、少汗或无汗等温热类温邪为患）和湿毒困阳（头身困重、胸闷脘痞、肢冷便溏等湿热类温邪为患）的特殊表现。张照琪从传播途径、传变规律而言，手足口病与热毒证相关，对手足口病轻症患者治疗更是以清热解毒为主。闫承韵认为手足口病是由肠道病毒引起的儿童急性传染病，因湿热内蕴，兼感风热时邪，郁于肌肤所致，用银翘散加减治疗、抗病毒口服液防控，两者组方不尽相同，但都具有清热解毒祛湿的功效，正中病机，故能发挥防治效果。又因小儿生理特点心常有余，脾常不足，饮食不节，渐成心脾积热之势，复感时邪疫毒，经口鼻而入，发于手足，上熏口咽，外透肌肤，发为疱疹。其病变部位在肺脾二经。肺主毛，故初期邪毒犯肺可出现表证。足太阴脾经上行，邪毒循经上犯，则见口舌疱疹；脾主肌肉，邪毒与内湿相搏，发于手足肌表，郁而为疹，聚而成疱。治疗当以清热解毒祛湿为法。在临床辨证论治过程中，还可从清热解毒兼化湿透疹，佐以清心凉血：手足口病乃因外感时邪病毒侵犯肌肤而入，直犯中焦，脾困生湿，内有湿热郁蒸，两者相搏于气分，正气抗邪外出，毒随气泄，邪达肌肤则向外透发出现疱疹，内入心脾二脏。心开窍于舌而主血脉，故疹发部位位于口舌，脾开窍于口而主四肢，咽狭，与手足之肌肤。故清热解毒针对手足口病其外因而治。又因湿热之邪从肌肤向外透达，化湿透疹则是针对患儿手足口腔部位的皮疹而治，是治其标。湿热之邪郁而化热，热扰心神，患儿会有哭闹烦躁易激惹的表现，清心凉血是针对其本，因此在清热解毒的同时要兼顾清心凉血。

班文明中医辨证加用自拟方，症见口腔黏膜、手足、臂部斑丘疹、疱疹，或伴发热，流涕，流涎，纳呆，舌质淡，苔薄白或白腻者，证属湿邪外袭、肺脾同病者，投以芳香化湿、宣肺透邪之品，方选化湿解毒汤（院内制剂）：藿香 5g，半夏 3g，茯苓 10g，苏叶 6g，生薏仁 15g，杏仁 3g；症见口腔黏膜、手、口、臂部斑丘疹、疱疹，咽赤，发热，咳嗽，流涕，流涎，拒食，舌红，苔薄黄或黄腻者，证属湿热外袭、卫气同病，投以清热解毒、燥湿透邪之剂，方选清热解毒汤（院内制剂）：金银花 8g，连翘 8g，僵蚕 3g，蝉蜕 2g，薄荷（后下）1.5g，大青叶 8g，葛根 6g，生石膏（先煎）10g，生甘草 2g。上药每天 150ml，分 3 次温服。高热者加用金莲清热泡腾片 1 片，冲服，3 次/天。治疗组治愈率 80.8%，有效率 96.7%。

3. 清热化湿法　清热化湿法是小儿手足口病中医内治法中常用治法之一，具有宣畅气机、运脾和胃、通利水道等化湿泄热的作用。其作用和适用证各有所偏重，宣气化湿法偏于"宣上"；燥湿泄热法偏于"畅中"；分利渗湿法偏于"渗下"。但由于三焦为一个统一的整体，并且气机之宣畅，水道之通利，相互影响和促进，所以用药需配合使用，以利于湿邪的上下分消。例如分利湿热法虽用于湿热在下焦，但上焦、中焦有湿时，也可配合其他化湿法使用。此外，祛湿法还可根据病情需要，热邪较盛，配合清热法；湿热与积滞相结合，还配合消导化滞法，使湿热之邪从肠道而出；湿热中阻胃气上逆，则配合和胃降逆法，小儿在病程中出现恶心呕吐症状或服药时出现拒药的情况时，可配合此法。使用清热化湿法还应注意对于湿邪已经化燥者，不可再用。湿盛热微者，苦寒药当慎用或不用，应以辛温开郁，苦温燥湿为主。虽有湿邪而阴液亏损者慎用。总之化湿法的应用须权衡湿与热的偏轻偏重及邪之所在部位而选用相应的化湿方药。现代研究提示，本法具有一定抗感染、调节胃肠功能、利尿等作用。脾胃失调，湿热为患。脾脏具有喜燥恶湿的生理特性能，小儿脾气轻灵，功能尚弱，易为湿困，湿邪困脾，脾失健运，又会内生湿邪，造成恶性循环，继而影响其他脏腑的协调。

班文明临证中根据患儿发热、皮疹等症状体征，辨识湿热的偏重。湿重者以化湿解毒汤芳香化湿、宣肺透邪，方中藿香、茯苓、薏苡仁健脾化湿，振奋脾胃之气机，半夏、杏仁、苏叶宣肺燥湿化痰；热偏重者以清热解毒汤，清热解毒燥湿透邪，方中金银花、连翘、葛根清热解毒、轻宣肺卫，薄荷、蝉蜕、僵蚕疏散为佐，大青叶、生石膏清热泻火。运用自拟方辨证施治小儿手足口病，能迅速控制发热症状，加快皮疹消退、疱疹吸收，疗效快，疗程短，能有效防治病情向重症化转变。

4. 攻里通下法　手足口病是由肠道病毒引起的传染病，中医属温病范畴时行疫邪侵犯所致。其潜伏期一般为 2~7 天，大多患儿在就诊时都已经出现便秘的情况。攻里通下法主要包括：通腑泄热法、润肠通便法、泻下逐水法。

在临床的长期观察中手足口病患儿在患病初期大多口腔疱疹，舌及颊黏膜满布成簇疱疹，部分已破形成浅表溃疡，周围绕以红晕，小便短少而黄，大便两三日未行，甚则五日以上未行。此乃中上二焦热邪炽盛，壅于肠道所致。小儿手足口病属于中医"温病"范畴，感受时疫邪毒所致，具有发病急剧，传变迅速，变证多端，热势亢盛的特点，在病变过程中还易出现内陷营血，化燥伤阴，动内痉厥等变证。《温疫论》逐邪的手段，最突出的要数下法。《注意逐邪勿拘结粪》篇说："温疫下者约三十余证，不必悉具，但见舌黄、心腹痞满，便与达原饮加大黄下之，设邪在膜原者，已有行动之机，欲离未离之际，得大黄促之而下，实为开门祛贼之法，即使未愈，邪亦不能久羁。""移其邪由腑出，正是病之去路。"吴又可在温疫的治疗中强调祛邪是其第一要义，攻里通下法是祛邪外出的一条重要途径。患病初起阶段，正气尚盛，应用下法不至于引起不良反应，愈后亦容易恢复。故及时采取下法是有力措施十分重要的但与此同时临床医生也务必辨证论治审证求因不得妄用下法。

苦寒攻下法在于迅速排泄邪热瘟毒，有效地截断、驱除温邪。抑制功效，对多种温病有截断作用临床医生在辨证论治过程中可从以下几方面入手。首先温病以"邪为本，热为标"，因此，祛邪解热是其治疗的关键。运用下法，可使疫毒之邪从腑而出，热随便解，而收"秽恶一去，邪毒从此而清"之效。不但解决腑实之患，而且又获解热之宜。其次，温病湿热秽浊积滞肠道，非通利邪不能祛，非攻下热不能清。下法可通导积滞，使有形之邪排出体外，无形之热无所凭藉。再次，温病易化燥伤阴，而下法是保存阴液的一条重要措施。对里热炽盛，津液未伤的，通过攻下泻除邪热，可防其化燥伤津，对燥结已成，津液已伤的，则可祛除伤阴之源，使邪除秘通，热退津复。最后，下法可调畅气机 温病邪热内结，气机郁滞，表里之气因而不通，上下升降失其常度，运用下法，使热结一通，郁闭得解，则气机自畅。

凉膈散由大黄、朴硝、甘草、栀子仁、黄芩、薄荷叶、连翘、淡竹叶、白蜜组成，具有泻火通便、清上泄下之功。本方加减可治疗儿科多种热毒壅盛之证，在手足口病得治疗中见患儿出现发热，小溲黄赤，大便秘结，发搐，易惊，疹色鲜红，证属热毒壅盛兼腑实者，可治以清上泄下，可用此方加减。用凉膈散意在釜底抽薪，以下代清。然小儿体质娇嫩，恐不耐峻攻，故就患儿情况可酌情减小厚朴、芒硝剂量或去掉厚朴、芒硝，以减要种泻下之力，并加银花、玄参增强解毒散结之功。在手足口病患儿合并病毒性脑炎初期中医多以风温论治，证见实热里结，邪毒正盛，证属温热时邪，逆传心包，兼有腑实。故予通腑泻火之剂，凉膈散是调胃承气方加减而成，又得枳实、龙胆辛开苦降，反增其通泄之功。

5. 凉肝息风法　小儿外感，以热邪为多，多数为温热病。"温邪上受，首先犯肺，逆传心包"，病变迅速传变，由寒化热、由热化火、火者热之极，易出现高热、惊厥等症候。这种病理变化，与小儿神气怯弱，肝常有余，柔不济刚，肝风易动有关药中胆酸有解热、镇惊及抗惊厥的作用水牛角、珍珠母有平肝镇惊之功效，并兼有抗病毒、抑菌、增强免疫力的功能。

6. 滋阴生津法　在温病初期就应该时刻顾护阴液，若后期阴液耗伤明显，便要以救阴为务。根据阴液耗伤的程度和脏腑病位的差异，具体分为滋养肺胃、增液润肠、滋补真阴3种。一般而言，滋养肺胃法和增液润肠法是针对温病后期气分邪热渐解，出现肺胃津伤或肠液耗伤；滋补真阴法是针对温病后期营血分热邪炽盛，劫灼肝肾之阴而设。前两种治法阴液耗损较轻，病位较浅；后者真阴损伤较重，病位较深。小儿手足口病后期证属前两者居多，证属后者居少。温热类温病自始至终伤津耗液，温热类温病湿邪化燥后也具有伤阴的特点，故滋养阴津的治法使用的机会较多。但阴伤而热邪仍在者，当与他法不同，常配合滋阴解表法、滋阴攻下法、滋阴息风法、益气敛阴法等。滋阴生津法使用应注意温病伤阴兼有湿邪未化者，不可纯用本法，要滋阴而不碍湿，化湿而不伤阴。气热壮甚而阴伤不明显者，不可用本法。现代研究提示，本法具有一定的直接补充多种营养素和电解质，调节机体的免疫功能，促进损伤修复，兴奋垂体－肾上腺皮质功能，改善微循环和凝血功能，防治弥散性血管内凝血，抑制病原微生物，中和内毒素，促进胃肠蠕动，调节神经系统功能等作用。

7. 回阳固脱法　手足口病患儿从病理性质上分析属热属实，治疗常为清热解毒。然而小儿体属稚阴稚阳，病理变化往往易虚易实、易寒易热，在病变过程中常因肺气闭郁，导致心血运行不畅，如果正不胜邪，心血瘀阻加重，心失所养，心气不足可导致心阳不振，甚而出现心阳暴脱之危症。此时若囿于"小儿纯阳，无烦益火"之说或循于热病忌用温热药的惯例，仍用清热解毒法，待汗出淋漓，四肢厥冷，脉微欲绝，脱证毕现时，才用回阳救逆法，恐蹈噬脐莫及之悔，从而延误了最佳治疗时机，导致患儿抢救不及时。江育仁前辈认为感染性疾病病程中出现阳气外脱，是温热病中的坏证、变证，此时病在正虚，治疗关键在于抓得准、治得早，及时应用固脱之法。脱证虽来势突然，但在由闭转脱，由阳证转为阴证的过程中，一般都有先兆征象。如病程中出现面色苍白，山根、年寿部位青灰暗滞，脉细数疾而无力，呼吸浅促，精神淡漠，容易出汗，四肢欠温等。无论有无发热，皆有突然产生虚脱的可能，但见这些症状一二即应急用回阳固脱之法，不需待脱证悉具。

本法为急救之法，运用固脱法应注意用药要快速、及时、准确。生脉散、生附汤现已制成相应的注射剂，供静脉滴注，临床可选用。给药次数、间隔时间及用药剂量等都必须适当掌握，并随时注意病情的变化，做相应调整。另外，一旦阳回脱止，就要注意有无火热复炽、阴气欲竭的现象，并根据具体情况辨证论治。现代研究提示，本法具有一定的强心、抗休克等作用。

8. 外治法　手足口病的药物外治法主要是针对患儿口腔黏膜及手足口臀部的皮疹给于外用药物，从而达到预防皮损部位的继发感染，减轻患儿痛苦的目的。临床医生可从口腔黏膜给药及皮疹部位局部给药两方面进行。对于手足口病的非药物外治法则可以使用小儿推拿，以辅助退热，缓解小儿口部症状等。手足口病的皮疹、口腔疱疹或溃疡等可以单独采用膏剂、散剂、霜剂、液剂等类型进行治疗。

（1）膏剂：曾云香等将患者随机分成两组，治疗方法：两组均以病毒唑、维生素C、板蓝根冲剂等常规抗病毒治疗，治疗组配合外涂湿润烧伤膏，每4~6小时涂擦1次，共4天。对照组等待皮疹自然愈合。必要时包裹患儿双手，防止抓破皮疹；物理降温时动作要轻柔，以免擦破皮疹；臀部有皮疹时要保持臀部干燥清洁，避免皮疹感染。治疗组治愈38例，显效10例，无效1例，总有效率98%；对照组治愈3例，显效5例，无效41例，总有效率16%。两组比较差异有统计学意义（$P<0.01$）。湿润烧伤膏主要成分为黄芪、黄连、黄柏，有清热解毒、活血化瘀、去腐生肌的功效，可防止结痂及瘢痕的形成，为创面提供良好的湿润环境，有利于组织的愈合。

（2）霜剂：在临床上常用的霜剂是西瓜霜。张红等在对91例患者采用中西医结合治疗的时候，对有皮肤丘疹、水疱，口腔内水疱、溃疡的均上涂敷西瓜霜，结果显效62例，有效28例，无效1例，总有效率98.9%。牛立新等对811例手足口病患儿在中药灌肠、炎琥宁静脉注射剂的同时，针对口腔溃疡给予维生素 B_2 和维生素 C 口服及西瓜霜喷雾剂喷口腔，住院 1 天后热退、3 天后皮疹明显减轻、口腔疼痛好转、纳食增加、大便通畅、舌红、苔微黄。5 天后，皮疹退、口腔黏膜光滑、纳食好、二便调，痊愈出院。

（3）散剂：通常是几味药物共同组成，在此也将其算做单剂。宋阿冬采用舌疮散配清开灵治疗手足口病 72 例，舌疮散组成：生石膏 10g、冰片 1g、青黛 3g、生蒲黄 1g。用法：上药共研细末，先取银花 20g、甘草 10g，加开水 100ml 浸泡，待冷后用消毒棉签蘸此水清洗患处或含漱口腔，而后将上药末涂于患处，每日 3~4 次。清开灵冲剂：2 岁以下每次 1/3 袋，2 岁以上每次 1/2 袋，均每日 3 次口服。治疗结果：治愈 53 例，好转 19 例，无效 0 例。总有效率 100%。李金林等自拟清瘟灵治疗手足口病 80 例时，外用双料喉风散撒于皮损处，皮损也大部分痊愈。朱奕豪等对 43 例口腔疱疹明显者予以冰硼散吹敷，取得满意疗效。

（4）雾化剂：裴霞等将患者随机分为两组，治疗组用超声波医用雾化器将干扰素液雾化成雾粒送入病人口腔黏膜病损部，每日 1 次，连续 5 天并用干扰素液涂口，每日 6~8 次，用中药板蓝根 15g，大飞扬 39g、地胆头 30g、银花藤 30g 煎水浸泡手足皮肤病损处，每日 2 次。对照组口服利巴韦林和维生素 C 片。两组患儿均在治期间用复方氯己定液洗口，并于第 3、5、7 日复诊，观察病情、口腔疱疹、手足皮肤病损愈合情况。结果：治疗组 3 日痊愈 15 例，占 31.25%，5 日痊愈 29 例，占 60.42%。对照组 3 日痊愈 0 例，5 日痊愈 12 例，占 28.57%。两组间差异有显著性（$P<0.01$），治疗组中无一例出现不良反应或副作用。

（5）液剂：汪希珂等用康复新液佐治小儿手足口病 38 例，方法是均予静脉给予炎琥宁注射液 4~8 mg/（kg·d）及常规退热对症治疗基础上，对照组 30 例予蒙脱石散涂口腔黏膜疱疹或溃疡处，四肢末端及臀部皮疹处予炉甘石洗剂外擦，治疗组 38 例则予口服康复新液，四肢末端及臀部皮疹处外擦康复新液，对两组治疗效果进行比较。结果：两组疗效经统计学处理，差异显著（$P<0.05$），认为康复新液佐治小儿手足口病，有利于改善症状，缩短病程，加快疱疹、溃疡或皮疹愈合作用。刘明武等自拟苦参洗剂，方药组成：苦参、虎杖、生甘草、地肤子、赤芍各 10g。（外洗法用于出疹期）水煎外洗，每天 2 次。用药 5 天为 1 个疗程，结果：治愈 67 例，占 93.1%；无效 5 例，占 6.9%。

（6）香包、灸药：沈微等研究发现香佩疗法可预防小儿手足口病，随机将观察者分为两组，观察组每人每天佩戴香囊 1 个（白天把香囊挂在胸前，距鼻腔 15cm 左右，晚间置于枕边），每 2 周更换 1 次，连续佩戴 8 周；对照组不佩戴香囊。观察佩戴 8 周及停药后 4 周内两组手足口病发病情况。观察组总发病 3 例，发病率 0.27%；对照组总发病 31 例，发病率 3.06%；两组发病率比较，差异有显著性意义（$P<0.01$）。杨骏等采用相同西医基础治疗方法上，治疗组加用中医点灸疗法，发现灸药组与西药组在皮疹及口腔黏膜疱疹消退时间比较，$t=5.72$（$P<0.05$）；便秘或便溏消退时间比较 $t=11.41$（$P<0.05$）；消化不良和厌食消退时间比较 $t=7.68$（$P<0.05$），灸药组均明显优于西药组。

（7）外洗法：中药外洗法是用中药煎煮出的药液进行局部浸泡或者全身沐浴的方法。小儿手足口病常用中药荆芥，薄荷，芫荽，赤芍，板蓝根，苦参，苍术等药物煎煮出药液给患儿外洗，具有清热、透疹、解毒、化湿、托毒外出等作用。适用于高热不退，无汗，疹出不畅或者隐而不透者。中药外洗具有简单方便，对婴幼儿可操作性高，效果显著等优点。

（8）中西医结合法：瞿幸用中西医结合方法治疗皮肤病变，西医疗法：口腔溃疡严重的患儿可用适量思密达用温开水搅成糊状，分别于早、午、晚饭后及睡前涂于口腔溃疡局部，可缓解症状，缩短口腔溃疡的愈合时间。中医疗法：口腔、咽部溃疡疼痛者，可用金银花、锦灯笼、生甘草泡水含漱。中成药口腔水疱、溃疡，用西瓜霜、冰硼散涂撒患处，每日3次。皮肤水疱，用三黄洗剂，或炉甘石洗剂与青黛散混合外涂患处，每日3次。疗效显著。

（9）非药物外治法：对手足口病的患儿进行非药物外治法主要是通过小儿推拿法外敷法等方法使患儿的发热、便秘及口部症状有所缓解。作为辅助手段，非药物外治法相对安全，方便易行。患儿在手足口病发病后，有高热症状者，可运太阳，揉风池，清肺经，清天河水，揉小天心，补肾水等；口腔疱疹严重者，可揉总筋，掌揉小横纹，清天河水，清胃经。伴咳嗽者，清肺经，揉一窝风，顺运八卦，推揉膻中，揉肺腧，拍背，证属风寒者，加推上三关；风热者，加清天河水；痰多者，多加清脾经，按弦搓摩，肺部有干湿啰音加揉掌小横纹。

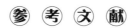

参 考 文 献

1. 李秀惠.手足口病中西医基础与临床.北京：人民卫生出版社,2014
2. 聂广,洪可,聂凡,等.手足口病"肌表－经脉－脏腑"传变假说.环球中医药,2011,4(5):354-357
3. 聂凡,李慧涓,聂广,等.手足口病证治规律的初步探讨.深圳中西医结合杂志,2011,21(6):329-337
4. 洪可,聂凡,聂广,等.2024例手足口病患者病因病机和分期辨证研究.环球中医药,2012,5(5):332-336
5. 洪可,李慧涓,聂广.手足口病病因病机研究进展.中国中医基础医学杂志,2012,18(3)344-346
6. 洪可,朱清静,聂凡,等.2115例手足口病患者病因病机和分期辨证的研究.南京中医药大学学报,2012,28(5):429-433.
7. 聂凡,周大桥,聂广.从个体化技艺到标准化技术：传染病辨证模式的过去、现在与未来.环球中医药,2012,5(8):588-594
8. 洪可,朱清静,聂广.重症手足口病的病因病机证候特点与危险因素的研究概况.中华中医药杂志(原中国医药学报).2012,27(10):2629-2633
9. Nie Fan,Ke Hong,Guang Nie,etal.The comparative study on Two models of Syndrome Differentiation of the Hand,Foot and Mouth Disease：An investigation Analysis of the Signs and Symptoms on 2325 cases.Infection International(Electronic Edition),2014,3(1):22-30
10. 陈伟文,谭雪芳,崔楚平,等.云浮市呼吸道和消化道传染病发生与气象因素的关系探讨.热带医学杂志,2008,8(6):263-265
11. 陆一涵,姜庆五.人肠道病毒71型与手足口病.疾病控制杂志,2008,12(3):183-187
12. 陈澜祯,王玲,吴中发,等.手足口病流行的预警方法探讨.赣南医学院学报,2010,(3):178-179
13. 刘立,郭建花,张世勇,等.石家庄市手足口病发病与气象因素相关分析.实用预防医学,2011,18(8):1389-1391
14. 席林华,刘培宁.肠道病毒感染的季节和年龄分布特征及其与气象条件的分析.气象科学,2001,21(3):374-378
15. 刘立,张世勇,陆辉,等.石家庄市近三年手足口病流行特征分析.中华疾病控制杂志,2012,16(1):88-90
16. 张国梁,李泽庚,尚莉丽,等.手足口病中医药防治实践回顾性分析(一).中医药临床杂志,2011,23(9):753-759
17. 张士卿.小儿手足口病中医辨治思路之我见.中国中西医结合儿科学,2011,3(1):21-22
18. 姜良铎,付小芳,吴晓明.手足口病病因病机与风引汤症候表现探讨.环球中医药,2010,3(6):410-412

19. 张发平.解毒消疹汤治疗小儿手足 121 病 36 例报导.陕西中医学院学报,2001,24(6):27
20. 孙淑芬.儿科病治验四则.实用中医药杂志,2001,17(12):36
21. 马爱军.银翘散治疗手足口病.安徽中医临床杂志,2002,14(2):157-158
22. 孙营,张学斌.小儿手足口病的中医辨证施护.中国社区医师,2008,10(17):153
23. 张凡.小儿手足口病的中医辨证施治.四川中医,2004,22(1):15-17
24. 刘宇,卢薇,刘丽娅.导赤散加减方治疗小儿手足口病 80 例观察.实用中医药杂志,2007,23(1):10
25. 李妮.清毒颗粒剂治疗小儿手足口病 50 例临床分析.临床和实验医学杂志,2007,6(11):140
26. 黄红梅.银翘散加减治疗手足口病 16 例.江西中医药,2008,39(12):31
27. 郎俊凤,朱翠华,吴恒超.解毒凉血透疹汤加减治疗小儿手足口病 60 例.四川中医,2004,22(8):76
28. 刘燕池,郭霞珍.中医基础理论.北京:科学出版社,2002
29. Ma E,Lam T,Chan KC,et al.Changing epidemiology of hand,foot,and mouth disease in Hong Kong,2001-2009.Jpn J Infect Dis,2010,63(6):422-426
30. 刘克丽.清热祛湿解毒法治疗小儿手足口病 32 例临床观察.中医药导报,2006,12(7):42-43
31. 张敏涛.清热泻脾散治疗小儿手足口病 50 例.中医儿科杂志,2007,3(5):36-37
32. 王银花.自拟清热解毒汤内服外洗治疗手足口病 60 例.中医外治杂志,2004,13(5):48-49
33. 尹蔚萍,夏杰.三豆银翘散治疗小儿手足口病的临床观察.光明中医,2009,24(1):55-56
34. 刘敏.葛根芩连汤加味治疗小儿手足口病临床观察.广西中医学院学报,2006,9(1):27-28
35. 王淑惠,甄玉珍,范顺心.解毒消痘汤治疗手足口病 56 例临床观察.河北中医药学报,2008,23(3):21-22
36. 蒋明辉,韩晓丽.癫痫伴手足口病治验 1 例.山西中医,2008,24(1):40
37. 蔡志强.清营汤加减治疗手足口病 50 例.医学信息,2005(5):2202-2203
38. 原晓凤,王春红.清热解毒、健脾清心法治疗手足口病 32 例.吉林中医药,2004,24(10):30
39. 黄向红,郑明.清热泻火汤治疗手足口病 50 例疗效观察.新中医,2004,36(7):27-28
40. 丁惠玲,李雪瑞.加味鸡黛玉汤治疗小儿手足口病 40 例.上海中医药杂志,2004,38(6):37-38
41. 秦英,丁彩霞,迟文杰.清热解毒祛湿法治疗小儿手足口病 100 例.中医药信息,2001,18(2):42
42. 刘艳霞,肖达民.清心导赤散治疗小儿手足口病 30 例.新中医,2002,34(8):51
43. 张民肃.解毒泻心汤治疗小儿手足口病 30 例浙江中医杂志,2003(4):332
44. 解晓红.小儿手足口病的辨证论治.中医药研究,2000,16(1):15-22
45. 殷子斐,苏永华,胡玉芝.手足口病的中医治疗.中医儿科杂志,2008,4(1):51-55
46. 易瑶玲.手足口病中医研究之我见.中医药临床杂志,2011,23(1):73-74
47. 吴以岭.中医络病学说与三维立体网络系统.中医杂志,2003,44(6):407-409
48. 张立秋.加味解毒散治愈手足口病 58 例.中医药信息,2000,2:24
49. 张敏涛.清热泻脾散治疗小儿手足口病 50 例.中医儿科杂志,2007,3(5):36-37
50. 周恒民.加味薏苡竹叶散治疗手足口病 56 例.河北中医,2000,22(8):628
51. 张显彬,李秀惠,杨华升,等.中西医结合治疗手足口病重症 60 例临床体会.环球中医药,2010,3(6):401-404
52. 周文,高虹,李芹等.重症手足口病 121 例中西医结合证治研究.环球中医药,2010,3(6):405-407
53. 余晓丽,朱清静.手足口病中医药治疗概述.环球中医药,2010,3(6):472-474
54. 张建花.自拟清热解毒方治疗小儿手足口病 28 例临床观察.卫生职业教育,2010,8(1):36-37
55. 卢有亮,林暄,张泽钦.中医从脾论治小儿手足口病.光明中医,2009,4(22):722-723
56. 王玉光,刘清泉,倪量,等.128 例手足口病合并中枢系统感染的中医证治研究.北京中医药,2009,4(28):243-246
57. 陈建,王晓鸣,陈婉姬,等.从湿热论治儿童手足口病的回顾性队列研究.中华中医药杂志(原中国医药学报),2009(增刊):19-20
58. 覃耀真,王力宁,李鸿敏,等.中医分型辨治小儿手足口病 50 例.广西中医药,2009,32(3):141
59. 李超贤,赵伟.中西医结合治疗手足口病 100 例.上海中医药杂志,2009,43(9):35

60. 任立中.从"湿温"论述手足口病.河南中医,2009,29(7):719-720
61. 马爱军.银翘散治疗手足口病.安徽中医,2002,14(2):157-158
62. 张照琪.从手足口病印证热毒理论.环球中医药,2010,6(3):416-417
63. 姜良铎,付小芳,吴晓明.环球中医药,2010,3(16):410-412
64. 张显彬,李秀芳,谢玉兰,等.中西结合治疗手足口病重症60例临床体会.环球中医药,2010,6(3):401-404
65. 陈建,王晓鸣,陈婉姬,等.从湿热论治儿童手足口病的回顾性队列研究.中华中医药杂志(原中国医药学报),2009(增刊):19-20
66. 张士卿.从中医运气学说谈小儿手足口病的发病与治疗.中医儿科学杂志,2009,9(5):1-3
67. 王有鹏,李志军,王富春,等.小儿手足口病中医分型论治初探.中国中西结合儿科,2009,1(4):366-367
68. 陈磊,尹新中.手足口病的中医药治疗思路.江西中医学院学报,2009,21(4):70-71
69. 王雪峰.手足口病的中医药预防与治疗.中国实用儿科杂志,2009,24(6):421
70. 陈建平.辨证治疗小儿手足口病22例.浙江中医杂志,2001,36(7):301
71. 李爱君,刘爱馥,腾世秀.中医辨证治疗小儿手足口病48例.中国民间疗法,2009,17(7):29
72. 李向东.清热祛湿运脾养阴法治疗手足口病50例.河北中医,2005,27(10):761
73. 刘利平.分期辨证治疗小儿手足口病48例.山东中医杂志,2008,27(9):593
74. 张照琪.从手足口病印证热毒理论.环球中医药,2010,6(3):416-417
75. 高修安.小儿手足口病的辨证思路与临证治疗.中国中西医结合儿科,2009,1(1):19-21
76. 蒋勇,兰映天.辨证分型治疗小儿手足口病探要.中国社区医师,2008,10(17):135-136
77. 覃耀真,王力宁,李鸿敏,等.中医分型辨治小儿手足口病50例.广西中医药,2009,32(3):141
78. 李超贤,赵伟.中西医结合治疗手足口病100例.上海中医药杂志,2009,43(9):35
79. 高育林.手足口病的中医药治疗.中国社区医师,2008,24(10):15
80. 高修安.小儿手足口病的辨证思路与临证治疗.中国中西医结合儿科,2009,1(1):19
81. 陈婉姬,朱奕豪,常宁.清化透疹汤治疗小儿手足口病32例临床观察.浙江中医杂志,2008,43(12):702
82. 李妮.清毒颗粒剂治疗小儿手足口病50例临床分析.临床和实验医学杂志,2007,6(11):140
83. 孙营,张学斌.小儿手足口病的中医辨证施护.中国社区医师,2008,10(17):153
84. 卢友亮,林暄,张泽钦.中医从脾论治小儿手足口病.光明中医,2009,24(4)722-723
85. 张显彬,李秀芳,谢玉兰,等.中西结合治疗手足口病重症60例临床体会.环球中医药,2010,6(3):401-404
86. 任立中.从"湿温"论述手足口病.河南中医,2009,29(7):719-720
87. 柴守范,赵晓丽.论"久病入络"与"温邪入络".西部中医药,2013,26(11):41-43

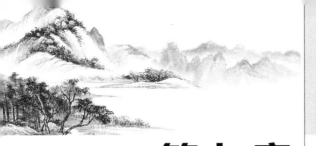

第九章

严重急性呼吸综合征

严重急性呼吸综合征（severe acute respiratory syndrome，SARS）又称传染性非典型肺炎（简称"非典"），根据发病急骤、传变迅速、病情险恶、传染性极强、人群普遍易感等特点，属于中医"温病"范畴。中医认为，本病是感受疫疠之毒邪而发生的急性外感热病，首先犯肺，可逆传心包或损害肝肾，病变以肺为中心，目前学者多倾向于将其命名为"肺毒疫"，也有称其为"肺瘟"。"肺毒疫"是以骤然高热为主要症状，肺部影像学改变重而肺系外在症状（咳、痰、喘）及体征轻或无，传染性强，容易出现"肺衰""心衰""神昏""闭证""脱证"等严重合并症和并发症，并在出现严重合并症和并发症后死亡率较高的一类疾病。我们综合各地防治严重急性呼吸综合征的经验，将本病的病因病机和中医药治疗简介如下。

第一节　病因病机

一、病因与发病

1. 疫疠致病说　严重急性呼吸综合征感染的是一种特殊的具有强烈传染性的强致病因子（现代研究确定一种变异的冠状病毒），非一般所指的风、寒、暑、湿、燥、火的六淫之邪，亦不同于一般的温病病邪，正如吴又可在《温疫论·自述》中所说"夫温疫之为病……乃天地间别有一种异气所感"，又说："故为病颇重，因名之厉气"（《温疫论·杂气论》），故为"瘟疫病邪"，也可称其为"戾气""疫气""疠气"。

2. 春温伏湿说　邓铁涛认为该病属于中医春温病伏湿之证，病机以湿热蕴毒，阻遏中上二焦，并易耗气夹瘀，甚则内闭喘脱为特点。

3. 风温夹湿说　彭胜权认为本病发生在冬、春季，发病急骤，初起表现为发热、咳嗽、口微渴、舌边尖红、苔薄白、脉浮数等肺卫表证，应考虑为风温；且多伴有肢体困倦、关节酸痛，或脘痞腹胀，或有腹泻，舌苔白腻或黄腻，脉濡等，为夹湿的表现，故应归属于风温夹湿。

4. 伏寒化温说　王斌等结合历代医家的"伏邪"学说，认为本病的流行，总属春温、温热之邪为患。正如叶天士在《温热论·三时伏气外感篇》中就邪伏少阴学说中道："春温一证，由冬令收藏未固，昔人以冬寒内伏，藏于少阴，入春发于少阳，以春木内应肝胆也。"根据其里热偏盛，易耗伤阴液，病情变化快等证候特征，当为"伏寒化温"。

5. 肺热内伏，外感时邪疫毒说　周仲瑛认为严重急性呼吸综合征发病关键是"非其时而有其气"，造成"戾气"（变异的冠状病毒等）流行，自口鼻而入，触犯人体而发病。从患者有一定的潜伏期、病情重、传变快，且成年人多发等情况来看，周老认为该病很可能是先有伏邪，后因新感而引发。即患者可能是先有肺热内伏，加之外感时邪疫毒而发病。其中外感时邪以风邪为主，风邪可以夹寒、夹热、夹湿，与疫毒（戾气）杂感伤人。即王叔和所说："非其时而有其气，是以一岁之中，长幼之病多相似者，此则时行之病也。"

6. 正气不足　外因是条件，内因是基础，外因通过内因而起作用，故在相同条件下，有的人染病，有的人不染病。《素问·刺法论》说："黄帝曰：余闻五疫之至，皆相染易，无问大小，病状相似，不施救疗，如何可得不相移易者？岐伯曰：不相染者，正气存内，邪不可干，避其毒气。天牝从来，复得其往，气出于脑，即不邪干。"这句话有两层意思，一是指当人体正气旺盛，抗邪能力强时，邪气就不容易侵犯机体。另一方面，"正气存内"的前提是邪气不入侵而损伤正气。为了保持正气不受邪侵，就要采取一定的措施，避其毒气，如戴口罩、穿隔离衣等以避免疫毒从口鼻而入，即避其毒气的方法。"天牝"即是鼻孔，将毒邪隔拒于外，即"复得其往"。疫毒不能侵入体内，就不能损伤正气，就可以达到"正气存内"的目的。《素问·评热病论》也说："邪之所凑，其气必虚"，邪气侵入机体，就会损伤正气，故"其气必虚"；而正气虚弱又容易招致邪气的侵犯，导致疾病发生。《素问·经脉论》言："当是之时，勇者气行则已，怯者则著而为病也。"此处"勇"还可以理解为勇敢、无所畏惧；"怯"还可以理解为胆怯。联系"气出于脑"，也是振作精神，没有恐惧之意。《素问·举痛论》说："恐则气下，惊则气乱"，也说明良好的精神状态也是保持"正气存内"的重要因素之一。而同样条件下有些人未被传染，与加强防护及调整心理状态有一定关系。总而言之，发病与否，取决于外邪的强弱和正气的盛衰及其相互作用的结果。

二、病机

根据本病的发病表现，王琦等将其基本病机概括为：热、毒、虚、瘀。热，是指其发病过程中以发热为主要特征，具有温热病的性质，同时在发病过程中有热邪燔灼呈阳热之象及热性升散易于耗气伤阴的病理表现。毒，一方面是疫毒，另一方面为邪盛酿毒，侵淫脏腑，使之功能严重失调，内外毒邪互为交炽，影响疾病的发展和转归。虚，为正气虚。发病之初即有正气虚，而病邪内羁，气血津液耗伤又可致虚。瘀是疫毒蕴结，血热煎熬成瘀。王清任说"血受烧炼，其血必凝"（《医林改错》），同时邪热灼伤阴液，津液不足亦可造成血液浓缩而运行迟滞成瘀，正如周学海所说"津液为火灼竭，则血行愈滞"。严重急性呼吸综合征的临床表现中有微循环障碍及肺纤维化等，皆为瘀的表现。热毒瘀为实邪，可以兼夹为患，亦可以在不同的病理阶段有所偏重。邓铁涛认为其病机为湿热蕴毒，阻遏上中二焦，并易耗气夹瘀，甚则内闭喘脱。刘德泉等认为湿热痰瘀和气阴两虚为基本病机。而周平安等认为热毒、瘀毒、湿毒是病机关键，并根据临床表现的不同分别归纳出各期的病机特点：①发热期，疫毒侵肺，湿遏热阻。瘟疫热毒之邪夹湿，自口鼻或皮毛而侵入，首先犯肺袭卫，致卫气闭郁，肺失宣降，出现发热甚或高热、恶寒甚或寒战、咳嗽。湿遏热阻，经脉不利而出现周身酸痛，气短乏力。②喘憋期，气虚血瘀，湿毒壅肺。瘟疫之毒，为剽悍之邪，传变迅速，热毒损伤络脉致瘀血阻络，血脉不通，形成瘀毒。"血不行则化为水"，水湿停滞于肺，壅塞肺络，损伤肺气，故而出现胸闷气短、喘憋、汗出或者咳嗽频繁等症状。热毒致瘀，瘀毒致湿，内湿与外湿合邪，形成湿毒。热毒、瘀毒、湿毒壅阻肺窍，气机内闭，是本期的病机关键。总的来说，本期病机特点邪实为本，气虚为标。③恢复期，肺脾气虚，心血耗损。瘟疫之毒犯肺，经过前期治疗，邪去正虚，肺气虚则胸闷气短，动则尤甚，脾胃虚则腹胀、纳呆、便溏，心血耗损则心悸汗出，体倦神怠。

从其病机演变来看，大多数学者主张按卫气营血传变辨证，周仲瑛认为该病很可能主要表现为三焦传变过程，即从上焦手太阴肺开始，除逆传心包外，一般顺传为中焦手足阳明和足太阴脾经，最后终于下焦肝肾二经。正如吴鞠通所说："温病由口鼻而入，鼻气通于肺，口气通于胃。肺病逆传，则为心包；上焦病不治，则传中焦，胃与脾也；中焦病不治，即传下焦，肝与肾也。始上焦，终下焦。"

三、发病特点

1. 毒邪时疫，传染性强　SARS-C_0V有很强的传染性，可在短期内形成不同范围、不同程度的流行，最近研究表明，病毒感染2~3代后，传染力和毒力并不下降。据钟南山院士总结，该病毒的传染性具有两个比较突出的聚集性特点——家庭聚集性和医院聚集性。流行病学调查显示，有一位患者连续传染数代患者，共92人，其中医务人员67人。其传染途径除近距离直接飞沫传播外，还可通过患者的飞沫污染物，如手、衣物、食物、水等途径传播。此外，通过患者粪便和尿液传播的渠道已经被确认，通过门把手和电梯按钮传播的可能性也得到证实。从中医理论看，严重急性呼吸综合征属于中医"温病"的范畴。病位在肺，病因为感受疫毒时邪，传播途径广泛，正如吴有性在《温疫论》中指出的，"夫疫之传有九，然亦不出乎表里之间而已矣。"

2. 演变迅速，易致坏症　本病之所以称为严重急性呼吸综合征，就因为其特点是病情发展快，死亡率高。最近世界卫生组织对本病病死率的估计作了修改，由原先的6%~10%，提高到14%~15%。死亡原因主要是呼吸衰竭，低氧血症在吸高浓度氧时也不能改善，还可出现多个脏器功能衰竭的相关表现，如心功能衰竭、肾功能衰竭、中枢神经功能衰竭（昏迷）等。此外，继发感染（导致败血症）和出现并发症，也是死亡的重要原因。而且，死亡率与年龄有着密切的关系。一般而言，年龄越大死亡率就越高。患者肺活检中很快可以看到纤维化，肺的基底膜胶原沉着，肺泡间隔增厚，因此患者很快缺氧，呼吸困难。而且这些患者发展到中晚期，淋巴细胞非常低，甚至低至与获得性免疫缺陷综合征（艾滋病）相似水平，其中CD4细胞明显减少，甚至减少到100以下，这样很容易发生各种感染，最终导致患者很快死亡。

3. 毒瘀互结，肺络壅阻　大部分患者肺部阴影与症状体征不一致，即从病情本身出发似乎不可能出现如此之大的阴影，然而X线胸片却明确显示了严重的肺部阴影。胸部X线或CT检查发现肺部有不同程度的片状、斑片状浸润性阴影或网状样改变，少数患者进展迅速，呈大片状阴影，常为双侧改变；特别是阴影的变化或进展速度快，可在48小时内增大

1倍以上，或由单侧进展为双侧，而阴影吸收消散较慢。在肺活检病理中可以看到肺出现纤维化，肺的基底膜胶原沉着，肺泡间隔增厚，因此患者很快出现缺氧，呼吸困难。

严重急性呼吸综合征发病演变情况见图9-1。

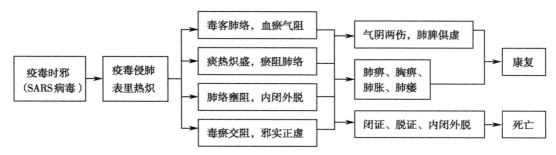

图9-1 严重急性呼吸综合征（肺毒疫）发病转归简图

第二节 证候研究

一、证候学特点

首都医科大学附属北京佑安医院对63例住院患者的观察显示，发热在早期、中期以畏寒发热和壮热为主，恢复期多以低热为主；咳嗽以干咳、阵咳为主，少痰、痰白或无痰；喘息症状以气短而促为主。重症患者可出现喘促不能平卧，神志症状多表现为心烦失眠，饮食多表现为食少无味。一些症状随疾病发展而消失或加重，可能与预后有关。发热、口渴、汗出、食欲不振在病程早期最重，中期后逐渐减轻；咳嗽、咳痰、喘息、胸闷、乏力、头疼、口淡无味在病程早期较轻，中期逐渐加重；恢复期患者多数症状消失，部分遗留乏力、低热、干咳、胸闷等症状，但较轻微。在早期、中期和极期，多数患者出现舌质红或舌尖红，苔白腻或黄腻，提示湿毒、热毒是主要致病因素。在恢复期，大多数患者仍然表现为腻苔，提示湿毒留恋，体现了湿性黏滞，致病缠绵难愈的特征。普通型与重症型患者在恢复期的舌象特征有所不同，前者最常见的舌象为舌质黯或紫黯（37.5%），舌质红（43.8%），苔白腻（56.3%）或黄腻（31.3%），提示湿热疫毒侵袭；后者最常见的舌象为黯或紫黯（50%），部分患者可出现舌下静脉明显曲张，舌尖红（25%）或舌淡红（25%），苔白腻（66.7%），提示湿热疫毒夹瘀。

中日友好医院对128例严重急性呼吸综合征患者各主要症状进行调查，将发病第1天至发病第30天各主要症状发生的频数，连以平滑曲线。可见，严重急性呼吸综合征发病早期即以发热为主，并与恶寒相伴，在发病第1~4天（95%的分位数）人数最多，恶寒在发病第2~3天（95%的分位数）人数最多，而后随病程进展逐渐衰减，发热在发病的第7~8天与咳嗽症状曲线发生交叉，在发病的第8~9天与喘憋症状曲线发生交叉。在发病第4~7天出现咳嗽，第7~12天（95%的分位数）表现有咳嗽症状的人数明显偏多，并呈逐渐上升趋势，在发病的第7~8天与发热症状曲线交叉，在发病的第10天人数达到最多，后逐渐衰减，在发病的第12天与喘憋曲线交叉，并继续下落，至第23天进入相对稳定的平台期。在发病第 7~8 天出现心悸的人数开始增多，呈逐渐上升趋势，至第 18~30 天（95% 的分位数）人数达到相对最多，并持续在相应水平形成平台期，是病情发展至中后期出现频数最多的症状之一。在发病第 4~5 天出现汗出症状的患者人数明显上升，至第 9~20 天（95% 的分位数）人数达到最多，在第 23 天后仍维持在一个相当高的水平，形成平台期。通过舌、脉观察，发现舌质在发热期患者以红舌为主，在喘咳期以红舌、深红舌为主，各期胖大齿痕舌出现概率均较高，恢复期可见较多颤舌。舌苔各期均以腻苔为主，但发热期和恢复期白厚腻苔多见，喘咳期黄厚腻苔更为多见。发热期脉象以滑数脉为主，喘咳期以数脉、细数脉为主，恢复期以细脉、细数脉为主。

首都医科大学附属北京中医医院调查了 100 例严重急性呼吸综合征患者的临床表现，根据主要症状及其出现峰值进行辨证分型，结果分为 8 型：①表卫证。周身酸痛、头疼、恶风寒的峰值均出现在第 1 周，但群体发生率不高（19%~26%）。②气分证。93% 的患者出现发热症状，峰值在第 1 周，后逐渐下降；28% 的患者出现高热，峰值在第 2 周，后明显下降，考虑与积极的激素治疗有关；汗出症状的峰值 52% 出现在第 3 周以后，与壮热峰值出现的时间不一致；口渴症状呈现低平曲线，峰值时只有 15% 发生。③热咳痰喘证。咳嗽和喘憋峰值均在第 2 周，分别为 24% 和 30%；咯痰发生率低，峰值为 10%，2~3 周较为明显。④逆传心包，血分传变。疾病全程 2% 出现咯吐血丝痰，未见斑疹，仅 1 例出现谵语。⑤邪热袭肺。发病早期只有 8% 的患者出现轻微的咽部疼痛或不适感，2% 的患者出现流鼻涕，咳喘症状第 2 周达到峰值。⑥湿热证。困倦乏力第 1 周 21%，第 2 周达到峰值（53%），第 4 周仍有 40%；胸闷于第 2 周出现峰值，占 34%；舌苔厚腻于发病第 1 周后期大幅攀升，第 2 周达到峰值（53%）；发病早期 21% 出现腹泻，发病极期 16% 出现便秘。⑦气虚证。困倦乏力在病程第 3~4 周仍高达 40%，动辄气短、汗出、心悸等峰值均出现在 3 周以后，发生率分别为 35%、52% 和 61%。⑧阴虚证。心悸、盗汗、五心烦热均在后期表现明显，峰值出现在 3 周后；口渴症状始终呈现低平曲线，峰值为 15%。

二、证型演变特点

1. 发热期－喘咳期－喘脱期　中日友好医院对 128 例严重急性呼吸综合征患者的调查表明，发病开始以发热为主，寒热相伴，发热人数随时间变化，95% 的分位数为发病的第 1~4 天，50% 的分位数为发病的第 8 天，而平均热程为 6.61±3.23 天，在此区间内发热症状出现概率最高，而形成发热期。之后，喘咳症状明显出现，咳嗽人数随时间变化的 95% 的分位数为发病的第 7~12 天，50% 的分位数为发病的第 3 天和第 17 天，而平均咳程为 12.31±6.15 天，在此区间内咳嗽症状出现概率最高，其均值达 57.0±8.1 天。而喘憋多与咳嗽相继或相伴出现，喘憋人数随时间变化的 95% 的分位数为发病的第 13~17 天，50% 的分位数为发病的第 7 天和第 23 天，而平均喘程为 11.19±7.04 天，在此区间内喘憋症状出现概率最高，均值达 55.0±7.5 天，咳嗽与喘憋在时间上存在明显的交叉现象，相互重叠而形成喘咳期。而后喘憋症状明显，心悸人数、汗出人数随时间变化的 95% 的分位数为发病的第 18~23 天和第 9~20 天，50% 的分位数为发病的第 10 天和第 4 天，部分患者随病情的进一步恶化而出现喘脱期，第 23 天之后绝大部分患者进入恢复期。当然，疾病演变过程中由于禀赋差异、感染病毒的量以及毒力大小、治疗情况，有的患者可直接由发热期进入恢复期，也有患者迅速进入喘咳、喘脱期，甚至死亡。并且，严重急性呼吸综合征的临床表现明显存在交叉、重叠现象，从而出现发热期与喘咳期并现，或发热期、喘咳期和喘脱期并现。

2. 热毒袭肺—湿毒壅肺—气阴两伤、余邪未尽　首都医科大学附属北京佑安医院对63例住院患者的观察显示，证型演变分为早期热毒袭肺、极期湿毒壅肺和恢复期气阴两伤、余邪未尽。疾病之初，多数患者以发热为首发症状，体温通常超过38℃，伴或不伴恶寒，证属热毒袭肺。经过1~2天短暂卫分阶段，迅速转入毒犯阳明的高热期。此时患者有气分壮热，但热不寒，兼烦热头痛者，亦有周身蒸热，微恶寒，头身酸痛者，属疫毒夹湿。病程5~7天，疫毒盛而正不衰，正邪交争，毒热炽盛。若正气胜，则患者可直接进入恢复期；若邪气胜，则淫肺传变，病情进一步发展，进入中期。中期多为9~17天，是疾病好转和恶化的转折点。中期可仍有发热，但以喘憋、咳嗽为主要症状，伴呼吸困难，痰白或黄，质黏或稀，不易咳出，证属湿毒壅肺。此期喘憋随发热渐退而减轻者，预后良好；如果喘憋重且高热不退者，即入极期，多在病程10~21天以上。临床见有热毒炽伤肺络或浊毒痰湿壅塞肺络者，出现咯血、痰中带血丝，甚至出现肺不主气、肾不纳气的喘脱证。若病危殆，心阳暴脱，见四肢逆冷，唇甲发绀，脉迟而微者，则为喘脱危证，难以救治。恢复期患者多为余邪未尽，气阴两伤。余邪可为热、湿、瘀、毒等，故在补益气阴的同时，应注意祛邪务尽。

三、辨证要点

首都医科大学附属北京佑安医院认为，与其他温病比较，严重急性呼吸综合征有如下特点：

1. 辨证规律　以卫气营血辨证，病邪多在气与卫，较少入营动血；以三焦辨证，病邪留置上焦为主，较少犯及下焦。因此，严重急性呼吸综合征的辨证方法应该探讨其自身的规律。

2. 传变规律　与"温邪上受，首先犯肺，逆传心包"的温病传变规律比较，较少出现神志不清的逆传心包证；如若肺卫之邪不解，顺传于胃，也常因使用激素而掩盖阳明经、府的"胃""肠"症状。

3. 病机要点　病因病机的演变过程，可归纳为3个阶段：初期热毒、极期湿毒和恢复期的虚损为主要病机。热、毒、湿、瘀、虚，既是3个阶段的独立致病因素，又在整个病程中互相交叉，互相影响。

4. 关于兼湿问题　严重急性呼吸综合征流行期间，部分患者表现有兼湿证，其原因可能有：①受当地自然气候、人群体质、生活习惯的影响；②病毒侵入人体发病，本身带有湿的表现；③不恰当地使用抗生素，损伤脾胃功能；④一些患者初期就有舌体胖大，边有齿痕，提示不能忽视素体脾虚，水湿不运。

第三节　治则治法

严重急性呼吸综合征治疗以解毒祛邪为主，祛邪务早，祛邪务尽，以祛邪为第一要务。总的治疗原则是：除热务尽，毒炎并治；开畅肺气，下不厌早；预防截断，发于机先；多期重叠，抓住主症；多脏受累，谨防突变；多种剂型，综合施治；中西合璧，优势互补。治疗中要注意以下几点：

一、治疗要点

1. 早期干预，阻断病程　一般主张早用解毒之法，配合宣透清化；早用通里攻下，注重釜底抽薪。不少人认为，临床已经应用了大量的抗生素，是否还要投以大量清热解毒的药？邓铁涛教授也指出，本病内有伏邪，过用寒凉反而导致内闭直中，始终应该以宣、透、升、散为原则。还有人认为，对热和毒还应详加区分，对热是清还是透也应当仔细斟酌。笔者认为，清热解毒药物范围很广，不少清热解毒药物本身都有宣、透、升、散作用，原湖北中医学院附属医院采用多法联用（取银翘散、小柴胡汤、白虎汤、大承气汤等各两味主药加味）治疗外感高热取得了很好的效果，尤其是病毒感染导致者。通里攻下法可促进毒素排出，减轻肺脏淤血，促进炎症吸收，缩短发热时间，早期（发病后 1~5 天左右）应用有可能截断严重急性呼吸综合征的发展，使患者直接进入恢复期，从而缩短病程。

2. 辨病结合辨证　中医辨证施治是一大优势，但也造成一些局限，例如 20 世纪 60 年代，蒲辅周老先生到儿童医院治疗腺病毒肺炎，效果极好，但他的经验没有能在全国推广。因为蒲老的辨证施治经验变化莫测，其经验好，但是不易掌握，故难以推广；而儿童医院王鹏飞的方子只有 8 味药，相对固定，效果也不错，所以最终得以推广。笔者认为，采用辨病的方法确定主方，根据辨证的结果加减用药，是中西医结合的重要成果。例如对于 SARS，我们在临床治疗上抓住感染中毒、呼吸衰竭和循环衰竭三个关键组方，根据毒、瘀、痰、虚的偏重进行加减，有可能发挥中医药优势。首都医科大学附属北京佑安医院、北京中医药大学东方医院等均采用这一方式治疗，取得了较好疗效。另一方面，中草药的剂型改革也是温病急症提高疗效的关键。

3. 减少西药的毒副作用　目前治疗严重急性呼吸综合征，激素用量很大。中草药对于安全撤减激素，减少抗生素和激素的毒副作用，增加相同效应以及替代应用（减少剂量或取代）等，都有较好效果，我们应当在这些重点治疗问题中选择几个课题，进行认真研究。

4. 抗肺纤维化　中医药抗肝纤维化有比较肯定的作用，在抗肺纤维化的实验研究中也显示了较好的苗头，疗效优于西药。前面提到，肺纤维化是严重急性呼吸综合征发病过程中的重要病理变化，可使肺顺应性降低，肺容量减少，呈限制性和弥散性通气障碍。从临床及实验研究看，温病气分证是可以出现瘀血病理的，特别是严重急性呼吸综合征患者，电镜下所见到的"瘀"象还是很突出的，血瘀证特别是微循环的障碍贯彻始终。因此早期即可扶正活血、软坚散结并举，应用桃仁、红花、川芎、丹参等，以防止肺纤维化和病灶扩散，并促使病灶早日吸收。也可直接静脉滴注丹参注射液或川芎嗪注射液、当归注射液等。

5. 扶正培本，增强免疫功能　本病发展到中晚期，细胞免疫功能明显低下，可以西洋参炖服扶正祛邪，并发挥中西医综合治疗的优势，调整患者自身免疫力，增强抗病能力。

二、治则治法

对于严重急性呼吸综合征的具体治疗方法，有许多不同的观点。周平安等认为早期清热解毒，化湿透邪，是治疗成败的关键。如治疗及时，可阻断病情向重症发展而直接进入恢复期。中期肺部实邪充滞，热毒、瘀毒、湿毒壅阻肺络，气机闭塞，因实致虚，故宜益气化瘀，利湿解毒。实邪去则肺络通，肺窍开，气之升降复常，气虚自能恢复。后期肺脾气虚，心血耗损，重在健脾和胃。脾升胃降，中气得复，心血自生。临床观察发现，多数患者腻苔在整个病程中始终存在。因此，治疗中亦应重视"湿"邪。温补之品当慎用，以防敛邪。许家松认为应以宣清肺热、解毒化痰、益气养阴为总则，而宣通肺气这一原则应贯彻始终。周仲瑛以三焦辨证为依据，可将该病分为初期、中期、极期、恢复期四期进行辨证治疗，针对不同病期特点，制定相应治法和系列专方专药，充分发挥中医辨治非典型肺炎的优势。初期病在上焦，以"肺热内郁，风邪束表"为主，病情较轻，应及时治疗，加以阻断；中期病在上、中二焦，以"肺胃热盛，湿浊内蕴"为主，或见"肺热腑实，痰浊瘀阻"的重证，病情较重，预后较差；极期可见逆传心包，邪入下焦，病及心肾，则以"内闭外脱，气阴耗竭"为主，病情危重，预后多凶。至于恢复期，则以气阴两伤，肺脾或肝肾不足，余邪未尽为特点，治疗当重在补其不足，兼清余邪。根据"治上焦如羽（非轻不举），治中焦如衡（非平不安），治下焦如权（非重不沉）"及"忌温补"的治疗原则，及时选用解表、清热、化湿、泻下、开窍、息风、滋阴、固脱等治法分期制定相应的系列专方。

第四节　辨证论治

目前严重急性呼吸综合征主要采用分阶段辨证施治、卫气营血辨证施治。

一、分阶段辨证施治

1. "非典型肺炎中医药防治技术方案（试行）"　将严重急性呼吸综合征分为早期、中期、极期和恢复期，每期又各分 2~4 种证型进行辨证论治。

（1）早期：早期多在发病的 1~5 天。患者以热毒袭肺、湿遏热阻为病机特征。临床上分为热毒袭肺、湿热阻遏、表寒里热夹湿三种证候类型。属热毒袭肺证者，宜清热宣肺，疏表通络，可选用银翘散合麻杏石甘汤加减；属湿热阻遏证者，宜宣化湿热，透邪外达，可选用三仁汤合升降散加减，如湿重热轻，亦可选用藿朴夏苓汤；属表寒里热夹湿证者，宜解表清里，宣肺化湿，可选用麻杏石甘汤合升降散加减。

（2）中期：多在发病的 3~10 天。中期患者以疫毒侵肺，表里热炽，湿热蕴毒，邪阻少阳，疫毒炽盛，充斥表里为病机特征。临床上分为疫毒侵肺、表里热炽，湿热蕴毒，湿热郁阻少阳，热毒炽盛四种证候类型。属疫毒侵肺、表里热炽证者，宜清热解毒、泻肺降逆，可选用清肺解毒汤；属湿热蕴毒证者，宜化湿辟秽、清热解毒，可选用甘露消毒丹加减；属湿热郁阻少阳证者，宜清泄少阳、分消湿热，可选用蒿芩清胆汤加减；属热毒炽盛证者，宜清热凉血、泻火解毒，可选用清瘟败毒饮加减。

（3）极期：本期多在发病的 7~14 天。患者以热毒壅盛，邪盛正虚，气阴两伤，内闭外脱为病机特征。临床上分为痰湿瘀毒、壅阻肺络，湿热壅肺、气阴两伤，邪盛正虚、内闭喘脱三种证候类型。属痰湿瘀毒、壅阻肺络证者，宜益气解毒、化痰利湿、凉血通络，可选用活血泻肺汤；属湿热壅肺、气阴两伤证者，宜清热利湿、补气养阴，可选用益肺化浊汤；属邪盛正虚、内闭喘脱证者，宜益气固脱、通闭开窍，可选用参附汤加减。

（4）恢复期：多在发病的 10~14 天或 14 天以后。恢复期患者以气阴两伤，肺脾两虚，湿热瘀毒未尽为病机特征。临床上分为气阴两伤、余邪未尽，肺脾两虚两种证候类型。属气阴两伤、余邪未尽证者，宜益气养阴、化湿通络，可选用李氏清暑益气汤加减；属肺脾两虚证者，宜益气健脾，可选用参苓白术散合葛根芩连汤加减。

2. 周耀庭的分阶段辨证论治

（1）高热阶段：体温升高，可达 38~40℃或更高，恶寒，头痛，肌肉或关节疼痛，舌边尖红，舌苔黄腻，脉浮滑数。此为卫气同病，即肺胃两经气分热盛，并有风湿郁表。治疗在清泻肺胃气分同时，予以散风祛湿。方用银翘散、白虎汤加减：羌活 3g，荆芥穗、薄荷、竹叶各 6g，藿香、黄芩、滑石各 10g，生石膏、板蓝根各 30g，金银花、连翘各 15g。如体温高，加羚羊角粉（冲）1.2g，或牛黄清热散（冲）3g。个别病例夹湿较重，可能出现湿热留恋少阳的情况，表现为发热恶寒，往来寒热，舌苔黄腻，脉弦滑数。可用和解少阳、清热化湿的蒿芩清胆汤加减：青蒿、黄芩、枳壳、连翘、滑石、茯苓、陈皮、竹茹各 10g，姜半夏 6g。因为是温热夹湿，注意不要轻易用达原饮，此方过于辛热，恐有助火劫阴之弊。

（2）干咳少痰阶段：持续发热，咳嗽为干咳或少痰，或有血丝痰，舌苔黄腻，舌红，脉滑数。这一阶段仍为肺胃两经气分热盛，热邪犯肺，肺失肃降。干咳无痰，说明热邪已伤肺阴，具有肺热燥咳的特点。治疗须清气解毒，宣肺止咳，滋阴润燥。方用桑杏汤、白虎汤加减：黄芩 6g，枇杷叶 15g，桑叶、杏仁、淡豆豉、知母、北沙参、麦冬、玄参、浙贝母各 10g，板蓝根、生石膏各 30g。痰中带血加炒栀子 6g，青黛（包）、荷叶炭各 10g。

（3）咳嗽喘促阶段：在上症的基础上进一步发展，邪热迫肺，肺气不降可见喘促。治疗当以清气解毒、宣肺平逆为主。方用麻杏石甘汤、苏葶丸加减：麻黄 3g，生石膏、鱼腥草各 30g，知母、杏仁、紫苏子、葶苈子各 10g，金银花、枇杷叶各 15g。如肺部有大片或广泛阴影，可加赤芍、牡丹皮、桃仁、红花各 10g。

（4）喘憋烦躁阶段：喘促加重为喘憋，呼吸困难，烦躁不安，喉中痰鸣，舌苔黄腻，脉弦滑数。这是由于肺胃热不解，灼津为痰，痰热阻遏肺络，肺气不降而上逆所致。治宜宣肺开闭、涤痰平逆。方用厚朴麻黄汤、苏葶丸、涤痰汤加减：麻黄 3g，枳实、牵牛子各 6g，厚朴、杏仁、紫苏子、葶苈子、法半夏、瓜蒌、黄芩各 10g，生石膏、竹沥各 20g。

（5）呼吸窘迫综合征或呼吸衰竭：病情发展到这一步，表明病情已至危重阶段。患者呼吸困难，口鼻周围青紫，吸氧青紫不能得到缓解，最后患者呼吸张口抬肩，呼多吸少，神志迷糊，舌淡紫，脉细数无力。此时为内闭外脱、正虚邪实阶段，即热毒痰热仍在，但正气已大虚，即将外脱。正虚以气阴两虚，尤其是气虚为主。治疗应祛邪扶正并举，清热化痰，轻开肺气，益气固脱。方用桑杏汤、苏葶丸、生脉散加减：桑叶、杏仁各 6g，金银花、紫苏子、葶苈子、五味子、麦冬各 10g，人参 6~10g，鱼腥草 15g，如鼻孔煽张，额汗，手足逆冷，此时已有气虚及阳、阳气欲脱之象，可加炮附片 6~10g、生龙骨、生牡蛎各 30g。

（6）余邪不尽、气阴未复阶段：发热已退，已不喘，精神疲惫，舌上少苔，脉细弱，肺部阴影逐渐吸收。治疗以清余热、益气阴为主。方用沙参麦冬汤加减：北沙参、麦冬各 15g，玉竹、金银花、枇杷叶各 10g，芦根 20g，黄芩、川贝母各 6g。

3. 王启梁的分阶段辨证论治

（1）严重急性呼吸综合征病毒复制期：患者感染病毒，处于发病早期，病邪在肺卫，在广东地区以湿热疫为主，北京地区以燥热疫为主，采用五味消毒饮合三仁汤加减：金银花、野菊花、紫花地丁、蒲公英、板蓝根、黄芩、生石膏、栀子、连翘、竹叶、桔梗、桃仁、牡丹皮、甘草等。

（2）严重急性呼吸综合征免疫偏离期：疫疠之气直逼营分，处于疾病中期，急当清营泄热，采用清营汤化裁：牛黄、水牛角、生地黄、玄参、黄连、石菖蒲、麦冬、牡丹皮、竹叶、连翘等。

（3）严重急性呼吸综合征免疫缺陷期：患者元气大伤，可出现内闭外脱，濒临阴阳离决。此时以西医治疗为主，中医配合开窍醒脑、回阳固脱之药，如醒脑静注射液、生脉注射液等。

4. "严重急性呼吸综合征中医诊疗指南"的分证论治

（1）疫毒犯肺证：多见于早期。

症状：初起发热，或有恶寒，头痛，身痛，肢困，干咳，少痰，或有咽痛，乏力，气短，口干，舌苔白或黄或腻，脉滑数。

病机：本证疫毒之邪初袭肺表，正邪交争于肺表故寒热头身疼痛，肺气失宣故干咳、少痰，疫毒夹湿而肢困苔腻，疫毒之邪伤及气阴，故乏力、口干。本证实多虚少。

治法：清肺解毒，化湿透邪。

基本方及参考剂量：金银花 15g，连翘 15g，黄芩 10g，柴胡 10g，青蒿 15g，白豆蔻（打）6g，杏仁（炒）9g，生薏苡仁 15g，沙参 15g，芦根 15g。

加减：无汗加薄荷；苔腻甚者加藿香、佩兰；腹泻者加黄连、炮姜；恶心呕吐者加制半夏、竹茹。

（2）疫毒壅肺证：多见于早期、进展期。

症状：高热，汗出热不解；咳嗽，少痰，胸闷，气促；腹泻，恶心呕吐，或脘腹胀满，或便秘，或便溏不爽；口干不欲饮，气短，乏力；甚则烦躁不安，舌红或绛，苔黄腻，脉滑数。

病机：本证疫毒之邪壅肺，热毒壅盛，故高热，汗出热不解；热毒壅于经络，故身痛；热入心营则烦躁，舌绛，肺气失宣故干咳、少痰、胸闷、气促。疫毒之邪耗伤气阴，故有乏力、口干。热毒兼湿，湿热阻滞气机，升降失常，则出现脘腹胀满，不欲饮，舌红苔黄腻，脉滑数。

治法：清热解毒、宣肺化湿。

基本方及参考剂量：生石膏（先煎）45g，知母 10g，炙麻黄 6g，金银花 20g，炒杏仁 10g，生薏苡仁 15g，浙贝母 10g，太子参 10g，生甘草 10g。

加减：烦躁、舌绛口干，有热入心营之势者，加生地黄、赤芍、牡丹皮；气短、乏力、口干重者，去太子参，加西洋参；恶心呕吐者加制半夏；便秘者加全瓜蒌、生大黄；脘腹胀满、便溏不爽者加焦槟榔、木香。

（3）肺闭喘憋证：多见于进展期及重症 SARS。

症状：高热不退或开始减退，呼吸困难、憋气胸闷、喘息气促，或有干咳、少痰、痰中带血；气短，疲乏无力；口唇紫黯，舌红或黯红，苔黄腻，脉滑。

病机：本证疫毒之邪闭阻肺气，热渐退而湿痰瘀阻肺络，肺失宣降、气病及血故呼吸困难、喘息憋气、胸痛气促，干咳、少痰、痰中带血，口唇紫黯，舌红或黯红，苔黄，脉滑；疫毒耗伤气阴加重，则极度气短，疲乏无力。

治法：清热泻肺，祛瘀化浊，佐以扶正。

基本方及参考剂量：葶苈子 15g，桑白皮 15g，黄芩 10g，郁金 10g，全瓜蒌 30g，蚕沙（包）10g，萆薢 12g，丹参 15g，败酱草 30g，西洋参 15g。

加减：气短疲乏喘重者，加山萸肉；脘腹胀满、纳差加厚朴、麦芽；口唇发绀，加三七、益母草。

（4）内闭外脱证：见于重症 SARS。

症状：呼吸窘迫、憋气喘促、呼多吸少，语声低微，躁扰不安，甚则神昏，汗出肢冷，口唇紫暗，舌暗红苔黄腻，脉沉细欲绝。

病机：本证湿痰闭肺，肺气欲绝，故呼吸极度困难，喘息气促，气病及心，气病及血，气损及阳，阳气亡脱于外见心悸心慌；严重者，可见心率猝然缓慢，体温、血压下降，四末发冷，冷汗淋漓，脉象沉细欲绝，本证虚实并见，病情危重。

治法：益气敛阴，回阳固脱，化浊开闭。

基本方及参考剂量：红参（另煎兑服）10~30g，炮附子 10g，山萸肉 30g，麦冬 15g，郁金 10g，三七 6g。

加减：神昏者，上方送服安宫牛黄丸；冷汗淋漓，加煅龙骨、煅牡蛎；肢冷者加桂枝、干姜；喉间痰鸣者，加用猴枣散。

（5）气阴亏虚、痰瘀阻络证：多见于恢复期。

症状：胸闷、气短，神疲乏力，动则气喘；或见咳嗽；自觉发热或低热，自汗，焦虑不安，失眠、纳呆，口干咽燥。舌红少津，舌苔黄或腻，脉象多见沉细无力。

治法：益气养阴，化痰通络。

基本方及参考剂量：党参 15g，沙参 15g，麦冬 15g，生地黄 15g，赤芍 12g，紫菀 15g，浙贝母 10g，麦芽 15g。

加减：气短气喘较重、舌黯者，加三七、五味子、山萸肉；自觉发热或心中烦热、舌黯者，加青蒿、栀子、牡丹皮；大便偏溏者，加茯苓、白术；焦虑不安者，加醋柴胡、香附；失眠者，加炒酸枣仁、远志；肝功能损伤、转氨酶升高者加茵陈、五味子；骨质损伤者加龟甲、鳖甲。

二、卫气营血辨证施治

1. 邪犯肺卫（本证多为初起，以冬春季为多见）

主症：起病急骤，发热，微恶寒，头痛，全身酸痛，无汗或少汗，咳嗽，胸痛，口干，舌边尖红，苔薄白或微黄，脉浮数。

治则：辛凉解表，宣肺止咳。

方药：银翘散加减。金银花 12g，连翘 15g，芦根 30g，薄荷（后下）、牛蒡子、蝉蜕各 6g，前胡、淡竹叶、荆芥穗各 10g。

兼湿者加川朴花、藿香各 10g，茯苓 20g；热盛者加石膏（先煎）30g，黄芩 12g，鱼腥草 15g；痰黄稠者加浙贝母 10g，瓜蒌壳、桑白皮各 15g；干咳者加蝉蜕 6g，百部、僵蚕各

10g，芒果核 30g；咽喉肿痛者加岗梅根 20g，火炭母 15g，桔梗 10g。

可配合穿琥宁注射液 4~8ml 加入 250ml 5% GS 中静滴，每日 2 次。

2. 邪阻少阳（邪在半表半里，邪热偏盛者）　多为表不解而邪热有入里之势，此时邪热渐盛而正气未虚，或因内蕴湿热之体或为抗生素使用不当，寒凉冰伏致湿遏热伏所致。

主症：寒热似疟（呈弛张热），脘痞心烦，身热午后较甚，入暮尤剧，天明得汗诸症俱减，肢体困倦，胸腹灼热不除，苔白而腻，舌稍红，脉弦数。

治则：和解少阳，分消湿热。

方药：蒿芩清胆汤。青蒿（后下）、枳实、淡竹茹各 10g，法半夏 12g，黄芩 15g，陈皮 6g，茯苓 20g，碧玉散（滑石、甘草、青黛）。

往来寒热甚者加柴胡 10g，大青叶、贯众各 15g；气促者（25~30 次/min）加葶苈子 10g，桑白皮 15g，海浮石（先煎）30g；头痛甚者加苍耳子、羌活各 10g，钩藤（后下）15g；胸痛者加姜黄、桃仁各 10g，丝瓜络 15g；关节酸痛者加带皮茯苓 20g，海枫藤、络石藤各 15g。

可配合清开灵注射液 40~60ml 加入 500ml 10% GS 中静滴，每日 1 次。

3. 湿热遏阻膜原（邪在半表半里，湿浊偏盛者）

主症：寒热起伏，或壮热不退，身痛，肢体沉重，脘胀呕恶，舌红苔白厚腻而浊，或白如积粉，脉濡缓。

治则：疏利透达。

方药：达原饮。槟榔、黄芩各 12g，厚朴、草果仁、知母、白芍各 10g，甘草 5g。

呕恶甚者加法半夏 12g，藿香叶 10g；身重酸痛者加苍术、羌活各 10g；往来寒热而发热较高者加柴胡、青蒿（后下）各 10g。

可配合双黄连粉针 60mg/kg 加入 500ml 液体中静滴，每日 1 次。

4. 邪热壅肺

主症：高热，不恶寒反恶热，咳嗽，胸痛气促鼻煽，咳痰黄稠，或带血丝，咽干口渴，汗出面赤，舌红苔黄，脉洪大或滑数。

治则：清热解毒，宣肺化痰。

方药：麻杏石甘汤加味。芦根、鱼腥草、生石膏（先煎）各 30g，麻黄、北杏仁、蒲公英各 10g，黄芩、桑白皮各 12g，瓜蒌壳、金银花各 15g，甘草 6g。

胸痛甚者加郁金（先煎）、桃仁各 10g；咳血者加白茅根 30g，侧柏叶、仙鹤草各 15g；汗多烦渴者加天花粉 15g，知母 10g；大便秘结者加大黄（后下）12g。

可配合鱼腥草注射液 40ml 加入 250ml 5% GS 中静滴，每日 1 次。

若临床症状体征与肺部阴影不一致，见发热无汗，四肢逆冷，舌红苔黄白，脉沉数，此为肌表郁热，里热炽盛，可致热深厥深之候。用杨栗山增损大柴胡汤（僵蚕、姜黄、黄连、黄柏、栀子、枳实各 10g，柴胡、白芍各 12g，蝉蜕、甘草、薄荷（后下）各 6g，陈皮 5g，黄芩 15g，大黄 8g。

5. 肺热移肠

主症：身热咳嗽，口渴，下利黄臭，肛门灼热，腹不硬痛，苔黄，脉数。

治则：清热止利。

方药：葛根芩连汤加味。葛根 30g，炙甘草 6g，金银花 15g，黄芩、黄连、连翘、桑叶、桔梗各12g。

腹痛甚者加白头翁、布渣叶各15g，火炭母30g；呕恶者加藿梗、姜竹茹各10g；腹痛，痛则下利不止者加用正露丸，3粒/次，每日3~4次。

6. 热入营血

主症：高热咳嗽，身热夜甚，烦躁不安，神昏谵语或昏愦不语，口唇发绀，面色白，或衄血，齿龈出血，舌红绛，苔少，脉细数。

治则：清营泄热，清心开窍。

方药：清营汤加味。水牛角（先煎）、鱼腥草、金银花各30g，玄参、生地黄各20g，黄连、石菖蒲、麦冬各10g，连翘12g，辅用清开灵注射液，生脉注射液静脉滴注。

痰涎壅盛者加瓜蒌壳15g，浙贝母10g，鲜竹沥口服液2支；大便秘结者加生大黄（后下）12g，元明粉（冲）15g；高热神昏者加服紫雪丹、安宫牛黄丸，温开水送服。

7. 正气虚脱

主症：体温骤降，血压下降，颜面苍白，大汗淋漓，四肢厥冷，表情淡漠或神昏不语，呼吸急促，喉间痰鸣，舌质黯淡，脉微欲绝。

治则：益气固脱，回阳救逆。

方药：参附龙牡救逆汤合生脉散加味。高丽参（另炖）、五味子、海蛤壳各15g，熟附子、麦冬、天竺黄各12g，海浮石（先煎）、龙骨（先煎）、牡蛎（先煎）各30g。可配合丽参注射液20ml加入500ml 5%~10% GS中静滴，每日1~2次；参麦注射液20ml加入250~500ml 5%~10% GS中静滴，每日1~2次；可配合醒脑静注射液20ml加入250ml 5% GS中静滴，亦可4~6ml加入40ml 5% GS中静推，每日1~2次；或西药救治。

8. 后期伤阴

主症：低热或午后潮热，手足心热，咳嗽气促，痰少而黏，唇干口渴欲饮，动则汗出，舌淡红而瘦小，苔少，脉细。

治则：益气养阴，清肺化痰。

方药：沙参麦冬汤加味。北沙参20g，甘草5g，桑叶、天花粉各15g，玉竹、扁豆各30g，竹茹、浙贝母、麦冬各10g。

低热不退者加银柴胡、白薇各10g，地骨皮12g；汗出多者加黄芪、浮小麦各30g，太子参15g；纳呆者加鸡内金、山楂各15g，谷麦芽各30g；干咳少痰者加紫菀、百部、款冬花各10g，芒果核30g。

此外，各地根据辨证论治原则，在临床中积累了一些经验，也是值得借鉴的。

（1）中药配合，撤减激素：激素的早期大量过久应用，导致病情复杂化，病期拖延，出现继发感染、继发出血、精神症状以及水钠潴留等一系列副作用，已经引起了临床的高度重视和强烈的反思。由于激素应用后，打破了原有疾病自然发展的过程，中医的证型也发生了转变。激素本身引起的阴虚火旺、水湿潴留上升为主要矛盾。此时的治疗，应以滋阴降火、活血通络利水为主，可用知柏地黄丸、抵当丸、当归芍药散加减成方。另外，配合中医治疗可减少激素用量，避免副作用。国家高技术研究发展计划重大课题"中西医结合治疗非典型肺炎的临床研究"研究结果表明，中西医结合治疗研究组重型病例治疗的激素用量比西医治疗研究组小，但临床治疗效果不减，且避免了使用大剂量激素带来的副作用。如某激素中西医结合治疗研究组日均用量85.77mg，西医治疗研究组日均用量

162.70mg。

（2）保持大便通畅，促进毒素的排出：第一，通腑可以泄热。热毒阶段，通腑可以减少肠道内毒素的吸收，减轻内毒素血症，减少炎性介质的释放，从而使毒热症状减轻。通腑可以平喘。肺与大肠相表里，腑气通则减少水湿浊毒的贮留。第二，通腑可以活血。所谓"大气一转，其气乃散"，"六腑通则气血活"。因此，严重急性呼吸综合征的治疗，宜早用通腑，"下不厌早"。

（3）抗肺纤维化：中医药抗肝纤维化有比较肯定的作用，在抗肺纤维化的实验研究中也显示了较好的苗头，疗效优于西药。肺纤维化是严重急性呼吸综合征发病过程中的重要病理变化，可使肺顺应性降低，肺容量减少，呈限制性和弥散性通气障碍。从临床及实验研究看，温病气分证可出现瘀血病理，特别是严重急性呼吸综合征患者，从电镜下所见到的"瘀象"很突出，血瘀证特别是微循环的障碍贯彻始终。因此早期即可扶正活血、软坚散结并举，应用桃仁、红花、川芎、丹参等，以防止肺纤维化和病灶扩散，并促使病灶早日吸收。也可直接静脉滴注丹参注射液或川芎嗪注射液、当归注射液等。

另外，山西省太原市中心医院严重急性呼吸综合征中医药治疗组在辨证分型的基础上，提出了"泻肺利水，活血化瘀"是严重急性呼吸综合征中医药治疗的关键，并取得明显成效。他们运用中医药治疗患者 36 例，成功阻断 1 例肺纤维化，大部分患者用中药后有不同程度的好转。

第五节 专 方 专 药

一、主方加减

刘德泉等拟石韦、虎杖、芦根、杏仁、桃仁、薏苡仁、西洋参等为治疗严重急性呼吸综合征的基本方。针对其病程的不同阶段，根据正邪的盛衰，在基本方的基础上，辨证加味组成以下 5 个方：

1. 非典高热方　基本方加生石膏、知母、麻黄、柴胡、黄芪，用于湿毒犯肺，气分实热引起的高热喘咳等症。

2. 非典实变方　基本方加水牛角、牡丹皮、侧柏叶、瓜蒌等，用于湿毒壅肺，痰瘀内停，肺实变出现的喘咳气促、痰中带血、胸闷胸痛等症状。

3. 非典窘迫方　基本方加石菖蒲、郁金、胆南星、五味子、天竺黄等，用于湿毒闭肺，痰瘀蒙蔽，急性呼吸窘迫综合征引起的呼吸急促、气短难续及神志异常等症状。

4. 非典消散方　基本方加桑白皮、地骨皮、浙贝母、知母、沙参等，用于湿毒敛肺，气阴不足，肺部散在阴影或肺部实变逐渐消散吸收引起的干咳气喘、胸闷无力、低热等症状。

5. 非典腹泻方　基本方加葛根、黄芩、黄连、肉豆蔻、五味子，用于湿毒侵肠，腑气耗伤引起的腹泻等症状。

6. 非典恢复方　由于病至恢复期，湿毒已清，气阴两伤。须另行组方，药用西洋参、麦冬、五味子、石斛、鳖甲、三七、桃仁、陈皮、灵芝、黄精等。

7. 抗非典 1 号（中国中医科学院西苑医院黄尧洲等）　黄芪、黄芩、丹参、生甘草等，于 SARS 后期需快速撤减激素时使用，具有益气养阴、活血化瘀、清解余邪的功效。

8. 非典恢复期方（中国中医科学院广安门医院）　太子参、沙参、青蒿各 15g，石膏（先煎）20g，麦冬、五味子、地骨皮、焦三仙各 10g，竹叶、生甘草各 6g，用于 SARS 恢复期阴虚内热、气阴两伤者。广安门医院在西医四联疗法基础上加用本方治疗 SARS 40 例，与西医对照组 40 例比较，患者 CD3、CD4、CD8、CD4/CD8、CD16 改善有较好趋势。

二、辨病组方

姜良铎拟非典 1 号方：生石膏、知母、黄芩、苍术、青蒿、赤芍、柴胡、羚羊角粉等。用于治疗高热期，发病 1~7 天，以高热为首发和突出症状者。非典 2 号方：黄芩、川草薢、黄连、蚕沙、全瓜蒌、青蒿、薏苡仁、郁金、旋覆花、丹参等，用于渗出期，发病 8~14 天，喘憋重，可见发热肺部阴影增大有片状影。非典 3 号方：西洋参、山萸肉、生黄芪、全瓜蒌、贝母、黄连、败酱草、猪苓、茯苓、丹参等。用于吸收期，发病 15 天以后，体温正常或见自觉发热，气短神疲，口干咽燥，肺部阴影有吸收者。

三、中药制剂

目前已证实 8 种中药制剂可明显改善严重急性呼吸综合征症状。

1. 清开灵注射液、鱼腥草注射液和板蓝根冲剂　主要针对肺部急性炎症，对肺指数、炎性因子、炎性渗出有明显改善作用。

2. 新雪颗粒、金莲清热颗粒　主要针对高热症状，退热作用时间长，起效快，降温幅度大于 35%。

3. 清开灵注射液和灯盏细辛注射液　主要针对急性呼吸窘迫综合征。

4. 清开灵注射液、复方苦参注射液和香丹注射液　对内毒素引起的多脏器损伤有明显保护作用。

第六节　中西医结合治疗

国家中医药管理局组织相关医院，以多中心、大样本、随机或同期对照为原则，对中西医结合治疗严重急性呼吸综合征进行了一系列临床研究。初步临床观察结果显示，中西医结合治疗具有六大优势。

一、缩短平均发热时间

北京中医药大学东方医院临床观察表明，将中药治疗组的 30 例患者与对照组 29 例患者的退热时间平均值（严重急性呼吸综合征入院至体温正常时间）进行比较，中药治疗组平均退热时间为 4.50 天，对照组平均退热时间为 6.55 天，中药治疗组较对照组退热时间平均缩短 2 天，差异显著（$P<0.05$）。

二、改善全身中毒症状

北京中医药大学东方医院将患者全身中毒症状（发热、头痛、关节痛或全身痛等）进行症状积分,并对中药治疗组(31例)与对照组(32例)入院时与治疗第7天、14天、21天的症状积分进行比较。结果显示,中药治疗组全身中毒症状积分明显降低,以第14天、21天时最为突出($P<0.01$)。

三、促进肺部炎症吸收

首都医科大学附属北京地坛医院治疗严重急性呼吸综合征患者20天肺部X线的观察结果显示,中药治疗组(30例)肺部阴影吸收率为83.8%(25例),对照组(23例)为47.8%(11例)。北京中医药大学东方医院治疗严重急性呼吸综合征,患者21天肺部X线的观察结果显示,中药治疗组(31例)肺部炎症吸收率为87.1%(27例),对照组32例为56.3%(18例)。

四、降低重症患者病死率

首都医科大学附属北京佑安医院对102例住院患者的观察显示,中西医结合治疗组普通型治愈率为98.1%,好转率为1.9%,病死率为0;重症患者治愈率为69.2%,好转率为15.4%,病死率为15.4%。西药组普通型治愈率为88.9%,好转率为11.1%,病死率为0;重症治愈率为52.6%,病死率为47.4%。降低重症患者病死率,中西医结合组优于对照组($P=0.061$)。

五、改善免疫功能

首都医科大学附属北京佑安医院对25例重型患者的观察显示,中西医结合组(9例)治疗后$CD4^+T$淋巴细胞由$(352±279)/\mu l$上升到$(525±490)/\mu l$($P<0.05$),单纯西药组(16例)$CD4^+T$淋巴细胞由$(229±69)/\mu l$下降到$(205±108)/\mu l$($P>0.05$),重型患者中西医结合治疗后$CD4^+T$淋巴细胞明显高于单纯西药组($P<0.05$)。首都医科大学附属北京地坛医院对65例患者的观察显示,中西医结合组(35例)对淋巴细胞数量的增加和CD4细胞免疫的恢复有改善和保护作用,优于单纯西药对照组(30例),有显著性差异($P<0.05$)。

六、减少激素用量,减轻临床常见副作用

北京中医药大学东方医院的对比观察结果显示,疗程结束时甲基泼尼松龙的用量,中药治疗组平均为$183.55±202.07mg$,西药对照组为$285.94±267.35mg$,两组差异显著($P<0.05$)。提示中西医结合治疗可加快激素减量,进而减少激素用量。首都医科大学附属北京地坛医院比较了中西医结合组(35例)、西药对照组(30例)继发真菌感染情况,结果表明,中西医结合组4例,对照组7例。显示中西医结合治疗对于减少应用激素以后继发的真菌感染具有优势。

邹金盘等采用中西医结合治疗非典型肺炎。西医主要采用营养支持、呼吸机辅助通气、抗病毒、抗感染、免疫调节、糖皮质激素抗炎等方法,中医根据"温病重舌,杂病重脉"的临床经验,拟订辨证施治方案:发热者宜清热解毒,保护脑细胞,选用醒脑静注射液40ml加5%葡萄糖注射液500ml,静脉滴注,每天1次,疗程7~10天;如有高热,用麻杏石甘汤合升降散加味,必要时用安宫牛黄丸;以低热为主,伴口干或渴或不渴,神疲

乏力，自汗，舌红少苔，脉细数，治宜益气养阴，清解余热，方用生脉饮合竹叶石膏汤加减（太子参、生石膏、青蒿各20g，麦冬、五味子、法半夏、党参、当归、地骨皮、生甘草各10g）；如舌淡、苔薄白，用补中益气汤加赤芍、牡丹皮、知母、银柴胡。为防治肺纤维化，促进吸收，治宜活血化瘀，宽胸顺气，选用川芎嗪注射液160mg加5%葡萄糖注射液250ml静脉滴注，每天1次，疗程21天。清肺化痰，选用鱼腥草注射液100ml静脉滴注，每天2次，疗程7~14天。

朱敏等采用中西医结合治疗严重急性呼吸综合征45例，针对患者发热、恶风寒、咳嗽、全身酸痛、急性起病等临床表现，选用鱼腥草注射液100ml静脉滴注，每天2次；清开灵注射液40ml加5%葡萄糖注射液500ml，静脉滴注，每天1次。并根据严重急性呼吸综合征患者早期表现为发热，恶风寒，头痛，肌肉酸痛，干咳少痰等症状，按温病学辨证属风热袭肺，邪在肺卫或卫气同病，治以清热解毒，方选银翘散为主加减。合理选用抗生素，严格掌握糖皮质激素的适用症，加强对症及支持治疗。结果45例严重急性呼吸综合征患者全部治愈，体温恢复至正常时间平均为3天。

林棉等用中西医结合治疗严重急性呼吸综合征20例，西医以激素、抗生素、免疫调节和辅助呼吸等对症治疗，中医治疗分早、中、后三期。发病早期治以辛凉解表，清泄肺热，方用银翘白虎汤加减，并以大蒜素注射液或鱼腥草注射液静脉滴注；中期出现气阴两伤时治以益气养阴方用竹叶石膏汤加减，或以参麦注射液或黄芪注射液静滴；后期用复方丹参注射液静脉滴注，以促进肺部炎症的吸收，防止肺纤维化的出现。结果20例严重急性呼吸综合征全部治愈，平均住院时间为16.7天，平均退热天数为6.25天。

张晓梅等采用CDC公布标准，选取63例确诊严重急性呼吸综合征患者，简单分层，随机分为中药试验组31例和对照组32例，对照组以西药基础治疗（抗病毒、抗生素、免疫调节、激素），中药试验组按高热、渗出、吸收3期分治，分别口服非典1、2、3号方，同时用西药基础治疗。结果中药可以缩短平均发热时间减缓发烧所致的全身中毒症状，具有促进肺部炎症吸收的作用，激素减量有比对照组快的趋势。

此外，林琳等采用中西医结合治疗严重急性呼吸综合征103例，按温病卫气营血及三焦辨证分为早期、中期、极期和恢复期4期，分别根据分期选方用药，取得了较好疗效。

总之，严重急性呼吸综合征的中西医结合救治对感染及呼吸医学的进步提供了难得的机遇。2003年6月30日—7月1日，在华北五省市区及广东省中西医结合防治SARS学术交流暨座谈会上，报告了915例中西医结合治疗结果，已经初步看到明显优势，较为集中地体现在缩短平均退热天数、改善临床中毒症状、减少激素用量及其副作用、改善低氧血症、保证呼吸支持、防治肺纤维化、帮助肺功能恢复及减少后遗症等方面，不足的是需进一步按照循证医学原则，严格设计，严格观察，使数据更能得到公认。

第七节 临床经验

一、广州中医药大学

1. 四期辨证，截断病程　在严重急性呼吸综合征的治疗过程中，中医药的早期及时干预尤为重要。广东省中医院曾有15名医护人员在救治严重急性呼吸综合征患者过程中受到感染而出现了发热等早期症状,单纯经中医辨证施治后,在没有使用西药的情况下,切断了疾病的发展,取得了较好的疗效。而在彭胜权教授等所治的38例病例中,除1例因中医介入太晚抢救无效外,其余也均已出院。

2. 治重清宣,不宜苦寒　严重急性呼吸综合征治疗早期宜清轻宣透,不可过用寒凉,以防闭门留邪。已故国医大师邓铁涛教授认为,尽管严重急性呼吸综合征表现为感受湿热毒邪,但其内必先有正虚,即"冬伤于寒,春必病温"。因此初期治疗宜升散宣透,不可过用寒凉。给湿邪以出路,这是在治疗过程中自始至终需要注意的问题。邓老同时认为,在严重急性呼吸综合征治疗时不宜随便使用抗生素,一方面,抗生素会损伤患者的正气,加重正虚;另一方面,中医认为抗生素性偏寒凉,会郁遏湿邪,使邪无出路。

3. 早期即可扶正活血与软坚散结并举　由于本病病情复杂,在病变过程中常湿、瘀、毒、虚兼夹而至,因此早期即可扶正活血与软坚散结并举,以西洋参炖服扶正培本祛邪,以仙方活命饮化瘀软坚,通阳化湿,防止肺纤维化和病灶扩散,并促使病灶早日吸收。同时在治疗时还可早期应用安宫牛黄丸防止毒邪内陷心包,阻止疾病的传变。

4. 保持大便通畅　治疗过程中要始终保持患者大便通畅,以促进毒素的排出。

二、首都医科大学附属北京佑安医院

1. 祛邪为关键　邪气不仅仅指病原体而言,祛邪也不等同于杀灭病毒,而是使邪有出路。邪在表时,应该注意透邪开闭,切忌冰卧凉伏。古人认为,伤表有阴湿和阳湿之分,重在宣透与渗湿:阴湿用藿香、香薷、牛蒡子、羌活之类,阳湿用茯苓皮、荷叶、白通草、生薏苡仁、滑石之属。邪在里时,证候表现呈多样化,应结合脏腑辨证。邪可郁阻少阳,用蒿芩清胆汤;还可遏阻膜原,用达原饮。邪热壅肺以麻杏石甘汤为主,或是阳明热盛,以白虎汤加减治疗;或是湿热蕴脾,用王氏连朴饮;或是肺热移肠,用葛根芩连汤加味。邪热入营或热入心包,则应用清营汤、清宫汤,合安宫牛黄丸、紫雪丹、至宝丹救急。邪在气分不要用血分药,特别是凉血药,以免引邪内陷;兼有湿热,不要用滋腻之品,以免留邪。临床实践证明,早期应用活血化瘀、软坚散结药物,对阻止病灶扩散、加快病灶吸收、防止肺纤维化有重要作用。

2. 注意扶正　治疗严重急性呼吸综合征不应局限于对抗病毒,更应注意调护患者的正气。药物选择应根据患者正气强弱、脏腑协调水平高低、经络气血通畅程度、饮食消化吸收多少、二便情况、表气是否畅达等进行。

3. 补法应用　运用补法,应注意因人、因时、因地制宜,瘟疫早期、中期当以祛邪解毒为要,一般不宜用补,但《伤寒论》也记载有桂枝人参汤、桂枝加人参新加汤、白虎汤加人参者;《温病条辨》中应用银翘散,含有芦根或玄参。当邪气在气分留连,法当益胃生津,白虎汤有加地黄法,尚有增液承气汤之用。严重急性呼吸综合征可表现为正气虚弱,在初起诸法中也可适当选加补益药物,如人参、沙参、麦冬、石斛、细生地黄、玄参、生黄芪、女贞子等,但注意补而不留邪,且用药时要调护好胃气。

三、张立山等促进肺部炎症吸收的对策

1. 利湿化浊　处于病变进展期或高峰期的患者,胸片显示肺部淡片状阴影,边缘模

糊，呈急性渗出性改变，患者多发热，舌苔多白腻或黄腻，表明热邪夹湿是严重急性呼吸综合征的一个特点。湿邪重浊黏滞，湿与热合，必致病变缠绵难愈，炎症吸收缓慢，故治疗要注意利湿化浊，使湿浊祛则热无所依，邪必易除。临证可根据患者的表现分别采用芳化、苦燥、淡渗之法，或数法并用。如患者脘痞、纳呆、苔白腻可选用藿香、佩兰、白豆蔻等芳香化湿之品；如伴腹泻，泻下臭秽，舌苔黄腻，可选黄连、黄芩等苦寒燥湿，或合用葛根芩连汤；如伴浮肿、尿少、大便溏滞不爽，可用茯苓、泽泻、猪苓等淡渗之品。

2. 活血化瘀　严重急性呼吸综合征患者到高峰期尤其是进入恢复期绝大多数患者舌质黯红，有些甚至是紫黯、红绛，可有发热或无发热，活动后气短，个别患者有干咳，胸片显示肺部片状阴影密度不均。从患者舌象来看邪气已从气分波及血分，瘀血阻络是严重急性呼吸综合征的一个重要病理改变。因此采用活血化瘀通络法是促进肺部炎症吸收，防止肺纤维化的一个重要方法。临证时如凉血活血可选牡丹皮、生地黄、丹参、赤芍等；如夹湿浊，可选益母草、泽泻、水红花子等既能活血，又能利水；如化瘀活血，可加桃仁、红花、当归；若瘀血明显，病程已久，胸片显示肺部阴影密度较高，甚至机化，可考虑适当选用三棱、莪术等破血化瘀之品，或选择虫类药物搜剔肺络，如水蛭、土鳖虫等。

3. 理气解郁　严重急性呼吸综合征患者由于对该病心存恐惧，且被严格隔离，独处一室，多数患者心情抑郁，从中医角度情志抑郁必致气滞，而气机郁滞，可使湿浊，瘀血内生，交阻不去，病情缠绵，炎症难以吸收，故采用理气解郁方法使气机得行，则湿化血活，炎症易于消散，病情向愈，药物可选柴胡、枳壳、青蒿、佛手、郁金等。

4. 化痰散结　严重急性呼吸综合征后期，有些患者胸片显示阴影吸收不完全，密度增高，呈机化、纤维化改变，患者舌质黯红，苔多薄白而腻，往往是湿凝成痰，与瘀血交结而成，正如朱丹溪所说："痰夹瘀血，遂成窠囊"，此时中医治疗可以在活血化瘀基础上结合化痰散结的方法，可加快肺部阴影消散，药物可选瓜蒌、浙贝母、牡蛎、夏枯草、皂角刺等。

5. 益气扶正　严重急性呼吸综合征患者由于毒热内炽，耗伤气阴，所以多有气阴两虚的表现，临床观察以气虚为多，患者见乏力倦怠，神疲，面色萎黄，虚浮，动则气喘，胸片见恢复期炎症吸收缓慢。故提出益气扶正亦是治疗严重急性呼吸综合征不可忽视之法。益气药物可选用黄芪、党参、茯苓等，尤其是黄芪，大助肺脾之气，肺脾气旺则水道得通，湿浊易除；气旺血活，瘀血易消，则炎症易散。

张立山等指出，严重急性呼吸综合征的病理改变是互相关联的，各种病理因素可互为因果，因此临证治疗时上述五法宜根据病情参合使用。

四、北京王琦等

1. 早期三症——发热、干咳、身痛的治疗

主症：起病急骤，发热不解，微恶寒，口干，干咳，少痰或有血丝痰，无汗或少汗，头痛，遍身酸痛，神疲乏力，或伴腹泻，舌淡红，苔薄白或微黄，脉数。

病机：疫毒袭肺，阻郁肺气肌表。

施治要点：①不宜大剂量苦寒以免凉遏；②宜表里双解，清透并用。

治则：清肺解肌，泄热透邪。

处方：葛根芩连汤合栀子豉汤、升降散加味。

方药：葛根、虎杖各15g，黄芩、栀子、淡豆豉、僵蚕、姜黄各10g，蝉蜕、大黄、黄连、甘草各6g，鱼腥草30g。

2. 高热的治疗

主症：壮热不已（体温持续39℃以上）或起伏不定，烦渴，神迷，舌红绛，苔少，脉细数。

病机：疫毒炽盛，充斥内外，侵扰心神。

治则：清热泄毒，透热达邪，宁心安神。

处方：紫雪丹，每次1.5~3g，口服，1日2次。

3. 气促的治疗

主症：高热，咳嗽，胸闷，气促，咽干，口渴，汗出，舌红苔黄或紫黯，脉滑数。

病机：邪热壅肺，肺失清降。

施治要点：①瘀毒互结，瘀毒同治。②清肺热，散肺结，降肺气。

治则：辛凉宣透，清肺降逆。

处方：桃红麻杏石甘汤合桔梗汤加味。

方药：桃仁、红花、杏仁、桔梗、射干、莱菔子各10g，鱼腥草、生石膏（先煎）各30g，麻黄、生甘草各6g，枇杷叶15g。

4. 呼吸困难的治疗

主症：胸闷，蜷卧，语声低微，咽干，气微不足以息，甚则端坐呼吸，发绀，脉细浅微，舌紫黯。

病机：邪盛正虚，肺络壅阻，气微喘脱。

施治要点：①气阴两顾，收敛固脱；②补中有通，兼以活血。

治则：益气生津，活血通脉，收敛固脱。

处方：生脉饮加味。

方药：西洋参或高丽参（另煎）、五味子、当归、川芎各10g，丹参、麦冬各15g，山萸肉20g。

5. 肺纤维化的治疗

主症：咳嗽，气急，喘息无力，动则愈甚，呼多吸少，面色晦暗，舌质紫黯，脉细弦而微弱。

病机：瘟毒内蕴，气血凝结，脉络痹阻，本虚标实。

施治要点：①见微知著，及早防变，注意咳嗽，呼吸情况动态改变，防止肺纤维化的发生，通过X线诊断及时提供依据。②注意活血化瘀、软坚散结方药的应用。

治则：扶正固本，解毒活血，通络散结。

处方：独参汤、解毒活血方合通经逐瘀汤（《医林改错》）。

方药：西洋参（另煎兑入）、生地黄、赤芍、桃仁、葛根、地龙各15g，连翘、柴胡、当归、红花、枳壳各10g，甘草5g，穿山甲12g，皂角18g。

6. 休克或多器官功能障碍综合征（MODS）的治疗　休克或MODS属中医厥脱，休克早期多为闭证发展为脱证，以开窍法或回阳固脱法施治。①分辨闭、脱：闭证宜开，清心开窍，清泄邪热兼顾；脱证宜固，回阳救逆与益气固脱合用，并结合回阳化瘀。②厥深热深，应用通腑泄热。③尽量使用中成药或中药制剂静脉滴注。

（1）闭证

主症：烦躁，神昏谵语或昏愦不语，舌謇肢厥，舌质纯红。

病机：邪闭心包。

治则：清泄邪热，开闭通窍。

处方：①清开灵注射液；②安宫牛黄丸或至宝丹 1 粒温水送服或醒脑静注射液 20ml 加入 250~500ml 5~10% 葡萄糖注射液中静滴，亦可 4~6ml 加入 40ml 5% 葡萄糖注射液中静推，每日 1~2 次。

（2）脱证

主症：手足厥冷，体温骤降，血压下降，颜面苍白，大汗淋漓。表情淡漠或神昏不语，气短而促，舌质黯淡，脉微欲绝。

病机：瘟毒内侵，阳气绝脱，血脉瘀滞。

治则：回阳救逆汤加味。

方药：党参、附子各 24g，干姜、白术、甘草、桃仁各 12g，红花 10g，枳壳 15g。

7. 恢复期的治疗

主症：热退乏力，气短汗出，唇干纳差，苔少或苔薄少津，脉细或细数。

病机：气阴两虚，营血亏损。

施治要点：①气阴两补，肺肾同调。②扶正为主，兼顾余邪。

治则：益气养阴，荣营醒脾。

处方：百合固金汤，清燥养荣汤加味。

方药：百合、天花粉各 15g，麦冬、贝母、玄参、白芍、当归、生地黄、熟地黄各 10g，桔梗、知母、甘草各 6g。

五、首都医科大学附属北京中医医院

首都医科大学附属北京中医医院认为：①在表卫阶段，根据中医病机及时治疗，使病邪从表而解，阻断或消减病邪传变势头，可能是改变预后的关键。②病程进入第 2 周，在高热极期，上部"肺热咳嗽"的发生率不高，仅为 24%，咯痰表现亦少，不符合"肺热炼液成痰"的病理；下部"肺热下移大肠"、大便秘结的表现也不突出。肺热没有上下宣泄的机会，病邪郁闭肺气，故见喘憋严重。治疗上需针对肺和湿热两大特征，以开宣肺气、清利湿热为法，结合肺脏生理病理，务求给邪以出路，使邪气从汗、大便、小便分消。③在极期高热时，汗出、口渴不甚，故治疗上应用清热解毒药物，不宜寒凉苦降太过，以免损伤正气而阻碍肺气的宣发，因此不主张大剂量应用石膏。④严重急性呼吸综合征病程中极少出现逆传心包和血分传变，应用开窍、凉血之剂也应该把握适应证。⑤疾病后期出现明显气阴两虚证候，应及时予以益气养阴治疗，促进恢复及协助撤减激素，减少并发症、后遗症。

六、恢复期常见症状调治

1. 咳嗽　主要症状和体征基本消失，但咳嗽未愈，并伴不同程度的精神、饮食及睡眠等方面的症状。多因余热遗留于肺，肺胃气阴两伤，或气虚夹痰、肺络瘀阻所致。

（1）中药辨证调治：①余热恋肺证用沙参麦冬汤合竹叶石膏汤加减，身烦热而体温正常者加鱼腥草、地骨皮；肺部阴影未完全吸收或少许纤维化者加三七、桃仁；气短乏力，自汗明显，或外周血T细胞数仍低于正常者，加人参、黄芪、黄精。②气阴亏损证用紫菀散合生脉散加减，便秘者加玄参；口干咽燥，自感入暮躁热而体温正常者，加龟甲、鳖甲；纳差、便溏者，加山药、扁豆、谷芽、生薏苡仁。③气虚夹痰证选六君子汤加味，痰白质稀者，加干姜、细辛、五味子；肺纹理增多、增粗，或见少许条索阴影者，加白芥子、三七、橘络；自汗明显，平时易于感冒者，加黄芪、防风。

（2）针灸与推拿：针灸取肺俞、合谷、气海、足三里等；推拿点切少商、列缺、太渊、风门、肺俞等，按压天突穴2分钟，以酸麻感为宜。

（3）饮食调护：减少酒精、辛辣、煎炸等刺激性食物；选择有针对性药膳。

（4）运动调理：可采取适宜的有氧运动，首推太极拳，以改善肺的通气功能，但运动不能太过、太急，否则"劳则气耗"，反而不利于康复。

（5）情志调理：走出严重急性呼吸综合征的阴影，可采用中医心理治疗，如情志相胜、移情易性、认知开导之法。

2. 不寐　或入寐艰难，或寐而不安，或时寐时醒，或醒后难以再寐，并兼见心神方面的其他症状，多因心脾两虚、阴虚火旺，或余热夹痰、内扰心神所致。

（1）中药辨证调治：①心脾两虚证用归脾汤加减，严重失眠者加五味子、夜交藤、生龙骨、生牡蛎；心悸健忘明显者加熟地黄、当归、阿胶；腹胀便溏者，加白术、山药、扁豆。②阴虚火旺证用天王补心丹合黄连阿胶汤加减，午后面热微赤、眩晕耳鸣者加生龙骨、生牡蛎、龟甲；心烦意乱，神情恍惚，呵欠频作者，加炙甘草、大枣、小麦；午后或入暮自感五心烦热、盗汗苔少者，改用知柏地黄汤合黄连阿胶汤加减。③余热夹痰证选温胆汤加减，惊惕不安者，加珍珠母、龙齿；咳嗽痰黄，稍胸闷，气微急，肺阴影未尽吸收者，加川贝母、海浮石、桃仁；脘痞食少者，加谷芽、神曲、紫苏梗。

（2）针灸与推拿：针灸取神门、三阴交、内关等；推拿先点按印堂穴半分钟，用抹法沿眉弓至太阳穴往返5~6次；按压眼眶周围，点压耳门、听会、翳风穴，揉耳前、耳后3~4次，抹前额10次；点按百会，揉头部4~5次，按拿风池穴、两侧肩井。

（3）饮食调护：避免酒精、辛辣、煎炸及茶类等；选择有益于睡眠的药膳和食物，如蜂蜜、木耳、大枣、牛奶、桂圆等。

（4）运动调理：一般在睡前2小时选择一些全身有氧运动的项目进行锻炼，以身体微发热汗出为度。首推气功，根据体质情况，可选择内养功、强壮功等，调心是关键，要排除杂念，虚心静志。

（5）情志调理：采用中医心理治疗，除情志相胜、移情易性、认知开导之法外，自我暗示法尤为重要。睡眠前放松精神，建立"定能入睡"的信心，并默念"累""松""静""睡"等字。

3. 食少　食欲差，食量少，并伴有脾胃方面的其他症状，多因病后脾胃虚弱，受纳功能受损所致。

（1）中药辨证调治：①胃阴不足证用益胃汤加减，气逆欲吐，口渴舌红者合竹叶石膏汤加减；心悸气短，精神萎靡者用薛氏生脉汤加减；口渴便干，小便短少者，加服五汁饮（梨汁、荸荠汁、鲜芦根汁、麦冬汁、藕汁）。②湿浊未净证用薛氏五叶芦根汤加减，心烦脘痞者加栀子、厚朴花、紫苏梗；头目昏蒙者，合茯苓皮汤加减；微咳，胸微痞闷者，加苦杏仁、瓜蒌壳。③脾胃气虚证用加味异功散合厚朴生姜半夏甘草人参汤加减，面色萎黄，胸脘痞闷，便溏苔腻者，可改用参苓白术散加减；不思饮食，食谷不化，面色㿠白，形寒肢冷者，改用小建中汤合理中丸加减。

（2）针灸与推拿：针灸可取中脘、脾俞、胃俞、足三里、然谷等，采用补法或平补泻法；推拿时，患者取仰卧位，先揉上腹部，以鸠尾、中脘为重点，然后循序往下至少腹部，以脐周围及天枢、气海为重点，同时用指振法在中脘穴和掌振法在上腹部振动，再用摩法顺时针和逆时针方向各摩100次。然后令患者俯卧位，沿脊柱两侧膀胱经用轻柔的滚法，重点在胸椎6~12两旁腧穴，然后在脾俞、胃俞、肝俞用较轻手法按摩。

（3）饮食调护：宜食易消化、有营养食物，忌肥腻等；可选择有益于脾胃康复的药膳和食物，如麦冬粥、竹叶荷叶粥、山药扁豆粥、山药羊肉粥等。

（4）运动调理：除选择慢跑、体操、太极拳、气功等全身有氧运动外，首推食后摩腹和食后散步法，如果一边摩腹一边散步，则效果更好。这些运动养生方法在《千金翼方》和《摄养枕中方》中均有记载。

（5）情志调理：强调愉快进餐，有益于机体消化吸收。古有"食后不可便怒，怒后不可便食"之说。

七、并发症、合并症及后遗症治疗

1. 并发、合并肝损害的治疗　中医理论认为，严重急性呼吸综合征导致肝功能损伤，可因为湿热疫毒困顿脾胃，熏蒸肝胆；或病邪久恋，产生瘀血、痰浊等致病因素，引起脏腑功能失调；或湿热疫毒损伤正气，导致肝脾虚损；或原来就存在肝脏疾病，合并严重急性呼吸综合征而使症状加重。其治疗仍然以严重急性呼吸综合征为主，结合肝脏损害的具体情况，认清寒热虚实，把握标本缓急，进行整体辨证论治。

2. 并发、合并心神症状的治疗　部分患者出现心悸、胸闷、气短、喘促症状时，可能与以下因素有关：①平素心虚胆怯，突遇惊恐，怍犯心神，症见心悸不宁，善惊易恐，坐卧不安，少寐多梦，恶闻声响者，治以镇惊定志，养心安神，予安神定志丸加减；②患病后长期忧思不解，心气郁结，化火生痰，痰火扰心，症见心悸时发时止，受惊易作，胸闷烦躁，失眠多梦，口干便秘者，治以清热化痰，宁心安神，予黄连温胆汤加减；③大恐伤肾，精劫于下，火逆于上，动撼心神，症见心悸易惊，心烦失眠，五心烦热，口干盗汗，思虑劳心则症状加重，伴有耳鸣、腰酸、头晕目眩者，治以滋阴降火，养心安神，予黄连阿胶汤加减；④瘟疫毒邪，灼伤营阴，心失所养，症见心悸气短，头晕目眩，面色无华，神疲乏力，少寐多梦，纳呆食少，腹胀便溏者，治以补血养心，益气安神，予归脾汤加减；⑤邪毒内扰心神，多发生在严重急性呼吸综合征早中期，清热解毒治疗同时佐以养心安神之品，如酸枣仁、柏子仁、远志等。

3. 合并消渴病的治疗　消渴病合并严重急性呼吸综合征的患者，往往消渴病日久，则易于发生以下两种情况：一是阴损及阳，阴阳俱虚；二是病久入络，血脉瘀滞。在治疗严重急性呼吸综合征的同时，可考虑选用金匮肾气丸配合活血化瘀之品，如丹参、川芎、郁金等。

4. 后遗症的治疗　严重急性呼吸综合征患者绝大多数可以治愈并完全康复，但有极少数危重患者经过长时间救治后,可能会出现一些后遗症。此外,原来患有慢性肺部疾病或长期体弱多病的患者,也可使原有肺病加重或留下某些后遗症。按照中医理论,肺痹、肺胀、肺痿、胸痹等是严重急性呼吸综合征常见的后遗症。中医学对这些疾病已经早有论述,研究进展颇多,可参考其病因病机、理法方药进行治疗和调护。

第八节 预 防

一、服药法

《非典型肺炎中医药防治技术方案(试行)》为提高健康人群对非典型肺炎的抵抗力,建议参考使用以下中医预防措施。

1. 健康人群服用的中药处方

(1) 鲜芦根 20g,金银花、连翘各 15g,蝉蜕、僵蚕各 10g,薄荷 6g,生甘草 5g。水煎代茶饮,连续服用 7~10 天。

(2) 苍术、藿香、贯众各 12g,白术、黄芪、沙参各 15g,防风 10g,金银花 20g。水煎服,1 日 2 次,连续服用 7~10 天。

(3) 贯众、金银花、连翘、大青叶、苏叶、葛根、藿香、苍术、佩兰各 10g,太子参 15g。水煎服,1 日 2 次,连续服用 7~10 天。

2. 与非典型肺炎病例或疑似病例有接触的高危人群在医生指导下服用的中药处方 生黄芪、金银花、板蓝根、贯众、生薏苡仁各 15g,柴胡、黄芩、苍术、藿香、防风各 10g,生甘草 5g。水煎服,1 日 2 次,连续服用 10~14 天。

3. 国家中医药管理局组织中医药专家修订后提出的参考中药处方

(1) 败酱草、薏苡仁各 15g,生黄芪 10g,桔梗 6g,生甘草 3g。

(2) 鱼腥草、茵陈各 15g,佩兰 10g,野菊花 6g,草果 3g。

(3) 蒲公英 15g,金莲花、苏叶各 6g,大青叶、葛根各 10g。

(4) 芦根 15g,金银花、连翘各 10g,薄荷 6g,生甘草 5g。

(5) 生黄芪、防风、藿香、沙参、金银花各 10g,贯众、白术、苍术各 6g。

(6) 太子参 15g,金银花、连翘、大青叶、葛根、藿香、佩兰各 10g,贯众、苏叶、苍术各 6g。

4. 深圳市预防处方

(1) 防感汤 1 号(深圳市中医院):板蓝根 15g,贯众、野菊花、连翘各 10g,甘草 5g。用于内热较重、易于便秘者。

(2) 防感汤 2 号(深圳市中医院):黄芪、荆芥、贯众、板蓝根、黄芩各 10g,甘草 5g。用于脾胃虚寒、多汗易感者。

(3) 防感汤 3 号(深圳市中医院):藿香、佩兰、荆芥、连翘、贯众、板蓝根、黄芩各 10g,甘草 5g。用于肥胖多湿、烟酒过度者。

(4) 深圳市人民医院方:金银花、黄芪各 15g,连翘、板蓝根、贯众、藿香、佩兰各 10g,苏叶、甘草各 6g。

(5) 医院职工方(平湖人民医院):板蓝根、大青叶、金银花、连翘、贯众、藿香、白茅根、鱼腥草各1 500g，荆芥1 000g，芦根2 000g，甘草500g。

（6）工厂工人方（平湖人民医院）：板蓝根、大青叶、连翘、贯众、芦根、白茅根、夏枯草、鱼腥草各5g，甘草1g。

预防严重急性呼吸综合征中药汤剂的煎、服方法：加水量超过药物表面2~3cm，中火加热至沸腾后，小火加热15~20分钟，倾出药液。每剂煎煮2次，将2次煎煮药液混合后，分2次饭后温服，服用量每次不超过200ml，日服1剂。处方中的薄荷、藿香、苏叶应在药液沸腾后加入共煎。

二、避邪法

1. 隔离　《万病回春》认为："男子病秽气出于口……其相对坐之间，必须识其向背"。《晋书》指出："朝臣家有疾，染易三人以上者，身虽无疾，百日不得入宫"。说明中医早已注意到隔离对于防疫的重要性。

2. 饮食　《温疫萃言》记载："余所居近湖，湖中有纯藕，年中饥甚，饥人取藕食之，虽病瘥者亦死"。说明食物不洁可导致温病，预防必须重视。

3. 衣着　《万氏家传养生四要·法时》曰："春虽温多风，棉衣不可薄；秋虽凉而寒将至，衣宜早渐加也"。只有衣着有节，寒温辟之，方可预防温邪入侵。

4. 药佩　《温疫萃言》提出，"醒头草佩带身边，名为避瘟方"；《松峰说疫》指出："取尾松悬挂屋檐"。深圳市人民医院制防SARS香囊：藿香、佩兰、山柰各500g，冰片50g。共研成末，均匀调和，将药粉25g装入香囊，挂于胸前，晚上放在枕边，使其芬芳之气辟秽祛邪。

5. 熏烧　如《温疫萃言》："取苍术于门前屋内熏烧"，"取真降香于宅舍中熏烧"，都是行之有效的空气消毒方法。深圳市人民医院制防SARS药香：苍术、香薷各25%，福粉（干磨白石粉）30%，混合粉20%，加入适量香料、助燃剂及色粉。将以上药物按房间或体积35~45m³/盘香计算，每次点燃60分钟有效。

三、养正法

1. 健体魄　可通过气功导引、运动、自我按摩等健身方法来增强体质，《诸病源候论》专门记载用导引法来预防温病。

2. 适劳逸　中医有"劳倦伤脾""强力伤肾"和"久卧伤气"之说，《温病条辨》称："一切人事之能动摇其精者皆是"；《素问·金匮真言论》说："夫精者，身之本也。故藏于精者，春不病温。"

3. 调饮食　《摄生消息论》云："啖炙饮热，至春成疾，冬所发泄，致体热头昏"。《温病条辨》谓："太阴内伤，湿饮停聚，客邪再至，内外相引，故病湿热。"饮食合理，后天得养，使正气巩固，则病邪难以侵袭。

4. 怡七情　《素问·本病论》云："人忧愁思虑即伤心，又或遇少阴司天，天数不及"，"人或恚怒，气逆上而不下，即伤肝也，又遇厥阴司天，天数不及"。表明在温病流行之际，提高心理素质，保持精神愉快，则气机调畅，营卫固和，邪不可犯。

第九节 实验研究

一、抗严重急性呼吸综合征病毒的中医药研究

1. 继我国专家筛选出针对SARS病毒有效的8种中成药（清开灵注射液、鱼腥草注射液、板蓝根冲剂、新雪颗粒、金莲清热颗粒、灯盏细辛注射液、复方苦参注射液和香丹注射液）后，原中国中医研究院在研究中又发现，中药复方制剂安替威胶囊具有抑制严重急性呼吸综合征病毒作用，这一成果是以解毒透表法组方，经血清药物化学方法分离和制备后进行实验研究的，已经得到中国疾病预防控制中心病毒病预防控制所的证实。

2. 德国法兰克福大学医学院病毒学家Doerr教授等初步研究发现：高剂量的甘草的提取物——甘草酸（甘草甜素）可以大大降低严重急性呼吸综合征病毒感染、侵犯细胞的能力，相较于目前使用的对付该病毒的抗病毒药物利巴韦林，其效果显然更为优越。此外，对于严重急性呼吸综合征病毒的复制繁殖，甘草酸也具有干扰的作用。其初步成果已发表在2003年6月的《柳叶刀》中。

3. 中国科学院上海生命科学研究院药物研究所2003年6月19日宣布，在该所与国家新药筛选中心合作进行的抗严重急性呼吸综合征病毒药物筛选中，已有3个药物"苗子"在筛选中脱颖而出，确认有显著保护细胞抵抗严重急性呼吸综合征病毒感染的作用。它们是ZZ-1天然单一化合物、甘肃某中药开发公司提供的中药验方"解毒丸"、5-羟色胺受体拮抗剂（DDDC-AS-001）。单一化合物ZZ-1（暂名），是从一种天然中药植物中提取的活性产物，也是目前为止世界上已有报道的最强的具有抗严重急性呼吸综合征病毒、保护细胞作用的单体化合物。它在剂量浓度2~15mg/L时，就可以使50%细胞受到保护，免受严重急性呼吸综合征病毒感染（即EC_{50}值）。而同样要达到这个指标，最近国际上刚刚报道的甘草酸为300mg/L，另一抗病毒药物利巴韦林为500mg/L以上。中药验方"解毒丸"是甘肃某中药开发公司送来筛选的民间复方，原本用于治疗肺气肿、肺部肿瘤等肺部疾病，筛选中发现了明显的细胞水平对抗严重急性呼吸综合征病毒、保护细胞的作用。该所已就活性产物化合物ZZ-1和"解毒丸"复方申请专利，并已进入实质性开发阶段。研究人员还发现了另一种经证实具有抗严重急性呼吸综合征感染活性的化合物——5-羟色胺受体拮抗剂，它是按照"从基因组到潜在药物"的药物研究新思路、新模式，通过超级计算机虚拟筛选而发现的，曾用于抗精神分裂症等疾病。筛选中发现，它在10mg/L浓度时就显示了抗严重急性呼吸综合征病毒活性，是甘草酸的20倍，是利巴韦林的50倍。这一研究成果已经申请中国专利和PCT国际专利，正在深入开展计算机辅助药物设计和结构优化研究。

4. 由暨南大学和广州市科学技术局共同组建的医药研究开发基地科研专家成功筛选出两种抗严重急性呼吸综合征病毒药物——"RD-01"注射液、"RD-09"单体。"RD-01"是从植物中提取的一种单体生物碱，它具有抗病毒、提高免疫力、抗肺纤维化和升高白细胞活性的作用。在此基础上，抗严重急性呼吸综合征药物筛选课题组将"RD-01"和"RD-09"在严重急性呼吸综合征病毒上进行药效学实验，初步的细胞学实验取得了很好的效果，证实"RD-01"在8μg/ml浓度时，可以抑制严重急性呼吸综合征病毒生

长;"RD-09"原液在稀释500倍时,可以100%抑制严重急性呼吸综合征病毒生长。目前,"RD-01"注射液已按国家《新药注册法规》完成了所有临床前实验,正在进行资料整理和实验补充,有望进入国家关于严重急性呼吸综合征新药研究、立项和申报的"绿色通道"。

二、抗肺纤维化的中医药研究

1. 中药复方 宋建平等用平阳霉素复制大鼠肺纤维化模型,观察瓜蒌薤白汤对肺纤维化大鼠支气管肺泡灌洗液(BALF)中层粘连蛋白(LM)、Ⅲ型前胶原(PC-Ⅲ)含量的影响。结果发现瓜蒌薤白汤能明显减轻平阳霉素所致的大鼠肺泡炎及纤维化程度,抑制BALF中LM、PC-Ⅲ含量的增高。他们发现乌蛇散能减轻平阳霉素所致大鼠肺纤维化程度,阻止炎症细胞及介质的聚集,提高肺纤维化大鼠BALF中GSH含量。他们还通过大鼠肺纤维化模型比较肺纤维化大鼠灌胃瓜蒌薤白汤、麦门冬汤、肾气丸3种复方后肺泡炎及纤维化程度,发现由轻到重依次为瓜蒌薤白汤组＜麦门冬汤组＜肾气丸组,结果表明瓜蒌薤白汤、麦门冬汤、肾气丸能降低平阳霉素所致肺纤维化模型的肺系数,减轻其肺泡炎及纤维化程度,其中瓜蒌薤白汤作用最强而肾气丸作用较弱。另外,他们还发现复方丹参片、生脉饮等对平阳霉素所致肺纤维化均有一定疗效。茹永新等以CCl_4植物油液体和BSA乳悬液(牛血清白蛋白)复制大鼠肺纤维化模型,观察益气活血方药HT合剂(丹参、当归、桃仁、黄芪等)在不同时期免疫复合损伤大鼠肺纤维化模型的Ⅰ、Ⅲ型胶原含量,结果说明HT合剂可以抑制肺纤维化过程中Ⅰ、Ⅲ型胶原的合成,对PF有较好的防治作用。徐杰等通过反复实验发现,血府逐瘀汤对平阳霉素引起小鼠肺纤维化有明显防治作用,并与目前临床应用较广泛的泼尼松进行了比较,从肺羟脯氨酸含量测定到病变肺组织形态学观测,结果都说明其对肺纤维化有明显的防治作用,疗效优于泼尼松,而且中药又具有副作用小的特点。刘晓滨等以具有益气养阴、活血化瘀功效的中药复方肺纤康(桃仁、红花、人参、麦冬、当归、生地黄、赤芍、川芎、牛膝、柴胡、枳壳、桔梗、五味子、甘草)对实验性肺纤维化小鼠进行治疗,动态观察肺组织脂质过氧化物(LPO)含量和超氧化物歧化酶(SOD)的变化,结果显示,肺纤康能够降低LPO含量且优于抗氧化剂维生素E,并有提高SOD活性的作用,他们的研究还发现肺纤康能明显抑制B细胞的功能亢进及腹腔巨噬细胞吞噬功能的增强。龚婕宁等用养肺活血汤(黄芪、麦冬、沙参、五味子、丹参、鬼箭羽等)治疗肺纤维化大鼠,结果发现,可使动物肺组织中的SOD含量明显升高,血浆及肺组织中的谷胱甘肽(GSH)和血浆谷胱甘肽过氧化物酶(GSH-PX)浓度显著升高,而丙二醛(MDA)含量却明显降低,提示其具有减轻脂质过氧化反应、清除自由基生成等多方面的作用,并认为能促进SOD、GSH、GSH-PX分泌,并增强其活性,从而提高机体的抗氧化能力,这可能是该方防治肺间质纤维化的途径之一。欧阳修河等用博莱霉素A_5造成大鼠肺纤维化模型,并分别用补气通肺饮(党参、黄芪、当归、川芎、麻黄、半夏、桑白皮等)和地塞米松治疗,结果发现在早期两者均可提高肺组织SOD的活性,降低肺组织羟脯氨酸含量和LPO水平,均可明显减轻肺泡炎和肺纤维化的程度,但长时间应用地塞米松后,可导致肺内的严重感染,同时LPO增加,SOD活性下降,而补气通肺饮则无此现象,并认为它可能通过提高SOD活性,降低脂质过氧化,减轻氧自由基损伤,抑制胶原沉积,保护肺组织,对肺纤维化的防治作用优于激素组。马君等的研究发现,博

莱霉素 A_5 所致肺纤维化的病变早期，肺局部免疫球蛋白升高，补体 C_3 升高，而后期这种反应逐渐减弱，但仍未完全恢复，表明在肺泡炎阶段，肺局部存在体液免疫反应，经用补气通肺汤和泼尼松治疗后，可以抑制此反应，并发现补气通肺汤能明显改善 GSH-PX 活性和机体对抗脂质过氧化的能力，从而减轻脂质过氧化自由基对生物膜的损伤，保护肺组织，减轻炎症反应，以发挥其在肺损伤及纤维化过程中的防治作用。另一项研究表明，补气通肺汤能降低肺纤维化大鼠支气管肺泡灌洗液和血清中的透明质酸（HA）和层粘连蛋白（LM），通过降低 LM，进一步阻止炎性细胞聚集和炎性因子释放，防止纤维化的形成。赵子贤等观察补气通肺饮和泼尼松对博莱霉素 A_5 致大鼠肺纤维化的干预作用，发现补气通肺饮治疗后肺泡炎及肺纤维化明显减轻，前炎性因子 TXA_2/PGI_2 低于模型组及泼尼松组，并认为可能是通过调节前炎性因子 TXA_2/PGI_2，缓解肺泡炎，从而防止肺纤维化的形成。张纾难等观察益肺化纤方（黄芪、太子参、麦冬、三七、紫苏子、牛膝、虎杖、鱼腥草、甘草）对大鼠肺纤维化的影响，发现本方可通过调节免疫功能，改善血液流变性，抑制肿瘤坏死因子（TNF）释放达到防治纤维化的效应。

2. 单味药及其提取物

（1）丹参：朱建伟等以 20% 的丹参水煎液每日 1 次灌胃（1.5ml/16~20g，15~30d），观察对博莱霉素 A_5 所致小鼠肺纤维化的影响，结果发现用药组肺泡炎和肺纤维化程度均轻于模型组，认为丹参确实有抗纤维化的作用，可能作用于成纤维细胞向胶原纤维的转化。陈祥银等用平阳霉素复制小白鼠肺纤维化模型，从造模第 2 天起每日肌注丹参注射液 0.5ml，1 个月后处死动物，结果显示丹参注射液可明显抑制平阳霉素所致的肺纤维化，使肺重、肺系数、肺羟脯氨酸含量明显减低，肺纤维化病变明显受抑制，肺组织仅有少量炎症细胞浸润，并设想抗炎作用可能是丹参取效的机制之一，并且疗效似优于氢化可的松。刘杰文等、陈祥银等观察从丹参提取的有效单体（IH764-3）对肺纤维化小鼠的影响，发现 IH764-3 治疗组动物的肺系数，羟脯氨酸、表面活性物质含量，成纤维细胞生长因子（FGF）活性均明显低于模型组，提示 IH764-3 对博莱霉素气道内滴注所致肺泡炎及肺纤维化形成均有明显的保护作用。王昌明等观察了 SD 大鼠腹腔内注射丹参酮 II_A 钠（15mg/kg）对博莱霉素致鼠肺纤维化的影响，通过动态测定各实验组与肺纤维化形成相关的第 3、7、14、28 天肺组织匀浆内羟脯氨酸、脂质过氧化物的含量，表明丹参酮组较造模组明显减低，同时也观察了肺组织病理学变化及形态学定量测量，结果也表明丹参酮减轻博莱霉素致肺纤维化的程度，并认为其作用机制与氧自由基清除有关。

（2）川芎嗪：陈祥银等用川芎嗪注射液 25mg/kg 肌内注射 1 个月，观察对博莱霉素 A_5 所致小白鼠肺纤维化的影响，结果提示川芎嗪对肺纤维化的抑制作用优于氢化可的松组。戴令娟等对博莱霉素 A_5 所致大鼠肺纤维化模型注射川芎嗪注射液 50mg/kg，每日 1 次，用药 28d，处死后做病理切片，进行光镜组织病理学对照检查，并应用电子计算机图像分析仪进行肺泡炎和肺间质纤维化定量分析，结果川芎嗪注射液治疗后肺泡炎和肺纤维化明显减轻。但王晓芝等对博莱霉素所致大鼠肺纤维化模型腹腔注射川芎嗪注射液每日 80mg/kg 至处死日，分别于第 2、7、14、28 天处死动物，通过对血清脂质过氧化物代谢产物丙二醛的测定及组织病理学观察，结果未发现川芎嗪对博莱霉素致肺纤维化有阻抑作用。

（3）当归：朱建伟等用当归 20% 水煎液治疗博莱霉素致小鼠肺纤维化，发现可以减轻肺泡炎和肺纤维化，与丹参作用相近，但两者相加并不能增加抗纤维化作用。刘卫敏等也对大鼠气管内注入博莱霉素诱导肺纤维化，随机分3组，分别给予生理盐水、25%当归注射液、氢化可的松皮腔内注射，于第2、7、15、30d分4批处死，测算肺系数，进行肺组织HE染色、Masson三色染色、纤维连接蛋白（Fn）免疫组化及图像分析仪定量和电镜观察，测血及肺匀浆丙二醛（MDA）、羟脯氨酸（HyP）。结果：当归组和激素组7d及30d时肺系数显著低于对照组，肺泡炎及肺纤维化显著减轻，2d时Fn增多不明显，肺匀浆MDA产生显著减少，30d时血及肺匀浆HyP均显著降低。戴令娟等对博莱霉素A_5所致大鼠肺纤维化模型注射当归注射液100mg/kg，每日1次，用药28d处死后做病理切片进行光镜组织病理学对照检查，并应用电子计算机图像分析仪进行肺泡炎和肺间质纤维化定量分析，结果当归治疗后肺泡炎和肺纤维化明显减轻，但效果不如川芎嗪治疗组，但与川芎嗪联用，可能增加疗效。

（4）汉防己甲素：是中药汉防己的提取物。金洪等以汉防己甲素每次50mg/kg灌胃，每周3次，共4周，观察对博莱霉素A_5致小鼠肺间质纤维化的影响，发现汉防己甲素组可明显减少肺系数，血、支气管肺泡灌洗液、肺组织中SOD活力增加，肺组织羟脯氨酸含量，血清紧张素转换酶活力明显低于模型对照组，肺内细胞浸润程度减轻，胶原纤维明显减少，人体病理组织检查可见到肺组织表面结节减少，质地软，体积与模型组相比明显较小。与氢化可的松作用相近，认为汉防己甲素是通过降低胶原含量及增加肺组织SOD活力，加速氧自由基清除，随即减轻肺纤维化病变的作用。

（5）雷公藤：侯杰等观察雷公藤多苷和氢化可的松对博莱霉素A_5所致大鼠肺纤维化的影响，分别于第7、17、28、42、56天各处死5只，观察肺纤维化形成的病理变化，发现雷公藤多苷和氢化可的松均有改善肺泡炎和纤维化的作用，但氢化可的松对肺泡炎和纤维化的改善较雷公藤多苷为好，而两者联用效果更佳。钟殿胜等采用气管内注入博莱霉素复制大鼠肺纤维化模型，观察雷公藤T4单体对肺纤维化的形成及对胶原基因表达的影响，结果发现T4单体在第2周和第4周分别可使肺泡炎和肺纤维化程度有所减轻，并使肺羟脯氨酸含量有所下降，表明T4单体有一定的抗纤维化效果，但未能显示对胶原基因的表达有明显作用。

（6）银杏叶制剂：陈建等观察银杏叶制剂（百路达）对博莱霉素A_5所致大鼠肺纤维化模型的治疗作用，发现百路达治疗组肺泡炎、纤维化病变均较模型组减轻，其胶原蛋白含量较模型组明显减少，百路达治疗组1周时肺泡巨噬细胞核因子κB（NF-κB）活性明显降低，TGF-β mRNA表达及蛋白水平有降低，认为百路达可能通过抑制NF-κB活性，减少了TGF-β mRNA表达及蛋白产生，使炎症及纤维化病变减轻。

第十节 展　　望

2003年10月，在世界卫生组织和国家中医药管理局共同主办的国际研讨会上，来自世界卫生组织以及荷兰、日本、美国、泰国、越南、中国的官员、专家和观察员，对中西医结合治疗严重急性呼吸综合征的有效性和安全性给予了充分肯定，并表示将进一步促进世界各国对中医药的认识、了解和接受。据统计，我国中医药人员从严重急性呼吸综合征的预防、治疗、后期恢复等各个层面、不同环节，积极参与了临床救治和科学研究，在5 327例确诊病例中，中医药参与治疗的占58.3%。与会专家认为，中西医结合治疗严重急性呼吸综合征的疗效主要体现在：减轻患者的乏力、气短、呼吸急促等症状；促进肺部炎症吸收；减少血氧饱和度低下的风险，使其趋于稳定；促进外周血淋巴细胞的恢复，提高T细胞亚群的水平；减少糖皮质激素和抗病毒药物的用量及其副作用；减少谷丙转氨酶、乳酸脱氢酶和尿素氮异常的发生率。在此基础上，原卫生部和国家中医药管理局委托中国中西医结合学会制定"SARS的中西医结合治疗技术方案"，组织了以王宝恩、史载祥教授为首的工作小组，确定了初步的工作方案，将在调查研究、总结经验、科学分析、去伪存真的基础上逐步形成，以便指导今后的严重急性呼吸综合征中西医结合治疗。尽管如此，中西医结合治疗严重急性呼吸综合征还有很多艰苦工作需要我们去做，还有很多沉重的任务需要我们去完成。

一、严格设计，严格评价，进一步确认中医药治疗严重急性呼吸综合征的疗效

20世纪临床医学研究的一个重大进展就是大样本多中心随机临床试验的应用，由此而提出的循证医学，其核心思想是医疗决策的制定和疾病治疗措施的选择，都应基于最严谨的科学证据之上。目前有关中医药治疗严重急性呼吸综合征的临床报道绝大多数没有达到以上要求。今后的工作重点是，一方面通过严格的设计，如严格的病例选择和排除、肯定的随机双盲对照、确切的考核指标、稳定的检测方法和试剂、严密的药物质量控制（如药材品种、产地、采集、储藏、炮制、制剂加工等）、可靠的统计分析等，保证临床实验结果的真实性，从而得到国际上学术界的承认；另一方面，要统一部署，多中心合作，大样本研究，改变低水平重复局面。

二、取长补短，相辅相成，丰富严重急性呼吸综合征治疗的中西医结合模式

60多年来，中西医结合已经取得了许多成功的经验，如辨证与辨病相结合的临床诊疗模式、中药与西药取长补短的联合应用模式、内治与外治相结合的整体治疗模式等。严重急性呼吸综合征的治疗也不例外，积极的病原学治疗、免疫调节治疗和对症治疗等都是不可缺少的。研究中西药物的确切治疗作用和机制，根据现代医学的生物学原理，针对每个不同患者、病型、病程以及并发症，进一步探讨更为合理的中西医结合治疗方案，是非常必要的。例如，根据严重急性呼吸综合征病程分期（病毒复制期、免疫紊乱期、免疫缺陷期）及病理特点（高代谢、内毒素血症、ARDS、DIC、多器官功能衰竭、肺纤维化等），治疗重症患者可考虑如下配合方案。

1. 高代谢　重型严重急性呼吸综合征无例外存在高代谢，控制高代谢的方法首先是控制高热，除皮质激素外，中药白虎汤应为良方。方中石膏可退热，甘草有皮质激素样作用，知母降低钠泵活性有降低高代谢的作用。其次是控制心率，可考虑β受体阻断剂、非二氢吡啶钙拮抗剂，中药中有β受体阻断作用的药物有龟甲、生地黄等。

2. 内毒素血症　西医治疗办法有透析吸附，效果很好；中医清热解毒针剂、汤剂已经证实有效，通腑泻下以大黄组成的复方疗效确切，主要是对抗肠源性内毒素血症。大黄粉及其复方还可改善肠道血供，保护肠道屏障。

3. 多器官功能衰竭　现代医学对多器官功能衰竭尚无良策，不少治疗方案还在探讨之中。中药苦参、丹参、人参等可能有一定效果，值得进一步研究。

4. DIC　重型严重急性呼吸综合征多与DIC有关，活血化瘀中药如复方丹参注射液等有一定治疗作用。从中医理论看，瘟病截断疗法早用活血化瘀、凉血散血药物，对严重急

性呼吸综合征合并 DIC，能起到阻断卫气营血传变的效果。

总之，应该通过中西医结合来探索怎样提高疗效，降低死亡率，提高治愈率。无论寻求杀灭或抑制病毒的拮抗方法，还是某种补充疗法，在目前现实情况下，都是积极的治疗途径。我们认为，中医的防治优势在于因时、因人、因地制宜地调节人体的功能，这种调节、调理、调和、调养的理念指导着中医药防治方案的制定和实施，并贯穿于对有接触史、易感人群的防护，患者的救治，善后的调理，防止肺纤维化的发生，从而拟定有效的、体现中医药优势特色的中西医结合防治措施。

三、注重规范，定性定量，探讨严重急性呼吸综合征的证型指标和传变规律

辨证论治是中医药的重要特色，体现了个体化治疗原则和整体化原则。然而，要做到准确地辨证论治，又必须以证的客观化、规范化研究为前提。早在 1996 年 9 月的香山科学会议第 63 次学术讨论会上，明确提出了以证的客观化研究及中药复方的理论研究作为中医理论研究的重要突破口。值得庆幸的是，在严重急性呼吸综合征发生不到 1 年的时间里，首都医科大学附属北京佑安医院、中日友好医院、首都医科大学附属北京中医医院、广东省中医院等单位都先后开展了本病的证候学调查、辨证分型和传变规律的研究，取得了不少成果。当然，由于时间关系以及临床救治的紧迫性，无论从严格的统计学设计，还是足够大样本量的临床流行病学调查都显得比较欠缺，但已经为这一工作奠定了很好的基础。我们相信，这一体现中医药理论精髓的临床研究，可能对提高中医药治疗严重急性呼吸综合征的疗效、丰富中医药理论具有战略意义。

四、结合临床，开拓进取，活跃中医药防治严重急性呼吸综合征的实验研究

1. 中医药抗 SARS 病毒、抗肺纤维化有效部位和有效成分的药理学研究　药物获效的物质基础，是各种化学成分及其引起的生物学反应。因而结合肝纤维化的发生机制，利用动物或细胞模型，进一步扩大单味中药及其作用部位、活性成分和有效单体的筛选研究，寻找高效价的中药，以便优化组方或与靶向技术结合，对提高临床疗效具有重要价值。

2. 中医药抗 SARS 病毒、抗肺纤维化的复方药理学和证治药动学研究　对于复方或中药配伍关系研究，目前主要采用药物加减法和正交设计法，也有采用量效回归分析和均匀设计法的。药物加减法对筛选主药有一定意义，正交设计法可以实现"整齐可比"，均匀设计法能保证试验点在其试验范围内充分地"均匀分散"，但都有其自身的缺陷。最近，有人把最优化试验设计——直接试验设计法引入复方药理学研究，值得我们借鉴。积极引入新的能较好地分析复方配伍关系的设计方法，对于揭示药味之间的相互作用，阐明其多成分、多作用、多层次、多途径、多靶点的特点，进而揭示中医药抗 SARS 病毒、抗肺纤维化的特殊方式和作用规律，具有重要意义。近年来，有人提出证治药动学假说，根据证候与治疗的关系探讨方剂的效应，并相继提出了"复方效应成分动力学""方剂治疗药物监测""方剂血清成分谱和靶成分"，以及"中药复方活性成分群""天然化学成分库""中药霰弹理论"等概念，代表了复方药理学研究的新思路。

3. 中医药抗 SARS 病毒、抗肺纤维化的分子调控研究　人类基因组计划已完成了全部 30 亿个碱基对的"工作草图"，"功能基因组学"和"蛋白质组学"也已经启动，随着基因组遗传语言的破译，中药分子药理学研究必然成为热门课题，中医药抗 SARS 病毒、抗肺

纤维化的分子调控研究也是新世纪的重要任务。此外，基因芯片是随着人类基因组计划发展起来的高科技产物，该技术可能对中药质量控制、活性成分筛选、复方成分监测、信号转导研究，以及证本质探讨提供有效的工具，值得我们进一步关注。

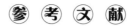

1. 国家中医药管理局.非典型肺炎中医药防治技术方案（试行）.中国中医药报，2003-4-11（1）
2. 邹金盘，花宝金，陈长怀，等.42例传染性非典型肺炎患者临床特征与中西医结合治疗.中国中西医结合杂志，2003，23（7）：486-488
3. 胡建华，李秀惠.53例传染性非典型肺炎患者舌象观察.中国医药学报，2003，18（7）：390-393
4. 张立山，戴雁艳.促进传染性非典型肺炎患者肺部炎症吸收的中医治疗对策.中国医药学报，2003，18（6）：331-332
5. 张晓梅，张允岭，杨祖福，等.非典1、2、3号系列方药治疗传染性非典型肺炎的临床疗效观察.中国医药学报，2003，18（6）：323-325
6. 林琳，韩云，杨志敏，等.中西医结合治疗非典型肺炎103例临床观察.中国中西医结合杂志，2003，23（6）：409-413
7. 朱敏，叶志中，林新峰，等.中西医结合治疗传染性非典型肺炎45例临床观察.新中医，2003，35（7）：6-7
8. 李秀惠，张可，胡建华，等.中西医结合治疗传染性非典型肺炎的临床观察.中国中西医结合杂志，2003，23（7）：489-491
9. 李秀惠，胡建华，杨宇，等.63例传染性非典型肺炎中医症候群的动态分析.中国中西医结合杂志，2003，23（8）：569-571
10. 宋建平，楚瑞芬，刘方州，等.栝蒌薤白汤对肺纤维化大鼠支气管肺泡灌洗液中层粘连蛋白、Ⅲ型前胶原含量的影响.北京中医药大学学报，2002，25（4）：29-30
11. 宋建平，李瑞琴，李伟，等.乌蛇散对肺纤维化模型作用机理研究.中医药学刊，2001，19（5）：515-516
12. 宋建平，刘方州，李瑞琴，等.栝蒌薤白汤、麦门冬汤及肾气丸对平阳霉素所致肺纤维化的影响.国医论坛，2001，16（4）：40-41
13. 宋建平，楚瑞芬，刘方州，等.复方丹参片、生脉饮、乌蛇散对平阳霉素所致肺纤维化模型大鼠的影响.中医杂志，2002，43（2）：142-143
14. 徐杰，刘兴奎.血府逐瘀汤防治平阳霉素引起肺纤维化的实验研究.中医药信息，2000，1（1）：49-50
15. 刘晓滨，姜晓妹，周亚滨，等.活血化瘀、益气养阴法对实验性肺纤维化LPO和SOD的影响.中国中西医结合杂志，1994，14（12）：733-735
16. 周亚滨，姚凤祯，刘晓滨，等.肺纤康对平阳霉素所致肺纤维化小鼠免疫功能的影响.中国中医药科技，1995，2（6）：30-32
17. 龚婕宁，张喜奎，卞慧敏.养肺活血汤对肺纤维化大鼠自由代谢影响的实验研究.中国中医药科技，1999，6（4）：203
18. 欧阳修河，韩荣庆，张天嵩，等.补气通肺饮对大鼠肺纤维化模型的作用.中药新药与临床药理，1999，10（3）：93-94
19. 欧阳修河，胡翠花，马君，等.益气活血治疗肺纤维化实验研究.实用中西医结合杂志，1998，11（17）：1637-1638
20. 马君，张伟，张天嵩，等.补气通肺汤对肺纤维化大鼠免疫抗氧化功能的影响.浙江中医杂志，1999，33（11）：485-487
21. 马君，张天嵩，欧阳修河，等.补气通肺汤对肺纤维化大鼠病理及血清、BALF中HA、LN的影响.中国中医药信息杂志，1999，6（11）：40-41
22. 赵子贤，张天嵩，马君，等.补气通肺饮对平阳霉素诱发大鼠肺间质纤维化干预作用的实验研究.山东中医药大学学报，1999，23（6）：462-464，469

23. 朱建伟,李贵海.丹参、当归对小鼠肺纤维化的抑制作用.山东中医学院学报,1995,19(4):267
24. 陈祥银,严仪昭,曾卫东,等.丹参、川芎嗪及糖皮质激素对肺纤维化保护作用的实验观察.中华结核和呼吸杂志,1987,10(3):152-154
25. 刘杰文,华国勋,王荷碧,等.活血化瘀药通脉灵及其有效单体IH764-3抗肺纤维化作用的实验研究.中国医学科学院学报,1992,14(4)250-255
26. 王昌明,何庆忠,张瑞祥.丹参酮对鼠肺纤维化过程中组织学变化的影响.中华结核和呼吸杂志,1994,17(5):308-310
27. 戴令娟,侯杰,蔡后荣,等.川芎嗪当归治疗肺间质纤维化的实验研究.中华结核和呼吸杂志,1996,19(1):26-28
28. 金洪,田英麟,姚汉德,等.汉防己甲素阻断平阳霉素所致肺间质纤维化的实验研究.中华结核和呼吸杂志,1991,14(6):359-361
29. 侯杰,戴令娟,蔡后荣,等.雷公藤多甙及氢化可的松对大鼠肺纤维化的疗效观察.中华内科杂志,1997,36(11):773-775
30. 钟殿胜,朱元珏,郭子健,等.雷公藤T4单体治疗肺纤维化的实验研究.中华内科杂志,1997,36(8):546-547
31. 陈建,何冰,刘新民,等.银杏叶制剂治疗肺间质纤维化的实验研究.中国中西医结合杂志,2000,20(6):441-443
32. 聂广.严重急性呼吸综合征的中医发病特点及治疗要点.深圳中西医结合杂志,2003,13(4):195-196
33. 黄尧洲,杨志旭,冀晓华,等.抗非典1号快速撤减传染性非典型肺炎后期激素用量48例临床观察.中医杂志,2003,44(8):592-593
34. 王莒生,王伏声,王洪,等.传染性非典型肺炎100例症候学分析.中医杂志,2003,44(8):594-595
35. 李辉,花宝金,汪卫东,等.中西医结合治疗对传染性非典型肺炎恢复期患者免疫功能的影响.中医杂志,2003,44(8):596-597
36. 仝小林,李爱国,张志远,等.中医药治疗传染性非典型肺炎16例临床观察.中医杂志,2003,44(7):506-507
37. 韩云,庾慧,冯维斌.69例传染性非典型肺炎患者出院后随访报告.中医杂志,2003,44(7):508-509,513
38. 王融冰,刘军民,江宇泳,等.传染性非典型肺炎30例舌象分析.中医杂志,2003,44(7):532-533
39. 王融冰,刘军民,江宇泳,等.中西医结合治疗传染性非典型肺炎疗效初步分析.中国中西医结合杂志,2003,23(7):492-493
40. 吴红金,赵锡银,王凡,等.中西医结合治疗传染性非典型肺炎疑似患者40例临床观察.中国中西医结合杂志,2003,23(8):572-574
41. 唐光华,林琳,何德平,等.60例传染性非典型肺炎中医四诊动态分布特点初步总结.中国医药学报,2003,18(5):259-262
42. 张晓梅,张云岭,杨祖福,等.65例传染性非典型肺炎患者症状分析及中医辨证论治探讨.中国医药学报,2003,18(5):263-264
43. 邹金盘,汪卫东,李光熙,等.224例传染性非典型肺炎患者舌象定量与病情相关性研究.中国中西医结合杂志,2003,23(10):740-746
44. 张瑞麟,焦强,王保国,等.中西医结合治疗49例传染性非典型肺炎临床对照研究.中国中西医结合杂志,2003,23(9):654-657
45. 边水君,齐文生,宋庆桥,等.中西医结合治疗对85例传染性非典型肺炎恢复期患者生存质量的影响.中国中西医结合杂志,2003,23(9):658-660
46. 姜在旸,唐旭东,齐文升,等.中医药治疗传染性非典型肺炎患者恢复期疗效评价.中医杂志,2003,44(9):666-668
47. 赵东,仝小林,段军,等.肺毒疫中医证候演变规律初探.中医杂志,2003,44(9):691-692
48. 刘喜明,提桂香,白宇宁,等.传染性非典型肺炎分期分型探讨.中医杂志,2003,44(9):714

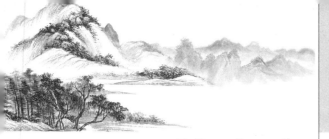

第十章

新型冠状病毒肺炎

根据发病急骤、传变迅速、病情险恶、传染性极强、人群普遍易感等特点,新型冠状病毒肺炎(COVID-19)属于中医"瘟疫"的范畴。中医认为,新型冠状病毒肺炎是感受疫疠之毒邪而发生的急性外感热病,首先犯肺,可逆传心包,或损害肝肾,病变以肺为中心,将其命名为"肺瘟"。我们综合各地防治新型冠状病毒肺炎的经验,将本病的病因病机和中医药治疗简介如下。

第一节 病因病机

一、病因与发病

(一)疫疠致病说

新型冠状病毒肺炎诊疗方案(试行第七版)认为,本病属于中医疫病范畴,病因为感受疫戾之气,病位在肺。非一般所指的风、寒、暑、湿、燥、火的六淫之邪,亦不同于一般的温病病邪,正如吴又可在《温疫论》中所说"夫温疫之为病……乃天地间别有一种异气所感","为病颇重,因名之疠气",故为"温疫病邪",也可称其为"戾气""疫气""疠气"。国医大师熊继柏亦认为此病乃疫疠致病。《素问·刺法论》言:"余闻五疫之至,皆相梁易,无问大小,病状相似","避其毒气,天牝从来"。这段原文提示我们疫病的特点是相互传染,无论老少都症状相似。明代吴又可的《温疫论》专门讲了温疫,他说:"疫者感天地之疠气,在岁有多寡",疫是自然界疫疠之气,"此气之来,无论老少强弱,触之者即病"。从这两条原文我们就可以看到,古人已经认识到传染病的存在,将其称为疫病。清代的吴鞠通在《温病条辨·上焦篇》中说"温疫者,疠气流行,多兼秽浊",认为病因一是疫疠之气,二是秽浊之气。《素问·刺法论》言:"正气存内,邪不可干,避其毒气。天牝从来,复得其往,气出于脑,即不邪干。"天牝即指鼻子,说明疫病是通过呼吸道传播的传染病。

(二)寒湿致病说

仝小林认为,新型冠状病毒肺炎属于"寒湿(瘟)疫",因感受寒湿疫毒而发病。

1. 病发于冬季 本病主要从2019年冬至附近开始,经历了小寒(2020年1月6日)、大寒(2020年1月20日),在此时间段为一个高发期。按照"冬九九"来看,发病正值

"一九"前后。所以,在这个季节,有"寒"邪致病是毫无疑问的。至于"湿",武汉湿气一向较重,今年尤甚。2020年1月至2月,阴雨绵绵天气持续了16天,湿气非常重,这也是一种反常的天气。"非其时而有其气",该特别冷的时候反倒不冷,该下雪的时候反而下雨,就容易出现瘟疫。"疫"本身是指一种传染性极强的病。"寒湿(瘟)疫",之所以加"瘟"字,是为了更加准确地反映病名,因为武汉今年是个暖冬,这个"瘟"字反映了"当寒反暖"的意思,是在一种特殊的地理环境和气候、物候下形成的。

2. 病性上属于阴病 《素问·阴阳应象大论》讲"察色按脉,先别阴阳",阳病、阴病的性质、发展和转归是完全不同的。若为温疫或湿瘟,病性上属于阳病,结局是伤阴,是以伤阴为主线。而新型冠状病毒肺炎是由寒湿之疫邪引起,病性上属于阴病,是以伤阳为主线。所以在治法上,一定是针对寒和湿。

3. 从病位来看,在肺和/或脾 《黄帝内经》讲"形寒饮冷则伤肺",综合武汉气候及我们所看到的患者,新型冠状病毒肺炎可以有脾胃症状,也可以完全没有脾胃症状。

(三)湿毒致病说

刘清泉认为,新型冠状病毒肺炎属于中医"疫病""湿瘟"的范畴,其病因属性为"湿毒之邪"致病。新型冠状病毒肺炎的舌象,不管舌苔偏黄还是偏白,总体都呈厚腻苔。武汉的当时气候特点,一是阴雨,二是湿冷。尽管较以往冬天温度偏高一些,但几乎没有阳光。结合患者的舌苔、脉象、症状,我们判断其病因属性以"湿"为主,湿困脾闭肺,气机升降失司,湿毒化热,阳明腑实,湿毒瘀热内闭,热深厥深。因为各地的新型冠状病毒肺炎都是武汉输入性病例为主,所以患者的病因属性和病机特点不会有太大变化。如果会有一些轻微的差异,要结合当地的特点"因地制宜",例如与热结合而成湿热,与寒结合形成寒湿,与燥结合而成燥湿……但总归"湿毒"是新型冠状病毒肺炎患者的核心病机特点。

王玉光亦认为此次肺炎为湿毒致病。从外因上来讲,2019年12月以来,武汉属于暖冬气候。而温病命名其实和季节密切相关,本次新型冠状病毒(SARS-CoV-2)感染具备流行性、传染性,属于急性传染病,故属于感受天地间的杂气——疫疠之邪的温疫范畴,是以肺部为主要病位的传染病。前期搜集200余例患者的中医资料表明,本病的病因是以湿为基本属性的疫疠之气,从发病季节及病邪性质看,可归属于湿邪为主的疫疠范畴,可称之为"湿毒疫"。从内因上讲,本次SARS-CoV-2感染患者的早期的主要特点如下:①多伴发热。虽然患者以发热为主要症状,但大多身热不扬,多不伴恶寒,无壮热或烦热,也有部分病例不发热。②干咳,痰少,咽喉不利。③乏力、倦怠突出。④多伴消化道症状,食欲差,甚至出现一些恶心、大便溏泻等消化道症状。⑤口干,口苦,不欲饮。⑥舌质多黯或边尖稍红,80%的舌苔表现为厚腻。杂病重脉,温病重舌。以舌苔厚腻为典型表现,从以上症状分析,审症求因,本病病因属性以"湿"为主。湿邪的特点为易阻遏气机,易侵袭中焦脾胃,故湿邪多有脾胃消化系统症状表现。如薛生白在《湿热病篇》中所确立的湿热提纲为"湿热证,始恶寒,后但热不寒,汗出,胸痞,舌白,口渴不引饮",则更加强调了湿邪阻遏中焦气机所致的"胸痞"一症。中医病因学强调审证求因,综上判断,本次SARS-CoV-2感染,属于中医湿邪性质的疫疠范畴,其病因属性为"湿毒之邪"。湿困脾闭肺,气机升降失司,湿毒化热、传入阳明,湿毒瘀热内闭,热深厥深。

姜良铎认为,从目前的大量病例资料分析,本次新型冠状病毒感染有几个特点:①很多患者无明显发热,甚至危重型患者也可以不发热;②部分患者无典型肺炎症状,但影像学有肺炎改变;③潜伏期较长,最长可达14天;④大多数患者的舌苔比较厚腻,湿象明显;⑤很多患者在发病过程中有典型或不典型的腹泻表现。综合以上证据从中医学角度分析,本次疫情对于病机属"湿"没有太大争议,属寒属热尚无定论,似更偏热。姚梅龄认为,这次新型冠状病毒肺炎的主因就很可能就是"湿",毕竟湿与寒都是阴邪,湿阻阳气多半会有两个结局,一是压抑阳气,二是伤阳气;若是压抑的阳气反弹则变成"湿热",若是伤阳则转为"寒湿",变成"邪实正虚",但即使阳虚也并没有到化寒的地步,也就是偏寒而已。

(四)热毒致病说

刘成海认为,本次新型冠状病毒肺炎主要表现为发热、乏力与干咳,与2003年SARS患者症状基本相似,与2009年甲型H1N1流感也有很大共性,总不离乎"热"与"毒",且其呼吸窘迫、出凝血功能障碍、休克等表现与温病疫邪侵犯阳明、入营动血等传变特点相似,因此,可推测热毒疫邪为此次病毒性肺炎的主要病因。广州市第八人民医院亦持此说,2019年12月以来,武汉属于暖冬气候,时至冬至、"三九"之时,寒令当至而未至,应寒未寒而反热。根据传统中医理论结合临床所见,可知本次新型冠状病毒肺炎具备流行性、传染性,属于急性传染病,故属于天地间的杂气。《黄帝内经》言:"五疫之至,皆相染易,无问大小,病状相似"。《温疫论》言:"夫温疫之为病,非风、非寒、非暑、非湿,乃天地间别有一种异气所感。"再结合此前搜集的70多例患者的中医资料表明,本病病因为温热疫,热毒致疫。

(五)湿浊疫毒说

王金榜等根据李佃贵教授"浊毒理论"提出湿浊疫毒、天地人三毒合一致病。认为早期病位在上焦卫分,以肺脾病变为中心;中期重症出现中焦气分的病理改变,中期危症涉及下焦营血分;后期余邪留恋,或肺脾气虚,或瘀血阻络等。

(六)伏燥说

顾植山根据《素问·刺法论》之"三年化疫"理论,认为2017年(丁酉年)是阳明燥金司天,当年秋冬季的气候是燥象较著,故其影响3年后的"伏邪"是伏燥。与SARS相似,新型冠状病毒肺炎患者乏力较著是伏燥伤肺的一大特征,报道的大部分病例倦怠乏力、干咳、少痰、咽干咽痛等主要症状都与伏燥相符。

(七)木疫说

杜武勋从五运六气角度分析本次致病疫毒属风热性质,其中以"风木之性"为主,认为本次瘟疫属于"木疫",病位除受外感而病的肺外,当以肝为主。其核心病机为风热疫毒侵袭,肝胜脾弱,木胜乘土,木火刑金,病机特征表现为上燥中湿。

二、病机

根据新型冠状病毒的临床表现,刘清泉认为该病病机为湿、热、毒、瘀。肺炎的舌象,不管舌苔偏黄还是偏白,总体都呈厚腻苔。由此判断本病病因属性以"湿"为主,湿困脾闭肺,气机升降失司,湿毒化热,阳明腑实,湿毒瘀热内闭,热深厥深。"湿毒"是新型冠状病毒肺炎患者的核心病机。制订方案,早期要考虑如何化湿,以防湿邪郁闭以后化热,进入阳明。因为阳明属于胃肠,肺与大肠相表里,腑实不通,会加重肺气的郁闭,这样肺的症状就会更加严重。阳明腑实证重了以后,湿就极易化成湿毒,湿、热、毒、瘀合并,就容易出现热深厥深,导致多器官功能障碍综合征(MODS)。因此,国家卫生健康委员会和国家中医药管理局制订的新型冠状病毒感染肺炎诊疗方案（试行第七版）指出，该病病位在肺，病机为湿、热、毒、瘀。

王玉光等认为，新型冠状病毒肺炎当属于"湿毒疫"范畴，"湿毒"是新型冠状病毒肺炎的病理核心。病位在肺，基本病机特点为"湿、毒、瘀、闭"。病程缠绵，湿邪缠绵，如油裹面，因此治疗需要始终围绕关注湿邪的论治。

广州市第八人民医院在创制肺炎一号方的时候，谈到该病核心病机为温疫犯肺，气阴两虚。原因是患者发病于冬春交接之际，感受温热疫毒之邪，温邪上受，首先犯肺，从口鼻而入，故证见咳嗽，邪性温燥，伤及气阴。故症见干咳而无痰。

姜良铎认为，该病病机为痰湿内阻，气阴外脱。《金匮要略·水气病脉证治》篇中曰："阴阳相得，其气乃行，大气一转，其气乃散"，反之，大气一虚，气不摄津。气不摄津不唯出现虚证，更出现痰湿、痰热痹阻气机。气不摄津，则肺中阴液化为痰湿，呈痰湿内阻、气阴外脱之危局。因此，气不摄津是新型冠状病毒感染的一个关键病机和发展为重症的机转。本病的重症一方面气阴大虚，真气耗散；另一方面痰热互结，甚或兼瘀，很容易出现《温病条辨》所谓"吐粉红色血水者，死不治"的危候。

熊继柏认为，这次疫病的病邪性质确定为"温热浊毒"，患者绝大多数都是薄黄苔或薄黄腻苔。到了危重期，就是黄腻苔，甚至是黄厚腻苔，是痰热结聚，秽浊之气阻塞。疫邪从口鼻进入，呼吸道传染，肺为呼吸出入之门户，秽浊之气由口鼻而入，必然先伤肺气。这个病的主症开始是发热，然后有咳嗽、气喘，全是肺司呼吸所主的病，但是有一个复杂的因素，肺与胃经脉是相通的，肺与大肠是相互表里的。因此，在疫病的病变过程中，有一些患者确实有胃肠道的症状，如胸闷、泛恶、欲呕，甚至大便溏泻，但是其主要病位在肺，胃肠道的症状只是一个兼证而已。

有专家从天时、发病地和病例三方分析，将该病定性为寒湿，且认为寒湿阻滞在肺、三焦和毛孔，尤其是重症肺炎患者，针对肺气郁闭、鬼门不开、毛孔打不开，导致肺通调水道功能失常，水液瘀积在肺和三焦毛孔。江远、吕英等认为，早期因中气不足，阳明本体液精血化生不力，湿火燥等疫毒蕴于土中。湿火燥等疫毒熏蒸，出现发热、干咳。同时由于土气内匮，既有太阴本位本气湿重，表现为咳嗽、腹泻，同时也出现了阳明本位本气燥盛，因肺最易为燥邪所伤，故表现为干咳短期内易转为气促、呼吸困难。中期因湿热燥火疫毒深伏土中，阳明腑实证形成，同时湿热燥火疫毒熏蒸肺脏致肺气不降，郁闭肺气，出现胸闷气促、咳嗽喘憋、动则气喘、腹胀便秘等症。重症期疫毒邪热内闭心包、煎灼津液，在原有阳明本体液精血不足基础之上，土中阴分进一步受损，阴损及阳，元阳欲脱，出现呼吸困难，动则气喘、神昏、汗出肢冷等内闭外脱表现。恢复期因湿热燥火疫毒性质温热，易耗气伤阴导致气阴两伤，出现低热、乏力、心慌、口干、自汗等表现，又可因元阳不足（元气生中气）、土中寒热虚实错杂，出现气短、倦怠乏力、纳差、呕恶、痞满、大便无力等肺脾气虚的表现。

三、发病特点

王琦总结了瘟疫的致病特点，完全符合本病的临床特征和发病特点。

（一）具有传染性

本病突出的特点就是具有强烈的传染性。北宋医家庞安时在《伤寒总病论》中记载

"天行之病，大则流毒天下，次则一方，次则一乡，次则偏着一家"。金元名医刘河间还正式用了"传染"二字。故周扬俊说："一人受之，则为湿温，一方传遍，即为疫疠。"（《温热暑疫全书》）《诸病源候论》则明确指出"人感乖戾之气而生病，则病气转相染易，乃至灭门，延及外人"。温疫是感受疫疠之邪而发生多种急性传染病的统称。其特点是发病急剧，病情险恶，有强烈的传染性，易引起大流行或散在流行。

（二）病原有特异性

本病由乖戾之毒引发，元代医家王履指出，温疫乃"感天地恶毒异气"。明代传染病家吴又可说："夫温疫之为病，非风、非寒、非暑、非湿，乃天地间别有一种异气所感"，而且，"气无所可求，无象可见，况无声复无臭……其来无时，其着无方"，致病毒性强弱不同。《温疫论》指出："疫气者亦杂气中之一，但有甚于他气，故为病颇重，因名之疫气"。疫气是来势凶猛，变化迅速，病死率高的急性传染病。

（三）通过空气与接触传染

《温疫论》指出："邪自口鼻而入"，"邪之所着，有天受，有传染，所感虽殊，其病则一"。"天受"是指通过自然界空气传播，"传染"则指通过患者接触传播。这里所描述的传染途径与现代医学观点多相吻合，对后世处理传染病的隔离、预防、空气消毒有很大意义。

（四）可以大流行或散发性

《温疫论》言："其年疫气盛行，所患皆重，最能传染，即童辈皆知言其为疫"，"其时村落偶有一二人所患者，虽不与众人等，然考其证，正合某年某处众人所患之病，纤悉相同"。清代医家杨栗山还进一步指出，传染病具有家族聚集特点，"一人病气，足充一室……人受之者，亲上亲下，病从其类"。如王学权所说："疫之流行，必在都会人烟繁萃之区，若山乡僻壤、地广人稀之处，从无大疫。"（《重庆堂随笔》）

（五）症状相似，侵犯特定脏器及多脏受累

《素问·刺法论》指出："五疫之至，皆相染易，无问大小，病状相似"。《温疫论》载："盖当时适有某气专入某脏腑、某经络，专发为某病"。杨栗山认为，瘟疫与四时温病有别，瘟疫为杂气为病，疫邪多种多样，侵袭一定脏腑组织而得某种疫病，"各随其气而发为诸疫"，这与现代医学认为某些病原体可选择性侵犯某些脏器组织相吻合，随着病情发展，危重期易发生心、肝、肾等多脏器损伤。

（六）可有潜伏期，发病情况不一

吴又可指出："感之深者，中而即发，感之浅者，邪不胜正，未能顿发"，可稍缓时间而发。且具有《温疫论》列举疫气的"盛行""衰少""不行"三种情况。而且，病原毒性强弱是造成瘟疫流行程度不等的主要原因，而对人群则"毒气所钟有厚薄也"，说明受病与否与人群体质强弱有关，所谓"虚处受邪"。

第二节　证候学研究

"治病必求于本"一直是中医诊疗的最高追求。"本"是什么？虽然可以有不同说法，但"病因是本，症状是标"无疑是最基本的认识。因此，如何应用中医理论解读 SARS-CoV-2，成为重中之重的事情。

仅以官方发布的治疗方案为例，2020年1月21日，湖北省卫生健康委员会发布的湖北省中医院牵头制订的"防治方案"以"热毒""湿毒"论治本病；1月23日，北京市中医管理局发布的"防治方案"以"疫毒"袭肺、壅肺、闭肺辨证论治；1月23日，国家卫生健康委员会公布《新型冠状病毒感染的肺炎诊疗方案（试行第三版）》以"湿邪""热邪""邪毒"辨证论治；1月24日，广东省中医药局发布的"防治方案"以"湿邪""热邪"辨证论治；1月27日，国家卫生健康委员会公布《新型冠状病毒感染的肺炎诊疗方案（试行第四版）》以"寒湿"（早期）、"湿毒"辨证论治。

为什么会这样？刘清泉教授的解释是："治疗理念不是抗病毒而是强自身"。言下之意，中医认为"病毒"为标，"正气存内，邪不可干"，即人体的正气为"本"。

一、一组分型辨证的证候学调查结果

鉴于以上，上海市公共卫生临床中心中医科陈晓蓉主任牵头，汇集国家科技重大专项基金"突发急性传染病中医药早期临床救治体系及预案研究"课题组及上海市卫生健康委员会病毒性肺炎中医诊疗方案研究项目组部分成员，对上海地区50例新型冠状病毒感染的肺炎患者一般情况及中医证候分布特点进行了统计分析。

研究共纳入上海市公共卫生临床中心收治的新型冠状病毒肺炎患者50例，均于入院第1天采集流行病学资料、年龄、性别、血常规、胸部CT、证候特征、舌象、脉象等信息，并依据《上海市新型冠状病毒感染的肺炎中医诊疗方案（试行）》进行分析辨证。结果显示：新型冠状病毒感染的肺炎患者平均年龄在50岁左右，男性居多，男女比为1.27∶1；74%的患者有武汉或湖北旅居史，20%的患者有与确诊患者密切接触史；胸部CT以多肺叶病变为主，白细胞无异常增高，多见淋巴细胞降低，C反应蛋白升高。半数以上患者伴有发热（84%）、咳嗽（62%）、乏力（62%）、纳差（58%）、口干（56%）、腹泻（56%）、自汗（54%）症状，舌象以淡红舌或红舌为主，多见腻苔（68%）、白苔（74%）（表10-1、表10-2）。在辨证方面，证型以湿毒郁肺证为主（82%），少数患者表现为热毒闭肺证（18%）；其中湿毒郁肺型患者的平均年龄显著低于热毒闭肺型患者（$P=0.002$），而湿毒郁肺型患者男性构成比明显高于热毒闭肺型（$P=0.024$）（图10-1、图10-2）。表明新型冠状病毒肺炎以湿毒郁肺型为主，符合中医湿疫的特点。

表10-1　50例新型冠状病毒肺炎证候学调查结果

中医证候	频数（百分比%）	中医证候	频数（百分比%）
发热	42（84）	恶寒	20（40）
咳嗽	31（62）	肌肉酸痛	20（40）
乏力	31（62）	口苦	18（36）
纳差	29（58）	头痛	15（30）
口干	28（56）	胸闷	10（20）
腹泻	28（56）	气促	10（20）
自汗	27（54）	便秘	6（12）
盗汗	24（48）	黄痰	5（10）
白痰	22（44）		

表 10-2 50 例新型冠状病毒肺炎证候学调查结果

舌脉及证型		频数（百分比 %）
舌质	淡红	23（46）
	红	18（36）
	黯红	8（16）
舌苔	腻苔	34（68）
	白苔	37（74）
脉象	滑脉	22（44）
	数脉	16（32）
证型	湿毒郁肺	41（82）
	热毒闭肺	9（18）

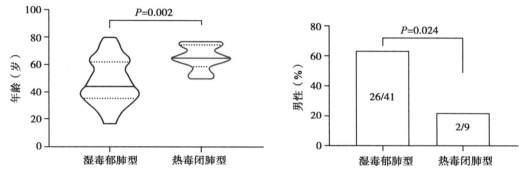

图 10-1 不同证型患者的年龄与性别分布情况（$n=50$）

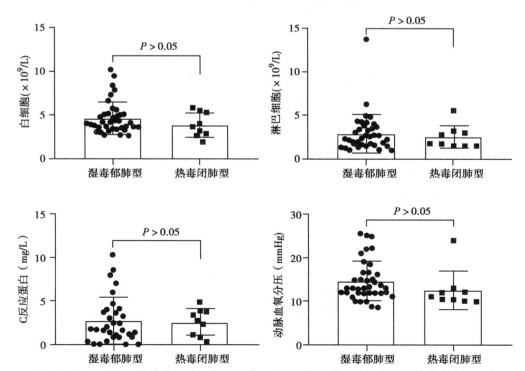

图 10-2 不同证型患者白细胞、淋巴细胞、C 反应蛋白及动脉血氧分压的分布（$n=50$）

二、分型辨证的内在缺陷

上述证候学调查遵循的是"分型辨证"的诊断模式。一个最大的问题是,每一个患者随着病程的推移,临床表现会发生很大的变化,尤其是重症、危重症患者。因为调查的时间不同,获得的临床信息就不一样,调查结果的可靠性、科学性会大打折扣。这就是多年来,我们一直倡导分期辨证的重要原因。因为只有根据患者不同疾病阶段,才可能看出患者动态的病情变化,才可能获得较为准确的证候学调查结果。

三、分期辨证的证候学调查

根据分期辨证模式,深圳市第三人民医院设计了新型冠状病毒肺炎证候学调查的两个技术路线(图 10-3、图 10-4)。

深圳市第三人民医院夏章等采用以上调查表和技术路线,对 258 例新型冠状病毒肺炎进行了证候学调查。

(一)目的

观察新型冠状病毒肺炎患者的证候学特点,阐述其病因病机,总结出符合临床实际的分期辨证模式。

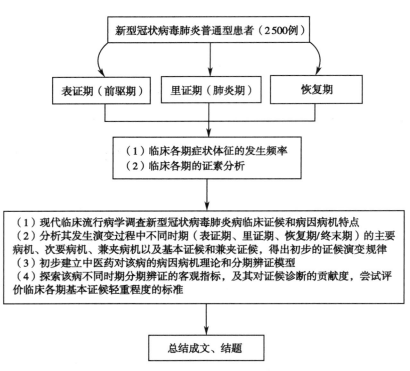

图 10-3 新型冠状病毒肺炎普通型证候学调查研究技术路线图

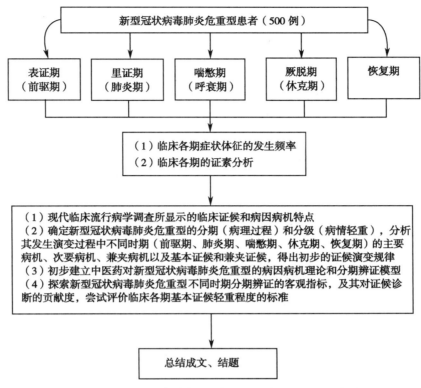

图 10-4　新型冠状病毒肺炎重/危型证候学调查研究技术路线图

（二）方法

以国家卫生健康委员会颁布新型冠状病毒肺炎（第五版试行）的诊断标准，采用横断面调查方法分析在院新型冠状病毒肺炎确诊病例258例，分别按照上感期、肺炎期、喘憋期、厥脱期和恢复期五个阶段的各自临床症状、体征、舌脉象以及各期相关证素等进行统计学分析。

（三）不同分期新型冠状病毒肺炎的临床表现

1. 上感期相对高频的症状、体征　发热47.08%，畏寒35.71%，咳嗽35.71%，干咳28.57%，咽干28.57%，疲乏25%，舌质淡红85.71%，苔薄白82.41%，脉数75%（表10-3）。

2. 肺炎期的相对高频的症状、体征　发热89.47%，恶寒31.58%，咳嗽44.34%，干咳35.34%，肌肉酸痛32.89%、倦怠30.26%，肢体困重27.63%，小便黄71.05%，舌红89.47%，苔薄黄39.74%，苔白腻36.84%，脉数68.42%，脉缓31.58%（表10-4）。

3. 喘憋期相对高频的症状、体征　气促100%，发热84.26%，恶寒42.70%，寒热往来21.35%，咳嗽46.07%，白痰35.96%，胸闷42.17%，胸痛30.34%，肌肉酸痛32.58%，失眠29.21%，小便黄79.77%，舌质红86.52%，苔白腻58.43%，脉数85.39%（表10-5）。

4. 厥脱期相对高频的症状、体征　呼吸困难100%，发热95.83%，心烦87.5%，失眠95.83%，肌肉酸痛75%，胸闷72%，恶寒62.5%，咳嗽45.83%，白痰45.83%，气促20.83%，腹泻20.83%，二便失禁16.67%，舌质红87.5%，苔白腻91.67%，脉数79.17%

（表10-6）。

5. 恢复期相对高频的症状、体征　乏力58.54%，无汗60.98%，纳差46.34%，咽干43.9%，自汗24.39%，发热21.96%，畏寒17.07%，咳嗽17.07%，舌质红58.54%，苔薄白36.59%，脉数65.86%（表10-7）。

（四）不同分期新型冠状病毒肺炎的主要病因病机特点

通过证素分析，各期新型冠状病毒肺炎的主要病因病机特点是，上感期以风热（42%）、气虚（24%）和痰湿（17.15%）为主；肺炎期以疫毒（87.82%）、气滞（29.84%）和痰湿（33.76%）为主；喘憋期以气虚（100%）、疫毒（85%）、气滞（51%）、痰湿（60%）为主；厥脱期以气虚（100%）、疫毒（91%）、痰湿（82%）为主；恢复期以正气受损（气虚、阴虚、阳虚）、津液亏损为病机特点（表10-8）。

（五）结论

新型冠状病毒肺炎患者上感期以湿温初起，以邪遏卫气为主要病机变化；肺炎期类似于"湿温病"的"湿郁肌表"为特征；喘憋期以胸闷脘痞，舌苔厚腻，湿毒郁肺为主要病机变化；厥脱期以湿热郁蒸，蒙蔽清窍为病变特点；恢复期以正气受损（气虚、阴虚、阳虚）、余邪未净、津液亏损为病机特点（表10-3～表10-8）。

表10-3　28例新型冠状病毒肺炎上感期临床症状、体征表达频数

症状	频数	百分比（%）	症状	频数	百分比（%）
无汗	21	75	恶心	3	10.71
发热	13	46.43	鼻塞	3	10.71
畏寒	10	35.71	肌肉酸痛	3	10.71
咳嗽	10	35.71	黄痰	2	7.14
干咳	8	28.57	流鼻涕	2	7.14
咽干	8	28.57	口苦	2	7.14
乏力	7	25	心烦	2	7.14
咽痒咽痛	7	25	头痛	2	7.14
口干	6	21.43	胸闷	2	7.14
纳差	5	17.86	舌质淡红	24	85.71
寒热往来	4	14.29	舌质红	4	14.29
白痰	4	14.29	苔薄白	23	82.14
头晕	4	14.29	苔薄黄	4	14.29
自汗	4	14.29	脉数	21	75
盗汗	3	10.71	脉缓	7	25

表 10-4　76 例新型冠状病毒肺炎肺炎期临床症状、体征表达频数

症状	频数	百分比（%）	症状	频数	百分比（%）
发热	68	89.47	胸痛	13	17.1
小便黄	54	71.05	纳差	12	15.79
咳嗽	34	44.74	失眠	12	15.79
干咳	27	35.53	黄痰	11	14.47
肌肉酸痛	25	32.89	头痛	9	11.84
恶寒	24	31.58	心烦	9	11.84
倦怠	23	30.26	口苦	8	10.53
肢体困重	21	27.63	声音嘶哑	6	7.89
白痰	15	19.74	舌质红	68	89.47
头晕	15	19.74	苔白腻	28	36.84
咽痒、咽痛	15	19.74	苔薄黄	30	39.47
口干	15	19.74	脉数	52	68.42
胸闷	15	19.74	脉缓	24	31.58
鼻塞、流涕	14	18.42			

表 10-5　89 例新型冠状病毒肺炎喘憋期临床症状、体征表达频数

症状	频数	百分比（%）	症状	频数	百分比（%）
气促	89	100	咽痒、咽痛	19	21.35
发热	75	84.26	口干	19	21.35
小便黄	71	79.77	心烦	19	21.35
咳嗽	41	46.07	头晕	12	13.48
恶寒	38	42.7	恶心、呕吐	12	13.48
胸闷	38	42.7	声音嘶哑	11	12.36
白痰	32	35.96	口苦	11	12.36
肌肉酸痛	29	32.58	头痛	9	10.11
胸痛	27	30.34	黄痰	5	5.61
失眠	26	29.21	舌质红	77	86.52
有汗	24	26.97	苔白腻	52	58.43
干咳	21	23.6	苔薄黄	15	16.85
腹胀	21	23.6	脉数	76	85.39
寒热往来	19	21.35	脉缓	13	14.6

表10-6　24例新型冠状病毒肺炎厥脱期临床症状、体征表达频数

症状	频数	百分比（%）	症状	频数	百分比（%）
呼吸困难	24	100	恶心、呕吐	7	19.17
失眠	23	95.83	气促	5	20.83
发热	23	95.83	腹泻	5	20.83
心烦	21	87.5	意识模糊	5	20.83
胸闷	18	75	头晕、头痛	4	16.67
肌肉酸痛	18	75	口苦	4	16.67
口干	17	70.83	二便失禁	4	16.67
恶寒	15	62.5	寒热往来	3	12.5
咳嗽	11	45.83	舌质红	21	87.5
白痰	11	45.83	苔白腻	22	91.67
胸痛	11	45.83	脉数	19	79.17
纳差	11	45.83	脉缓	5	20.83
腹胀	9	37.5			

表10-7　41例新型冠状病毒肺炎恢复期临床症状、体征表达频数

症状	频数	百分比（%）	症状	频数	百分比（%）
无汗	25	60.98	寒热往来	2	4.88
乏力	24	58.54	黄痰	2	4.88
纳差	19	46.34	鼻塞、流涕	2	4.88
咽干	18	43.9	口苦	2	4.88
自汗	10	24.39	心烦	2	4.88
发热	9	21.96	头痛	2	4.88
畏寒	7	17.07	胸闷	2	4.88
咳嗽	7	17.07	恶心	2	4.88
干咳	6	14.63	舌质红	24	58.54
咽痒、咽痛	6	14.63	舌质淡红	15	36.59
口干	6	14.63	苔薄白	15	36.59
盗汗	5	12.2	苔薄黄	13	31.71
白痰	4	9.76	脉数	27	65.86
头晕	4	9.76	脉缓	14	34.15
肌肉酸痛	3	7.32			

表 10-8　258 例新型冠状病毒肺炎患者临床证素分析（例，%）

	例数	风热	疫毒	痰湿	气虚	气滞	阴虚	阳虚
上感期	28	18（64.29）	7（25）	12（42.86）	17（60.71）	1（3.57）	3（10.71）	5（17.86）
肺炎期	76	15（19.74）	67（88.16）	32（42.11）	43（56.58）	19（25）	9（11.84）	7（9.21）
喘憋期	89	11（12.36）	76（85.39）	46（51.69）	89（100）	39（43.82）	12（13.48）	13（14.61）
厥脱期	24	2（8.33）	22（91.67）	20（83.33）	24（100）	6（25）	9（37.5）	3（12.5）
恢复期	41	8（19.51）	2（4.88）	9（21.95）	24（58.54）	5（12.20）	14（34.15）	11（26.83）

第三节　治则治法

一、治疗原则

新型冠状病毒肺炎治疗以解毒祛邪为主，祛邪务早，祛邪务尽，以祛邪为第一要务。总的治疗原则是：除热务尽，毒炎并治；开畅肺气，下不厌早；预防截断，发于机先；多期重叠，抓住主症；多脏受累，谨防突变；多种剂型，综合施治；中西合璧，优势互补。治疗中要注意以下几点：

（一）重视辨病，辨证与辨病相结合

根据疫病发病特点即同一疫病皆有相同的症状，因此要求治疗的针对性，中医在把握疾病演变过程中主要证候的基础上进行辨病论治。

（二）综合辨证，不拘一则

在临床辨证中，以卫气营血辨证为主要辨证思路，符合温病辨证规律，而当病在中期热邪入里，以阳明气分热盛，中焦湿遏，热结胃肠时，应以三焦辨证为主要指导思想。故应将两种辨证思路结合起来，不拘于一则一法，以利于临床治疗。

（三）根据病情的迅速变化判断轻症、重症相应处理

由于本病变化急骤，有的患者病情迅速加重，因此很难以时间段分期，要重视轻症与重症判断，做出相应处理。

（四）根据新型冠状病毒肺炎发病特点，结合现代有关药理研究成果，提出针对该病临床演变规律的综合治疗方法

如不同病理阶段的治疗措施，早期截断扭转防止病情发展；后期扶持正气，预防肺纤维化；危重阶段配合西医抢救；及如何减少抗生素与激素的副作用等，总结出规范的中医治疗方案。

对于新型冠状病毒肺炎的具体治疗方法，有许多不同的观点。刘清泉等认为早期清热解毒，化湿透邪，是治疗成败的关键。如治疗及时，可阻断病情向重症发展而直接进入恢复期。中期肺部实邪充滞，热毒、瘀毒、湿毒壅阻肺络，气机闭塞，因实致虚，益气化瘀，利湿解毒。实邪去则肺络通，肺窍开，气之升降复常，气虚自能恢复。后期肺脾气虚，心血耗损，重在健脾和胃。脾升胃降，中气得复，心血自生。通过临床观察发现，多数患者腻苔始终存在。因此，治疗中亦应重视"湿"邪。温补之品当慎用，以防敛邪。许

家松认为应以宣清肺热、解毒化痰、益气养阴为总则，而宣通肺气这一原则应贯彻始终。

二、截断扭转法的应用

新型冠状病毒感染的肺炎，最常见的重症和死亡原因是呼吸衰竭、休克和多脏器衰竭，属于西医学的脓毒症和脓毒症休克。上海中医药大学方邦江教授所承担国家重点研发计划项目"基于'截断扭转'策略的中医药防治脓毒症循证评价及效应机制研究（2018YFC1705900）"的前期研究，以及自2019年12月底以来对武汉部分医院新型冠状病毒肺炎的临床观察表明，该防治策略具有显著改善肺部病理变化、改善呼吸功能和其他器官功能的作用。针对具有起病急、来势凶、发展快、变化速、病势重、威胁大的急性传染病，"截断扭转"之"通利泄邪"可成为治疗的策略和途径之一。方邦江教授项目组在继承朱良春学术思想基础上，创新提出"三管齐下"即发表、泻下、通利三法并举，重用麻黄、大黄、滑石三药，直挫热势之"三通疗法"取得了一定的疗效。现代药理学研究证明，大黄不但用以缓下、健胃、利胆，而且具有较强的抗菌作用，如对甲型链球菌、乙型链球菌、肺炎球菌、金黄色葡萄球菌，以及伤寒杆菌、副伤寒杆菌、痢疾杆菌、白喉杆菌、炭疽杆菌等有较强的抑菌作用，对流感病毒亦有抑制作用。

下面，我们探讨"截断扭转"在急性重症传染病早期干预中的应用与意义。

（一）"截断扭转"的理论渊源

长期以来，中医界流行着一种观点，认为中医辨证论治无非是"有是证用是方"，把丰富而灵活的辨证论治降格为简单的对证治疗，这是对辨证论治理论的片面理解。实际上，中医辨证论治理论中渗透着已病防传、未盛防盛、已盛防逆、瘥后防复等截断传变的"治未病"治疗思想。

追根溯源，"截断扭转"渊源于《黄帝内经》。《素问·四气调神大论》云："圣人不治已病治未病，不治已乱治未乱，夫病已成而后药之，乱已成而后治之，譬犹渴而穿井，斗而铸锥，不亦晚乎？"《灵枢·逆顺》亦云："上工，刺其未生者也；其次，刺其未盛者也；其次，刺其未衰者也。下工，刺其方袭者也；与其形之盛者也；与其病之与脉相逆者也。"上工这种"治未病"的思想实际上包括"截断扭转"，强调上工必须深谙外感疾病之传变规律，才能详其所犯，先其进犯之机，安其未病之所。

仲景立足于临床实际，在《伤寒杂病论》中赋予"截断扭转"新的内容。《金匮要略》第一篇就开宗明义指出"见肝之病，知肝传脾，当先实脾"，以此作为篇首，示人以津梁准则，注重审"势"堵截，已病防变；仲景在《金匮要略》还指出："适中经络，未流传脏腑，即医治之。四肢才觉重滞，即导引、吐纳、针灸、膏摩，勿令九窍闭塞。"这两个"即"字将仲景先证而治、截断扭转的思想反映得可谓淋漓尽致。此外《伤寒论》252条、253条、254条阳明三急下证，除"目中不了了，睛不和"外，其余不过"发热汗出""腹满痛"，从症状上看，似不危急，但仲景深知病"势"的严重性，急用大承气汤泻下以遏内热炎炎之势，存欲竭之真阴。可见只有见微知著，先证截断，才能"起沉疴于豁然，救危重于瞬间"。

金元四大家之一张子和力主攻下，他在《儒门事亲》中提出："夫病之一物，非人身素有之也，或自外而入，或由内而生，皆邪气也。邪气加诸身，速攻之可也。"他认为在温热病早期，正气未衰，邪气尚未亢盛，及早用药逐之，往往使邪易出，此论也是强调早期截断的重要性。

明代吴又可所著的《温疫论》一书中处处体现着"截断扭转"的思想。《温疫论·注意逐邪勿拘结粪》指出："客邪贵乎早逐"，"欲为万全之策者，不过知邪之所在，早拔去病根为要耳"，这种早逐客邪的学术观点是吴又可"截断扭转"思想的集中反映。再如吴又可首先提出"数日之法，一日行之，因其毒甚，传变亦速，用药不得不紧"，最早阐明了先证用药原则。《温疫论·解后宜养阴忌投参术》中记载："夫疫乃热病也，邪气内郁，阳气不得宣布，积阳为火，阴血每为热搏，暴解之后，余焰尚在，阴血未复，大忌参、芪、白术，得之反助其壅郁，余邪留伏，不惟目下淹缠，日后必变生异证。"这种疫后养阴原则，亦从临床实际出发，有防变之识，才有先安之举。清代温病学家叶天士于"甘寒之中加入咸寒"，治疗温热病斑出热不解，胃津内涸但未及下焦肾阴的思想，亦是截断扭转之体现，旨在先安未受邪之地，恐其陷入易易耳。

近代著名医家赵锡武先生在1962年首先提出了对肺炎的辨证论治不能囿于温病卫气营血的束缚，而应采用直捣巢穴的方法，成为将"截断扭转"用于急性热病的呐喊者。姜春华先生深入钻研叶天士、王孟英等人的学术思想，结合自己临床实践，指出"卫之后方言气，营之后方言血，在卫汗之可也，到气才可清气"以及邪入营血才能凉血的治法是消极被动的，属于"尾随疗法"，他力主对于多种急性传染病必须迅速控制病原，早期截断卫气营血的传变，使疾病不再发展，而不必因循等待。姜春华先生曾深有感触地说："医者的作用不仅仅在于认识疾病发展的规律，更重要的是能够截断或扭转疾病的发展，使之即在本阶段而消灭之，听其自然发展发以于死亡，那么，这种医生还要他何用？"

综上所述，"截断扭转"的思想具有悠久的历史，其成长过程是漫长的，它体现了《黄帝内经》中"治未病"的宗旨，截断病势，扭转病程，控制病变规律而非受制于病变规律是本疗法的核心。

（二）"截断扭转"在急性传染病早期干预中的应用原则

"截断扭转"是急性热病治疗学的新观点，正确掌握，灵活运用，确能提高临床疗效。然而需要注意的是，热病治疗中强调"截断扭转"，既非否定前人既有经验，尤其是那些历经实践检验的正确理论，也不排斥今人的新观点、新见解，临床上我们在使用"截断扭转"早期干预急性传染病的过程中，应当与辨病治疗、辨证施治等相关治则有机结合，重视先证而治及特效方药的探寻，这不仅可以完善外感热病治疗学的内容，也将促进外感热病治疗水平的提高。

1. "截断扭转"与辨病治疗相统一　中医学辨病治疗的方法很好地体现了截断扭转的思想，它的提出丰富了辨证施治理论，因为从疾病发展和人类认识的规律来看，病与证密不可分，病具有本质的属性，而证常为其阶段性的概括，因此病不常变而证可常变。故辨病治疗的实质是强调治病必须把握疾病本质及其传变规律，掌握了各种重证温病的病理实质，对于那些来势猛的疾病，有预见性地抢先一步，截断邪气进犯之径，阻断传变，控制病情。这充分体现了温病"截断扭转"的观点。

2. "截断扭转"与辨证治疗相结合　辨证论治是中医学的一大特点，也是中医药学几千年来经久不衰的原因之一。姜春华先生认为，辨证论治是中医的基本规律，带有普遍性、原则性；"截断扭转"是辨证基础上的辨病，带有特殊性、灵活性，在急性热病的治疗过程中两者应当有机结合。南京中医药大学汪履秋教授也认为，对于急性传染病的治疗，既要重视截断，又不悖辨证，必须灵活掌握应用，方能恰到好处。笔者认为，急性传染病在发展过程中表现出的临床症状已滞后于真实的病理变化，截断疗法正是针对已存在而未显露于外的病机，从而起到有效的治疗作用，而传统的辨证论治按临床表现依次用药，虽然也能预料到有卫、气、营、血的逐层传变，然只能亦步亦趋地尾随其后，未能及时有效的阻止，因此只有在"截断扭转"的总体指导下，具体运用清气、凉营、散血等方法，才能取得更好的临床疗效。2003年抗击SARS的斗争中，国内许多医院正是采用"截断扭转"与辨证治疗相结合的医疗模式才收到桴鼓之效。要想在急性传染病早期干预中卓有成效地使两者有机结合，必须掌握好以下两个环节：一是临床必须结合现代医学知识，运用现代诊断技术以明确病原诊断，并在此基础上，选用经过实践验证对某种病原体确有疗效的方药；二是在明确病原的基础上，还要根据现代医学理论，了解其导致的病理变化及发展演变规律，只有这样，才能在治疗中，针对不同疾病的病理变化特点，进行截断与辨证的联合用药。

3. "截断扭转"必须重视先证而治　在"截断扭转"中重视先证而治，对于治疗急性热病与重病沉疴具有重要的临床指导意义。例如，特殊病原体所引发的流行性乙型脑炎、流行性出血热、SARS、高致病性禽流感等，病势凶猛，传变迅速，并不因为初起有表证解表透邪而病不内传，相反早期宜重用清热解毒，先清里热，药先于证，直折瘟毒；若有气分见证，瘟邪势必入腑内结，因此不管是否便闭，先用通腑攻下，急下存阴，同时也使邪有出路，这也是"温病下不嫌早"的思想。江苏中医药研究所报道，在流行性出血热气营阶段就早用丹参、生地黄、赤芍、牡丹皮等凉血活血破瘀药物，能提高疗效，促进恢复，缩短病程，使DIC进程中断或减轻，并使病死率从11.9%下降到4.3%。实践证明，对急性传染病不能仅仅见症辨证，因证施治，按部就班，因循等待，尾随其后，必须要有预见性地"先发制病"，药先于证，这样不但不会引邪入里，反能主动迎头痛击，顿挫病邪，阻断疾病的恶化。看病不仅要从"有"处着眼，还要从"无"处推想，要"无者求之"，以此测彼，求于未知，这样才能掌握主动。先证而治是"截断扭转"的重要措施之一，"截断扭转"中先证而治的法则，充实、丰富了辨证论治的内容。

4. "截断扭转"必须探寻特效方药　吴又可在《温疫论》中指出："万物各有所制……能知以物制气，一病只有一药之到病已，不烦君臣佐使品味加减之劳矣。"吴氏在这里依据万物相互资生、制约的关系，推论出"以物制气"的治疗方法，其实质就是要求人们重视寻找具有特殊功效的治疗药物。徐灵胎亦云："欲治病者，必先识病之名，以识病名而后求其病之所由生，知其所由生又当辨其生之因各不同，而病状所由异，然后考其治之之法，一病必有主方，一方必有主药。"吴、徐二人的观点对拓展临床治疗思路、提高温病临床治疗效果、促进新药研制水平提高等均具有极高的实践指导意义。岳美中先生也曾说过："较妥当之论治，当是专方专药与辨证论治相结合……专病专证、专方专药与辨证论治相结合，才是较有成效与可靠的措施。"因此在急性传染病的治疗过程中，应当在辨证施治的前提下，结合辨病，探寻和运用具有特殊效能的药物，必将进一步提高急性热病的"截断扭转"水平和临床治疗效果。

（三）"截断扭转"早期干预急性重症传染病的方法途径

由于急性传染病具有起病急、来势凶、发展快、变化速、病势重、威胁大等临床特点，其主要表现在一个"急"字，治疗手段就应"早""速""效"，而"截断扭转"法可迅速救危截变，控制病情发展蔓延，对于急性传染病的治疗具有重要价值。姜春华先生认为："当病之开始用药得力，即可阻断病势，或击溃之，不必等'到气才可清气'，也不必等到后来才用犀角（现禁用，可用水牛角代）、羚羊。因为开始使用辛凉轻剂往往错过治疗机会，如果及早用些真能'治病'的药物，则病可痊愈。"所以姜春华先生提倡在急性热病治疗中不必拘泥于卫气营血，不必分表里上下，强调"早用苦寒泄下"，"重用清热解毒"以及"不失时机地清营凉血"等治疗方法。

1. 通腑攻下，"下不嫌早" 历代医家向来重视下法在治疗温热病中的作用。仲景首立三承气汤急下存阴，从理论和实践上奠定了下法治疗热病的基础地位。迨至金元时期张子和更为强调下法的医疗作用，他认为下药用之得当，可以起到补药的作用："大积大聚，大病大秘，大涸大坚，下药乃补药也。"吴又可认为逐邪的手段最突出有效的要数下法。吴氏认为一般下法限于结粪，但在温疫治疗中下法不必拘于结粪，如《温疫论·注意逐邪勿拘结粪》说："温疫可下者约三十余证，不必悉具，但见舌黄、心腹痞满，便与达原饮加大黄下之，设邪在膜原者，已有行动之机，欲离未离之际，得大黄促之而下，实为开门祛贼之法，即使未愈，邪亦不能久羁。"在使用承气汤时，吴氏强调"勿拘于下不厌迟之说"，认为"承气本为逐邪而设，非专为结粪而设也。必俟其粪结，血液为热所搏，变证迭起，是犹养虎遗患，医之咎也"。戴北山也说："时疫不论表邪罢与不罢，但见里证即下。"所谓"温病下不嫌早"之说，即由此而来，对后世医家治疗温热病具有重要的指导意义。

在急性传染病早期使用通腑攻下法符合"温病早投攻下，不为大害"之说，笔者认为，温热病早期之用下法，主要目的是逐邪热，下燥屎、除积滞还在其次。通腑攻下法是清热祛邪的一个重要途径，无论邪之在气、在营，或表里之间，只要体气壮实，或无脾虚溏泄之象，或有可下之证，或热极生风，躁狂痉厥者，均可通下逐秽，泄热解毒，选用承气、升降散之类，或于辨证论治方中加用硝黄，这既能泄无形之邪热，又能除有形之秽滞，一举数得，诚治本之道。再者温热病治疗中"存得一份津液，便有一份生机"，温邪最易戕伐津液，阴津亏耗，化源枯涸，水不载舟，腑实为患，此时滋阴养津仅若扬汤止沸，不如釜底抽薪，急用通腑攻下以存阴津，亦为"急则治其标"之意。凡治疗急性热病使用下法，诸家擅用大黄一物，称"得大黄促之而下，实为开门祛贼之法"，对于大黄的功效，吴又可认为："三承气功效俱在大黄，余皆治标之品也"，且"大黄走而不守，功专在通下，使邪热有随大便外出之机"。所以在急性传染病早期邪热鸱张，毒盛热甚，即使有表证存在，也可使用下法，这不仅可使热毒邪气随大便排出体外，且能使偏盛偏衰之阴阳趋于平衡，使逆乱乖戾之气机寻于常度，从而使邪正消长向有利于机体的方面转化。

2. 重用清热解毒 中医学认为，急性传染病多为邪毒自口鼻而入，热由毒生，热毒不除，必生逆变，治疗上以清法为主，因此，临床虽有宣透、清气、化浊、清营、凉血等诸法不同，但清热解毒总是交织其中。而于病程初期即使用大量清热解毒药物是否有"寒凉冰伏"之弊？是否有悖于"治上焦如羽，非轻不举"的治疗原则？姜春华先生根据清代温病学家杨栗山在《伤寒瘟疫条辨》中"凡见表证，皆里证郁结，浮越于外也，虽有表证，实无表邪，断无再发汗之理"的学术思想，认为在急性热病中，表证仅仅是疾病初露端倪时的一种证候，也可能是一种严重疾病的前驱证或外证，因此即使有表证也可重用清热解毒，先清里热，药先于证，直折温毒。姜春华先生在使用清热解毒法时提出两个法度：一是早用，在卫分阶段即可加入清热解毒之品；二是重用，量要大，剂要重，甚至可日夜连服 2~3 剂，这样才能截断病邪，这对把好气分关尤为重要。目前常用的清热解毒药有金银花、连翘、苦参、鸭跖草、黄连、黄芩、黄柏、栀子、蒲公英、大青叶、板蓝根、穿心莲、四季青、知母、鱼腥草、紫花地丁、野菊花、龙胆草、青黛、芦根等。现代药理研究证明，清热解毒药物能够杀灭或抑制病原体，对抗其毒素，调节机体对病原体入侵所产生的反应，提高机体免疫功能，抑制变态反应，使过高的体温下降，抑制毛细血管通透性的增高，减少炎症渗出，兴奋垂体–肾上腺皮质功能，还有镇静、抗惊厥、强心、止血、升压等功能，这些研究成果也为早期重用清热解毒药物提供了现代科学依据。

3. 早用凉血化瘀　姜春华先生认为凉血化瘀在急性热病过程中应及时采用。邪初入营，一方面仍宜重用清热解毒，另一方面及时采用凉血化瘀，不必坐等入血分后再"凉血散血"，这样可增加截断病变的希望，避免血分危症的出现。如流行性出血热，容易出现气营两燔而很快内陷营血导致弥散性血管内凝血，并出现休克昏迷，甚至衰竭死亡。有报道在发病早期，就用苦寒活血化瘀的丹参治疗，单纯早期患者中，越期者仅占 50%，而已出现低血压休克者再用丹参，越期者占 89%，而且早用丹参的病死率从 11.9% 下降到 4.3%。这就说明邪初入营早用凉血散瘀，不仅不会引邪入血，反能截断病邪于气营之间，不再深陷搏扰血分。此外，传统中医认为，卫气分证并无血瘀改变，用活血化瘀药物治疗有引邪入血分之嫌。然现代研究表明，气分证甚至重症卫分证阶段就已存在血瘀的变化，此时加入活血化瘀药物便可收到良效。因此笔者认为邪扰、阴伤、气耗、血瘀四大基本病理变化存在于温病始终，而清热、养阴、益气、化瘀四种基本治法也应贯穿于治疗始终，其他各种治法须在此四法基础上配合应用。同时现代药理研究也证实凉血化瘀类中药可以改善微循环，保持微小血管间血流的正常流态；可以抗血栓及溶血栓，消除血管栓塞；能够抗炎、抗渗出、抗胶原纤维过度增生；双向调节血液凝固性、流变性、纤溶性及机体的免疫功能等。

4. 早期扶正以祛邪　温热病的治疗以祛邪为第一要义，但并不意味忽略正气在治疗中的作用。致病因素与机体抗病能力相互斗争是邪正消长动态变化的过程，贯穿在温病的始终，决定疾病发生发展，预后转归。因此温热病治疗学在重视祛除病邪的同时，也十分注重正气的调养和顾护。比如吴又可治疫顾护胃气，叶天士治温顾护阴津，吴、叶二人的思想至今对临床仍有重要指导意义。由于温邪不耗胃津，必耗肾液，而阴液耗损，正不敌邪又是温病传变的病理基础，因此在祛邪的同时，有效防止阴液耗损，及时生津补液，是提高临床疗效，截断病势传变的重要环节之一。从一定意义上讲，祛除病邪的目的就是为了安正，只有驱除了病邪才有可能安正。因为邪不除则正必伤，邪不去则正难复，前人所说的"急下存阴"即寓有此意。当然，随着病程的发展，正虚表现逐渐显著，出现正虚邪实的局面，此时治疗就非单纯祛邪所能胜任，必须采取扶正祛邪同时并进的邪正合治之法，如常用的扶正攻下、滋阴清热等法，就是针对正虚邪实的特定病机而确立的治法。由此可见，"截断"不仅强调祛邪，同时也注重扶正，只有邪去正安，才能达到截断病程发展的目的。近来方邦江教授提出的"急性虚证"和"急者也可治其本"学术思想，事实上是对"急则治其标，缓则治其本"传统中医治则的突破与发展。现有临床报告提示新型冠状病毒感染的肺炎，在短期内尤其是老年人和免疫力低下人群更容易加重、致死，表明

"急性虚证"是该病引起重症和死亡的重要因素，而导致发病的最终表现就是造成人体气血、津液、阴阳迅速耗损耗散甚至耗竭，正气大虚。

第四节 辨证论治

与中医药诊疗模式相关，新型冠状病毒肺炎的辨证论治始终占据至高无上的地位，但尽管如此，中医界对于本病的辨证论治仍然是言人人殊，各自为战。不仅各学派不同，官方与民间不同，甚至同一个医生也采取不同的辨证模式。

一、官方文件

（一）国家卫生健康委员会、国家中医药管理局《新型冠状病毒感染的肺炎诊疗方案（试行第六版）》

1. 医学观察期

（1）临床表现1：乏力伴胃肠不适。

推荐中成药：藿香正气胶囊（丸、水、口服液）。

（2）临床表现2：乏力伴发热。

推荐中成药：金花清感颗粒、连花清瘟胶囊（颗粒）、疏风解毒胶囊（颗粒）、防风通圣丸（颗粒）。

2. 临床治疗期

（1）清肺排毒汤

适用范围：适用于轻型、普通型、重型患者，在危重症患者救治中可结合患者实际情况合理使用。

基础方剂：麻黄9g，炙甘草6g，杏仁9g，生石膏（先煎）15~30g，桂枝9g，泽泻9g，猪苓9g，白术9g，茯苓15g，柴胡16g，黄芩6g，姜半夏9g，生姜9g，紫菀9g，款冬花9g，射干9g，细辛6g，山药12g，枳实6g，陈皮6g，藿香9g。

服法：传统中药饮片，水煎服。每天1剂，早晚各1次（饭后40分钟温服），3剂为一个疗程。

如有条件，每次服完药可加服大米汤半碗，舌干津液亏虚者可多服至一碗。（注：如患者不发热则生石膏的用量要小，发热或壮热可加大生石膏用量）。若症状好转而未痊愈则服用第二个疗程，若患者有特殊情况或其他基础病，第二疗程可以根据实际情况修改处方，症状消失则停药。

处方来源：国家卫生健康委办公厅国家中医药管理局办公室《关于推荐在中西医结合救治新型冠状病毒感染的肺炎中使用"清肺排毒汤"的通知》（国中医药办医政函[2020]22号）。

（2）轻型

1）寒湿郁肺证

临床表现：发热，乏力，周身酸痛，咳嗽，咯痰，胸紧憋气，纳呆，恶心，呕吐，大便黏腻不爽。舌质淡胖齿痕或淡红，苔白厚腐腻或白腻，脉濡或滑。

推荐处方：生麻黄6g，生石膏15g，杏仁9g，羌活15g，葶苈子15g，贯众9g，地龙

15g，徐长卿 15g，藿香 15g，佩兰 9g，苍术 15g，云苓 45g，生白术 30g，焦三仙各 9g，厚朴 15，焦槟榔 9g，煨草果 9g，生姜 15g。

服法：每日 1 剂，水煎 600ml，分 3 次服用，早、中、晚各 1 次，饭前服用。

2）湿热蕴肺证

临床表现：低热或不发热，微恶寒，乏力，头身困重，肌肉酸痛，干咳痰少，咽痛，口干不欲多饮，或伴有胸闷脘痞，无汗或汗出不畅，或见呕恶纳呆，便溏或大便黏滞不爽。舌淡红，苔白厚腻或薄黄，脉滑数或濡。

推荐处方：槟榔 10g，草果 10g，厚朴 10g，知母 10g，黄芩 10g，柴胡 10g，赤芍 10g，连翘 15g，青蒿（后下）10g，苍术 10g，大青叶 10g，生甘草 5g。

服法：每日 1 剂，水煎 400ml，分 2 次服用，早、晚各 1 次。

（3）普通型

1）湿毒郁肺型

临床表现：发热，咳嗽痰少，或有黄痰，憋闷气促，腹胀，便秘不畅。舌质黯红，舌体胖，苔黄腻或黄燥，脉滑数或弦滑。

推荐处方：生麻黄 6g，苦杏仁 15g，生石膏 30g，生薏苡仁 30g，苍术 10g，藿香 15g，青蒿 12g，虎杖 20g，马鞭草 30g，干芦根 30g，葶苈子 15g，化橘红 15g，生甘草 10g。

服法：每日 1 剂，水煎 400ml，分 2 次服用，早、晚各 1 次。

2）寒湿阻肺证

临床表现：低热，身热不扬，或未热，干咳，少痰，倦怠乏力，胸闷，脘痞，或呕恶，便溏。舌质淡，或淡红苔白或白腻。脉濡。

推荐处方：苍术 15g，陈皮 10g，厚朴 10g，藿香 10g，草果 6g，生麻黄 6g，羌活 10g，生姜 10g，槟榔 10g。

服法：每日 1 剂，水煎 400ml，分 2 次服用，早、晚各 1 次。

（4）重型

1）疫毒闭肺证

临床表现：发热面红，咳嗽，痰黄黏少，或痰中带血，喘憋气促，疲乏倦怠，口干苦黏，恶心不食，大便不畅，小便短赤。舌红，苔黄腻，脉滑数。

推荐处方：生麻黄 6g，杏仁 9g，生石膏 15g，甘草 3g，藿香（后下）10g，厚朴 10g，苍术 15g，草果 10g，法半夏 9g，茯苓 15g，生大黄（后下）5g，生黄芪 10g，葶苈子 10g，赤芍 10g。

服法：每日 1~2 剂，水煎服，每次 100~200ml，一日 2~4 次，口服或鼻饲。

2）气营两燔证

临床表现：大热烦渴，喘憋气促，谵语神昏，视物错瞀，或发斑疹，或吐血、衄血，或四肢抽搐。舌绛少苔或无苔，脉沉细数，或浮大而数。

推荐处方：生石膏（先煎）30~60g，知母 30g，生地 30~60g，水牛角（先煎）30g，赤芍 30g，连翘 15g，玄参 30g，牡丹皮 15g，黄连 6g，竹叶 12g，葶苈子 15g，生甘草 6g。

服法：每日 1 剂，水煎服，先煎石膏、水牛角，后下诸药，每次 100~200ml，每日 2~4 次，口服或鼻饲。

推荐中成药：喜炎平注射液、血必净注射液、热毒宁注射液、痰热清注射液、醒脑静注射液。功效相近的药物根据个体情况可选择一种，也可根据临床症状联合选用两种。中药注射液可与中药汤剂联合使用。

（5）危重型（内闭外脱证）

临床表现：呼吸困难，动辄气喘或需要机械通气，伴神昏，烦躁，汗出肢冷，舌质紫黯，苔厚腻或燥，脉浮大无根。

推荐处方：人参15g，黑顺片（先煎）10g，山茱萸15g，送服苏合香丸或安宫牛黄丸。

推荐中成药：血必净注射液、热毒宁注射液、痰热清注射液、醒脑静注射液、参附注射液、生脉注射液、参麦注射液。功效相近的药物根据个体情况可选择一种，也可根据临床症状联合选用两种。中药注射液可与中药汤剂联合使用。

附：重型和危重型中药注射剂推荐用法

中药注射剂的使用遵照说明书从小剂量开始、逐步辨证调整的原则，推荐用法如下：

1）病毒感染合并轻度细菌感染：0.9%氯化钠注射液250ml加喜炎平注射液100mg，每日2次，或0.9%氯化钠注射液250ml加热毒宁注射液20ml，或0.9%氯化钠注射液250ml加痰热清注射液40ml，每日2次。

2）高热伴意识障碍：0.9%氯化钠注射液250ml加醒脑静注射液20ml，每日2次。

3）全身炎症反应综合征或/和多脏器功能衰竭：0.9%氯化钠注射液250ml加血必净注射液100ml，每日2次。

4）免疫抑制：0.9%氯化钠注射液250ml加参麦注射液100ml，每日2次。

5）休克：0.9%氯化钠注射液250ml加参附注射液100ml，每日2次。

（6）恢复期

1）肺脾气虚证

临床表现：气短，倦怠乏力，纳差呕恶，痞满，大便无力，便溏不爽，舌淡胖，苔白腻。

推荐处方：法半夏9g，陈皮10g，党参15g，炙黄芪30g，炒白术10g，茯苓15g，藿香10g，砂仁（后下）6g，甘草6g。

服法：每日1剂，水煎400ml，分2次服用，早、晚各1次。

2）气阴两虚证

临床表现：乏力，气短，口干，口渴，心悸，汗多，纳差，低热或不热，干咳少痰，舌干少津，脉细或虚无力。

推荐处方：南北沙参各10g，麦冬15g，西洋参6g，五味子6g，生石膏15g，淡竹叶10g，桑叶10g，芦根15g，丹参15g，生甘草6g。

服法：每日1剂，水煎400ml，分2次服用，早晚、各1次。

（二）《北京市新型冠状病毒感染的肺炎中医药防治方案（试行第二版）》

1. 成人

（1）疫毒袭肺证（普通型）

症状：初期发热或无发热，恶风寒，咳嗽，有痰或少痰，头身重痛，气短，口干，脘痞，或有便溏。舌苔白或黄或腻，脉滑数。

治法：清肺透邪，益气化浊。

具体组方：黄芩15g，知母10g，炙麻黄10g，白豆蔻（打）6g，杏仁（炒）9g，生薏苡仁30g，桑白皮15g，苍术10g，生黄芪10g，葶苈子15g。

加减：发热重，加生石膏（先下）30g，青蒿15g、柴胡15g；咽痛，加金银花15g，连翘15g，桔梗9g；苔腻，加藿香10g，佩兰10g，陈皮10g；腹泻者，去知母，加黄连9g。

参考中成药：口服金花清感颗粒、连花清瘟胶囊（颗粒）、双黄连口服液（颗粒）、清开灵胶囊等。

(2) 疫毒壅肺证（重型）

症状：高热，咳嗽，少痰，胸闷胸痛气促，身痛，口干不欲饮，脘腹胀满，恶心呕吐，便秘或便溏不爽，气短，乏力。舌红或绛、苔黄腻，脉滑数。

治法：清热化痰，保肺平喘。

具体组方：生石膏（先下）45g，炙麻黄10g，杏仁10g，金银花15g，炒知母10g，水牛角片30g，浙贝母10g，瓜蒌30g，生大黄（后下）10g，厚朴15g，地龙20g，葶苈子20g，赤芍20g，生黄芪30g。

加减：烦躁舌绛口干者，加生地30g，牡丹皮15g；气短乏力明显者，加西洋参10g；便溏不爽者，加槟榔10g。

参考中成药：①静脉滴注：痰热清注射液、血必净注射液、热毒宁注射液等；②口服：新雪颗粒、紫雪丹、金花清感颗粒、连花清瘟颗粒（胶囊）等。

(3) 疫毒闭肺证（危重型）

症状：呼吸困难，胸闷或胸痛，喘息气促，干咳，少痰，乏力，语声低微，躁扰不安，甚则神昏谵语，汗出肢冷，口唇紫黯，舌黯红，苔黄腻，脉沉细欲绝。

治法：化浊开闭，益气敛阴。

具体组方：全瓜蒌30g，郁金10g，葶苈子30g，丹参30g，地龙15g，蚕沙15g，苍术15g，猪苓30g，生大黄（后下）10g，枳实15g，炒栀子15g，生晒参30g。

加减：气短疲乏喘重者，加山萸肉30g；口唇发绀，加三七（冲）3g，马鞭草30g；冷汗淋漓，加炮附子（先煎）10g。

参考中成药：①静脉滴注：参麦注射液、参附注射液、痰热清注射液、血必净注射液等；②口服：安宫牛黄丸或苏合香丸等。

(4) 气阴两虚证（恢复期）

症状：气短，动则气喘，或咳嗽，神疲倦怠，自汗，心悸，纳呆，口干咽燥，舌红少津或舌嫩红，舌苔黄或稍腻。

治法：益气养阴。

具体组方：沙参15g，麦冬15g，生黄芪15g，神曲20g，赤芍15g，桑白皮15g，地骨皮15g，枳壳10g，青蒿15g，生地15g。

加减：气短气喘，加五味子10g；心烦失眠，加炒酸枣仁15g。

参考中成药：口服生脉饮等。

2. 儿童

(1) 热毒蕴肺证

症状：初起恶寒，发热，咳嗽，咽喉干痛，恶心呕吐，纳差，便秘，舌尖偏红，苔白厚，脉浮数，指纹红。

治法：清热解毒，化湿宣肺。

具体组方：炙麻黄 4g，生石膏 20g，知母 9g，杏仁 10g，生薏苡仁 10g，芦根 10g，桔梗 6g，桑白皮 10g，金银花 10g。

（2）疫毒闭肺证

症状：高热，咳嗽，气粗，痰黄，可伴便秘，口渴咽干，舌质红，舌苔黄，脉浮滑数，指纹紫。

治法：化浊开闭养阴清热。

具体组方：炙麻黄 4g，生石膏 20g，知母 9g，杏仁 10g，生薏苡仁 10g，全瓜蒌 10g，熟大黄 5g，桑白皮 10g，葶苈子 6g，水牛角片 10g，地龙 10g，人参 6g。

（三）《上海市新型冠状病毒感染的肺炎中医诊疗方案（试行）》

1. 医学观察期

（1）临床表现 1：乏力伴胃肠不适。

推荐中成药：藿香正气胶囊（丸、水、口服液）。

（2）临床表现 2：乏力伴发热。

推荐中成药：金花清感颗粒、连花清瘟胶囊（颗粒）、疏风解毒胶囊（颗粒）、防风通圣丸（颗粒）。

2. 临床治疗期

（1）湿毒郁肺型

临床表现：恶寒发热或无热，干咳，咽干，倦怠乏力，胸闷，脘痞，或呕恶，便溏。舌质淡或淡红，苔白腻，脉濡。

推荐处方：苍术 15g，陈皮 10g，厚朴 10g，藿香 10g，草果 6g，生麻黄 6g，羌活 10g，生姜 10g，槟榔 10g。有呕恶者，加黄连 3g、苏叶 6g。

（2）热毒闭肺型

临床表现：身热不扬或往来寒热，咳嗽少痰，或有黄痰，腹胀便秘，胸闷气短，咳嗽喘憋，动则气喘。舌质红，苔黄腻或黄燥，脉滑数。

推荐处方：杏仁 10g，生石膏 30g，瓜蒌 30g，生大黄（后下）6g，生、炙麻黄各 6g，葶苈子 10g，桃仁 10g，草果 6g，槟榔 10g，苍术 10g，姜黄 9g，僵蚕 9g。

推荐中成药：喜炎平注射液、血必净注射液、痰热清注射液。

（3）内闭外脱型

临床表现：呼吸困难，动辄气喘或需要辅助通气，伴神昏，烦躁，汗出肢冷，舌质紫黯，苔黄腻后燥，脉浮大无根。

推荐处方：人参 15g，黑顺片（先煎）10g，山茱萸 15g，送服苏合香丸或安宫牛黄丸。

推荐中成药：血必净注射液、参附注射液、生脉注射液。

（4）恢复期

1）肺脾气虚型

临床表现：气短，倦怠乏力，纳差呕恶，痞满，大便无力，便溏不爽，舌淡胖，苔白腻。

推荐处方：法半夏 9g，陈皮 10g，党参 15g，炙黄芪 30g，茯苓 15g，藿香 10g，砂仁

（后下）6g。

2）气阴两虚型

临床表现：咳嗽，无痰或少痰或咯痰不爽，气短乏力，动则加重，口干口渴，或盗汗或自汗，手足心热，舌体瘦小，质红或淡，苔薄少或花剥，脉沉细或细数。

推荐处方：南沙参15g，人参9g（或党参9g，或太子参15g，或白参9g，或西洋参9g），天冬9g，麦冬9g，淡竹叶9g，桑叶9g，蝉蜕6g，地骨皮9g，炒苍术15g，炒谷芽15g。

（四）《广东省新型冠状病毒感染的肺炎中医药治疗方案（试行第一版）》

（1）早期

1）湿邪郁肺，枢机不利

临床表现：低热或不发热，微恶寒，头身困重，肌肉酸痛，乏力，咳嗽痰少，口干饮水不多，或伴有胸闷脘痞，无汗或汗出不畅，或见呕恶纳呆，大便溏泄，舌淡红，苔白腻，脉浮略数。

治法：化湿解毒，宣肺透邪。

方药：藿朴夏苓汤合小柴胡汤加减。藿香（后下）10g，厚朴10g，法半夏10g，茯苓15g，柴胡15g，黄芩10g，党参10g，杏仁10g，薏苡仁20g，猪苓10g，泽泻10g，白豆蔻（后下）10g，淡豆豉10g，通草10g，生姜5g，大枣5g。

加减：头胀痛者，加蔓荆子、白芷、薄荷；咳嗽明显者，加蜜枇杷叶、紫苏子；痰多者，加瓜蒌、浙贝母；咽喉肿痛者，加玄参、僵蚕、射干。

2）邪热壅肺，肺失宣降

临床表现：发热或高热，咳嗽，痰黄或稠，乏力，头痛，全身酸痛，口干口苦，心烦，尿赤便秘，舌红，苔黄或黄腻、不润，脉滑数。

治法：清热解毒，宣肺透邪。

方药：麻杏石甘汤合达原饮加减。炙麻黄8g，杏仁10g，生石膏30g，甘草5g，槟榔10g，厚朴10g，草果10g，知母10g，白芍10g，黄芩15g。

加减：大便黏滞不爽者，可合升降散；痰热重，痰黄稠量多者，加桑白皮、川贝母、鱼腥草、金荞麦；身热烦躁者，加知母、牡丹皮、栀子；气短乏力，口渴较甚者，可用西洋参炖服。

（2）中期

1）邪热闭肺，腑气不通

临床表现：发热，咳嗽，痰多黄稠，胸闷，气喘，口渴，口气臭秽，腹胀便秘，舌黯红，苔厚黄浊，脉滑数或沉紧。

治法：清热宣肺，通腑泄热。

方药：宣白承气汤、黄连解毒汤合解毒活血汤加减。生麻黄8g，杏仁12g，生石膏30g，生大黄10g，瓜蒌仁30g，桃仁10g，赤芍15g，葶苈子20g，黄连3g，黄芩10g，桑白皮10g，重楼10g，牡丹皮15g，郁金15g，石菖蒲15g，生地15g，玄参15g。

加减：大便秘结较甚，加生芒硝、虎杖；咳黄稠浓痰，加瓜蒌皮、鱼腥草；邪热伤津，加南沙参、石斛、知母或西洋参炖服。

2）湿热蕴毒，肺气闭塞

临床表现：发热，或身热不扬，汗出不畅，喘息气促，干咳或呛咳，或伴有咽痛，胸闷脘痞，口干饮水不多，口苦或口中黏腻，大便黏滞，舌黯红，苔黄腻，脉滑数。

治法：清热化湿，宣肺解毒。

方药：麻杏石甘汤、甘露消毒丹合升降散加减。生麻黄8g，杏仁12g，生石膏30g，生甘草10g，滑石30g，茵陈20g，黄芩15g，白豆蔻（后下）10g，藿香15g，法半夏15g，苍术15g，葶苈子20g，连翘15g，白僵蚕5g，蝉蜕5g，姜黄10g，生大黄5g，重楼10g，牡丹皮15g，赤芍15g，郁金15g，石菖蒲15g，生地15g，玄参15g。

加减：热偏盛，加黄连、鱼腥草；湿偏重，加茯苓、佩兰；湿热俱盛，加黄连、布渣叶、薏苡仁；肝胆湿热者，可选龙胆泻肝汤加减。

（3）极期

临床表现：内闭外脱，高热烦躁，咳嗽气促，鼻翼煽动，喉中痰鸣，憋气窘迫，语声断续，花斑疹点，甚则神昏，汗出肢冷，口唇紫黯，舌黯红，苔黄腻，脉沉细欲绝。

治法：益气回阳固脱。

方药：参附汤加味。红参10g，炮附子（先煎）10g，山萸肉30g，麦冬20g，三七10g。

加减：高热惊厥、神昏谵语者，加服安宫牛黄丸或紫雪散；痰迷心窍者，可冲服苏合香丸。

（4）恢复期

1）气阴两伤，余邪未尽

临床表现：已无发热或时有低热，乏力，心慌，口干，自汗出，腹胀，大便不调。舌淡红，苔白或苔少，脉虚数。

治法：益气养阴祛邪。

方药：二陈汤合王氏清暑益气汤加减。西洋参20g，石斛10g，麦冬10g，知母10g，淡竹叶10g，黄连3g，甘草6g，茯苓15g，法半夏10g，橘红10g，陈皮10g，炒麦芽30g。

加减：咳嗽明显者，北杏、前胡；湿浊明显者，可选用砂仁、苍术、厚朴；阴虚发热者，加青蒿、地骨皮、十大功劳叶；口干渴甚者，加玄参、天冬；痰中带血者，加牡丹皮、栀子、藕节炭。

2）肺脾两虚

临床表现：困倦乏力明显，心慌心悸，口干，自汗出，纳差，腹胀，大便偏溏，舌淡胖，苔白，脉沉迟无力。

治法：健脾益气祛痰。

方药：参苓白术散加减。生晒参（另炖）10g，炒白术15g，茯苓15g，白扁豆30g，砂仁（打碎，后下）6g，莲子30g，炙甘草6g，桔梗10g，山药15g，薏苡仁30g，炒麦芽30g，神曲10g。

加减：纳差明显者，加炒谷麦芽、焦山楂；湿浊缠绵者，可选用苍术、石菖蒲、白豆蔻；汗出多者，加麻黄根、白芍；口干渴甚者，加玄参、天冬；伴有血脱者，加生晒参、阿胶；心慌心悸明显者，加丹参、远志。

（五）《湖北省新型冠状病毒感染的肺炎中医药防治方案（试行）》

1. 治疗原则　清热解毒，化湿祛浊。

2. 分证论治

（1）轻症——热毒袭肺证

主症：发热，恶寒，咽干痛，干咳少痰，四肢肌肉酸痛，乏力，头痛。

舌脉：舌边尖红，苔薄白或微黄，脉浮数。

治法：疏风解表，清热解毒。

基本方药：银翘散合清瘟败毒饮。

（2）轻症——湿毒阻遏证

主症：干咳少痰，咳声声重，胸闷，伴有倦怠纳呆，大便溏。

舌脉：舌淡红，苔白腻，脉滑。

治法：解毒化湿，透邪外达。

基本方药：三仁汤合升降散或藿朴夏苓汤。

（3）重症——湿毒蕴结证

主症：高热不退，咳嗽，或有黄痰，胸闷，呼吸气促，腹胀纳差，大便溏。

舌脉：舌红苔腻，边有齿痕，脉濡或滑数。

治法：清热解毒，燥湿化浊。

基本方药：甘露消毒丹合达原饮。

（4）重症——热毒炽盛证

主症：壮热，咳嗽，痰黄稠，胸闷，呼吸气促，口渴烦躁，小便赤黄。

舌脉：舌绛红，苔黄或燥，脉数。

治法：清热凉血，泻火解毒。

基本方药：白虎汤合清营汤合清瘟败毒饮（人参败毒散）。

（六）《陕西省新型冠状病毒感染的肺炎中医药治疗方案（试行第一版）》

1. 轻症

（1）寒湿束表，热郁津伤

主症：发热初期，干咳，低热或高热，乏力，胃脘痞满，或恶寒，或头痛，或呕恶，或咽干咽痛，口微干。

舌脉：舌质淡红，苔薄白略腻，脉浮紧或浮缓。

治法：解表化湿，宣肺透热。

推荐处方：甘露消毒丹合藿香正气散加减。藿香（后下）、苏叶、桔梗、薄荷（后下）、连翘、芦根、滑石（布包煎）、炒白术、茯苓、陈皮、厚朴、生甘草。

或选用麻杏苡甘汤合升降散加减。

（2）热毒袭肺

主症：发热头痛，热势较高，口干咳嗽，咽痛目赤，口渴喜饮，小便短赤。

舌脉：舌质红，苔黄或腻，脉滑数。

治法：辛凉透表，清热解毒。

推荐处方：银翘散合麻杏甘石汤加减。连翘、金银花、桔梗、薄荷（后下）、牛蒡子、竹叶、芦根、淡豆豉、麻黄、生石膏（先煎）、杏仁、柴胡、蝉蜕、生甘草。

（3）外寒内热

主症：高热烦躁，恶寒怕风，身痛无汗，咽痛口干，咯黄黏痰或咳痰不利，大便秘结。

舌脉：舌质红，苔白而少津，脉滑数。

治法：发汗解表，清肺化痰。

推荐处方：大青龙汤合千金苇茎汤加减。麻黄、桂枝、杏仁、生石膏（先煎）、芦根、冬瓜仁、桃仁、生姜、生薏苡仁、大枣、生甘草。

2. 重症

（1）热毒壅肺

主症：高热不退，咳嗽明显，少痰或无痰，喘促短气，头身痛；或伴心悸，躁扰不安。

舌脉：舌质红，苔薄黄或腻，脉弦数。

治法：清热宣肺，通腑泄热。

推荐处方：麻杏甘石汤合宣白承气汤加减。生石膏（先煎）、杏仁、生大黄（后下）、全瓜蒌、炙麻黄、知母、黄芪、芦根、生甘草。

（2）内闭外脱

主症：神识昏蒙、淡漠，口唇爪甲紫黯，呼吸浅促，咯粉红色血痰，胸腹灼热，四肢厥冷，汗出，尿少。

舌脉：舌红绛或黯淡，脉沉细数。

治法：益气固脱，清热解毒。

推荐处方：参附汤加减。生晒参（先煎另炖）、制附片（先煎）、天冬、麦冬、生大黄（后下）、金银花、水牛角（先煎）、山萸肉、五味子、芦根、生甘草。

（七）《甘肃省新型冠状病毒感染的肺炎中医药防治方案（试行）》

1. 温邪犯肺

临床表现：低热或未发热，干咳，少痰，咽干咽痛，头痛，倦怠乏力，肌肤困痛，胸闷，脘痞，或呕恶，或便溏。舌质淡红，苔白或薄黄腻，脉浮数。

治法：宣肺散邪，清热祛湿。

推荐处方：麻杏薏甘汤合升降散或达原饮；或羌活胜湿汤加减。炙麻黄、杏仁、草果、姜厚朴、槟榔、蝉蜕、连翘、羌活、苍术、桔梗、酒大黄。

2. 温热壅肺

临床表现：发热，口渴，不欲饮，胸闷喘息，咽干少痰，纳差，大便不畅或便溏。舌红，苔黄厚腻，脉滑数。

治法：宣肺透邪，清热解毒。

推荐处方：麻杏石甘汤合银翘散加减。炙麻黄、杏仁、石膏、金银花、连翘、黄芩、郁金、浙贝母、赤芍、胆南星。

3. 温毒闭肺

临床表现：高热不退，咳嗽痰少，或有黄痰，胸闷喘促，腹胀便秘。舌质红，苔黄腻或黄燥，脉滑数。

治法：宣肺通腑，泄热解毒。

推荐处方：宣白承气汤合黄连解毒汤，可配合犀角地黄汤加减（犀角现已禁用，可用水牛角代）。杏仁、生石膏、胆南星、酒大黄、炙麻黄、葶苈子、水牛角、桃仁、赤芍、生甘草。

4. 内闭外脱

临床表现：神昏，烦躁，胸腹灼热，手足逆冷，呼吸急促或需要辅助通气。舌质紫绛，苔黄褐或燥，脉浮大无根。

治法：开闭固脱，解毒救逆。

推荐处方：四逆加人参汤、安宫牛黄丸、紫雪丹。人参、附子、山萸肉、天竺黄煎汤合安宫牛黄丸或紫雪丹鼻饲。

（八）《江西省新型冠状病毒感染的肺炎中医药防治方案（试行）》

1. 湿毒郁肺，枢机不利

临床表现：低热或不出现发热，干咳，少痰，咽干，咽痛，倦怠乏力，胸闷，脘痞，或呕恶，便溏，舌质淡或淡红，苔白或白腻，脉濡。

治法：宣肺透邪，解毒祛湿。

推荐处方：麻杏苡甘汤加味。麻黄、杏仁、薏苡仁、生甘草、柴胡、黄芩、连翘、贯众、大青叶、牛蒡子、苍术、草果。

加减：便秘，加重牛蒡子、杏仁用量；发热重者，加滑石、羚羊角粉；咳嗽明显，加矮地茶。

2. 热毒夹湿，肺失宣降

临床表现：发热，口渴，不欲饮，胸闷，咽干少痰，纳差，大便不畅或便溏，舌边尖红，苔黄，脉濡数。

治法：宣肺泄热，解毒祛湿。

推荐处方：麻杏石甘汤加味。麻黄、杏仁、石膏、生甘草、金银花、连翘、大青叶、黄芩、浙贝母、苍术、滑石、藿香。

加减：咽喉红肿者，加银翘马勃散。

3. 热毒闭肺，腑气不通

临床表现：高热不退，咳嗽痰少，胸闷气促，或伴咯血，痰中带血，多有黄痰，腹胀便秘，舌质红，多有黄痰，脉数。

治法：清热泻肺，解毒通腑。

推荐处方：宣白承气汤加味。杏仁、生石膏、瓜蒌、大黄、葶苈子、贯众、大青叶、桃仁、白茅根、芦根、生甘草。

加减：高热不退，加安宫牛黄丸或羚羊角粉（冲）；便秘，加枳壳、厚朴。

4. 内闭外脱

临床表现：神昏，烦躁，胸腹灼热，手足逆冷，呼吸急促或需要辅助通气，舌质紫绛，苔黄褐或燥，脉浮大无根。

治法：开闭固脱，解毒救逆。

推荐处方：四逆加人参汤（参附汤）、安宫牛黄丸、紫雪散。人参、附子、山茱萸，送服安宫牛黄丸或紫雪散。

（九）《吉林省新型冠状病毒感染的肺炎中医药治疗方案（试行第一版）》

1. 湿邪郁肺

临床表现：低热或未发热，干咳，少痰，咽干咽痛，倦怠乏力，胸闷，脘痞，或呕恶，便溏。舌质淡或淡红，苔白或白腻，脉濡。

治法：化湿解毒，宣肺透邪。

推荐处方：麻杏薏甘汤、升降散、达原饮。麻黄 5~10g，杏仁 5~10g，草果 5~10g，槟榔 5~10g，蝉蜕 6~12g，连翘 10~12g，苍术 10~20g，黄芩 10~15g，生薏苡仁 10~15g，生甘草 5~10g。

2. 邪热袭肺

临床表现：发热，口渴，不欲饮，胸闷，咽干少痰，纳差，大便不畅或便溏。舌边尖红，苔黄，脉浮数。

治法：清热解毒，宣肺透邪。

推荐处方：麻杏石甘汤、小柴胡汤加厚朴、茯苓、薏苡仁。麻黄 5~10g，杏仁 5~10g，生石膏 30~50g，连翘 10~20g，黄芩 5~10g，柴胡 10~15g，生薏苡仁 10~15g，厚朴 5~10g，茯苓 10~15g，生甘草 5~10g。

3. 湿热蕴毒，肺气闭塞

临床表现：发热，或身热不扬，汗出不畅，喘息气促，干咳或呛咳，或伴有咽痛，胸闷脘痞，口干饮水不多，口苦或口中黏腻，大便黏滞。舌黯红，苔黄腻，脉滑数。

治法：清热化湿，宣肺解毒。

推荐处方：麻杏石甘汤、甘露消毒丹合升降散。麻黄 5~10g，杏仁 5~10g，生石膏 30~50g，滑石 10~20g，茵陈 10~30g，黄芩 10~15g，白豆蔻（后下）5~10g，藿香 10~15g，苍术 10~15g，葶苈子 10~20g，连翘 10~15g，白僵蚕 5~10g，蝉蜕 6~12g，姜黄 5~10g，赤芍 10~15g，生甘草 5~10g。

加减：热偏盛，加黄连、鱼腥草；湿偏重，加茯苓、佩兰；湿热俱盛，加黄连、生薏苡仁；肝胆湿热者，可选龙胆泻肝汤。

4. 邪毒闭肺

临床表现：高热不退，咳嗽痰少，或有黄痰，胸闷气促，腹胀便秘。舌质红，苔黄腻或黄燥，脉滑数。

治法：宣肺解毒，通腑泄热。

推荐处方：宣白承气汤、黄连解毒汤、解毒活血汤。杏仁 5~10g，生石膏 30~50g，瓜蒌 10~15g，大黄 3~5g，麻黄 5~10g，葶苈子 10~20g，桃仁 5~10g，赤芍 10~15g，生甘草 5~10g。

5. 内闭外脱

临床表现：神昏，烦躁，胸腹灼热，手足逆冷，呼吸急促或需要辅助通气。舌质紫黯，苔黄褐或燥，脉浮大无根。

治法：开闭固脱，解毒救逆。

推荐处方：四逆加人参汤、安宫牛黄丸、紫雪散。人参 5~10g，附子（先煎）6~10g，山茱萸 20~25g，送服安宫牛黄丸或紫雪散。

（十）《黑龙江省新型冠状病毒感染的肺炎中医药防治方案（第二版）》

1. 湿温郁肺证

临床表现：低热或无发热，咳嗽，咯痰，咽痛，倦怠乏力，或胸闷、脘痞、腹胀，或呕恶，纳少，便溏，舌质淡或淡红，苔白或白腻，脉浮缓。

治疗原则：化湿解毒，宣肺透邪。

建议方药：三仁汤合藿朴夏苓汤加减。杏仁 10g，白豆蔻 15g，姜半夏 15g，陈皮 10g，茯苓 15g，生薏苡仁 20g，通草 15g，藿香 15g，厚朴 15g，白术 15g，土茯苓 20g，竹叶 15g，芦根 15g，生姜 10g，甘草 10g。

2. 痰热壅肺证

临床表现：高热，咳嗽，咯黄痰，咽痛，严重伴喘，胸闷痛，汗出，口渴，手足逆冷，舌质淡红，苔薄黄或黄腻，脉滑数。

治疗原则：清肺解毒泄热，化痰止咳平喘。

建议方药：麻杏石甘汤合清气化痰汤加减。麻黄 9g，杏仁 10g，生石膏 30~50g，甘草 10g，浙贝母 15g，瓜蒌 15g，黄芩 15g，桔梗 15g，枳壳 15g，茯苓 20g，葶苈子 15g，鱼腥草 30g，白术 15g，苍术 15g，陈皮 10g，清半夏 10g。大便秘结者，加生大黄。

中药制剂推荐：痰热清注射液、热毒宁注射液、复方金银花颗粒、金石清瘟解毒口服液（黑龙江省中医药科学院制）、双黄连口服液、复方芩蓝口服液、银连清瘟解毒口服液（黑龙江省中医药科学院制）等。

3. 邪毒闭肺证

临床表现：发热，入夜尤甚，喘促，呼吸困难，咳嗽，咯黄痰或铁锈色泡沫痰，胸胁痛，口唇发绀，舌质淡紫或绛紫，苔黄腻，脉弦滑数。

治疗原则：清气凉血解毒，活血化瘀通络。

建议方药：清瘟败毒饮合解毒活血汤加减。水牛角 30g，生地 15g，黄芩 15g，牡丹皮 15g，生石膏 30~50g，栀子 10g，玄参 15g，浙贝母 15g，连翘 15g，知母 15g，桔梗 15g，丹参 15g，桃仁 15g，地龙 15g，川芎 15g，太子参 15g，甘草 10g。

4. 邪毒蒙窍证

临床表现：发热，神昏谵语，烦躁不安，胸腹灼热，手足逆冷，喘促。舌质紫绛，苔黄而燥，脉浮。

治疗原则：清热解毒，豁痰开窍。

建议方药：紫雪丹或至宝丹、安宫牛黄丸、苏合香丸酌情选用。出现内闭外脱之证时，中药制剂可选用参附注射液、生脉注射液等。

5. 余邪未尽，气阴两伤证

临床表现：汗出热退，或低热，干咳，少痰或无痰，口干，口渴，舌质红，苔黄燥或少苔，脉浮数或虚数。

治疗原则：清热生津，益气养阴。

建议方药：竹叶石膏汤合清燥救肺汤等加减。竹叶 15g，石膏 20g，太子参 15g，麦冬 20g，半夏 10g，枇杷叶 15g，玉竹 15g，玄参 15g，杏仁 10g，甘草 10g。

（十一）《四川省新型冠状病毒感染的肺炎中医药干预建议处方（试行第一版）》

1. 急性期　可根据病因偏重分型如下：

（1）风热夹湿证

临床表现：发热，不恶寒，口渴，不欲饮，咽干咽痛，干咳少痰，口淡无味，不思饮食，胸闷，脘腹痞满，或呕恶，倦怠乏力，大便质稀软不爽，舌质淡红，苔白腻，脉濡数。

治法：辛凉解表，芳香化湿。

处方：银翘散、藿朴夏苓汤合方加减。金银花 30g，连翘 30g，荆芥 15g，牛蒡子 15g，薄荷15g，桔梗30g，杏仁15g，广藿香15g，厚朴15g，茯苓30g，法半夏15g，豆蔻15g，薏苡仁30g，白扁豆30g，焦山楂30g，建曲15g，芦根30g。

（2）风寒夹湿证

临床表现：发热，微恶寒，头身疼痛，干咳无痰，口淡无味，不思饮食，胸闷，脘腹痞满，倦怠乏力，大便质稀软不爽，舌淡，苔白腻，脉濡。

治法：辛温解表，芳香化浊。

处方：荆防败毒散、藿朴夏苓汤合方加减。荆芥15g，防风15g，川芎15g，白芷15g，薄荷15g，桔梗30g，广藿香15g，紫苏叶15g，厚朴15g，炒白术30g，法半夏15g，建曲15g，薏苡仁30g，茯苓30g，豆蔻15g，杏仁15g，焦山楂30g，白扁豆30g，芦根30g。

（3）湿邪郁肺证

临床表现：低热或未发热，干咳，少痰，咽干咽痛，倦怠乏力，胸闷，脘痞，或呕恶，便溏。舌质淡或淡红，苔白或白腻，脉濡。

治法：化湿解毒，宣肺透邪。

处方：麻杏苡甘汤、升降散、达原饮。蜜麻黄10g，杏仁15g，草果10~20g，槟榔10~15g，蝉蜕5~10g，连翘10~30g，苍术10~15g，桔梗20~30g，黄芩15g，牛蒡子15g，生甘草5~10g。

（4）湿热蕴肺证

临床表现：发热，渴不喜饮，胸闷倦怠，头身困重，痰不易咯出，口淡无味，不欲饮食，大便不爽，舌红，苔白黄腻或黄腻，脉濡数。

治法：清热宣肺，芳香化湿。

处方：清气化痰汤合藿朴夏苓汤加减。陈皮10~15g，杏仁10~15g，黄芩10~15g，瓜蒌皮10~15g，茯苓15~30g，藿香15g，厚朴10~20g，青蒿20~30g，芦根20~30g，金银花15~30g，太子参30g，生甘草5~10g。

（5）邪热壅肺证

临床表现：发热，口渴，不欲饮，胸闷，咽干少痰，纳差，大便不畅或便溏。舌边尖红，苔黄，脉浮数。

治法：清热解毒，宣肺透邪。

处方：麻杏石甘汤、银翘散。蜜麻黄10g，杏仁10~15g，石膏20~30g，桑白皮15g，金银花20~30g，连翘20~30g，黄芩15g，浙贝母15g，生甘草5~10g。

（6）邪毒闭肺证

临床表现：高热不退，咳嗽痰少，或有黄痰，胸闷气促，腹胀便秘。舌质红，苔黄腻或黄燥，脉滑数。

治法：宣肺解毒，通腑泄热。

处方：宣白承气汤、黄连解毒汤、解毒活血汤。杏仁15g，石膏20~30g，瓜蒌皮15g，大黄5g，蜜麻黄10g，葶苈子15~20g，桃仁10g，赤芍15g，生甘草5~10g。

（7）内闭外脱证

临床表现：神昏，烦躁，胸腹灼热，手足逆冷，呼吸急促或需要辅助通气。舌质紫绛，苔黄褐或燥，脉浮大无根。

治法：开闭固脱，解毒救逆。

处方：四逆加人参汤、安宫牛黄丸、紫雪散。生晒参 20~30g，制附片（先煎）30~60g，山茱萸 15~20g，送服安宫牛黄丸或紫雪散。阳气暴脱者，可加参附注射液静脉滴注。

2. 恢复期：余邪未尽、气阴两虚证。

临床表现：心烦口渴，少气懒言，痰少，或干呕咳逆，或鼻咽干燥，口淡食少，舌红少苔，脉细或细数。

治法：益气养阴，健脾除湿。

处方：竹叶石膏汤合四君子汤加减。竹叶 15g，石膏 15~20g，太子参 20~30g，麦冬 10~15g，半夏 10g，白术 15~20g，茯苓 15~20g，炙甘草 5~10g。

（十二）《贵州省病毒性肺炎中医药防治参考方案》

1. 风热犯肺证

主症：发病初期，发热或未发热，乏力咽痛，轻咳少痰，无汗。

舌脉：舌质红，苔薄或薄腻，脉浮数。

治法：疏散风热，清瘟解毒。

基本方药：①银翘败毒散：金银花 9g，马勃 4.5g，葛根 6g，牛蒡子 4.5g，蝉蜕 3g，连翘 6g，石膏 15g，僵蚕 6g，板蓝根 4.5g；②连翘败毒散：荆芥（后下）10g，防风 15g，柴胡 10g，前胡 12g，炒黄芩 10g，桔梗 12g，牛蒡子 12g，金银花 15g，大贝母 15g，连翘 15g，枳壳 10g，茯苓 20g，川芎 10g，甘草 6g。

2. 热毒袭肺证

主症：高热，咽痛，咳嗽，痰黏咯痰不爽，口渴喜饮，咽部充血，目赤。

舌脉：舌质红，苔黄或腻，脉滑数。

治法：清热解毒，宣肺止咳。

基本方药：麻杏银翘散。麻黄 6g，杏仁 12g，甘草 6g，生石膏 30~40g（先煎），连翘 15g，金银花 15g，桔梗 12g，前胡 12g，淡竹叶 12g，桑白皮 15g，芦根 20g。

3. 毒热壅肺证

主症：身热，呼吸气促，口唇发绀，少痰或痰中带血，或伴心悸。

舌脉：舌质红绛或黯紫，苔薄黄或腻，脉细数。

治法：宣肺解毒，解热祛湿。

基本方药：麻黄连翘赤小豆汤。麻黄 6g，连翘 12g，杏仁 12g，赤小豆 30g，桔梗 12g，前胡 12g，桑白皮 15g，葛根 15g，炒黄芩 10g，大贝母 15g，甘草 6g。

4. 毒热内陷、内闭外脱证

主症：神识昏蒙、淡漠，口唇爪甲紫黯，呼吸浅促，咯粉红色血痰，四肢厥冷，汗出，尿少。

舌脉：舌红绛或黯淡，脉沉细数。

治法：益气固脱，镇静安神。

基本方药：参麦龙牡汤。人参 15g，麦冬 12g，生龙骨 25g，生牡蛎 25g。

5. 恢复期：余邪未尽、气阴两虚证。

主症：低热，咳嗽痰喘，精神萎靡，食欲不振，口干便结。

舌脉：舌质嫩红，舌苔少而欠津，脉细数。

治法：养阴清热。

基本方药：沙参麦冬汤。沙参 15g，玉竹 10g，生甘草 6g，冬桑叶 10g，麦冬 15g，生扁豆 10g，天花粉 10g。

（十三）《云南省新型冠状病毒感染的肺炎中医药防治方案（试行）》

1. 湿邪郁肺

临床表现：低热或未发热，干咳，少痰，咽干咽痛，倦怠乏力，胸闷，脘痞，或呕恶，便溏。舌质淡或淡红，苔白或白腻，脉濡。

治法：化湿解毒，宣肺透邪。

推荐处方：麻杏薏甘汤、升降散、达原饮。

基本方药：麻黄、杏仁、草果、槟榔、蝉蜕、连翘、苍术、桔梗、黄芩、牛蒡子、生甘草。

2. 邪热壅肺

临床表现：发热，口渴，不欲饮，胸闷，咽干少痰，纳差，大便不畅或便溏，舌边尖红，苔黄，脉浮数。

治法：清热解毒，宣肺透邪。

推荐处方：麻杏石甘汤、银翘散。

基本方药：麻黄、杏仁、石膏、桑白皮、金银花、连翘、黄芩、浙贝母、生甘草。

3. 邪毒闭肺

临床表现：高热不退，咳嗽痰少，或有黄痰，胸闷气促，腹胀便秘。舌质红，苔黄腻或黄燥，脉滑数。

治法：宣肺解毒，通腑泄热。

推荐处方：宣白承气汤、黄连解毒汤、解毒活血汤。

基本方药：杏仁、生石膏、瓜蒌、大黄、麻黄、葶苈子、桃仁、赤芍、生甘草。

4. 内闭外脱

临床表现：神昏，烦躁，胸腹灼热，手足逆冷，呼吸急促或需要呼吸机辅助通气。舌质紫绛，苔黄褐或燥，脉浮大无根。

治法：开闭固脱，解毒救逆。

推荐处方：四逆加人参汤、安宫牛黄丸、紫雪散。

基本方药：人参、附子、山茱萸，送服安宫牛黄丸或紫雪散。

（十四）《河北省新型冠状病毒感染的肺炎中医防治方案（试行第三版）》

1. 湿浊郁肺

临床表现：发热或往来寒热，干咳，少痰，咽干，倦怠乏力，胸闷，脘痞，或呕恶，便溏。舌质淡或淡红，苔白或白腻，脉濡。

治法：祛湿化浊，清肺透邪。

推荐处方：麻杏石甘汤、小柴胡汤、五苓散、射干麻黄汤加减；可选服连花清瘟胶囊（颗粒）或藿香正气软胶囊（丸、水、口服液）。麻黄 9g，炙甘草 6g，杏仁 9g，生石膏（先煎）15~30g，桂枝 9g，泽泻 9g，猪苓 9g，白术 9g，茯苓 15g，柴胡 16g，黄芩 6g，姜半夏 9g，生姜 9g，紫菀 9g，款冬花 9g，射干 9g，细辛 6g，山药 12g，枳实 6g，陈皮 6g，藿香 9g。

2. 浊毒闭肺

临床表现：身热不退，咳嗽痰少，或有黄痰，胸闷气促，腹胀便秘。舌质红，苔黄腻或黄燥，脉滑数。

治法：宣肺解毒，通腑泄浊。

推荐处方：宣白承气汤、黄连解毒汤、解毒活血汤加减，送服连花清瘟胶囊或清开灵软胶囊；可选用清开灵注射液、血必净注射液。杏仁9g，生石膏30g，瓜蒌15g，大黄6g，炙麻黄9g，葶苈子15g，桃仁10g，赤芍15g，生甘草9g，天花粉15g，麦冬20g。

3. 内闭外脱

临床表现：神昏，烦躁，胸腹灼热，手足逆冷，呼吸急促或需要辅助通气。舌质紫绛，苔黄褐或燥，脉浮大无根。

治法：开闭固脱，解毒救逆。

推荐处方：四逆加人参汤、安宫牛黄丸、苏合香丸；参附注射液、血必净注射液。人参15g，炮附子15g，山茱萸20g，送服安宫牛黄丸或苏合香丸。

4. 气阴两伤

临床表现：无发热或时有低热，乏力，心慌，口干，自汗出，腹胀，大便不调。舌淡红，苔白或苔少，脉虚数。

治法：益气养阴，健脾化浊。

推荐处方：王氏清暑益气汤合二陈汤加减。西洋参15g，白术15g，石斛10g，麦冬15g，知母9g，淡竹叶10g，黄连6g，甘草6g，茯苓15g，法半夏9g，橘红10g，陈皮15g。

（十五）《吉林省新型冠状病毒感染的肺炎中医药治疗方案（试行第一版）》

1. 湿邪郁肺

临床表现：低热或未发热，干咳，少痰，咽干咽痛，倦怠乏力，胸闷，脘痞，或呕恶，便溏。舌质淡或淡红，苔白或白腻，脉濡。

治法：化湿解毒，宣肺透邪。

推荐处方：麻杏薏甘汤、升降散、达原饮。麻黄5~10g、杏仁5~10g，草果5~10g，槟榔5~10g，蝉蜕6~12g，连翘10~20g，苍术10~20g，黄芩10~15g，生薏苡仁10~15g，生甘草5~10g。

2. 邪热袭肺

临床表现：发热，口渴，不欲饮，胸闷、咽干少痰，纳差，大便不畅或便溏。舌边尖红，苔黄，脉浮数。

治法：清热解毒，宣肺透邪。

推荐处方：麻杏石甘汤、小柴胡汤加厚朴、茯苓、薏苡仁。麻黄5~10g，杏仁5~10g，生石膏30~50g，连翘10~20g，黄芩5~10g，柴胡10~15g，生薏苡仁10~15g，厚朴5~10g，茯苓10~15g，生甘草5~10g。

3. 湿热蕴毒，肺气闭塞

临床表现：发热，或身热不扬，汗出不畅，喘息气促，干咳或呛咳，或伴有咽痛，胸闷脘痞，口干饮水不多，口苦或口中黏腻，大便黏滞。舌黯红，苔黄腻，脉滑数。

治法：清热化湿，宣肺解毒。

推荐处方：麻杏石甘汤，甘露消毒丹合升降散。麻黄5~10g，杏仁5~10g，生石膏30~50g，滑石10~20g，茵陈10~30g，黄芩10~15g，白豆蔻5~10g（后下），藿香10~15g，苍术10~15g，葶苈子10~20g，连翘10~15g，白僵蚕5~10g，蝉蜕6~12g，姜黄5~10g，赤芍10~15g，生甘草5~10g。

加减：热偏盛可加黄连、鱼腥草；湿偏重加茯苓、佩兰；湿热俱盛，加黄连、生薏苡仁；肝胆湿热者，可选龙胆泻肝汤加减。

4. 邪毒闭肺

临床表现：高热不退，咳嗽痰少，或有黄痰，胸闷气促，腹胀便秘。舌质红，苔黄腻或黄燥，脉滑数。

治法：宣肺解毒，通腑泄热。

推荐处方：宣白承气汤、黄连解毒汤、解毒活血汤。杏仁5~10g，生石膏30~50g，瓜蒌10~15g，大黄3~5g，麻黄5~10g，葶苈子10~20g，桃仁5~10g，赤芍10~15g，生甘草5~10g。

5. 内闭外脱

临床表现：神昏，烦躁，胸腹灼热，手足逆冷，呼吸急促或需要辅助通气。舌质紫绛，苔黄褐或燥，脉浮大无根。

治法：开闭固脱，解毒救逆。

推荐处方：四逆加人参汤、安宫牛黄丸、紫雪散。人参5~10g，附子（先煎）6~10g，山茱萸20~25g，送服安宫牛黄丸或紫雪散。

（十六）湖南省新型冠状病毒感染的肺炎中医药诊疗方案（试行第三版）

1. 初热期

（1）温邪犯肺型

临床表现：发热微恶寒，干咳，少痰，咽干咽痛，乏力。舌质红，苔薄白，脉浮。

治法：宣肺透邪。

推荐处方：桑菊饮、银翘散。

基本方药：桑叶、菊花、桔梗、苦杏仁、连翘、芦根、甘草、薄荷、金银花、淡竹叶、荆芥、淡豆豉。

加减：若见口苦、呕逆等症，为邪犯少阳，用小柴胡汤合桑菊饮。

（2）咳嗽微喘型

临床表现：咳嗽，或兼气喘，胸闷，咯痰不爽，或咽痒，纳差，大便不畅或便溏。舌边尖红，苔薄黄或薄白，脉浮滑。

治法：宣肺止咳。

推荐处方：桑贝止嗽散。

基本方药：桑白皮、浙贝母、百部、紫菀、白前、桔梗、荆芥、陈皮、苦杏仁、甘草。

加减：若见舌苔黄滑或黄腻，咯吐浓痰者，为痰热阻于胸膈，合用小陷胸汤。

（3）邪犯胃肠型

临床表现：纳差，大便溏，恶心欲呕，或腹胀，疲乏。舌苔薄黄或黄腻，脉濡数。

治法：清热化浊，理气运脾。

推荐处方：王氏连朴饮、藿朴夏苓汤。

基本方药：黄连、厚朴、法半夏、藿香、茯苓、猪苓、滑石、白豆蔻、苦杏仁、薏苡仁、通草、泽泻。

2. 重症期

（1）邪热壅肺型

临床表现：发热，咳嗽，气喘，口渴，胸闷，咯吐黄痰。舌红，苔黄，脉滑数。

治法：宣泄肺热。

推荐处方：麻杏石甘汤、桑贝散。

基本方药：麻黄、杏仁、石膏、桑白皮、浙贝母、生甘草。

注意事项：须喘促、高热并见方可使用。

（2）疫毒闭肺型

临床表现：高热不退，咳嗽咯吐黄痰，胸闷气促，腹胀便秘。舌质红，苔黄腻或黄燥，脉滑数。

治法：清肺通腑解毒。

推荐处方：宣白承气汤合桑贝散。

基本方药：杏仁、生石膏、瓜蒌、大黄、桑白皮、浙贝母。

注意事项：须大便秘结者方可使用。

3. 危重期

（1）内闭外脱

临床表现：发热神昏，烦躁，胸腹灼热，手足逆冷，呼吸急促或需要辅助通气。舌质红绛，苔黄或燥，脉数或芤或促。

治法：开闭固脱，解毒救逆。

推荐处方：生脉散、三石汤、安宫牛黄丸。

基本方药：西洋参、麦冬、五味子、寒水石、滑石、生石膏、苦杏仁、金银花、通草、竹茹。

注意事项：出现神昏者送服安宫牛黄丸。

（2）阴竭阳脱

临床表现：手足厥冷，出冷汗，体温不升反降，精神萎靡或神志淡漠，舌紫或黯，脉微细。

推荐处方：参附龙牡汤。

基本方药：人参、黑附片、煅龙骨、煅牡蛎。

注意事项：体温不升反降者方可使用。

4. 恢复期

（1）肺胃阴虚型

临床表现：口干，食少，神疲乏力。舌红少苔，脉细。

推荐处方：沙参麦冬汤。

基本方药：沙参、麦冬、扁豆、桑叶、玉竹、天花粉、甘草。

（2）脾肺气虚型

临床表现：神疲乏力，不欲饮食。舌淡红，苔薄白，脉细。

推荐处方：黄芪六君子汤。

基本方药：黄芪、党参、茯苓、白术、法半夏、陈皮、甘草。

（十七）海南省新型冠状病毒感染的肺炎中医药防治方案（公众版试行第三版）

1. 医学观察期

乏力伴胃肠不适，推荐基本用药藿香正气胶囊（丸、水、口服液）。

乏力伴发热，推荐基本用药，连花清瘟胶囊（片）、抗病毒口服液。

2. 临床治疗期（轻症）

（1）热毒袭肺证

主症：发热，恶寒，咽干痛，干咳少痰，四肢肌肉酸痛，乏力，头痛。

舌脉：舌边尖红，苔薄白或微黄，脉浮数。

治法：疏风解表，清热解。

基本方药：银翘散合清瘟败毒饮。中成药：连花清瘟颗粒、蒲地蓝消炎片（液）。

（2）湿毒阻肺证

主症：干咳少痰，咳声声重，胸闷，伴有疲倦纳呆，大便溏。

舌脉：舌淡红、苔白腻、脉滑。治法：解毒化湿，透邪外达。

基本方药：藿朴夏苓汤合麻杏苡甘汤。中成药：清开灵口服液、通宣理肺丸。

3. 临床治疗期（重型和危重型）

治疗依照国家第四版方案的原则辨证施治。

（十八）宁夏回族自治区新型冠状病毒感染的肺炎中医药防治方案（试行）

1. 医学观察期

（1）临床表现：乏力伴胃肠不适。

推荐处方：生黄芪 30g，炒白术 15g，茯苓 15g，防风 10g，紫苏叶 9g，陈皮 10g，藿香 10g，佩兰 10g，炒神曲 10g，炙甘草 6g。

推荐中成药：藿香正气胶囊（丸、水、口服液）。

（2）临床表现：乏力伴发热。

推荐处方：生黄芪 20g，党参 15g，炒白术 15g，茯苓 15g，陈皮 10g，柴胡 10g，金银花 15g，防风 10g，当归 15g，白芍 15g，川芎 10g，炒杏仁 10g，麦冬 15g，炙甘草 10g。

推荐中成药：金花清感颗粒、连花清瘟胶囊（颗粒）、疏风解毒胶囊（颗粒）、防风通圣丸（颗粒）。

2. 临床治疗期

（1）初期：寒湿郁肺。

临床表现：恶寒发热或无热，干咳，咽干，倦怠乏力，胸闷，脘痞，或呕恶，便溏，舌质淡或淡红，苔白腻，脉濡。

推荐处方：炒苍术 15g，陈皮 10g，姜厚朴 10g，藿香 10g，草果 6g，生麻黄 6g，羌活 10g，生姜 10g，炒槟榔 10g。

（2）中期：疫毒闭肺。

临床表现：身热不退或往来寒热，咳嗽痰少，或有黄痰，腹胀便秘，胸闷气促，咳嗽喘憋，动则气喘，舌质红，苔黄腻或黄燥，脉滑数。

推荐处方：杏仁 10g，生石膏 30g，瓜蒌 30g，生大黄（后下）6g，生炙麻黄各 6g，葶苈子 10g，炒桃仁 10g，草果 6g，炒槟榔 10g，炒苍术 10g。

推荐中成药：喜炎平注射剂、血必净注射剂。

（3）重症期：内闭外脱。

临床表现：呼吸困难、动辄气喘或需要辅助通气，伴神昏，烦躁，汗出肢冷，舌质紫黯，苔厚腻或燥，脉浮大无根。

推荐处方：人参 15g，黑顺片（先煎）10g，山茱萸 15g，送服苏合香丸或安宫牛黄丸。

推荐中成药：血必净注射液、参附注射液、生脉注射液。

（4）恢复期：肺脾气虚。

临床表现：气短，倦怠乏力，纳差呕恶，痞满，大便无力，便溏不爽，舌淡胖，苔白腻，脉细弱无力。

推荐处方：姜半夏 9g，陈皮 10g，党参 15g，炙黄芪 30g，茯苓 15g，藿香 10g，砂仁（后下）6g。

二、专家诊疗方案

本病的专家诊疗方案数量较多，此处仅略举一二。

王玉光、刘清泉等人采取分期和病机辨证相结合的方法，将本病分为四期：早期（湿毒郁肺，枢机不利）、进展期（湿毒化热，肺壅腑实，毒损肺络）、极期（危重期）（内闭外脱）、恢复期（邪去正虚）。早期予以达原饮、神术散、升阳益胃汤；进展期予宣白承气汤、解毒活血汤、升降散；极期（危重症）予参附四逆汤、"温病三宝"（安宫牛黄丸、紫雪丹、至宝丹）、苏合香丸；恢复期予五叶芦根汤。

熊继柏主张分期、分型辨证相结合。第一期初热期分三型：①温邪袭表：予桑菊饮和银翘散，若口苦，呕逆又恶寒发热，可加小柴胡汤。②邪热犯肺：予桑贝止嗽散治疗咳嗽微喘；若舌苔黄腻，胸闷，吐黄浊痰，予小陷胸汤。③邪犯胃肠：藿朴夏苓汤合王氏连朴饮。第二期：①邪壅肺胃型：予麻杏石甘汤。②疫毒闭肺型：以便秘和腹胀作为重要特征，予以宣白承气汤。第三期：①危重期 1（内闭外脱型）：热邪深重和肺部气津虚脱。予生脉散和三石汤。②危重期 2（阴竭阳脱型）：予以参附龙牡汤（尚有热邪和津脱为主不能用）。第四期恢复期：①津亏：予沙参麦冬汤。②气虚：予六君子汤加黄芪。

吕英、江远将该病分为四期五型。①初期——湿燥郁肺：方以温湿郁火方，药用柴胡 10g、黄芩 10g、金银花 10g、蝉蜕 15g、滑石 10g、甘草 10g、酒大黄 5g、赤芍 10g、太子参 10g、炒僵蚕 5g、白芍 10g、生地黄 30g、皂角刺 10g；②中期——疫毒闭肺：方以宣白承气汤加金银丹；③重症期——内闭外脱：方用安宫牛黄丸、紫雪丹、至宝丹，破格救心汤加白芍、生地；④恢复期：气阴两伤予王氏清暑益气汤，肺脾气虚予守正方。

第五节 专 病 专 方

一、肺炎 1 号（透解清瘟）颗粒

肺炎 1 号方药物组成：山慈菇、连翘、金银花、黄芩、柴胡、青蒿、蝉蜕、前胡、川贝母、乌梅、玄参、土鳖虫、苍术、黄芪、太子参、茯苓等。

2020 年 1 月，广州市第八人民医院开始收治新型冠状病毒肺炎，拟出了"肺炎一号"（最后报批名称是"透解清瘟颗粒"），开始申报"院内制剂"。1 月 30 日，在广东省中医药管理局支持下由广东省药监局开通绿色通道，2 月 1 日获得了批准。治疗轻症肺炎患者 50例，经过 1 周的临床观察，全部患者体温恢复正常，50% 的患者咳嗽消失，52.4% 的咽痛消失，69.6% 的乏力症状消失，总体症状明显好转，无一例患者转重症。

二、清肺排毒汤

清肺排毒汤药物组成：麻黄9g，炙甘草6g，杏仁9g，生石膏（先煎）15~30g，桂枝9g，泽泻9g，猪苓9g，白术9g，茯苓15g，柴胡16g，黄芩6g，姜半夏9g，生姜9g，紫菀9g，款冬花9g，射干9g，细辛6g，山药12g，枳实6g，陈皮6g，藿香9g。水煎服，每日1剂，早、晚（饭后40分钟）温服。如有条件，每剂药服用后服大米汤半碗，舌干津液亏虚者可多服一碗。3剂为一个疗程（患者不发烧石膏用量小，反之大）。

国家中医药管理局于2020年1月27日紧急启动"防治新型冠状病毒感染的肺炎中医药有效方剂筛选研究"专项，在山西、河北、黑龙江、陕西四省试点开展清肺排毒汤救治新型冠状病毒感染的肺炎患者临床疗效观察。截至2020年2月5日0时，四个试点省份运用该汤救治确诊病例214例，3天为一个疗程，总有效率达90%以上，60%以上患者症状和影像学表现改善明显，30%患者症状平稳且无加重。根据专家介绍，该方主要针对新冠病毒感染肺炎轻型、普通型、重型患者，危重症救治也可结合患者实际情况合理使用。

三、血必净注射液

血必净注射液由红花、赤芍、川芎、丹参、当归等中药材提取物组成，主要成分为红花黄色素A等。全身炎症反应综合征：50ml加生理盐水100ml静脉滴注，30~40分钟滴注完毕，每日2次。病情重者每日3次。多器官功能障碍综合征：100ml加生理盐水100ml静脉滴注，30~40分钟滴注完毕，每日2次。病情重者每日3~4次。本药与抗生素并用治疗脓毒症可以促进治愈，改善预后，可以预防内源性炎性介质引发的多器官功能障碍综合征，或减轻发病后的严重程度；并适用于治疗引发脓毒症，或脓毒症引起的多器官功能障碍综合征的不同部位感染。

由钟南山院士牵头，联合近60家新型冠状病毒肺炎定点收治医院报名参加"血必净注射液治疗新型冠状病毒感染的肺炎疗效的前瞻性对照研究"，选择了评价血必净注射液对新型冠状病毒肺炎合并的急性呼吸窘迫综合征、出凝血功能障碍、脓毒症休克、多器官功能障碍综合征等危及患者生命的严重并发症的阻断与改善作用。研究者认为，此药对疾病早期细胞因子风暴形成前后进行干预比较合适（抑制重度炎症反应），而后期（厥脱期）出现脓毒症休克、多器官功能衰竭，已经进入代偿性免疫低下期，应该以温补为主，选择参附注射液等回阳救逆药物为宜。

四、截断扭转颗粒

"截断扭转颗粒"（肺炎2号）是深圳市第三人民医院与合作单位广州市第八人民医院在"透解祛瘟颗粒"（肺炎1号）基础上，申报的以治疗新型冠状病毒肺炎重型前期和重症期的第二种院内中药制剂。

（一）药物组成

黄芪30g，红景天20g，红花10g，赤芍15g，生地黄15g，牡丹皮10g，川芎10g，大黄5g，甘草10g。

（二）方剂来源

本方参考犀角地黄汤（血必净注射液）、补阳还五汤二方要义化裁。犀角地黄汤是自唐代以来，备受历代尤其是温病医家推崇的治疗热病的重要方剂，同名方剂约20首。其中《备急千金要方》记载的犀角地黄汤为常用方（犀角现已禁用，可用水牛角代），采用现代组成为水牛角30g、生地黄24g、芍药12g、牡丹皮9g，是治疗热入血分证的代表方剂，也是血必净的方剂来源。

（三）配伍方解

本方以血必净注射液组方为主体，合解毒、凉血、通下、益气为一体，主要用于新型冠状病毒肺炎重症前期、重症期患者，抑制过度免疫反应以及细胞因子风暴。以牡丹皮易丹参，取"大黄牡丹皮汤"的配伍；加黄芪、川芎，寓补阳还五汤方义。黄芪、红景天、甘草相配，取其拟肾上腺皮质激素（糖皮质激素）作用、抗炎作用，以及抗过敏与免疫抑制作用。此外，三者都有抗应激和较广泛的抗菌作用，可以增强机体耐缺氧及应激能力，还可以促进红细胞携氧能力，对抗缺氧症状。从中医理论看，可以改善其"气虚"状态，并可调和诸药，以缓解凉血解毒药物的苦寒之性。

（四）理论依据

"细胞因子风暴"是新型冠状病毒肺炎重症化的生理病理学特征，它可以造成重症患者肺水肿实变、全身毛细血管渗血、低血压休克、多器官功能衰竭。

新型冠状病毒肺炎出现细胞因子风暴时，毛细血管壁会像溃堤一样，大量渗出物堆积在肺组织，出现严重的肺水肿，导致患者氧气交换障碍，呼吸衰竭，X线片上会出现"白肺"表现。加上其他多器官功能衰竭、休克，患者很容易在极短的时间内死亡。

临床上，常常用激素来抑制细胞因子风暴，但是激素会抑制身体的正常免疫反应，减弱身体杀灭病毒的效果，甚至造成病毒的疯狂复制，而且有可能导致股骨头坏死的后遗症。

自1957年人类发现干扰素以来，迄今已经发现了200多种细胞因子。这200多种因子排列组合一下，就是天文数字，如果加上浓度上、时间上的改变，就是更大的天文数字。西医学目前并无药物能同时对付这200多种因子天文数字量级的组合，甚至无从精准研究。但是，本方9味中药，是中医千百年来的经验积累，其化合物数以千计，进入不同人体后，在肠道菌群的作用下，变成无数个组合，可从"混沌"中获得"精准"。

第六节 预防方案

一、各地预防方案

（一）北京

1. 普通人群　麦冬3g，桑叶3g，菊花3g，陈皮2g。以上4味代茶饮，用于群体预防性投药加黄芪10g。

2. 普通人群伴咽喉不适、大便偏干者　金莲花2朵，麦冬5粒，青果（打碎）2粒，白菊花2朵。以上4味代茶饮。

3. 与患者密切接触或慢性基础病患者　生黄芪9g，北沙参9g，知母9g，金莲花5g，连翘9g，苍术9g，桔梗6g。以上7味水煎服，每日1次，可以连续服用6天。

（二）甘肃

1. 食疗

（1）普通人群：银耳75g，百合100g，净山药50g，排骨500g，莲子数粒。以上食材洗净加水适量放入煲内，慢煲 3 小时，适量食用。

（2）虚体易感人群：红萝卜 250g，马蹄 250g，甘蔗 500g，鲜百合 150g，生黄芪 30g，蜜枣 4 粒。以上分量适合 4 人饮用，可凭个人喜好加入瘦肉适量，慢煲 3 小时，甜食或咸食均可。

（3）已患普通感冒（肺炎）或肺炎易感人群及武汉往来人群　板栗 250g，瘦猪肉 500g，生薏米 300g，陈皮 30g，盐、姜、豆豉各少许。将板栗去皮，猪肉切块，加盐等调料，加水适量，煮烂即可带汤食用。

2. 口服汤药

（1）普通人群：贯众 9~12g，苏梗 12~15g，淡豆豉 3~6g，酒大黄 3~6g，苍术 6~9g。加水 500ml，水煎 2 次，每次 30 分钟，兑取 200ml，不拘时服。

（2）虚体人群：生黄芪 15~30g，炒白术 15~30g，防风 6~9g，羌活 3~6g，佩兰 10~15g，生姜 3~6g。加水 500ml，水煎 2 次，每次 30 分钟，兑取 200ml，不拘时服。

（3）武汉往来人群：贯众 9~12g，苍术 6~9g，羌活 6~9g，生黄芪 9~15g，淡豆豉 3~6g，生姜 3~6g。加水 500ml，水煎 2 次，每次 30 分钟，兑取 200ml，不拘时服。

3. 香囊基本方　藿香 15~30g，佩兰 15~30g，冰片 6~9g，白芷 15~30g。上述药物制粗散，装致密小囊，随身佩戴。个人可根据基本方自制。

4. 足浴方基本方　杜仲 30~45g，续断 30~45g，当归 15~20g，炙黄芪 30~45g，藿香 15~30g，生姜 15~20g。加水 2 000ml，水煎 45 分钟，取汁，入桶中足浴。每天两次，每次 30 分钟，以全身微微汗出为度。

（三）河北

1. 一般措施　戴口罩，居家保持通风。禁烟酒，怡情志，加强食养，忌食辛辣及动火燥液之物，固护正气。

2. 预防处方　黄芪 15g，连翘 9g，麦冬 10g，苍术 12g，桔梗 9g，甘草 6g。

（四）江西

用玉屏风散加味，组成如下：生黄芪 12g，防风 10g，白术 10g，金银花 10g，连翘 10g，贯众 6g，佩兰 10g，陈皮 10g，苍术 10g，桔梗 10g。

（五）山西

偏湿热体质者：小柴胡汤加减。功效：调和表里，扶正解毒。方药：柴胡 6g，黄芩 6g，半夏 6g，党参 6g，防风 6g，连翘 6g，沙参 6g，金银花 6g，生姜 6g，甘草 6g。

偏气虚体质者：处方：玉屏风散加减。功效：益气固表，扶正解毒方药：生黄芪 12g，白术 9g，防风 9g，藿香 6g，北沙参 12g，金银花 9g，百合 12g，贯众 6g，连翘 9g。

（六）陕西

1. 成人处方　黄芪 15g，炒白术 6，防风 6g，炙百合 30g，石斛 10g，梨皮 30g，桔梗 10g，芦根 30g，甘草 6g。药物用凉水浸泡 30 分钟，大火熬开后改为小火 15 分钟，煎煮 2 次，共取汁 400ml，分早、晚两次服用，连服 3~5 天。

2. 儿童处方　黄芪 9g，炒白术 6g，防风 3g，玄参 6g，炙百合 9g，桔梗 6g，厚朴 6g，生甘草 6g。药物用凉水浸泡 30 分钟，大火熬开后改为小火 15 分钟，煎煮 2 次，共取汁 50~100ml，每日分 2~3 次口服，连服 3~5 天。

3. 食疗方案　适量食用百合、莲藕、雪梨、银耳、山药、山楂等，可适量饮用白茶、茉莉花茶、金银花等。

4. 生活调摄

（1）饮食：避免暴饮暴食，忌食生冷油腻食物；忌过食温补类，如牛羊肉、油炸食品、辛辣等；避免食用野生类动物食品。

（2）起居：避免熬夜，保证充足睡眠；注意室内通风换气，避免室温过高；少去人群聚集，空气污浊的场所；戴口罩，勤洗手。

（3）运动：注意保持心态平和；可选八段锦、太极拳、广播体操等小幅度有氧运动；不宜剧烈运动，避免过汗耗气。

二、专家预防方案

（一）仝小林

1. 艾灸　神阙、关元、气海、胃脘、足三里等，并提倡吃大蒜，抗炎杀菌。

2. 代茶饮　苏叶6g，藿香叶6g，陈皮9g，煨草果6g，生姜3片（寒湿重者，生姜用5~10片）。

3. 中成药　藿香正气软胶囊（或水），剂量减半。

（二）熊继柏

普通人群　银翘散加减，金银花、连翘、甘草、板蓝根解毒，芦根、桑白皮清肺热，荆芥、薄荷辛凉透邪。预防药分量不要重，用的时间也不需要长，3~5剂即可。

（三）周仲瑛

1. 防疫香囊配方　藿香10g，苍术10g，白芷10g，草果10g，石菖蒲10g，艾叶10g，冰片5g。共研细末，制成香囊，配挂胸前。

2. 防疫茶饮　太子参10g，南沙参10g，苏叶10g，荆芥6g，藿香6g，野菊花10g，水煎服，每日1剂，连服3日。统一煎煮，分发给有潜在接触史的个人服用。

参 考 文 献

1. 方邦江,齐文升,黄烨.新型冠状病毒感染的肺炎中西医结合防控手册.北京:人民卫生出版社,2020
2. 中国疾病预防控制中心.新型冠状病毒感染的肺炎公众防护指南.北京:人民卫生出版社,2020
3. 王玉光,齐文升,马家驹,等.新型冠状病毒(2019-nCoV)肺炎中医临床特征与辨证治疗初探.中医杂志,2020,61(4):281-285
4. 苏宝刚.金匮要略讲义.北京:学苑出版社,1995
5. 王金榜,梁保丽,孙树椿.新型冠状病毒(2019-nCoV)感染性肺炎现代中医诊疗建议方案与探讨.世界中医药,2020,15(1):35-46
6. 吕英.气一元论与中医临床.太原:山西科学技术出版社,2013
7. 吕英.中气与临床.广州:广东科技出版社,2019
8. 张国良,聂广."截断扭转"在急性重症传染病早期干预中的应用与意义.世界中医药,2008,3(2):70-76
9. 姜春华.扭转截断祛邪,先证而治勿因循.中国社区医师,2003,18(11):21-23
10. 王秀莲.论温病"截断疗法"的内涵与途径.中医药学刊,2001,19(4):338-339
11. 陆云飞,杨宗国,王梅,等.50例新型冠状病毒感染的肺炎患者中医临床特征分析.上海中医药大学学报,2020,34(2):1-5
12. 薛博瑜.新型冠状病毒肺炎的中医药辨治思路.南京中医药大学学报,2020,36(2):157-160